처방전이 있는
동의보감 한약치료

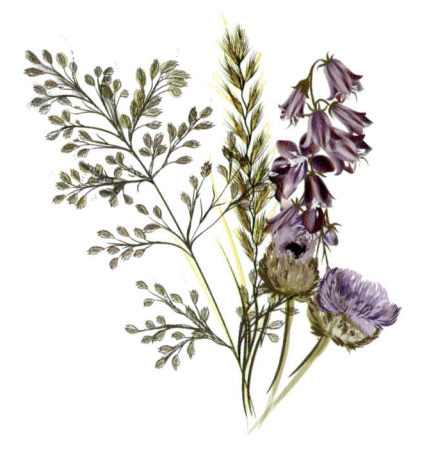

처방전이 있는
동의보감 한약치료

초판인쇄 | 2017년 10월 2일
초판발행 | 2017년 10월 10일

지 은 이 | 조경남
펴 낸 이 | 고명흠
펴 낸 곳 | 푸른행복

출판등록 | 2010년 1월 22일 제312-2010-000007호
주　　소 | 경기도 고양시 덕양구 통일로 140(동산동)
　　　　　 삼송테크노밸리 B동 329호
전　　화 | (02)3216-8401 / FAX (02)3216-8404
E-MAIL　 | munyei21@hanmail.net
홈페이지 | www.munyei.com

ISBN 979-11-5637-073-4 (13510)

* 이 책의 내용을 저작권자의 허락없이 복제, 복사, 인용, 무단전재하는 행위는 법으로 금지
  되어 있습니다.
* 잘못된 책은 바꾸어 드리겠습니다.
* 이 도서의 국립중앙도서관 출판예정도서목록(CIP)은 서지정보유통지원시스템 홈페이지
  (http://seoji.nl.go.kr)와 국가자료공동목록시스템(http://www.nl.go.kr/kolisnet)에서 이
  용하실 수 있습니다.(CIP제어번호: CIP2017023741)

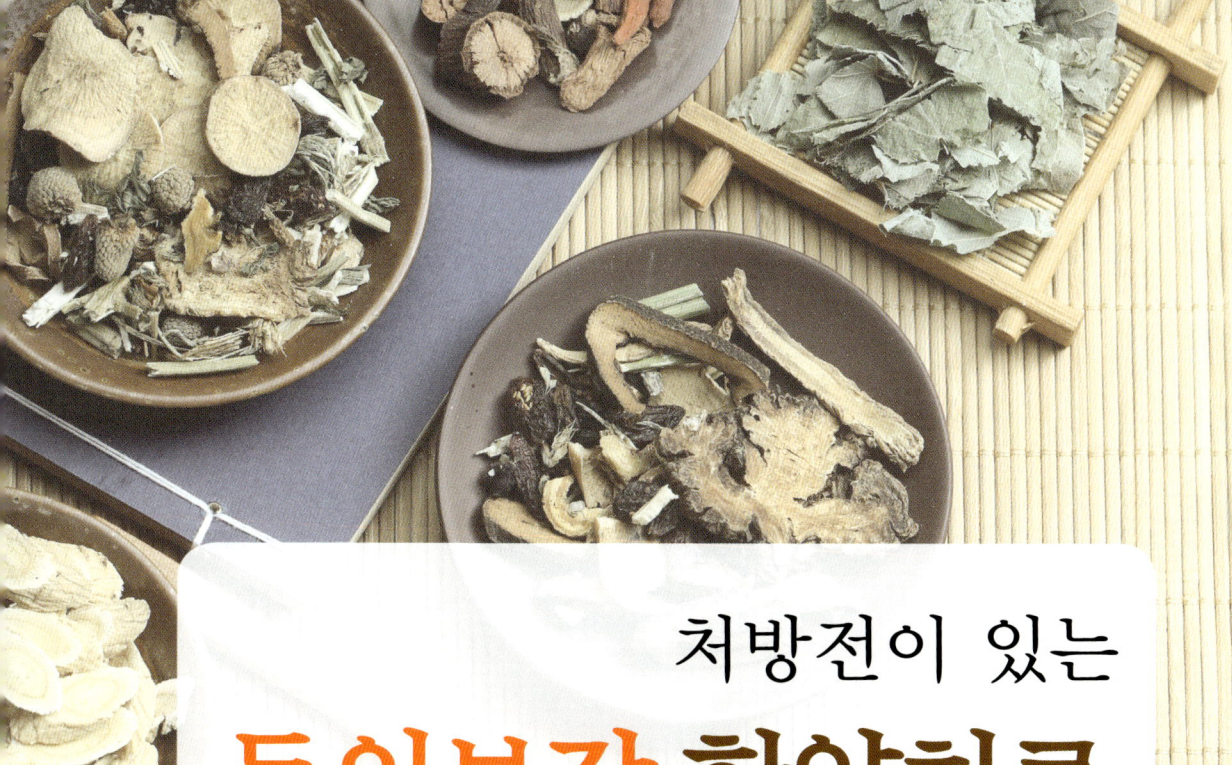

처방전이 있는
동의보감 한약치료

조경남 지음

푸른행복

일러두기

　이 책은 현대인에게 흔히 생기는 질병 중에서 한약으로 치료할 수 있는 50가지의 질병을 다루고 있다. 질병마다 적합한 한약처방을 제시하였고, 한약을 잘 알지 못하는 사람들도 처방의 구성을 쉽게 활용할 수 있도록 자세한 설명을 덧붙였다. 또한 약초별로 효능과 쓰임새를 추가적으로 설명하였고, 같은 질병을 앓고 있는 사람이라도 몸 상태에 따라 적합한 약초가 다를 수 있기 때문에 그에 맞는 약초들을 추가하여 한약처방의 활용도를 넓혔다.
　이해하기 어려운 용어의 사용을 최대한 자제하였으며 일반인들이 쉽게 이해할 수 있는 용어를 사용하였다. 따라서 약초를 공부하는 초보자는 물론 대학에서 약초를 전공하는 학생, 그리고 임상에서 직접 환자를 대하는 전문인에게도 좋은 참고서가 될 것으로 확신한다.
　다음 사항을 참고하면 책을 이용하는 데 보다 많은 도움이 될 것이다.

1. 질병에 대한 이해를 돕기 위해 질병의 발병 원인과 증상을 설명하였다. 이 부분은 해당 질병을 예방하고 치료하는 데도 도움이 된다.
2. 한약처방은 3~6가지의 약초로 구성되었으며 각각의 용량을 기록하여 누구나 쉽게 활용할 수 있도록 하였다. 단, 참고사항과 주의사항을 살펴가며 활용해야 한다.

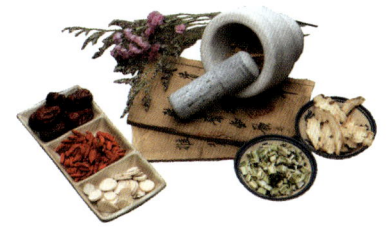

3. 참고사항에서는 해당 질병 외에 개인적으로 가지고 있는 부수적인 증상에 맞는 약초를 추가적으로 활용할 수 있게 하였다.
4. 주의사항에서는 한약처방을 활용할 때의 주의할 점, 복용기간, 약초의 올바른 가공법, 약을 달이는 방법 등을 설명하였다.
5. 약초마다 식물 이름, 사용부위, 맛과 성질, 채취시기, 자생지를 기록하여 약초를 이해하는 데에 도움이 되도록 하였다.
6. 질병마다 개개의 약초가 어떻게 작용하는지를 설명하여 한약처방의 구성을 쉽게 이해할 수 있도록 하였다.
7. 동의보감의 원문과 본초강목 해설을 수록하여 각 약초의 문헌적 근거와 선인들이 제시하는 약초의 효능을 알 수 있게 하였다.
8. 약초 이야기를 수록하여 약초의 기원과 효능을 이해하는 데 도움이 되도록 하였다.
9. 유사한 약초, 혼동하기 쉬운 약초들을 묶어 한눈에 비교할 수 있도록 하였다.
10. 여러 부위를 사용하는 약초들은 부위별로 효능을 설명하였다.

머리말
Preface

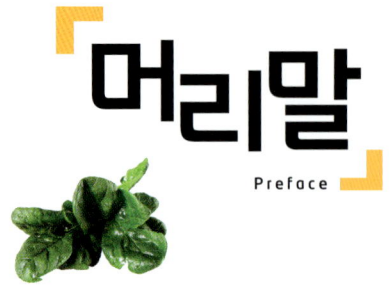

'자메이카는 몸속에 도핑 물질을 갖췄다.'

2016년 리우올림픽에서 자메이카 단거리 육상선수 우사인 볼트가 4년 연속 금메달을 목에 건 이후, 영국의 타블로이드지 『더 선(The Sun)』에 게재된 기사의 제목이다. 우사인 볼트의 부모는 아들의 힘이 마에서 나온다고 강조했다. 우사인 볼트가 어려서부터 마를 즐겨먹었다는 것인데, 일본의 『산케이 신문(産經新聞)』은 이를 뒷받침해주는 기사를 다음과 같이 썼다.

'마에는 디오스게닌(diosgenin) 성분이 풍부한데, 이 성분은 체내에서 디히드로에피안드로스테론(DHEA)과 같은 효능을 보여준다. DHEA는 체내에서 남성의 경우 테스토스테론(남성호르몬), 여성은 에스트로겐(여성호르몬)으로 바뀐다. 이 물질은 노화 방지와 기억력 향상 등 신체 개선 효과가 있다고 알려지면서 미국에서는 보조식품으로 판매되었다. 하지만 남성호르몬 작용을 하기 때문에 부작용이 우려되며, 세계반도핑기구(WADA)는 이미 DHEA를 금지물질로 지정했다. 그런데 마를 통해 디오스게닌을 섭취하면 전혀 문제가 없다. 마는 천연 도핑인 셈이다.'

마는 약해진 곳을 강화하는 효능이 있다. 그것이 위(胃)일 수도 있고 장(腸)일 수도 있으며, 우사인 볼트의 경우처럼 근육일 수도 있다.

약초의 활용을 너무 어렵게 생각할 필요는 없다. 전문가가 아니기 때문에 망설여지는 것이 당연하지만, 우사인 볼트가 그랬듯이 매일 섭취해도 문제가 없는 약

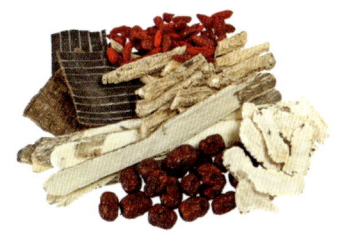

초들이 아주 많다. 또한 그러한 약초는 현대의학에서 접근하지 못하는 방식으로 사람을 건강하게 하므로 어쩌면 반드시 필요한 존재이기도 하다.

필자는 이 책에서 약초를 활용하는 이들이 쉽게 적용할 수 있는 처방과 증상에 맞는 가감법을 제시하였다. 따라서 책의 지도에 따라 잘 활용하면 치료효과를 충분히 얻을 수 있을 것이다. 어떤 처방은 현대의학적인 치료법을 능가하는 것도 있다. 수천 년의 임상경험이 누적된 선현들의 지혜가 담긴 처방이기 때문이다.

필자의 보잘것없는 필력(筆力)으로 약초를 논하는 것이 부끄럽게 느껴질 때도 있다. 필자가 이해하는 것 이상으로 약초의 힘은 크고 다양하기 때문이다. 하지만 약초가 그러한 것처럼 필자 또한 다른 이들의 아픔을 달래기 위해 이 책을 내놓게 되었다. 부족한 부분이 많지만 독자들이 약초를 배우고 활용하는 데에 작은 참고서로 이용한다면 그보다 감사한 일은 없을 것이다.

2017년 가을에

조경남 씀

차례 Contents

⊙ 일러두기 / 4
⊙ 머리말 / 6

Intro | 약초 이해하기(약초의 채취 시기 · 복용법 · 금기할 음식)

01	약초의 명칭	12
02	약초의 채취	14
03	약초를 말리는 방법	17
04	약초의 저장법	18
05	약초의 복용법	19
06	약초의 복용량	21
07	약의 복용 시간	23
08	약초 복용 시 금기할 음식	23
09	약초의 효능을 이해하는 방법	26

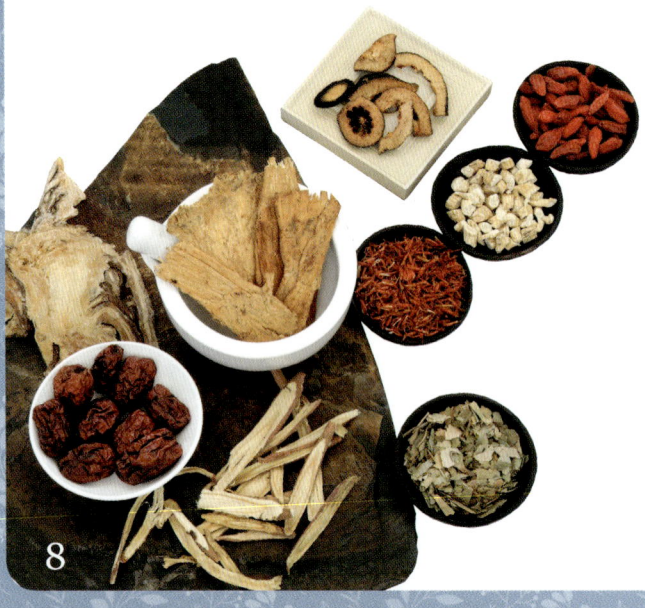

50가지 동의보감 한약치료

01	백내장/노안	30
02	녹내장/안구충혈	42
03	안구건조증	54
04	구내염	64
05	비염/축농증	72
06	기관지염	82
07	천식	96
08	소화불량	109
09	체기(滯氣)	120
10	위염/역류성 식도염	129
11	위하수(胃下垂)	141
12	과민성 대장증후군	155
13	치질(치핵)	168
14	지방간	181
15	간경변증(간경화증)	191
16	여성 불임증	202
17	남성 불임증	212
18	습관성 유산	224
19	자궁근종	237
20	요실금	249
21	방광염	258
22	요로결석	268
23	전립선염	277
24	전립선비대증	287
25	화병	295
26	신경쇠약	302
27	불면증	312

28	건망증/치매	322
29	머리와 눈이 맑지 않은 증상	331
30	어깨 통증/오십견	339
31	목 디스크/목이 뻣뻣한 증상	349
32	요통/허리 디스크	359
33	관절염	368
34	담 결림	379
35	수족냉증	386
36	대상포진	396
37	탈모	406
38	두드러기	415
39	피부건조증	424
40	건선	434
41	여드름	443
42	식은땀	451
43	만성 피로	459
44	빈혈	466
45	갱년기장애	475
46	고혈압	483
47	고지혈증	492
48	이명	502
49	숙취(宿醉)	511
50	구취(口臭)	519

◉ 참고문헌 / 528

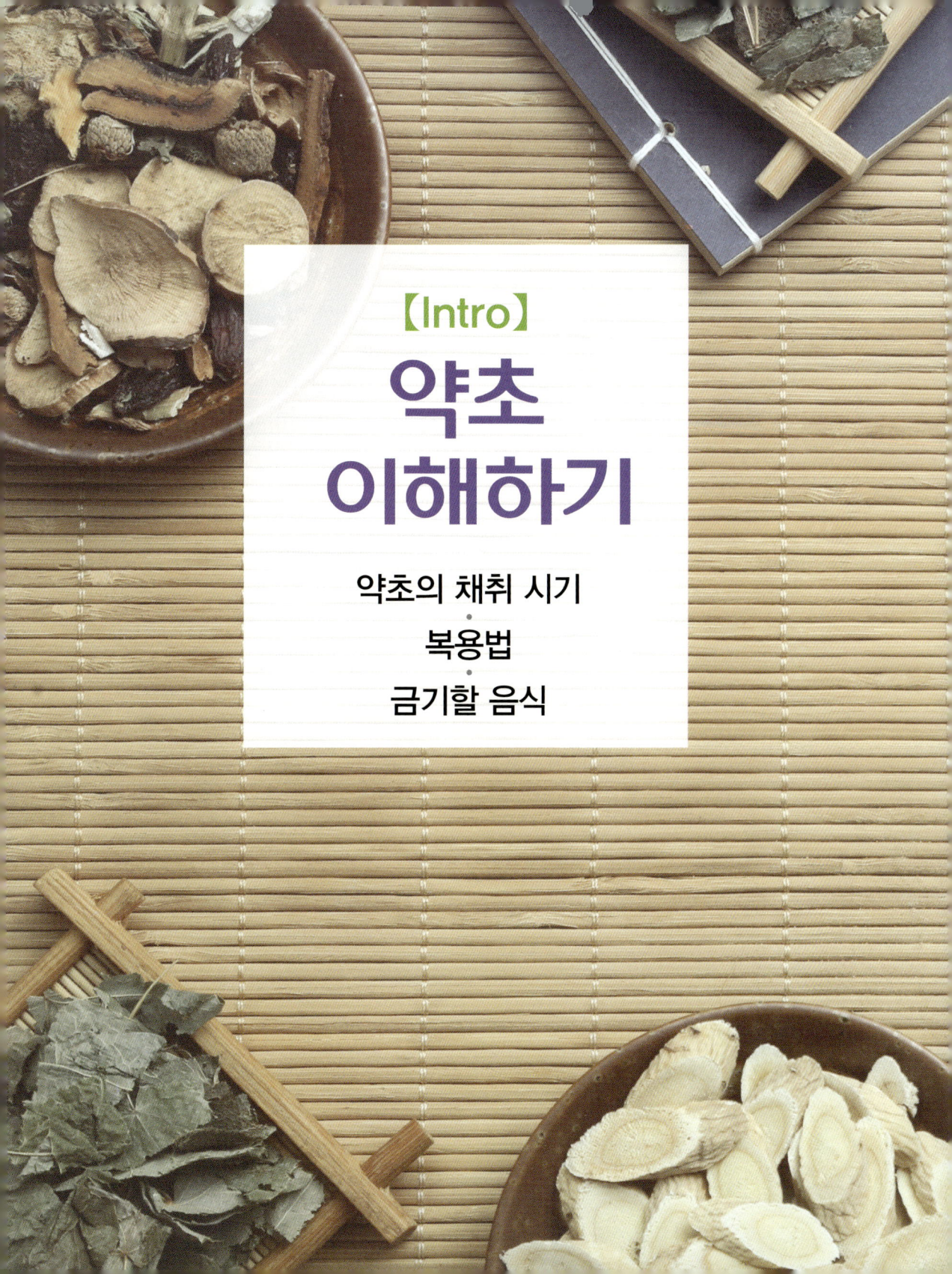

【Intro】
약초 이해하기

약초의 채취 시기

복용법

금기할 음식

01 약초의 명칭

한의학에서 약초의 명칭을 주로 한(漢)나라의 것을 그대로 사용함으로써 우리나라 고유의 명칭이 차츰 사라져가고 있어 아쉽다. 예를 들어 '너삼'이 '고삼(苦蔘)'으로, '묏미나리'가 '시호(柴胡)'로, '족도리풀'이 '세신(細辛)'으로 불린다. 하지만 세상만사 잃은 것이 있으면 얻은 것도 있을 것이고, 얻은 것이 있으면 잃는 것도 생기는 법이다. 한나라에서 사용했던 약초의 명칭은 약초들을 서로 구분하기 위한 꼬리표가 아니었다. 명칭에는 약초의 맛과 성질, 효능, 산지, 약용 부위 등이 고스란히 담겨 있다. 따라서 이름만 잘 이해해도 약초를 절반 정도 아는 셈이다.

1 산지(産地)에 의한 명칭

① **천궁(川芎)** : 천궁을 원래 '궁궁(芎藭)'이라고 했는데, 한자로 쓸 때 획이 너무 많아 쓰기 어려울 뿐만 아니라 중국 사천성(2008년 대지진으로 많은 사람이 목숨을 잃은 쓰촨성이 바로 사천성이다. 면적으로는 중국에서 세 번째로 크며 인구는 중국에서 가장 많다)에서 산출되는 것이 최상품이기 때문에 지금은 사천성의 '川' 자를 넣어 천궁(川芎)이라고 부른다.

② **촉초(蜀椒)** : 촉(蜀)나라, 즉 지금의 중국 사천성에서 생산되었다고 하여 촉초(蜀椒) 또는 천초(川椒)라고 부른다.

③ **감송(甘松)** : 사천의 송주(松州) 지방에서 생산되며, 그 맛이 달아서 감송(甘松)이라고 부른다.

2 성질(性質)과 형색(形色)에 의한 명칭

① **황기(黃耆)** : 황기의 색이 노랗고 맛이 달며 성(性)이 화평(和平)하므로 약 중에서 장로(長老)와 유사하다고 해서 붙은 이름이다. 기(耆)는 60~70세가 넘은 어른, 스승, 장로라는 뜻이다.

② **감초(甘草)** : 감초의 맛이 달다는 데서 붙은 이름이다.

③ **우슬(牛膝)** : 우슬의 지상부 마디마디가 소의 무릎과 비슷하게 생겼다고 하여 붙은 이름이다.

④ **세신(細辛)** : 세신의 뿌리가 가늘고 맛이 매워서 붙은 이름이다.

⑤ **산조인(酸棗仁)** : 열매가 대추[大棗]와 유사하면서 맛이 시기 때문에 붙은 이름이다.
⑥ **구기자(枸杞子)** : 가시가 헛개나무[枸]와 비슷하고 줄기는 버드나무[杞]와 비슷하여 두 글자를 합쳐 구기자라고 하였다.

3 생태(生態)에 의한 명칭

① **하고초(夏枯草)** : 하고초는 절기로 하지(夏至) 이후가 되면 꽃이 말라버리기 때문에 붙은 이름이다.
② **차전자(車前子)** : 차전자는 길가의 우마차 수레바퀴 자국 사이에서 자생하기 때문에 붙은 이름이다.
③ **인동(忍冬)** : 인동은 겨울에 잎이 얼면서도 시들지 않기 때문에 붙은 이름이다.

4 효능에 의한 명칭

① **방풍(防風)** : 방풍은 풍사(風邪)를 다스리고 중풍의 예방 등에 효과가 있다는 데서 붙은 이름이다.
② **원지(遠志)** : 원지를 복용하면 익지(益智), 강지(强志)의 효과가 있다는 데서 붙은 이름이다.
③ **위령선(威靈仙)** : 효능이 강하고[威] 신선과 같이 영험(靈仙)하다는 뜻을 지니고 있다.

5 전설(傳說)과 고사(故事)에 의한 명칭

① **음양곽(淫羊藿)** : 음양곽은 장양작용(壯陽作用)이 있어 양(羊)이 이 약초를 먹은 후에 음욕(淫慾)을 일으키며, 하루에 백 번의 교합(交合)이 가능하다는 데서 붙은 이름이다.
② **두충(杜冲)** : 두충은 고대에 두중(杜仲)이라는 사람이 이 약초를 복용함으로써 득도(得道)하였다는 데서 그 사람의 이름을 따서 붙인 이름이다. 원래는 두중(杜仲)이나 일반적으로 두충(杜冲)으로 부르고 있다.
③ **사상자(蛇床子)** : 사상자는 뱀이 이 약초 밑에서 살기를 좋아했다는 데서 붙은 이름이다.

6 약용 부위에 의한 명칭

① **꽃을 사용하는 약초** : 괴화(槐花), 갈화(葛花), 홍화(紅花)
② **씨앗을 사용하는 약초** : 치자(梔子), 오미자(五味子), 소자(蘇子), 창이자(蒼耳子), 토사자(菟絲子)

③ 잎을 사용하는 약초 : 소엽(蘇葉), 측백엽(側柏葉), 애엽(艾葉), 상엽(桑葉)
④ 뿌리를 사용하는 약초 : 갈근(葛根), 삼칠근(三七根), 노근(蘆根)
⑤ 껍질을 사용하는 약초 : 진피(陳皮), 계피(桂皮), 오가피(五加皮), 백선피(白鮮皮)

02 약초의 채취

약초의 채취시기는 약효에 영향을 주기 때문에 매우 중요하다. 시기가 너무 이르거나 너무 늦으면 약의 효과를 기대할 수 없고, 도리어 역작용이 생길 수도 있다. 다음은 채취시기에 대한 『동의보감』의 설명이다.

"무릇 약초를 채취하는 시기를 흔히 음력 2월과 8월로 잡는 것은 이른 봄에는 물이 올라 싹트기 시작하나 아직 가지와 잎으로는 퍼지지 않아서 뿌리에 있는 약기운이 아주 진하기 때문이고, 가을에는 가지와 잎이 마르고 진액(津液)이 아래로 내려오기 때문이라고 한다. 그러나 지금까지의 실제 경험에 비추어보자면, 봄에는 차라리 일찍 캐는 것이 좋고, 가을에는 차라리 늦게 캐는 것이 좋으며 꽃, 열매, 줄기, 잎은 각각 그것이 성숙되는 시기에 따르는 것이 좋다. 또한 절기가 일찍 오고 늦게 오는 때가 있으므로 반드시 글에 적힌 대로 음력 2월이나 8월에 채취할 필요는 없는 것이다."

약(藥)이라는 말에는 '즐기다[樂]'와 '풀[草]'이라는 뜻이 담겨 있다. 병을 낫게 하여 사람을 즐겁게 해주는 풀. 그렇다! 태초부터 자연은 사람의 행복을 위해 존재했다. 자연은 곡식으로 배를, 꽃으로 눈을, 향기로 코를, 부드러운 바람으로 살결을 즐겁게 한다. 그리고 자연은 우매한 사람의 욕심의 결과인 질병을 치료하기 위해 초근목피(草根木皮)를 준비하였다.
'약(藥)'이라는 말을 세부적으로 분석해보면 약초를 언제 채취해야 좋은지 알 수 있다.

$$艸 + 幺 + 白 + 木$$

'幺(요)'는 어리다는 뜻이고, '白(백)'은 선명하다는 뜻이다. 어리고 선명하다는 것은 식물이 지니고 있는 힘이 최고점을 향해 발현되고 있다는 뜻이다. 과일이나 채소를 고를 때 빛깔이 좋은 것을 선택하는 것처럼 약으로 사용하기 위해서는 해당 식물의 약성(藥性)이 최대로 발현되어야 한다. 이는 약초를 채취할 때 가장 중요하게 적용되는 원칙이다. 잎을 사용하는 약초는 잎이 완전히 성숙하기 전에 채취해야 한다. 나무껍질을 사용하는 오가피나 두충 같은 약초는 봄에 진액(津液)이 막 올라오고 있을 때가 좋다. 씨앗이나 뿌리도 마찬가지이다. 자연 속에서 그들이 지녀야 할 성질이 가장 잘 발현될 때 약으로 사용된다. '초(草)'라는 말을 분석하면 의미가 더욱 명확해진다.

艸 + 早

'早(조)'는 어리다, 젊다는 뜻으로, 풀(草)이라는 말 자체에 어리다는 의미가 담겨 있다. 생기발랄하고 여물지 않은 상태, 성숙을 위해 분투하는 모습이 그려진다. 약초는 식물이 지니고 있는 성질이 최고점을 향해 발현될 때 최대의 효과를 나타낸다.

자, 이제 식물 부위별로 언제 채취하는 것이 좋은지 살펴보자.

1 나무의 껍질을 사용하는 약초

나무의 껍질을 사용하는 약초는 언제 채취해야 할까? 약의 기운이 최고로 올라와 있을 때는 언제일까를 생각하면 된다. 봄 햇살에 마음이 동(動)한 식물이 땅을 뚫고 올라온다. 앙상했던 가지에 싹이 트고 뿌리는 문어발보다 강한 흡입력으로 지기(地氣)를 끌어당긴다. 이내 나무의 몸통과 가지에 물이 오르기 시작한다. 이렇게 한창 물이 올랐을 때 껍질을 취해야 한다. 잎이 손바닥보다 넓어지는 한여름이 되면 약의 기운은 잎으로 향하게 되고, 껍질에는 약의 성질이 희미해진다. 낙엽이 지는 가을에도 마찬가지이다. 약의 기운이 뿌리로 향하면 껍질은 알거지가 된다. 이때 채취한 껍질에는 약효가 많지 않다. 결국 껍질을 사용하는 약초는 종류에 따라 다르지만 5~7월경, 또는 발아 및 개화 후에 채취해야 약효가 좋고 껍질이 잘 벗겨진다.

예 두충, 오가피, 해동피(엄나무)

2 잎을 사용하는 약초

식물의 잎을 사용하는 약초는 언제 채취해야 할까? 마찬가지로 약의 기운이 잎에 충만해졌을 때 채취해야 한다. 녹차 잎을 따느라 바쁜 여인의 손길에서 답을 찾을 수 있다. 그렇다. 완전히 성숙하기 전에 따야 한다. 꽃을 피우는 식물이라면 꽃이 막 피기 시작할 무렵, 늦어도 꽃이 활짝 피었을 때 잎을 채취해야 한다.

예) 소엽(차조기 잎), 상엽(뽕나무 잎)

3 꽃을 사용하는 약초

목련 꽃이 약초로 사용된다는 것을 아는가? 목련 꽃은 비염과 축농증에 효과적인 약초이다. 그런데 이것을 채취하는 시기는 꽃이라고 보기 어려울 때이다. 세상에 자신의 존재를 알리기 전, 꽃봉오리가 망울망울 매달려 있을 때 채취한다. 꽃을 사용하는 모든 약초가 그런 것은 아니지만, 꽃이 완전히 피지 않았거나 반쯤 피었을 때 채취해야 한다. 만약 꽃이 활짝 피어 채취시기가 늦어진다면 약의 기운은 이미 씨앗을 만드는 데로 이동하게 된다.

예) 금은화(인동 꽃), 신이(목련 꽃), 홍화, 갈화(칡 꽃), 감국(국화)

4 지상부를 사용하는 약초

지상부를 사용하는 약초 또한 약의 기운이 최고점에 달했을 때 채취해야 한다. 사람으로 따지면 청소년기에 채취해야 효과가 좋다. 따라서 봄이나 초여름이 적기이다. 만약 꽃이 피는 식물이라면 꽃이 필 무렵, 늦어도 꽃이 만개했을 때 채취하는 것이 좋다.

예) 인진쑥, 곽향(배초향), 익모초

5 씨앗이나 열매를 사용하는 약초

씨앗이나 열매를 사용하는 약초는 대체로 약초의 이름이 자(子), 인(仁)으로 끝난다. 씨앗이나 열매를 사용하는 약초는 씨앗이 완전히 성숙했을 때 채취하는 것이 일반적이다. 그래야 약의 기운이 온전해지기 때문이다. 하지만 복분자는 예외이다. 복분자는 신맛이 주요한 약성을 나타내기 때문에 익지 않았을 때 채취해야 한다.

예) 구기자, 대추, 산수유, 산사, 오미자, 산조인

6 뿌리를 사용하는 약초

뿌리를 약초로 사용하는 것들이 매우 많다. 인삼, 황기, 감초, 백하수오 등 우리가 보약이라고 생각하는 약초는 대체로 뿌리를 사용한다. 그렇다면 약의 기운이 뿌리로 내려가는 시기는 언제일까? 가을이 되어 낙엽이 지고 식물의 에너지가 뿌리로 내려가 다음 해를 기약할 때이다. 아니면 이른 봄 싹이 트면서 가지와 잎으로 물이 오르기 전이다. 따라서 뿌리를 사용하는 약초는 가을 이후, 또는 초봄에 채취해야 한다.

예 사삼(잔대), 길경(도라지), 백하수오, 천궁, 백지, 강활

03 약초를 말리는 방법

대부분의 약초는 채취한 후에 바로 말려야 한다. 그 이유는 저장과 유통의 편리를 위해서이다. 채취한 약초를 바로 섭취한다면 건조할 필요가 없겠지만 계절과 지역에 따라 나오는 약초가 다르기 때문에 말려서 오랫동안 보관해야 할 필요성이 생긴다. 다음은 약초의 건조에 대한 『동의보감』의 설명이다.

" 폭건(暴乾)은 햇볕에 쪼여 말리는 것이고, 음건(陰乾)은 볕에 노출시키지 않고 그늘에서 말리는 것을 말한다. 그런데 지금 내가 보기에는 약초를 채취하여 그늘에 말리면 나빠지는 경우가 많다. 녹용(鹿茸)의 경우만 하더라도 비록 그늘에 말려야 한다고 하지만, 그럴 경우 모두 썩어서 훼손되므로 오히려 불에 말리는 것이 쉽게 마르고 약의 품질도 좋다. 풀이나 나무의 뿌리와 싹도 그늘에서 말리면 다 나빠진다. 음력 9월 이전에 채취한 것은 다 햇볕에 말리는 것이 좋고, 음력 10월 이후에 채취한 것은 모두 그늘에서 말리는 것이 좋다. "

『동의보감』의 설명대로 음력 9월 이전에 채취한 것은 상할 우려가 있기 때문에 햇볕이나 불에 신속하게 말려야 한다. 반면 음력 10월 이후에 채취한 것은 계절적으로 상할 가능성이 낮기 때문에 그늘에서 말려도 좋다.

약초를 건조시키는 또 하나의 원칙은 다음과 같다. 꽃을 사용하는 약초, 잎을 사용하는 약초, 식물 전체를 사용하는 약초, 휘발성 물질을 많이 함유하고 있는 약초는 20℃ 이하에서 말리는 것이 좋다. 반면 뿌리를 사용하는 약초, 나무의 껍질을 사용하는 약초는 20~60℃의 온도에서 말리는 것이 좋다.

뿌리를 사용하는 약초의 경우 겉껍질을 벗기지 않고 말리는 것이 좋다. 겉껍질을 벗기지 않으면 잘 마르지 않기 때문에 약초를 재배하는 사람들 입장에서는 어려움이 있을 것이다. 하지만 과일의 껍질에 식물성 약 성분(phytochemical)이 많은 것처럼, 약초의 겉껍질에 약 성분이 더 많다. 예를 들어 인삼은 고려시대 개성 지방에서 약성은 약하지만 곱게 보이려는 상업적인 부분 때문에 겉껍질을 벗겨 유통시켰다고 하는데, 인삼의 겉껍질에 사포닌이 더 많기 때문에 벗기지 않고 사용하는 것이 효과적이다.

04 약초의 저장법

여름철에는 약초가 상해서 사용하지 못하는 경우가 많기 때문에 보관에 주의를 기울여야 한다. 약초를 대량으로 저장하는 곳에서는 방충제를 사용하지만, 가정집에서 소량으로 보관할 때는 햇볕이 잘 들고 통풍이 잘 되는 곳에 보관하거나 냉장 또는 냉동 보관하는 것이 좋다. 만약 잘 사용하지 않는 약초를 오랫동안 보관해야 한다면 자주 살펴서 변질을 막아야 한다. 다음은 충해(蟲害)가 심한 약초이므로 여름철에 특히 보관에 신경을 써야 한다.

"당귀, 천문동, 사삼, 독활, 백지, 길경, 방풍, 포황, 홍화, 대추, 의이인, 연자육, 검인, 산조인, 구기자, 모과, 오미자, 산수유, 택사, 고본, 도인, 행인, 이 외에 씨앗을 사용하는 약초는 충해가 심하므로 주의해야 한다."

05 약초의 복용법

    약초를 복용하는 방법은 질병의 종류와 경중(輕重), 나이에 따라 달라질 수 있다. 전통적으로 약초를 달여서 탕(湯)으로 복용하는 방법이 있고, 분말하여 가루[散]나 환(丸)을 만들어 복용하는 방법이 있다. 하지만 시대가 변하면서 약초를 응용하는 분야가 많아졌고, 일반인들도 개인의 기호에 따라 복용하는 방법을 달리하고 있다. 특히 최근에 효소 열풍이 대단한데, 약초를 담가 발효시키는 것에 대하여 연구자들 간에도 의견이 분분하므로 여기에서는 다루지 않는다.

1 달여서 먹는 방법

- 달일 때는 깨끗한 물을 사용해야 하며 단맛이 나는 물이 좋다.
- 물의 양은 최소한 약초가 잠기는 정도가 되어야 하며, 모두 달인 후에도 약초가 물 위로 드러나서는 안 된다. 『동의보감』에서도 '적당히 짐작하여 붓는다'는 식으로 모호하게 표현하였는데, 이는 약을 복용하는 사람에 따라 다를 수 있기 때문이다. 아이는 많은 양의 탕약을 먹지 못하기 때문에 약초가 잠길 정도로 최소한의 물을 붓는 것이 좋을 것이고, 성인은 1회에 1컵(120mL) 정도의 탕약이 나올 정도로 물을 조절하면 된다. 예를 들어 200g의 약초를 달여 성인이 하루에 3번 복용해야 한다고 가정하여 계산하면 다음과 같다.

200(약초에 흡수되는 물의 양) + 1,000(증발되는 물의 양) + 360(3회 복용량)

➡ 이렇게 하면 총 1,560이 나온다. 즉 약초 200g을 달일 때 필요한 물의 양은 1,560mL이다.

- 약초를 달일 때는 강한 불을 사용하지 않는다. 『동의보감』의 표현을 빌리자면 '뭉근한 불'로 달여야 한다고 하였다.
- 달일 때 쓰는 용기는 사기그릇이나 유리그릇을 사용한다. 참고로 『동의보감』에서는 은이나 돌그릇을 사용하라고 하였다.

- 달이는 시간은 약초에 따라 차이가 있다. 땀을 나게 하는 약(감기약)이나 변비에 사용하는 약은 30~60분을 달인다. 그 외의 치료약은 1~2시간을 달이고, 보약은 2~3시간을 달인다.

2 가루나 환을 만들어 먹는 방법

- 약초를 분말하여 가루나 환을 만들면 휴대가 간편하고 쓴맛을 싫어하는 사람도 먹을 수 있다. 또한 물로 달일 때 완전히 추출되지 않는 성분, 높은 온도에 파괴되는 성분, 그리고 섬유질까지 모두 취하는 장점이 있다.
- 환의 크기에 대하여 『동의보감』은 다음과 같이 설명한다. '환의 크기는 질병의 위치에 따라 달라진다. 허리나 무릎, 자궁, 신장 등에 생긴 병을 치료하려면 환을 크게 만들어서 사용한다. 반면 위장이나 가슴의 병을 치료할 때는 그보다 작게 만들고, 머리와 두면부의 질환을 치료할 때는 극히 작게 만들어야 한다.' 이러한 구분이 하나의 기준이 될 수는 있지만 모든 경우에 해당되는 것은 아니다.
- 보통 환의 크기는 우황청심환처럼 4g 정도의 크기로 만드는 것도 있고, 녹두(綠豆) 크기로 만들어 한 번에 50~100개씩 먹기도 한다.
- 가루나 환의 1회 복용량은 4~10g이 일반적이지만, 병세가 급박하면 늘리고 그렇지 않으면 줄이도록 한다.

3 꿀에 재우는 방법

신선한 약초의 즙을 꿀에 섞거나 건조된 약초를 곱게 분말하여 꿀에 섞어서 먹으면 맛도 좋고 장기간 보관하면서 복용할 수 있다. 특히 위장이 약하고 기력이 없는 사람에게 적합한 방법이다.

4 차로 먹는 방법

무게가 가벼운 잎이나 꽃을 사용하는 약초는 차로 달여 마시면 좋다. 특히 향기를 지닌 약초를 오래 달이면 약효가 줄어들기 때문에 차로 복용하는 것이 좋다. 가볍고 향기를 지닌 약초는 인체의 상부(上部)에 그 효능을 나타내는 경우가 많아서 이들 약초를 차로 복용하면 두통이나 어지럼증, 안구충혈, 여드름 등에 효과를 얻을 수 있다.

5 음식으로 먹는 방법

약초를 음식으로 먹으려면 맛이 중요한 요소로 작용한다. 쓴맛이 강한 약초를 음식으로 사용하는 것은 무리이다. 다행히 음식으로 사용하는 약초는 대부분 몸을 보하는 약초이고, 이들의 맛은 담담하거나 단맛이 주류이다. 『동의보감』을 보면 왕세자들에게 처방되었던 연자죽, 세종대왕이 즐겨 먹었던 떡으로 전해지는 구선왕도고가 나온다. 연자죽은 만성 화병에 좋은 음식이고, 구선왕도고는 소화력이 약하고 기력이 없는 사람에게 좋은 음식이다. 이 외에도 책에 다양한 음식이 소개되어 있으므로 참고하기 바란다.

6 술에 담가서 먹는 방법

술은 기혈(氣血)의 순환을 촉진하여 약의 효능을 온몸에 퍼뜨리는 작용을 하므로 치료 효과를 높이는 데 도움이 되기도 한다. 하지만 필자는 약초를 술에 담가 먹는 방법을 추천하지는 않는다. 이유는 적절하게 복용하는 사람보다 과음하는 사람이 더 많기 때문이다. 혹을 떼기 위해 마신 약술이 혹을 붙이는 꼴이 될 수도 있다. 다음은 약술에 대한 『동의보감』의 설명이다.

"약술을 담글 때는 약을 모두 얇게 썰어 비단 주머니에 넣고 술을 부어 밀봉한 후 봄에는 5일, 여름에는 3일, 가을에는 7일, 겨울에는 10일을 두었다가 진하게 우러나면 걸러낸다. 맑은 것은 복용하고, 찌꺼기는 햇볕에 바짝 말려 거칠게 분말하여 다시 술에 담가 마신다. 보통 1병의 술에 거칠게 분말한 약초 120g을 담근다."

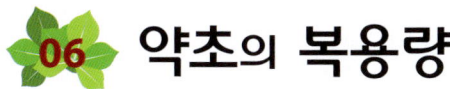

06 약초의 복용량

약초는 천연물이고 부작용이 강하게 나타나지 않기 때문에 복용량의 폭이 넓은 편이다. 복용의 최대량과 최소량에 표준이 있는 것은 아니며, 다음에 설명되는 조건들을 참고하면서 복용량을 결정해야 한다.

1 약초의 맛과 성질에 따라 결정

약초의 복용량을 결정하는 데 가장 큰 영향을 주는 요소는 맛과 성질이다. 맛과 성질이 강하지 않고 무독성인 약초의 복용량은 처음부터 많아도 큰 해가 없다. 예를 들어 황기는 맛과 성질이 한쪽으로 치우치지 않기 때문에 많은 양을 복용해도 큰 해는 없다. 반면 맛과 성질이 강하고 독성이 있는 약초의 복용량은 소량으로 시작하여 반응을 보면서 증가시켜야 한다. 예를 들어 부자(附子)는 열(熱)이 아주 많은 약초이기 때문에 처음부터 많은 양을 사용해서는 안 된다.

2 함께 사용하는 약초에 따른 결정

단일 약초를 복용할 경우에는 많은 양을 사용하지만, 다른 약초와 함께 사용할 때는 양을 줄이는 것이 보통이다. 단, 해당 약초가 주된 약초라면 많은 양을 사용해야 하고, 보조적인 약초라면 적게 사용해야 한다. 예를 들어 기운이 없고 소화가 안 되는 증상에 인삼과 백출을 사용할 경우, 기력을 높이는 것이 목적이라면 인삼의 양이 많아야 하고, 소화를 잘 되게 하는 것이 목표라면 백출의 양이 많아야 한다.

3 질병에 따른 결정

약초의 복용량은 질병의 성질과 상태에 따라 다르다. 병세가 심하지 않거나 만성 질환이라면 복용량을 적게 유지해야 하며, 병세가 중하고 급성 질환일 경우에는 복용량을 증가시켜야 한다.

4 체질에 따른 결정

체질이 강한 사람은 약한 사람보다 복용량이 많아도 되지만, 노인이나 소아의 복용량은 장년(壯年)보다 적어야 한다. 또한 여성의 복용량은 남성보다 적어야 한다. 노인과 소아, 여성은 간(肝)의 대사력이 다소 떨어지기 때문이다. 우리나라 사람들은 농축액을 좋아하는 편이라서 약초를 진하게 먹는 것이 무조건 좋다고 생각하지만, 간이 대사할 수 있는 양을 벗어나면 분명 해가 된다.

5 계절과 지역에 따른 결정

인삼처럼 성질이 따뜻한 약초는 여름에 적게 사용하고, 겨울에 많이 사용해야 한다. 반대로 황련처럼 성질이 매우 차가운 약초는 여름에 많이 사용하고, 겨울에 적게 사용해야 한다. 또한 해남이나 진도처럼 겨울에도 비교적 따뜻한 지역에 사는 사람들에게는 차가운 약초의 양을 조금 증가시켜도 되지만, 강원도에 사는 사람에게 차가운 약초를 많이 복용시키는 것은 좋지 않다. 마찬가지로 강이나 바다 근처에 사는 사람들에게 습기(濕氣)를 제거하는 약초를 많이 사용하면 보약의 효과를 얻을 수 있지만, 건조한 지역 사람들에게는 독이 될 수 있다.

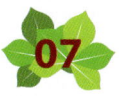

07 약의 복용 시간

두통이나 요통, 견비통, 피부질환처럼 치료제를 사용해야 할 때는 식후 40분쯤에 복용하는 것이 좋고, 보약인 경우에는 식사 1시간 이후 약간의 공복이 되었을 때 복용하는 것이 좋다. 식후에 바로 약을 복용하면 소화에 부담을 줄 수 있기 때문이다. 단, 강력하게 치료에 도움이 되어야겠고 빠른 효과를 내야 할 경우에는 식전에 복용하는 것이 좋다. 그러나 반드시 죽과 같은 부드러운 음식을 약간 섭취한 후 안정을 취한 상태에서 복용해야 한다.

08 약초 복용 시 금기할 음식

어떤 음식은 약초의 효능을 떨어뜨리기 때문에 약을 복용할 때는 섭취를 하지 않거나 대폭 줄일 필요가 있다. 또한 따로 설명하지는 않았으나 과식(過食)과 야식(夜食)은 절대 금해야 한다. 과식과 야식을 하면 위장이 쉬지 못하고 간도 과로를 해야 한다. 이런 상태에서 약이 들어가면 간은 혹사를 당하고, 몸 상태는 더욱 나빠진다. 병을 치료하기 위해서 약을 먹는 것인데, 도리어 병을 키울 수도 있으므로 주의해야 한다.

1 기름진 음식

고서(古書)에 약을 먹을 때는 돼지고기, 개고기, 고깃국, 생선회, 비늘 없는 생선 등을 먹지 말아야 한다는 말이 자주 나온다. 이는 돼지고기가 약효를 떨어뜨리기 때문이라고 하였는데, 구체적인 이유는 '미끄럽거나 막히게 하는 것을 먹지 말아야 한다'는 구절에서 찾을 수 있다. 미끄럽다는 말은 기름진 음식이라는 뜻이고, 생선으로 치면 비늘이 없는 생선에 해당한다. 이러한 음식은 '막히게 하는 성질'이 있기 때문에 약효를 떨어뜨린다는 설명이다.

　기름진 음식에 대한 경고는 약을 복용하는 사람에게만 해당하는 것이 아니었다.『동의보감』에 다음과 같은 구절이 있다. '소단(消癉, 당뇨병), 쓰러지는 병, 반신불수(중풍), 다리에 힘이 빠지는 병, 기(氣)가 가득 차서 숨이 위로 치받는 병은 살찌고 귀한 사람이 달고 기름진 음식을 먹어서 생긴 병이다.' '비늘 없는 고기와 여러 가지 짐승의 고기는 먹지 말아야 한다. 저절로 죽은 짐승의 고기를 먹으면 명(命)을 재촉하는 경우가 많다.' 허준이 이 책을 집필했던 당시 고기는 지금처럼 사육한 것이 아니었고 항생제에 오염된 것도 아니었을 텐데 먹지 말아야 한다고 강조하였다. 사육한 것이 아니더라도 본래 고기의 성질이 몸을 이롭게 하기보다 해롭게 한다는 것을 경험적으로 알았기 때문이다.

2 생채소

　약초를 복용할 때 생채소를 먹지 않아야 하는 것은 몸이 냉한 사람에게 해당한다.『동의보감』에 다음과 같은 구절이 있다.

　'채소의 성질은 아주 차다. 채소나 오이는 기를 다스리기도 하지만 귀나 눈을 어둡게 하기도 한다. 이러한 것들을 1년 내내 많이 먹으면 안 된다. 노인은 더욱 금해야 한다.'

　채소는 열을 내는 데 필요한 당분의 비율이 낮기 때문에 차가운 성질을 지닌 음식이다. 따라서 몸이 찬 사람이 많이 먹으면 몸을 더 차게 만들고, 눈과 귀를 어둡게 할 수 있다.『동의보감』에 열이 많은 약초인 세신을 복용할 때 생채(生菜)를 먹지 말라는 설명이 나오는데, 이는 생채소가 보약이나 몸을 따뜻하게 하는 약초의 효과를 떨어뜨릴 수 있기 때문이다.

3 매운 음식

　매운맛은 막힌 것을 뚫어주고 열을 내며 땀을 배출시키는 순작용을 한다. 하지만 너무 많이 먹으면 기를 소모시키는 역작용이 나타나기 때문에 약을 먹을 때는 섭취량을 줄이는 것이 좋다. 특히 보약을 먹을 때는 더욱 주의해야 하는데,『동의보감』에서는 숙지황이 든 약을 복용할 때 파와 마늘을 먹지 말라는 조언을 하고 있다.

4 식초

　신맛은 수렴(收斂)시키는 효능이 좋아서 물질을 몸 밖으로 나가지 못하게 한다. 소변을 자주 보는 증상, 설사, 유정(遺精), 대하증(帶下症) 등이 있을 때 신맛이 나는 약초를 사용하는 원리도 이와 같다. 하지만 반대로 몸 밖으로 내보내야 할 상황에서는 신맛이 약효를 떨어뜨리는 역할을 하므로 주의해야 한다.『동의보감』에서 복령(茯苓)을 복용할 때 식초를 먹지 말라고 한 것은 복령이 이뇨제이기 때문이다. 소변을 잘 나가게 하는 약초를 복용하는 중에 식초를 섭취하면 효과가 떨어지는 것은 당연하다.

5 피

'피는 생명이다'. 혈액에는 신진대사에 필요한 물질이 포함되어 있어 천연 영양제라고 할 수 있다. 하지만 이것은 살아 있는 사람에게 살아 있는 피를 공급했을 때에 해당한다. 죽은 동물의 혈액에는 노폐물과 독소가 많이 함유되어 있다. 따라서 피를 먹으면 독소를 해독하는 간에 부담이 된다. 이는 보약이나 간에 좋은 약초를 복용할 때 피를 먹지 말아야 할 이유이다.『동의보감』에도 숙지황과 하수오를 복용할 때는 피를 먹지 말라고 했으며, 보골지(補骨脂, 정력제)라는 약초를 복용할 때는 특히 돼지의 피를 먹지 말라고 하였다.

6 밀가루

밀가루는 소화불량의 원인이기 때문에 금기해야 한다.『동의보감』에 의하면 '밀가루는 장(腸)과 위(胃)를 튼튼하게 하고 기력을 세게 하며 오장(五臟)을 도우니 오래 먹으면 몸이 든든해진다'라고 하였다. 반면 '묵은 밀가루는 열과 독(毒)이 있고 풍(風)을 동(動)하게 한다'고도 하였다. 시중에 유통되는 밀가루는 묵은 것이며, 첨가제까지 포함되기 때문에 열과 독이 있을 수밖에 없다. 더구나 밀 단백질의 대부분은 소화불량을 일으키는 글루텐이므로 소화력이 약한 사람에게는 적합하지 않다. 결국 약초를 복용할 때 밀가루를 많이 섭취하면 약의 흡수가 방해될 가능성이 높다.

 # 09 약초의 효능을 이해하는 방법

    노자(老子)의 『도덕경』에 '전쟁이 지나간 자리에는 가시나무만 무성하다'는 말이 있다. 가시나무가 무성해진 것은 투기(鬪氣)가 왕성했던 전쟁의 영향을 받았기 때문이다. 우리는 이제 약초를 볼 때 무심코 보지 말고 그것의 분위기와 감정을 느껴야 한다. 채소는 비가 온 뒤에 신이 나서 마구 일어나고, 추우면 움츠러들며, 한여름 햇볕에는 축 처지고, 아침에 태양이 떠오를 때는 기분이 좋아서 반짝인다. 사람과 다를 바가 없다.

    내가 기분이 좋으면 그 감정이 주위 사람에게 전달되어 분위기를 살린다. 기쁜 감정으로 아픈 병자를 위로하면 병자는 그 기를 받아 병의 회복이 빨라진다. 반대로 일이 힘들어서 얼굴이 일그러지고 어깨가 축 처진 나를 보고 활기(活氣)를 얻을 수 있을까? 이 세상에 존재하는 생물과 무생물은 모두 기를 가지고 있다. 그런데 우리는 약초를 공부할 때 성분에 너무 집착하는 경향이 있다. 비타민, 미네랄, 효소, 식물성 약 성분(phytochemical) 등이 많고 다양해야 좋다고 여긴다. 하지만 이것들이 약초의 효능을 판가름하지는 않는다. 성분보다 더 중요한 것은 맛과 성질로 대표되는 약초의 '기(氣)'이다. 물을 예로 들어보자.

    물(H_2O)은 성분이 같아도 그들이 지니고 있는 온도에 따라 차가운 얼음일 수도 있고, 시원한 물일 수도 있으며, 미지근한 물 또는 뜨거운 물이 되기도 한다. 추위에 떨고 있는 사람에게 차가운 물을 줄 것인가, 아니면 따뜻한 물을 줄 것인가? 성분만을 따진다면 아무 물이나 상관없지만, 추위에 떠는 사람에게 필요한 것은 물이 아니라 온기(溫氣)이다. 물이 아닌 온기가 얼어붙은 몸을 녹인다.

    약초의 성질도 마찬가지이다. 어떤 약초는 얼음처럼 차가운 성질을, 어떤 약초는 시원한 성질을, 어떤 약초는 따뜻한 성질을, 어떤 약초는 뜨거운 성질을 지니고 있다. 예를 들어 인삼은 따뜻한 성질을 지니고 있어 몸이 냉한 사람에게 좋다. 결명자는 시원한 성질을 지니고 있어 눈이 충혈되었을 때 적합하다. 황련(黃連)은 얼음처럼 차가운 성질이어서 체열(體熱)을 내리는 데 적합하고, 부자(附子)는 끓는 물처럼 뜨거워서 몸을 데우는 데 필요하다. 이 책에는 약초의 성질이 표기되어 있으니 참고하기 바란다.

    약초의 맛은 어떤가. 신맛은 수렴시키는 힘이 좋아서 비정상적으로 배출되는 것을 막는다. 신맛이 나는 오미자, 산수유, 복분자, 매실은 땀을 막고, 기침을 막고, 소변을 막고, 대변을 막고, 남성의 유정을 막고, 여성의 대하를 막는다. 쓴맛은 하강(下降)시키는 힘이 좋아서 비정상적인 열을 내리고 염증을 가라앉히며 음식을 소화시키는 효능을 발휘한다. '양약구고(良藥口苦)'라는 말이 있다. 좋은 약은 입에 쓰다는 것인데, 쓴맛을 내는 대부분의 약초는 염증을 가라앉히고 아픈 것을 낫게 하니 좋은 약일 수밖에 없다.

단맛은 이완(弛緩)시키는 힘이 좋아서 몸과 마음을 누그러뜨리는 효능을 발휘한다. 단맛이 나는 음식은 대체로 많은 양의 당(糖)을 가지고 있어 에너지를 내는 데 긴요하다. 에너지가 보충되면 마음도 몸도 느긋해진다. 우울할 때 초콜릿을 먹으면 기분이 좋아지는 것처럼 말이다. 매운맛은 흩어지게 하는 힘이 좋아서 열과 땀을 몸 밖으로 빼내고 막힌 것을 소통시키는 효능을 발휘한다. 매운 음식을 먹으면 열과 땀이 나면서 기분이 좋아진다. 이는 매운맛이 막힌 것을 뚫어주고 노폐물을 몸 밖으로 배출시킨 결과이다. 짠맛은 단단한 것을 부드럽게 하는 효능이 있다. 차가운 눈을 녹이는 소금, 단단한 배추의 숨통을 끊어놓는 소금, 변비를 해소하는 함초(鹹草)에서 알 수 있듯이 짠맛은 단단한 것을 부드럽게 만든다.

이 책의 설명 중에는 약초의 맛과 성질에 대한 이야기가 자주 나온다. 이는 약초를 이해하고 활용하는 데 있어 중요하기 때문이다. 비단 책에 나오는 약초뿐만 아니라 산야(山野)에서, 또는 외국에서 낯선 약초를 접했을 때 맛을 보고 성질을 파악한다면 자연이 설명하는 약초의 효능을 이해할 수 있을 것이다.

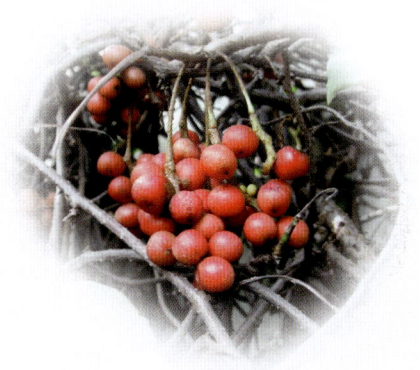

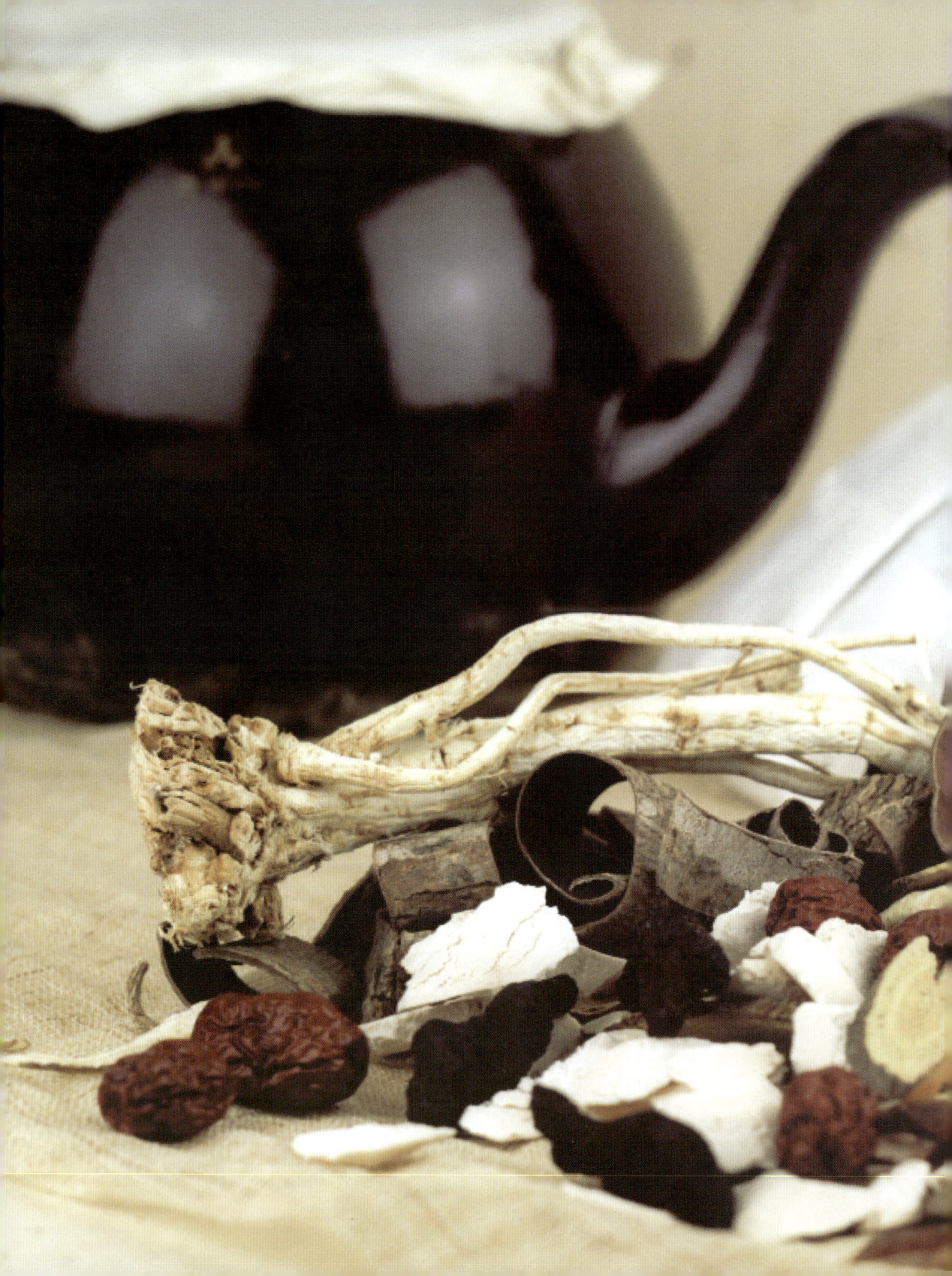

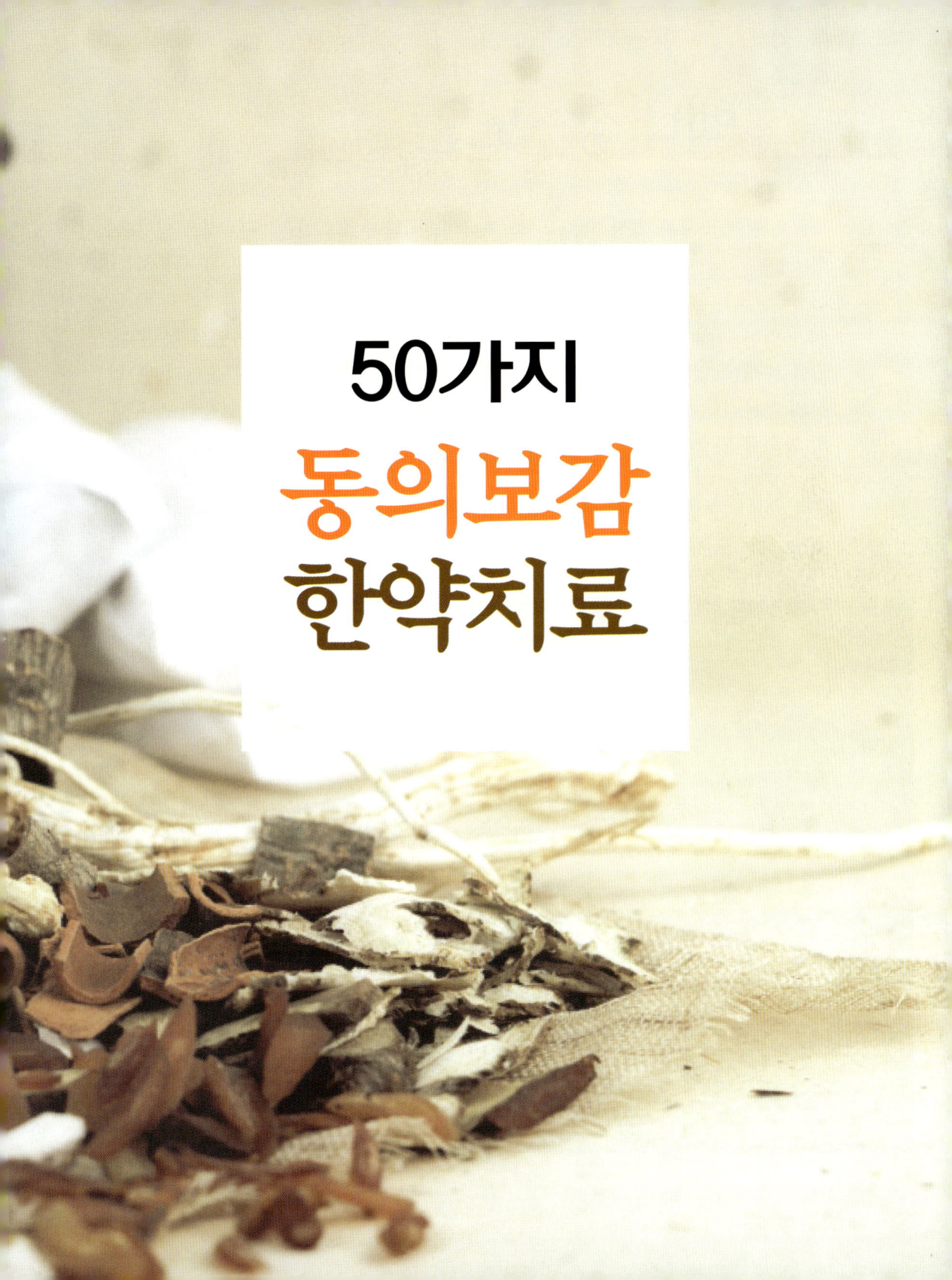

50가지
동의보감
한약치료

01 백내장 / 노안

눈은 혈액 소모가 가장 많은 곳 중 하나이다. 혈액 소모가 많다는 것은 영양물질(한방에서는 '精'이라고 함)의 소모 또한 많다는 뜻이다. 따라서 눈을 많이 사용하는 사람들, 또는 많이 사용하지 않더라도 영양물질이 부족한 사람들, 그리고 체내에 유입된 독(毒)을 해독하느라 영양물질이 부족해진 사람들에게 퇴행성 '눈병'이 많을 수밖에 없다. 그중 대표적인 질환이 노안과 백내장이다. 즉, 노안과 백내장의 근본적인 원인은 영양물질의 부족 또는 과소모이다. 따라서 노안과 백내장의 악화를 막으려면 영양물질의 공급이 필수적이다. 동시에 과도하게 영양물질이 소모되는 것을 억제해야 한다.

다음에 소개되는 한약처방은 몸에 영양물질을 공급하여 백내장과 노안 치료에 도움을 준다.

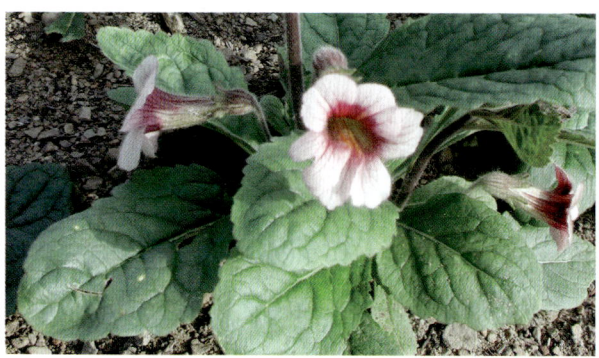
▲ 지황

▲ 숙지황(약재)

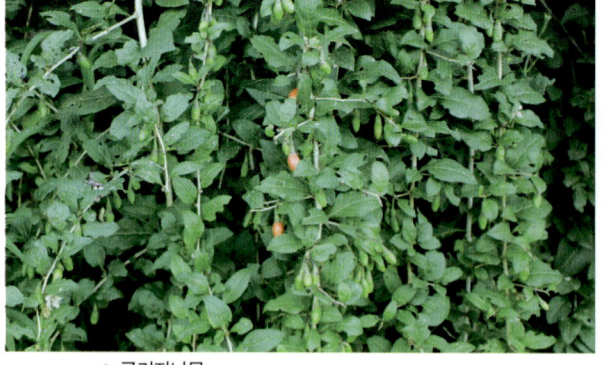
▲ 구기자나무

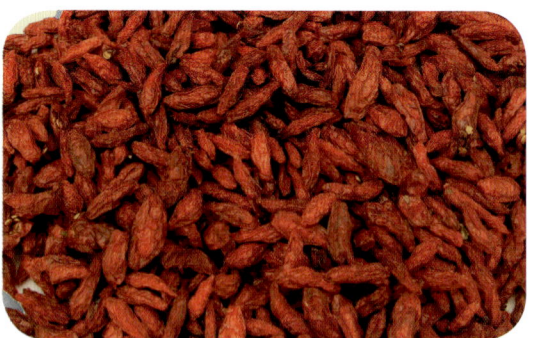
▲ 구기자(약재)

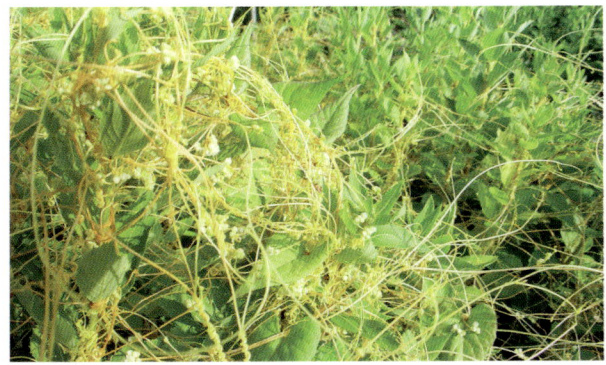
▲ 실새삼

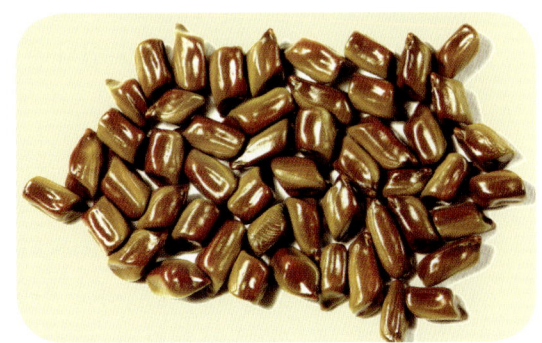
▲ 토사자(약재)

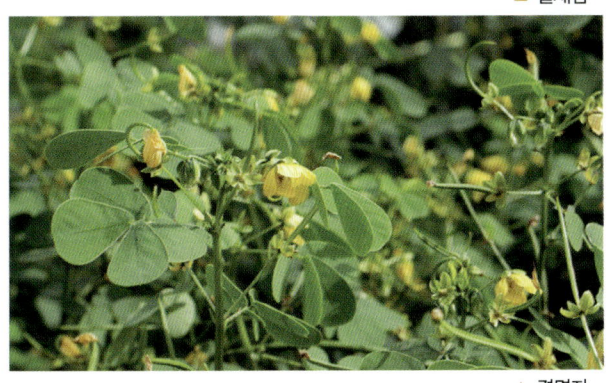
▲ 결명자

▲ 결명자(약재)

한약처방 | 숙지황 8g, 구기자 10g, 토사자 8g, 결명자 6g

상기 용량은 1일분이다. 물 1,000cc를 붓고 중불로 2시간 정도 달여 물이 절반 정도 되게 하여 이것을 3등분하여 아침, 점심, 저녁에 마시는데, 3~4시간 간격을 두고 마시는 것이 좋다. 10일분 또는 20일분씩 달여놓고 유리병에 담아 냉장고에 보관하였다가 마실 때마다 따뜻하게 데워서 복용하는 것도 좋다.

【참고사항】

① 기력이 없으면 인삼과 황기를 더한다.
② 위장이 약한 경우에는 산약과 백출을 더한다.
③ 만성 소화불량이 있을 때는 진피를 더한다.
④ 고지혈증이 있으면 산사를 더한다.
⑤ 고혈압이 있으면 조구등을 더한다.

【주의사항】

① 숙지황과 결명자 때문에 대변이 묽어지고 설사가 생길 수 있다. 이럴 때는 탕약을 공복에 복용해야 한다. 또는 공사인(수입약초)을 함께 달여서 복용하면 설사를 예방하는 데 도움이 된다.
② 노안과 백내장은 만성 질환이므로 위의 한약처방을 6개월 이상 복용하는 것이 바람직하다.
③ 토사자는 술에 담갔다가 볶아서 사용해야 한다. 두터운 외피로 싸여 있는 씨앗을 그냥 달이면 약 성분이 쉽게 용출되지 않기 때문이다.
④ 결명자를 볶아서 사용하면 약 성분이 쉽게 추출되고 설사하는 부작용이 줄어든다. 만약 변비가 있다면 결명자를 생으로 사용해도 된다.

숙지황(熟地黃)

숙지황은 현삼과에 속하는 다년생 식물인 지황을 쪄서 말린 것으로, 맛은 달고 성질은 약간 따뜻하다. 10~11월에 채취한 지황을 생지황이라고 하며, 생지황을 말린 것을 건지황이라고 한다. 숙지황은 건지황을 찜통에 넣고 표면이 검게 되도록 찐 다음 햇볕에 거의 마르도록 말리고 다시 얇게 썰어 햇볕에 말리는 과정을 9번 반복하여 만든다. 지황의 원산지는 중국으로, 우리나라와 일본 등지에 분포한다.

주효능 | 생리불순, 불임증, 만성 피로, 간기능 저하, 요통, 관절염, 정력 감퇴, 탈모

숙지황은 영양물질이 풍부하여 신진대사에 필요한 각종 물질을 공급하는 역

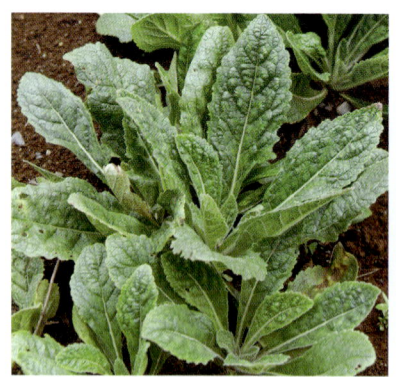
▲ 지황 잎

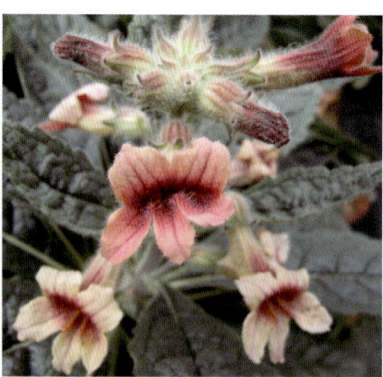
▲ 지황 꽃

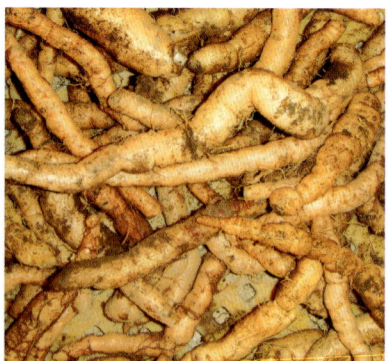
▲ 지황 생뿌리

할을 하는 약초이다. 눈에 영양분을 공급하는 효능이 있어 노안과 백내장을 예방하고 치료하는 데 필수적이다.

숙지황은 영양분을 공급하는 중요한 약초이므로 다양한 소모성 질환과 퇴행성 질환에 응용된다. 남성의 성기능장애, 다양한 허리와 다리의 무력증, 여성의 자궁기능 저하에 효과가 있으며, 체액이 부족해져 발생하는 마른기침과 천식, 노화로 인한 기억력 감퇴, 어지럼증, 이명, 불면증 등에도 숙지황을 사용한다.

동의보감 원문 해설

性溫味甘味苦無毒大補血衰善黑鬚髮塡骨髓長肌肉助筋骨補虛損通血脉益氣力利耳目 ○蒸造法詳見雜方〈本草〉○生地黃損胃胃氣弱者不可久服熟地黃泥膈痰火盛者亦不可久服〈正傳〉○熟地黃入手足少陰厥陰經性溫而補腎〈入門〉○熟地黃以薑汁製之無膈悶之患〈醫鑑〉

성질은 따뜻하고[溫] 맛이 달며[甘] 약간 쓰고[微苦] 독이 없다. 부족한 혈을 크게 보하고 수염과 머리털을 검게 하며 골수를 보충해주고 살찌게 하며 힘줄과 뼈를 든든하게 한다. 뿐만 아니라 허손증(虛損證)을 보하고 혈맥을 통하게 하며 기운을 더 나게 하고 귀와 눈을 밝게 한다. ○쪄서 만드는 법[蒸造法]은 《잡방(雜方)》에 자세히 씌어 있다.〈본초〉○생지황은 위(胃)를 상하므로 위기(胃氣)가 약한 사람은 오랫동안 먹지 못한다. 찐지황은 가슴이 막히게 하므로 담화가 성(盛)한 사람은 역시 오랫동안 먹을 수 없다.〈정전〉○찐지황은 수족소음경과 궐음경(厥陰經)에 들어가며 성질은 따뜻하여 신(腎)을 보한다.〈입문〉○찐지황을 생강즙[薑汁]으로 법제하면 가슴이 답답해지는 일이 없다.〈의감〉

지황약차

▶효능 · 효과

보혈, 생리불순 개선, 허리 통증 개선, 간기능 개선에 효능이 있다.

▶약차 만드는 방법

① 물 1L에 숙지황 30g을 넣고 센 불에서 30분 정도 끓인다.
② 중불에서 2시간 정도 더 끓인다.
③ 끓을 때 차 색은 아주 까만 색을 띠며 구수한 향을 낸다.
④ 기호에 따라 꿀이나 설탕을 넣어 마신다.

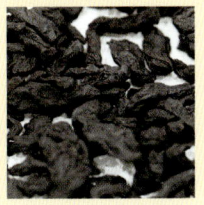

> ### 숙지황의 기능성 및 효능에 관한 특허자료 2종 외
>
> ▶ **항산화 활성을 갖는 지황 추출물을 유효성분으로 함유하는 조성물**
>
> 본 발명은 항산화 활성을 갖는 지황 추출물을 유효성분으로 함유하는 조성물에 관한 것으로, 본 발명의 지황 추출물은 활성산소종(ROS) 제거 효과, UV에 의한 세포보호 효과, 세포사멸 저해 효과, 티로시나아제 활성 저해 효과를 나타냄을 확인함으로써 피부노화 방지, 미백 또는 각질 제거용 피부외용 약학 조성물 및 화장료 조성물로 이용될 수 있다.
>
> - 공개번호 : 10-2009-0072850, 출원인 : 대구한의대학교 산학협력단
>
> ▶ **지황 추출물을 함유하는 타액 분비 증강용 조성물**
>
> 지황 추출물은 갈증 상태에서 아쿠아포린-5(aquaporin-5)의 발현량을 증가시킴으로써, 구강 내의 타액 분비가 촉진되므로 본 발명의 조성물은 구강 건조증 질환의 예방 및 치료에 유용하게 사용될 수 있다.
>
> - 등록번호 : 10-1117491, 출원인 : 경희대학교 산학협력단

구기자(枸杞子)

구기자는 가지과에 속하는 낙엽활엽관목인 구기자나무의 성숙한 과실을 말하며, 맛은 달고 성질은 따뜻하지도 차갑지도 않다. 9~10월에 붉게 익은 열매를 채취하여 열매꼭지를 제거하고 그늘진 곳에서 겉껍질에 주름이 지고 과육이 부드러워질 때까지 햇볕에 말려서 사용한다. 날씨가 흐리면 약한 불에 말려도 된다. 우리나라 전국의 산야에서 자라는데, 해발고도 700~1,000m의 부엽질이 많은 토양에서 잘 자란다. 전남 진도와 충남 청양에서 대단위로 재배하고 있다.

주효능 | 만성 피로, 안구충혈, 안구건조증, 노안(老眼), 요통, 갱년기 증상, 고지혈증

구기자는 간에 영양을 공급하는 약초이다. 양·한방 모두 간과 눈의 상관성을 인정하고 있는데, 실제로 간에 좋은 구기자가 눈에도 상당한 약효를 발휘한다. 피곤하면 눈이 침침해지고 시력이 약해지는 증상, 나이가 들면서 눈이 침침해지고 잘 보이지 않는 증상, 빈번하게 눈이 충혈되는 증상, 눈이 아프거나 가려운 증상, 눈에 막이 껴서 흐리게 보이는 증상 등에 구기자를 사용하면 좋다.

구기자는 다양한 쇠약증에 효과가 좋다. 몹시 피로해서 몸이 무겁고 힘이 없

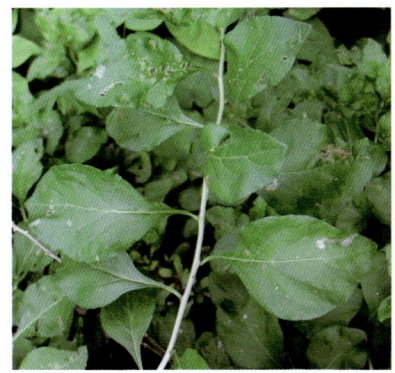
▲ 구기자나무 잎

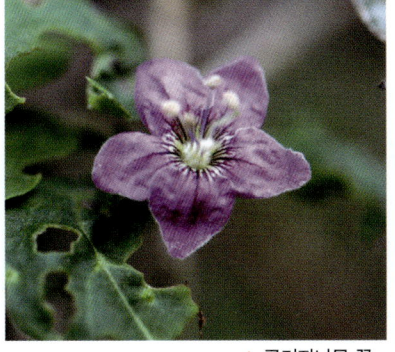
▲ 구기자나무 꽃

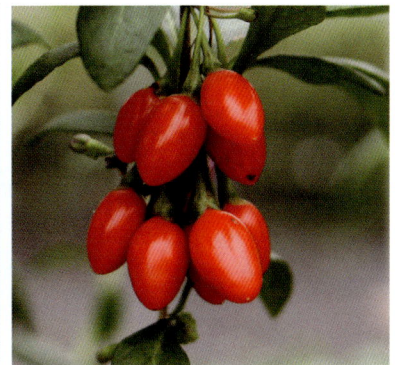
▲ 구기자나무 열매

을 때, 간기능이 약해져서 피로가 풀리지 않을 때, 피부가 거칠어졌을 때 장기간 복용하면 몸이 가벼워지고 노화를 예방할 수 있다.

동의보감 원문 해설

性寒(一云平)味苦(一云甘)無毒補內傷大勞噓吸堅筋骨强陰療五勞七傷補益精氣易顔色變白明目安神令人長壽○一名地仙一名仙人杖處處有之春夏採葉秋採莖實久服之皆輕身益氣○嫩葉作羹茹食之甚佳色白無刺者良○莖名枸杞根名地骨枸杞當用梗皮地骨當用根皮枸杞子當用其紅實是一物有三用其梗皮寒根皮大寒子微寒性亦三等○陝西枸杞子如櫻桃全少核極有味〈本草〉

성질은 차고[寒](평(平)하다고도 한다) 맛은 쓰며[苦](달다[甘]고도 한다) 독이 없다. 내상으로 몹시 피로하고 숨쉬기도 힘든 것을 보하며 힘줄과 뼈를 든든하게 하고 양기를 세게 하며 5로 7상을 낫게 한다. 정기를 보하며 얼굴빛을 젊어지게 하고 흰머리를 검게 하며 눈을 밝게 하고 정신을 안정시키며 오래 살 수 있게 한다. ○일명 지선(地仙) 또는 선인장(仙人杖)이라고도 한다. 곳곳에 있는데 봄과 여름에는 잎을 따고 가을에는 줄기와 열매를 딴다. 오래 먹으면 다 몸을 가볍게 하고 기운을 나게 한다. ○어린잎[嫩葉]으로 국이나 나물을 만들어 먹으면 아주 좋다. 빛이 희고 가시가 없는 것이 좋다. ○줄기는 구기(枸杞), 뿌리는 지골(地骨)이라 하는데 구기라 하면 줄기의 껍질을 써야 하고 지골이라 하면 뿌리의 껍질을 써야 한다. 그리고 구기자라 하면 그의 벌건 열매를 써야 한다. 이것은 한 식물에서 쓰는 부분이 3가지라는 뜻이다. 그 줄기껍질은 성질이 차고[寒] 뿌리껍질은 몹시 차며[大寒] 구기자는 약간 차므로[微寒] 성질도 역시 3가지이다. ○섬서(陝西) 지방의 구기자는 앵두[櫻桃] 같으면서 씨가 아주 적어 맛이 매우 좋다.〈본초〉

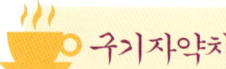

구기자약차

▶ 효능·효과

간장 보호, 어지럼증 개선, 눈이 침침하고 눈물이 나는 증상 완화, 면역 증강, 눈을 밝게 하는 효능, 허리와 무릎이 쑤시는 증상 개선, 혈압 강하작용이 있다.

▶ 약차 만드는 방법

① 물 1L에 말린 구기자 40g을 넣고 센 불에서 30분 정도 끓인 후 중불에서 1시간 정도, 약한 불에서 1시간 정도 끓인다.
② 반 정도 조려졌을 때 열매를 건져낸다.
③ 기호에 따라 설탕이나 꿀을 넣어 마신다.
④ 여름에는 냉장고에 넣어두었다가 차게 마시면 강장음료로 손색이 없다.

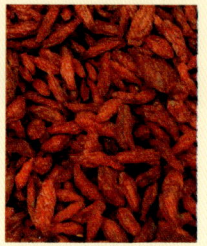

구기자의 기능성 및 효능에 관한 특허자료 2종 외

▶ 구기자 엑기스를 포함하는 피부 미용 조성물

본 발명의 구기자 조성물은 붉은 피부를 정상적인 맑은 피부로 만들어주고, 늘어나고 확장된 혈관을 수축시켜서 붉어진 상태에서 정상으로 회복되는 시간이 빨라지고, 안면홍조 현상을 개선하는 효과가 있다.
― 등록번호 : 10-1034180, 출원인 : 김영복

▶ 구기자 추출물을 포함하는 식품 조성물

본 발명의 구기자 추출물은 천연물에서 유래한 것으로 부작용이 없으며 고지혈증, 고콜레스테롤증을 현저하게 개선하므로 관련 질환의 치료용 식품 성분으로 이용할 수 있다.
― 공개번호 : 10-2007-0112546, 출원인 : 동신대학교 산학협력단

토사자(菟絲子)

토사자는 메꽃과에 속하는 1년생 덩굴식물인 새삼 또는 실새삼의 성숙한 씨앗을 말하며, 맛은 달면서 맵고 성질은 약간 따뜻하다. 9월쯤 씨앗이 완전히 성숙했을 때 채취하며 줄기와 함께 잘라 햇볕에 말린 후 씨앗을 털고 체로 걸러 불순물을 제거한 뒤 사용한다. 한국을 비롯하여 동남아시아에 분포하며 우리나라 전남, 경기, 강원, 경남 등지에 자생한다. 다른 식물의 진액을 빨아 먹고 자라기

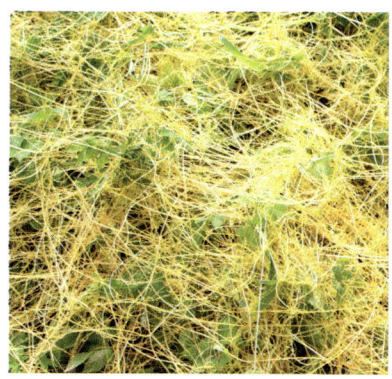
▲ 실새삼 지상부

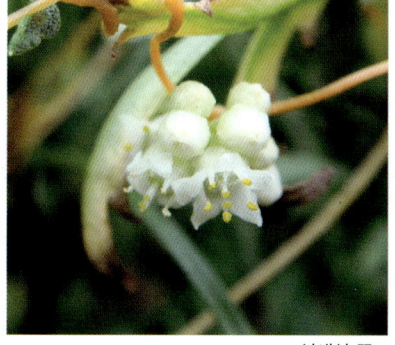
▲ 실새삼 꽃

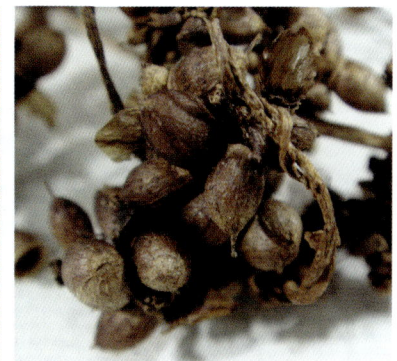
▲ 실새삼 씨앗(토사자)

때문에 주변 식물을 고사시킨다.

주효능 | 요통, 관절염, 불임증, 유정(遺精), 시력 감퇴, 이명(耳鳴)

《동의보감》에 '토사자를 장기간 복용하면 눈이 맑아지고 몸이 가벼워져 오래 산다'라고 되어 있다. 이처럼 토사자는 시력을 강화하는 효능이 좋은 약초이며 또한 뼈와 근육을 강화시키는 효능이 있다. 특히 노화로 인해 허리가 약해진 사람에게 사용하면 좋고, 허리의 근력이 약한 여성에게 비교적 잘 맞는다. 《동의보감》에서도 '허리나 무릎이 시큰거리고 연약한 것'을 치료한다고 하였다.

토사자는 남녀의 불임증에도 효과가 좋다. 약리학적으로 월경과 성호르몬의 분비를 조절하는 작용이 있다는 것이 밝혀졌고, 한방적으로도 임신을 주관하는 경락인 임맥(任脈)과 충맥(衝脈)을 강화하는 작용이 있어 남녀 불임증에 요긴하게 사용된다. 남성의 발기부전과 정액이 저절로 나오는 유정(遺精), 소변이 시원하게 나오지 않거나 조절되지 않는 증상, 노화로 인한 시력 감퇴, 이명(耳鳴) 등에도 효과가 있다.

동의보감 원문 해설

性平味辛甘無毒主莖中精自出尿有餘瀝口苦燥渴添精益髓去腰痛膝冷〇處處有之多生豆田中無根假氣而生細蔓黃色六七月結實極細如蠶子九月採實暴乾得酒良仙經俗方並以爲補藥〇稟中和凝正陽氣受結偏補人衛氣助人筋脉〈本草〉〇水淘洗去沙土晒乾酒浸春三夏五秋七冬十日取出蒸熟　搗爛　作片晒乾再搗爲末入藥若急用則酒煮爛晒乾搗末

用亦可〈入門〉

성질은 평(平)하며 맛이 맵고[辛] 달며[甘] 독이 없다. 주로 음경 속이 찬 것, 정액이 절로 나오는 것, 오줌을 누고 난 다음에 방울방울 떨어지는 것을 치료한다. 또한 입맛이 쓰고 입이 마르며 갈증이 나는 데 쓴다. 정액을 돕고 골수를 더하여주며 허리가 아프고 무릎이 찬 것을 낫게 한다. ○어디에나 있는데 흔히 콩밭 가운데서 자란다. 뿌리가 없이 다른 식물에 기생하며 가늘게 뻗어 올라간다. 빛은 누르며 음력 6~7월에 씨가 여무는데 몹시 잘아서 누에씨와 같다. 9월에 씨를 받아서 볕에 말린다. 술과 같이 쓰면 좋다. 『선경(仙經)』, 『속방(俗方)』에는 다 보약으로 되어 있다. ○고르고 온전한 양기를 받아 씨가 달리는데 위기(衛氣)를 보하고 근맥을 좋게 한다.〈본초〉 ○물에 씻어서 모래와 흙을 버린 다음 햇볕에 말려 봄에는 5일, 여름에는 3일, 가을에는 7일, 겨울에는 10일간 술에 담가두었다가 꺼내어 쪄서 익힌 다음 짓찧어 덩어리를 만든다. 이것을 햇볕에 말린다. 그리고 다시 짓찧어 가루를 내서 약에 넣는다. 만일 급하게 쓰려면 술에 넣고 푹 무르게 달여 볕에 말린다. 이것을 짓찧어 가루 내어 써도 좋다.〈입문〉

토사자(실새삼)의 기능성 및 효능에 관한 특허자료 2종 외

▶토사자 추출물을 포함하는 당뇨병 예방 및 치료를 위한 조성물

본 발명은 토사자(새삼 또는 실새삼의 씨앗) 추출물을 포함하는 당뇨병 예방 및 치료를 위한 조성물에 관한 것으로, 본 발명의 토사자 추출물은 우수한 혈당 강하작용을 나타내 당뇨병 및 이로 인한 각종 합병증의 예방 및 치료에 유용한 약제 및 건강기능식품으로 이용할 수 있다.

- 공개번호 : 10-2005-0003668, 출원인 : 씨제이제일제당

▶토사자 추출물을 포함하는 퇴행성 뇌질환의 치료 또는 예방용 조성물

본 발명은 토사자(새삼 또는 실새삼의 씨앗) 추출물 또는 그로부터 분리된 화합물을 포함하는 퇴행성 뇌질환의 치료 또는 예방용 조성물을 제공한다. 본 발명에 따른 토사자 추출물 및 이로부터 분리된 화합물은 신경성장인자의 분비를 유도하여 신경세포의 성장을 도움으로써 퇴행성 뇌질환의 치료 또는 예방용 약제학적 조성물 또는 건강기능식품에 효과적으로 사용될 수 있다.

- 공개번호 : 10-2014-0027438, 출원인 : 경희대학교 산학협력단

결명자(決明子)

결명자는 콩과의 1년생 식물인 긴강남차와 결명자의 성숙한 씨앗을 말하며, 맛은 달면서 쓰고 짜며 성질은 약간 차다. 가을에 채취하는데 전초를 베거나 열매 꼬투리를 따서 햇볕에 말린 다음 씨앗을 털고 불순물을 제거한 후에 햇볕에 말려 사용한다. 원산지는 북아메리카로 우리나라 각지의 산과 들에 자생하며 약용으로 재배하기도 한다.

주효능 | 시력 저하, 안구충혈, 변비, 두통, 어지럼증

결명자는 탁 트이는 듯[決然] 밝아진다[明]는 의미를 지니고 있다. 따라서 노안(老眼)으로 조금씩 눈이 침침해지는 증상, 또는 시신경이나 망막 위축으로 급속하게 시력이 떨어지는 경우에 사용한다.

결명자는 변비를 치료하는 효능이 있으며 짠맛을 지니고 있는데, 소금이 눈을 녹이고 자동차의 단단한 쇳덩어리도 녹이며 배추의 숨을 죽이는 것처럼 짠맛은 단단한 것을 부드럽게 만든다. 짠맛이 나는 결명자가 변비에 효과를 발휘하는 이유도 여기에 있다.

결명자는 혈압과 콜레스테롤 수치를 낮추는 효능이 있다. 고혈압과 고지혈증이 있고 화를 잘 내거나 성정(性情)이 급하여 참을성이 없는 사람, 그러면서 변비가 있는 사람에게 결명자를 사용하면 좋다. 혈압이 높은 경우 매일 12~20g을 달여 복용하면 혈압이 낮아지고, 혈압이 높지 않은 사람에게는 고혈압이 예방되는 효과가 나타난다. 특히 뇌졸중을 예방하는 효과가 있다.

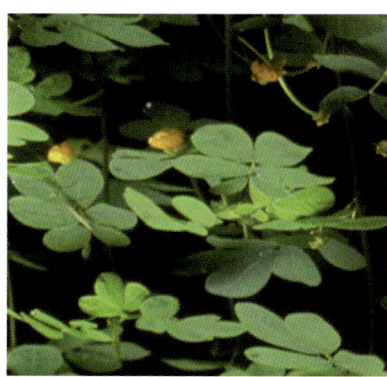
▲ 결명자 잎

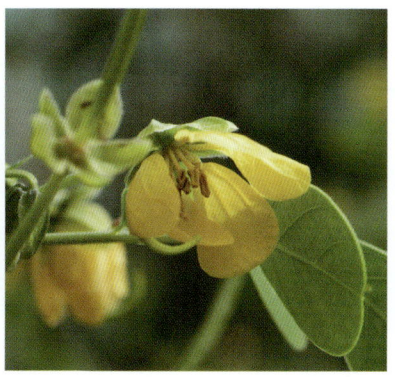
▲ 결명자 꽃

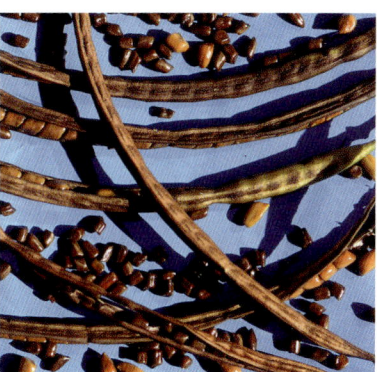
▲ 결명자 씨(약재)

동의보감 원문 해설

性平(一云微寒)味醎苦無毒主靑盲及眼赤痛淚出淫膚赤白膜助肝氣益精水治頭痛鼻衄療脣口靑○葉似苜蓿而大七月開花黃白色其子作穗如靑菉豆而銳又云子作角實似馬蹄故俗名馬蹄決明十月十日採子陰乾百日入藥微炒用〈本草〉○一名還瞳子〈正傳〉○作枕治頭風明目〈本草〉
[葉]明目利五藏作茹食之甚良〈本草〉

성질은 평(平)하며(약간 차다고도[微寒] 한다) 맛이 짜고[醎] 쓰며[苦] 독이 없다. 청맹(靑盲)과 눈에 피지면서 아프고 눈물이 흐르는 것, 살에 붉고 흰 막이 있는 데 쓴다. 간기를 돕고 정수(精水)를 보태어준다. 머리가 아프고 코피 나는 것을 치료하며 입술이 푸른 것을 낫게 한다. ○잎은 거여목처럼 크다. 음력 7월에 누렇고 흰 빛의 꽃이 핀다. 그 열매는 이삭으로 되어 있다. 푸른 녹두[靑菉]와 비슷하면서 뾰족하다. 또는 그 꼬투리는 콩처럼 되어 있고 씨는 말발굽 같으므로 민간에서 마제결명자(馬蹄決明子)라고 한다. 음력 10월 10일에 씨를 받아 100일 동안 그늘에서 말려 약간 닦아서 약으로 쓴다.〈본초〉○일명 환동자(還瞳子)라고도 한다.〈정전〉○베개를 만들어 베면 두풍증을 없애고 눈을 밝게 한다.〈본초〉

결명자약차

▶ 효능 · 효과

눈 보호, 피로 해소, 습관성 변비, 혈당 및 혈압 강하 효능이 있다.

▶ 약차 만드는 방법

① 결명자를 깨끗이 씻어서 프라이팬이나 냄비에 살짝 볶는다.
② 물 1L에 볶은 결명자 10g을 넣고 센 불에서 30분 정도 끓인다.
③ 약한 불에서 30분 정도 더 끓인다.
④ 건더기는 걸러내고 기호에 따라 꿀이나 설탕을 넣어 마신다.

결명자의 기능성 및 효능에 관한 특허자료 2종 외

▶ 항비만 효과를 갖는 결명자 추출물 및 그의 제조방법

본 발명은 볶지 않고 말린 결명자로부터 용매 추출한 후 컬럼크로마토그래피를 이용하여 효소활성 저해능이 탁월하여 항비만 효과를 갖는 결명자 추출물 및 그의 제조방법에 관한 것이다. － 등록번호 : 10-0772058, 출원인 : 김의용, 김갑식

▶ 결명자 또는 초결명에서 분리된 화합물을 유효성분으로 함유하는 인지기능 장애의 예방 및 치료용 조성물

본 발명은 결명자 또는 초결명에서 분리된 화합물들은 스코폴라민에 의해 유도된 기억력 감퇴 동물군의 학습증진 효능을 나타냄으로써, 인지기능 장애의 예방 및 치료를 위한 약학 조성물 및 건강기능식품으로 유용하게 이용될 수 있다.

– 공개번호 : 10-2011-0039762, 출원인 : 경희대학교 산학협력단

《동의보감》에서 말하는 눈병의 원인 15가지

1. 매운 음식을 먹는 것
2. 뜨거운 음식만 먹는 것
3. 애써 볼 수 있는 먼 곳만 보는 것
4. 밤에 잔 글자를 보는 것
5. 장기나 바둑을 쉬지 않고 두는 것
6. 밤에 오랫동안 글을 읽는 것
7. 술을 한정없이 마시는 것
8. 잔 글자를 여러 해 동안 쓰는 것
9. 잔 조각을 하는 것 [雕鏤細作]
10. 눈물을 지나치게 흘리는 것
11. 성생활을 지나치게 하는 것
12. 해와 달을 자주 쳐다보는 것
13. 달빛 아래에서 책을 보는 것
14. 머리에 침을 놓아 피를 많이 빼는 것
15. 볼 수 있는 데까지 산천초목을 오랫동안 보는 것

02 녹내장 / 안구충혈

　안구충혈과 녹내장은 몸 안에 형성된 열(熱)과 염증 때문에 생긴다. 술이나 열이 많은 음식, 또는 스트레스나 화병 때문에 몸에 열이 형성되는데, 열은 인체의 상부로 집중되기 때문에 눈을 충혈시키고 안압(眼壓)을 상승시켜 녹내장을 유발한다. 독성물질이 많은 고기나 가공식품을 과다하게 섭취하는 것도 문제이다. 이들을 처리하기 위해 많은 영양소가 소모될 뿐 아니라 그 과정에서 열이 발생하기 때문에 이러한 음식을 자주 먹는 것은 안구충혈과 녹내장의 원인이 될 수 있다. 물론 안구충혈과 녹내장의 주된 원인은 마음의 화(火), 즉 스트레스이다. 따라서 이를 치료하기 위해서는 마음의 화를 다스려야 한다. 《동의보감》에서 "눈병에는 한증이 없다(眼病無寒)" "눈병은 화가 없이는 생기지 않는다(眼無火不病)"라고 한 것도 이와 연관이 있다.

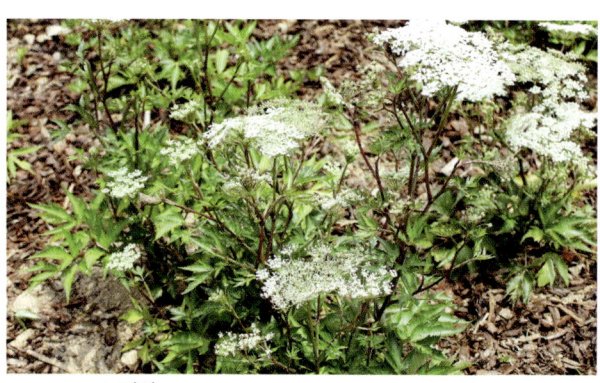
▲ 당귀

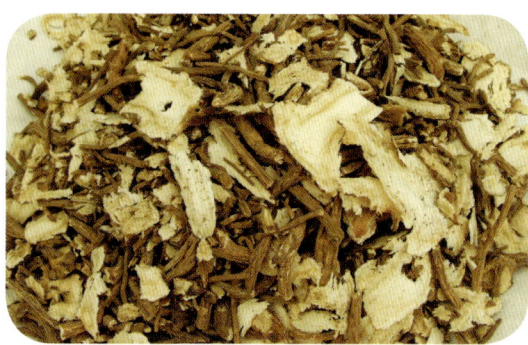
▲ 당귀(약재)

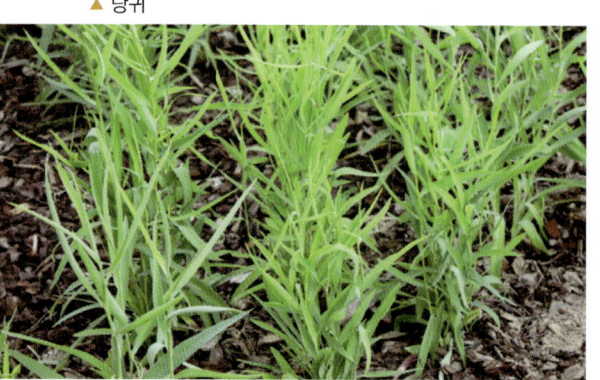
▲ 시호

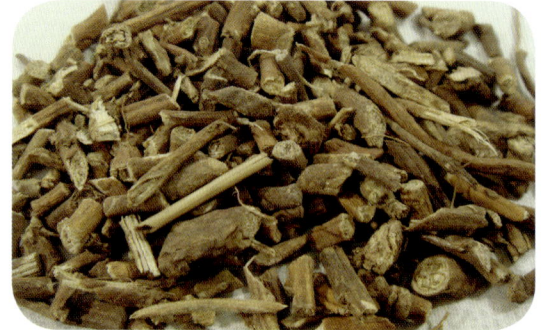
▲ 시호(약재)

다음에 소개되는 한약처방은 몸의 화를 조절하여 안구충혈과 녹내장 치료에 도움을 준다.

> **한약처방 |** 당귀 10g, 시호 8g, 황련 6g, 용담초 4g

상기 용량은 1일분이다. 물 1,000cc를 붓고 중불로 2시간 정도 달여 물이 절반 정도 되게 한다. 그리고 이것을 3등분하여 아침, 점심, 저녁에 마시는데, 3~4시간 간격을 두고 마시는 것이 좋다. 10일분 또는 20일분씩 달여놓고 유리병에 담아 냉장고에 보관하였다가 마실 때마다 따뜻하게 데워서 복용하는 것도 좋다.

【참고사항】
① 몸이 건강하고 소화력이 좋은 사람은 숙지황을 더하여 사용하는 것도 좋다.
② 고혈압이 있으면 조구등을 더한다.

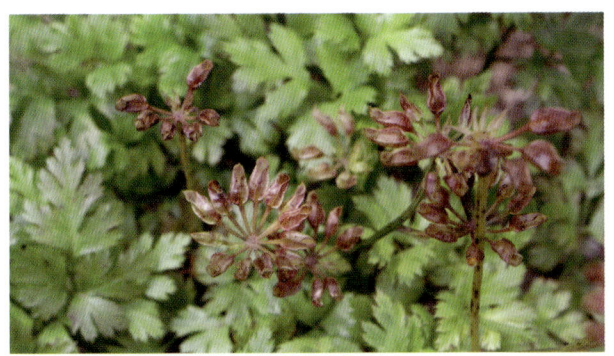

▲ 황련

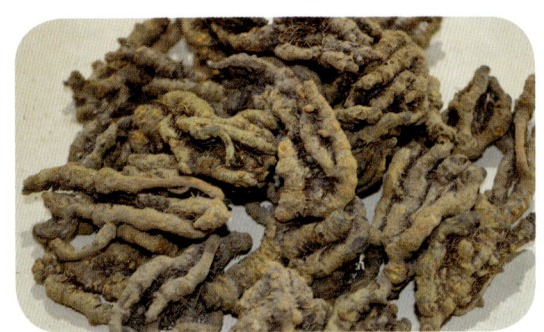

▲ 황련(약재)

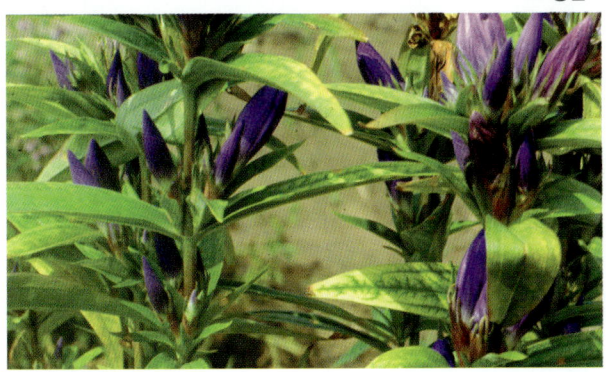

▲ 용담

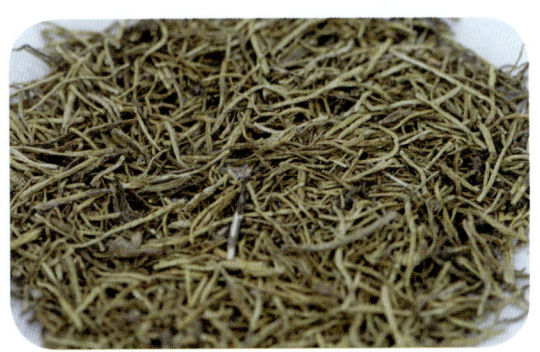

▲ 용담초(약재)

③ 스트레스가 심한 사람은 향부자와 진피를 더한다.
④ 과음이 잦은 사람은 지구자를 더한다.

【주의사항】
① 탕약의 맛이 매우 쓰기 때문에 쓴맛을 싫어하는 사람은 약물을 졸여서 복용하거나 위의 처방을 환으로 만들어 복용해야 한다.
② 찬 성질의 약초가 많아서 위장이 약한 사람이 복용하면 설사할 수 있다. 따라서 정해진 용량을 벗어나지 않도록 주의해야 한다.
③ 황련은 술에 담근 후에 볶아서 사용한다. 술에 볶으면 상부(上部)의 열을 내려주는 작용이 강해진다.
④ 감초 달인 물에 용담초를 담근 후 말려서 사용하면 용담초의 쓴맛이 덜하고, 술에 담근 후에 볶아서 사용하면 머리와 얼굴 부위의 열증(熱症)을 개선하는 데 효과가 좋다.
⑤ 당귀를 술에 담근 후에 볶아서 사용하면 어혈(瘀血)을 제거하는 효능이 강해져 내장증(內障症)에 효과가 더 좋다.

당귀(當歸)

당귀는 산형과에 속하는 다년생 식물인 참당귀, 일당귀의 뿌리를 말한다. 참당귀의 맛은 달고 매우며 성질은 따뜻하다. 반면 일당귀의 맛은 달고 성질은 따뜻하다. 늦가을 잎이 진 이후나 이른 봄 잎이 나오기 전에 채취하여 흙을 제거하고 바람이 통하는 그늘진 곳에서 말린다. 우리나라 산지의 계곡이나 습한 땅

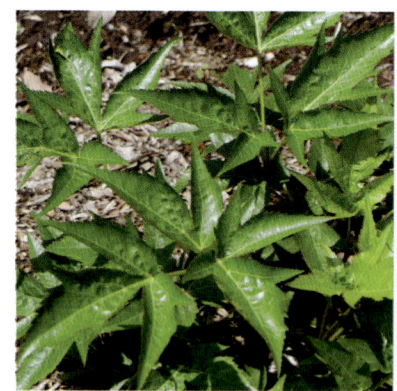
▲ 일당귀 잎

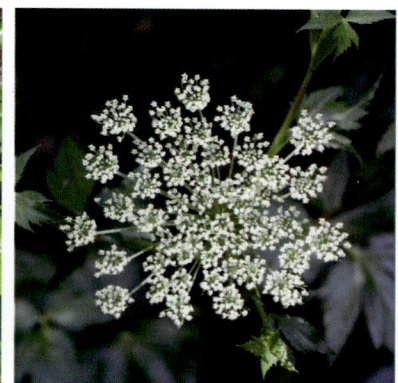
▲ 일당귀 꽃

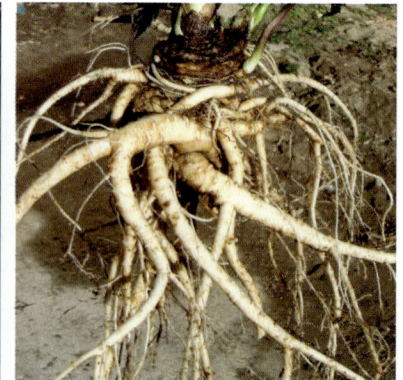
▲ 일당귀 생뿌리

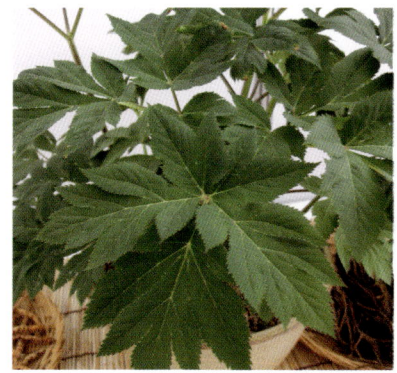 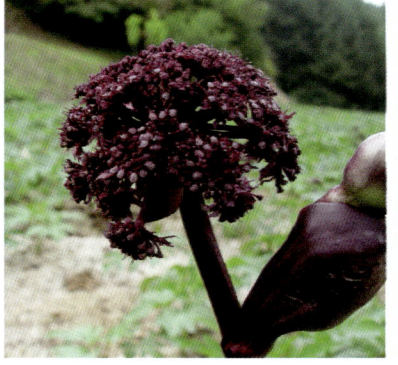 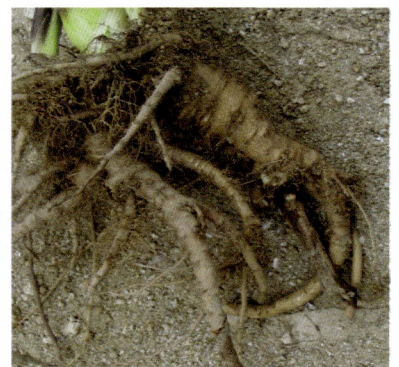

▲ 참당귀 잎   ▲ 참당귀 꽃   ▲ 참당귀 생뿌리

에서 자생하며 전국 고랭지에서 재배한다.

주효능 | 빈혈, 생리불순, 생리통, 손발 저림, 불임증, 타박상, 불면증, 건망증, 두통

장기간에 걸쳐 몸에 열이 형성되면 혈액 소모가 많아질 수밖에 없고, 그 결과 눈이 충혈되고 안압이 높아져 녹내장이 생길 수 있다. 당귀는 혈액을 만드는 데 기여하는 약초이므로 녹내장을 완화시키는 데 도움을 준다.

당귀는 여성에게 필수적인 약초이다. 여성은 남성보다 예민하며 매달 월경(月經)을 하기 때문에 과로를 하지 않더라도, 그리고 생명을 위협할 만한 질병이 없더라도 혈액이 부족해질 수 있다. 따라서 보약이건 치료약이건 상관없이 여성의 약에는 반드시 당귀가 들어간다.

동의보감 원문 해설

性溫味甘辛無毒治一切風一切血一切勞破惡血養新血及主癥癖婦人崩漏絶子療諸惡瘡瘍金瘡客血內塞止痢疾腹痛治溫瘧補五藏生肌肉○生山野或種蒔二月八月採根陰乾以肉厚而不枯者爲勝又云肥潤不枯燥者爲佳又云如馬尾者好○要破血即使頭一節硬實處要止痛止血即用尾〈本草〉○用頭則破血用尾則止血若全用則一破一止即和血也入手少陰以心主血也入足太陰以脾과血也入足厥陰以肝藏血也〈湯液〉○氣血昏亂者服之即定各有所當歸之功治上酒浸治外酒洗血病酒蒸痰用薑汁炒〈入門〉○得酒浸過良〈東垣〉

성질은 따뜻하며[溫] 맛은 달고 매우며[甘辛] 독이 없다. 모든 풍병(風病), 혈병(血病), 허로(虛勞)를 낫게 하며 굳은 피를 헤치고[破惡血] 새 피를 생겨나게 한다. 징벽(癥癖)과 부인의

붕루(崩漏)와 임신 못하는 것에 주로 쓰며 여러 가지 나쁜 창양(瘡瘍)과 쇠붙이에 다쳐서 어혈이 속에 뭉친 것을 낫게 한다. 이질로 배가 아픈 것을 멎게 하며 온학(溫瘧)을 낫게 하고 오장을 보(補)하며 살이 살아나게 한다. ○산과 들에서 자라는데 심기도 한다. 음력 2월, 8월에 뿌리를 캐어 그늘에 말린다. 살이 많고 여위지 않은 것이 제일 좋다. 또는 살이 많고 눅신눅신하면서[潤] 빳빳하게 마르지 않은 것이 좋다고 한다. 또는 말꼬리와 같은 것이 좋다고도 한다. ○어혈을 헤치려[破血] 할 때는 대가리 쪽에서 단단한 것[硬] 한 마디를 쓰고 통증을 멎게 하거나 출혈을 멈추려고 할 때는 잔뿌리를 쓴다.〈본초〉 ○대가리를 쓰면 어혈을 헤치고 잔뿌리를 쓰면 출혈을 멈춘다. 만일 전체를 쓰면 한편으로는 피를 헤치고 한편으로는 피를 멈추므로 즉 피를 고르게 하는 것[和血]으로 된다. 수소음경에 들어가는데 그것은 심(心)이 피를 주관하기 때문이다. 족태음경에도 들어가는데 그것은 비(脾)가 피를 통솔하기 때문이다. 족궐음경에도 또한 들어가는데 이것은 피를 저장하기 때문이다.〈탕액〉 ○기혈(氣血)이 혼란된 때에 먹으면 곧 안정된다. 그것을 각기 해당한 곳으로 가게 하는 효과가 있기 때문에 몸 윗도리 병을 낫게 하려면 술에 담갔다 쓰고 겉에 병을 낫게 하려면 술로 씻어서 쓰며 혈병에 쓸 때에는 술에 축여 쪄서[蒸] 담이 있을 때에는 생강즙에 축여 볶아서[炒] 쓴다.〈입문〉 ○술에 담가 쓰는 것이 좋다.〈동원〉

당귀의 기능성 및 효능에 관한 특허자료 2종 외

▶당귀의 주성분인 데쿠르신으로부터 합성된 유도체인 데쿠시놀 벤조에이트를 이용한 비만 예방용 또는 비만 치료용 조성물

본 발명은 당귀의 주성분인 데쿠르신으로부터 합성된 유도체인 데쿠시놀 벤조에이트(Decursinol benzoate)를 이용한 비만 예방용 또는 비만 치료용 조성물에 관한 것으로, 보다 상세하게는 데쿠시놀 벤조에이트는 AMPK 활성능을 가짐으로써 지방산 합성을 억제하는 것을 특징으로 하거나, PPAR-GAmmA의 발현 및 전사활성을 억제하는 것을 특징으로 한다.

- 공개번호 : 10-2011-0125940, 출원인 : 한국화학연구원, 한국식품연구원

▶당귀 추출물을 포함하는 골수 유래 줄기세포 증식 촉진용 조성물

본 발명은 당귀 추출물을 이용하여 골수 유래 줄기세포의 증식을 촉진시키는 조성물에 관한 것으로, 본 발명의 조성물은 줄기세포의 증식 및 분화를 위해 G-CSF만을 단독 투여했던 방법에 의해 야기되었던 비장종대와 같은 부작용을 해결하여, 당귀 추출물의 병용 투여로 현저히 완화시켰으며, 줄기세포의 증식 및 분화를 보다 촉진시키는 효과가 있다.

- 공개번호 : 10-1373100-0000, 출원인 : 재단법인 통합의료진흥원

시호(柴胡)

시호는 산형과에 속하는 다년생 식물인 묏미나리의 뿌리를 말하며, 맛은 쓰고 성질은 약간 차갑다. 10~11월에 채취하여 잔뿌리와 불순물을 제거하고 물기가 있을 때 절단하여 햇볕에 말려서 사용한다. 우리나라 각지의 산야에 자생하며 농가에서 약용으로 재배한다.

주효능 | 화병(火病), 갱년기장애, 만성 간염, 지방간, 소화불량, 근육통

시호는 스트레스 때문에 생긴 열이 몸에 쌓여서 생기는 울화(鬱火)를 없애는 귀중한 약초이다. 예나 지금이나 복잡한 가정사, 수많은 인간관계 속에서 화(火)가 생길 수밖에 없고, 이러한 화가 몸에 영향을 주면 입이 마르고 머리가 아프고 눈이 충혈되는 등 매우 다양한 증상이 나타난다. 이럴 때 시호를 사용하면 울화가 풀리고 열이 내린다.

시호는 스트레스성 정신질환에 효과가 좋아서 조울증, 불면증, 히스테리, 정신분열증 등에 활용한다. 또한 간염을 비롯하여 황달, 알콜중독, 만성 간염 등에 효과가 있고, 스트레스성 생리불순과 생리통, 갱년기증후군에도 비교적 자주 쓰이는 약초이다.

동의보감 원문 해설

性微寒(一云平)味微苦(一云甘)無毒主傷寒寒熱往來天行時疾內外熱不解治熱勞骨節煩疼除虛勞寒熱解肌熱早晨潮熱能瀉肝火除寒熱往來瘧疾及胸脇痛滿○處處有之二月

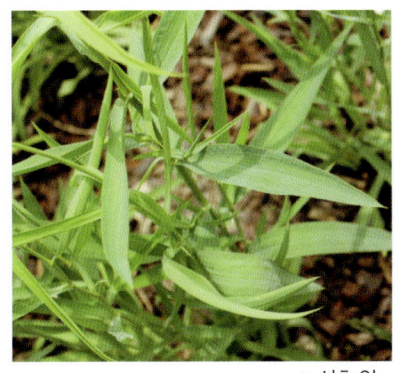
▲ 시호 잎

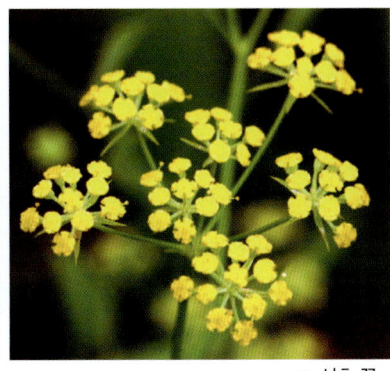
▲ 시호 꽃

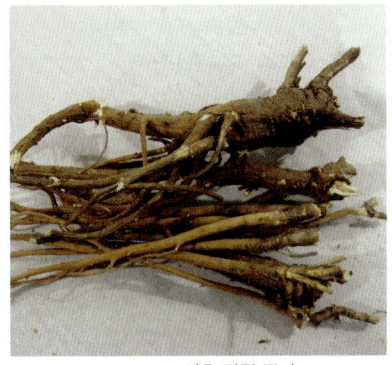
▲ 시호 말린 뿌리

生苗甚香莖靑紫葉如竹葉亦似麥門冬葉而短七月開黃花二月八月採根暴乾〈本草〉○足少陽厥陰行經藥也能引淸氣而行陽道又能引胃氣上行升騰而行春令是也〈湯液〉○如鼠尾獨窠而長者好莖長軟皮黃赤者佳忌犯銅鐵外感生用內傷升氣酒炒有咳汗者蜜水炒瀉肝膽火者以猪膽汁拌炒去蘆用〈入門〉

성질은 약간 차고[微寒](평(平)하다고도 한다) 맛은 약간 쓰며[微苦](달다[甘]고도 하다) 독이 없다. 주로 상한에 추웠다 열이 났다 하는 것, 유행성 열병 때 안팎의 열이 풀리지 않을 때에 쓰며 열과 관련된 허로(虛勞)로 뼈마디가 달며[熱] 아픈 것과 허로로 추웠다 열이 났다 하는 것을 치료한다. 살에 열이 있는 것과 이른 새벽에 나는 조열(潮熱)을 없앤다. 간화(肝火)를 잘 내리고 추웠다 열이 났다 하는 학질과 가슴과 옆구리가 그득하면서 아픈 것을 낫게 한다. ○어느 곳에나 다 있다. 음력 2월에 싹이 돋는데 아주 향기롭고 줄기는 푸르고 자줏빛이 나며 잎은 대잎[竹葉] 같으며 또 맥문동 잎과 비슷하나 짧다. 7월에 누른 꽃이 핀다. 음력 2월, 8월에 뿌리를 캐어 볕에 말린다.〈본초〉○족소양과 족궐음경으로 들어가는 약[行經藥]이다. 청기(淸氣)를 이끌고 양도(陽道)로 가며 또 위기(胃氣)를 이끌어 위로 올라가 봄과 같은 작용을 한다.〈탕액〉○쥐꼬리처럼 외톨이로 긴 것이 좋으며 줄기는 길고 연하며 겉껍질이 누르불그스레한 빛인 것이 좋다. 구리와 쇠붙이에 대는 것을 꺼려야 하며 외감(外感)에는 생(生)으로 쓰고 내상(內傷)에 기를 끌어올려야[升氣] 할 때에는 술로 축여 볶아[炒] 쓴다. 또 기침이 나고 땀이 날 때에는 꿀물로 축여 볶아 쓰며 간담의 화를 내리려고 할 때에는 노두를 버리고 저담즙(猪膽汁)에 버무려 볶아 쓴다.〈입문〉

시호의 기능성 및 효능에 관한 특허자료 2종 외

▶시호 추출물을 포함하는 뇌암 치료용 조성물 및 건강기능성 식품

본 발명은 시호 에탄올 추출물을 유효성분으로 함유하는 뇌암 예방 및 치료용 조성물 및 뇌암 예방용 기능성 식품에 관한 것이다. 본 발명에 따른 뇌암 치료용 조성물 및 기능성 식품은 뇌암 세포의 성장을 억제하고 세포 사멸을 유도하는 효과가 있어 뇌암 치료 및 예방에 효과적으로 사용할 수 있다.

- 공개번호 : 10-2012-0092272, 출원인 : (주)한국전통의학연구소

▶시호 추출물을 포함하는 신장암 치료용 조성물 및 건강기능성 식품

본 발명은 시호 에탄올 추출물을 유효성분으로 함유하는 신장암 예방 및 치료용 조성물 및 신장암 예방용 기능성 식품에 관한 것이다. 본 발명에 따른 신장암 치료용 조성물 및 기능

성 식품은 신장암 세포의 성장을 억제하고 세포 사멸을 유도하는 효과가 있어 신장암 치료 및 예방에 효과적으로 사용할 수 있다.

— 공개번호 : 10-2012-0122414, 출원인 : (주)한국전통의학연구소

황련(黃連)

황련은 미나리아재비과에 속하는 다년생 식물인 황련의 뿌리를 말하며, 맛은 쓰고 성질은 차갑다. 입동이 지난 이후 11월경에 채취한 후에 줄기와 잎, 잔뿌리를 제거하고 햇볕에 말리거나 불에 쬐어 말려서 사용한다. 원산지는 중국으로 산악지대 또는 습한 고랭지대의 수풀 밑에서 자라는데 서북향의 그늘진 곳에서 잘 자란다.

주효능 | 결막염, 각막염, 장염, 위염, 구내염, 중이염, 피부염, 폐렴, 화상(火傷)

황련은 맛이 매우 쓰고 매우 차가운 성질을 지닌 약초로, 몸에 생긴 열과 염증을 가라앉히는 데 매우 신속한 효과를 발휘한다. 그래서 눈이 충혈되고 안압이 높아졌을 때 황련을 사용하면 효과가 좋다.

황련은 결막염과 각막염에도 효과가 좋고, 혈압을 내리는 효과도 있다. 이 외에도 열과 염증을 가라앉히는 효과가 좋기 때문에 활용범위가 매우 넓은데, 위염이나 장염은 물론이고 구내염, 중이염, 폐렴, 각종 피부염에 사용할 수 있으며, 열 때문에 가슴이 답답한 증상과 두통 등에도 사용할 수 있다.

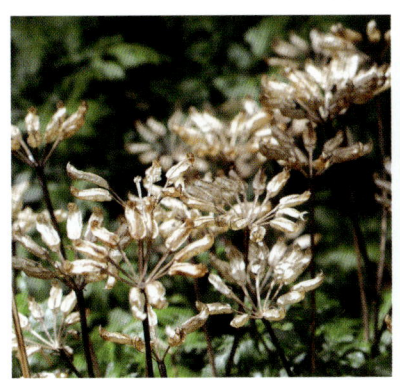
▲ 황련 결실

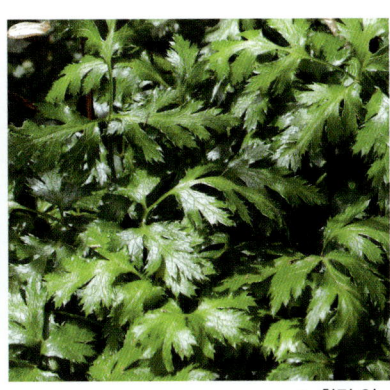
▲ 황련 잎

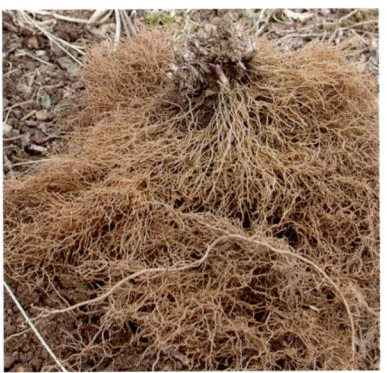
▲ 황련 뿌리

동의보감 원문 해설

性寒味苦無毒主明目止淚出鎭肝去熱毒點赤眼昏痛療腸澼下痢膿血止消渴治驚悸煩躁益膽療口瘡殺小兒疳虫〇二月八月採節如連珠堅重相擊有聲者爲勝一云如鷹爪者佳用之去毛〈本草〉〇酒浸炒則上行頭目口舌薑汁炒則辛散衝熱有功生用治實火以吳茱萸水炒則調胃厚腸黃土炒治食積安蛔虫塩水炒治下焦伏火〈入門〉〇生用瀉心淸熱酒炒厚腸胃薑製止嘔吐〈回春〉〇入手少陰經苦燥故入心火就燥也能瀉心其實瀉脾胃中濕熱也〈湯液〉

성질은 차고[寒] 맛이 쓰며[苦] 독이 없다. 눈을 밝게 하고 눈물이 흐르는 것을 멎게 하며 간기를 진정시키고 열독을 없애며 눈이 피지어 잘 보이지 않고 아픈 데 넣으며 이질로 피고름이 섞여 나오는 것을 치료한다. 소갈증을 멎게 하고 놀라서 가슴이 두근거리는 것, 번조증이 나는 것 등을 낫게 하며 담을 이롭게 한다. 입안이 헌 것을 낫게 하며 어린이의 감충(疳蟲)을 죽인다. 〇음력 2월과 8월에 캐는데 마디가 구슬을 꿰놓은 듯하면서 딴딴하고 무거우며 마주 쳐서 다글다글 소리 나는 것이 좋은 것이다. 어떤 책에는 매발톱같이 생긴 것이 좋은 것이라고 하였다. 쓸 때에는 잔털을 뜯어버리고 쓴다.〈본초〉〇술에 담갔다가 볶으면[浸炒] 약 기운이 머리, 눈, 입과 혀로 올라가고 생강즙으로 축여 볶으면 매워서 치미는 열[衝熱]을 발산시키는 효과가 있다. 생것으로 쓰면 실화(實火)를 치료하고 오수유 달인 물에 축여 볶으면 위(胃)를 조화시키고 창자를 든든하게 한다. 누런 흙과 같이 닦으면 식적(食積)을 치료하고 회충을 안정시키며 소금물로 축여 볶으면 하초에 잠복된 화를 치료한다.〈입문〉〇생것으로 쓰면 심을 사하고 열을 내리며 술로 축여 볶으면 장위를 든든하게 하고 생강즙으로 법제하면 구토를 멎게 한다.〈회춘〉〇수소음경에 들어가는데 맛이 쓰고 조하므로 화(火)의 장기인 심(心)에 들어간다. 그것은 화는 조(燥)한 데를 따라가게 마련이기 때문이다. 심을 사한다고 하지만 사실은 비위 속의 습열을 사하는 것이다.〈탕액〉

황련의 기능성 및 효능에 관한 특허자료 2종 외

▶ 황련 추출물을 유효성분으로 함유하는 호흡기 질환의 예방 및 치료용 조성물

본 발명은 황련 추출물을 유효성분으로 함유하는 호흡기 질환의 예방 및 치료용 조성물에 관한 것으로, 상세하게는 본 발명의 추출물은 거담 활성, 진해 활성 및 항히스타민 활성 효과를 나타냄을 확인함으로써, 호흡기 질환의 예방 및 치료에 유용한 약학 조성물 및 건강기능식품으로 이용될 수 있다.

- 공개번호 : 10-2009-0129561, 출원인 : 안국약품(주)

▶ 황련 추출물을 함유하는 신경세포 보호 및 재생용 조성물

본 발명은 황련 추출물을 함유하는 신경세포의 보호, 성장 촉진 및 재생용 조성물에 관한 것이다. 본 발명의 조성물은 신경세포에서의 세포사멸 방어 효과, 신경세포와 신경줄기 세포의 분화 유도 효과, 신경돌기의 재생 효과, 뇌신경 신경 재생 효과, 말초신경 재생 효과, 신경근 접합부 재형성 효과, 치매 및 뇌허혈 동물의 세포사멸 방어 효과가 우수하다.

— 공개번호 : 10-2003-0007105, 출원인 : (주)리젠 바이오텍

용담초(龍膽草)

용담초는 용담과에 속하는 다년생 식물인 용담의 뿌리를 말하며, 맛은 쓰고 성질은 차갑다. 잎이 시든 가을에 채취하는 것이 좋으며 초봄에 새싹이 나오기 전에 채취해도 된다. 뿌리를 캔 다음에 줄기와 잎을 제거하고 뿌리를 깨끗이 씻어서 햇볕에 말려서 사용한다. 우리나라 전국의 산야에서 자라는데, 특히 해발 고도 800~1,500m의 풀숲이나 양지에서 잘 자란다.

주효능 | 간염, 안구충혈, 녹내장, 구내염, 사타구니 습진, 전립선염, 대하증, 생식기 가려움증, 만성 피로

《동의보감》에서는 용담초를 다음과 같이 설명하고 있다. '양쪽 눈이 붉게 부어오르고 안구가 부풀어 오르며, 예막(瞖膜)이 생기고, 피가 뭉치고 군살이 나와 통증이 심한 것을 치료한다. 눈병에 반드시 써야 할 약초이다.' 이처럼 용담초는 열을 내리는 효능이 좋아서 안구충혈과 녹내장 치료에 효과적이다.

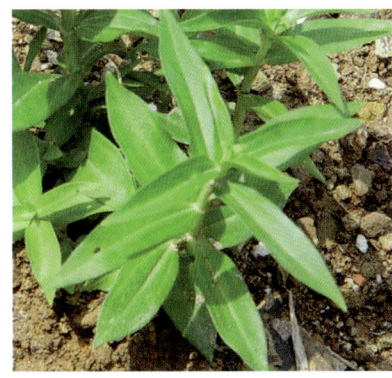
▲ 용담 잎

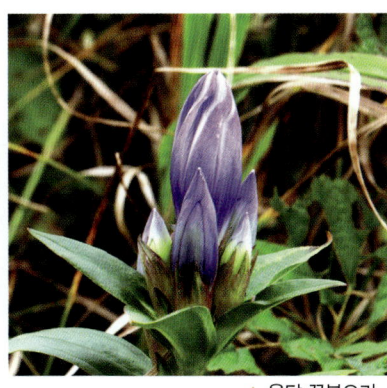
▲ 용담 꽃봉오리

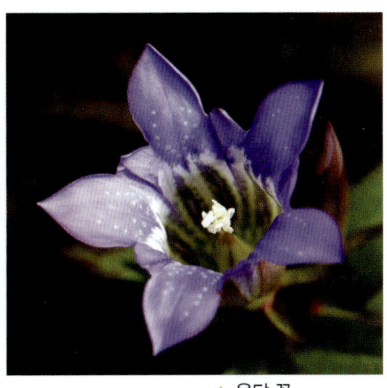
▲ 용담 꽃

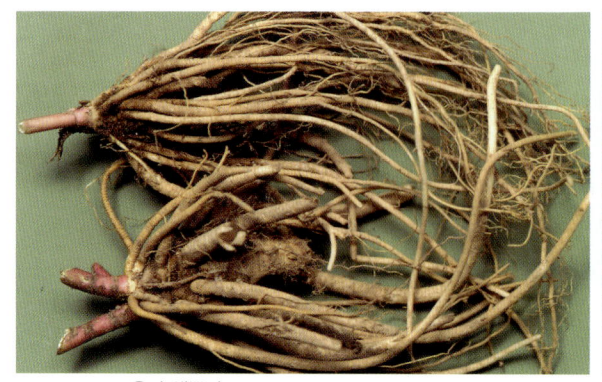
▲ 용담 생뿌리

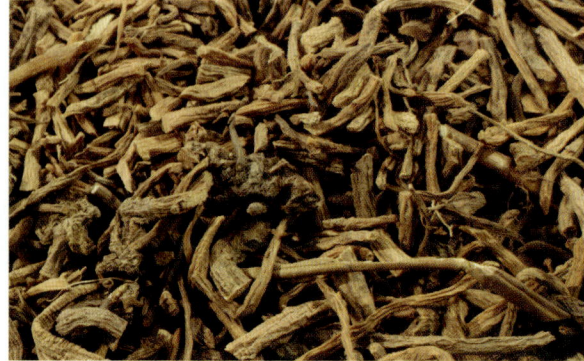
▲ 용담 뿌리 건조(약재)

용담초는 다양한 염증성 질환에 효과가 좋다. 그래서 간염, 구내염, 사타구니 습진, 전립선염, 생식기 가려움증, 대하증(帶下症), 급성 중이염, 이질 등에 용담초를 활용한다.

동의보감 원문 해설

性大寒味苦無毒除胃中伏熱時氣溫熱熱泄下痢益肝膽氣止驚惕除骨熱去腸中小虫明目 ○根黃白色下抽根十餘本類牛膝味苦如膽苦俗呼爲草龍膽二月八月十一月十二月採根 陰乾採得後以銅刀切去髭土了甘草湯中浸一宿暴乾用勿空腹餌之令人尿不禁〈本草〉○ 治下焦濕熱明目凉肝〈醫鑑〉○治眼疾必用之藥也酒浸則上行虛人酒炒黑用之〈湯液〉

성질은 몹시 차고[大寒] 맛이 쓰며[苦] 독이 없다. 위(胃) 속에 있는 열과 돌림온병[時氣溫]과 열병, 열설(熱泄), 이질 등을 치료한다. 간과 담의 기를 돕고 놀라서 가슴이 두근거리는 것을 멎게 하며 골증열[骨熱]을 없애고 창자의 작은 벌레를 죽이며 눈을 밝게 한다. ○뿌리는 누르스름한 빛인데 10여 가닥으로 쭉 갈라진 것은 쇠무릎(우슬)과 비슷하며 쓰기가 담즙[膽] 같으므로 민간에서 초룡담(草龍膽)이라 한다. 음력 2월과 8월, 11월과 12월에 뿌리를 캐어 그늘에서 말린다. 뿌리를 캐어 구리칼로 가는 뿌리와 흙을 긁어 버리고 감초 달인 물에 하룻밤 담갔다가 볕에 말려 쓴다. 이 약은 빈속에 먹지 말아야 한다. 먹으면 오줌을 참지 못한다.〈본초〉○하초(下焦)의 습열에 주로 쓰며 눈을 밝게 하고 간을 시원하게 한다.〈의감〉○반드시 눈병에 쓰는 약이다. 술에 담그면 약 기운이 위[上]로 가는데 허약한 사람은 술로 축여 거멓게 볶아 써야 한다.〈탕액〉

용담의 기능성 및 효능에 관한 특허자료 2종 외

▶ 용담 추출물의 분획물을 유효성분으로 포함하는 당뇨병 전증 또는 당뇨병의 예방 또는 치료용 조성물

본 발명은 용담 추출물의 특정 분획물의 당뇨병 전증 또는 당뇨병의 예방 또는 치료용 조성물에 관한 것이다. 상기 조성물은 생체 내 독성이 없으면서도, 인간 장내분비세포에서의 GLP-1의 분비를 촉진하고 혈당 강하 효능을 가지므로, 당뇨병 전증 또는 당뇨병의 예방 또는 치료에 효과적인 의약품 또는 건강기능식품으로 사용할 수 있다.

- 공개번호 : 10-2014-0147482 , 출원인 : 경희대학교 산학협력단

▶ 초용담 추출물을 유효성분으로 함유하는 약물 중독 및 금단증상의 예방 및 치료용 조성물

본 발명은 초용담(용담) 추출물을 유효성분으로 함유하는 조성물에 관한 것으로서, 초용담 추출물은 약물중독의 지표로 사용되는 행동적 민감화 반응인 보행성 활동량의 감소 효과뿐만 아니라 뇌의 측핵과 선조체에서의 신경활성 지표인 c-Fos 발현을 급격히 감소시킴을 확인함으로써 상기 조성물은 약물중독 및 금단증상의 예방 및 치료를 위한 약학조성물 또는 건강기능식품으로 유용하게 이용될 수 있다.

- 공개번호 : 10-2011-0034876, 출원인: 대구한의대학교 산학협력단

【 혼동하기 쉬운 약초 비교 】

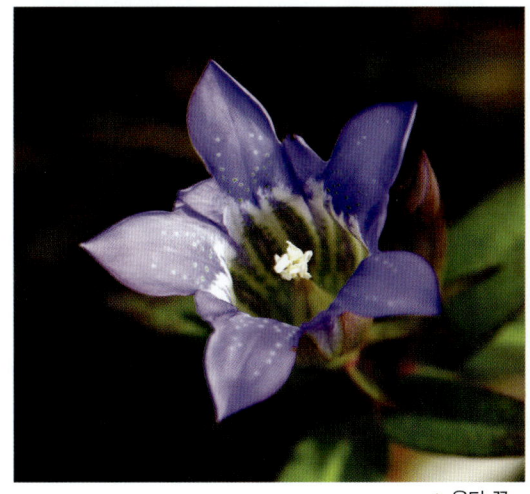
▲ 용담 꽃

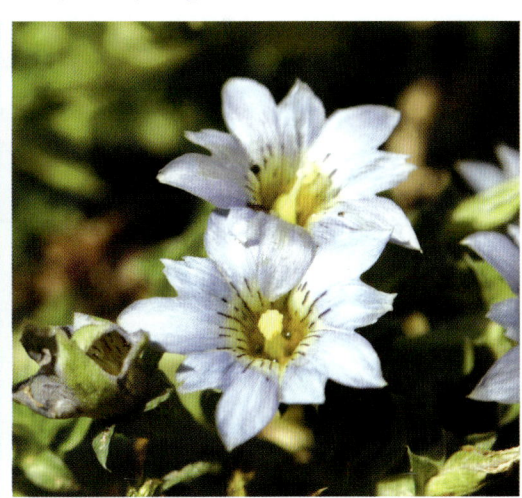
▲ 구슬붕이 꽃

03 안구건조증

　눈물에는 단백질, 면역성분, 영양소, 산소 등 눈이 정상적인 기능을 하는 데 필요한 성분이 포함되어 있다. 만약 눈물이 정상적으로 분비되지 않으면 눈의 표면에 상처가 생겨 시리거나 따가운 증상이 나타나고, 눈에 모래 같은 이물질이 들어 있는 느낌이 들기도 하며, 햇볕이나 찬바람에 의해 자극될 때 갑자기 눈물이 나는 증상이 생긴다. 이러한 증상을 안구건조증이라고 하는데, 과도한 독서와 컴퓨터 사용, 스마트폰 과다 사용, 눈의 염증, 과다한 약물복용(감기약, 위염약, 위궤양약, 신경안정제 등), 그리고 쉽게 화를 내는 성격, 과로, 수면부족, 과도한 성생활, 과음 등이 주요 원인이다. 따라서 안구건조증이 있을 때는 몸과 마음을 혹사시키지 말아야 한다.

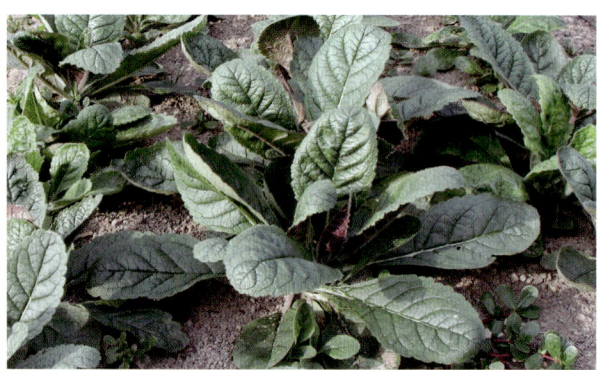

▲ 지황

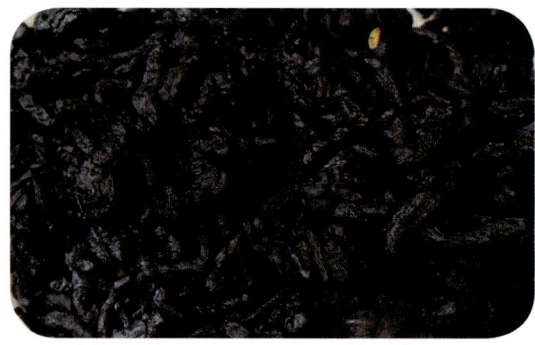

▲ 숙지황(약재)

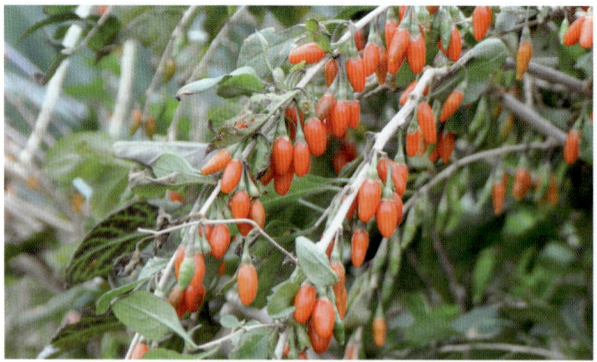

▲ 구기자나무

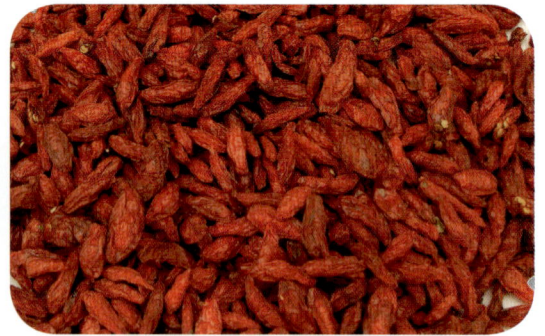

▲ 구기자(약재)

다음에 소개되는 한약처방은 안구건조증을 치료하는 데 많은 도움을 준다.

한약처방 | 숙지황 8g, 구기자 8g, 감국 6g, 하고초 4g

상기 용량은 1일분이다. 물 1,000cc를 붓고 중불로 2시간 정도 달여 물이 절반 정도 되게 한다. 그리고 이것을 3등분하여 아침, 점심, 저녁에 마시는데, 3~4시간 간격을 두고 마시는 것이 좋다. 10일분 또는 20일분씩 달여놓고 유리병에 담아 냉장고에 보관하였다가 마실 때마다 따뜻하게 데워서 복용하는 것도 좋다.

【참고사항】
① 몸이 건조하고 빈혈이 있는 사람은 당귀를 더하면 좋다.
② 불면증이 있으면 산조인을 더한다.
③ 기초체력이 많이 약해진 경우에는 토사자, 차전자 등을 더하면 좋다.

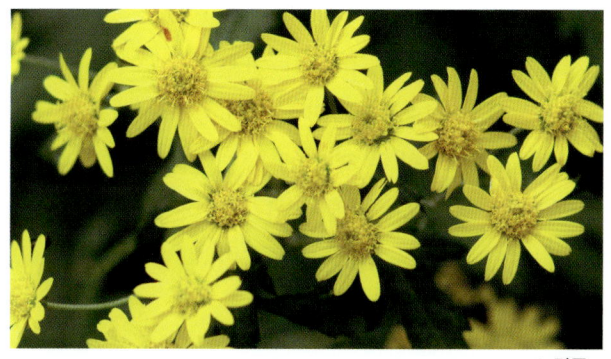
▲ 감국

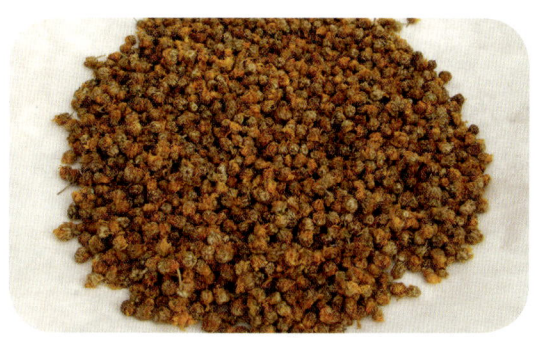
▲ 감국 꽃봉오리 건조(약재)

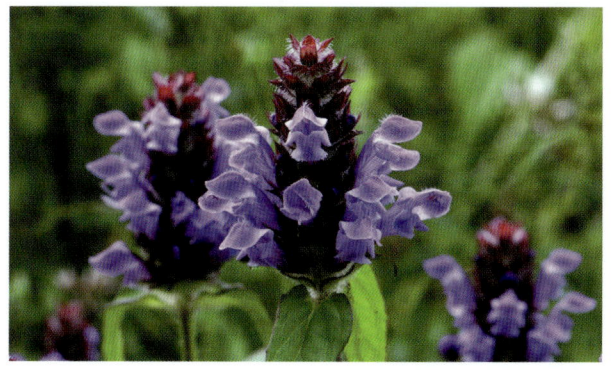
▲ 꿀풀

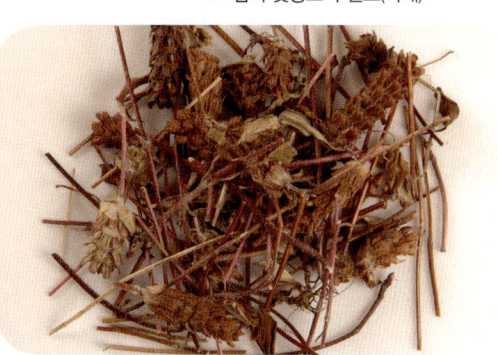
▲ 하고초(약재)

【주의사항】

① 안구건조증이 만성이라면 이 한약처방을 6개월 이상 복용하는 것이 바람직하다.
② 숙지황과 구기자를 먼저 달이고, 감국과 하고초는 나중에 넣어서 30분 정도만 달여야 한다. 꽃을 오래 달이면 효과가 떨어질 수 있기 때문이다.
③ 숙지황 때문에 대변이 묽어지고 설사가 생길 수 있다. 이럴 때는 탕약을 공복에 복용해야 한다. 또는 공사인(수입약초)을 함께 달여서 복용하면 설사를 예방하는 데 도움이 된다.
④ 감국의 종류가 여럿이고 효능 또한 조금씩 차이가 있으나 단맛이 나는 것이 효과가 좋다.
⑤ 하고초는 순한 약이지만 몸에 열이 있는 사람에게 적합하기 때문에 몸이 차고 위장이 약한 사람은 주의해야 한다.

숙지황(熟地黃)

숙지황은 현삼과에 속하는 다년생 식물인 지황을 쪄서 말린 것으로 맛은 달고 성질은 약간 따뜻하다. 10~11월에 채취한 지황을 생지황이라고 하며, 생지황을 말린 것을 건지황이라고 한다. 숙지황은 건지황을 찜통에 넣고 표면이 검게 되도록 찐 다음 햇볕에 거의 마르도록 말리고 다시 얇게 썰어 햇볕에 말리는 과정을 9번 반복하여 만든다. 지황의 원산지는 중국으로, 우리나라와 일본 등지에 분포한다.

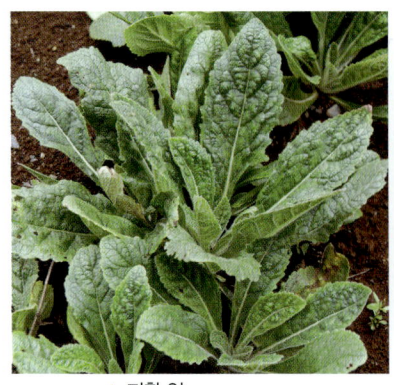
▲ 지황 잎

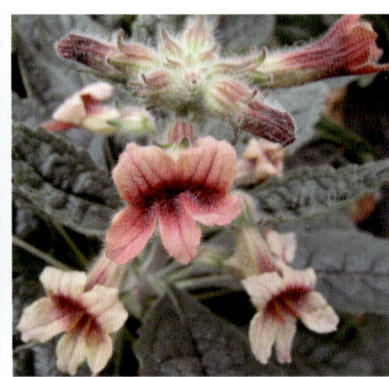
▲ 지황 꽃

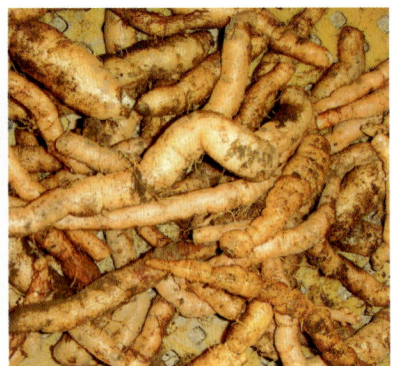
▲ 지황 생뿌리

주효능 | 생리불순, 불임증, 만성 피로, 간기능 저하, 요통, 관절염, 정력 감퇴, 탈모

숙지황은 소모성 질환과 퇴행성 질환에 꼭 필요한 약초이다. 과로, 스트레스, 과음 등으로 혈액과 체액이 부족해지거나 노화로 인해 몸의 기능이 저하되었을 때 영양물질을 공급해주는 약초가 숙지황이다. 안구건조증이 있을 때도 숙지황은 시력의 회복을 돕고 눈에 영양물질을 공급하여 건조해지는 증상을 완화시킨다.

숙지황은 남녀의 생식기능을 강화하는 효능이 있어 남성의 정력 감퇴와 여성의 생리불순, 불임 등에도 효과가 있다. 물론 비아그라로 대표되는 발기부전 개선제의 일시적인 효과가 아니라 기초체력이 좋아진 결과로 생식기능이 강화되는 것이기 때문에 장기간 숙지황을 복용해도 부작용이 없다.

【생지황, 건지황, 숙지황의 효능 차이】

◎ **생지황(生地黃)**
맛은 쓰고 달지만 쓴맛이 더 강하고 성질은 차다. 생지황은 열을 내리고 진액(津液)을 생기게 한다. 열병(熱病)으로 가슴이 답답하고 갈증이 나는 것을 낫게 하고, 진액이 말라서 열이 나는 것, 뼛속이 후끈거리고 달아오르는 것, 코피가 나는 것, 피를 토하는 것, 피부 염증에도 사용한다.

◎ **건지황(乾地黃)**
맛은 달고 쓰지만 단맛이 더 강하고 성질은 차다. 지황을 채취한 다음 그대로 씻어 서늘한 곳에서 말린 지황을 건지황이라고 하며 생지황과 비슷한 효능을 가지고 있다. 생지황은 급성 열병에 나타나는 증상에 적합하며, 건지황은 생지황에 비하여 차가운 성질이 줄어들고 단맛이 강하여 만성적인 진액의 부족과 혈액이 부족한 증상에 적합하다.

◎ **숙지황(熟地黃)**
맛은 달고 성질은 약간 따뜻하다. 숙지황은 건지황을 술과 함께 9번 찌고 9번 말리는 구증구포(九蒸九曝)를 반복하여 만들어진다. 숙지황은 부족한 혈(血)과 정(精)을 보(補)하고 수염과 머리카락을 검게 하며 골수(骨髓)를 보충해주고 살찌게 한다. 또한 힘줄과 뼈를 튼튼하게 하며 허손증(虛損證)을 보하고 혈맥을 통하게 하며 기운을 더 나게 하고 귀와 눈을 밝게 한다. 빈혈은 물론 병후나 산후 허약증, 소모성 질환 등에 자주 활용되는 약초이다.

구기자(枸杞子)

구기자는 가지과에 속하는 낙엽활엽관목인 구기자나무의 성숙한 과실을 말하며, 맛은 달고 성질은 따뜻하지도 차갑지도 않다. 9~10월에 붉게 익은 열매를

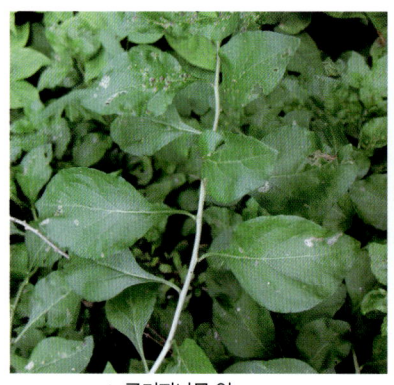
▲ 구기자나무 잎

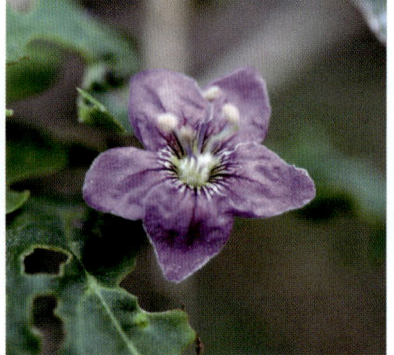
▲ 구기자나무 꽃

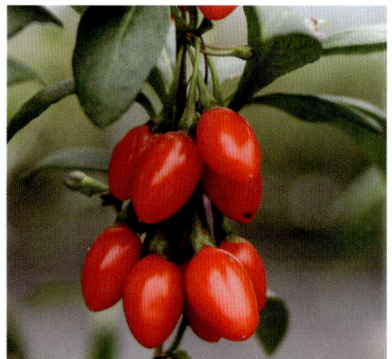
▲ 구기자나무 열매

채취하여 열매꼭지를 제거하고 그늘진 곳에서 겉껍질에 주름이 지고 과육이 부드러워질 때까지 햇볕에 말려서 사용한다. 날씨가 흐리면 약한 불에 말려도 된다. 우리나라 전국의 산야에서 자라는데, 해발고도 700~1,000m의 부엽질이 많은 토양에서 잘 자란다. 전남 진도와 충남 청양에서 대단위로 재배하고 있다.

주효능 | 만성 피로, 안구충혈, 안구건조증, 노안(老眼), 요통, 갱년기 증상, 고지혈증

예로부터 장수(長壽)의 묘약으로 여겨졌으며, 약리실험에서도 항노화작용이 입증되었다. 즉 구기자는 인체의 노화와 퇴화를 막는 기능이 있으며, 안구건조증을 치료하는 데도 많은 도움이 된다.

구기자는 간기능을 개선하는 효과가 좋아서 만성 피로를 호소하는 사람에게

【구기자 이야기】

옛날 노나라의 한 높은 관리가 조정의 명령을 받고 각자의 민정을 두루 살피고 나서 조정으로 돌아오는 길에 지금의 산동성 청도시 부근에 도착하였다. 얼굴색이 불그스름한 11~15세쯤 되어 보이는 소녀가 손에 회초리를 들고 노인을 쫓아다니고 있었다. 노인은 머리카락이 희고 수염은 한 자나 되어 90살 이상은 되어 보였다.
이 광경을 본 관리는 화가 나서 말에서 내려 그 소녀 앞으로 다가갔다. "너는 삼강오륜도 모르느냐? 아무리 잘못을 하였기로 어째서 노인을 때린단 말이냐?" 이에 소녀가 대답하길 "이 녀석은 나의 손자인데, 나는 집에 있는 구기자를 평생 먹다 보니 이렇게 젊어졌는데, 손자 녀석이 말을 듣지 않고 먹지 않고 방탕하게 지내다가 저렇게 늙어버려 야단을 치고 있는 것입니다."라고 하였다. 소녀의 나이는 372살이라고 했다. 그 말을 듣고 관리도 실천했더니 젊은 사람과 같이 체력이 좋아졌다고 한다.

적합한 약초이다. 양·한방 모두 간과 눈의 연관성을 인정하고 있듯이 간기능을 개선하는 구기자는 눈에도 좋을 수밖에 없다. 특히 피곤하면 눈이 침침해지는 증상, 나이가 들면서 시력이 약해지는 증상, 눈에 막이 껴서 흐리게 보이는 증상 등에 구기자를 사용하면 좋다.

구기자나무는 1월에 뿌리를 캐서 2월에 달여 먹고, 3월에 줄기를 잘라서 4월에 달여 먹고, 5월에 잎을 따서 6월에 차로 끓여 마시고, 7월에 꽃을 따서 8월에 달여 먹고, 9월에 과실을 따서 10월에 먹는다는 말이 있다. 이처럼 구기자나무는 어느 때나 사람에게 유익을 주는 소중한 존재이다.

감국(甘菊)

감국은 국화과의 다년생 식물인 감국의 꽃을 말하며, 맛은 달고 쓰며 성질은 약간 차다. 서리가 내리고 꽃이 반쯤 피었을 때 채취하여 가지와 잎, 불순물을 제거한 후 그늘에 말리거나 불에 쬐어 말려서 사용한다. 또는 증기에 찐 후에 다시 햇볕에 말려 사용한다. 우리나라 각지에 분포하고 양지 혹은 반그늘의 풀숲에서 잘 자란다.

주효능 | 시력 감퇴, 안구충혈, 결막염, 각막염, 노안(老眼), 두통, 어지럼증, 울화병, 고혈압

《동의보감》에 '감국은 눈에 피를 보양한다. 그리고 술에 취해 깨지 않는 것을 치료한다.'는 말이 있다. 감국에 간의 기능을 개선하는 효능이 있으며 눈병에 사용했음을 알 수 있다. 안구건조증이 있을 때 감국과 구기자는 짝이 되는 약초인

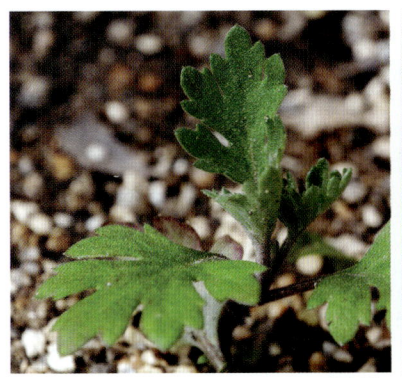
▲ 감국 잎

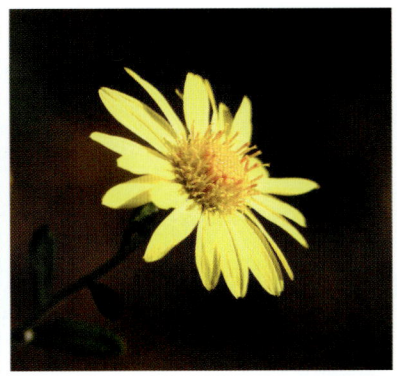
▲ 감국 꽃

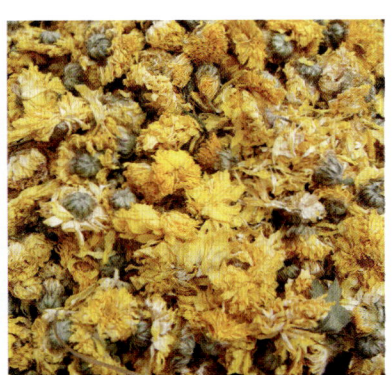
▲ 감국 꽃 말린 것

데, 두 약초 모두 간기능을 개선하는 효능이 있기 때문이다.

또 《동의보감》에는 '감국은 바람이 불면 눈물이 나는 것을 멎게 한다.'는 말도 나온다. 바람을 맞았을 때 눈물이 나는 것은 안구건조증이 있을 때 생기는 증상의 일부이다. 이는 예로부터 안구건조증에 감국이 사용되었음을 암시한다.

가을에 꽃을 피우는 감국은 울화병으로 열이 얼굴과 머리에 몰려 두통이나 어지럼증이 생겼을 때 그 열을 내려주는 작용을 한다. 울화병이 아니라도 머리를 많이 쓰는 수험생의 과열된 뇌를 맑게 하는 효능도 있어 수험생에게도 좋은 약초이다. 감국을 베개 속에 넣으면 향기가 은은하게 퍼져 불면증에도 좋고 두통이나 어지럼증에도 효과를 발휘한다. 청명한 가을 하늘 아래서 꽃을 피우는 감국은 머리를 맑게 해주는 효능이 있기 때문이다.

동의보감 원문 해설

性平味甘無毒安腸胃利五脉調四肢主風眩頭痛養目血止淚出淸利頭目療風濕痺○處處種之菊類甚多惟單葉花小而黃葉綠色深小而薄應候而開者是眞也○甘者入藥苦者不用○野菊爲薏菊甘而薏苦甘菊延齡野菊瀉人花小氣烈葉靑者爲野菊○正月採根三月採葉五月採莖九月採花十一月採實皆陰乾用之〈本草〉

성질은 평(平)하고 맛이 달며[甘] 독이 없다. 장위를 편안하게 하고 5맥을 좋게 하며 팔다리를 잘 놀리게 하고 풍으로 어지러운 것과 두통에 쓴다. 또 눈의 정혈을 돕고 눈물이 나는 것을 멈추며 머리와 눈을 시원하게 하고 풍습비(風濕痺)를 치료한다. ○어느 곳에나 심는다. 국화의 종류가 매우 많은데 오직 홑잎꽃[單葉]이면서 작고 누르며 잎은 진한 풀빛이고 작으며 엷다. 늦은 가을에 꽃이 피는 것이 진짜이다. ○단 것은 약에 쓰고 쓴 것은 쓰지 못한다. ○들국화는 의국(薏菊)이라고도 하는데 단국화는 달고 의국은 쓰다. 단국화는 오래 살게 하고 들국화는 기운을 사(瀉)하게 한다. 꽃은 작으면서 몹시 향기롭다. 줄기가 푸른 것이 들국화이다. ○음력 1월에 뿌리를 캐며 3월에 잎을 따고 5월에 줄기를 베며 9월에 꽃을 따고 11월에 씨를 받아 그늘에서 말려 쓴다.〈본초〉

감국의 기능성 및 효능에 관한 특허자료 2종 외

▶ 감국 추출물을 함유하는 당뇨병, 당뇨 합병증의 예방 및 치료용 약학 조성물

본 발명은 감국 추출물을 포함하는 당뇨병, 당뇨 합병증의 예방 및 치료용 조성물에 관한 것이다. 본 발명의 당뇨병, 당뇨 합병증의 예방 및 치료를 위한 조성물은, 조성물 총중량에

대하여 감국 추출물을 0.5~50중량%로 포함한다.
— 공개번호 : 10-2009-0106700, 출원인 : 김성진

▶ 감국 추출물을 포함하는 불면 증상의 예방 및 개선용 조성물과 그의 제조방법

본 발명은 불면 증상의 예방 및 개선용 조성물과 그의 제조 방법에 관한 것으로, 더욱 상세하게는 감국 추출물을 유효성분으로 사용함으로써 수면 유도시간을 단축하고 수면시간을 연장시키는 효과를 나타내는 불면 증상의 예방 및 개선용 추출물과 그의 제조방법에 관한 것이다.
— 공개번호 : 10-2012-0055159, 출원인 : 우석대학교 산학협력단

감국꽃차

▶ **효능 · 효과**

간장을 보하고 눈을 밝게 하며 감기, 두통, 폐렴, 기관지염 등에 좋다.

▶ **꽃차 만드는 방법**

① 가을에 이슬이 내릴 때 감국 꽃을 따서 말린다.
② 마른 감국 꽃을 깨끗하게 손질하여 꿀과 고루 섞어서 재워 용기에 넣고 밀봉한 후, 습기 없는 곳에 3~4주 보관한다.
③ 찻잔에 넣고 끓는 물을 부어 마신다.
④ 재건조하여 재탕하여 마신다.

▶ **차로 마신 후 꽃 이용법**

말린 꽃과 잎을 섞어 베갯속을 만들어 사용하면 방 안에 향기가 가득하고 청량한 느낌이 든다.

하고초(夏枯草)

하고초는 꿀풀과에 속하는 다년생 식물인 꿀풀의 열매이삭을 말하며, 맛은 쓰면서 맵고 성질은 차다. 6월경에 열매이삭이 반쯤 말랐을 때 채취하여 햇볕에 말려서 사용한다. 우리나라 전국 각지의 산과 들에서 자생하며 농가에서 재배하기도 한다.

주효능 | 안구충혈, 안구통증, 고혈압, 갑상선종, 갑상선 기능항진증, 임파선 결핵

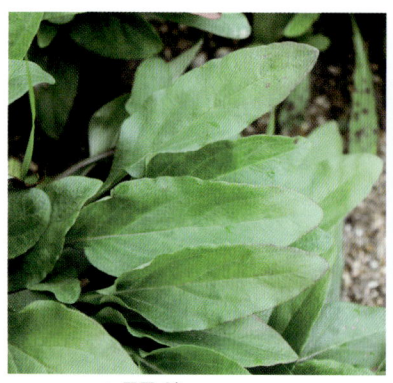
▲ 꿀풀 잎

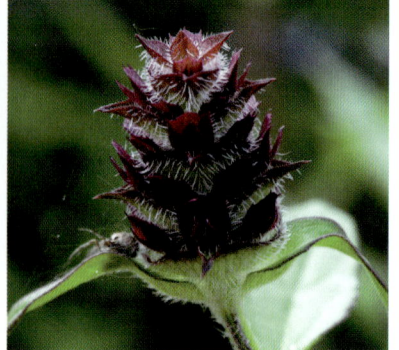
▲ 꿀풀 꽃봉오리

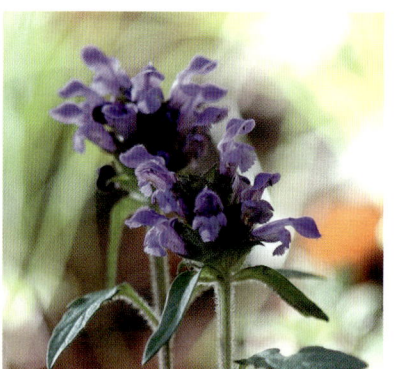
▲ 꿀풀 꽃

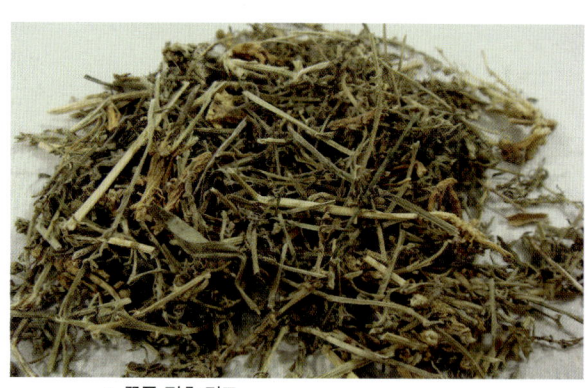
▲ 꿀풀 전초 건조

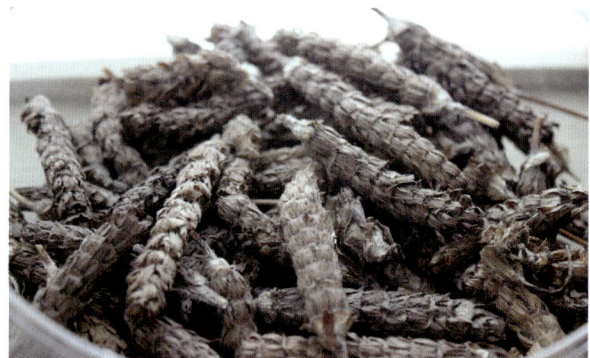
▲ 꿀풀 이삭 건조(하고초)

고혈압은 안구건조증의 위험인자로 알려져 있는데, 최근 연구에서도 고혈압이 안구건조증을 증가시키는 경향이 있다는 결과가 나왔다. 하고초는 본래 눈이 충혈되고 아프면서 눈물이 나고 햇볕을 볼 수 없는 증상에 사용하는 약초인데, 고혈압을 치료하는 효능까지 있어 안구건조증에 적합한 약초라고 할 수 있다.

하고초는 갑상선종(甲狀腺腫), 갑상선 기능항진증에 효과가 있다. 이러한 질환이 있으면 속열[內熱]이 많아져서 열로 인한 증상이 다양하게 나타나는데, 원인은 스트레스인 경우가 많다. 하고초는 열을 내려주고 뭉친 것을 풀어주는 효능이 있어 갑상선종과 갑상선 기능항진증에 좋은 효과를 나타낸다.

동의보감 원문 해설

性寒味苦辛無毒主寒熱瘰癧鼠瘻頭瘡破癥散癭結氣治目疼○處處有之冬生不凋春開白花至五月枯四月採〈本草〉○月令云靡草死得金氣而生至夏火盛而死四月採陰乾〈入門〉○此草稟純陽之氣得陰氣則枯有補陽厥陰血脉之功故治目疼如神者以陽治陰也〈綱目〉

성질은 차고[寒] 맛은 쓰며 맵고[苦辛] 독이 없다. 추웠다 열이 났다 하는 나력(瘰癧), 서루(鼠瘻)와 머리에 헌데가 난 것을 낫게 하며 징가와 영류를 삭이고 기가 몰린 것[結]을 헤치고 눈 아픈 것[目疼]을 낫게 한다. ○곳곳에서 난다. 겨울에도 얼지 않는다. 봄에 흰 꽃이 피는데 음력 5월에 가면 마른다[枯]. 4월에 채취한다.〈본초〉 ○『예기』월령(月令)에 미초(靡草) 죽은 것이 가을 기운을 받아서 살아나고 여름에 화(火)가 왕성한 시절에 가서 죽는다고 하였다. 음력 4월에 채취하여 그늘에서 말린다.〈입문〉 ○이 풀은 본래 순수 양의 기운[純陽之氣]을 받은 것이므로 음기(陰氣)를 만나면 말라든다. 궐음(厥陰)의 혈맥(血脈)을 보하는 효과가 있다. 그렇기 때문에 눈 아픈 것을 신기하게 고치는데 이것은 양으로 음병(陰病)을 낫게 하는 이치이다.〈강목〉

꿀풀의 기능성 및 효능에 관한 특허자료

▶ 꿀풀 추출물을 함유하는 항암제 조성물

본 발명은 꿀풀의 메탄올 추출물을 유효성분으로 함유하는 항암 조성물 및 이를 포함하는 건강식품에 관한 것이다. 본 발명에 따른 꿀풀 추출물은 자궁암, 결장암, 전립선암 및 폐암 세포주에 대한 증식 억제 활성을 나타내면서도 정상세포에는 낮은 증식 억제 활성을 가지기 때문에 상기 암 질환 치료에 큰 도움이 될 수 있으리라 기대된다.

- 공개번호 : 10-2010-0054599, 출원인 : 한국생명공학연구원

【 혼동하기 쉬운 약초 비교 】

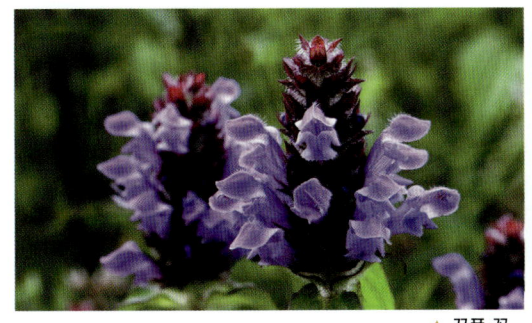
▲ 꿀풀 꽃

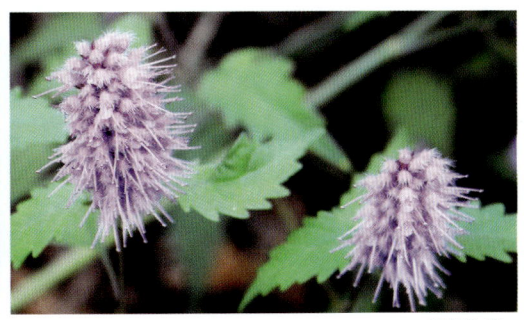
▲ 꽃향유 꽃

04 구내염

정상인의 입 속에도 세균은 살고 있다. 물론 질병을 일으키는 병원성 세균이 아니므로 걱정할 필요는 없다. 인간이 태어나면서 첫 울음을 터뜨리는 순간부터 외부환경에 상존하고 있는 미생물들이 입 속으로 들어오기 시작하고 일부는 구강에 터전을 마련한다. 그래서 정상인의 침 속에는 ml당 세균이 5억~10억 마리가 있고, 치아를 덮고 있는 치태(프라그, dental plaque)에는 많게는 ml당 천억 마리의 세균이 존재한다. 그리고 구강 내의 세균은 그 종류가 700~1,000종으로 알려져 있다.

추위나 더위, 과로나 스트레스 같은 환경의 변화는 세균의 분포나 숫자의 균형을 깨는 요인이 되는데, 이와 같은 요인이 작용하면 정상적인 세균이 줄어들고 염증을 일으키는 세균이 증식하여 구내염을 일으킨다. 결국 구내염을 일으키

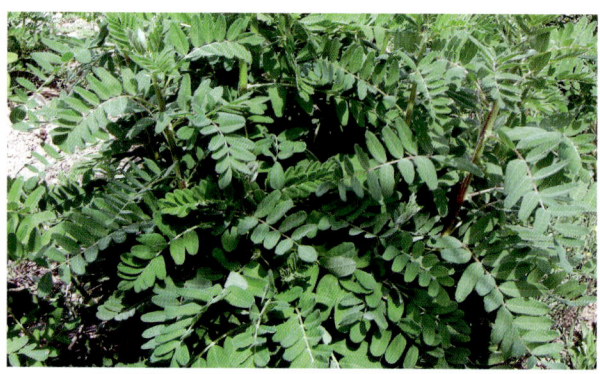

▲ 황기

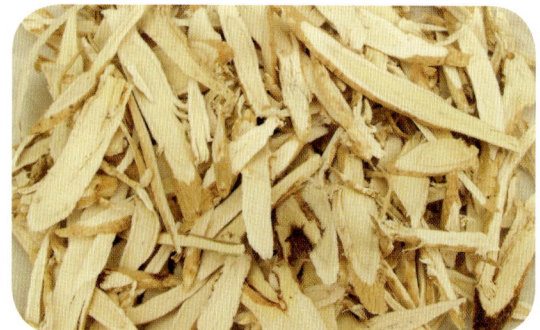

▲ 황기(약재)

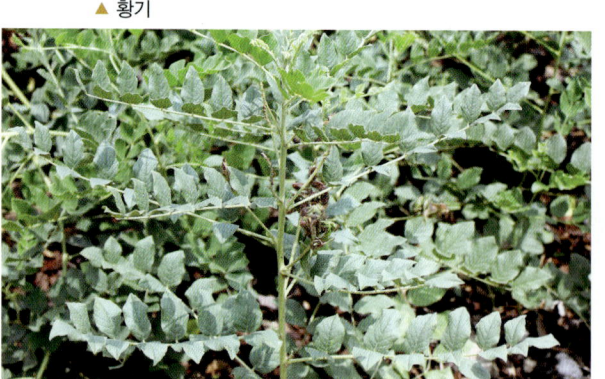

▲ 감초

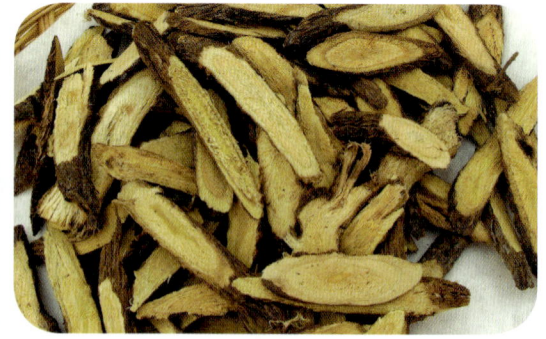

▲ 감초(약재)

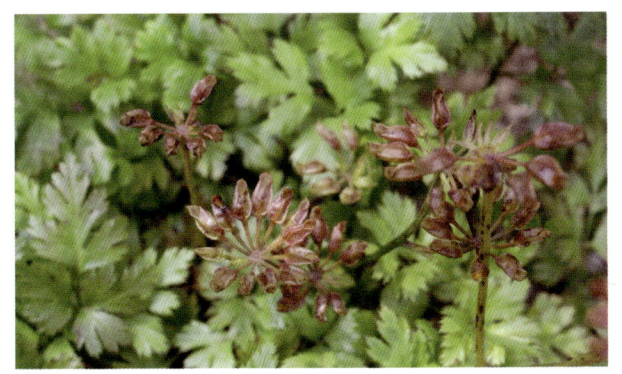
▲ 황련

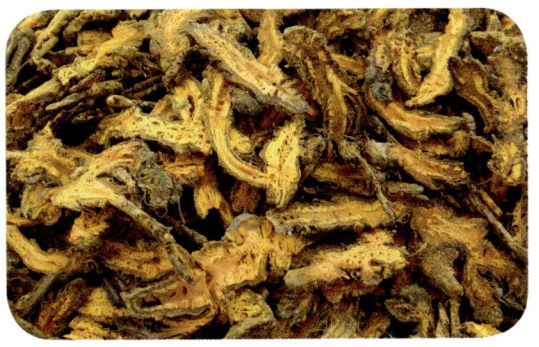
▲ 황련(약재)

는 표면적인 원인은 염증을 일으키는 세균이지만, 근본적인 원인은 약해진 면역력 때문이다. 따라서 구내염을 치료하려면 면역력을 끌어올려야 한다. 다음에 소개되는 한약처방은 면역력을 향상시켜 구내염을 치료하는 데 도움을 준다.

> **한약처방 | 황기 20g, 감초 10g, 황련 4g**

상기 용량은 1일분이다. 물 600cc를 붓고 중불로 2시간 정도 달여 물이 절반 정도 되게 한다. 그리고 이것을 3등분하여 아침, 점심, 저녁에 마시는데, 3~4시간 간격을 두고 마시는 것이 좋다. 구내염 증상이 만성적이고 자주 반복되는 경우에는 10일분 또는 20일분씩 달이고 유리병에 담아 냉장고에 보관하였다가 마실 때마다 따뜻하게 데워서 복용하는 것이 좋다.

【참고사항】
① 만성 피로감이 있고 체력이 떨어져 있으면 인삼을 더한다.
② 건조한 계절이거나 몸이 건조하여 입이 마르는 증상이 있을 때는 맥문동을 더한다.
③ 목구멍까지 열감과 통증이 있으면 길경을 더한다.
④ 염증이 심하면 금은화를 더한다.

【주의사항】
① 몸이 냉(冷)한 사람은 황련을 빼거나 양을 줄여야 한다.
② 몸에 열이 많거나 염증이 심하면 황련을 배로 늘려 사용하면 좋다.

③ 탕약을 입에 머금고 있다가 넘기면 치료효과가 더 증가한다.
④ 황기는 3년 이상 자란 것을 사용해야 하며, 겉껍질을 벗기지 않은 것을 사용해야 효과가 좋다.
⑤ 황련을 술에 담근 후에 볶아서 사용하면 상부(上部)의 염증을 치료하는 효과가 좋다.
⑥ 평소 구내염이 자주 생기는 사람은 피곤할 때 황기와 감초만을 달여 예방 목적으로 복용하면 좋다.

황기(黃芪)

황기는 콩과에 속하는 다년생 식물인 황기(단너삼)의 뿌리를 말하며, 맛은 달고 성질은 따뜻하다. 9~10월에 채취하여 흙과 잔뿌리, 머리를 제거하고 햇볕에 말려서 사용한다. 한국, 만주, 일본, 동부 시베리아 등에 분포하며, 우리나라 울릉도와 강원도에 자생하고 전국 각지에서 재배한다.

주효능 | 만성 피로, 체력 저하, 면역력 저하, 만성 염증, 구내염, 질염(膣炎), 부종(浮腫), 식은땀

황기는 상처가 잘 아물지 않거나 염증이 계속되는 경우에 자주 사용되는 약초이다. 민간에서는 삼계탕에 넣는 재료, 또는 땀이 날 때 멎게 하는 약초 정도로 알고 있지만 면역력이 떨어져서 상처가 잘 아물지 않거나 구내염이 반복되는 경우에 매우 효과적인 약초이다.

황기를 응용한다면 수술을 한 이후에 수술 부위가 잘 아물지 않을 때 상처의

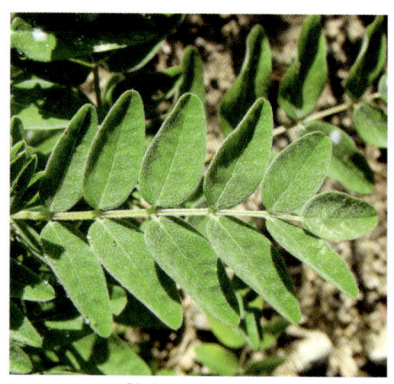
▲ 황기 잎

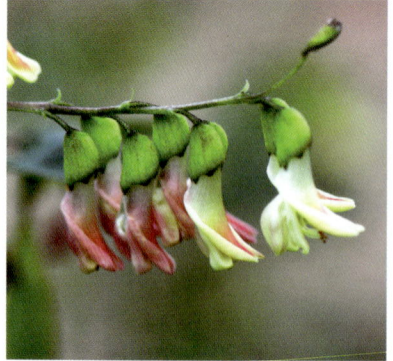
▲ 황기 꽃

▲ 황기 열매

회복을 촉진하는 약초로도 사용할 수 있다. 특히 성형수술을 한 이후에 생기는 부종을 빼주고 수술 부위를 빨리 아물게 하는 데에도 황기를 사용할 수 있다. 황기는 3년 이상 되어야 효과가 있는데, 오래된 것일수록 단면이 성글어지고 6년이 넘으면 가운데가 검게 되면서 비게 된다.

동의보감 원문 해설

性微溫味甘無毒主虛損羸瘦益氣長肉止寒熱療腎衰耳聾治癰疽久敗瘡排膿止痛又治小兒百病婦人崩漏帶下諸疾○生原野處處有之二月十月採根陰乾〈本草〉○治氣虛盜汗自汗即皮表之藥又治咯血柔脾胃是爲中州之藥又治傷寒尺脉不至補腎藏元氣爲裏藥是上中下內外三焦之藥也○入手少陽經足太陰經足少陰命門之劑〈湯液〉○肥白人多汗者服之有功蒼黑人氣實者不可服〈正傳〉○綿軟箭幹者佳瘡瘍生用肺虛蜜水炒下虛塩水炒用〈入門〉

[莖葉] 療渴及筋攣消癰腫疽瘡〈本草〉

성질은 약간 따뜻하고[微溫] 맛은 달며[甘] 독이 없다. 허손증으로 몹시 여윈 데 쓴다. 기를 돕고 살찌게 하며 추웠다 열이 나는 것을 멎게 하고 신이 약해서 귀가 먹은 것을 치료하며 옹저를 없애고 오래된 헌데에서 고름을 빨아내며 아픈 것을 멎게 한다. 또한 어린이의 온갖 병과 붕루와 대하 등 여러 가지 부인병을 치료한다. ○벌판과 들에서 자라는데 어느 곳에나 다 있다. 음력 2월, 10월에 뿌리를 캐어 그늘에서 말린다.〈본초〉 ○기가 허하여 나는 식은땀[盜汗]과 저절로 나는 땀[自汗]을 멎게 하는데 이것은 피부 표면에 작용하는 약이다. 또 각혈(咯血)을 멈추고 비위를 편안하게[柔] 한다는 것은 비위의 약[中州之藥]이라는 것이다. 또 상한에 척맥(尺脈)이 짚이지 않는 것을 치료하고 신기(腎氣)를 보한다는 것은 속을 치료하는 약이라는 것이다. 그러므로 단너삼은 상, 중, 하, 속과 겉, 삼초의 약으로 되는 것이다. ○수소양경과 태음경, 족소음경의 명문에 들어가는 약[命門之劑]이다.〈탕액〉 ○희멀쑥하게 살찐 사람이 땀을 많이 흘리는 데 쓰면 효과가 있고 빛이 검푸르면서 기가 실한 사람에게는 쓰지 못한다.〈정전〉 ○솜처럼 만문하면서[軟] 화살같이 생긴 것이 좋다. 창양(瘡瘍)에는 생것으로 쓰고 폐가 허한 데는 꿀물을 축여 볶아 쓰며 하초가 허한 데는 소금물을 축여 볶아 쓴다.〈입문〉

경엽(莖葉, 단너삼의 줄기와 잎) : 갈증, 힘줄이 오그라드는 것[筋攣], 옹종과 저창(疽瘡)에 쓴다.〈본초〉

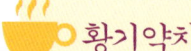

황기약차

▶ 효능 · 효과

  기(氣) 보강, 만성 쇠약 개선, 혈압강하, 면역증강, 간독성 예방, 운동 후 피로 해소에 효과가 있다.

▶ 약차 만드는 방법

  ① 물 1L에 황기 30g을 넣고 센 불에서 30분 정도 끓인다.
  ② 2시간 정도 은근한 불에서 더 달인다.
  ③ 끓을 때는 약간 쓴맛이 나지만 다 끓은 후에는 단맛이 있어 처음 마시는 사람도 마시기 좋다. 기호에 따라 꿀이나 설탕을 넣어도 좋고, 처음부터 감초 3~4조각(약 4~5g)을 함께 넣어서 끓여도 된다.

황기의 기능성 및 효능에 관한 특허자료 2종 외

▶ 황기 추출물을 유효성분으로 하는 골다공증 치료제

  황기를 저급 알코올로 추출하여 물을 가한 다음 다시 헥산으로 부분 정제한 황기 추출물은 골다공증 치료제에 관한 것으로, 이는 노화 또는 폐경 등의 다양한 원인에 의하여 유발되는 골다공증을 부작용 없이 예방 및 치료하는 데 효과적으로 사용될 수 있다.

  – 등록번호 : 10-0284657, 출원인 : 한국한의학연구원

▶ 황기 추출물을 포함하는 뇌허혈성 신경세포손상 방지용 조성물

  본 발명은 인체에 무해하고 부작용을 발생시키지 않는 뇌허혈성 신경세포 손상 방지용 조성물을 제공하며, 이를 식품 또는 약제로 활용하여 신경세포 손상으로 인하여 야기되는 질환을 예방할 수 있다.

  – 등록번호 : 10-0526404, 출원인 : 학교법인 한림대학교

감초(甘草)

감초는 콩과의 다년생 식물인 감초의 뿌리를 말하며, 맛은 달고 성질은 따뜻하지도 차갑지도 않다. 보통 10~11월에 채취하며 뿌리를 캐서 줄기와 만나는 머리 부분과 잔뿌리를 제거하고 말려서 사용한다. 중국 동북부, 시베리아, 만주, 몽골 등지에서 자생 또는 재배하며 한랭한 지역의 종자가 우량하다. 최근에는 우리나라에서도 재배면적이 확대되고 있다.

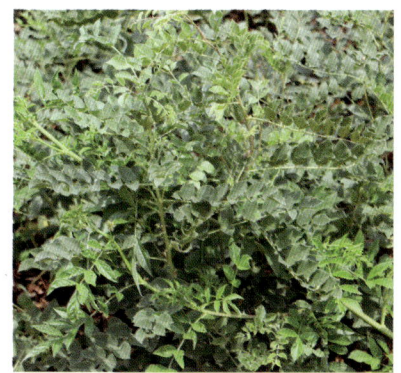
▲ 감초 지상부

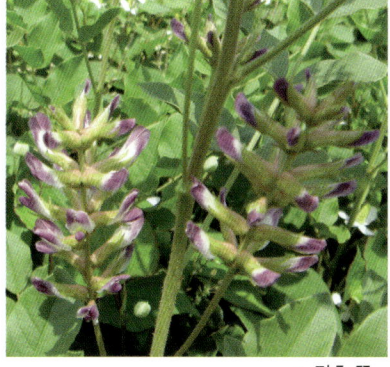
▲ 감초 꽃

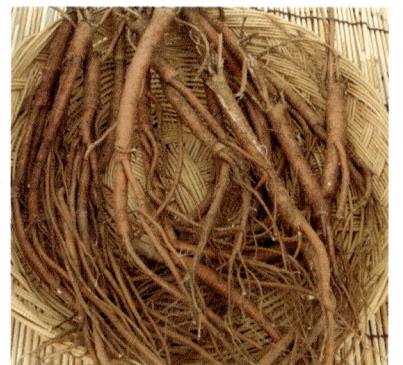
▲ 감초 뿌리

주효능 | 체력 저하, 중독(中毒), 경련성 복통, 근육 경련, 각종 염증

　예로부터 감초는 종기에 자주 사용된 약초였다. 종기 초기부터 고름이 나온 이후 상처가 잘 아물지 않을 때까지 모두 사용되었다. 약리실험에서 감초에 스테로이드와 유사한 효과가 있는 것으로 밝혀져 각종 피부염을 치료하는 효능을 뒷받침한다. 만성적인 구내염에도 큰 효과를 발휘하며 황기와 함께 사용하면 더욱 좋다.

　감초는 경련성 통증을 완화시키는 효능이 있다. 위경련이나 담낭염으로 통증이 심한 경우, 근육의 경련으로 쥐가 나고 통증이 심한 경우에 사용하며, 손발에 경련성 마비가 생겼을 때도 다량의 감초를 달여 먹으면 좋다.

동의보감 원문 해설

性平味甘無毒解百藥毒爲九土之精安和七十二種石一千二百種草調和諸藥使有功故號爲國老○主五藏六府寒熱邪氣通九竅利百脉堅筋骨長肌肉○二月八月除日採根暴乾以堅實斷理者爲佳折之則粉出故號爲粉草〈本草〉○入足三陰經灸則和中生則瀉火〈湯液〉○嘔吐中滿嗜酒之人不可久服多服〈正傳〉○自中原移植於諸道各邑而不爲繁殖惟咸鏡北道所産最好〈俗方〉
[梢] 卽甘草梢尾細小味淡者也能去尿管澁痛又治陰莖中痛〈入門〉
[節] 消癰腫○生用則消腫導毒〈入門〉

　성질은 평(平)하고 맛이 달며[甘] 독이 없다. 온갖 약의 독을 풀어준다. 9가지 흙의 기운을 받아 72가지의 광물성 약재와 1,200가지의 초약(草藥) 등 모든 약을 조화시키는 효과가 있으므로 국로(國老)라고 한다. ○오장육부에 한열의 사기[寒熱邪氣]가 있는 데 쓰며 9규[竅]를 통하게 하고 모든 혈맥을 잘 돌게 한다. 또한 힘줄과 뼈를 든든하게 하고 살찌게 한다. ○음력 2월, 8월에 뿌리를 캐어 볕에 말려서 딴딴하고 잘 꺾어지는 것이 좋다. 꺾을 때 가루가 나오기 때문에 분초(粉草)라고 한다.〈본초〉 ○감초는 족삼음경(足三陰經)에 들어가며 구우면 비위를 조화시키고 생으로 쓰면 화(火)를 사(瀉)한다.〈탕액〉 ○토하거나 속이 그득하거나 술을 즐기는 사람은 오랫동안 먹거나 많이 먹는 것은 좋지 않다.〈정전〉 ○중국으로부터 들여다가 우리나라의 여러 지방에 심었으나 잘 번식되지 않았다. 다만 함경북도에서 나는 것이 가장 좋았다.〈속방〉

감초초(甘草梢, 감초 잔뿌리) : 감초의 잔뿌리이다. 가늘고 단맛은 없으며 슴슴하다. 오줌이 잘 나가지 않으면서 요도[尿管]가 아픈 것과 음경이 아픈 것을 치료한다.〈입문〉

감초절(甘草節, 감초 마디) : 옹종(癰腫)을 삭게 한다. ○생것으로 쓰면 부은 것을 내리게 하고 독을 푼다.〈입문〉

감초약차

▶ 효능 · 효과

보기(약을 먹어서 허약한 원기를 도움) 효능이 있으며, 모든 약을 조화시키고 청열해독, 식중독 해독, 진경, 진해 작용이 있다.

▶ 약차 만드는 방법

① 물 1L에 감초 30g을 넣고 센 불에서 30분 정도 끓인다.
② 약한 불에서 2시간 정도 은은하게 우려낸다.
③ 감초 자체만으로도 단맛을 내는 좋은 차가 된다.
④ 단맛이 있으므로 누구나 음용해도 무방하다.
⑤ 꿀물을 흡수시켜 볶은 감초를 사용하면 더 따뜻하고 온화한 맛을 즐길 수 있다.

황련(黃連)

황련은 미나리아재비과에 속하는 다년생 식물인 황련의 뿌리를 말하며, 맛은 쓰고 성질은 차갑다. 입동이 지난 이후 11월경에 채취하여 줄기와 잎, 잔뿌리를 제거하고 햇볕에 말리거나 불에 쬐어 말려서 사용한다. 원산지는 중국으로 산악지대 또는 습한 고랭지대의 수풀 밑에서 자라는데, 서북향의 그늘진 곳에서 잘 자란다.

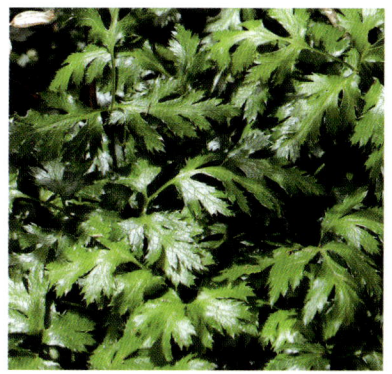 ▲ 황련 잎
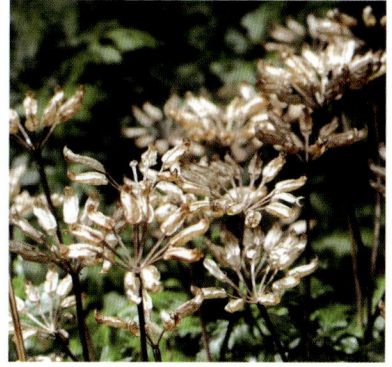 ▲ 황련 결실
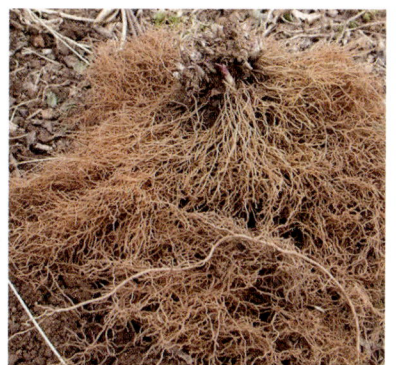 ▲ 황련 뿌리

주효능 | 결막염, 각막염, 장염, 위염, 구내염, 중이염, 피부염, 폐렴, 화상(火傷)

황련은 염증을 가라앉히는 효능이 뛰어난 약초이다. 위생상태가 좋지 않았던 시절에는 이질(痢疾)을 치료하는 처방에 반드시 포함되었던 약초이며, 요즘에는 위염이나 각종 피부염에 다른 약초와 함께 사용하여 좋은 효과를 얻고 있다. 구내염에 황기, 감초와 함께 사용하면 신속한 효과를 얻을 수 있다. 또한 구내염 외에도 안구충혈이나 각종 피부염, 중이염, 화상, 위염, 장염, 초기 폐렴 등 매우 다양한 질환에 응용한다.

황련의 쓴맛은 매우 강하다. 쓴맛이 강할수록 열을 내리고 염증을 없애는 효능이 강해지는데, 그래서 모든 염증에 황련을 두루 사용할 수 있고, 외용과 내복 모두 효과가 나타난다.

【황련 이야기】

옛날에는 아기가 갓 태어나면 비단으로 손가락을 싸서 약물을 적셔 입안의 더러운 것을 닦아주었다. 《천금요방》에는 '만약 빨리 닦아내지 않으면 처음 울 때 독이 뱃속으로 들어가 각종 질병이 생긴다.'라고 하였다. 이를 '입안을 씻는다.'는 뜻으로 '식구법(拭口法)'이라고 하고 또는 '더러운 물을 씻는다.'는 뜻으로 '식예법(拭穢法)'이라고도 한다. 이렇게 입안의 나쁜 피를 씻어낸 후 약을 먹여 뱃속의 오물을 제거함으로써 태중(胎中)에서 쌓인 열독(熱毒)을 풀어주었다. 이런 모든 것을 통틀어 '하태독법(下胎毒法)'이라고 하며 '태독(胎毒)을 내린다.'는 뜻이다. 이때 제일 많이 쓰인 것이 감초 끓인 물과 메주 삶은 물이었다. 그런데 더위로 아기의 몸이 뜨거워졌을 때 황련으로 아기의 입안을 닦아주면 열도 떨어지고 입안도 상쾌해질 뿐 아니라 피부도 부드럽고 매끈해진다. 황련이 청열(淸熱)시키고 해독(解毒)시키기 때문이다.

05 비염/축농증

점막(粘膜)으로 덮여 있는 비강(鼻腔)은 폐로 유입되는 공기의 온도와 습도를 조절한다. 그리고 점액을 분비시켜 이물질과 세균, 바이러스를 제거한다. 부비강(副鼻腔) 또한 점막으로 덮여 있어 흡입된 공기의 온도와 습도를 조절하고, 먼지 등의 이물질과 분비물을 배설한다. 그리고 소리를 낼 때 울림을 일으켜 독특한 음색을 만들어낸다.

코끝에서 폐에 이르는 길이는 40cm 정도이다. 이렇게 짧은 공간에서 겨울철에는 30℃ 이상 가온(加溫)을 해야 한다. 몸이 건강하고 면역력이 강한 사람이라면 문제가 없지만, 그렇지 못한 경우에는 가온과 가습이 적절하게 이루어지지 못한다. 이 경우 몸은 흡입되는 공기의 양을 줄이기 위해 코점막을 붓게 할 수밖에 없고, 이 때문에 코막힘이 생긴다. 또한 코점막이 부으면 삼출물이 증가하

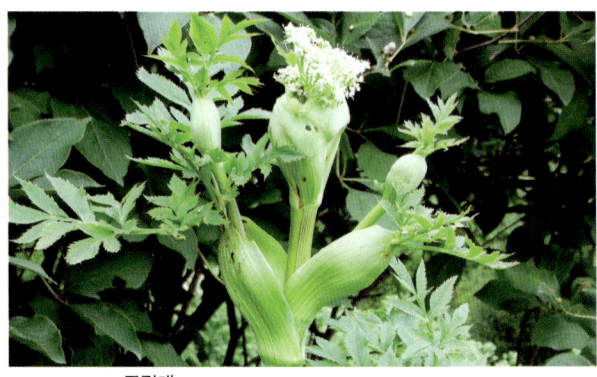
▲ 구릿대

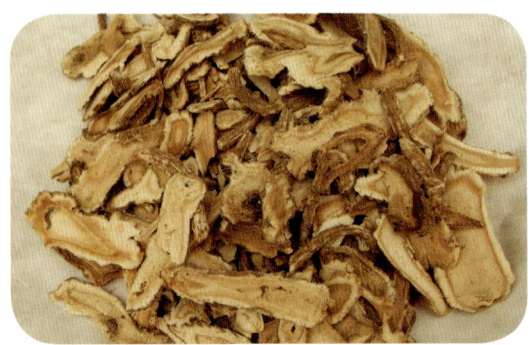
▲ 백지(약재)

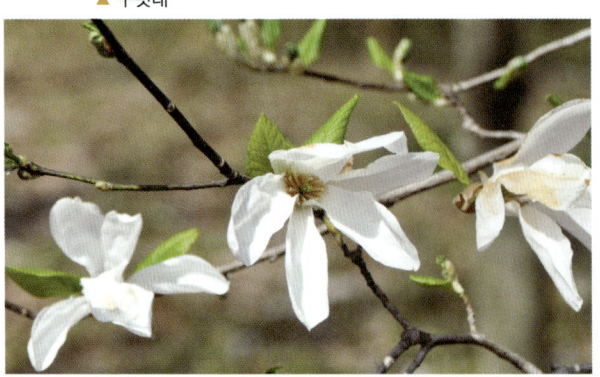
▲ 목련 꽃

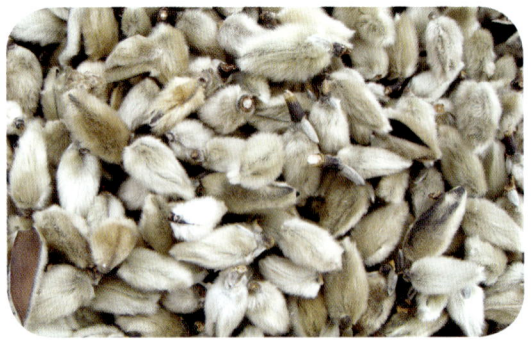
▲ 신이(약재)

여 콧물의 양도 증가한다. 이것이 바로 비염이다. 그리고 비강과 부비강은 작은 구멍(자연공)으로 연결되어 있어 비염이 악화되면 축농증으로 진행될 수 있다.

비염과 축농증의 증상을 치료하기 위해서는 부어 있는 코점막의 부종을 완화시켜야 한다. 다음에 소개되는 한약처방이 여기에 도움이 된다. 하지만 비염과 축농증을 근본적으로 치료하려면 체열과 면역력을 높여주어야 한다. 여기에 해당하는 한약처방은 사람에 따라 다르므로 전문가와 상담해야 한다.

한약처방 | 백지 40g, 신이 20g, 창이자 10g, 박하 4g

약초들을 분말하여 8g씩 대파와 차를 우린 물에 타서 식후에 먹는다.

【참고사항】
① 두통이 심하면 천궁을 더한다.
② 축농증이 심하면 어성초를 더한다.

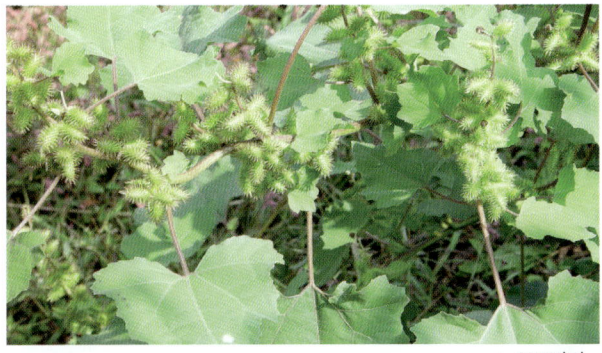

▲ 도꼬마리

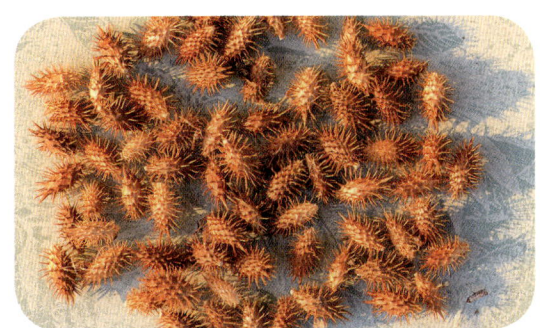

▲ 창이자(약재)

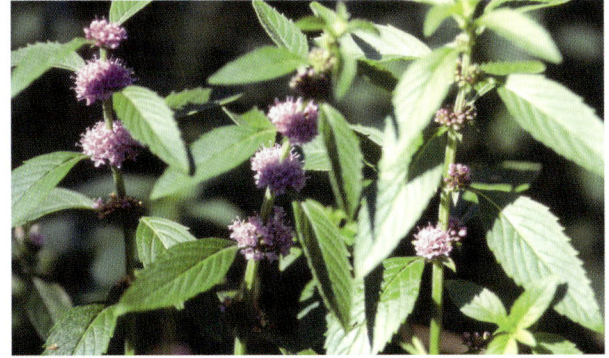

▲ 박하

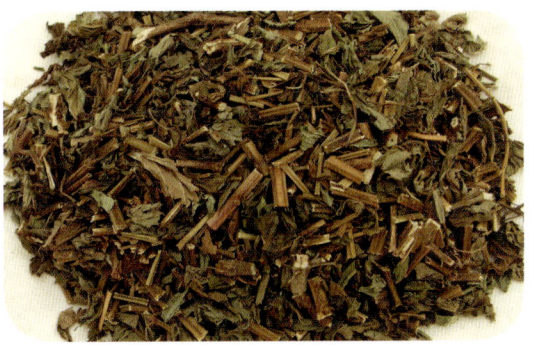

▲ 박하(약재)

③ 소화력이 약한 경우에는 백출과 진피를 더한다.
④ 몸이 찬 사람은 건강과 계피를 더한다.

【주의사항】

① 신이, 박하처럼 휘발성이 강한 약초를 달이면 효능이 떨어지기 때문에 분말로 복용하는 것이 좋다. 만약 물로 달여야 한다면 백지와 창이자를 1시간 정도 달이고 약액이 뜨거울 때 신이와 박하를 넣어 우려내는 방법을 사용해야 한다.
② 신이는 겉껍질을 벗기고 가장 안쪽에 있는 꽃술만 사용해야 한다.
③ 창이자는 가시를 제거하고 사용해야 독성을 줄일 수 있다.
④ 몸이 마르고 열이 많은 사람은 복용량을 줄이거나 숙지황을 더해서 사용한다.
⑤ 비염은 잘 낫지 않는 질환으로 꾸준하게 복용해야만 효과를 볼 수 있으며, 환절기마다 비염에 걸리는 사람은 미리 복용하는 것도 좋다.

백지(白芷)

백지는 산형과에 속하는 2~3년생 식물인 구릿대의 뿌리를 말하며, 맛은 맵고 성질은 따뜻하다. 잎이 누렇게 되는 11월경이 채취의 적기이다. 캐낸 뿌리는 흙과 불순물을 제거하고 햇볕에 말려서 사용한다. 전국 각처의 산야에 자생하며 근래에 와서는 약용 및 식용으로 농가에서 재배하고 있다.

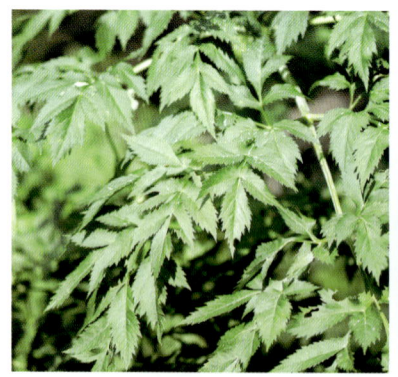
▲ 구릿대 잎

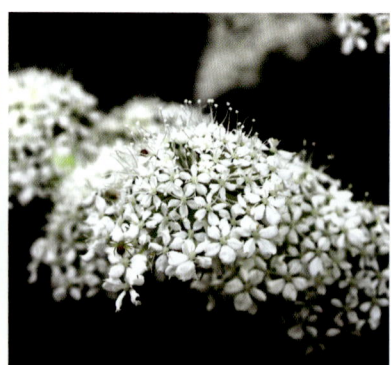
▲ 구릿대 꽃

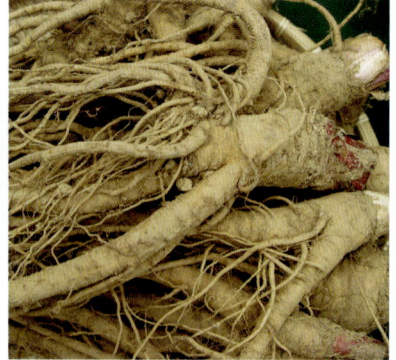
▲ 구릿대 뿌리(백지)

주효능 | 감기, 두통, 코막힘, 콧물, 비염, 기미, 주근깨, 안면 부종, 안면 시림, 자궁출혈, 대하증(帶下症), 생리불순

얼굴에 생기는 질환에는 백지가 꼭 들어간다. 미백 효과가 있으며 기미나 주근깨를 없애고 두통과 치통, 여드름을 비롯하여 얼굴에 생기는 염증성 질환에 효과가 있기 때문이다. 염증뿐만 아니라 농(膿)을 제거하는 효과까지 있어 비염은 물론 축농증에도 매우 효과적인 약초라고 할 수 있다.

백지는 산형과에 속한 식물의 뿌리이며 매운맛을 지니고 있다. 작은 꽃들이 모여 우산 모양을 하고 있다고 해서 산형(繖形)이라고 하는데, 작은 꽃들을 동시다발적으로 피우기 위해서는 큰 힘이 필요하다. 그리고 이러한 힘은 매운맛으로 나타나며, 매운맛은 비염과 축농증을 치료하는 효능을 발휘한다.

동의보감 원문 해설

性溫味辛無毒主風邪頭痛目眩淚出主婦人漏下赤白血閉陰腫破宿血補新血安胎漏滑落治乳癰發背瘰癧腸風痔瘻瘡痍疥癬止痛生肌能排膿蝕膿可作面脂潤顔色去面䵟疵瘢○處處有之二月八月採根暴乾以黃澤者爲佳〈本草〉○離騷謂之药手陽明本經藥足陽明手太陰解利風寒之劑也〈入門〉
[葉]名蒿麻可作浴湯道家以此香浴去尸虫又合香〈本草〉

성질은 따뜻하고[溫] 맛은 매우며[辛] 독이 없다. 풍사(風邪)로 머리가 아프고 눈앞이 아찔하며 눈물이 나오는 것을 멎게 한다. 부인의 적백대하[赤白漏下], 월경을 하지 못하는 것, 음부가 부은 것에 쓰며 오래된 어혈을 헤치고 피를 생겨나게 하며 임신하혈로 유산되려는 것을 안정시킨다. 유옹(乳癰), 등창[發背], 나력(瘰癧), 장풍(腸風), 치루(痔瘻), 창이(瘡痍), 옴[疥]과 버짐[癬]을 낫게 한다. 통증을 멎게 하고 새살이 나게 하며 고름을 빨아내거나 삭혀버리며 얼굴에 바르는 기름을 만들어 쓰면 얼굴빛을 부드럽게 하며 얼굴에 기미와 주근깨, 흉터를 없앤다. ○곳곳에 다 자라는데 음력 2월과 8월에 뿌리를 캐어 햇볕에 말린다. 누르고 윤기가 있는 것이 좋다.〈본초〉○『이소경(離騷經)』에는 이 약은 수양명본경 약이며 족양명, 수태음의 풍한을 풀리게[解利] 하는 약재라고 하였다.〈입문〉
백지엽(白芷葉, 구릿대 잎) : 이름을 역마라고 하며 물에 두고 끓여서 목욕한다. 도가(道家)들은 이 잎을 달인 물로 목욕하면 시충(尸蟲)이 없어진다고 말한다. 또 향을 만드는 데 넣기도 한다.〈본초〉

백지(구릿대)의 기능성 및 효능에 관한 특허자료 2종 외

▶ **항천식 활성을 갖는 백지 추출물을 함유하는 조성물**

본 발명은 항천식 활성을 갖는 백지(구릿대 뿌리) 추출물을 함유하는 조성물에 관한 것으로, 백지 추출물을 함유하는 조성물은 천식의 예방 및 치료용 약학적 조성물 또는 건강보조식품 또는 건강기능식품으로서 유용하게 이용될 수 있다.

― 공개번호 : 10-2011-0071729, 출원인 : 한국한의학연구원

▶ **백지 추출물을 유효성분으로 함유하는 장출혈성 대장균 감염증의 예방 또는 치료용 약학 조성물**

본 발명은 백지(구릿대 뿌리) 추출물을 유효성분으로 함유하는 장출혈성 대장균 감염증의 예방 또는 치료용 약학 조성물에 관한 것이다. 본 발명에 따른 백지 추출물은 장출혈성 대장균 O157:H7에 대한 항균 활성을 우수하게 나타냄으로써 장출혈성 대장균 감염증의 예방 또는 치료에 유용하게 사용될 수 있다.

― 공개번호 : 10-2013-0096088, 출원인 : 경희대학교 산학협력단

신이(辛夷)

신이는 목련과에 속하는 낙엽활엽교목인 목련의 꽃봉오리를 말하며, 맛은 맵고 약간 쓰며 성질은 따뜻하다. 꽃봉오리가 터져서 꽃잎이 나오면 약효가 떨어지므로 이른 봄 꽃봉오리가 터지지 않았을 때 채취하여 자루를 잘라버리고 그늘에서 말려 사용한다. 제주도 숲에 자생하며 전국 각지에서 관상수로 심는다.

주효능 | 코감기, 비염, 축농증, 고혈압, 두통, 치통

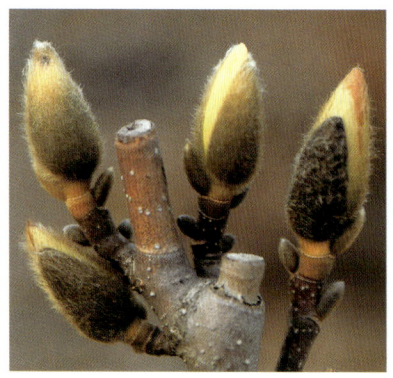
▲ 목련 꽃봉오리

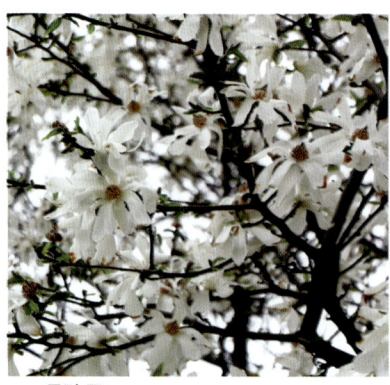
▲ 목련 꽃

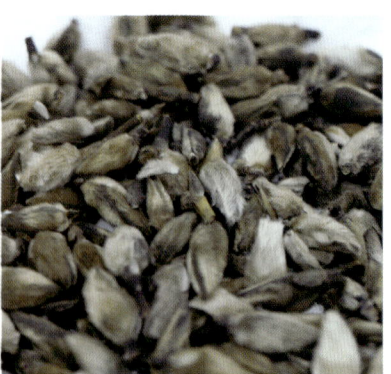
▲ 목련 꽃봉오리 말린 것(신이)

신이는 비염과 축농증에 자주 사용되는 약초이다. 《동의보감》에서도 '코가 막힌 것과 콧물이 흐르는 것을 치료한다'고 하였고, 코가 막혔을 때의 치료법으로 신이 가루를 파 뿌리 달인 물로 복용하는 방법과 신이 가루를 솜에 싸서 콧구멍을 막는 방법을 제시하고 있다.

신이를 약으로 사용할 때는 꽃봉오리의 겉껍질을 벗기고 꽃술만 사용해야 한다. 그렇지 않으면 약효가 제대로 나타나지 않는다. 겉껍질을 벗기지 않고 물에 달이면 약효 성분의 추출이 쉽지 않기 때문이다.

신이는 통증을 멎게 하는 효능이 있어 두통과 치통에 사용한다. 단, 두통에 단독으로 사용하면 효과가 떨어지므로 백지, 고본, 만형자 같은 약초와 병용해야 한다. 충치로 인한 치통에는 신이를 가루로 만들어 입에 넣고 씹으면 통증이 멎는다.

동의보감 원문 해설

性溫味辛無毒主風頭腦痛面默通鼻塞涕出治面腫引齒痛明目生鬚髮作面脂生光澤○正月二月生花似着毛小桃子色白帶紫當未折時取之已開者劣○北方地寒二月開花呼爲木筆南方地煖正月開花呼爲迎春〈本草〉

성질은 따뜻하며[溫] 맛은 맵고[辛] 독이 없다. 풍으로 속골이 아픈 것을 낫게 하며 얼굴의 주근깨를 없애고 코가 메는 것, 콧물이 흐르는 것 등을 낫게 한다. 얼굴이 부은 것을 내리게 하며 치통을 멎게 하고 눈을 밝게 하며 수염과 머리털을 나게 한다. 얼굴에 바르는 기름을 만들면 광택이 난다. ○음력 정월과 2월에 꽃이 피는데 털이 부시시한 작은 복숭아 비슷하며 흰빛에 자줏빛을 띤다. 꽃 피기 전에 따야 한다. 활짝 핀 것은 약 기운이 떨어진다. ○북쪽 찬 지방에서는 음력 2월에 꽃이 피는데 목필(木筆)이라 하고 남쪽 따뜻한 지방에서는 정월에 피는데 영춘(迎春)이라고 한다.〈본초〉

목련(신이)의 기능성 및 효능에 관한 특허자료 2종 외

▶ **퇴행성 중추신경계 질환 증상의 개선을 위한 목련 추출물을 함유하는 기능성식품**

본 발명은 목련 추출물 또는 목련으로부터 단리된 에피유데스민(Epieudesmin)을 함유함을 특징으로 하는 퇴행성 중추신경계 질환 증상의 개선을 위한 기능성식품에 관한 것이다.

- 공개번호 : 10-2005-0111257, 출원인 : 충북대학교 산학협력단

▶ 신이 추출물을 유효성분으로 함유하는 골질환 예방 및 치료용 조성물

본 발명은 신이 추출물을 유효성분으로 함유하는 골질환 예방 및 치료용 조성물에 관한 것으로 본 발명에 의한 조성물은 독성이 적으며 파골세포의 형성 및 파골세포에 의한 골 흡수를 억제하여 효과적인 골질환 치료제를 제공할 수 있다. 또한 최근 골손상 치료에 쓰이는 비스포스포네이트 계열의 치료제의 단점인 턱뼈 괴사 및 뼈나 관절의 무력화와 같은 문제점을 보완할 수 있다.

– 공개번호 : 10-2012-0123626, 출원인 : 연세대학교 산학협력단

창이자(蒼耳子)

창이자는 국화과에 속하는 1년생 식물인 도꼬마리의 성숙한 열매를 말하며, 맛은 쓰고 매우며 성질은 따뜻하고 약간의 독이 있다. 가을에 열매가 익었을 때 따서 햇볕에 말린 다음 불순물과 가시를 제거하고 황색이 되도록 약간 볶은 후 사용한다. 우리나라 전국 각지의 들이나 길가에 흔히 자라며 북부지방에 더 많이 분포한다.

주효능 | 비염, 축농증, 신경통, 근육통, 습진, 알코올 중독

창이자는 비염과 축농증 때문에 생기는 콧물, 코막힘, 호흡 곤란, 두통이 있으면서 냄새를 맡지 못하는 증상에 효과가 있다.

창이자를 약으로 사용할 때는 볶아서 가시를 제거하고 사용해야 한다. 볶으면 약 성분의 용출(溶出)이 쉽고, 약의 독성도 줄어든다.

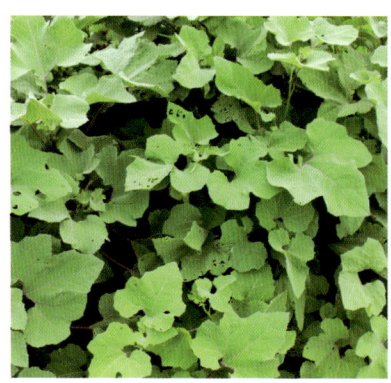
▲ 도꼬마리 잎

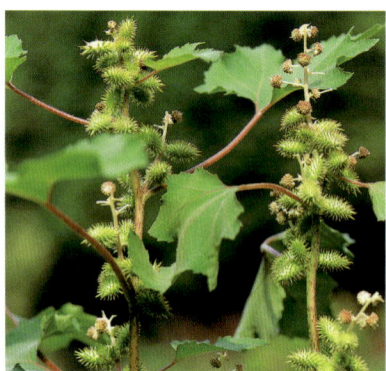
▲ 도꼬마리 지상부

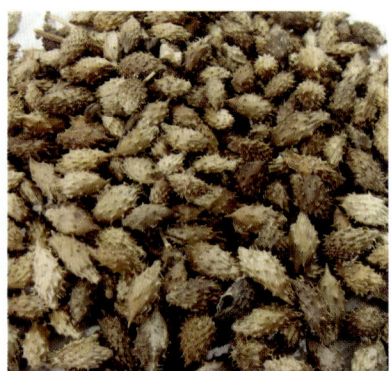
▲ 도꼬마리 열매 건조(창이자)

색깔이 푸르고(蒼) 열매가 쥐의 귀(耳)와 비슷하게 생겼다고 해서 창이자(蒼耳子)라는 이름을 얻게 되었다. 어린 시절 들판 풀밭에서 놀다가 집에 돌아오면 바지에 달라붙어 있었던 기억이 난다. 창이자에 작은 가시가 돋아 있기 때문인데, 그래서 옛날 사람들은 양대귀(羊帶歸, 양털에 붙어 오는 것)라고도 했다.

동의보감 원문 해설

性微寒味苦辛有小毒主風頭寒痛風濕周痺四肢拘攣痛惡肉死肌治一切風塡骨髓煖腰膝治瘰癧疥癬瘙痒○即蒼耳也一名喝起草處處皆有實名羊負來昔中國無此從羊毛中粘綴遂至中國故以爲名五月五日七月七日採莖葉九月九日採實陰乾〈本草〉

성질은 약간 차고[微寒] 맛은 쓰며 맵고[苦辛] 독이 조금 있다. 풍으로 머리가 차면서 아픈 것과 풍습(風濕)으로 생긴 주비(周痺)와 팔다리가 오그라들면서 아픈 것[攣痛], 궂은 살[惡肉]과 썩은 살[死肌]이 있는데 주로 쓰며 일체 풍을 없앤다. 골수(骨髓)를 보충해주고 허리와 무릎을 덥게 하며 나력(瘰癧), 옴, 버짐, 가려움증을 치료한다. ○즉 창이(蒼耳)이다. 일명 갈기초(喝起草)라고도 한다. 곳곳에 다 있다. 열매는 양부래(羊負來)라고 한다. 옛적에 중국에는 이것이 없었는데 양의 털 속에 붙어서 중국에 들어왔기 때문에 '양부래(羊負來)'라 하였다. 음력 5월 초와 7월 초에 줄기와 잎을 뜯고 9월 초에 열매를 따서 그늘에 말린다.〈본초〉

도꼬마리(창이자)의 기능성 및 효능에 관한 특허자료 2종 외

▶ 창이자 추출물을 유효성분으로 함유하는 항당뇨병 약학 조성물

본 발명은 창이자(도꼬마리 열매) 추출물을 항당뇨병 치료제로서 사용하는 용도에 관한 것으로, 본 발명의 창이자 추출물은 사이토카인(IL-1β 및 IFN-γ)에 의한 췌장 β-세포주인 RINm5F 세포 독성을 억제하였으며, 이 같은 세포 보호 효과는 래트로부터 분리한 islets에서 인슐린 분비능을 유지함을 통해 확인하였다.

— 공개번호 : 10-2010-0111260, 출원인 : 전북대학교 산학협력단

▶ 도꼬마리를 포함하는 피부 재생 촉진용 조성물 및 그 제조방법

본 발명은 도꼬마리를 포함하는 피부 재생 촉진용 조성물 및 그 제조방법에 관한 것으로, 보다 상세하게는 화학물질을 포함하는 연고를 사용할 때 생길 수 있는 독성과 부작용을 줄일 수 있으며, 도꼬마리, 작두콩 등 천연 생약의 유효성분을 활용하여, 피부 염증, 손발톱 무좀 등의 피부질환 개선에 효과가 있는 생약성분을 포함하는 피부 재생 촉진용 조성물에 관한 것이다.

— 등록번호 : 10-1286388-0000, 출원인 : 정인숙

박하(薄荷)

박하는 꿀풀과에 속하는 다년생 식물인 박하의 지상부를 말하며, 맛은 맵고 성질은 약간 차갑다. 보통 7월 초중순과 10월 중순에 채취한 후 먼저 잎을 떨어 버리고 줄기에 맑은 물을 뿜어 물기가 스며들게 한 다음에 절단하여 햇볕에 말린다. 그리고 이것을 잎과 고르게 섞어 사용한다. 원산지는 중국으로 우리나라 전역에 자생하는데, 한때는 약용식물로 많이 재배하였다.

주효능 | 발열 감기, 두통, 안구충혈, 인후염, 편도선염, 구내염, 설염(舌炎), 코피, 가슴 답답함

박하에는 멘톨(menthol)이라는 휘발성 물질이 함유되어 있는데, 이 물질을 소량 사용하면 모세혈관이 확장되고 땀샘의 분비가 촉진되어 피부를 통한 열의 발산(發散)이 증가된다. 이러한 효능은 부어 있는 코점막을 완화시켜 비염을 치료하는 데 도움을 준다.

박하는 소아의 편도선염, 인후염에도 효과가 좋은 약초이다. 편도가 비대해져 불편해하는 아이들이 있을 때 박하와 도라지, 감초를 분말로 만들어 1회에 3g씩 하루 2번 복용하면 편도를 작게 하는 데 도움이 된다.

동의보감 원문 해설

性溫(一云平)味辛苦無毒能引諸藥入榮衛發毒汗療傷寒頭痛治中風賊風頭風通利關節大解勞乏○圃中種蒔可生啖亦宜作夏秋採莖葉暴乾用〈本草〉○性味辛凉最淸頭目治骨蒸入手太陰手厥陰經上行之藥也〈湯液〉○苗食薄荷則醉〈食物〉

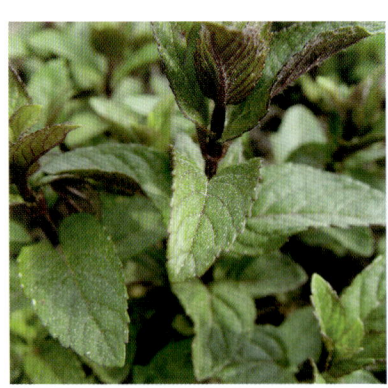
▲ 박하 잎

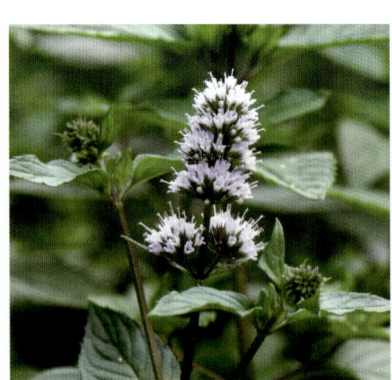
▲ 박하 꽃

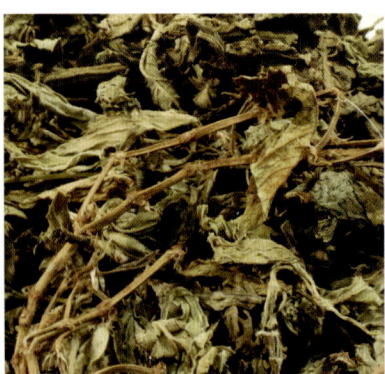
▲ 박하 지상부 말린 것(약재)

성질이 따뜻하고[溫](평(平)하다고도 한다) 맛이 매우면서[辛] 쓰며[苦] 독이 없다. 모든 약 기운을 영위(榮衛)로 이끌어간다. 땀이 나게 하여 독이 빠지게 하는데 상한, 두통, 중풍, 적풍(賊風), 두풍(頭風)을 치료한다. 그리고 뼈마디가 잘 놀려지게 하며 몹시 피로한 것을 풀리게 한다. ○밭에 심는데 생으로 먹을 수 있다. 또는 김치를 만들어 먹는다. 여름과 가을에 줄기와 잎을 따서 햇볕에 말려서 쓴다.〈본초〉 ○성질이 서늘하고 맛이 맵다. 머리와 눈을 아주 시원하게 하고 골증(骨蒸)을 낫게 한다. 수태음과 수궐음경으로 들어가는데 약 기운이 위[上]로 올라가는 약이다.〈탕액〉 ○고양이가 박하를 먹으면 취한다.〈식물〉

박하의 기능성 및 효능에 관한 특허자료 2종 외

▶박하 등 생약혼합물의 추출물을 함유하는 스트레스 해소용 건강기능식품

본 발명은 박하, 감국, 하고초, 향유, 울금을 포함하는 생약혼합물의 추출물을 함유하는 건강기능식품에 관한 것으로서, 상기 생약혼합물의 추출물을 함유하는 조성물은 스트레스 해소 효과가 우수하여 수험생, 직장인, 일상에 지친 현대인들의 스트레스 해소용 식품으로 용이하게 사용 가능하다.

- 등록번호 : 10-1450813-0000, 출원인 : 구미경

▶분말 또는 생즙으로 가공된 박하 잎 등의 생약 지혈제

본 발명은 생약성분으로 되어 구강과 같이 사용자가 섭취할 우려가 있는 부위에도 사용이 가능하며, 지혈 효과뿐만 아니라 상처가 빨리 아물도록 도와주는 새로운 생약 지혈제에 대한 것이다. 본 발명에 따르면 분말 또는 생즙으로 가공된 박하 잎, 칡 잎, 제비풀을 포함하여 이루어진 것을 특징으로 하는 생약 지혈제가 제공된다.

- 공개번호 : 10-2012-0077257, 출원인 : 고봉기

06 기관지염

　기관지에 생긴 염증 때문에 지속적인 기침과 가래가 반복되는 질환이 기관지염이다. 기관지는 흡입되는 공기가 폐포(肺胞)로, 그리고 폐포로부터 공기가 외부로 이동하는 통로이다. 흡입되는 공기 중에는 세균이나 독성물질, 미세먼지가 포함되어 있는데, 점막으로 덮여 있는 기관지에서 이러한 이물질을 걸러낸다. 그런데 이물질의 양이 많거나 독성이 강한 물질이 유입되면 완벽하게 걸러내지 못하게 되고, 그 결과 기관지에 염증이 생긴다. 기관지에 염증이 생기면 기침과 가래가 발생하고, 상태가 악화되면 호흡곤란이 나타날 수도 있어 주의해야 한다.

　하지만 기관지염의 원인을 외부에서 유입되는 세균과 이물질에 국한하는 것은 문제의 소지가 있다. 미세먼지가 많고 날씨가 춥더라도 기관지염에 걸리지 않는

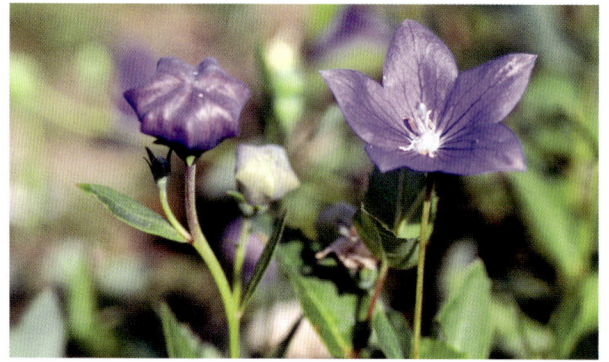
▲ 도라지

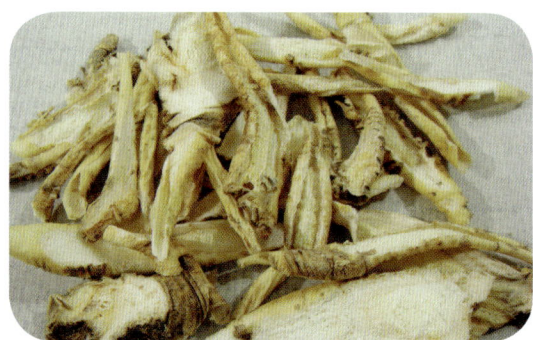
▲ 길경(약재)

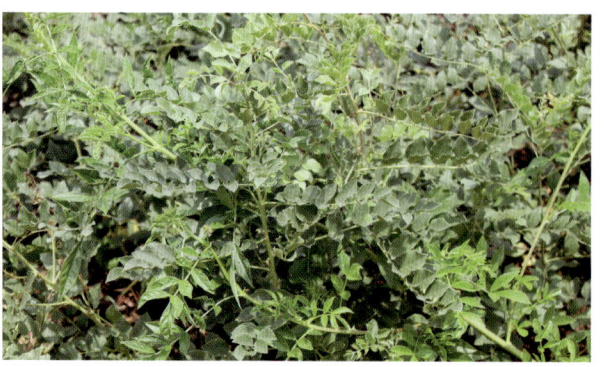
▲ 감초

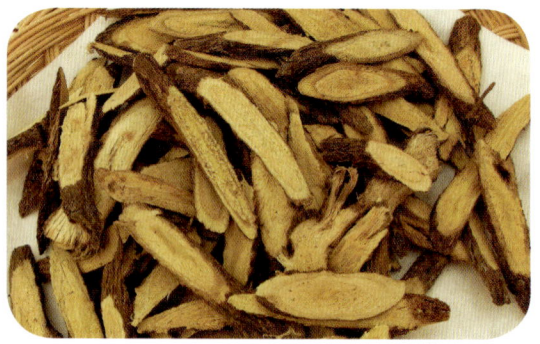
▲ 감초(약재)

사람이 더 많지 않는가? 이것은 유입되는 세균과 이물질이 주원인이 아니라는 의미이다. 보다 중요한 원인은 기관지가 약해진 것이다. 점액을 분비하여 세균이나 이물질을 걸러내는 기관지의 기능이 약해졌을 때 비로소 기관지에 염증이 생기고 기침과 가래가 발생한다. 따라서 기관지염이 만성적일 때는 기침과 가래를

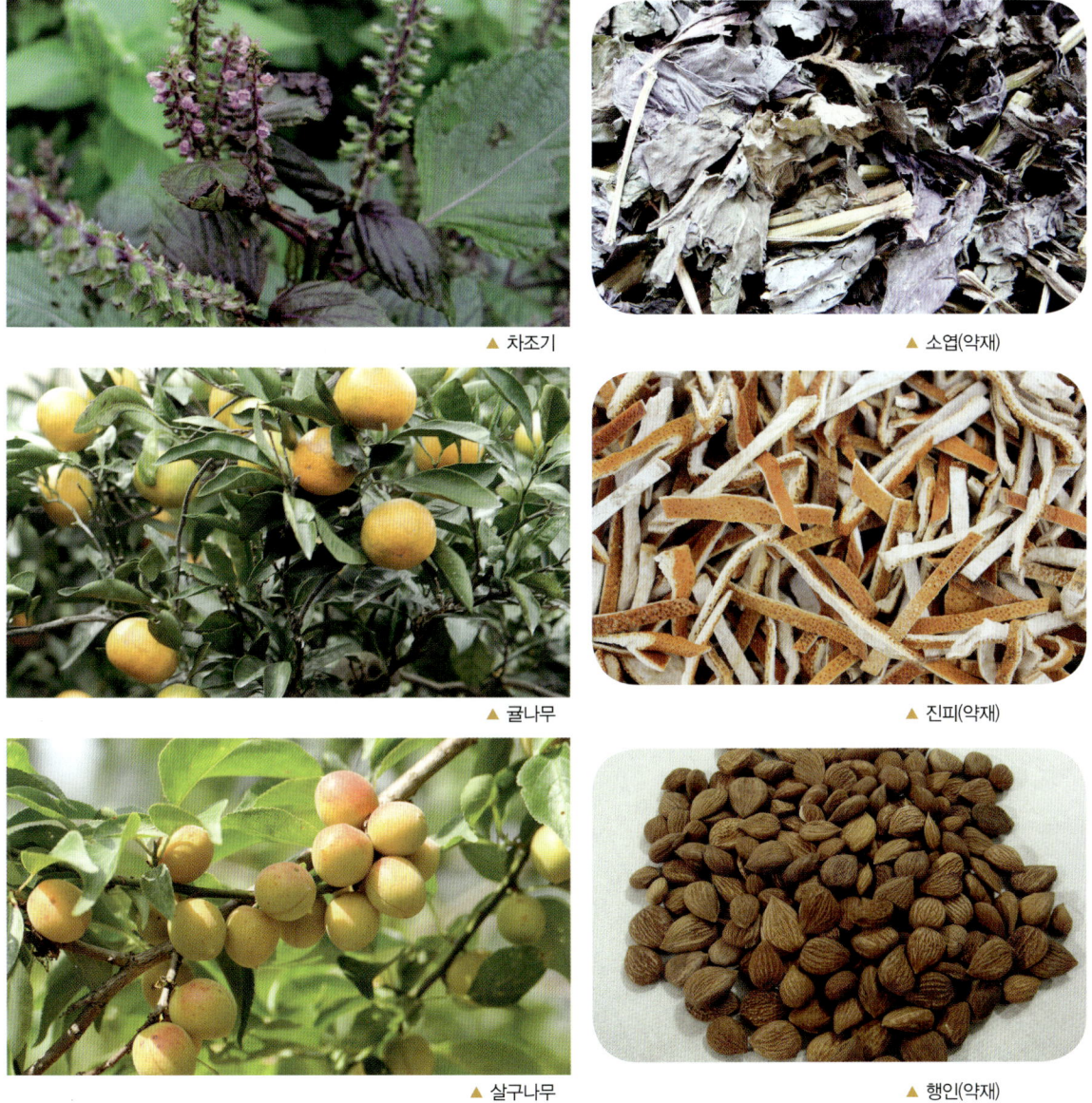

▲ 차조기

▲ 소엽(약재)

▲ 귤나무

▲ 진피(약재)

▲ 살구나무

▲ 행인(약재)

멎게 하는 약도 필요하지만 기관지를 튼튼하게 만들어주는 데에 주력해야 한다. 예를 들어 기관지와 폐는 건조해졌을 때 염증이 잘 생기므로 건조해지지 않게 해주어야 하고, 더불어 나이가 들면 기관지 근육의 탄력이 떨어지므로 근육의 탄력을 유지시키는 데에도 신경을 써야 한다. 다음에 소개되는 한약처방은 기관지의 염증을 없애고 기침과 가래를 멎게 하는 데 도움이 된다.

> **한약처방 |** 길경 12g, 감초 6g, 행인 6g, 소엽 4g, 진피 4g

상기 용량은 1일분이다. 물 800cc를 붓고 중불로 2시간 정도 달여 물이 절반 정도 되게 한다. 그리고 이것을 3등분하여 아침, 점심, 저녁에 마시는데, 3~4시간 간격을 두고 마시는 것이 좋다. 대체로 기관지염은 만성이므로 10일분 또는 20일분씩 달여놓고 유리병에 담아 냉장고에 보관하였다가 마실 때마다 따뜻하게 데워서 복용하는 것이 좋다.

【참고사항】
① 목이 건조하면 맥문동을 더한다.
② 가래가 심하면 반하를 더한다.
③ 나이가 많은 사람의 기관지염에는 소자를 더하면 좋다.
④ 밤에 기침을 심하게 하면 오미자를 더한다.
⑤ 기관지염이 오래되어 가래가 잘 뱉어지지 않을 때는 패모를 더한다.

【주의사항】
① 길경, 감초, 행인을 먼저 달이고, 소엽과 진피는 나중에 넣어서 30분 정도만 달여야 한다. 향기가 있는 약초나 잎을 사용하는 약초를 오래 달이면 효과가 떨어지기 때문이다.
② 행인의 뾰족한 끝 부분을 잘라내고 사용해야 한다. 끝 부분에는 약간의 독성이 있기 때문이다.
③ 길경은 겉껍질을 벗기지 않고 사용해야 효과가 좋다.
④ 가래를 제거할 목적으로 진피를 사용할 때는 안쪽의 흰색 속껍질을 제거한 후 사용해야 효과가 좋다.

길경(桔梗)

길경은 초롱꽃과에 속하는 다년생 식물인 도라지의 뿌리를 말하며, 맛은 쓰고 약간 매우며 성질은 따뜻하지도 차갑지도 않다. 가을에 채취하며 불순물과 노두를 제거한 다음 깨끗이 씻은 후 젖은 상태로 얇게 잘라 햇볕에 말려서 사용한다. 우리나라 전국의 산지에서 자라며 농가에서 식용 및 약용으로 많이 재배한다.

주효능 | 기침, 가래, 인후염, 기관지염, 편도선염, 폐농양(肺膿瘍), 대장염, 비염, 축농증, 여드름

길경은 기관지와 폐에 생긴 염증을 치료하고 농(膿)을 제거하는 약초이다. 기관지가 약해져서 노폐물이 밖으로 배출되지 못하는 경우에 염증이 생기고, 이것이 악화되면 농이 형성되는데, 길경은 이러한 염증과 농을 제거한다.

길경의 '桔'은 뭉쳤다는 뜻이고 '梗'은 두레박줄을 뜻한다. 따라서 다른 약초와 길경을 함께 사용하면 두레박을 올리는 줄처럼 길경이 다른 약초의 효능을 위쪽으로 끌어올리는 역할을 한다.

시장에서 식재료로 사용되는 길경은 껍질을 벗긴 상태인데, 껍질을 벗기면 효과가 떨어지므로 약으로 사용할 때는 껍질을 벗기지 않은 길경을 사용해야 한다.

동의보감 원문 해설

性微溫(一云平)味辛苦有小毒治肺氣喘促下一切氣療咽喉痛及胸膈諸痛下蠱毒○處處有之生山中二月八月採根暴乾〈本草〉○桔梗能載諸藥使不下沈升提氣血爲舟楫之劑手

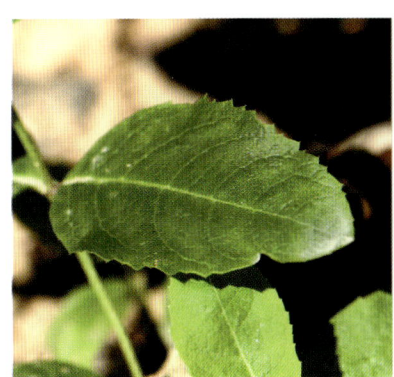
▲ 도라지 잎

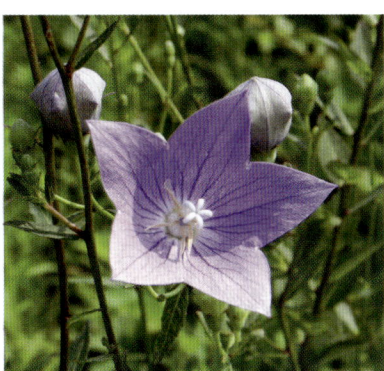
▲ 도라지 꽃

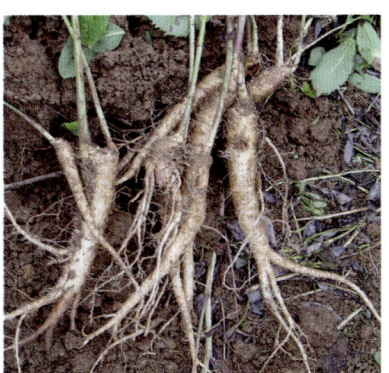
▲ 도라지 생뿌리(길경)

太陰引經藥也〈丹心〉○今人作菜茹四時長食之物也〈俗方〉

성질이 약간 따뜻하며[微溫](평(平)하다고도 한다) 맛이 매우면서 쓰고[辛苦] 독이 약간 있다. 폐기로 숨이 찬 것을 치료하고 모든 기를 내리며 목구멍이 아픈 것과 가슴, 옆구리가 아픈 것을 낫게 하고 고독(蠱毒)을 없앤다. ○어느 지방에나 다 있는데 산에 있다. 음력 2월과 8월에 뿌리를 캐어 햇볕에 말린다.〈본초〉○도라지는 모든 약 기운을 끌고 위로 올라가면서 아래로 내려가지 못하게 한다. 또한 기혈도 끌어올린다. 그러니 나룻배와 같은 역할을 하는 약인데 수태음경의 인경약이다.〈단심〉○요즘은 채소로 사철 늘 먹는다.〈속방〉

【정절의 약초 도라지】

옛날 도씨 집안에 늘그막에 얻은 '라지'라는 외동딸이 있었다. 라지는 나무꾼 청년을 마음속으로 사모하고 있었기 때문에 매파의 중매를 번번이 거절하였다. 그런데 고을의 원님이 지나던 길에 라지를 보고 그녀의 어여쁨에 반해 끌고 가버렸다. 원님의 꼬임에 넘어갈 라지가 아니었지만 그렇다고 호락호락하게 라지를 놓아줄 원님도 아니었다. 결국 라지는 자결을 하고 말았다.

라지는 마지막 소원으로 나무꾼이 다니는 산길에 묻어달라고 부탁했다. 원통하게 죽은 딸의 소원대로 라지는 산길에 묻혔는데, 그 자리에서 보랏빛의 예쁜 꽃이 피어났다. 꽃으로 피어난 라지는 날마다 사모하던 나무꾼을 보면서 지낼 수 있게 되었는데, 이 꽃이 바로 '도라지'다. 도라지는 일편단심 지조가 대단하다. 보랏빛 꽃의 뿌리를 칼로 다치게 하면 정절에 상처 입은 탓인지 다음부터는 흰 꽃으로 피어날 정도라고 한다.

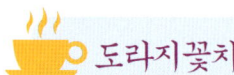 도라지꽃차

▶효능·효과

　　도라지는 해열 및 기침을 멎게 하는 데 효과가 좋다.

▶꽃차 만드는 방법

　　① 꽃봉오리와 꽃을 수확하여 깨끗하게 손질하여 말린다.

　　② 말린 꽃 3송이 정도를 찻잔에 넣고 뜨거운 물을 부어 마신다.

　　③ 재탕하여 마신다.

도라지(길경)의 기능성 및 효능에 관한 특허자료

▶ 도라지 추출물을 함유하는 전립선암 예방 및 치료용 조성물

도라지를 열수 추출한 추출물이 요산의 히스톤 아세틸 전이효소를 저해하고 남성호르몬인 안드로젠 수용체 매개 전립선암 세포주에서 월등한 항암효과를 나타냄으로써 의약품 및 건강식품의 소재로서 유용하게 사용될 수 있는 도라지 추출물의 새로운 의약 용도에 관한 것이다.

— 등록번호 : 10-0830236, 출원인 : 연세대학교 산학협력단

▶ 길경으로부터 분리된 화합물을 유효성분으로 함유하는 심혈관 질환의 예방 및 치료를 위한 약학조성물

길경으로부터 분리된 베툴린(betulin)을 유효성분으로 함유함으로써 칼슘채널차단 능력이 우수한 심혈관 질환의 약학적 조성물에 관한 것이다.

— 공개번호 : 10-2009-0130633, 출원인 : 건국대학교 산학협력단

감초(甘草)

감초는 콩과의 다년생 식물인 감초의 뿌리를 말하며, 맛은 달고 성질은 따뜻하지도 차갑지도 않다. 보통 10~11월에 채취하며 뿌리를 캐서 줄기와 만나는 머리 부분과 잔뿌리를 제거하고 말려서 사용한다. 중국 동북부, 시베리아, 만주, 몽골 등지에서 자생 또는 재배하며 한랭한 지역의 종자가 우량하다. 최근에는 우리나라에서도 재배면적이 확대되고 있다.

주효능 | 체력 저하, 중독(中毒), 경련성 복통, 근육 경련, 각종 염증

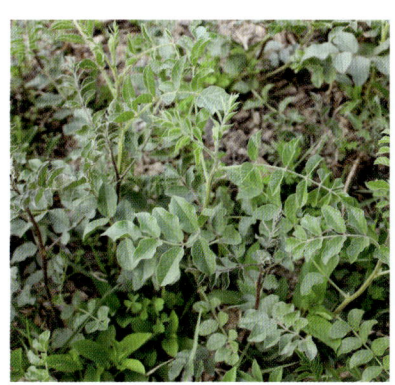
▲ 감초 지상부

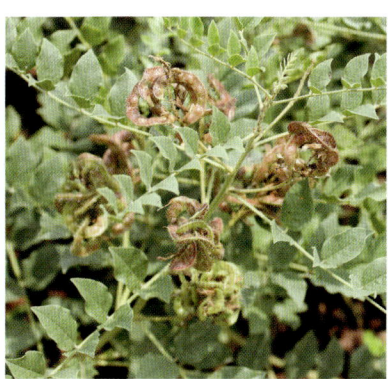
▲ 감초 열매

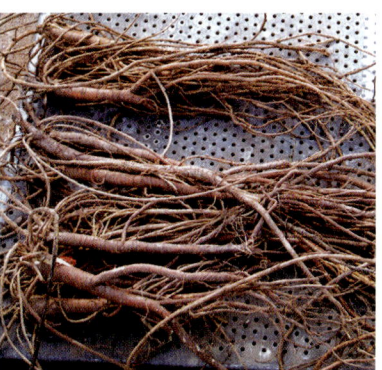
▲ 감초 뿌리 건조

예로부터 감초는 염증을 제거하는 효과가 인정된 약초이다. 종기가 흔했던 시절에는 감초 한 가지만으로도 종기를 치료할 정도였다. '약방의 감초'라는 말처럼 대부분의 처방에 양념처럼 들어가는 약초 정도로 알고 있는 사람이 많은데, 길경과 함께 사용하면 기관지염에 효과가 좋고, 황기와 함께 사용하면 구내염에 효과가 좋다.

감초는 5㎜ 내외로 잘게 썰어서 사용해야 약효 성분의 추출이 증가한다. 또 뿌리가 굵으면서 외피가 얇고 조직이 충실하고 단맛이 강한 감초가 품질이 좋다.

감초를 국노(國老)라고도 하는데, 이는 국가의 원로처럼 완급을 조절하는 효능이 있기 때문이다. 즉, 감초를 열이 많은 약초와 함께 쓰면 열성을 완화시키고, 차가운 약초와 함께 쓰면 차가운 성질을 완화시키며, 모든 약초의 성질을 조화롭게 하고 독성이 있는 약초의 독성을 없앤다.

【감초의 부위별 효능】

◎ **감초의 잔뿌리** : 소변이 잘 나오지 않으면서 요도가 아픈 것과 음경이 아픈 것을 치료한다. 목통(으름덩굴 줄기)과 함께 달여서 빈속에 먹는다. 이와 같은 증상에 사용할 때는 감초 잔뿌리의 맛이 달지 않고 담담한 것을 사용해야 한다.

◎ **감초절(甘草節)** : 감초절은 감초의 뿌리 혹은 뿌리줄기 속을 가득 채우고 있는 흑갈색의 수지(樹脂)처럼 생긴 물질의 일부분이다. 감초절은 옹저(癰疽)와 창독(瘡毒), 목구멍이 붓고 아픈 것을 치료하는 효능이 있다.

◎ **감초의 씨앗** : 씨앗은 가슴 속의 열을 내려주는 효능이 있다.

◎ **감초의 잎** : 잎은 외상으로 인한 출혈증에 사용한다.

◎ **감초의 노두(蘆頭)** : 노두는 뿌리를 사용하는 약초에서 꼭지 부분에 붙어 있는 뿌리줄기를 말한다. 감초의 노두는 어혈(瘀血)을 풀어주고 종독(腫毒)을 삭이는 효능이 있다.

감초의 기능성 및 효능에 관한 특허자료 2종 외

▶ **감초 추출물을 유효성분으로 함유하는 퇴행성 신경질환 예방 및 치료용 조성물**

본 발명의 감초 추출물은 산화적 스트레스에 대한 신경세포의 산화적 손상을 억제하여 신경세포를 보호하면서 세포 사멸을 억제하는 효과가 매우 우수하고 인체에는 거의 무해한 효과를 제공함으로써 새로운 퇴행성 신경질환 예방 및 치료용 조성물을 제공한다.

- 공개번호 : 10-2009-0016883, 출원인 : 경남대학교 산학협력단

▶ 감초 추출물을 유효성분으로 함유하는 비만 억제용 조성물 및 그 제조방법
본 발명은 감초 추출물을 유효성분으로 함유하는 지구력 내지 운동능력 증진용 조성물을 제공하며, 특히 이러한 기능과 관련되는 것으로 판단되는 유효성분들의 함량을 극대화하여 지구력 내지 운동능력에 보다 탁월한 효과를 제공하는 조성물 및 그 제조방법을 제공한다.
— 공개번호 : 10-2014-0014027, 출원인 : 한국식품연구원

행인(杏仁)

행인은 장미과에 속하는 낙엽활엽소교목인 살구나무의 성숙한 씨앗을 말하며, 맛은 쓰고 약간 매우며 성질은 약간 따뜻하다. 여름에 과실이 성숙하였을 때 따서 과육과 핵각(核殼)을 제거하고 씨앗을 취하여 바람이 잘 통하는 곳에서 말려 사용한다. 원산지는 중국이며 우리나라 충청도와 전라도, 경상도 등에서 과수로 널리 재배한다.

주효능 | 기관지염, 천식, 변비, 피부 가려움증

행인은 기침을 멎게 하는 약초이다. 감기 초기에 나타나는 기침에도 사용할 수 있고, 기관지가 건조해져서 생기는 기침에도 사용할 수 있으며, 가래가 동반된 기침에도 유효하고, 숨이 차는 천식(喘息)에도 효과가 있다.

또한 목소리를 부드럽게 하면서 힘 있게 나오게 하는 효능이 있어 성악가나 강연자에게 도움이 된다. 《동의보감》에 이에 관한 처방이 나온다. '껍질과 끝을

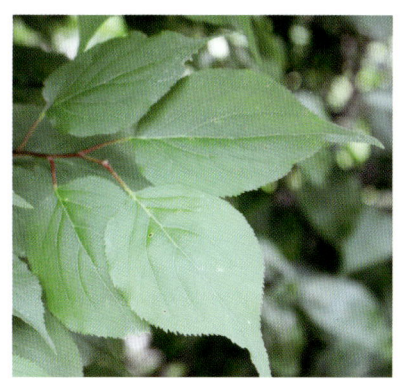
▲ 살구나무 잎

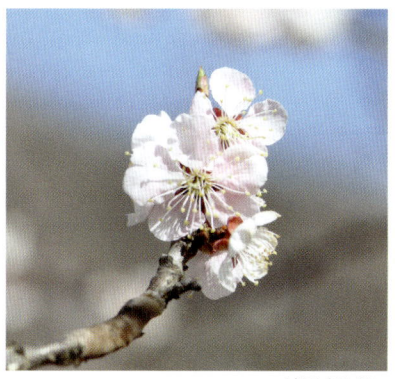
▲ 살구나무 꽃

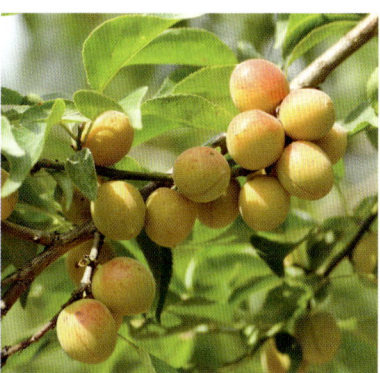
▲ 살구나무 열매

제거한 행인 1되에 유지(乳脂) 40g을 넣어 끓인 다음 꿀을 약간 넣고 반죽하여 환을 만들어서 먹으면 목소리가 좋아진다.'

동의보감 원문 해설

性溫味甘苦有毒(一云小毒)主咳逆上氣療肺氣喘促解肌出汗殺狗毒○處處有之山杏不堪入藥須家園種者五月採○入手太陰經破核取仁湯浸去皮尖及雙仁麩炒令黃色用之○雙仁者殺人可以毒狗凡桃杏雙仁殺人者其花本五出若六出必雙仁草木花皆五出惟山梔雪花六出此殆陰陽之理令桃杏雙仁有毒者失其常也〈入門〉○生熟喫俱得惟半生半熟殺人〈本草〉○病人有火有汗童尿浸三日用〈入門〉
[杏實]性熱味酸有毒不可多食損神傷筋骨〈本草〉

성질은 따뜻하며[溫] 맛이 달고[甘] 쓰며[苦] 독이 있다(조금 독이 있다고도 한다). 기침이 나면서 기가 치미는 것, 폐기로 숨이 찬 것 등을 치료하고 해기(解肌)하여 땀이 나게 하며 개의 독을 없앤다. ○어느 곳에나 다 있는데 산살구[山杏]는 약에 쓸 수 없고 반드시 집 근처에 심은 살구나무의 열매를 음력 5월에 따서 쓴다. ○수태음경에 들어간다. 씨를 깨뜨려 속의 알맹이를 발라 끓는 물에 담갔다가 꺼풀과 끝과 두알들이를 버리고 밀기울과 함께 노랗게 볶아서 쓴다. ○두알들이는 사람을 죽일 수 있으며 개도 죽인다. 복숭아씨나 살구씨의 두알들이가 사람을 죽일 수 있다. 꽃잎은 본래 다섯 잎인데 만일 여섯 잎이면 반드시 두알들이로 된다. 풀과 나무의 꽃이 다 다섯 잎인데 오직 산치자(山梔子)와 설화(雪花)만이 여섯 잎이다. 이것은 자연의 법칙이다. 그런데 복숭아나 살구도 꽃이 다섯 잎이지만 만일 여섯 잎이면 그것은 두알들이로 된다. 두 알이 들어 있는 것은 음양의 원리를 벗어난 것이기 때문에 사람을 죽이는 것이다.〈입문〉 ○날것으로 먹으나 익혀 먹어도 다 좋은데 절반은 익고 절반은 설게 하여 먹으면 사람을 죽인다.〈본초〉 ○화기(火氣)가 있거나 땀이 나는 환자에게는 동변에 3일 동안 담갔다가 쓴다.〈입문〉
행실(杏實, 살구 열매) : 성질은 열(熱)하고 맛이 시며[酸] 독이 있다. 많이 먹으면 정신이 상하고 힘줄과 뼈가 상한다.〈본초〉

소엽(紫蘇)

소엽은 꿀풀과에 속하는 1년생 식물인 차조기(차즈기)의 잎을 말하며, 맛은 맵고 성질은 따뜻하다. 9월 상순에 가지와 잎이 무성해지고 화서(花序, 꽃차례)가 막 자라나올 때 채취하여 통풍이 잘 되는 그늘에서 말린다. 한국, 중국 등지에 분포하

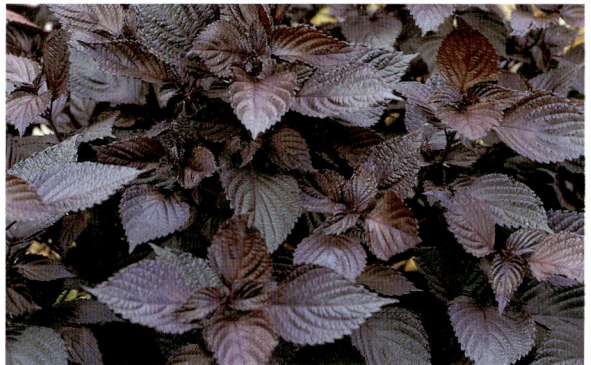
▲ 차조기 잎

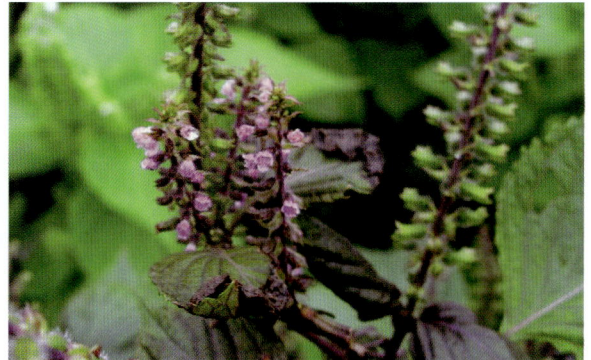
▲ 차조기 꽃

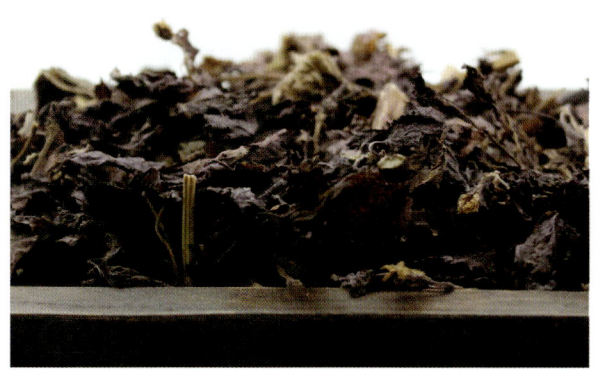
▲ 차조기 잎 말린 것(소엽)

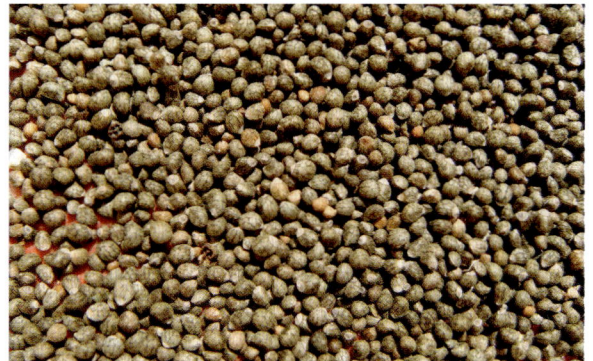
▲ 차조기 씨앗(소자)

며, 우리나라는 밭에서 많이 재배하나 인가 주변에 야생으로도 자란다.

주효능 | 가벼운 감기, 임산부 감기, 신경성 위장병, 해산물 식중독

소아나 나이가 많은 노인, 임신부가 감기에 걸렸을 때, 특히 발열이 심하지 않으면서 기침을 많이 하는 감기에 걸렸을 때 소엽이 좋다. 이처럼 소엽은 기침을 멎게 하는 효능이 있어 기관지염 때문에 생기는 기침에도 효과적이다.

소엽은 향기가 아주 좋다. 향기가 있는 약초는 항스트레스 작용이 있는데, 소엽은 스트레스로 인한 소화불량, 식욕부진 등에 효과가 좋다. 그래서 신경이 예민한 여성에게 어울리는 약초이다.

도시 외곽을 산책하다 보면 흔히 볼 수 있는 약초로, 잎의 뒷면이 자줏빛이고 주름이 있으며 냄새가 몹시 향기로운 것을 약으로 사용하는데, 자줏빛이 나더라

도 향기롭지 못한 것은 약으로 사용하지 못한다.

동의보감 원문 해설
性溫味辛無毒治心腹脹滿止霍亂療脚氣通大小腸除一切冷氣散風寒表邪又能下胸膈痰氣○生園圃中葉下紫色皺而氣甚香可入藥其無紫色不香者名日野蘇不堪用其背面皆紫者尤佳夏採莖葉秋採實○葉可生食與一切魚肉作羹良〈本草〉
[子]主上氣咳逆調中益五藏下氣止霍亂反胃利大小便止嗽潤心肺消痰氣又療肺氣喘急與橘皮相宜微炒用〈本草〉
[莖]治風寒濕痺筋骨疼痛及脚氣與葉同煮飮佳〈本草〉

성질이 따뜻하고[溫] 맛이 매우며[辛] 독이 없다. 명치 밑이 불러 오르고 그득한 것과 곽란, 각기 등을 치료하는데 대소변이 잘 나오게 한다. 일체 냉기를 없애고 풍한 때 표사(表邪)를 헤친다. 또한 가슴에 있는 담과 기운을 내려가게 한다. ○밭에서 심는다. 잎의 뒷면이 자줏빛이고 주름이 있으며 냄새가 몹시 향기로운 것을 약으로 쓴다. 자줏빛이 나지 않고 향기롭지 못한 것은 들차조기[野蘇]인데 약으로 쓰지 못한다. 잎의 뒷면과 앞면이 다 자줏빛인 것은 더 좋다. 여름에는 줄기와 잎을 따고 가을에는 씨를 받는다. ○잎은 생것으로 먹을 수 있다. 여러 가지 생선이나 고기와 같이 국을 끓여 먹으면 좋다.〈본초〉
자소자(紫蘇子, 차조기 씨) 기운이 치밀어 오르며 딸꾹질이 나는 것을 치료하는데 중초를 고르게 하고 오장을 보하며 기운을 내린다. 곽란, 반위를 멎게 하고 대소변을 잘 나가게 하며 기침을 멎게 한다. 심과 폐를 눅여주고[潤] 담을 삭인다. 또 폐기로 숨이 찬 데도 쓴다. 귤껍질[橘皮]의 약효도 잘 도와준다. 약간 닦아서 써야 한다.〈본초〉
자소경(紫蘇莖, 차조기 줄기) 풍, 한, 습으로 생긴 비증(痺證)으로 힘줄과 뼈가 아픈 것과 각기를 치료한다. 잎과 함께 달여서 먹는 것이 좋다.〈본초〉

소엽(차조기)의 기능성 및 효능에 관한 특허자료
▶차조기 잎 추출물을 함유하는 숙취 예방 및 해소 조성물
우리나라 천연자원인 차조기 잎 추출물을 유효성분으로 하는 숙취 해소에 작용하는 고부가 가치 기능성 건강식품을 제공하는 것으로 천연원료를 사용함으로써 장기간 복용하여도 부작용 없이 안전한 숙취 해소 조성물을 제공하고자 한다.
- 공개번호 : 10-2013-0121324, 출원인 : 재단법인 전남생물산업진흥원

진피(陳皮)

진피는 운향과에 속하는 낙엽활엽소교목인 귤 또는 근속식물의 성숙한 열매의 껍질을 말하며, 맛은 맵고 쓰며 성질은 따뜻하다. 늦가을부터 겨울 사이에 채취하며 열매를 따서 과피(果皮)를 벗겨 그늘에 말리거나 햇볕에 말려서 사용한다. 한국, 일본, 인도, 북아메리카의 남쪽, 흑해 등지에 분포하며 우리나라는 제주도 및 남부지방에서 재배한다.

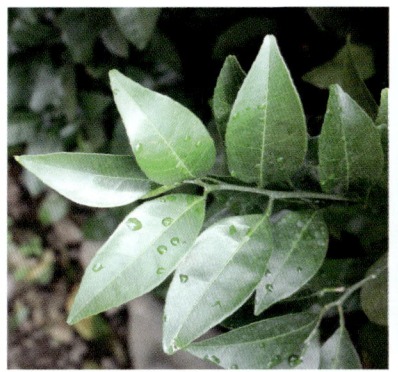
▲ 귤나무 잎

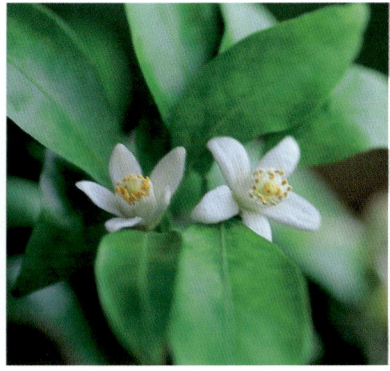
▲ 귤나무 꽃

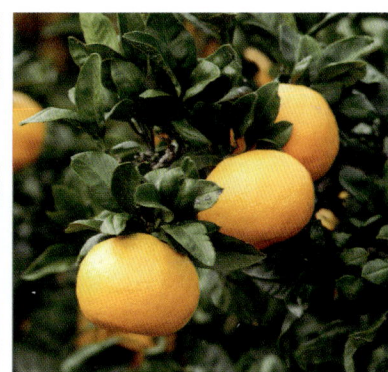
▲ 귤나무 열매

주효능 | 소화불량, 가래, 담 결림, 딸꾹질

진피는 담(痰)을 없애는 약초이다. 담은 염증의 부산물이라고 생각하면 쉽다. 몸이 약해지고 피곤하면 몸에 독소와 노폐물이 많아지고, 이러한 독소와 노폐물을 처리하는 과정이 염증이다. 그리고 염증이 잦아지면 염증의 부산물이 생성되어 몸에 축적되는데 이것이 바로 담이다. 근육에 담이 쌓이면 담 결림이 생기고, 기관지에 담이 쌓이면 가래로 배출된다. 이러한 담을 없애는 약초가 진피이며, 기관지염에 진피를 사용하는 이유는 가래를 없애기 위함이다.

진피는 오래 묵을수록 효과가 좋다. 따라서 귤을 수확한 해에 껍질을 벗겨 말린 것을 사용하는 것보다 몇 년 묵힌 것을 사용하는 것이 좋다. 이처럼 오래된 것이 좋다고 하여 진피(陳皮)라고 한다.

동의보감 원문 해설

性溫(一云煖)味苦辛無毒能治胸膈間氣開胃止痢消痰涎主上氣咳嗽止嘔逆利水穀道○木高一二丈葉與枳無別刺生莖間夏初生白花六七月而成實至冬黃熟乃可啖十月採以陳者爲良生南方〈本草〉○我國惟産濟州其靑橘柚子柑子皆産焉〈俗方〉○補脾胃不去白若理胸中滯氣須去白色紅故名紅皮日久者佳故名陳皮○留白者補胃和中去白者消痰泄氣○有白朮則補脾胃無白朮則瀉脾胃有甘草則補肺無甘草則瀉肺〈丹心〉○入下焦用塩水浸肺燥者童尿浸晒用〈入門〉

[肉]性冷味甘酸止消渴開胃即橘之瓤也不可多食令人多痰○酸者聚痰甛者潤肺皮堪入藥肉非宜人〈本草〉

[橘囊上筋膜]治渴及吐酒煎湯飮妙〈本草〉

[核]治腰痛膀胱氣腎冷炒作末酒服良〈本草〉

성질이 따뜻하며[溫] 맛은 쓰고 매우며[苦辛] 독이 없다. 가슴에 기가 뭉친 것을 치료한다. 음식 맛이 나게 하고 소화를 잘 시킨다. 이질을 멈추며 담연(痰涎)을 삭이고 기운이 위로 치미는 것과 기침하는 것을 낫게 하고 구역을 멎게 하며 대소변을 잘 통하게 한다. ○나무의 높이는 3~6m이며 잎은 탱자나무 잎과 같고 가시가 줄기 사이에 돋아 있으며 초여름에 흰 꽃이 핀다. 6~7월에 열매가 열리고 겨울에 노랗게 익으므로 먹을 수 있다. 열매는 음력 10월에 따는데 껍질은 묵은 것이 좋다. 이 열매는 남방에서 난다. 〈본초〉 ○우리나라에서는 오직 제주도에서만 난다. 제주도에서는 청귤, 유자, 감자 등이 다 난다. 〈속방〉 ○비위(脾胃)를 보하려면 흰 속을 긁어 버리지 말아야 한다. 만일 가슴에 막힌 기를 치료하려면 흰 속을 긁어 버리고 써야 한다. 그 빛이 벌겋기 때문에 홍피(紅皮)라고 한다. 오래된 것이 좋은데 이것을 진피(陳皮)라고 한다. ○흰 속이 그대로 있는 것은 위(胃)를 보하고 속을 편안하게 한다. 흰 속을 버린 것은 담을 삭이고 체기를 푼다. ○흰삽주(백출)와 함께 쓰면 비위를 보하고 흰삽주와 함께 쓰지 않으면 비위를 사(瀉)한다. 감초와 함께 쓰면 폐를 보하고 감초와 함께 쓰지 않으면 폐를 사한다. 〈단심〉 ○약 기운이 하초(下焦)에 들어가게 하려면 소금물에 담갔다가 쓰고 폐가 건조하면 동변[童尿]에 담갔다가 볕에 말려 쓴다. 〈입문〉

귤육(橘肉, 귤의 속살) : 성질이 차고[冷] 맛은 달며[甘] 시다[酸]. 소갈증을 멎게 하고 음식 맛을 나게 하고 소화를 잘 시킨다. 귤 속을 많이 먹으면 담이 생긴다. ○신 것은 담을 모이게 하고 단것은 폐를 눅여준다[潤]. 껍질은 약으로 쓰지만 귤의 속살은 사람에게 그리 좋지 않다. 〈본초〉

귤낭상근막(橘囊上筋膜, 귤의 속살에 붙은 실 같은 층) : 갈증을 멎게 하고 술을 마신 뒤에 토하는 것을 치료하는데 달여 먹으면 좋다. 〈본초〉

귤핵(橘核, 귤 씨) : 요통(腰痛)과 방광기(膀胱氣)와 신기(腎氣)가 찬 것[冷]을 치료한다. 귤 씨를 닦아 가루 내어 술에 타 먹는다. 〈본초〉

【육진양약(六陳良藥)】

육진양약은 오래 저장해두었다가 사용하면 효과가 더 좋아지는 6가지 약초를 뜻한다. 《동의보감》에서는 낭독(狼毒)·지실(枳實)·진피(陳皮)·반하(半夏)·마황(麻黃)·오수유(吳茱萸) 등 6가지 약을 육진양약이라 하였다. 그리고 이 외에도 형개(荊芥)·향유(香薷)·지각(枳殼) 등도 오래 두었다가 쓰는 것이 좋다고 하였다.

귤(진피)의 기능성 및 효능에 관한 특허자료 2종 외

▶ 귤껍질 분말 또는 이의 추출물을 함유하는 위장질환 예방 및 치료용 조성물

본 발명은 귤껍질 분말 또는 이의 추출물을 유효성분으로 함유하는 조성물에 관한 것으로, 상세하게는 귤껍질 분말 또는 이의 추출물은 위장의 궤양 저해 효과를 나타내므로 위장질환 예방 및 치료용 약학조성물 및 건강기능식품으로 이용될 수 있다.

– 공개번호 : 10-2008-0094982, 출원인 : 강릉대학교 산학협력단

▶ 진피 추출물을 유효성분으로 함유하는 혈관신생용 약학적 조성물

본 발명은 진피(귤껍질) 추출물을 유효성분으로 함유하는 혈행 개선, 나아가 신생혈관 촉진, 허혈성 심장질환 및 국부 혈류부족 예방 및 치료용 약학적 조성물에 관한 발명에 관한 것으로 진피 추출물을 유효성분으로 함유하는 신규한 식품, 화장품 및 생물의약 소재를 제공하는 뛰어난 효과가 있다.

– 공개번호 : 10-2014-0115887, 출원인 : 주식회사 사임당화장품

【 혼동하기 쉬운 약초 비교 】

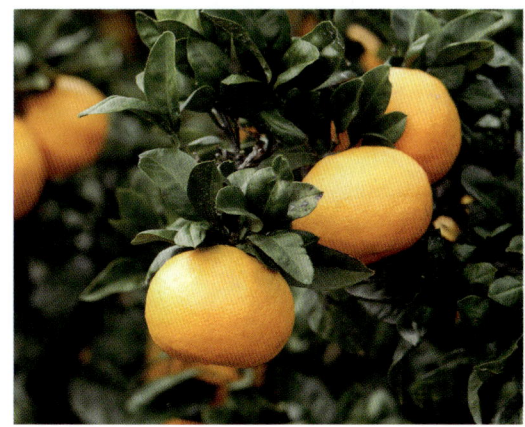 ▲ 귤나무 열매

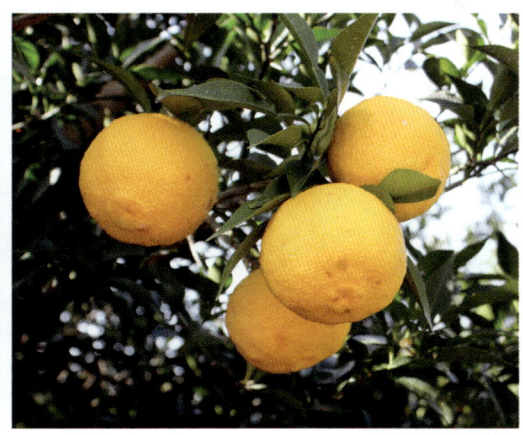 ▲ 유자나무 열매

07 천식

　천식(喘息)은 '날카로운 호흡'이라는 그리스어에서 유래되었다. 천식은 기도(氣道)의 만성적인 염증 질환으로 기관지가 때때로 좁아져서 호흡곤란, 기침, 천명(喘鳴, 쌕쌕거리거나 휘이~ 혹은 가르랑 가르랑거리는 거친 숨소리) 등의 증상이 반복적으로, 그리고 갑작스럽게 발작적으로 나타나는 질환이다. 물론 이러한 전형적인 증상은 나타나지 않고 단지 마른기침만 반복적으로 나타나는 경우도 있고, 가슴이 답답하거나 목구멍에 가래가 걸려 있는 것 같은 증상만을 호소하는 경우도 있다.

　현대의학에서는 다양한 알레르기 물질이 기관지를 자극한 결과 기관지가 좁아져서 천식이 발생하는 것으로 설명한다. 그래서 집먼지 진드기, 꽃가루, 동물의 털이나 비듬, 바퀴벌레, 특정 식품과 약물을 그 원인으로 지목하고 있다. 그런데 질병을 치료할 때는 항상 내부 요인을 고려해야 한다. 기관지가 알레르기

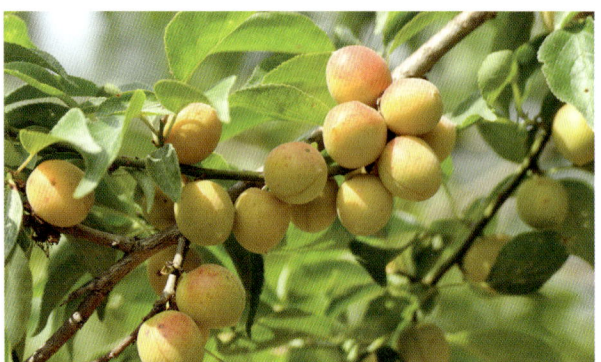
▲ 살구나무

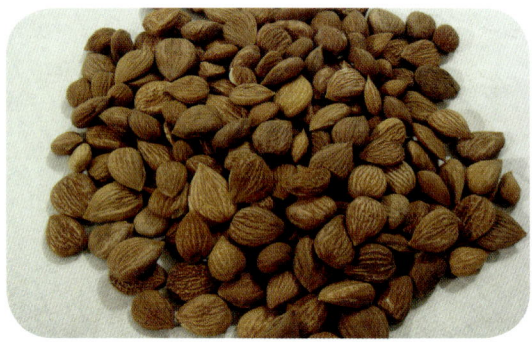
▲ 행인(약재)

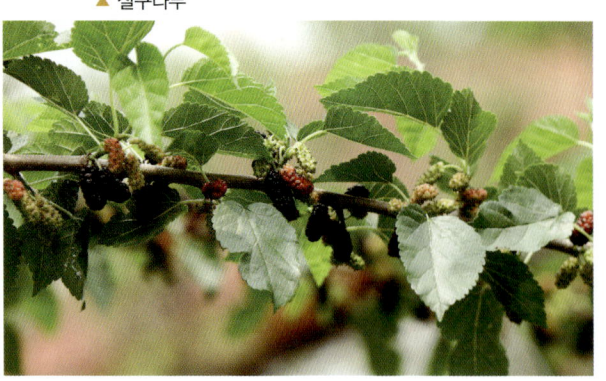
▲ 뽕나무

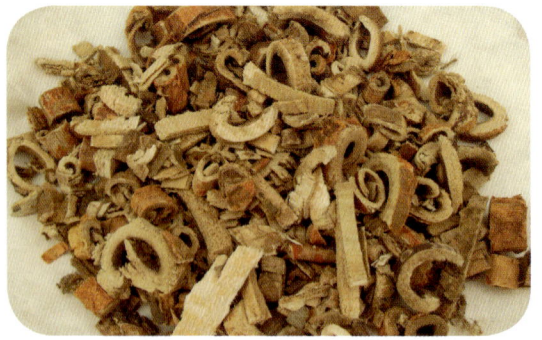
▲ 상백피(약재)

물질에 과민하게 반응하는 이유를 생각해보아야 한다는 뜻이다.

몸과 마음이 약해지면 과민하게 반응하는 경향이 있다. 자신감이 없거나 수중에 돈이 없으면 사소한 일에 과민하게 대응할 수 있다. 기관지 또한 정상적인 기능을 수행할 수 없을 때 과민하게 반응하여 천식 증상이 나타난다. 따라서 알

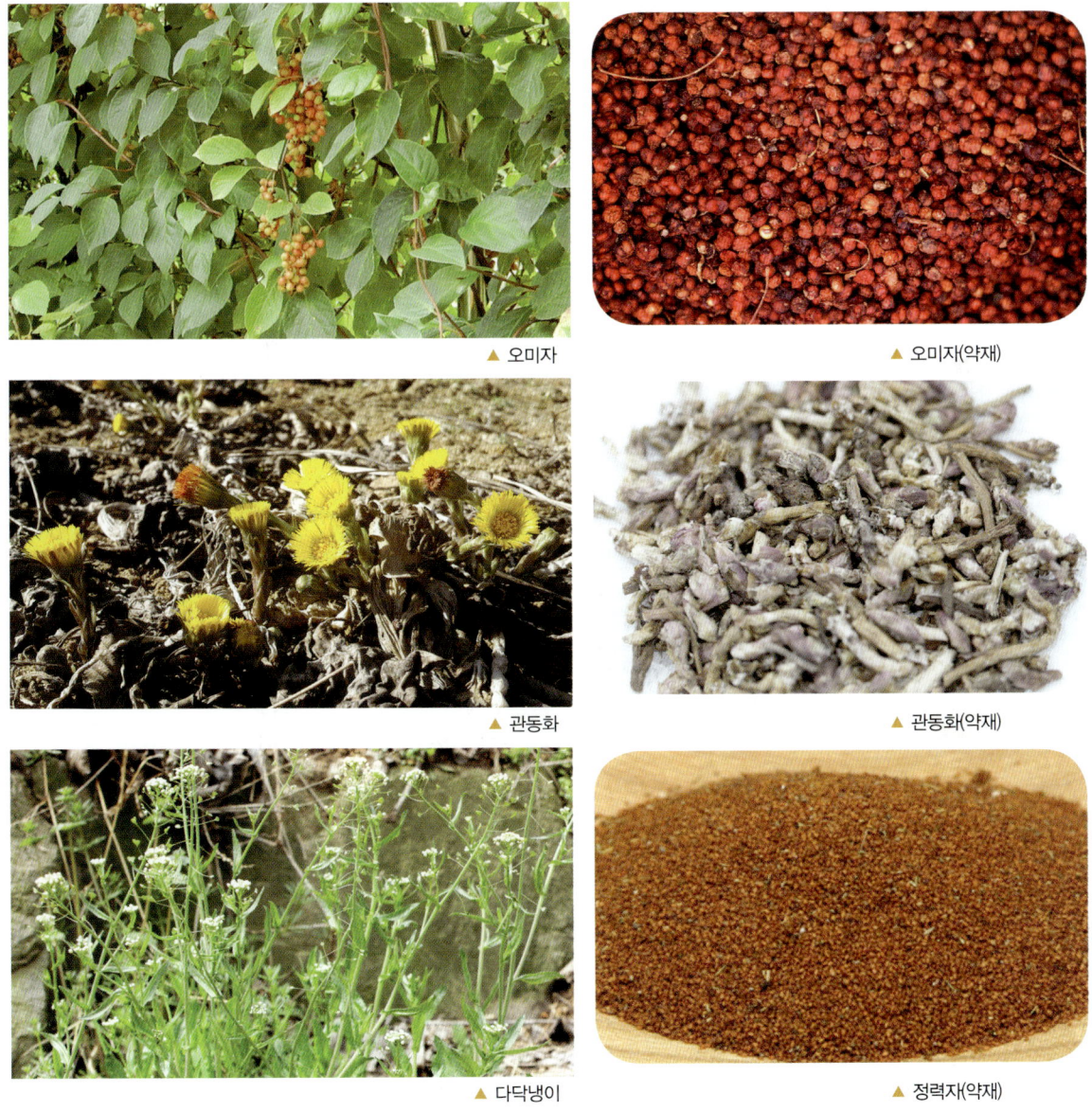

▲ 오미자   ▲ 오미자(약재)
▲ 관동화   ▲ 관동화(약재)
▲ 다닥냉이   ▲ 정력자(약재)

레르기 물질을 차단하는 것보다 정상적인 몸 상태를 만드는 것이 우선되어야 한다. 다음에 소개되는 한약처방은 천식의 증상을 완화하는 동시에 기관지의 상태를 정상으로 회복시키는 데 도움을 준다.

> **한약처방** | 행인 8g, 상백피 6g, 오미자 4g, 관동화 8g, 정력자 6g

상기 용량은 1일분이다. 물 800cc를 붓고 중불로 2시간 정도 달여 물이 절반 정도 되게 한다. 그리고 이것을 3등분하여 아침, 점심, 저녁에 마시는데, 3~4시간 간격을 두고 마시는 것이 좋다. 대체로 천식은 만성이므로 10일분 또는 20일분씩 달여놓고 유리병에 담아 냉장고에 보관하였다가 마실 때마다 따뜻하게 데워서 복용하는 것이 좋다.

【참고사항】
① 가래가 심하면 진피와 반하를 더한다.
② 나이가 많거나 증상이 만성적이라면 사삼(沙蔘)을 더한다.
③ 몸이 건조한 사람은 천문동과 맥문동을 더한다.

【주의사항】
① 다른 약초를 먼저 달이고, 관동화는 나중에 넣어서 30분 정도만 달여야 한다. 꽃을 오래 달이면 효과가 떨어지기 때문이다.
② 천식은 만성 질환으로 이 한약처방을 3개월 이상 꾸준히 복용하는 것이 바람직하다.
③ 행인의 뾰족한 끝 부분을 잘라내고 사용해야 한다. 끝 부분에는 약간의 독성이 있기 때문이다.
④ 오미자는 절구로 빻아서 사용해야 효과가 좋다.
⑤ 정력자는 볶아서 사용해야 한다. 씨앗은 단단한 외피로 싸여 있기 때문에 그냥 달이면 약성분이 충분히 우러나오지 않는다.

행인(杏仁)

행인은 장미과에 속하는 낙엽활엽소교목인 살구나무의 성숙한 씨앗을 말하며, 맛은 쓰고 약간 매우며 성질은 약간 따뜻하다. 여름에 과실이 성숙하였을

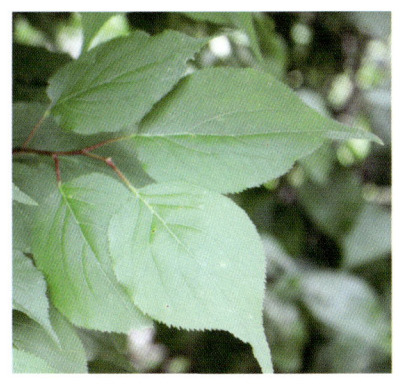
▲ 살구나무 잎

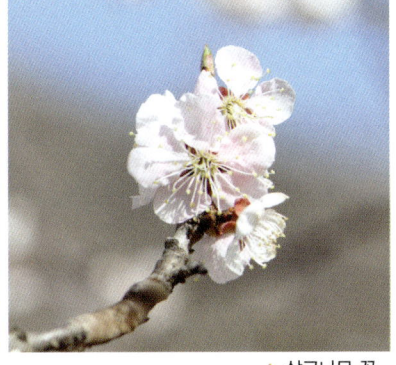
▲ 살구나무 꽃

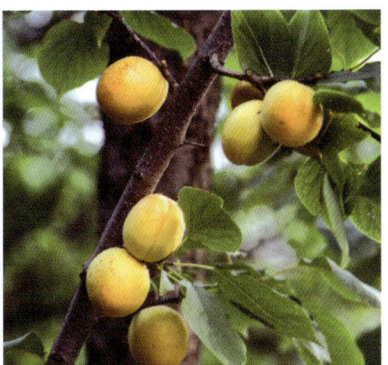
▲ 살구나무 열매

때 따서 과육과 핵각(核殼)을 제거하고 씨앗을 취하여 바람이 잘 통하는 곳에서 말린 후 사용한다. 원산지는 중국이며 우리나라 충청도와 전라도, 경상도 등에서 과수로 널리 재배한다.

주효능 | 기관지염, 천식, 변비, 피부 가려움증

행인은 기침과 숨이 차는 증상이 있을 때 가장 먼저 떠올려야 할 약초이다. 행인의 쓴맛은 기관지의 염증을 치료하고, 유질(油質)이 풍부하여 기관지를 부드럽게 만들어 천식 증상을 완화시킨다.

행인은 피부 가려움증과 종기에도 외용(外用)할 수 있다. 사타구니나 성기 주변,

【천식에 좋은 행인죽】

조선시대의 문헌 《시의전서》와 《조선요리제법》에 조리법이 수록되어 있다. 행인죽은 숨이 차면서 헐떡이고 기침이 나는 것을 치료할 수 있다.

◎ **준비재료**
  불린 쌀 1/2컵, 행인 1/3컵, 물 2와1/2컵, 소금 1/2작은술

◎ **요리방법**
  ① 행인을 하루쯤 따뜻한 물에 담가두어 쓴맛과 떫은맛을 제거한 다음 갈아서 고운 체에 밭여놓는다.
  ② 불린 쌀을 곱게 갈아서 고운 체에 밭여놓는다.
  ③ 위의 행인과 쌀의 앙금을 뺀 윗물을 합쳐 냄비에 넣고 중간 불에서 끓인다. 그런 다음 행인 앙금과 쌀 앙금을 넣어 끓인다.
  ④ 다 끓인 뒤에 소금으로 간을 한다.

항문 주변이 가려울 때 행인, 백반, 고삼을 분말로 만들어 참기름으로 반죽한 것을 바르면 가려움증이 해소된다. 또한 종기 초기에 붓고 열이 나면 행인, 대황, 황금을 고약처럼 만들어서 바르면 좋다.

상백피(桑白皮)

상백피는 뽕나무과에 속하는 낙엽교목인 뽕나무의 뿌리껍질을 말하며, 맛은 달고 성질은 차갑다. 겨울에 채취하며 코르크층을 제거하고 사용한다. 우리나라 각지에 분포하며 재배하고 있다.

주효능 | 기침, 천식, 부종, 소변불리(小便不利), 신장염, 고혈압

상백피는 기관지의 염증을 없애고 숨찬 증상을 치료하는 효능이 좋은 약초이다. 또한 가래를 제거하는 효능도 있어 기침과 가래가 있을 때 사용하면 효과적이다.

상백피는 고혈압에 효과가 좋다. 혈압을 내리는 작용이 완만하지만 지속성이 있다. 단독으로 사용할 때는 20~30g 정도를 사용해야 효과를 얻을 수 있다.

【아낌없이 주는 뽕나무】

◎ **뽕나무의 잎**(상엽, 桑葉)
폐와 기관지가 건조해져서 기침이 나올 때 사용하며, 눈을 밝게 해주고 두통과 어지럼증, 안구충혈에 효과가 있다.

◎ **뽕나무의 열매**(상심자, 桑椹子)
체액을 공급하는 효능이 있고, 정신이 어질어질하고 귀에서 소리가 나는 것, 가슴이 두근거리고 잠을 못 이루는 것, 수염과 모발이 일찍 희어지는 것, 진액이 부족해져 입안이 마르는 것, 혈허(血虛)로 인한 변비에 사용한다.

◎ **뽕나무의 혹**(늙은 뽕나무 위에 맺힌 마디)
노인의 관절염과 위통(胃痛)에 사용한다.

◎ **뽕나무의 가지**(상지, 桑枝)
어깨와 팔의 관절이 시큰거리고 아프며 마비된 것을 치료한다. 늦봄과 초여름에 채취하여 잎을 제거하고 햇볕에 말려 사용한다.

◎ **뽕나무에 자라는 겨우살이**(상기생, 桑寄生)
신경통과 관절염에 효과가 좋다. 특히 허리와 무릎을 과다하게 사용한 결과 발생하는 손상(통증)에 효과가 좋고, 장기간 복용해도 해가 없다.

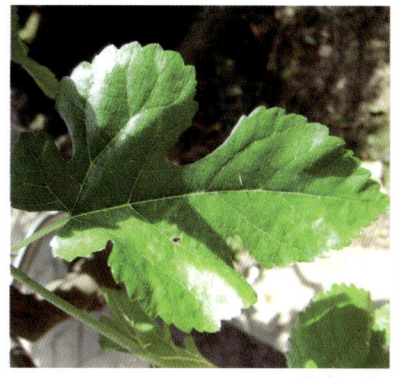 ▲ 뽕나무 잎
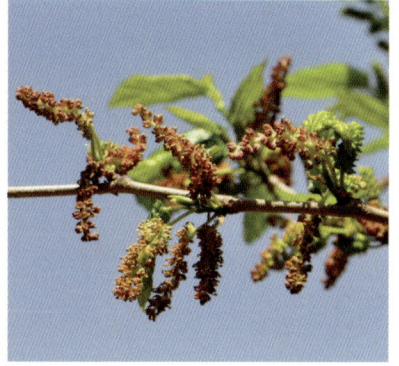 ▲ 뽕나무 꽃
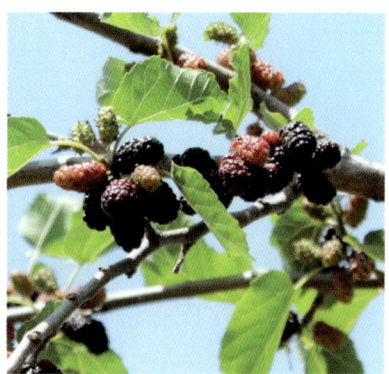 ▲ 뽕나무 열매

상백피는 이뇨작용이 있어 급성 신장염, 방광염, 요도염 등으로 얼굴과 다리가 부었을 때 사용할 수 있다. 단, 염증은 있으나 부종이 없을 때는 사용하지 않는다.

동의보감 원문 해설

治肺氣喘滿水氣浮腫消痰止渴去肺中水氣利水道治咳嗽唾血利大小腸殺腹藏虫又可縫金瘡○採無時出土者殺人初採以銅刀刮去上皮取其裏白暴乾東行根益佳〈本草〉○入手太陰經瀉肺氣之有餘利水生用咳嗽蜜蒸或炒用〈入門〉

폐기(肺氣)로 숨이 차고 가슴이 그득한 것, 수기(水氣)로 부종이 생긴 것을 낫게 하며 담을 삭이고 갈증을 멈춘다. 또 폐 속의 수기를 없애며 오줌을 잘 나가게 한다. 기침하면서 피를 뱉는 것을 낫게 하며 대소장을 잘 통하게 한다. 뱃속의 벌레를 죽이고 또한 쇠붙이에 다친 것을 아물게 한다. ○아무 때나 채취하는데 땅 위에 드러나 있는 것은 사람을 상한다. 처음 캐서 구리칼로 겉껍질을 긁어버리고 속에 있는 흰 껍질을 벗겨서 햇볕에 말린다. 동쪽으로 뻗어간 뿌리가 더욱 좋다. 〈본초〉 ○수태음경에 들어가서 폐기를 사한다. 오줌을 잘 나가게 하려면 생 것을 쓰고 기침에는 꿀물에 축여 찌거나 볶아 쓴다. 〈입문〉

뽕나무(상심자)의 기능성 및 효능에 관한 특허자료 2종 외

▶뽕나무에서 유래되는 호흡기 질환 치료용 약학조성물

본 발명은 뽕나무로부터 유래되는 디-알로스(D-allose), 디-만니톨(D-mannitol), 탈로스(talose) 및 바닐린(vanillin) 등의 성분을 유효성분으로 함유하는 천식, 만성 기관지염, 폐기종 및 기관지 확장증으로 구성된 그룹으로부터 선택되는 질환의 치료용 약학조성물에 관한 것이다.

– 등록번호 : 10-1017276-0000, 출원인 : 서운교, 손다니엘

▶ 주목과 뽕나무 추출물을 이용한 당뇨 또는 고혈압 치료용 약학 조성물 및 이의 제조방법

본 발명의 주목에 뽕나무가 혼합된 추출물 또는 주목, 뽕나무 및 솔잎이 혼합된 추출물은 뽕나무나 솔잎 단일 추출물보다 동물 및 사람에게서 당뇨 및 고혈압에 대한 현저한 효과를 나타내었다.

– 등록번호 : 10-0964603-0000, 출원인 : 오동석, 박윤수

오미자(五味子)

오미자는 오미자과에 속하는 덩굴성 낙엽활엽 식물인 오미자의 성숙한 열매를 말하며, 맛은 시면서 달고 성질은 따뜻하다. 열매가 완전히 익은 가을에 채취하는데 특히 상강(霜降) 이후에 채취하는 것이 품질이 좋다. 열매를 따서 꼭지와 불순물을 제거하고 햇볕에 말려서 사용한다. 우리나라 백두대간 산지와 경북, 전남 등에 자생하며 깊은 산속 큰 나무의 그늘 밑에 주로 서식한다.

주효능 | 만성 기침, 다한(多汗), 설사, 요실금, 대하증(帶下症), 남성 불임, 발기부전, 만성 피로, 간기능 저하

오미자의 신맛은 기관지근육의 탄력을 강화한다. 따라서 근육의 탄력이 저하된 노인의 만성적인 천식에 사용하면 좋다.

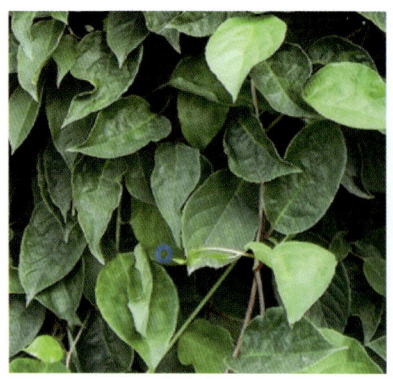
▲ 오미자 잎

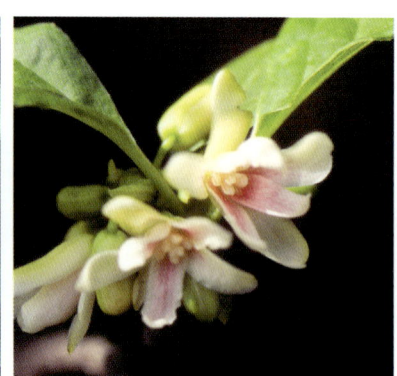
▲ 오미자 꽃

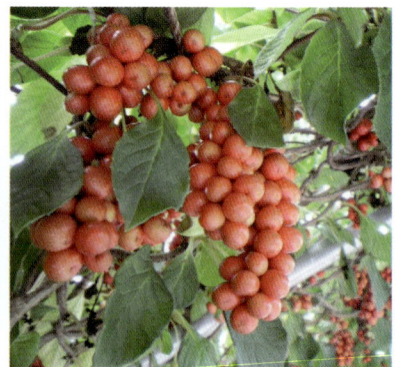
▲ 오미자 열매

오미자는 땀을 멎게 하는 효능이 있다. 몸에 열이 많아서 나는 아이들의 땀에는 적합하지 않고, 몸이 약해져서 나는 헛땀, 식은땀에 효과가 좋다. 오미자의 신맛이 조직을 수축시켜 땀의 배출을 막기 때문이다.

오미자는 아래로는 신장을 보하여 정(精)을 돕고, 위로는 폐를 자양하여 기침을 하면서 숨이 찬 것을 치료한다. 당나라 때 명의인 손진인(孫眞人)이 말하기를 '여름에는 늘 오미자를 먹어서 오장의 기운을 보해야 한다.'라고 하였다.

동의보감 원문 해설

性溫味酸(一云微苦)無毒補虛勞羸瘦明目煖水藏强陰益男子精生陰中肌止消渴除煩熱解酒毒治咳嗽上氣○生深山中莖赤色蔓生葉如杏葉花黃白子如豌豆許大叢生莖頭生靑熟紅紫味甘者佳八月採子日乾○皮肉甘酸核中辛苦都有醎味此則五味具也故名爲五味子入藥生暴不去子〈本草〉○孫眞人云夏月常服五味子以補五藏之氣在上則滋源在下則補腎故入手太陰足少陰也〈湯液〉○我國生咸鏡道平安道最佳〈俗方〉

성질은 따뜻하고[溫] 맛이 시며[酸](약간 쓰다[苦]고도 한다) 독이 없다. 허로(虛勞)로 몹시 여윈 것을 보하며 눈을 밝게 하고 신[水藏]을 덥히며 양기를 세게 한다. 남자의 정을 돕고 음경을 커지게 한다. 소갈증을 멈추고 번열을 없애며 술독을 풀고 기침이 나면서 숨이 찬 것을 치료한다. ○깊은 산속에서 자란다. 줄기는 붉은빛이고 덩굴로 자라는데 잎은 살구나무잎[杏葉]과 비슷하다. 꽃은 노랗고 흰 빛이며 열매는 완두콩만 한데 줄기 끝에 무더기로 열린다. 생것[生]은 푸르고 익으면[熟] 분홍자줏빛이며 맛이 단것이 좋다. 음력 8월에 열매를 따서 볕에 말린다. ○껍질과 살은 달고 시며 씨는 맵고 쓰면서 모두 짠 맛이 있다. 그래서 5가지 맛이 다 나기 때문에 오미자라고 한다. 약으로는 생것을 볕에 말려 쓰고 씨를 버리지 않는다.〈본초〉○손진인(孫眞人)이 "여름철에 오미자를 늘 먹어 오장의 기운을 보해야 한다"고 한 것은 위로는[上] 폐를 보하고 아래로는 신을 보하기 때문이다. 수태음, 족소음경에 들어간다.〈탕액〉○우리나라에서는 함경도와 평안도에서 나는 것이 제일 좋다.〈속방〉

오미자약차

▶ 효능 · 효과

신장의 정기와 기능을 보하고 이뇨작용이 있으며 요실금, 알레르기, 현기증, 이명 등에 효과가 있다.

▶ 약차 만드는 방법
① 물 1L에 오미자 30g을 넣고 1시간 정도 우려낸다.
② 우려낸 후 중불에서 살짝 끓인다.
③ 서늘한 날씨에는 따뜻하게, 더운 날씨에는 차게 마신다.
④ 기호에 맞게 설탕 또는 꿀을 넣어 마신다.

오미자의 기능성 및 효능에 관한 특허자료 2종 외

▶ 오미자 씨앗 추출물을 함유하는 항암 및 항암보조용 조성물
본 발명은 항암 및 항암보조용 조성물에 관한 것으로서, 오미자 씨앗 추출물을 유효성분으로 함유하는 것을 특징으로 한다.
― 공개번호 : 10-2012-0060676, 출원인 : 문경시

▶ 오미자 씨앗 추출물을 함유하는 알츠하이머씨병 예방 및 치료용 조성물
본 발명은 알츠하이머씨 병을 예방 및 치료하는 기능을 갖는 조성물에 관한 것으로서, 본 발명에 따른 알츠하이머씨 병 예방 및 치료용 조성물은 오미자 씨앗 추출물을 유효성분으로 함유하는 것을 특징으로 한다.
― 공개번호 : 10-2012-0060678, 출원인 : 문경시

관동화(款冬花)

관동화는 국화과에 속하는 다년생 식물인 관동의 꽃봉오리를 말하며, 맛은 맵고 약간 달며 성질은 따뜻하다. 추운 겨울 죽지 않고 얼어붙은 땅에서 꽃봉오리가 나와 이른 봄에 꽃을 피우는데, 꽃이 완전히 피기 직전 꽃봉오리를 채취하여 꽃자루와 불순물을 제거하고 말려서 사용한다. 우리나라에서는 1970년대 학술용으로 일본에서 들여와 재배하고 있다.

주효능 | 천식, 가래, 기관지염, 폐결핵, 인후통증

관동화는 예로부터 기침을 치료하는 주요한 약초로 여겨졌다. 약리실험에서도 기관지의 경련을 완화시키는 효능이 입증되었다.

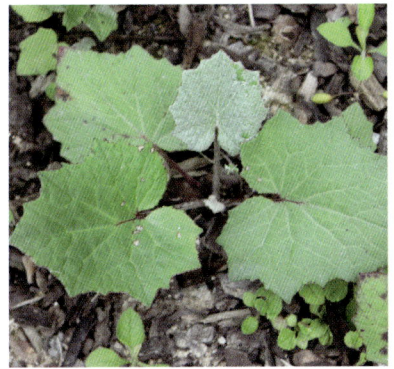
▲ 관동 잎

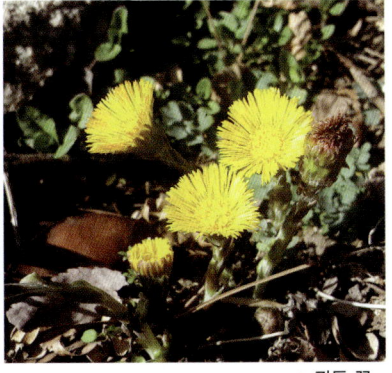
▲ 관동 꽃

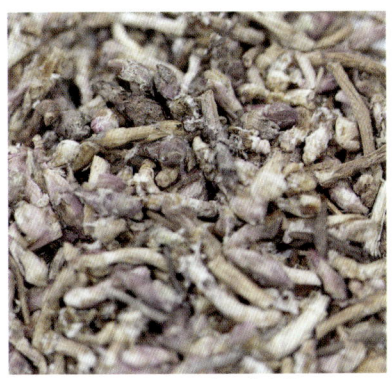
▲ 관동화(약재)

관동화를 꿀에 적셔서 볶으면 맵고 따뜻한 성질이 감소하고 폐와 기관지에 진액을 보충하는 효능이 증가하여 기관지와 폐가 건조해져서 기침이 날 때 더 좋다.

【관동화와 머위꽃 비교】

관동화는 겨울에 얼음이 얼 무렵에 꽃이 핀다고 해서 관동화(款冬花, 겨울을 알리는 꽃)라고 하였다. 우리나라에서는 머위의 꽃을 대신 사용하기도 한다.

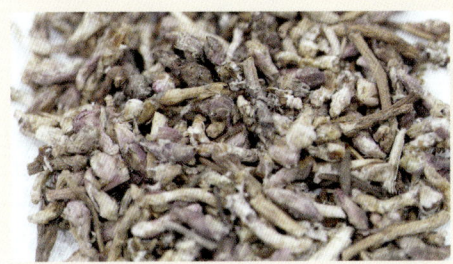
▲ 관동화

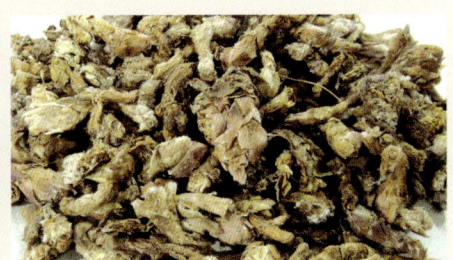
▲ 머위꽃

동의보감 원문 해설

性溫味辛甘無毒潤肺消痰止嗽治肺痿肺癰吐膿血除煩補勞〇根紫色莖靑紫葉似萆薢十一月十二月雪中出花紫赤色〇百草中惟此不顧氷雪最先春氷雪中亦生花十一月採花陰乾或云正月旦採之花半開者良如已芬芳則都無力〈本草〉〇一名顆冬治嗽之最要者也去枝用〈入門〉〇本經云生我國今無之〈俗方〉

성질은 따뜻하고[溫] 맛은 맵고 달며[辛甘] 독이 없다. 폐를 눅여주고 담을 삭이며 기침을 멎게 하고 폐위(肺痿)와 폐옹(肺癰)으로 피고름을 뱉는 것을 낫게 하며 번열을 없애며 허로를 보한다. ○뿌리는 자줏빛이고 줄기는 푸른 자줏빛이며 잎은 비해(萆薢)와 비슷하다. 음력 11월, 12월에 눈 속에서 붉은 자줏빛의 꽃이 핀다. ○모든 풀 가운데 이 풀만이 눈 속에서도 봄기운을 가장 먼저 맞으며 눈 속에서도 꽃이 핀다. 음력 11월에 꽃을 따서 그늘에서 말린다. 혹은 음력 정월에 일찍 따는데 꽃이 절반쯤 핀 것이 좋다. 만일 활짝 피면 약의 효과가 전혀 없다.〈본초〉○일명 과동(顆冬)이라고도 하며 기침을 낫게 하는 데 가장 중요한 약이다. 가지를 버리고 쓴다.〈입문〉○《신농본초경》에는 우리나라에서 난다 하였는데 지금은 없다.〈속방〉

머위꽃차

▶**효능 · 효과**

예로부터 꽃이삭을 건위, 진해, 해열, 화상에 약으로 써왔으며 해독작용이 뛰어나다. 암을 예방하며 천식을 개선하고 식욕증진 효과가 있다.

▶**꽃차 만드는 방법**

① 봉오리에서 바로 핀 꽃을 선택한다.
② 꽃잎을 하나씩 떼어내어 그늘에서 말린다.
③ 밀폐용기에 담아두고 사용한다.
④ 작은 꽃봉오리 7~8송이를 찻잔에 담고 뜨거운 물을 부어 우려내어 마신다.
⑤ 꽃을 모아서 말렸다가 재탕하여 마신다.

▶**차로 마신 후 꽃 이용법**

떡이나 만두를 찔 때 물속에 넣어 훈증을 하면 향기도 좋고 오래 보관할 수 있다.

정력자(葶藶子)

정력자는 십자화과에 속하는 2년생 식물인 다닥냉이의 성숙한 씨앗을 말하며, 맛은 맵고 쓰며 성질은 차갑다. 여름에 과실이 성숙하였을 때 채취하여 햇볕에 건조하여 사용한다. 우리나라 각지의 햇볕이 잘 들어오는 곳이면 토양에 관계 없이 자란다.

주효능 | 천식, 가래, 기관지염, 폐렴, 부종, 소변불리(小便不利)

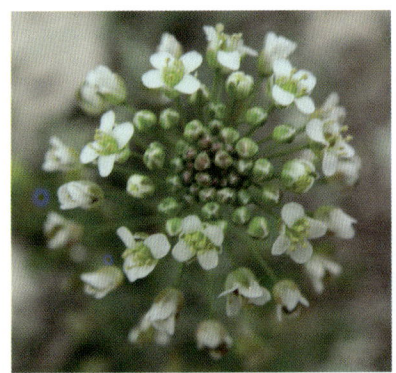
▲ 다닥냉이 꽃

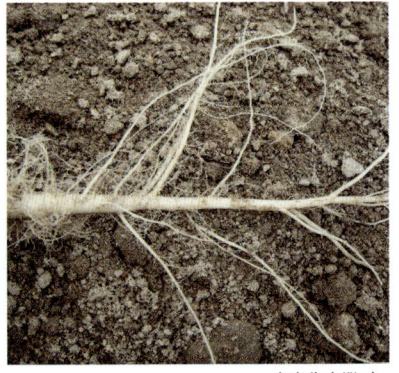
▲ 다닥냉이 뿌리

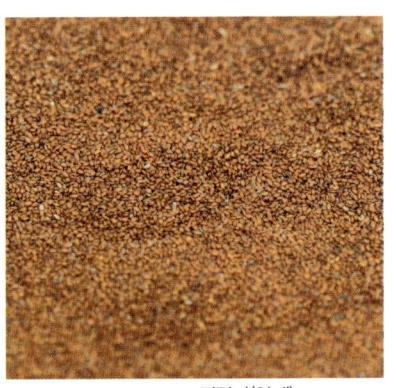
▲ 정력자(약재)

정력자의 '葶'은 '진정시키다'는 뜻이고 '藶'은 '뚝뚝 떨어지다', '돌린다[行]'는 뜻으로 기침을 안정시키고 수기(水氣)를 돌린다는 뜻이다. 그래서 정력자는 숨이 차오르고 헐떡이는 것을 안정시키고 가슴 속에 가래가 쌓이고 막혀서 기침이 나는 것을 치료한다.

정력자는 이뇨작용이 있어 소변이 시원하게 나오지 않거나 부종이 있을 때 사용할 수 있다. 성질이 차기 때문에 대변이 묽거나 설사 경향이 있는 사람은 정력자를 고소하게 볶거나 쪄서 사용하는 것이 좋다.

동의보감 원문 해설

性寒味辛苦無毒主肺癰上氣咳嗽定喘促除胸中痰飮療皮間邪水上溢面目浮腫利小便○在處有之苗葉似薺三月開花微黃結角子扁小如黍粒色黃入夏後採實暴乾〈本草〉○性急善逐水有苦甛二種苦則下泄甛則少緩〈湯液〉○隔紙炒香或蒸熟用之此藥性急走泄爲功苦者尤甚甛者少緩〈入門〉

성질은 차고[寒] 맛은 매우며 쓰고[辛苦] 독이 없다. 폐옹(肺癰)으로 숨결이 밭고 기침하는 것을 낫게 하며 숨이 찬 것을 진정시키고 가슴 속에 담음을 없앤다. 피부 사이에 있던 좋지 못한 물이 위로[上] 넘쳐서 얼굴과 눈이 부은 것을 낫게 하고 오줌을 잘 나가게 한다. ○곳곳에 있는데 싹과 잎이 냉이와 비슷하고 음력 3월에 약간 노란 꽃이 피고 꼬투리가 달린다. 그 속에 씨는 납작하면서 작은 것이 마치 기장 알과 비슷하며 빛이 누르다. 입하 후에 씨를 훑어 햇볕에 말린다.〈본초〉 ○성질이 급(急)하며 물을 잘 몰아낸다. 쓰고 단 2가지 종류가 있는데 쓴 것은 세게 설사시키고 단것은 좀 완화하다.〈탕액〉 ○종이 위에 펴고 고소하게 닦든가 혹

쩌서 쓴다. 이 약은 성질이 급(急)하여 설사시키는 데 효력이 크며 쓴 것은 더욱 심하고 단것은 조금 완하다.〈입문〉

정력자의 기능성 및 효능에 관한 특허자료 2종 외

▶정력자 추출물을 유효성분으로 포함하는 기억력 및 학습능력 증진용 조성물

본 발명은 정력자(꽃다지 씨, 다닥냉이 씨) 추출물을 유효성분으로 포함하는 기억력 및 학습능력 증진용 조성물 및 인지기능장애 예방 및 치료용 조성물에 관한 것이다. 본 발명은 아세틸콜린스테라아제의 활성을 억제, 항산화 활성(예컨대 활성산소종) 및 NMDA 리셉터와의 친화력을 통하여 신경세포, 특히 대뇌 기저부의 신경세포의 손상을 억제시킬 수 있는 효과를 가진다. 본 발명은 신경세포 보호 및 손상의 예방 효과를 통하여 기억력 및 학습능력을 증진시킬 수 있을 뿐만 아니라 인지기능장애로 질환을 예방 및 치료할 수 있는 효능을 발휘한다.

— 등록번호 : 10-1049493-0000, 출원인 : 한국식품연구원

▶정력자 추출물 또는 전호 추출물을 함유하는 미백제

본 발명은 미백 효과가 우수한 미백제에 관한 것으로, 보다 상세하게는 정력자(꽃다지나 다닥냉이 씨) 추출물, 전호 추출물 또는 이들의 혼합물을 유효성분으로 함유하여 부작용 없이 피부 색소 침착을 억제하는 피부 미백용 화장료 조성물에 관한 것이다.

— 공개번호 : 10-2004-0033410, 출원인 : 주식회사 태평양

【 혼동하기 쉬운 약초 비교 】

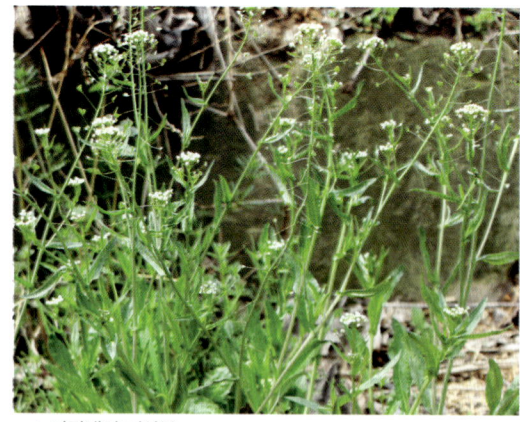
▲ 다닥냉이 지상부

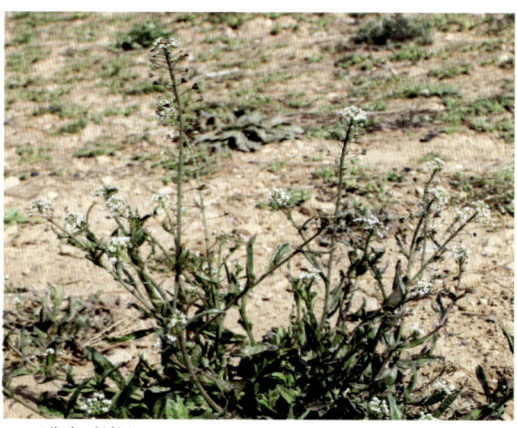
▲ 냉이 지상부

08 소화불량

　위장은 근육의 운동으로 섭취한 음식을 뒤섞고, 위액을 분비시켜 음식물을 분해하는 동시에 함께 유입된 세균을 죽이는 일을 한다. 소화불량은 이러한 위장의 기능이 완전하지 않을 때 발생한다.

　소화불량은 소화에 부담이 되는 찰진 떡이나 지방이 많은 육고기를 과식했을 때 생길 수 있고, 술이나 자극적인 음식이 위점막에 염증을 일으켰을 때도 생긴다. 물론 이러한 소화불량은 오래가지 않아서 좋아진다. 문제는 만성적인 소화불량이다. 과식을 하거나 자극적인 음식을 먹지 않았음에도, 그리고 비교적 소화가 잘 되는 음식을 먹어도 소화불량이 생길 수 있다. 이는 위장의 기능이 약해졌기 때문이다. 건강한 사람이라도 나이가 들면 위산 분비량이 줄어들고 위장의 운동도 약해진다. 여기에 스트레스나 과로 등이 겹치면 위장의 기능은 더욱

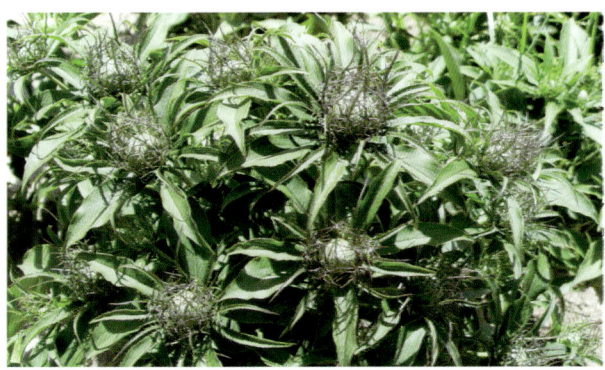

▲ 백출

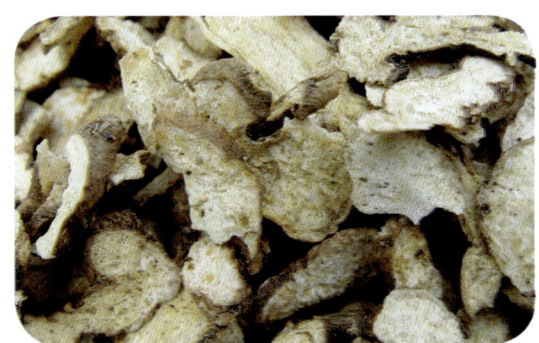

▲ 백출(약재)

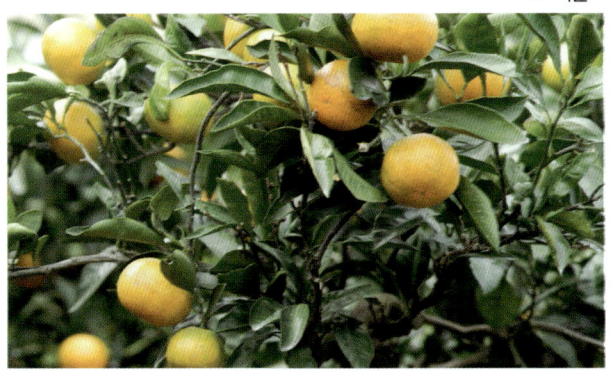

▲ 귤나무

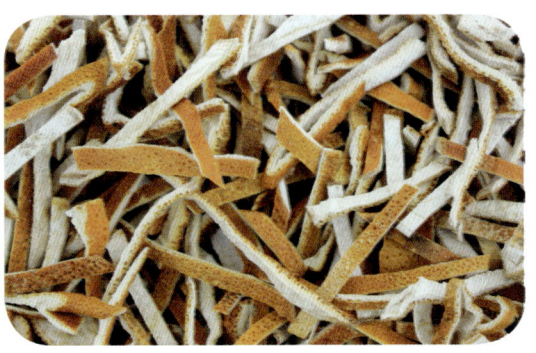

▲ 진피(약재)

약해지고, 어느 순간부터 소화가 더디게 되고 가스가 차는 등의 소화불량 증상이 나타난다. 이는 나이가 들어 허리 근육이 약해진 탓으로 물건을 들 때 허리에 부담이 가는 것과 유사하다. 다음에 소개되는 한약처방은 약해진 위장의 기능을 강화하는 데 도움이 된다.

> **한약처방 |** 백출 16g, 진피 12g, 후박 8g, 지실 6g

상기 용량은 1일분이다. 물 800cc를 붓고 중불로 2시간 정도 달여 물이 절반 정도 되게 한다. 그리고 이것을 3등분하여 아침, 점심, 저녁에 마시는데, 3~4시간 간격을 두고 마시는 것이 좋다. 만성적인 소화불량을 치료하려면 10일분 또는 20일분씩 달여놓고 유리병에 담아 냉장고에 보관하였다가 마실 때마다 따뜻하게 데워서 복용하는 것이 좋다.

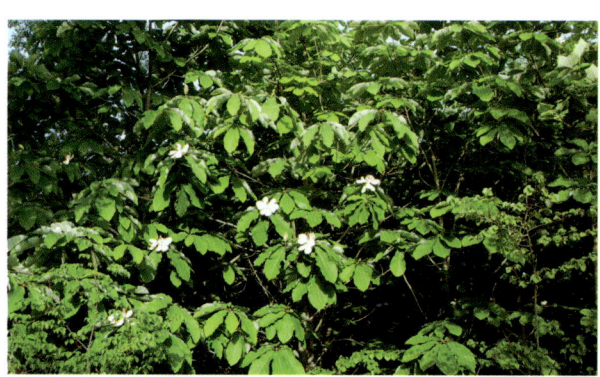
▲ 일본목련

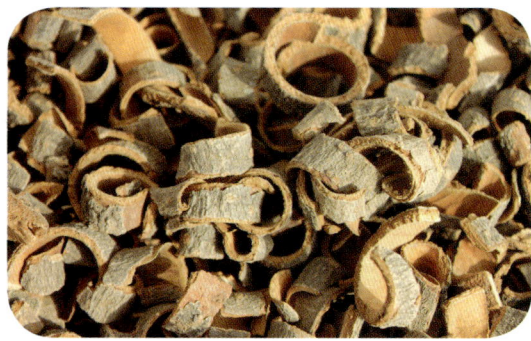
▲ 후박(약재)

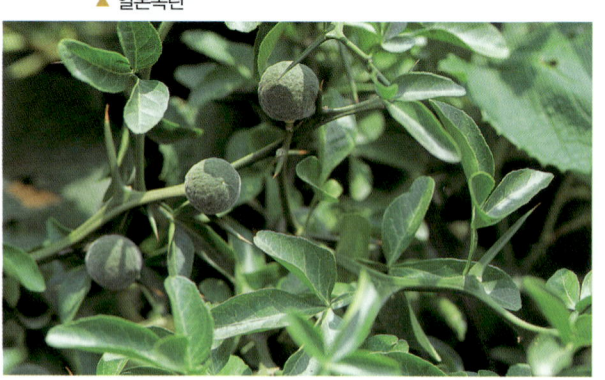
▲ 탱자나무

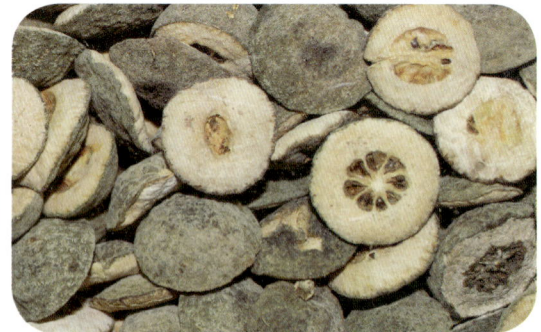
▲ 지실(약재)

【참고사항】
① 기력이 약한 사람에게는 인삼을 더한다.
② 스트레스성 소화불량에는 향부자를 더한다.
③ 복부가 냉한 사람에게는 건강을 더한다.
④ 잦은 육식으로 인한 소화불량에는 산사를 더한다.

【주의사항】
① 백출, 후박, 지실을 먼저 달이고, 나중에 진피를 넣어서 30분 정도만 달인다. 향기가 나는 약초를 오래 달이면 약 효과가 떨어지기 때문이다.
② 후박의 코르크층에는 유효성분이 없으므로 코르크층을 제거하고 사용해야 하며, 생강즙에 축인 후에 볶아서 사용하면 인후를 자극하는 부작용이 줄어든다.
③ 만성적으로 소화력이 약한 사람은 이 한약처방을 묽게 달여서 음료수처럼 장기간 복용하면 좋다.

백출(白朮)

백출은 국화과에 속하는 다년생 식물인 삽주 또는 백출의 뿌리를 말하며, 맛은 달면서 쓰고 성질은 따뜻하다. 10~11월에 캐서 줄기와 잎, 흙을 제거하고 불에 말리거나 햇볕에 말린 다음 잔뿌리를 제거하고 사용한다. 삽주는 우리나라 각지의 산에서 널리 자라며, 백출은 중국에서 종자를 도입하여 우리나라에서 재배하고 있다.

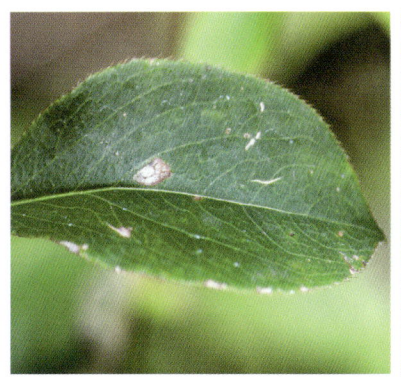
▲ 백출 잎

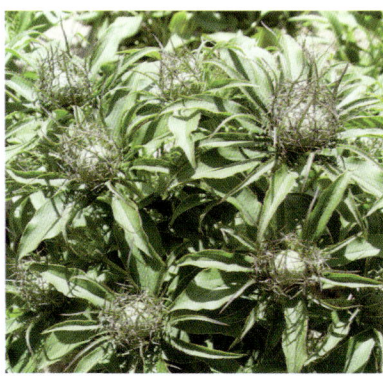
▲ 백출 꽃봉오리

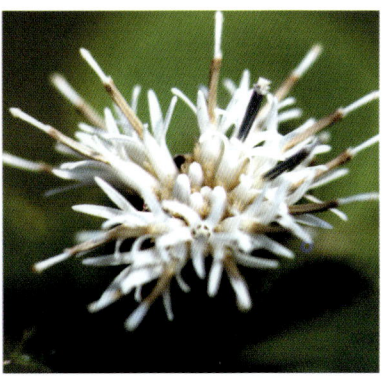
▲ 백출 꽃

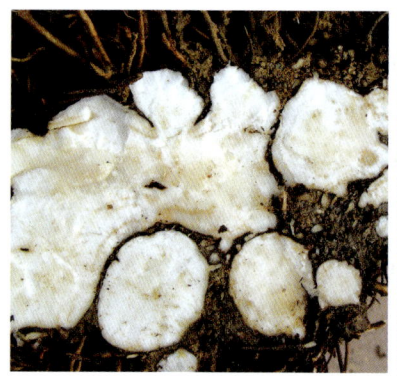
▲ 백출 뿌리(자른 모습)

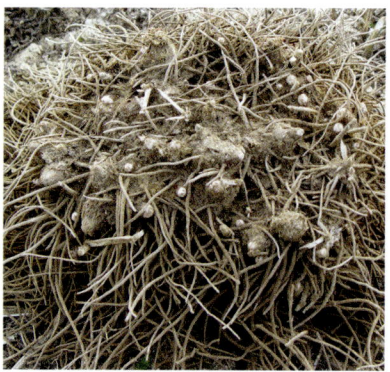
▲ 백출 뿌리(말린 것)

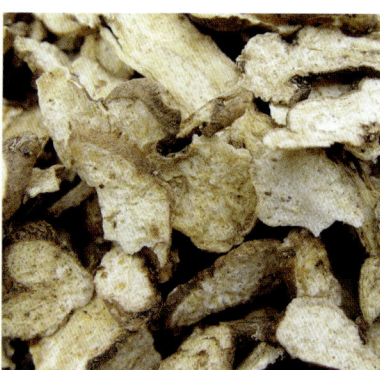
▲ 백출 뿌리 절편(약재)

주효능 | 식욕부진, 소화불량, 설사, 습관성 유산, 다한(多汗)

백출은 약해진 위장의 기능을 강화하는 약초이다. 따라서 평소 소화력이 약한 사람에게 적합하다. 위장기능이 약하면 식욕이 없고 조금만 먹어도 소화가 더디게 되고, 스트레스를 받으면 곧바로 체하는 증상이 생기는데, 이러한 증상에 백출을 사용하면 좋다.

백출은 임신부의 소화불량과 입덧에도 사용하는 매우 안전한 약초이다. 예로부터 임신부의 몸이 약하거나 입덧을 심하게 할 때, 또는 유산 징후가 있을 때 자주 사용했었다.

동의보감 원문 해설

性溫味苦甘無毒健脾強胃止瀉除濕消食止汗除心下急滿及霍亂吐瀉不止利腰臍間血療胃虛冷痢○生山中處處有之其形促色微褐氣味微辛苦而不烈一名乞力伽此白朮也〈本草〉○本草無蒼白之名近世多用白朮治皮膚間風止汗消痞補胃和中利腰臍間血通水道上而皮毛中而心胃下而腰臍在氣主氣在血主血〈湯液〉○入手太陽少陰足陽明太陰四經緩脾生津去濕止渴米泔浸半日去蘆取色白不油者用之〈入門〉○瀉胃火生用補胃虛黃土同炒〈入門〉

성질은 따뜻하고[溫] 맛이 쓰며[苦] 달고[甘] 독이 없다. 비위를 든든하게 하고 설사를 멎게 하고 습을 없앤다. 또한 소화를 시키고 땀을 걷우며 명치 밑이 몹시 그득한 것과 곽란으로 토하고 설사하는 것이 멎지 않은 것을 치료한다. 허리와 배꼽 사이의 혈을 잘 돌게 하며 위(胃)가 허랭(虛冷)하여 생긴 이질을 낫게 한다. ○산에서 자라는데 어느 곳에나 다 있다. 그 뿌리의 겉모양이 거칠며 둥근 마디로 되어 있다. 빛은 연한 갈색이다. 맛은 맵고 쓰나[辛苦] 심하지 않다. 일명 걸력가(乞力伽)라고 하는 것이 즉 흰삽주이다.〈본초〉○《신농본초경》에는 삽주와 흰삽주의 이름이 없었는데 근래 와서 흰삽주를 많이 쓴다. 흰삽주는 피부 속에 있는 풍을 없애며 땀을 거두고 트직한 것을 없애며 위(胃)를 보하고 중초를 고르게 한다. 허리와 배꼽 사이의 혈을 잘 돌게 하며 오줌을 잘 나가게 한다. 위[上]로는 피모(皮毛), 중간으로는 심과 위, 아래로는 허리와 배꼽의 병을 치료한다. 기병(氣病)이 있으면 기를 치료하고 혈병(血病)이 있으면 혈을 치료한다.〈탕액〉○수태양과 수소음, 족양명과 족태음의 4경에 들어간다. 비(脾)를 완화시키며[緩] 진액을 생기게 하고 습을 말리며 갈증을 멎게 한다. 쌀 씻은 물에 한나절 담갔다가 노두를 버리고 빛이 희고 기름기가 없는 것을 쓴다.〈입문〉○위화(胃火)를 사하는 데는 생것으로 쓰고 위허를 보할 때에는 누른 흙과 같이 닦아 쓴다.〈입문〉

백출(삽주)의 기능성 및 효능에 관한 특허자료

▶ 항알레르기 효과를 가지는 백출(삽주) 추출물

본 발명은 항알레르기 효과를 가지는 백출(삽주) 추출물에 관한 것으로, 보다 구체적으로는 전통 한약재인 백출로부터 열탕 또는 유기용매를 이용하여 항알레르기 효과를 가지는 성분을 추출하는 방법 및 상기 추출된 물질을 함유하는 항알레르기 기능성 식품 또는 의약 조성물에 대한 것이다.

- 공개번호 : 10-2005-0051741, 출원인 : 학교법인 건국대학교

진피(陳皮)

진피는 운향과에 속하는 낙엽활엽소교목인 귤 또는 근속식물의 성숙한 열매의 껍질을 말하며, 맛은 맵고 쓰며 성질은 따뜻하다. 늦가을부터 겨울 사이에 채취하며 열매를 따서 과피(果皮)를 벗겨 그늘에 말리거나 햇볕에 말려서 사용한다. 한국, 일본, 인도, 북아메리카의 남쪽, 흑해 등지에 분포하며 우리나라는 제주도 및 남부지방에서 재배한다.

주효능 | 소화불량, 가래, 담 결림, 딸꾹질

진피는 위장에 쌓인 담(痰)을 제거하여 위장의 운동을 활발하게 해주는 약초이

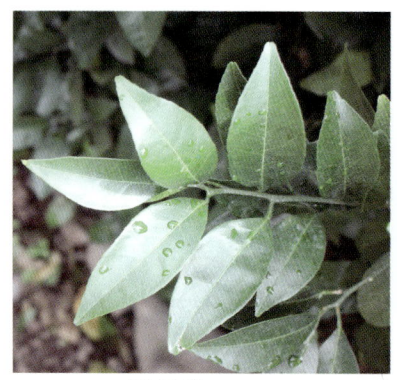
▲ 귤나무 잎

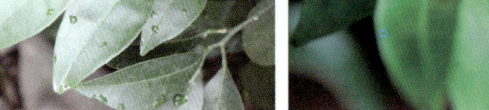
▲ 귤나무 꽃

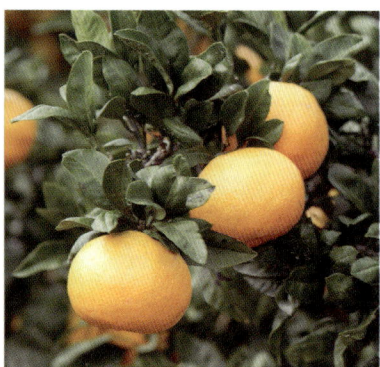
▲ 귤나무 열매

다. 담은 위장기능이 약해졌을 때 쌓이며, 담이 쌓이면 위장의 운동이 약해져 소화불량이 나타난다. 그리고 담은 하루 이틀에 쌓이는 것이 아니며 몇 개월 또는 몇 년에 걸쳐 쌓인다. 따라서 담을 제거하는 진피는 만성 소화불량에 적합하다.

진피는 향기가 좋은 약재이다. 항스트레스 작용이 있어 신경이 예민하고 스트레스를 많이 받는 사람에게 사용하면 좋다. 스트레스 때문에 소화불량이 생겼다면 진피가 제격이다.

푸르스름하게 익지 않은 귤껍질을 청피라고 하는데, 청피는 진피보다 약성이 강하다. 따라서 급성 소화불량이나 증상이 보다 심할 때 사용한다.

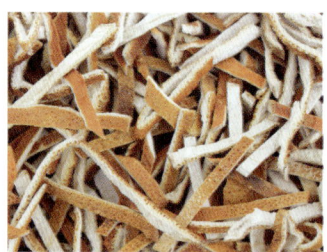
▲ 진피

▲ 청피

【귤나무의 부위별 효능】

◎ **귤껍질**(진피, 陳皮)
기(氣)를 다스려서 위장을 튼튼하게 하고, 습기(濕氣)를 말려서 담(痰)을 삭여준다. 흉복부가 부풀어 올라 그득한 것, 식사량이 적은 것, 토하고 설사하는 것, 기침에 가래가 끓는 것에 쓴다.

◎ **덜 익은 귤껍질**(청피, 靑皮)
스트레스나 음식물 때문에 기가 막혀 가슴과 옆구리, 위장 쪽이 답답하고 통증이 있는 증상에 사용한다. 가슴에 멍울이 생긴 경우나 간경변증에도 활용한다.

◎ **귤의 씨(귤핵, 橘核)**
  기를 다스리고 맺힌 것을 흩어주며 통증을 멎게 해준다. 신장과 방광이 찬 것과 요통을 치료한다.
◎ **귤의 속살(귤육, 橘肉)**
  갈증을 멎게 하고 건조해진 폐를 촉촉하게 하며, 입맛을 돋우는 데 효과가 있으며 가슴을 편하게 해준다. 하지만 귤육을 많이 먹으면 담이 잘 생긴다. 신 것은 담을 모이게 하기 때문에 귤육을 약으로 사용하지는 않는다.
◎ **귤의 속살에 붙은 실 같은 층(귤낭상근막, 橘囊上筋膜)**
  갈증을 멎게 하고 술을 마신 뒤에 토하는 것을 치료하는 데 달여 먹으면 좋다.
◎ **귤나무의 잎(귤엽, 橘葉)**
  가슴과 옆구리가 아프고 숨이 찬 증상을 치료하는 효능이 있다. 유방이 붓고 아플 때도 사용하고, 가래를 삭이고 천식을 진정시키는 데도 사용한다.
◎ **귤나무의 뿌리[根]**
  기를 순조롭게 하여 통증을 멎게 해준다.

후박(厚朴)

후박은 목련과에 속하는 낙엽활엽교목인 일본목련, 후박, 요엽후박의 나무껍질을 말하며, 맛은 쓰면서 맵고 성질은 따뜻하다. 5월 초순에서 5월 중순 사이에 껍질을 벗겨 그늘에서 말려서 사용하며, 약효가 없는 코르크층은 제거한다. 원산지는 일본으로 중국의 호북성과 사천성이 주산지이며 우리나라 중부 이남에서 관상용으로 재배한다. 습기가 적당하고 비옥하며 부식질 토양에서 잘 자란다.

주효능 | 복부팽만감, 천식, 변비, 소화불량, 인후부 이물감

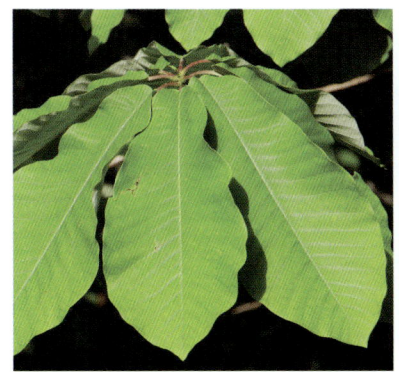 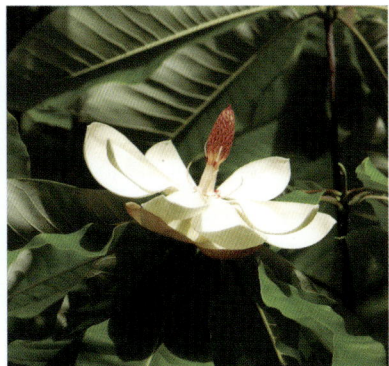 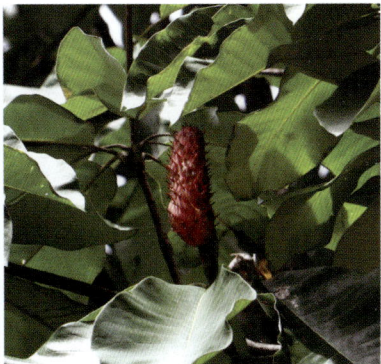

▲ 일본목련 잎　　▲ 일본목련 꽃　　▲ 일본목련 열매

후박은 위장의 운동을 활발하게 하는 약초이다. 외국 여행을 하면 새로운 환경에 적응해야 하므로 신경이 예민해지고, 그 결과 장의 운동이 둔해져 변비가 생긴다. 이럴 때 후박을 사용하면 장의 운동이 활발해져 변비가 해소된다. 소화불량이 생겼을 때도 후박을 달여서 복용하면 위장이 활발하게 움직여 소화불량 증상이 완화된다.

후박은 복부에 가스가 찰 때에도 효과가 좋다. 가스가 차는 증상은 위장의 움직임이 둔해져 음식물을 적절하게 소화하지 못할 때 생기는데, 후박이 위장의 운동을 활발하게 만들어주기 때문에 복부에 가스 차는 증상을 효과적으로 치료할 수 있다.

동의보감 원문 해설

性溫味苦(一云辛)無毒主積年冷氣腹中脹滿雷鳴宿食不消大溫胃氣止霍亂吐瀉轉筋消痰下氣厚腸胃治泄痢嘔逆去三虫泄五藏一切氣○以肉厚色紫而潤者爲好薄而白者不堪用削去上甲錯皮以薑汁灸用或剉薑汁炒用不以薑製則戟人喉舌〈本草〉

성질은 따뜻하며[溫] 맛이 쓰고[苦] (맵다[辛]고도 한다) 독이 없다. 여러 해 된 냉기, 배가 창만하고 끓으면서 소리가 나는 것, 식체가 소화되지 않는 것을 낫게 하며 위기를 몹시 덥게 한다. 곽란으로 토하고 설사하며 쥐가 이는 것을 낫게 하고 담을 삭이며 기를 내리고 장위의 기능을 좋게 한다. 또는 설사와 이질, 구역을 낫게 하고 3충을 죽이며 오장에 몰려 있는 모든 기를 내보낸다. ○살이 두텁고 자줏빛이면서 윤기가 나는 것이 좋고 엷고 흰 것은 쓰지 못한다. 우둘투둘한 겉껍질을 깎아버리고 생강즙에 축여서 볶아 쓴다. 생강으로 법제하지 않으면 목구멍과 혀를 자극한다.〈본초〉

후박(일본목련)의 기능성 및 효능에 관한 특허자료 2종 외

▶일본목련(후박) 추출물 또는 이의 분획물을 유효성분으로 함유하는 염증성 질환 예방 및 치료용 조성물

본 발명은 알코올 또는 알코올 수용액을 용매로 하여 추출되는 일본목련(후박) 열매 또는 화뢰(꽃, 꽃봉오리)의 추출물 및 이의 활성 분획물은 리포폴리사카라이드(lipopolysaccharide) 유도에 의한 일산화질소의 생성을 억제하는 항염증 활성을 가지고, 낮은 세포독성을 가지며, 후박나무에서 분리되는 주요 성분인 오보바톨(obovatol), 호노키올(honokiol) 및 마그놀올(magnolol)을 모두 함유하고 있으므로 염증성 질환 예방 및 치료용 조성물로 유용

하게 이용될 수 있다.
- 공개번호 : 10-2009-0128725, 출원인 : 한국생명공학연구원
▶ 일본목련 열매 추출물을 포함하는 항암제 조성물
본 발명은 일본목련 목련속 식물 추출물을 유효성분으로 함유하는 항암제 조성물 및 이를 포함하는 건강기능성식품 조성물에 관한 것이다.
- 공개번호 : 10-2012-0000243, 출원인 : 한림대학교 산학협력단

지실(枳實)

지실은 탱자나무의 어린 과실이며, 맛은 쓰고 맵고 시며 성질은 약간 차다. 5~6월에 저절로 떨어지는 과실을 수집하여 가로로 쪼개서 햇볕이나 저온에서 건조하여 사용한다. 우리나라의 중남부 지방에서 재배된다.

주효능 | 소화불량, 복부팽만, 복통, 변비, 위하수, 자궁하수, 탈항(脫肛)

지실은 소화시키는 힘이 아주 강하다. 크기에 비하여 무겁고 맛이 매우 쓰기 때문에 밑으로 내려주는 힘[氣]이 강하다. 씀바귀나 고들빼기처럼 쓴맛이 있는 봄나물이 소화를 도와 춘곤증을 물리치는 것처럼 쓴맛은 소화를 촉진하는 효과가 있다. 그런데 지실은 쓴맛이 강하고 질량이 무겁기 때문에 그 작용이 더욱 강하다. 그래서 소화불량뿐 아니라 변비에도 효과가 있다.

또한 위장의 운동을 활발하게 하는 효능이 있어 복통, 팽만감, 식욕부진 등

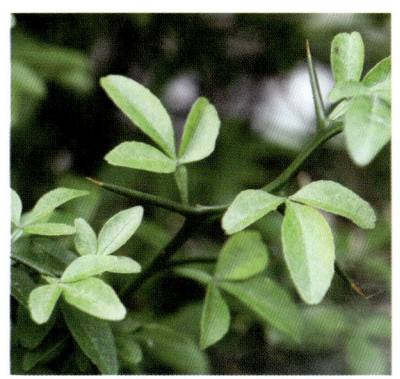
▲ 탱자나무 잎

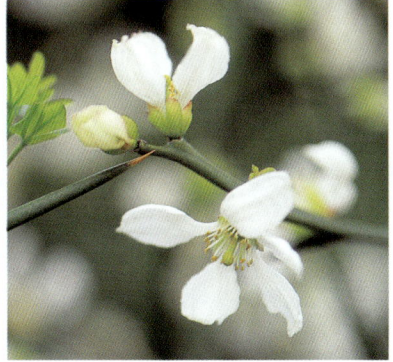
▲ 탱자나무 꽃

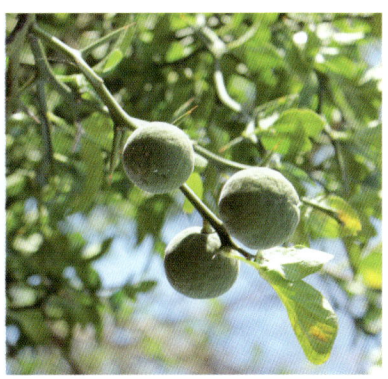
▲ 탱자나무 열매

에 사용한다. 단, 약효가 강하게 나타나므로 몸이 약한 사람은 신중하게 사용해야 한다.

【지각과 지실 비교】

지실은 어린 탱자이며 지각은 미성숙한 탱자이다. 지각의 효능은 지실의 효능과 비슷하지만 약성이 조금 약한 편이다. 지실은 막힌 곳을 강하게 뚫어주고 밀어내는 힘이 강한 반면, 지각은 위장의 운동을 활발하게 하여 복부팽만감과 통증을 멎게 한다.

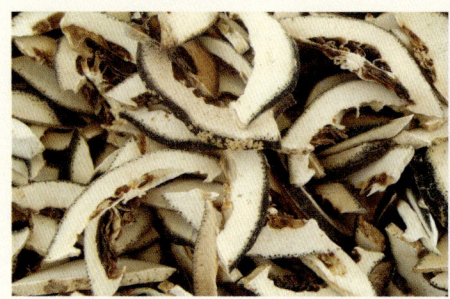
▲ 지각

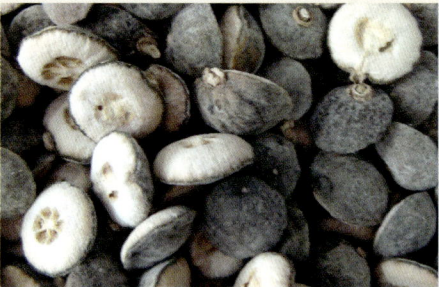
▲ 지실

동의보감 원문 해설

性寒(一云微寒)味苦酸(一云苦辛)無毒主皮膚苦痒除痰癖消脹滿心下痞痛消宿食○木如橘而小葉如根多刺春生白花至秋結實七八月採暴乾○以飜肚如盆口脣狀須陳久者爲勝○古云橘渡淮爲枳又云江南爲橘江北爲枳今江南俱有橘枳江北有枳無橘此是別種非關變也〈本草〉○枳實瀉痰有衝墻倒壁之功水浸去瓤麩炒用〈入門〉○枳實不去瓤其效更速〈丹心〉
[莖皮]療水脹暴風骨節攣急〈本草〉
[根皮]主五痔大便下血〈本草〉

성질은 차며[寒](약간 차다[微寒]고도 한다) 맛은 쓰고[苦] 시며[酸](쓰고 맵다[辛]고도 한다) 독이 없다. 피부의 심한 가려움증과 담벽(痰癖)을 낫게 하며 창만과 명치 밑이 트직하면서 아픈 것을 낫게 하고 오랜 식체를 삭인다. ○나무는 귤나무 비슷한데 약간 작다. 잎은 문설주와 비슷하고 가시가 많다. 봄에 흰 꽃이 피고 가을에 열매가 익는다. 음력 7~8월에 따서 햇볕에 말린다. ○배껍데기가 뒤집어진 것이 마치 물동이의 아가리 비슷한데 오래 묵혀둔 것이 좋다.

○옛말에 귤나무가 회수(淮水)를 건너가면 탱자나무가 된다고 하였고 또한 양자강 남쪽에서는 귤나무가 되고 강북 쪽에서는 탱자나무가 된다고 하였다. 그러나 지금 양자강 남쪽에는 귤나무와 탱자나무가 다 있고 강북 쪽에는 탱자나무만 있다. 귤나무가 없는 것으로 보아 다른 종류이며 변해서 된 것이 아니라는 것을 알 수 있다.〈본초〉 ○지실은 담을 삭이는 데서 담장을 찌르고 벽을 넘어뜨릴 만큼 힘이 세다. 물에 담갔다가 속을 긁어 버리고 밀기울과 함께 볶아서 쓴다.〈입문〉 ○속을 버리지 않은 지실은 효력을 더 빨리 나타낸다.〈단심〉

지경피(枳莖皮, 탱자나무줄기의 껍질) : 수창(水脹), 갑자기 생긴 풍증, 뼈마디가 몹시 오그라드는 것을 낫게 한다.〈본초〉

지근피(枳根皮, 탱자나무 뿌리껍질) : 5가지 치질과 대변에 피가 섞여 나오는 것을 낫게 한다.〈본초〉

탱자나무의 기능성 및 효능에 관한 특허자료 2종 외

▶ 탱자나무 추출물을 함유하는 B형 간염 치료제

본 발명은 간염 바이러스의 증식을 특이적으로 저해하며 간세포에 대한 독성이 적은 탱자나무의 추출물을 함유하는 B형 간염 치료제에 관한 것이다. 본 발명의 탱자나무 추출물을 유효성분으로 함유하는 B형 간염 치료제는 HBV-P에 대한 선택적이며 강한 저해작용이 있으며 HBV의 증식을 억제할 뿐만 아니라 인체에는 독성이 매우 적기 때문에 간염 치료제로서 매우 유용하다.

— 공개번호 : 10-2002-0033942, 출원인 : (주)내비켐

▶ 탱자나무 추출물을 함유하는 C형 간염 치료제

본 발명은 간염 바이러스의 증식을 특이적으로 저해하며 간세포에 대한 독성이 적은 탱자나무의 추출물을 함유하는 C형 간염 치료제에 관한 것이다. 본 발명의 탱자나무 추출물을 유효성분으로 함유하는 C형 간염 치료제는 HCV-P에 대한 선택적이며 강한 저해작용이 있으며 HCV의 증식을 억제할 뿐만 아니라 인체에는 독성이 매우 적기 때문에 간염 치료제로서 매우 유용하다.

— 공개번호 : 10-2002-0084312, 출원인 : (주)내비켐

09 체기(滯氣)

　체한 느낌이 계속되는 것을 체기라고 한다. 급하게 물을 마셨을 때, 음식을 먹다가 놀랐을 때 누구나 한 번쯤은 체한 경험을 했을 것이다. 체기는 하루 이틀 지나면 없어지는 것이 보통이다. 그런데 몇 개월 동안 지속되면서 어떤 소화제로도 치료되지 않는 경우가 있다. 여기에서 다루는 체기는 이렇게 오랫동안 낫지 않는 체기이다.

　허리의 염좌(捻挫)는 체기를 이해하는 데 도움이 된다. 물건을 들거나 갑작스런 동작의 변화 때문에 허리의 근육과 인대에 상처가 생긴 것을 염좌라고 한다. 초기에는 근육이 경직되어 심한 통증이 나타나지만, 침 치료나 물리치료를 받으면 증상이 완화된다. 하지만 적절한 치료를 하지 못하였거나 허리 근육이 약해진 상태에서 다쳤다면 시간이 지나도 기대만큼 치료 효과가 나타나지 않을 수 있

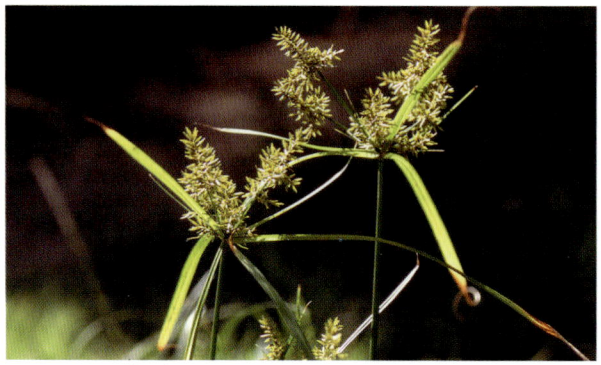
▲ 향부자

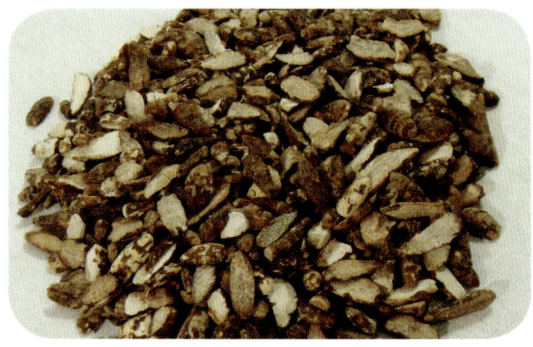
▲ 향부자(약재)

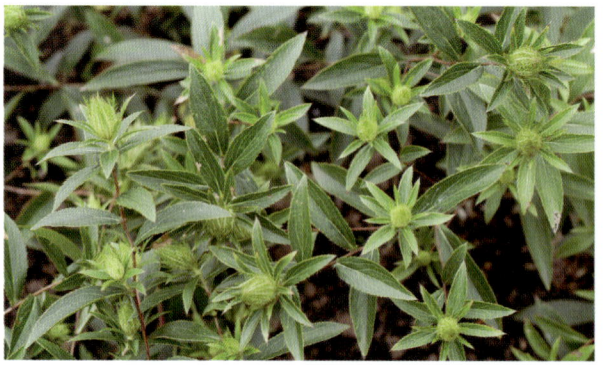
▲ 창출

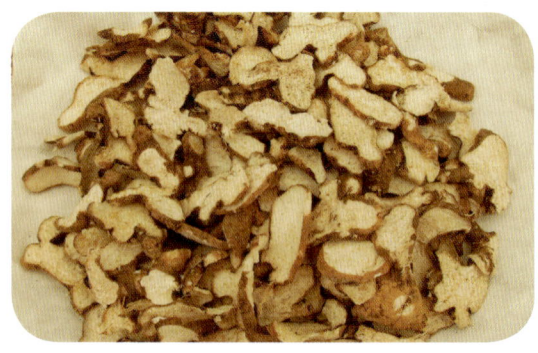
▲ 창출(약재)

다. 그리고 몇 개월 후에도 허리를 움직일 때 불편하고 물건을 들 때 허리에 힘이 들어가지 않는 상태로 남는다.

　이와 마찬가지로 폭식이나 과식을 했을 때, 또는 소화가 안 되는 음식을 먹었을 때 위장 근육에 미세한 손상이 생기고, 이것이 회복되지 않은 상태에서 음식을 먹을 때마다 얹힌 느낌이 드는 것이 체기이다. 따라서 체기를 치료하려면 소화에 부담을 주는 음식을 피하는 것이 좋다. 다음에 소개되는 한약처방은 위장의 운동을 촉진하여 손상된 위장 근육을 치료하는 데 도움을 준다.

한약처방 | 향부자 8g, 창출 8g, 진피 6g, 후박 4g

　상기 용량은 1일분이다. 물 800cc를 붓고 중불로 2시간 정도 달여 물이 절반 정도 되게 한다. 그리고 이것을 3등분하여 아침, 점심, 저녁에 마시는데, 3~4시간 간격을 두고 마시는 것이 좋다. 체기가 오래된 경우에는 10일분 또는 20일

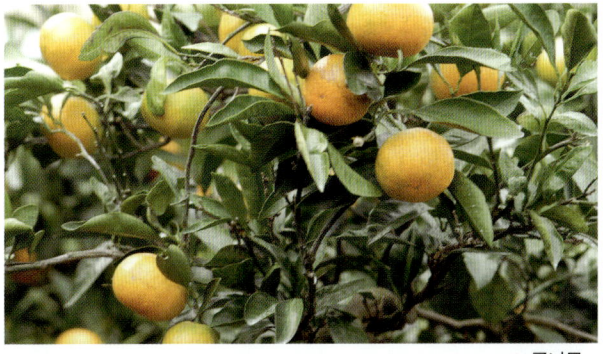
▲ 귤나무

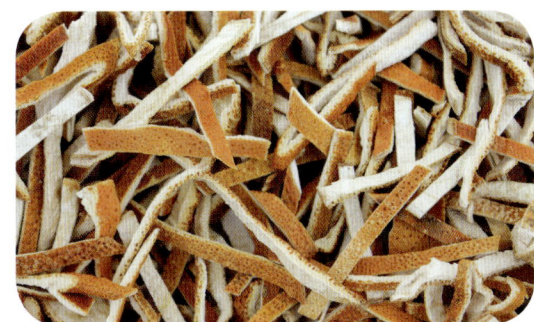
▲ 진피(약재)

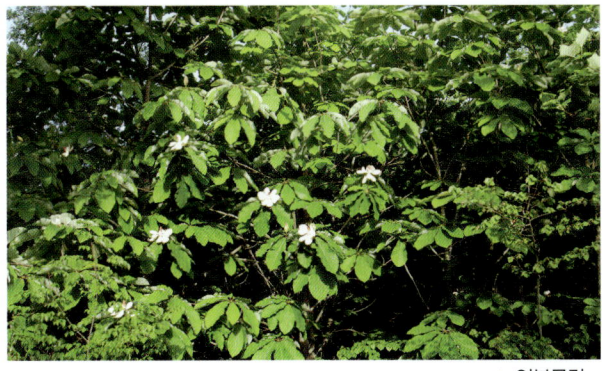
▲ 일본목련

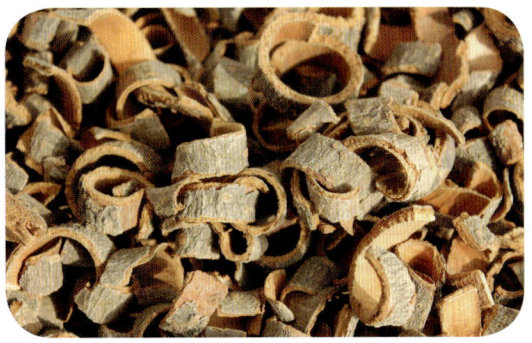
▲ 후박(약재)

분씩 달여놓고 유리병에 담아 냉장고에 보관하였다가 마실 때마다 따뜻하게 데워서 복용하는 것이 좋다.

【참고사항】
① 이 처방은 비만한 사람의 손발 저림을 치료하는 데도 효과적이다.
② 속이 차고 복통이 있으면 생강을 더한다.
③ 스트레스가 심한 경우에는 소엽을 더한다.

【주의사항】
① 향부자, 창출, 후박을 먼저 달이고, 나중에 진피를 넣어서 30분 정도만 달인다. 향기가 나는 약초를 오래 달이면 약 효과가 떨어지기 때문이다.
② 체기가 있을 때는 과식과 기름진 음식을 피하는 것이 좋다.
③ 후박은 코르크층에 유효성분이 없으므로 제거하고 사용해야 하며, 생강즙을 축인 후에 볶아서 사용하면 인후를 자극하는 부작용이 줄어든다.
④ 체력과 소화력이 약한 사람은 창출을 볶아서 사용하는 것이 좋다.

향부자(香附子)

향부자는 사초과에 속하는 다년생 식물인 향부자의 뿌리를 말하며, 맛은 쓰면서 약간 맵고 성질은 따뜻하지도 차갑지도 않다. 10~11월 사이에 채취하여 수염뿌리를 태워버리고 끓는 물에 살짝 삶거나 찐 후에 햇볕에 말려서 사용한다. 한국을 비롯한 전 세계의 열대와 아열대 지역에 분포하며, 바닷가 모래땅이나 논두렁, 길가 등 척박한 땅에서 잘 자란다.

주효능 | 화병(火病), 가슴 답답함, 두통, 생리통, 생리전증후군, 기능성 불임, 자궁근종, 난소낭종, 갑상선 질환, 소화불량

향부자는 스트레스 질환에 특효약이다. 스트레스를 받으면 위장의 기능이 약해지는데, 향부자는 위장의 기능을 강화하는 효능이 있다. 체기가 있을 때도 위장을 활발하게 움직여주면 증상이 완화되기 때문에 체기를 치료하는 데 향부자가 필요하다. 특히 신경이 예민한 사람의 체기에는 반드시 향부자를 사용해야 한다.

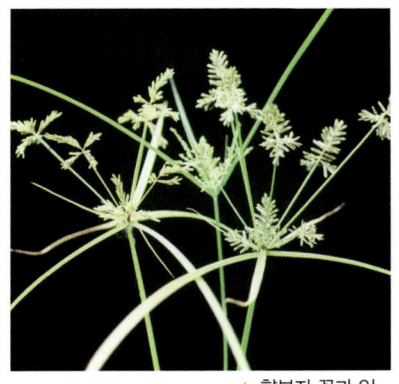
▲ 향부자 꽃과 잎

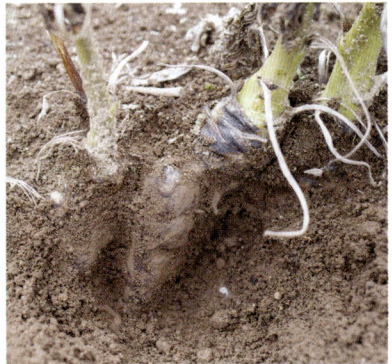
▲ 향부자 덩이뿌리

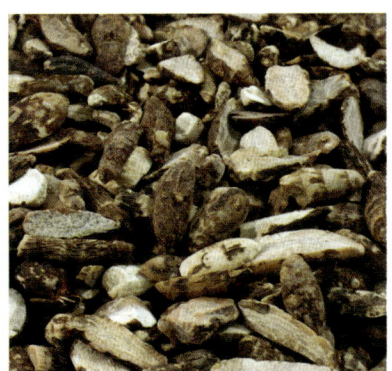
▲ 향부자 뿌리 절편(약재)

향부자는 신경성 질환, 정신질환, 화병 등에 효과가 좋은 약초이다. 신경을 많이 쓰면 '기(氣)가 막힌다'고 표현하는데, 향부자는 막힌 기를 뚫어주는 효능이 좋다. 그래서 각종 신경성 질환에 빠지지 않는 약초이다. 예를 들어 자궁에 문제가 없는데도 스트레스 때문에 생리불순, 생리통이 생겼다면 향부자를 사용해야 한다.

동의보감 원문 해설

性微寒味甘無毒大下氣除胸中熱久服令人益氣能快氣開鬱止痛調經更消宿食○莎草其根狀如棗核者謂之香附子又名雀頭香二月八月採〈本草〉○香附主氣分之病香能竄苦能降推陳致新婦人血用事氣行則無疾老人精枯血閉惟氣是資凡有病則氣滯而餒故香附入氣分爲君藥世所罕知〈丹心〉○香附婦人之仙藥盖婦人性偏多鬱此藥能散鬱逐瘀採得後以稈火燒去毛入石臼搗淨氣病略炒血病酒煮痰病薑汁煮下虛鹽水煮血虛有火童便煮過則涼積冷醋浸炒則熱鹽炒則補腎間元氣用檀香佐香附流動諸氣甚妙〈入門〉

성질은 약간 차고[微寒] 맛은 달며[甘] 독이 없다. 기(氣)를 세게 내리고 가슴 속의 열을 없앤다. 오래 먹으면 기를 보하고 기분을 좋게 하며 속이 답답한 것을 풀어준다. 통증을 멈추며 월경을 고르게 하고 오랜 식체를 삭게 한다. ○사초의 뿌리에 달린 대추 씨 같은 것을 향부자라 하고 또한 작두향(雀頭香)이라고 한다. 음력 2월, 8월에 캔다.〈본초〉○향부자는 기분(氣分)의 병을 주로 낫게 한다. 향기는 잘 뚫고 나가고 쓴맛은 묵은 것을 잘 밀어내고 새것을 생기게 한다. 부인은 혈이 잘 돌면 기도 잘 돌기 때문에 병이 나지 않는다. 늙은이는 정(精)이 마르고 월경이 끝나면 다만 기에만 의존하는 것이다. 그런데 병이 나면 기가 막히고 부족하게 되기 때문에 기분에 들어가는 향부자가 주약으로 되어야 하는데 세상에서 이것을 아는 사람은 드물다.〈단심〉 ○향부자는 부인에게 아주 좋은 약이다. 부인의 성격은 너그럽지 못하여 맺힌 것을 풀 줄 모르는 때가 많은데 이 약은 맺힌 것을 잘 헤치고 어혈을 잘 몰아낸다. 캐서 볏짚불로 잔털을 잘라 버리고 돌절구에 넣고 찧으면 깨끗해진다. 기병(氣病)에는 약간 닦아[略炒] 쓰고 혈병(血病)에는 술에 달여[酒煮] 쓰며 담병(痰病)에는 생강즙에 달인다. 하초가 허약한 데는 소금물에 달이고 혈이 허하여 화(火)가 있을 때는 동변에 달여 쓰면 시원해진다. 냉적(冷積)에는 식초에 담갔다가 볶아 쓰면 더워지고 소금물에 축여 볶아 쓰면 신(腎)의 원기를 보한다. 단향(檀香)에 향부자를 좌약(佐藥)으로 하면 모든 기를 이리저리 옮겨가게 하는 데 아주 좋다.〈입문〉

향부자의 기능성 및 효능에 관한 특허자료 2종 외

▶ **향부자 추출물을 유효성분으로 포함하는 퇴행성 뇌질환 및 폐경기 뇌질환의 예방 또는 치료용 조성물**

본 발명은 향부자 추출물을 유효성분으로 포함하는 조성물에 관한 것이다. 더욱 구체적으로 본 발명은 향부자 추출물을 포함하는 퇴행성 뇌질환 및 폐경기 뇌질환의 예방 또는 치료용 조성물에 관한 것이다.

- 공개번호 : 10-2011-0105206, 출원인 : 경희대학교 산학협력단

▶ **향부자 메탄올 추출물을 유효성분으로 함유하는 패혈증 예방 또는 치료용 조성물**

본 발명은 향부자로부터 메탄올을 추출용매로 하여 추출한 추출물 및 이의 분획물과 이로부터 분리 정제한 누트카톤 또는 발렌센을 유효성분으로 함유하는 패혈증 질환 또는 패혈증성 쇼크의 예방 또는 치료용 조성물에 관한 것이다.

- 공개번호 : 10-2011-0134552, 출원인 : 동국대학교 경주캠퍼스 산학협력단

창출(蒼朮)

창출은 국화과에 속하는 다년생 식물인 모창출, 북창출의 뿌리를 말하며, 맛은 매우면서 쓰고 성질은 따뜻하다. 봄과 가을에 채취하며 가을에 채취하는 것이 더 좋다. 뿌리를 캐낸 다음 남은 줄기와 잔뿌리, 흙을 제거하고 햇볕에 말려 사용한다. 전국 각지의 산야에서 자생하는데 물 빠짐이 좋은 양지나 풀숲에서 잘 자란다.

주효능 | 관절통, 근육통, 급체(急滯), 소화불량

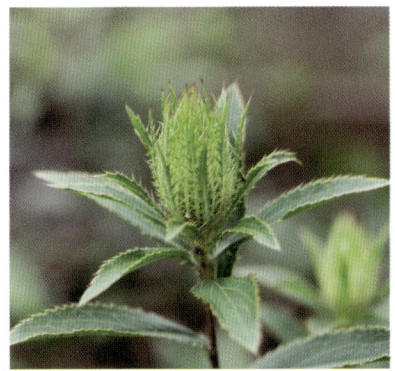
▲ 창출 꽃봉오리

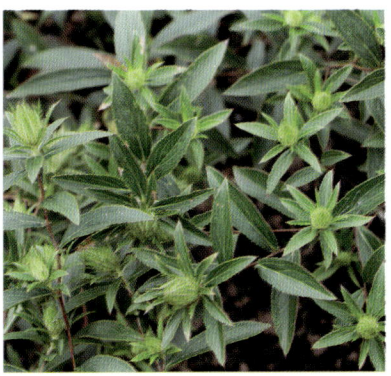
▲ 창출 잎과 줄기

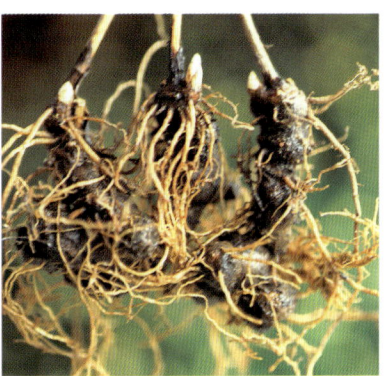
▲ 창출 뿌리

창출은 소화액 분비를 촉진하여 음식물의 소화와 흡수를 돕는 약초이다. 따라서 급·만성 소화불량에 자주 사용되며, 위장에 생긴 미세한 염증을 없애는 효능이 있어 체기를 내리는 데 효과적이다.

창출은 몸에 정체된 습기(濕氣)를 제거하는 효능이 좋다. 따라서 비가 오려고 할 때 몸이 무거워지고 관절에 통증이 나타나는 경우에 사용하면 효과가 좋다.

동의보감 원문 해설

性溫味苦辛無毒治上中下濕疾寬中發汗破窠囊痰飲痃癖氣塊山嵐瘴氣治風寒濕痺療霍亂吐瀉不止除水腫脹滿○蒼朮其長如大小指肥實如連珠皮色褐氣味辛烈須米泔浸一宿再換泔浸一日去上皮炒黃色用〈本草〉○一名山精採法同白朮〈本草〉○入足陽明太陰經能健胃安脾〈入門〉○蒼朮雄壯上行之藥能除濕安脾〈易老〉

성질은 따뜻하며[溫] 맛이 쓰고[苦] 매우며[辛] 독이 없다. 윗도리, 중간, 아랫도리의 습을 치료하며 속을 시원하게 하고 땀이 나게 하며 고여 있는 담음(痰飮), 현벽(痃癖), 기괴(氣塊), 산람장기(山嵐瘴氣) 등을 헤치며 풍, 한, 습으로 생긴 비증(痺證)과 곽란으로 토하고 설사하는 것이 멎지 않는 것을 낫게 하며 수종과 창만(脹滿)을 없앤다. ○창출의 길이는 엄지손가락이나 새끼손가락만 하며 살찌고 실한 것은 구슬을 꿴 것 같으며 껍질의 빛은 갈색이고 냄새와 맛이 몹시 맵다. 반드시 쌀 씻은 물에 하룻밤 담갔다가 다시 그 물을 갈아붙여 하룻동안 담가두었다가 겉껍질을 벗기고 노랗게 볶아 써야 한다.〈본초〉○일명 산정(山精)이라고 하는데 캐는 방법은 백출과 같다.〈본초〉○족양명과 족태음경에 들어가며 위(胃)를 든든하게[健] 하고 비(脾)를 편안하게 한다.〈입문〉○창출은 웅장하여 올라가는 힘이 세고 습을 잘 없애며 비를 안정시킨다.〈역로〉

삽주(백출/창출)의 기능성 및 효능에 관한 특허자료 2종 외

▶ 항알레르기 효과를 가지는 백출(삽주) 추출물

본 발명은 항알레르기 효과를 가지는 백출(삽주) 추출물에 관한 것으로, 보다 구체적으로는, 전통한약재인 백출로부터 열탕 또는 유기용매를 이용하여 항알레르기 효과를 가지는 성분을 추출하는 방법 및 상기 추출된 물질을 함유하는 항알레르기 기능성 식품 또는 의약 조성물에 대한 것이다.

— 공개번호 : 10-2005-0051741, 출원인 : 학교법인 건국대학교

▶ 창출(삽주) 추출물을 포함하는 췌장암 치료용 조성물

본 발명은 창출(삽주) 추출물의 신규한 용도에 관한 것으로 췌장암에 대해 탁월한 예방 또는 치료 효능을 나타내는 창출 추출물을 유효성분으로 함유하는 치료용 조성물 및 화장료 조성물에 관한 것이다. 본 발명의 창출 추출물은 췌장암 세포의 성장을 억제하고 세포사멸을 유도하는 효과가 있어 췌장암 치료 및 예방에 효과적으로 사용할 수 있다.

— 공개번호 : 10-2013-0023175, 출원인 : 안동시(농업기술센터), 주식회사 한국전통의학연구소, 정경채, 황성연

진피(陳皮)

진피는 운향과에 속하는 낙엽활엽소교목인 귤 또는 근속식물의 성숙한 열매의 껍질을 말하며, 맛은 맵고 쓰며 성질은 따뜻하다. 늦가을부터 겨울 사이에 채취하며 열매를 따서 과피(果皮)를 벗겨 그늘에 말리거나 햇볕에 말려서 사용한다. 한국, 일본, 인도, 북아메리카의 남쪽, 흑해 등지에 분포하며 우리나라는 제주도 및 남부지방에서 재배한다.

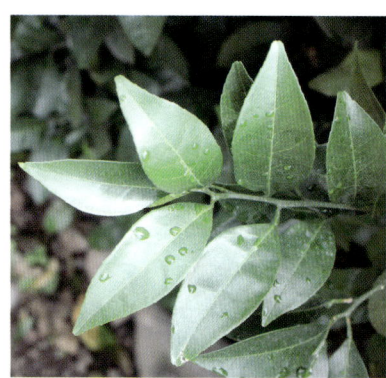
▲ 귤나무 잎

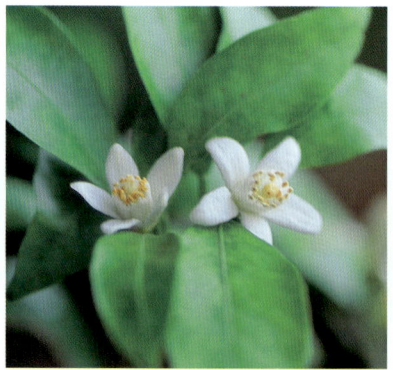
▲ 귤나무 꽃

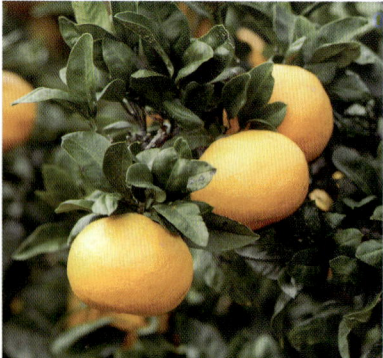
▲ 귤나무 열매

주효능 | 소화불량, 가래, 담 결림, 딸꾹질

진피는 위장을 활발하게 움직이게 하는 효능이 있다. 향기가 좋은 약초라서 스트레스 때문에 위장 기능이 약해진 경우에 적합하며, 만성 소화불량에 자주 사용된다.

진피는 약리실험에서 위장 평활근의 흥분 및 수축력·긴장력을 강화하고, 장관 내에 적체된 가스의 배출을 촉진하며, 위액분비를 촉진하고, 소화·흡수를 도와주는 효과가 입증되었다. 이러한 효능은 각종 소화불량 증상 및 체기를 없애는 데 도움을 준다.

청피(靑皮)는 덜 익은 귤의 껍질이며, 성질은 차갑고 맛은 쓰다. 청피는 진피보다 효능이 강하기 때문에 만성 소화불량보다는 급성 소화불량에 적합하다. 그리고 진피처럼 향기가 좋아 스트레스 때문에 생긴 소화불량에 효과적이다.

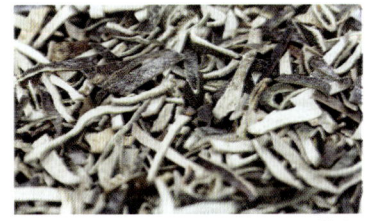
▲ 청피

진피약차

▶ **효능·효과**

혈액순환을 도와주고 소화기능을 좋게 한다. 소화기능이 약하여 입맛이 없고 자주 체하거나 가슴이 답답한 사람에게 좋다. 또한 기침과 가래가 많은 사람에게도 좋다.

▶ **약차 만드는 방법**

① 진피 20~30g을 깨끗한 물에 헹구어 체에 건져둔다.
② 주전자에 진피와 물 1L을 넣고 팔팔 끓이다가 약한 불로 줄여 5분 정도 더 끓인다.
③ 끓인 것을 체에 걸러 병에 담는다.
④ 100~200㎖씩 하루 2~3회 복용한다.

Tip 진피는 향이 강한 약초로 너무 오래 끓이면 효과가 떨어지므로 적당히 끓인다.

후박(厚朴)

후박은 목련과에 속하는 낙엽활엽교목인 일본목련, 후박, 요엽후박의 나무껍질을 말하며, 맛은 쓰면서 맵고 성질은 따뜻하다. 5월 초순에서 중순 사이에 껍질을 벗겨 그늘에서 말려서 사용하며, 약효가 없는 코르크층은 제거한다. 원산지는

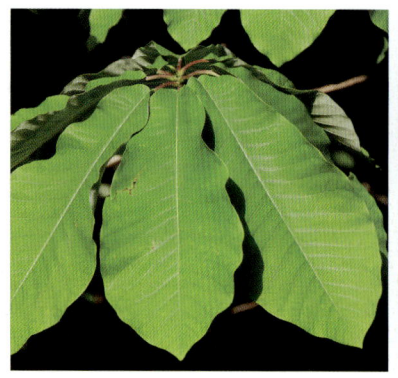 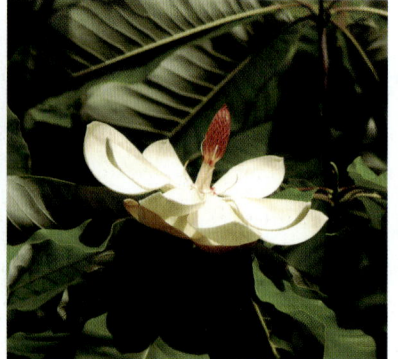 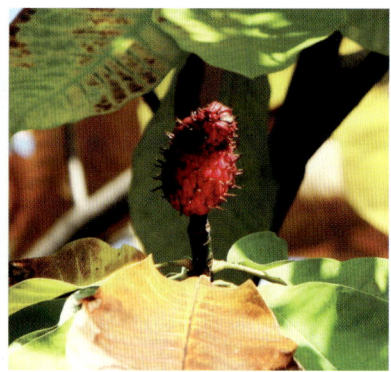

▲ 일본목련 잎　　　　▲ 일본목련 꽃　　　　▲ 일본목련 열매

일본으로 중국의 호북성과 사천성이 주산지이며 우리나라 중부 이남에서 관상용으로 재배한다. 습기가 적당하고 비옥하며 부식질 토양에서 잘 자란다.

주효능 | 복부팽만감, 천식, 변비, 소화불량, 인후부 이물감

후박은 복부에 가스가 차는 증상을 개선하는 약초이다. 《동의보감》에서도 "명치가 답답하고 아프며 그득하게 불러오는 것을 치료하고, 뭉친 것을 풀어주는 신묘한 약이다."라고 표현하였다. 이는 후박이 위장의 운동을 강화하는 효능이 있기 때문인데, 이러한 효능 때문에 체기, 소화불량, 변비 등에 사용한다.

또한 후박은 가벼운 천식에 사용한다. 특히 신경성 천식에 유효하다. 정신적인 불안감 때문에 호흡이 곤란해지고 숨이 찰 때 후박이 좋다는 뜻이다. 천식은 아니지만 목에 뭔가 끼어 있는 듯한 증상으로 헛기침이 계속되는 경우에도 후박을 사용한다.

【일본목련의 부위별 효능】

◎ **일본목련의 줄기껍질[幹皮], 뿌리껍질[根皮], 가지껍질[枝皮]**
습기(濕氣)를 말려 가래를 삭이고 체한 기운을 내려주어 그득한 것을 없애준다. 위장 부위가 막혀서 토하고 설사하는 것, 배가 불러 오른 것, 변비, 담음(痰飮)으로 숨을 헐떡이며 기침하는 것에 쓴다.

◎ **일본목련의 꽃봉오리[厚朴花]**
기(氣)를 순환시켜서 습기를 돌게 한다. 흉복부가 막혀서 답답하고 불러 올라 그득한 것을 없애주고 음식을 먹어도 맛을 느끼지 못하는 것을 치료한다.

◎ **일본목련의 열매 혹은 씨앗**
기를 순환시키고 속을 따뜻하게 하여 음식물을 소화시키는 효능이 있다.

10 위염/역류성 식도염

　위염은 위점막에 생긴 염증성 질환이고, 식도염은 식도점막에 생긴 염증성 질환이다. 염증이 생기려면 지속적인 자극이 있어야 한다. 술이나 담배, 커피, 또는 자극적인 음식은 위점막을 자극하는 요인이다. 정상적인 음식이라도 과식을 한다거나 너무 늦은 시간에 먹는 것은 위장에 무리를 주므로 이 또한 일종의 자극이다. 따라서 위염을 치료하려면 해로운 음식을 피하고 과식이나 야식을 금해야 한다.

　식생활이 나쁘지 않아도 위염은 생길 수 있다. 이는 위장의 기능이 약해졌기 때문이다. 해로운 음식이나 과식, 야식 같은 자극 요인이 없더라도 위장의 기능이 약해지면 정상적으로 섭취한 음식조차 부담이 되어 염증이 생길 수 있다. 근력이 약한 노인에게 무거운 물건을 들게 했을 때 허리 근육이 손상되는 것과 같

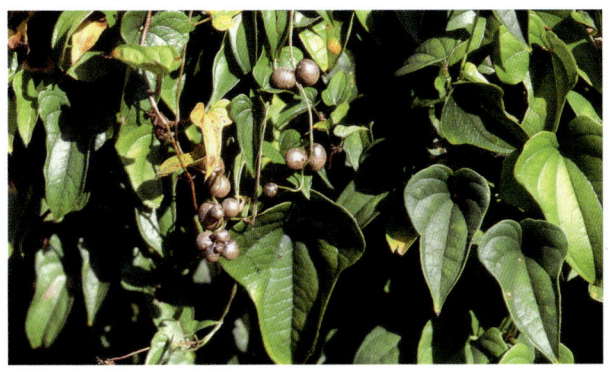

▲ 마

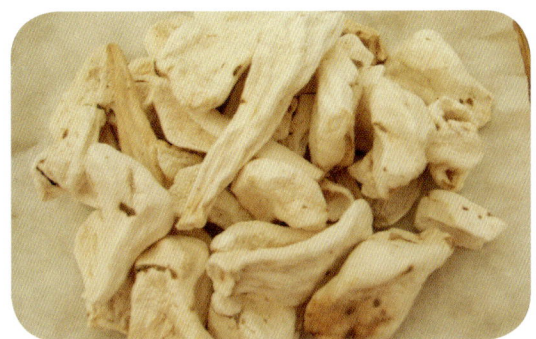

▲ 산약(약재)

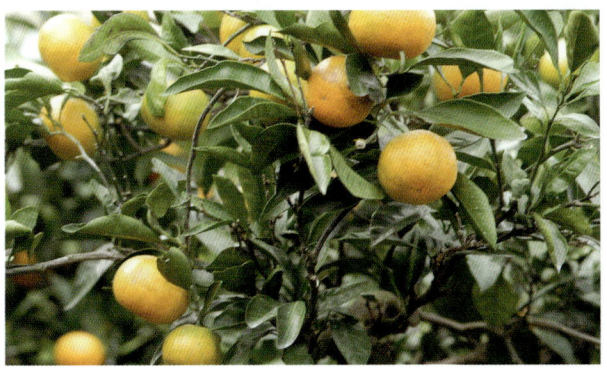

▲ 귤나무

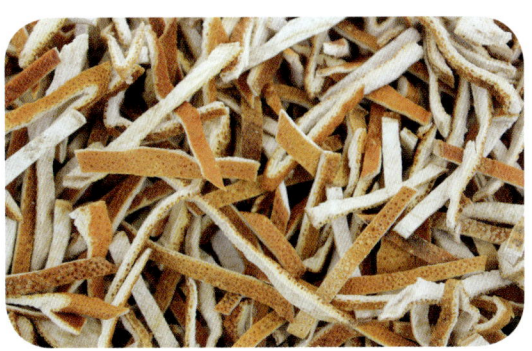

▲ 진피(약재)

은 이치이다. 따라서 위염을 치료하려면 염증을 없애는 동시에 약해진 위장기능을 강화시켜야 한다.

식도와 위장의 경계에 있는 괄약근이 약해져서 위산(胃酸)이 역류하여 식도에 염증을 일으키는 질환이 역류성 식도염이다. 술, 담배, 탄산음료, 기름진 음식

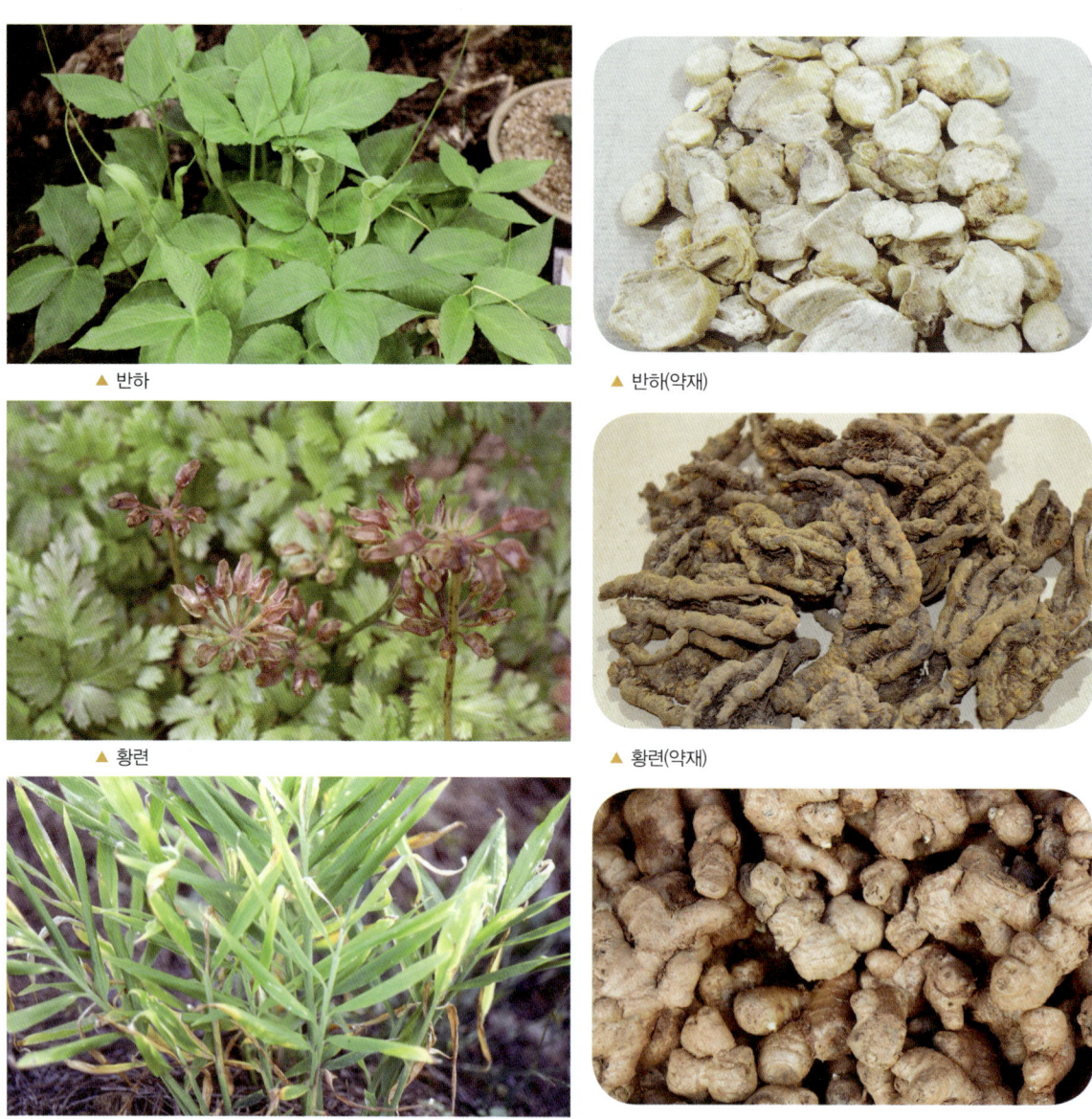

▲ 반하   ▲ 반하(약재)

▲ 황련   ▲ 황련(약재)

▲ 생강   ▲ 생강(약재)

등을 과다하게 섭취하는 것, 또는 과식이나 복부비만, 꽉 조이는 옷 때문에 복부의 압력이 상승되는 것이 괄약근을 약화시키는 대표적인 요인이다. 《동의보감》에 역류성 식도염을 치료하려면 "기름진 음식을 절제하고 반드시 채소로 몸을 자양해야 병이 쉽게 낫는다."는 말이 있다. 위염과 역류성 식도염이 있을 때는 반드시 식생활을 개선해야 한다. 다음에 소개되는 한약처방은 위장의 기능을 강화하고 위장과 식도의 염증을 없애는 데 도움을 준다.

한약처방 | 산약 12g, 진피 8g, 반하 6g, 황련 4g, 생강 2g

상기 용량은 1일분이다. 물 800cc를 붓고 중불로 2시간 정도 달여 물이 절반 정도 되게 한다. 그리고 이것을 3등분하여 아침, 점심, 저녁에 마시는데, 3~4시간 간격을 두고 마시는 것이 좋다. 위염과 역류성 식도염이 오래된 경우에는 10일분 또는 20일분씩 달여놓고 유리병에 담아 냉장고에 보관하였다가 마실 때마다 따뜻하게 데워서 복용하는 것이 좋다.

【참고사항】
① 스트레스가 심하면 향부자와 소엽을 더한다.
② 속쓰림 증상이 심하면 황련의 양을 늘리거나 치자를 더한다.
③ 소화불량이 심하면 창출을 더한다.

【주의사항】
① 산약, 반하, 황련, 생강을 먼저 달이고, 나중에 진피를 넣어서 30분 정도만 달인다. 향기가 나는 약초를 오래 달이면 약 효과가 떨어지기 때문이다.
② 산약을 볶아서 사용하면 좋다. 볶으면 위장을 튼튼하게 하고 설사를 멎게 하는 효능이 좋아진다. 또한 산약의 약성은 온화하므로 많은 양을 사용해야 효과를 볼 수 있다.
③ 반하는 독성이 있는 약초로 반드시 가공한 것을 사용해야 한다. 생강 달인 물에 반하와 백반을 넣고 함께 끓여 생강액이 스며들게 한 다음 꺼내어 햇볕에 말려 사용한다.
④ 황련은 생강 달인 물에 담근 후 볶아서 사용하면 위염을 치료하는 효과가 더 좋아진다.

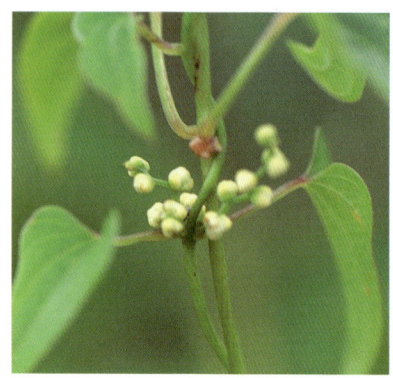
▲ 마 꽃

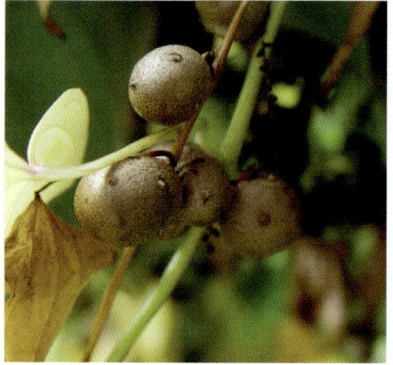
▲ 마 열매

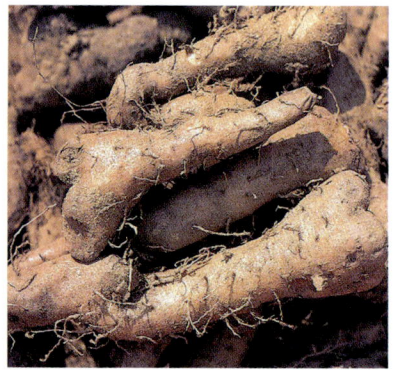
▲ 마 뿌리

산약(薯蕷)

산약은 마과에 속하는 다년생 덩굴식물인 마, 참마의 뿌리이며, 맛은 달고 성질은 따뜻하지도 차갑지도 않다. 11~12월쯤에 잎이 마른 이후 채취하는 것이 좋으며, 뿌리를 캐서 머리 부분을 잘라내고 깨끗이 씻은 후 햇볕이나 불에 말려서 사용한다. 우리나라 전국 각지의 산기슭이나 숲에서 자생하며 약용 및 식용으로 재배한다.

주효능 | 위염, 장염, 설사, 기관지염, 만성 기침, 천식, 체력 저하, 피로감, 유정(遺精), 요실금, 대하증(帶下症)

산약에는 점액질과 사포닌, 전분 등이 풍부하게 들어 있는데, 점액질은 위점막을 보호하여 위염을 치료하는 작용을 한다. 그리고 산약의 전분에는 소화효소가 다량 함유되어 있어서 소화시간을 2~3배 빠르게 해준다.

산약은 허약한 사람의 만성적인 질환에 도움이 되는 약초이다. 식사량이 적고 대변이 묽고 설사가 잦은 사람이거나 폐기능이 약해져 기침과 숨참 증상이 지속될 때 산약을 사용하면 효과를 얻을 수 있다.

산약은 기초체력과 정력을 강화하는 효능이 있다. 효과가 신속하게 나타나는 것은 아니지만 지속적으로 효과를 발휘하기 때문에 나이가 들고 몸이 약해진 사람에게는 좋은 보약이라고 할 수 있다.

동의보감 원문 해설

性溫(一云平)味甘無毒補虛勞羸瘦充五藏益氣力長肌肉强筋骨開達心孔安神長志○處處有之一名山芋一名玉延宋時避諱又號爲山藥二月八月採根刮之白色者爲上靑黑者不堪○此物貴生乾方入藥生濕則滑只消腫核不可入藥熟則只堪啖亦滯氣○乾法取肥大者刮去黃皮以水浸末白礬少許摻水中經宿取洗去涎焙乾〈本草〉○山藥手太陰肺經藥也〈入門〉

성질은 따뜻하고[溫](평(平)하다고도 한다) 맛이 달며[甘] 독이 없다. 허로로 여윈 것을 보하며 5장을 충실하게 하고 기력을 도와주며 살찌게 하고 힘줄과 뼈를 든든하게 한다. 심규[心孔]를 잘 통하게 하고 정신을 안정시키며 의지를 강하게 한다. ○어느 곳이나 다 있는데 일명 산우(山芋)라고도 하고 또는 옥연(玉延)이라고도 한다. 송(宋)나라 때 임금의 이름과 음이 같으므로 이것을 피하기 위하여 산약(山藥)이라고 하였다. 음력 2월, 8월에 뿌리를 캐어 겉껍질을 벗기는데 흰 것이 제일 좋고 푸르고 검은 것은 약으로 쓰지 못한다. ○마는 생으로 말려서 약에 넣는 것이 좋고 습기가 있는 생것은 미끄러워서 다만 붓고 멍울이 선 것을 삭힐 뿐이다. 그러므로 약으로는 쓰지 못한다. 익히면 다만 식용으로 쓰는데 또한 기를 막히게 한다. ○말리는 법[乾法]은 굵고 잘된 것으로 골라 누른 껍질을 버리고 물에 담그되 백반 가루를 조금 넣어두었다가 하룻밤 지난 다음 꺼낸다. 침과 같은 것은 훔쳐버리고 약한 불기운에 말린다〈본초〉. ○마는 수태음폐경약(手太陰肺經藥)이다〈입문〉.

마(산약)의 기능성 및 효능에 관한 특허자료 2종 외

▶ 마 추출물을 유효성분으로 포함하는 장 기능 개선용 조성물 및 이를 함유하는 기능성 건강식품

본 발명은 마의 근경 또는 산약의 추출물을 유효성분으로 포함하는 장 기능 개선용 조성물 및 이를 이용한 기능성 건강식품에 관한 것이다. 보다 구체적으로 마과 식물 및 이를 건조한 산약의 추출물을 함유하는 장 기능 개선용 조성물, 이를 포함하는 기능성 건강식품 및 이의 제조방법에 관한 것이다. 본 발명의 장 기능 개선용 조성물은 장 운동을 촉진하고 장내 균총 불균형을 개선하여 설사 및 변비를 치료, 예방하며 비만 억제에 우수한 효과를 갖는다.

― 등록번호 : 10-0811683, 출원인 : 영남대학교 산학협력단

> ▶ 산약을 함유하는 알레르기성 질환의 예방 또는 치료용 조성물
>
> 본 발명은 산약 또는 그 추출물을 포함하는 조성물에 관한 것인데, 본 발명의 산약 또는 그 추출물은 아나필락시스(anaphylaxis)를 포함하는 알레르기성 질환의 예방 또는 치료에 효과가 있다.
>
> － 공개번호 : 10-2012-0045171, 출원인 : 주식회사 비피도

진피(陳皮)

진피는 운향과에 속하는 낙엽활엽소교목인 귤 또는 근속식물의 성숙한 열매의 껍질을 말하며, 맛은 맵고 쓰며 성질은 따뜻하다. 늦가을부터 겨울 사이에 채취하며 열매를 따서 과피(果皮)를 벗겨 그늘에 말리거나 햇볕에 말려서 사용한다. 한국, 일본, 인도, 북아메리카의 남쪽, 흑해 등지에 분포하며 우리나라는 제주도 및 남부지방에서 재배한다.

주효능 | 소화불량, 가래, 담 결림, 딸꾹질

진피는 위장의 운동을 강화하는 효능이 있다. 위장의 운동이 활발해지면 혈액순환이 좋아지기 때문에 위염 치료에 도움이 된다. 특히 진피는 담(痰)을 제거하는 효능이 있는데, 위장에 축적된 담을 제거하면 위장운동이 활발해지고 염증이 신속하게 치료된다.

진피는 응용범위가 상당히 넓은 약초이다. 진피의 주된 약효는 기(氣)를 순환

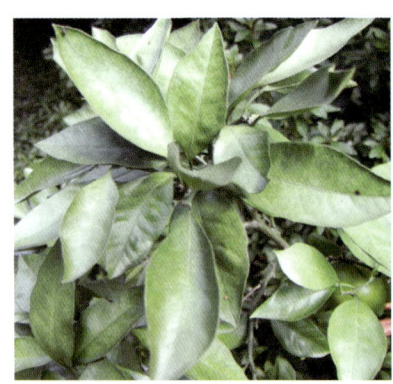
▲ 귤나무 잎

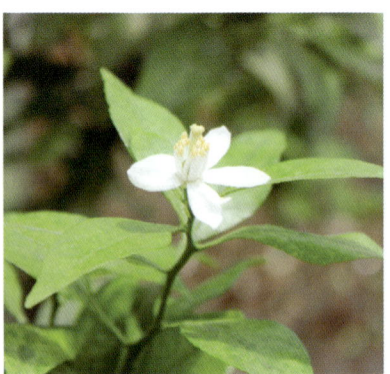
▲ 귤나무 꽃

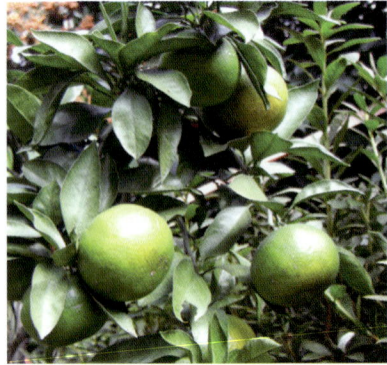
▲ 귤나무 열매

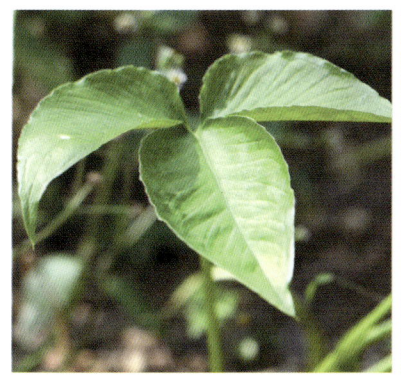
▲ 반하 잎

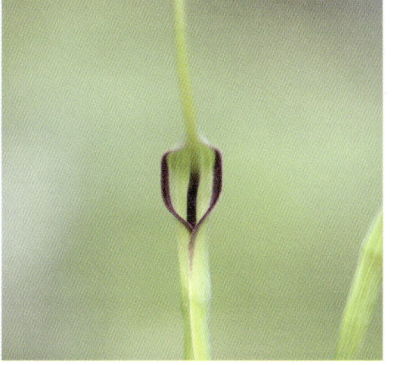
▲ 반하 꽃

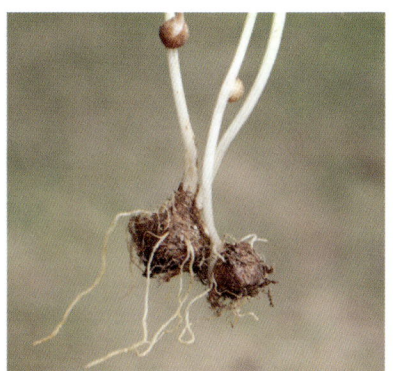
▲ 반하 뿌리

시키는 것으로, 함께 사용하는 약초에 따라서 인체에 필요한 영양분을 보충하는 작용을 도울 수도 있고, 반대로 노폐물을 제거하는 것을 도울 수도 있다.

반하(半夏)

　반하는 천남성과에 속하는 다년생 식물인 반하의 덩이줄기를 말하며, 맛은 맵고 성질은 따뜻하며 독성이 있다. 반하는 그 이름에서도 알 수 있듯이 여름이 절반가량 지났을 때인 7~8월에 채취하여 껍질을 벗기고 생강과 백반으로 법제한 후에 말려서 사용한다. 우리나라 전국 각지에 분포하고 밭 경작지 주변으로 습기가 있는 토양에서 잘 자란다.

주효능 | 구토, 위염, 소화불량, 두통, 어지럼증, 기침, 가래, 가슴 답답함

　반하는 담(痰)을 제거하는 효능이 강한 약초이다. 담은 염증의 부산물인데, 담이 위장에 적체되어 있으면 위장 기능이 떨어지고 위염이 잘 낫지 않는다. 도로에 자동차가 많아서 소방차가 화재를 진압할 수 없는 것에 비유할 수 있다. 반하가 위장에 적체된 담을 제거하면 위장 기능이 좋아져서 위염이 쉽게 치료된다.

　반하는 위가 약하고 찬 사람에게 적합한 약초이다. 이러한 사람은 위장 운동이 떨어지기 때문에 위 내에 담이 적체되기 쉽고, 그 결과 위염과 식도염이 생긴다. 반하는 따뜻한 성질을 지니고 있어 위장의 운동을 활발하게 하므로 위염과 소화불량, 구토, 메스꺼움 등을 치료한다.

동의보감 원문 해설

性平(生微寒熟溫)味辛有毒主傷寒寒熱消心腹痰熱滿結咳嗽上氣消痰涎開胃健脾止嘔吐去胸中痰涎療瘧墮胎○處處有之生田野中五月八月採根暴乾以圓白陳久者爲勝〈本草〉○湯浸切片淋洗七遍去涎盡以生薑汁浸一宿焙乾用〈本草〉○入足陽明太陰少陽經臘月泡洗置露天氷過又泡共七次留久極妙〈入門〉○三消及血虛者乾咽痛者腸燥大便難者汗多者皆勿用〈丹心〉

성질은 평(平)하고(생것은 약간 차고[微寒] 익히면 따뜻하다[溫]) 맛은 매우며[辛] 독이 있다. 상한(傷寒) 데 추웠다 열이 났다 하는 것을 낫게 하고 명치 아래에 담열(痰熱)이 그득하게 몰린 것과 기침하고 숨이 찬 것을 낫게 하며 담연(痰涎)을 삭이며 음식을 잘 먹게 한다. 비(脾)를 든든하게 하고 토하는 것을 멎게 하며 가슴 속에 담연을 없앤다. 또 학질을 낫게 하며 유산시킨다. ○곳곳에 있으며 밭과 들에서 자라는데 음력 5월, 8월에 뿌리를 캐 햇볕에 말린다. 둥글고 희며 오래 묵은 것이 좋다.〈본초〉○끓는 물에 담갔다가 조각이 나게 썰어 7번을 씻어 침 같은 진이 다 없어진 다음 생강즙에 담가 하룻밤 두었던 것을 약한 불기운에 말려 쓴다.〈본초〉○족양명경과 태음경, 소양경에 들어간다. 음력 12월에 물에 우려서 밖에 내놓아 얼린다[氷]. 이렇게 7번 우려 오래 두었던 것이 가장 좋다.〈입문〉○3가지 소갈과 혈허(血虛)한 사람, 목구멍이 마르면서 아픈 사람, 장이 말라 대변을 보기 힘든 사람, 땀이 많은 사람에게는 모두 쓰지 말아야 한다.〈단심〉

【반하의 가공법】

반하를 생것으로 사용하면 독성이 강하므로 반드시 다음과 같은 방법으로 가공한 후에 사용해야 한다.

◎ **법반하**(法半夏)
반하의 아린 맛이 없어질 때까지 물에 담근다. 그리고 감초를 끓인 물에 석회를 풀고 여기에 반하를 담그는데 반하의 중심부가 흰색에서 황색이 될 때까지 담갔다가 꺼내서 그늘에 말린다.

◎ **강반하**(薑半夏)
반하를 맑은 물에 담근 후 거품이 일어나면 백반을 넣는데, 반하의 아린 맛이 없어질 때까지 담가둔다. 이후 생강 달인 물에 반하와 백반을 넣고 함께 끓여 생강물이 반하에 스며들면 꺼내어 햇볕에 말린다.

◎ **반하곡**(半夏麴)
분말한 법반하에 밀가루를 조금씩 넣은 다음 적당량의 물로 반죽하여 과립 모양으로 만든다. 이것을 나무틀 안에 넣고 눌러서 떡 형태로 만든 다음 발효시키는데 표면에 황색의 이물질이 생기면 절단해서 작은 덩어리로 만들어 말린다.

◎ **청반하**(淸半夏)

깨끗한 반하를 크기별로 분류한 다음 백반 수용액(8%)에 반하를 담그는데, 안쪽에 마른 부분이 없어질 때까지 담가둔다. 입에 아린 맛이 느껴질 때 꺼내어 맑은 물로 깨끗이 씻은 다음 두껍게 절단해서 말린 후 통풍이 잘 되고 건조한 곳에 보관한다.

반하의 기능성 및 효능에 관한 특허자료 2종 외

▶ **반하, 백출, 복령, 산사, 희렴 등의 추출물을 유효성분으로 포함하는 고혈압 치료 또는 예방용 약제학적 조성물**

본 발명은 반하, 백출, 천마, 진피, 복령, 산사, 희렴 및 황련의 추출물을 유효성분으로 포함하는 고혈압 치료 또는 예방용 약제학적 조성물에 관한 것으로, 고혈압 치료제 또는 예방제로 유효하게 사용할 수 있다.

— 등록번호 : 10-0577674, 출원인 : 신흥묵

▶ **미백 효과를 갖는 반하 수용성 분획추출물 및 이를 함유하는 기미, 주근깨 개선 및 피부미백용 조성물**

본 발명은 반하로부터 흑화성분을 제거하여 미백 효과가 개선된 반하의 수용성 분획 추출물 및 이를 함유한 기미, 주근깨 개선 및 피부미백용 조성물에 관한 것이다.

— 등록번호 : 10-0190989, 출원인 : (주)엘지

황련(黃蓮)

황련은 미나리아재비과에 속하는 다년생 식물인 황련의 뿌리를 말하며, 맛은 쓰고 성질은 차갑다. 입동이 지난 이후 11월경에 채취한 후에 줄기와 잎, 잔뿌리를 제거하고 햇볕에 말리거나 불에 쬐어 말려서 사용한다. 원산지는 중국으로 산악지대 또는 습한 고랭지대의 수풀 밑에서 자라는데 서북향의 그늘진 곳에서 잘 자란다.

주효능 | 결막염, 각막염, 장염, 위염, 구내염, 중이염, 피부염, 폐렴, 화상(火傷)

황련은 염증을 치료하는 효능이 매우 뛰어난 약초이다. 따라서 위염과 식도염에 즉각적인 효과를 발휘하며, 염증 때문에 생기는 소화불량, 위통, 복부팽만감, 구토, 설사 등 다양한 증상에 활용한다.

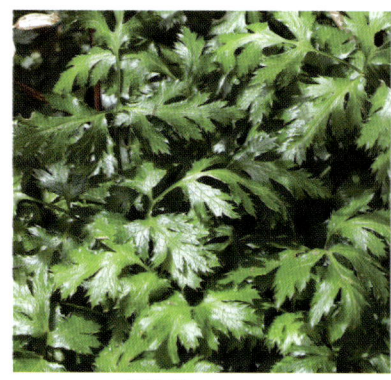
▲ 황련 잎

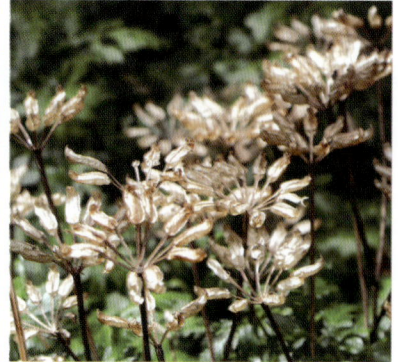
▲ 황련 결실

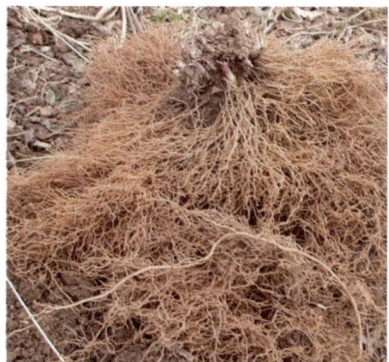
▲ 황련 뿌리

　피부에 염증이 있을 때 황련 달인 물을 환부에 바르면 염증이 가라앉고 곪는 것을 예방할 수 있다. 이때에 황금과 함께 식초로 끓여 사용하면 소염 효과가 더욱 좋아진다. 예로부터 황련은 외용제로 널리 이용되었던 약초이다.

【 증상에 따른 **황련 활용법** 】

◎ **건조한 황련**
건조한 황련을 그대로 사용하면 심장의 열을 내려준다. 또한 해독작용이 있어 염증과 종기를 치료한다.

◎ **술에 축인 황련**
황련에 술을 스며들게 한 후 이것을 볶아서 사용하면 황련의 차가운 성질이 감소하고 신체의 위쪽으로 약효가 전달된다. 안구충혈이나 구내염에 사용할 때는 이와 같은 방법을 사용한다.

◎ **생강즙을 먹인 황련**
황련에 생강즙을 스며들게 한 후 이것을 말려서 사용하면 위염을 치료하고 속을 편안하게 한다. 소화불량과 구토가 있을 때는 이 방법을 사용한다.

◎ **오수유 달인 물에 축여서 볶은 황련**
황련에 오수유 달인 물을 스며들게 한 후 볶아서 사용하면 위와 대장을 튼튼하게 하여 오래된 설사를 멈추게 하고 배가 아프면서 대변에 피가 섞여 나오는 것을 치료한다.

◎ **황토에 볶은 황련**
황토에 황련을 넣고 함께 볶아서 황토는 버리고 황련만 사용하는 방법으로, 음식물이 내려가지 않는 것을 치료하고 회충을 몰아내어 복통을 진정시킨다.

◎ **소금물에 축여 볶은 황련**
황련에 소금물을 스며들게 한 후 볶아서 사용하면 황련의 효능이 인체의 하부에 나타난다. 따라서 여성의 생식기가 붓고 아플 때는 이 방법을 사용한다.

생강(生薑)

생강은 생강과의 다년생 식물인 생강의 뿌리줄기를 말하며, 맛은 맵고 성질은 따뜻하다. 재배하는 생강은 보통 10월에 접어들면 잎이 노란색으로 변하는데 이때가 수확의 적기이다. 밭에서 캔 생강은 불순물을 제거하고 깨끗하게 씻어 보관하였다가 얇게 썰어 사용한다. 열대 아시아가 주산지이며, 우리나라에는 전북 완주와 충남 서산에서 많이 재배한다.

주효능 | 초기 감기, 구토, 소화불량, 식욕부진, 중독(中毒)

생강은 소화기능을 촉진하는 효능이 있다. 특히 구토를 멎게 하는 작용이 강하다. 그래서 예로부터 '구가(嘔家)의 성약(聖藥)'이라고 하여 매우 귀한 약초 대접을 받았다. 생강의 주성분인 진저롤(gingerol)은 위점막을 자극하여 소화액의 분비

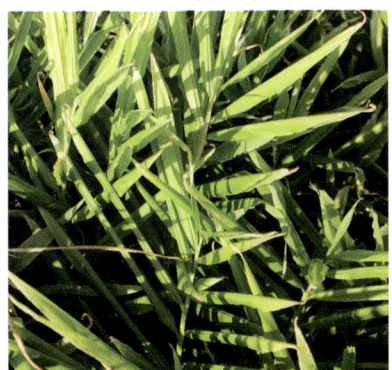
▲ 생강 잎

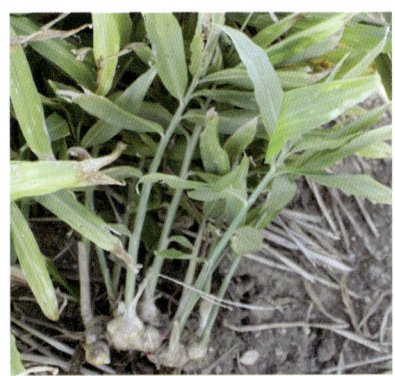
▲ 생강 전초

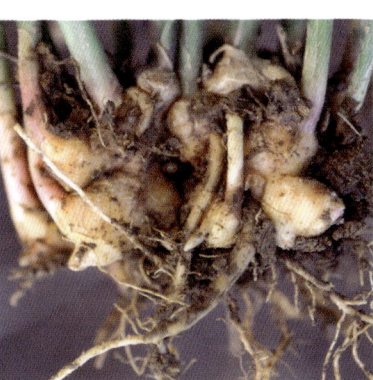
▲ 생강 뿌리(채취)

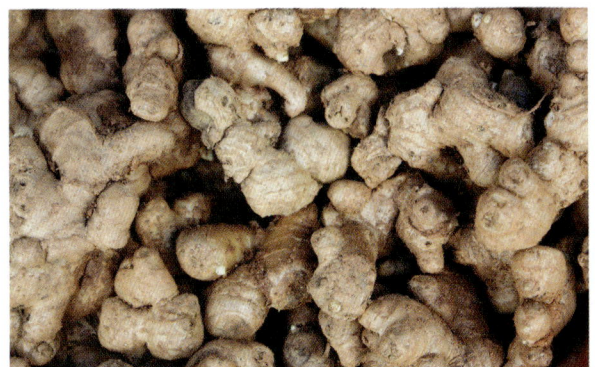
▲ 생강 뿌리

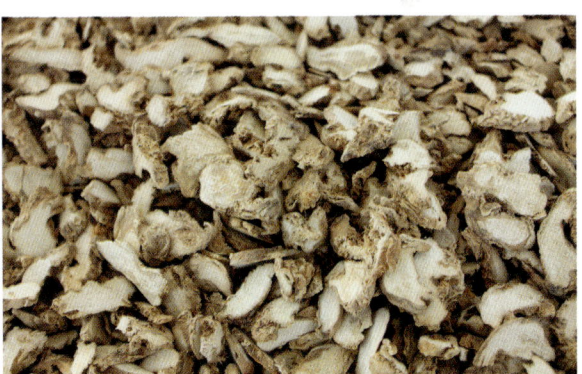
▲ 생강 뿌리(절편 건조)

10. 위염/역류성 식도염

를 촉진시키고 위산 분비를 억제하므로 위염에 사용할 수 있는 좋은 약초이다.

생강은 해독작용이 좋아서 독성이 강한 약초의 독을 없애는 데 사용한다. 특히 반하와 천남성의 독을 없애는 데는 생강이 필수적인 약초이다.

【생강 활용법】

◎ **건강**(乾薑: 생강을 말린 것)
생강은 맵고 성질이 따뜻하여 감기 초기에 사용하고, 구토를 멎게 하는 효능이 좋다. 반면 생강을 말려서 사용하면 몸속을 따뜻하게 하는 효능이 강해져 속이 차가운 사람에게 좋다.

◎ **외강**(煨薑: 생강을 불에 구운 것)
생강을 젖은 창호지에 싸서 불에 구운 것으로 속을 따뜻하게 하고 설사와 출혈을 멎게 하는 작용이 좋다.

◎ **생강피**(生薑皮: 생강의 껍질)
생강의 껍질은 부종을 가라앉히는 효능이 있다. 주로 얼굴과 팔다리에 생긴 부종에 사용한다.

◎ **강로**(薑露: 생강을 증류시킨 액)
추위를 물리치고 장기(瘴氣)를 몰아내며, 음식을 소화시키고 담을 삭여준다.

생강의 기능성 및 효능에 관한 특허자료 2종 외

▶**생강 추출물로부터 분리된 화합물을 포함하는 암 질환 예방 및 치료를 위한 조성물**
본 발명은 천연 물질로부터 분리된 신규한 항암제에 관한 것으로, 상세하게는 본 발명의 생강 추출물로부터 분리된 화합물을 포함하는 조성물은 여러 사람 암세포에 대하여 세포 독성을 나타내므로 암 질환의 예방 및 치료를 위한 의약품 및 건강기능식품으로 이용될 수 있다.
- 공개번호 : 10-2005-0047208, 출원인 : 학교법인 이화학당

▶**생강 추출물 또는 쇼가올을 포함하는 허혈성 뇌혈관 질환의 예방 또는 치료용 약학 조성물**
본 발명은 생강 추출물 또는 쇼가올 및 약학적으로 허용 가능한 담체를 포함하는 허혈성 뇌혈관 질환의 예방 또는 치료용 약학 조성물을 제공한다. 생강 추출물 또는 쇼가올을 유효성분으로 포함하는 본 발명의 약학 조성물은 허혈성 뇌혈관 질환의 예방 또는 치료에 유용하게 적용될 수 있다.
- 공개번호 : 10-2010-0060124, 출원인 : 경희대학교 산학협력단

11 위하수(胃下垂)

　위장의 하단은 배꼽 부위 또는 이보다 2~3cm 아래에 있는데, 위하수는 검사상 위장의 하단이 배꼽 부위 아래로 처진 것을 말한다. 위하수의 정도가 심하지 않으면 아무런 증상이 나타나지 않지만 상태에 따라 트림, 소화불량, 팽만감 등이 나타날 수 있다. 이 정도 증상이라면 치료하지 않고 버티는 사람이 많을 것이다. 하지만 위하수가 있으면 음식물을 소화시키는 능력이 떨어지기 때문에 인체의 다른 부위가 약해질 수 있어 반드시 치료해야 하는 질환이다.

　위하수의 원인은 위장 근육과 위장을 지탱해주는 주변 조직의 약화이다. 그리고 위장 자체의 문제라기보다는 몸 전체가 약해진 결과 위장 근육과 주변 조직이 약해진 것으로 보아야 한다. 이는 여성이 남성보다 5배 이상 위하수가 많다는 점, 나이가 들수록 증가한다는 점을 보면 알 수 있다. 따라서 단순히 소화를

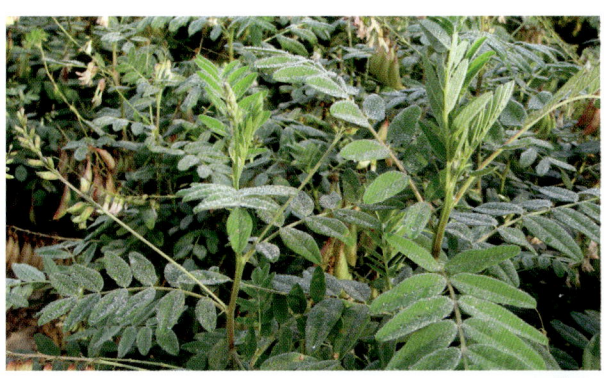
▲ 황기

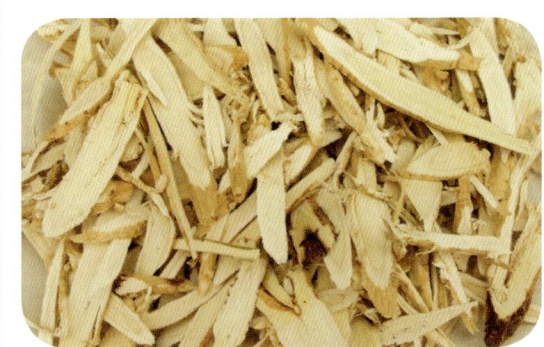
▲ 황기(약재)

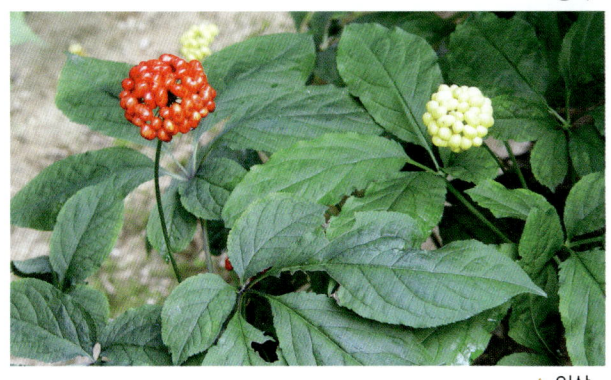
▲ 인삼

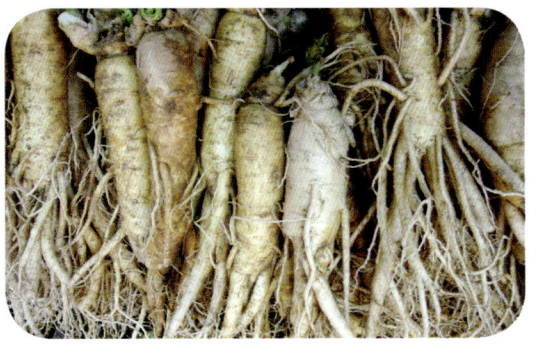
▲ 인삼(약재)

잘 시키는 약으로 위하수를 치료할 수는 없고, 약해진 몸을 전반적으로 개선하는 데 초점을 맞춰야 한다. 다음에 소개되는 한약처방은 약해진 몸과 위장을 강화하는 데 도움을 준다.

> **한약처방** | 황기 12g, 인삼 8g, 백출 8g, 진피 4g, 승마 2g, 시호 2g

상기 용량은 1일분이다. 물 800cc를 붓고 중불로 2시간 정도 달여 물이 절반 정도 되게 한다. 그리고 이것을 3등분하여 아침, 점심, 저녁에 마시는데, 3~4시간 간격을 두고 마시는 것이 좋다. 위하수는 만성 질환이므로 10일분 또는 20일분씩 달여놓고 유리병에 담아 냉장고에 보관하였다가 마실 때마다 따뜻하게 데워서 복용하는 것이 좋다.

【참고사항】
① 기력이 없는 사람은 황기와 인삼의 양을 증가시키고 감초를 더한다.

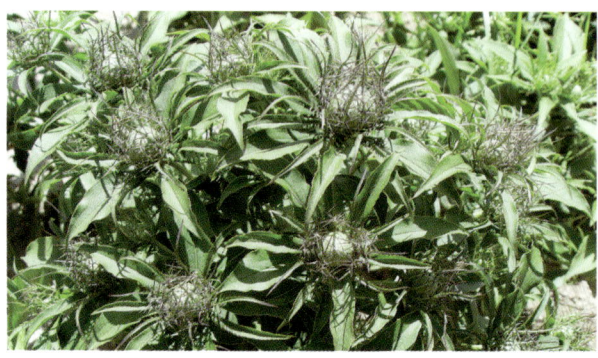
▲ 백출

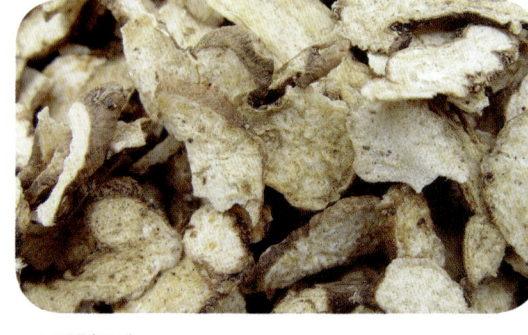
▲ 백출(약재)

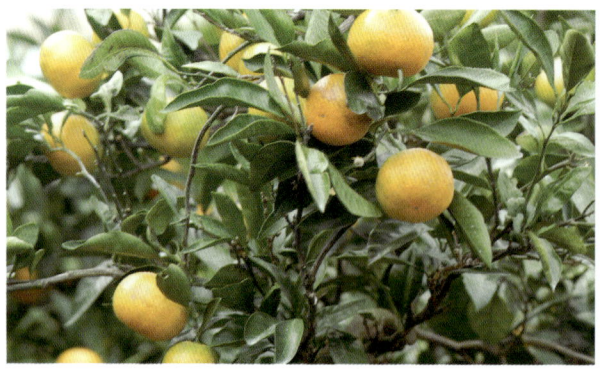
▲ 귤나무

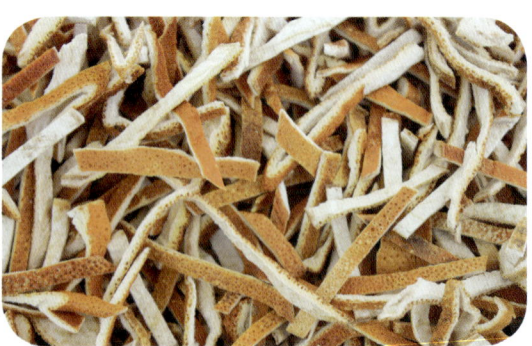
▲ 진피(약재)

② 여성이거나 빈혈이 있는 사람은 당귀를 더한다.
③ 추위를 타고 배가 냉한 사람은 계피와 건강을 더한다.

【주의사항】

① 황기, 인삼, 백출, 승마, 시호를 먼저 달이고, 나중에 진피를 넣어서 30분 정도만 달인다. 향기가 나는 약초를 오래 달이면 약 효과가 떨어지기 때문이다.
② 이 처방을 3개월 이상 꾸준히 복용해야 효과를 얻을 수 있다.
③ 꿀물에 황기를 담가두었다가 볶아서 사용하면 효과가 더 좋다. 또한 황기는 3년 이상 자란 것을 사용해야 하며, 겉껍질을 벗기지 않은 것을 사용해야 효과가 좋다.
④ 위장이 약한 사람에게는 백출을 볶아서 사용해야 한다.
⑤ 시호는 술에 담근 후에 볶아서 사용한다. 이렇게 하면 처진 조직을 단단하게 하는 효능이 좋아진다.

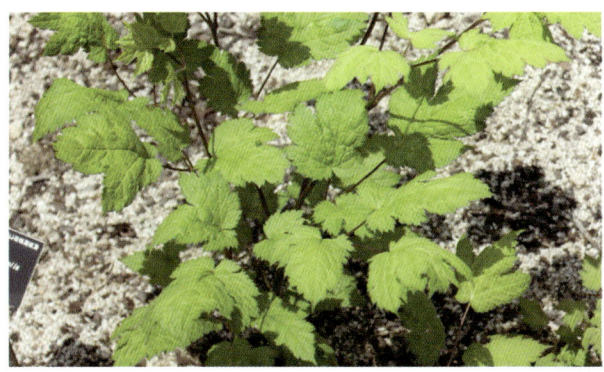
▲ 승마

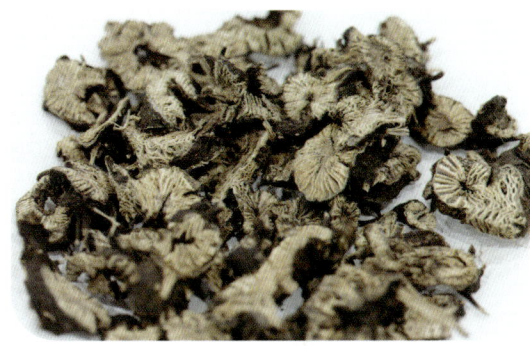
▲ 승마(약재)

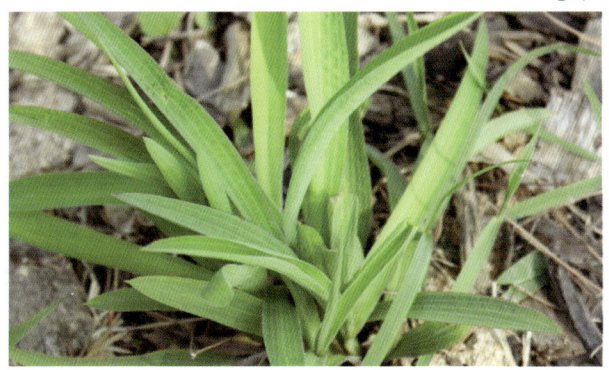
▲ 시호

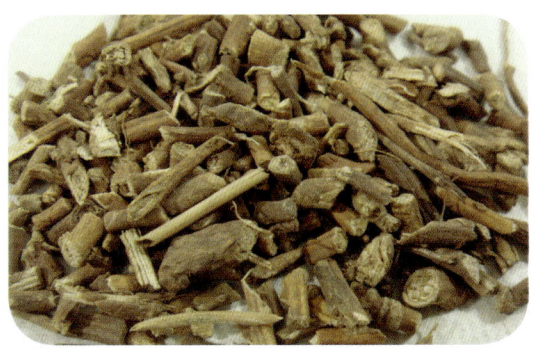
▲ 시호(약재)

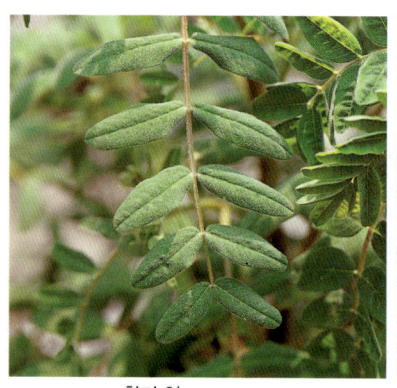
▲ 황기 잎

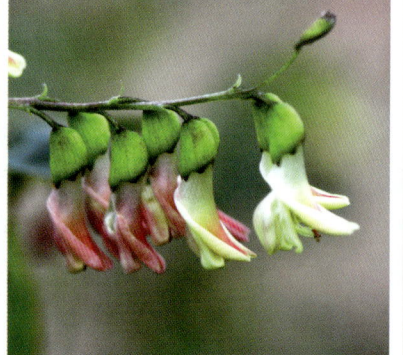
▲ 황기 꽃

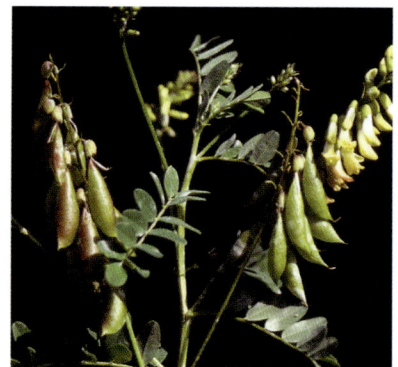
▲ 황기 열매

황기(黃芪)

황기는 콩과에 속하는 다년생 식물인 황기의 뿌리를 말하며, 맛은 달고 성질은 따뜻하다. 9~10월에 채취하여 흙과 잔뿌리, 머리를 제거하고 햇볕에 말려서 사용한다. 한국, 만주, 일본, 동부 시베리아 등에 분포하며, 우리나라 울릉도와 강원도에 자생하고 전국 각지에서 재배한다.

주효능 | 만성 피로, 체력 저하, 면역력 저하, 만성 염증, 구내염, 질염(膣炎), 부종(浮腫), 식은땀

황기는 몸을 보하는 약초이며 근육의 탄력을 강화하는 효능이 있다. 기력이 없는 사람은 사지(四肢)의 근육뿐 아니라 내장 평활근의 힘도 떨어져 위하수가 생기기 쉽다. 이럴 때 황기를 사용하면 기운도 나고 위하수 증상도 개선된다.

황기는 상처가 잘 아물지 않거나 염증이 계속되는 경우에 자주 사용된다. 과로와 스트레스 때문에 면역력이 떨어지면 구내염이나 질염이 쉽게 발생한다. 그리고 이러한 염증은 재발하는 경향이 있는데, 이럴 때 감초와 함께 달여서 복용하면 효과가 좋다.

【황기의 줄기와 잎의 효능】

황기는 뿌리를 사용하는 약초이지만 줄기와 잎에도 약효가 있다. 황기의 줄기와 잎은 갈증을 멎게 하고 근육의 경련을 치료하며 종기(腫氣)를 삭인다.

황기의 기능성 및 효능에 관한 특허자료 2종 외

▶ **황기 추출물을 유효성분으로 하는 골다공증 치료제**

황기를 저급 알코올로 추출하여 물을 가한 다음 다시 헥산으로 부분 정제한 황기 추출물은 골다공증 치료제에 관한 것으로, 이는 노화 또는 폐경 등의 다양한 원인에 의하여 유발되는 골다공증을 부작용이 없이 예방 및 치료하는 데 효과적으로 사용될 수 있다.

- 등록번호 : 10-0284657, 출원인 : 한국한의학연구원

▶ **황기 추출물을 포함하는 뇌허혈성 신경세포손상 방지용 조성물**

본 발명은 인체에 무해하고 부작용을 발생시키지 않는 뇌허혈성 신경세포 손상 방지용 조성물을 제공하며, 이를 식품 또는 약제로 활용하여 신경세포 손상으로 인하여 야기되는 질환을 예방할 수 있다.

- 등록번호 : 10-0526404, 출원인 : 학교법인 한림대학교

인삼(人蔘)

인삼은 두릅나무과에 속하는 다년생 식물인 인삼의 뿌리를 말하며, 맛은 달면서 약간 쓰고 성질은 따뜻하다. 9월 말에 캐는 것이 가장 좋은데, 채취시기가 빠를수록 뿌리에 축적되는 영양분이 적기 때문에 무게도 덜 나가고 품질도 떨어진다. 원산지는 한국이며 전국 각지에서 약용식물로 재배한다. 야생종은 깊은 산속에서 자라며 흔히 산삼이라고 부른다.

주효능 | 만성 피로, 체력 저하, 면역력 저하, 식욕부진, 소화불량, 신경쇠약

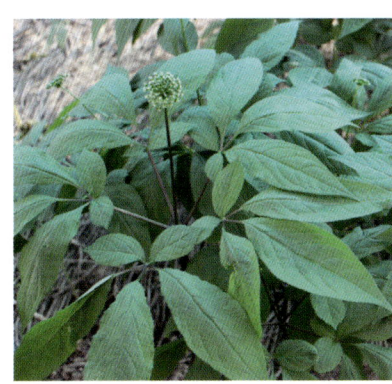
▲ 인삼 잎

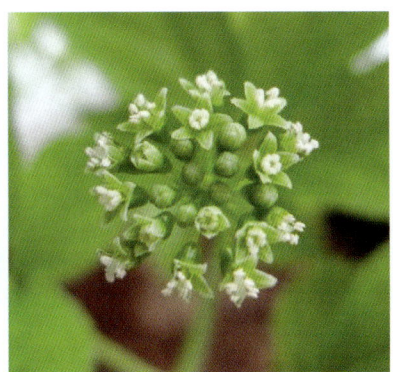
▲ 인삼 꽃

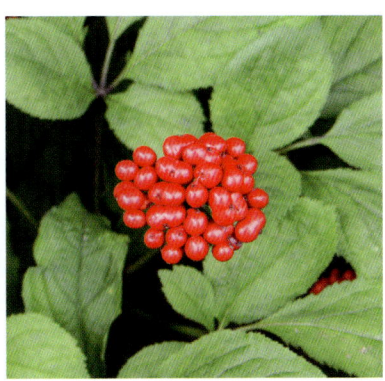
▲ 인삼 열매

인삼은 몸에 열(熱)과 기(氣)를 더해주는 약초이다. 위하수가 있는 사람은 열과 기가 부족하기 때문에 인삼을 복용하는 것은 큰 도움이 된다. 또한 인삼에는 소화를 돕는 효능까지 있어 위하수를 치료하는 데 필요한 약초이다.

　인삼은 지력(智力)을 증진시키고 정신력을 강하게 한다. 두뇌의 활동을 활발하게 하고 정신력을 왕성하게 하며 시력, 청력, 사고력, 기억력을 좋게 하며, 집중력을 향상시키는 작용이 있어 원기가 부족해지면서 사고력과 판단력이 흐려질 때 사용하면 좋다. 단, 장기간 복용해야 효과를 얻을 수 있다.

【인삼의 종류】

◎ **인삼(人蔘)**

9~10월에 4년 이상 된 인삼을 채취한다. 캘 때는 조심하여 뿌리가 끊어지지 않도록 한다. 캔 다음에는 흙과 줄기, 잎을 제거한다. 인삼을 깨끗이 씻어서 하룻동안 햇볕에 말리고 다시 유황으로 훈증한 다음 햇볕에 말린다.

인삼은 몸에 열을 더해주고 기운을 나게 하는 약초이다. 따라서 얼굴색이 창백하고 기력이 없으면서 소화력이 약한 사람에게 적합하다. 열이 많은 체질에는 맞지 않고 질병을 앓고 난 후 면역력이 저하되었을 때, 큰 수술을 한 이후에 기력이 없을 때, 나이가 들어 피로감이 잦을 때 사용하면 좋다. 반면 열이 많은 소아에게는 적합하지 않은 약초이다.

◎ **홍삼(紅蔘)**

새로 수확한 인삼을 깨끗이 씻은 다음 2~3시간 쪄서 황색이 되고 껍질에 반투명 빛이 나타나도록 한다. 이것을 꺼내어 불에 말리거나 햇볕에 말린다. 이 과정을 여러 번 반복하면 홍삼이 된다. 홍삼은 인삼만큼 열을 더해주는 효능이 강하지는 않지만 여전히 열이 있는 약초이다. 비유하자면 인삼은 장작이고 홍삼은 숯불이다. 장작의 화력이 좋기는 하지만 숯불에도 열이 있기는 마찬가지이다. 그렇기 때문에 홍삼 또한 소아에게 적합하지 않다.

요즘 홍삼 열풍이 불고 있는데, 이는 홍삼에 함유된 성분만을 기준으로 판단한 것이다. 아무리 좋은 성분이 있다고 해도 성질이 맞지 않으면 역효과가 난다. 같은 물이라도 따뜻하게 마시는 것과 시원하게 마시는 것에는 차이가 있다. 운동한 이후에는 시원한 물이 적합하고 추위에 떨었다면 따뜻한 물이 적합하다. 물의 성분보다는 따뜻하고 찬 성질에 의해 적합성이 좌우되는 것이다. 홍삼 또한 아무리 좋은 성분이 있어도 성질이 따뜻하기 때문에 소아에게는 적합하지 않다.

◎ **당삼(糖蔘)**

신선한 인삼을 깨끗이 씻은 다음 끓는 물 속에 3~7분간 담갔다가 꺼내어 다시 찬물에 10분 정도 담근다. 이것을 꺼내어 햇볕에 말린 다음 다시 유황으로 훈증한다. 그런 후 침을 이용해 인삼에 가로 세로로 구멍을 내어 진한 설탕물에 24시간을 담근다. 이것을 꺼내어 하루 동안 햇볕에 말리고, 다시 두 번째 구멍을 내어 설탕물에 24시간 담갔다가 꺼내어 붙어 있는 설탕을 제거하고 햇볕에 말리거나 불에 말린다. 기를 보하는 작용은 말린 인삼에 미치지 못하지만 평소 위장이 약한 증상에 사용한다.

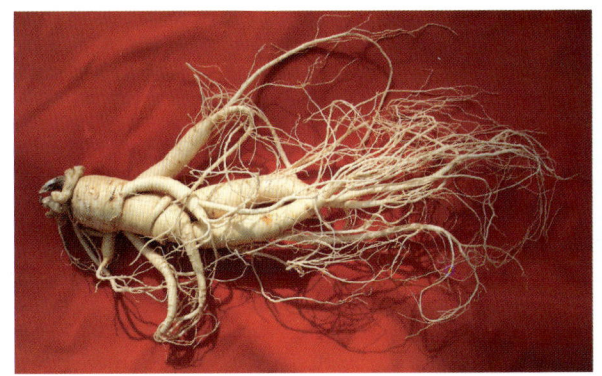
▲ 인삼 뿌리(6년근)

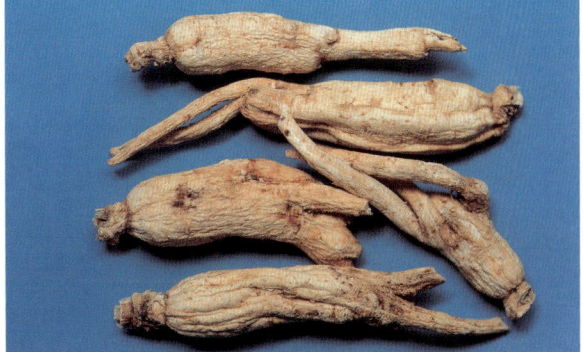
▲ 인삼 뿌리(건조)

인삼약차

▶ 효능·효과

오장의 기(氣) 부족에 효과적이며 정신 안정, 당뇨병 개선, 체중 조절, 수술 후 면역 조절, 기억력 향상, 동맥경화증 경감, 발기부전 치료에 효능이 있다.

▶ 약차 만드는 방법

① 물 1L에 인삼 30g을 넣고 센 불에서 30분 정도 끓인다.
② 중불에서 2시간 정도 더 끓인다. 잘 건조된 인삼은 서서히 끓여야 잘 우러난다.
③ 기호에 따라 대추와 함께 끓여도 되고, 인삼만 끓여서 꿀을 넣어 마셔도 된다. 인삼차는 자체만으로도 맛을 즐길 수 있는 차이다.

인삼의 기능성 및 효능에 관한 특허자료 2종 외

▶ 인삼이 포함된 니코틴 제거 효과가 있는 금연재 약학 조성물

흡연자의 체내에 축적되어 있던 니코틴을 빠르게 배출시켜주고, 니코틴 부족으로 인한 불안 등의 스트레스를 최소화할 수 있으며, 금연을 쉽게 유도할 수 있는 인삼이 포함된 니코틴 제거 효과가 있는 금연재 약학 조성물에 관한 것이다.

― 등록번호 : 10-1117669, 출원인 : (주)노스모

▶ 비만 억제 및 고지혈증 개선용 인삼잎 추출물

본 발명은 비만 억제 및 고지혈증 개선 효과가 있는 천연물 추출물에 관한 것으로, 보다 구체적으로는 비만 억제 및 고지혈증 개선 효과가 있는 인삼잎 추출물에 관한 것이다.

― 공개번호 : 10-2011-0051105, 출원인 : 경희대학교 산학협력단

백출(白朮)

백출은 국화과에 속하는 다년생 식물인 삽주 또는 백출의 뿌리를 말하며, 맛은 달면서 쓰고 성질은 따뜻하다. 10~11월에 캐서 줄기와 잎, 흙을 제거하고 불에 말리거나 햇볕에 말린 다음 잔뿌리를 제거하고 사용한다. 삽주는 우리나라 각지의 산에서 널리 자라며, 백출은 중국에서 종자를 도입하여 우리나라에서 재배하고 있다.

주효능 | 식욕부진, 소화불량, 설사, 습관성 유산, 다한(多汗)

백출은 위장을 튼튼하게 하는 약초이다. 따라서 평소 소화력이 약한 사람에게 좋은데, 위하수 또한 몸이 허약하고 소화력이 약한 사람에게 생기는 질환이므로 백출이 꼭 필요하다.

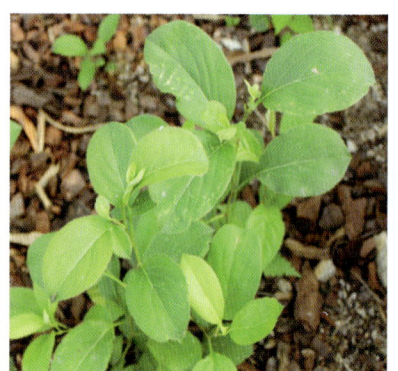
▲ 백출 잎

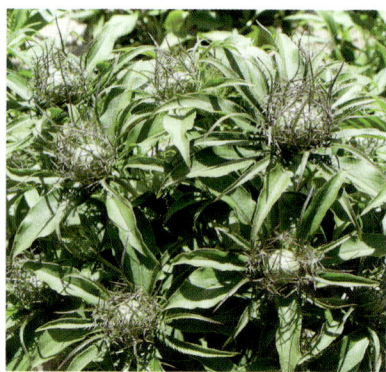
▲ 백출 꽃봉오리

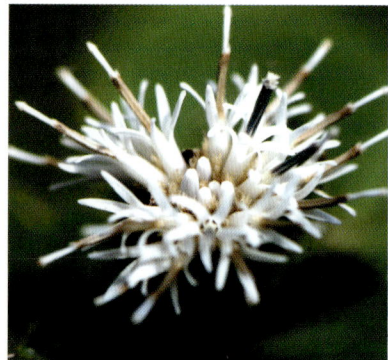
▲ 백출 꽃

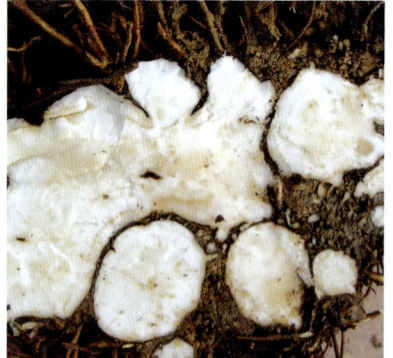
▲ 백출 뿌리(자른 모습)

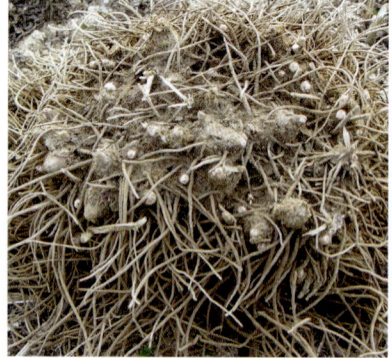
▲ 백출 뿌리(말린 것)

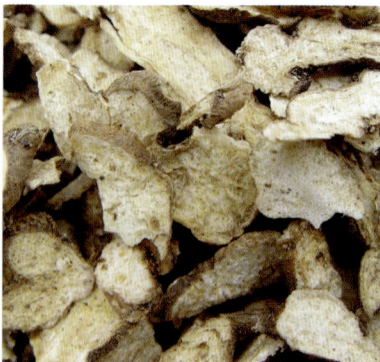
▲ 백출 절편(약재)

평소 식욕이 없고 음식을 적게 섭취하는 사람, 조금만 먹어도 헛배가 부르고 소화가 안 되는 사람, 대변이 묽고 설사를 자주 하는 사람에게 백출은 보약 역할을 하는 약초이다. 또한 백출은 임신부에게 사용해도 부작용이 없을 정도로 안전한 약초이다.

백출은 땀을 멎게 하는 효능이 있다. 몸이 약하여 특별히 움직이지 않아도 저절로 땀이 나는 사람에게 좋은데, 황기와 함께 사용하면 효과적으로 땀을 멎게 할 수 있다.

【백출 이야기】

중국 수나라 때의 이야기다. 어느 남편이 정력에 좋다는 비방을 조제했지만 먹어보지도 못하고 죽게 되었다. 그러자 마님은 이 약을 75세의 하인에게 줘버렸다. 그런데 이 약을 먹은 늙은 하인이 20일 만에 허리가 펴지고 머리가 검어지며 얼굴에 윤기가 돌기 시작했다. 그리고 어느 날 밤 이 늙은 하인은 술에 취해 마님 곁에서 자고 있는 젊은 하녀를 범하고 말았는데, 그 기력이 어찌나 출중한지 마님 또한 마음이 동해서 그만 그렇고 그런 사이가 되어버렸다.

하지만 난생 처음 황홀경을 맛본 마님은 늙은 하인이 여러 하녀들과 놀아나는 꼴에 질투가 나서 늙은 하인을 죽여버리고 말았는데, 그것도 모자라 다리몽둥이를 분질러놓았다. 그러자 놀랍게도 늙은이의 뼛속이 노란 골수로 꽉 차 있었다고 한다. 하인이 먹은 이 처방이 바로 백출을 비롯한 5가지 약재로 만든 '익다산(益多散)'이라는 것이다. 《홍길동전》을 지은 허균은 강원도에서 만난 임씨 노인이 백출만을 먹고 장수했다고 밝히고 있을 정도로 백출은 장수의 묘약이다. 《신농약경》에 장생하려면 마땅히 이것을 먹어야 한다고 했을 정도이다.

진피(陳皮)

진피는 운향과에 속하는 낙엽활엽소교목인 귤 또는 근속식물의 성숙한 열매의 껍질을 말하며, 맛은 맵고 쓰며 성질은 따뜻하다. 늦가을부터 겨울 사이에 채취하며 열매를 따서 과피(果皮)를 벗겨 그늘에 말리거나 햇볕에 말려서 사용한다. 한국, 일본, 인도, 북아메리카의 남쪽, 흑해 등지에 분포하며 우리나라는 제주도 및 남부지방에서 재배한다.

주효능 | 소화불량, 가래, 담 결림, 딸꾹질

진피는 위장의 운동을 활발하게 하여 위하수 증상을 치료하는 데 도움이 되는 약초이다. 한방에서는 진피를 기의 순환을 돕는 약초로 사용하고 있다. 스트

【 운향과 식물의 약초들 】

◎ 귤나무

청피(靑皮)
청피는 귤나무의 덜 익은 과실의 과피(果皮)이다. 가슴과 옆구리, 위장의 통증, 간염, 위염, 유방염, 유방암에 쓰인다. 스트레스 때문에 체한 경우나 가슴에 멍울이 생긴 경우에 사용하며 간경변증에도 효과가 있다.

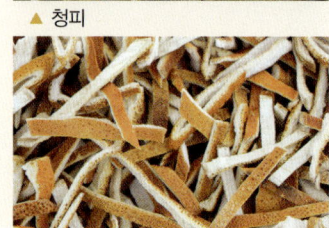
▲ 청피

진피(陳皮)
진피는 귤나무의 성숙한 과실의 과피이다. 기(氣)가 뭉친 것을 풀어주고 소화기능을 강화하여 소화불량, 트림, 구토, 메스꺼움, 헛배가 부른 증상을 없애준다.

▲ 진피

◎ 탱자나무

지실(枳實)
지실은 탱자나무의 어린 과실이다. 뭉친 기를 흩어지게 하고 음식물이 내려가지 않고 막혀서 그득하고 저린 증상이 나타날 때 사용하며, 각종 하수증(下垂症)과 변비 등에 활용한다.

지각(枳殼)
지각은 탱자나무의 미성숙한 과실이다. 지실과 효능이 거의 비슷하지만 약효는 조금 더 부드럽다. 가슴이 답답하고 음식물이 내려가지 않고 복부가 부어오르는 증상을 없애주며, 가래를 삭이고 변비를 치료한다.

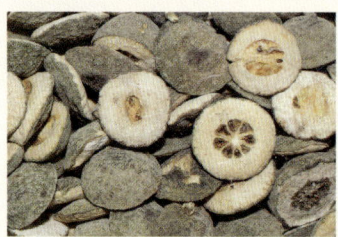
▲ 지실

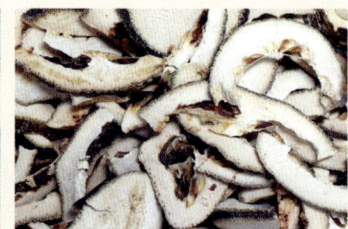
▲ 지각

◎ 유자나무

화귤홍(化橘紅)
유자나무의 미성숙한 바깥층 과피이며 맛은 달다. 차가운 기운을 풀어주고 습기(濕氣)를 말리며, 기를 돌게 하고 가래를 없애준다. 감기로 인한 기침, 목구멍이 간지럽고 가래가 많은 증상, 음식물이 내려가지 않는 증상, 구역질이 나고 속이 답답한 증상에 사용한다. 또한 주독(酒毒)을 없애는 효능도 있다.

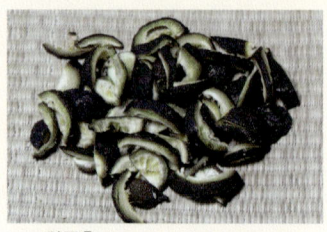
▲ 화귤홍

150

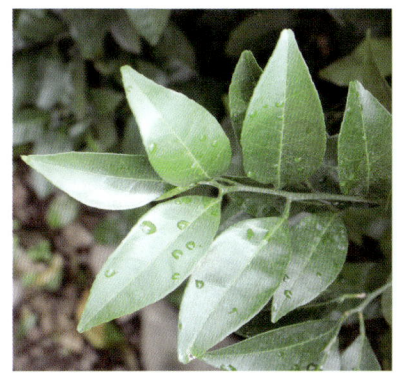
▲ 귤나무 잎

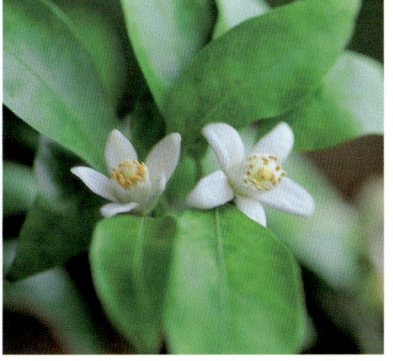
▲ 귤나무 꽃

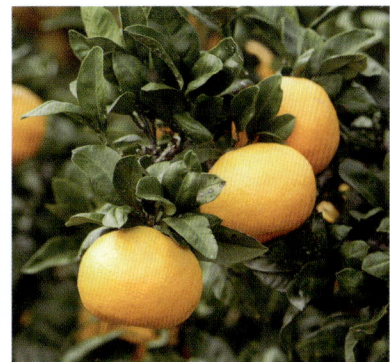
▲ 귤나무 열매

레스를 많이 받거나 신경이 예민하면 '기(氣)가 막혀' 오장육부의 기능이 떨어진다고 표현하는데, 이럴 때 진피를 사용하면 막힌 기를 순환시켜 정상적인 기능을 되찾는다. 위하수가 있는 사람은 몸이 약하기도 하지만 신경이 예민한 경우가 많기 때문에 위하수를 치료하는 데 있어 진피의 필요성이 크다고 할 수 있다.

귤껍질을 벗기면 안쪽에 흰색 속껍질이 있다. 이것을 벗기지 않고 겉껍질과 함께 사용하면 위를 보(補)하고 속을 편안하게 해준다. 따라서 위장의 기능이 약해졌을 때는 진피의 흰 속을 버리지 말고 함께 사용해야 한다.

승마(升麻)

승마는 미나리아재비과에 속하는 다년생 식물인 승마(삼엽승마)와 눈빛승마 및 황새승마의 뿌리줄기이다. 맛은 맵고 약간 달며 성질은 약간 차갑다. 가을에 채취하여 흙과 모래를 제거하고 햇볕에 건조한 후 잔뿌리를 제거하고 사용한다. 우리나라 각지의 깊은 산에 분포한다.

주효능 | 위하수, 자궁하수, 탈항(脫肛), 두통, 치통, 구내염, 인후통증, 홍역, 피부염

승마는 뿌리지만 매우 가볍다. 보통 무거운 약초의 약효는 몸속으로 작용하고 인체의 아래쪽으로 나타나는 반면, 가벼운 약초의 약효는 몸 밖으로 작용하고 인체의 위쪽으로 나타난다. 승마는 가볍기 때문에 그 효능이 몸 위쪽으로 향한다. 위하수에 승마를 사용하는 이유는 인삼, 황기 등 함께 사용하는 약초의 효능을 위쪽으로 끌어올려주기 때문이다.

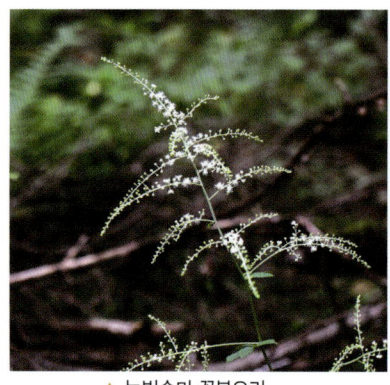 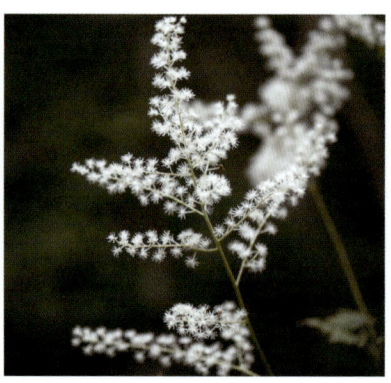 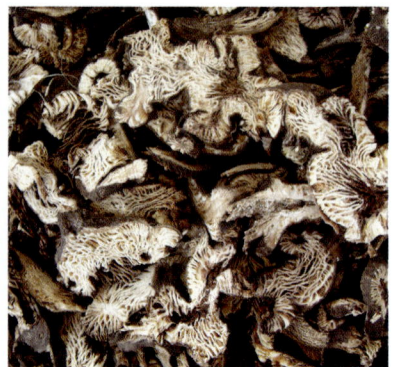

▲ 눈빛승마 꽃봉오리　　▲ 눈빛승마 꽃　　▲ 눈빛승마 뿌리 절편(약재)

　　승마는 열독(熱毒)을 다스리는 효능이 있다. 그래서 예전에는 홍역이나 천연두로 인한 발진을 치료하는 데 빠지지 않고 사용되었다. 요즘에도 열독으로 인한 피부질환에 응용되는 귀한 약초이다.

동의보감 원문 해설

性平(一云微寒)味甘苦無毒主解百毒殺百精老物辟瘟疫瘴氣療蠱毒治風腫諸毒喉痛口瘡〈本草〉○生山野中其葉如麻故名爲升麻二月八月採根暴乾刮去黑皮幷腐爛者用細削如雞骨色靑綠者佳本治手足陽明風邪兼治手足太陰肌肉間熱〈入門〉○陽明本經藥也亦主手陽明太陰經若元氣不足者用此於陰中升陽氣上行不可缺也〈丹心〉○陽氣下陷者宜用若發散生用補中酒炒止汗蜜炒〈入門〉

성질은 평(平)하고(약간 차다고도[微寒] 한다) 맛이 달며[甘] 쓰고[苦] 독이 없다. 모든 독을 풀어주고 온갖 헛것에 들린 것을 없애며 온역(瘟疫)과 장기(瘴氣)를 물리친다. 그리고 고독(蠱毒)과 풍으로 붓는 것[風腫], 여러 가지 독으로 목 안이 아픈 것, 입이 허는 것 등을 치료한다.〈본초〉○산이나 들판에서 자라는데 그 잎이 삼과 같으므로 이름을 승마라 한다. 음력 2월, 8월에 뿌리를 캐서 볕에 말려 검은 껍질과 썩은 부분을 긁어 버리고 쓴다. 가늘고 여윈 것이 닭의 뼈 같고 푸른 빛이 나는 것이 좋은 것이다. 주로 수, 족양명경의 풍사를 치료하고 겸하여 수, 족태음경의 살 속의 열을 없앤다.〈입문〉○족양명경의 약인데 또한 수양명경과 수태음경으로 간다. 만일 원기가 부족한 사람이 이것을 쓰면 음 속에 양기를 이끌어 위로 가게 하므로 위로 올라가게 하려면 없어서는 안 될 약이다.〈단심〉○양기(陽氣)가 아래로 처진 사람은 반드시 써야 한다. 만일 발산시키려면 생으로 쓰고 중초를 보하려면 술로 축여 볶아 쓰며 땀을 멎게 하려면 꿀을 발라 볶아 쓴다.〈입문〉

승마의 기능성 및 효능에 관한 특허자료

▶ 승마 추출물의 분획추출물을 함유하는 미백화장료와 이의 제조방법

본 발명은 승마 추출물의 분획추출물을 함유하는 미백화장료와 이의 제조방법을 제공하는 것이다. 본 발명에 따른 미백화장료는 승마의 물 또는 메탄올 추출물의 디클로로메탄 분획추출물과 에틸아세테이트 분획추출물을 함유한다. 승마 추출물의 분획추출물은 기존의 미백물질로 개발된 알부틴보다 뛰어난 미백 기능성을 가지므로 유연화장수(스킨), 영양화장수(로숀), 영양크림, 마사지크림, 에센스, 팩, 유화형 파운데이션 등 다양한 미백화장료로 사용될 수 있다.

– 공개번호 : 10-2009-0050856, 출원인 : 학교법인 동의학원

시호(柴胡)

시호는 산형과에 속하는 다년생 식물인 묏미나리의 뿌리를 말하며, 맛은 쓰고 성질은 약간 차갑다. 10~11월에 채취하여 잔뿌리와 불순물을 제거하고 물기가 있을 때 절단하여 햇볕에 말려서 사용한다. 우리나라 각지의 산야에 자생하며 농가에서 약용으로 재배한다.

주효능 | 화병(火病), 갱년기장애, 만성 간염, 지방간, 소화불량, 근육통

시호는 승마처럼 뿌리지만 매우 가벼운 약초이다. 그리고 위하수를 치료하는 데 있어 효능도 승마와 비슷하다. 즉, 함께 사용하는 다른 약초의 효능을 강화

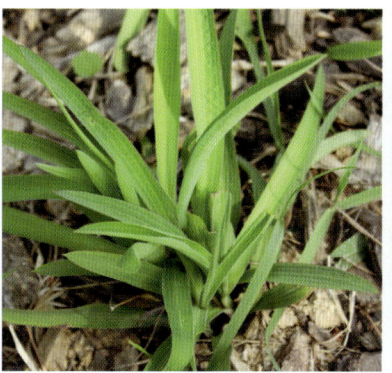
▲ 시호 잎

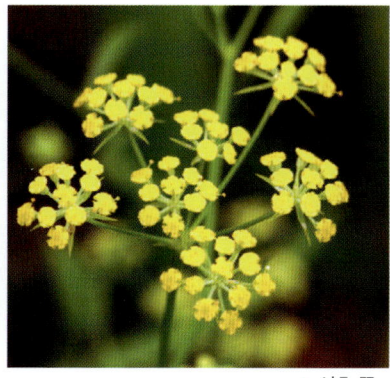
▲ 시호 꽃

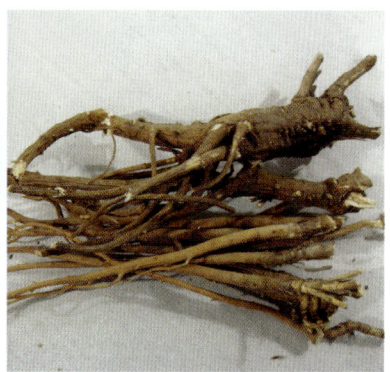
▲ 시호 말린 뿌리(약재)

하기 위해 시호를 사용한다. 주의할 점은 위하수에 승마와 시호를 사용할 때에는 소량 사용해야 한다는 것이다. 한꺼번에 많이 사용하면 몸에 있는 열을 빼내는 작용이 강해져 기대하는 효과가 나타나지 않기 때문이다.

　시호는 신경성 질환을 치료하는 효능이 좋은 약초이다. 따라서 불면증, 불안증, 히스테리 등에 사용하며, 몸에 화(火)가 울체되어 가슴이 답답하고 머리가 아프고 혈압이 오를 때 사용하면 좋다. 또한 갱년기에 얼굴로 열이 달아오르는 증상을 완화시키는 데도 큰 효과를 발휘한다.

【 **시호** 이야기 】

어느 마을에 호(胡)씨 성을 가진 진사가 있었다. 진사의 머슴이 병에 걸렸는데 갑자기 한기(寒氣)를 느끼다가도 또 갑자기 열이 나는 것이었다. 머슴이 일을 할 수 없게 되자 진사는 병이 낫거든 다시 오라며 내보냈다. 쫓겨난 머슴은 병 때문에 걸을 기력도 없어 근처의 풀과 나무뿌리를 먹었다. 머슴은 그렇게 7일을 누워 있다가 먹을 만한 것이 없자 몸을 일으켜 움직이려 했다. 그런데 몸이 이상하게 가벼웠다. 병이 나은 것이었다. 머슴은 다시 주인집에 들어가 일을 했다. 몇 년 뒤, 이번에는 호 진사의 아들이 머슴과 같은 병에 걸렸는데, 이름난 의원들도 아들의 병을 치료하지 못했다. 그러다 문득 병에 걸렸던 머슴이 생각난 진사는 급히 머슴을 불러 어찌 병이 나았는지 물었고, 그가 누워 있었다는 장소로 가서 그 나무뿌리를 캐와 그 약을 먹이자 아들의 병이 나았다. 진사는 자신의 성(姓)인 호(胡)를 따고, 땔감 쏘시개로 쓰이던[燒柴用] 나무의 뿌리라 하여 시(柴)를 따서 약초의 이름을 시호(柴胡)라고 하였다.

【 혼동하기 쉬운 약초 비교 】

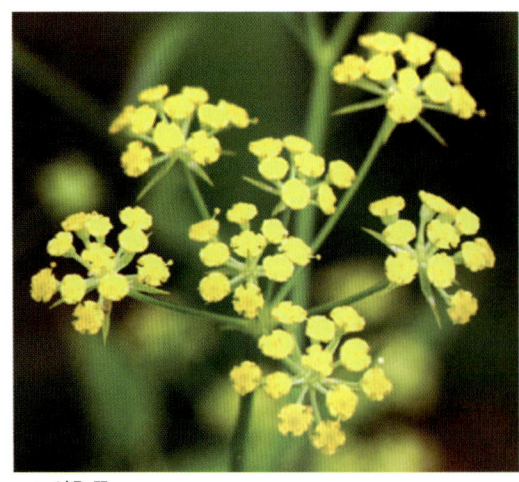

▲ 시호 꽃

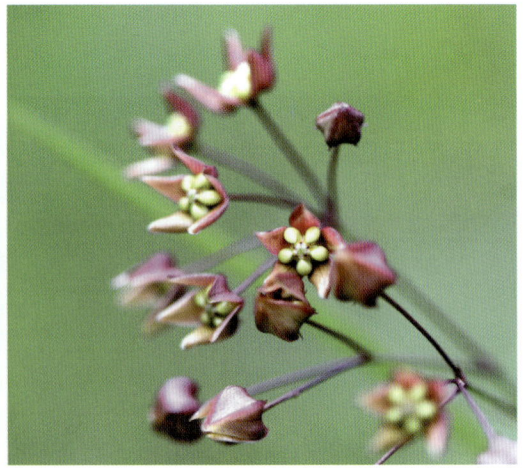

▲ 산해박 꽃

12 과민성 대장증후군

　과민성 대장증후군은 대장 내시경이나 X선 검사로는 이상이 없지만 식사나 가벼운 스트레스 후 복통이나 복부팽만감 같은 불쾌한 증상이 반복되고, 설사 혹은 변비 등의 배변장애가 생기는 만성적인 질환이다. 생명을 위협하는 질환은 아니지만, 이로 인해 고통을 받는 사람은 일상생활이 불편해지고 의욕을 상실하여 사회생활에 지장을 받기도 한다.

　질병은 오장육부 중에서 가장 약한 부위에서 나타난다. 상한 음식을 먹었을 때 위가 약한 사람이었다면 급성 위염으로 인한 복통과 구토가 나타날 것이고, 장이 약한 사람이라면 복통과 설사가 나타날 것이다. 반면 위와 장이 모두 건강한 사람은 다소 상한 음식을 섭취해도 아무런 증상이 나타나지 않는다. 과민성 대장증후군도 마찬가지이다. 장이 예민하다는 것은 약하다는 말이다. 장이 약

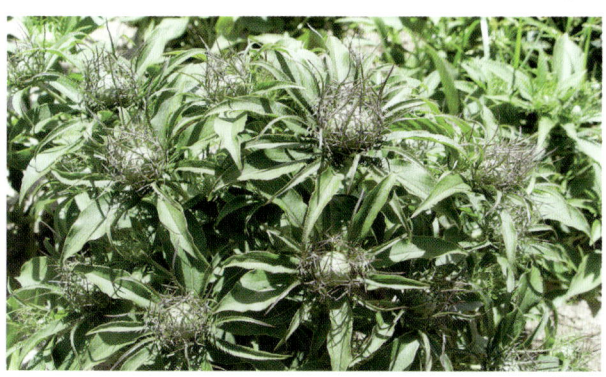

▲ 백출

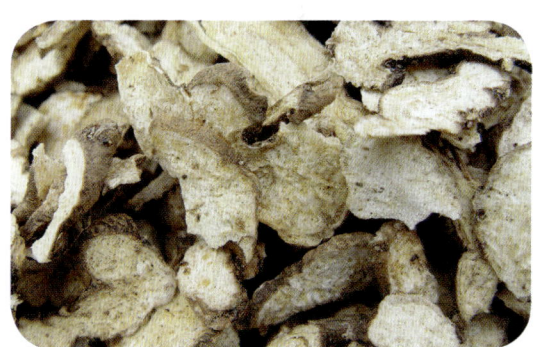

▲ 백출(약재)

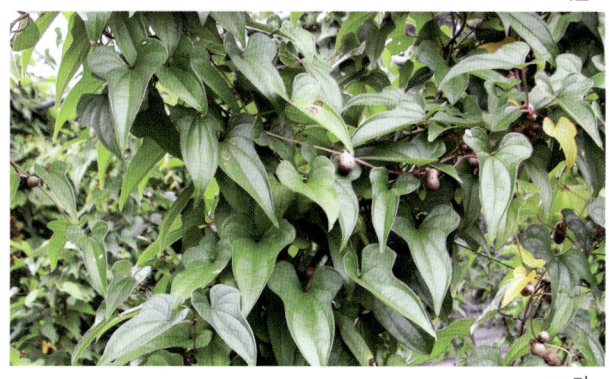

▲ 마

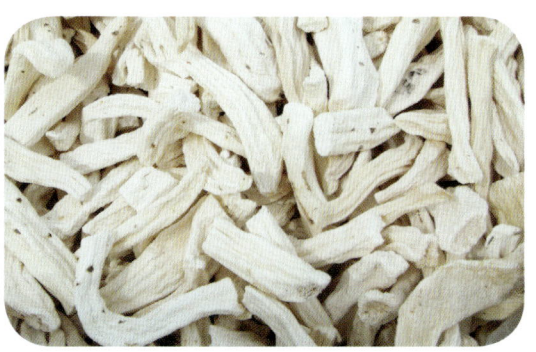

▲ 산약(약재)

한 사람이 스트레스를 받거나 소화하기 어려운 음식을 먹으면 섭취한 음식물을 정상적으로 소화시키지 못하기 때문에 복통과 복부팽만감, 설사 또는 변비가 생기는 것이다. 따라서 이 질환을 치료하려면 마음을 안정시키고 약해진 장을 튼튼하게 해야 한다.

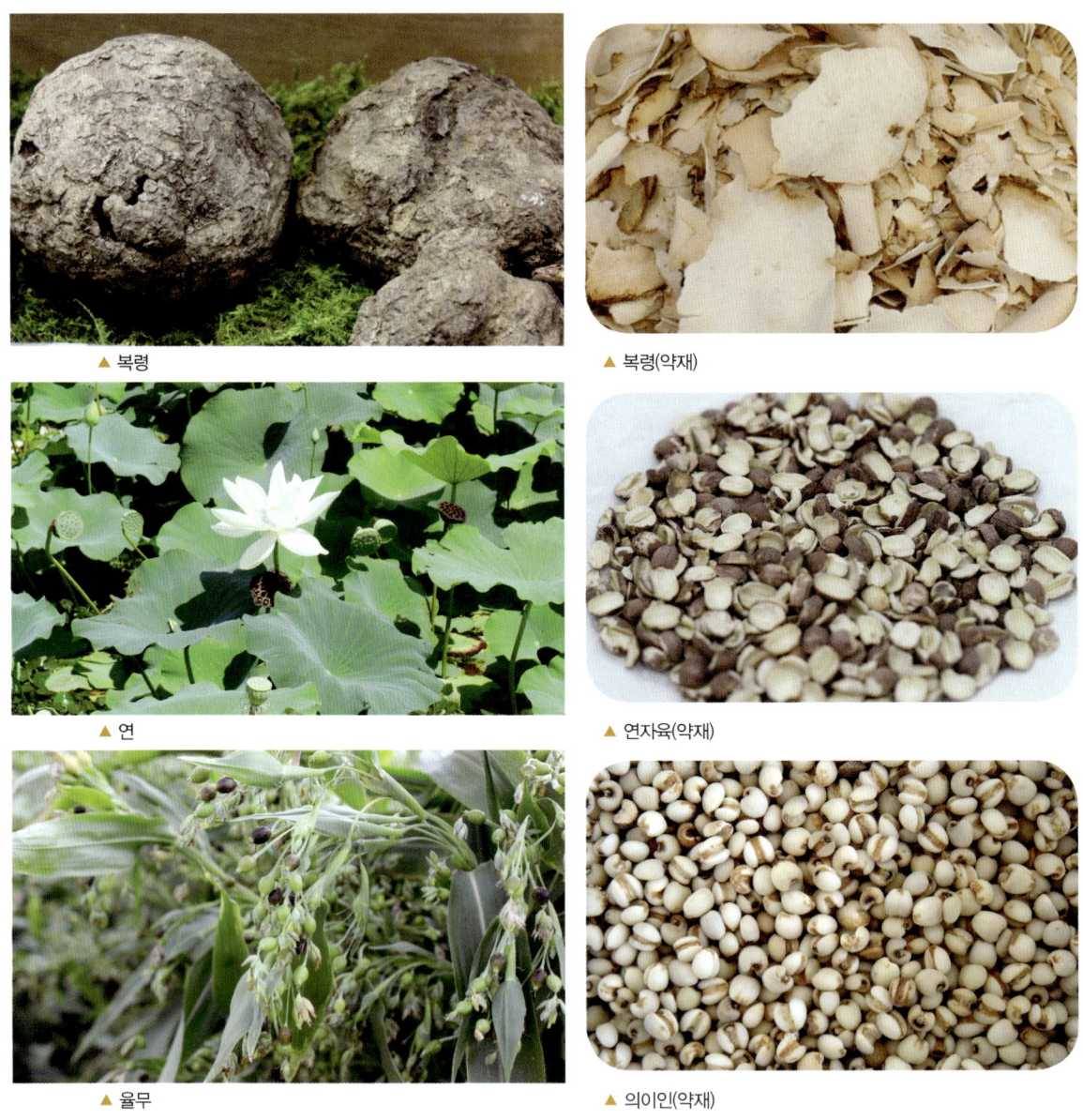

▲ 복령

▲ 복령(약재)

▲ 연

▲ 연자육(약재)

▲ 율무

▲ 의이인(약재)

다음에 소개되는 한약처방은 마음을 안정시키고 약해진 장을 튼튼하게 하는데 도움을 준다.

> **한약처방** | 백출 12g, 산약 16g, 복령 12g, 연자육 12g, 의이인 16g

상기 용량은 1일분이다. 물 1,200cc를 붓고 중불로 2시간 정도 달여 물이 절반 정도 되게 한다. 그리고 이것을 3등분하여 아침, 점심, 저녁에 마시는데, 3~4시간 간격을 두고 마시는 것이 좋다. 과민성 대장증후군은 만성 질환이므로 10일분 또는 20일분씩 달여놓고 유리병에 담아 냉장고에 보관하였다가 마실 때마다 따뜻하게 데워서 복용하는 것이 좋다.

【참고사항】
① 기력이 없는 사람에게는 인삼과 감초를 더한다.
② 추위를 타고 배가 냉하면 계피와 건강을 더한다.
③ 변비가 있으면 작약과 지실을 더한다.

【주의사항】
① 과민성 대장증후군은 만성 질환이므로 위의 처방을 3개월 이상 복용하는 것이 바람직하다.
② 산약을 볶아서 사용하면 설사를 멎게 하는 효능이 좋아진다.
③ 백출 또한 볶아서 사용해야 설사를 멎게 하는 효능이 좋아진다.
④ 연자육 속에 있는 심(心)을 제거한 후 사용한다.

백출(白朮)

백출은 국화과에 속하는 다년생 식물인 삽주 또는 백출의 뿌리를 말하며, 맛은 달면서 쓰고 성질은 따뜻하다. 10~11월에 캐서 줄기와 잎, 흙을 제거하고 불에 말리거나 햇볕에 말린 다음 잔뿌리를 제거하고 사용한다. 삽주는 우리나라 각지의 산에서 널리 자라며, 백출은 중국에서 종자를 도입하여 우리나라에서 재배하고 있다.

주효능 | 식욕부진, 소화불량, 설사, 습관성 유산, 다한(多汗)

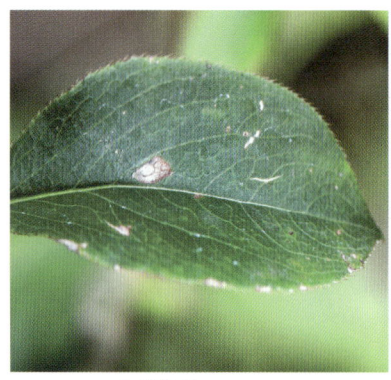
▲ 백출 잎

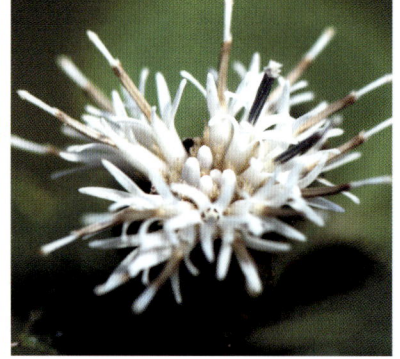
▲ 백출 꽃

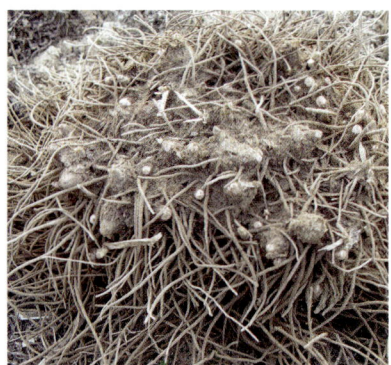
▲ 백출 말린 뿌리

　　백출은 약해진 위와 장을 튼튼하게 하는 약초이다. 따라서 과민성 대장증후군 외에도 다양한 소화불량 증상에 효과가 있다. 위장이 약한 사람에게는 인삼이나 녹용보다 중요하다고 할 수 있다.

　　백출은 위장의 운동을 활발하게 하고 위장에 정체된 습기(濕氣)를 제거하는 효능이 있다. 위장에 정체된 습기를 제거한다는 말이 의학적인 표현은 아니지만 현실적으로 나타나는 현상이다. 천고마비(天高馬肥)의 계절이 되면 인삼이나 녹용

【백출과 창출의 구별】

백출과 창출의 기원에 관해서는 의견이 분분한데 같은 국화과의 각각 종이 다른 삽주의 뿌리줄기라고 하기도 하고 같은 식물의 뿌리인데 부위가 다른 것이라는 설도 있다. 백출은 국화과에 속한 삽주와 백출의 뿌리줄기이며 창출은 국화과의 모창출, 북창출의 뿌리줄기이다.

국내에서는 같은 식물의 땅줄기를 창출로 썼고 덩이줄기를 백출로 써왔다. 또한 봄에 캔 것으로 안에 심이 있는 것을 창출이라 하고, 가을에 캔 것으로 심이 없는 것을 백출로 쓰기도 한다. 하지만 일본의 연구자료에 의하면 한국산 백출은 창출로 분류하는 것이 옳다고 되어 있다.

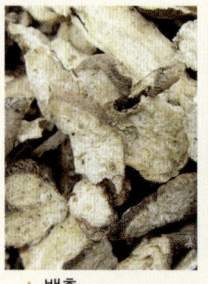
▲ 백출

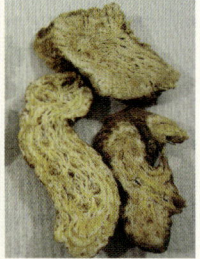
▲ 창출

건조된 약재로 비교할 때 백출이 창출보다는 크기가 크다. 길이는 백출과 창출 모두 3~10㎝ 내외로 비슷하나 지름은 백출이 창출보다는 크며 절편을 만들 때도 백출은 세로 절단을 하여 절단면이 넓으나 창출은 지름도 작은데다가 가로 절단을 하여 절편은 크기가 작다. 또한 백출은 코르크층을 제거한 것으로 황백색을 띠고 있으나 창출은 코르크층을 제거하지 않아서 갈색을 띤다.

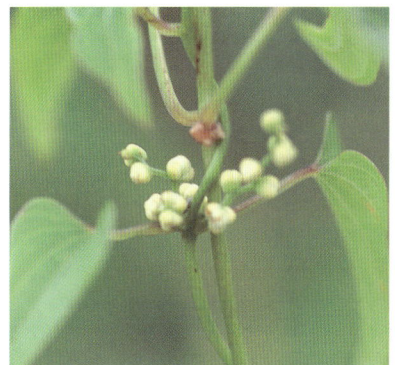 ▲ 마 꽃
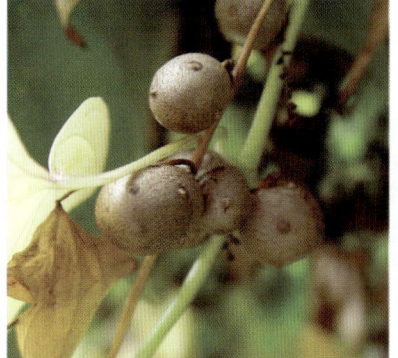 ▲ 마 열매
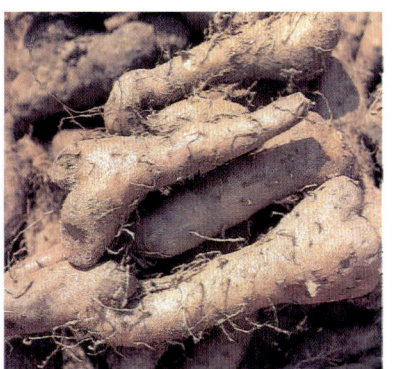 ▲ 마 뿌리

을 먹지 않았는데도 식욕이 좋아진다. 이는 대기의 습도가 낮아진 결과로 위장에 정체된 습기가 줄어들어 위장의 기능이 좋아지기 때문이다. 백출이 위장 기능을 강화하는 것도 위장의 습기를 제거해주기 때문이다.

산약(山藥)

산약은 마과에 속하는 다년생 덩굴식물인 마, 참마의 뿌리이며, 맛은 달고 성질은 따뜻하지도 차갑지도 않다. 11~12월쯤에 잎이 마른 이후 채취하는 것이 좋으며, 뿌리를 캐서 머리 부분을 잘라내고 깨끗이 씻은 후 햇볕이나 불에 말려서 사용한다. 우리나라 전국 각지의 산기슭이나 숲에서 자생하며 약용 및 식용으로 재배한다.

주효능 | 위염, 장염, 설사, 기관지염, 만성 기침, 천식, 체력 저하, 피로감, 유정(遺精), 요실금, 대하증(帶下症)

또한 산약의 전분에는 소화효소가 다량 포함되어 있어서 음식물의 소화를 돕는다. 특히 산약은 만성적으로 약해진 장을 튼튼하게 하는 효능이 있어서 노화와 질병 때문에 장이 약해졌을 때, 또는 장에 염증이 생겨 대변이 묽게 나오고 설사를 자주 할 때 사용하면 효과가 좋다.

또한 산약은 기관지와 폐의 기능을 강화하는 효능이 있어서 기관지염으로 인한 기침과 숨참 증상을 치료하는 데 도움이 된다. 단, 급성에는 효과가 크지 않고 만성 기관지염과 천식에 효과적이다.

【마의 부위별 효능】

◎ **마의 뿌리줄기**
위장을 튼튼하게 한다. 따라서 식사량이 적고 설사를 자주 하는 증상에 사용한다. 또한 폐와 기관지를 촉촉하게 하는 효능이 있어 숨이 차고 기침을 자주 하는 것을 없애주며, 정액(精液)이 새고 소변을 자주 보는 것을 치료한다.

◎ **마의 잎겨드랑이에서 나온 싹**
잎겨드랑이 사이에 생긴 구슬 같은 싹을 약으로 사용하는데 허리와 다리를 튼튼하게 해주고 병을 앓고 난 뒤에 귀가 안 들리는 것을 치료한다.

◎ **마의 덩굴줄기**
마의 덩굴줄기는 피부습진에 외용약(外用藥)으로 사용한다.

복령(茯苓)

복령(솔풍령)은 구멍장이버섯과에 속하는 진균인 복령의 균핵을 말하며 소나무 뿌리에 기생한다. 맛은 달고 담백하며 성질은 따뜻하지도 차갑지도 않다. 자연산 복령은 7월부터 다음 해 3월 사이에 소나무 숲에서 채취하고, 인공 재배한 것은 종균을 접종한 2년 후 7~8월 사이에 채취한다. 우리나라 각지에 분포하고 특히 강원도, 경기도, 경상북도 지방에서 많이 생산되는데 현재는 대부분 지방에서 대량으로 인공 재배되고 있다.

주효능 | 소변불통(小便不通), 부종, 설사, 신경쇠약, 건망증, 요도염, 방광염

복령은 이뇨작용이 있어 몸이 붓거나 요도염, 방광염 등이 있을 때 사용하는

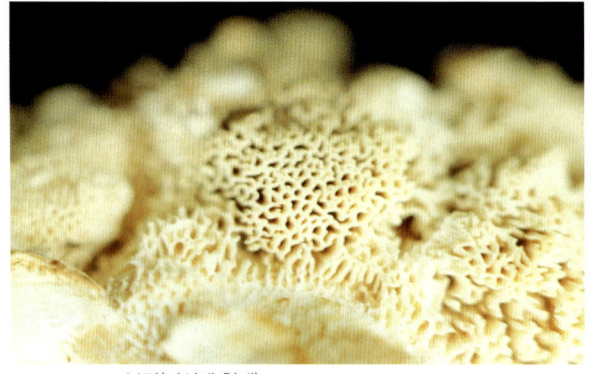
▲ 복령(자실체 형태)

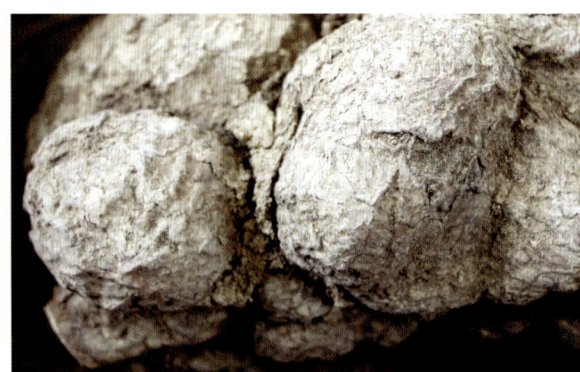
▲ 복령(수확)

데, 다른 이뇨제와 달리 위장을 튼튼하게 하고 신경을 안정시키는 효능이 있어 몸이 약한 사람에게 좋다.

이뇨작용이 있는 약초는 설사를 멎게 한다. 대변에 포함된 수분을 소변으로 나가게 하면 설사가 그치기 때문이다. 하지만 설사에 이뇨작용이 강한 약초를 사용하면 역효과가 날 수도 있어 주의해야 한다. 몸에서 수분이 빠지면 열과 기운이 함께 빠지기 때문이다. 과민성 대장증후군이 있는 사람은 대체로 몸이 약하기 때문에 이뇨작용이 강하지 않으면서 위장을 강화하는 효능이 있는 복령을 사용하는 것이 좋다.

동의보감 원문 해설

性平味甘無毒開胃止嘔逆善安心神主肺痿痰壅伐腎邪利小便下水腫淋結止消渴療健忘○仙經服食亦爲至要云其通神而致靈和魂而鍊魄明竅而益肌厚腸而開心調榮而理胃上品仙藥也善能斷穀不飢○生山中處處有之松脂入地千歲爲茯苓其抱根而輕虛者爲茯神二月八月採皆陰乾大如三四升器外皮黑細皺內堅白形如鳥獸龜鼈者良〈本草〉○有白赤二種白者入手太陰經足太陽經足少陽經赤者入足太陰經手太陽經少陰經又云色白者入壬癸色赤者入丙丁〈湯液〉○白色者補赤色者瀉〈本草〉○凡用去皮爲末水飛浮去赤膜晒乾用免致損目陰虛人勿用〈入門〉

[茯神]性平味甘無毒療風眩風虛止驚悸治健忘開心益智安魂魄養精神安神定志主驚癇○茯苓乃採斫訖多年松根之氣所生盖其氣味壹鬱未絶故爲是物其津氣盛者方發泄於外結爲茯苓雖有津氣而不甚盛止能結伏於本根故曰茯神〈本草〉○松木斫不再抽芽其根不死津液下流故生茯苓茯神因用治心神通津液〈入門〉

성질은 평(平)하며 맛은 달고[甘] 독이 없다. 입맛을 돋우고 구역을 멈추며 마음과 정신을 안정하게 한다. 폐위(肺痿)로 담이 막힌 것을 낫게 하며 신(腎)에 있는 사기를 몰아내며 오줌을 잘 나가게 한다. 수종(水腫)과 임병(淋病)으로 오줌이 막힌 것을 잘 나가게 하며 소갈을 멈추고 건망증[健忘]을 낫게 한다. ○《선경(仙經)》에서는 음식 대신 먹어도 좋다고 하였다. 이 약은 정신을 맑게 하고 혼백을 안정시키며 9규를 잘 통하게 하며 살을 찌게 하고 대소장을 좋게 하며 가슴을 시원하게 한다. 또 영기(榮氣)를 고르게 하고 위(胃)를 좋게 하므로[理] 제일 좋은 약이며 곡식을 안 먹어도 배고프지 않다고 하였다. ○산속의 곳곳에 있다. 송진이 땅에 들어가 천 년 지나서 솔풍령이 된다. 소나무 뿌리를 싸고 있으면서 가볍고 퍼석퍼석한 것은 복신(茯神)이다. 음력 2월과 8월에 캐서 다 그늘에서 말린다. 크기가 3~4되가 되며 껍질이 검고 가는 주름이 있으며 속은 굳고 희며 생김새가 새, 짐승, 거북, 자라 같은 것이 좋다.〈본초〉 ○흰 것, 벌건 것 등 두 종류가 있는데 흰 것은 수태음경, 족태양경, 족소양경에 들어가고 벌건 것은 족태음경, 수태양경, 소음경에 들어간다. 또한 빛이 흰 것은 신수[壬癸]로 들어가고 빛이 벌건 것은 심화[丙丁]로 들어간다.〈탕액〉 ○빛이 흰 것은 보하고 빛이 벌건 것은 사한다.〈본초〉 ○쓸 때에 껍질을 벗기고 가루 내어 수비(水飛)하여 물 위에 뜨는 껍질을 버리고 햇볕에 말려 쓴다. 이렇게 해서 써야 눈이 상하지 않는다. 음이 허한 사람은 쓰지 말아야 한다.〈입문〉
복신(茯神) : 성질은 평(平)하며 맛은 달고[甘] 독이 없다. 풍현(風眩)과 풍허증을 치료하고 경계증과 건망증을 낫게 하며 가슴을 시원하게 하고 머리를 좋게 하며 혼백을 편안히 하고 정신을 안정시키며 마음을 진정시킨다. 주로 경간(驚癇)을 낫게 한다. ○솔풍령은 찍은 지 여러 해 된 소나무 뿌리의 기운으로 생겨나는 것인데 대체로 그 기운이 몰려 있으면서 없어지지 않기 때문에 되는 것이다. 그 진이 차고 넘쳐 뿌리 밖으로 새어나가 뭉친 것이 솔풍령으로 된다. 진이 있기는 해도 그다지 차고 넘치지 못하면 다만 나무뿌리에 맺혀 있기만 하기 때문에 이것을 복신이라 한다.〈본초〉 ○소나무는 찍으면 다시 싹이 못 나오나 그 뿌리는 죽지 않고 진이 아래로 흘러내리게 되기 때문에 솔풍령과 복신이 생긴다. 그러므로 솔풍령과 복신을 써서 심(心)과 신(神)의 기능을 좋게 하고 진액을 잘 통하게 한다.〈입문〉

복령의 기능성 및 효능에 관한 특허자료

▶ 복령 추출물을 함유하는 항골다공증 활성을 나타내는 식품첨가물

본 발명은 골 형성을 촉진하는 효능을 가지는 복령 추출물을 유효성분으로 하는 식품첨가물에 관한 것으로, 본 발명의 복령 추출물은 골세포의 분열능, 알칼리 포스파타아제(Alkaline phosphatase) 활성, 콜라겐 합성 측정을 통해 골 형성 증가 활성이 탁월함을 확인함으로써, 발육 성장 촉진용 또는 골다공증의 예방 및 개선용 식품첨가물에 이용될 수 있다.

- 공개번호 : 10-2013-0059624, 출원인 : 주식회사 진생사이언스

연자육(蓮子肉)

연자육은 수련과에 속하는 다년생 식물인 연꽃의 씨앗을 말하며, 맛은 달면서 떫고 성질은 따뜻하지도 차갑지도 않다. 11~12월 사이에 채취한 연방(蓮房)에서 열매를 꺼내어 햇볕에 말려서 사용한다. 원산지는 인도로 추정되나 이집트라는 설도 있으며 우리나라 각지의 습지에서 많이 재배한다.

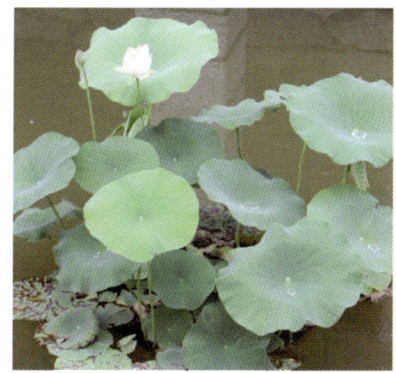 ▲ 연잎
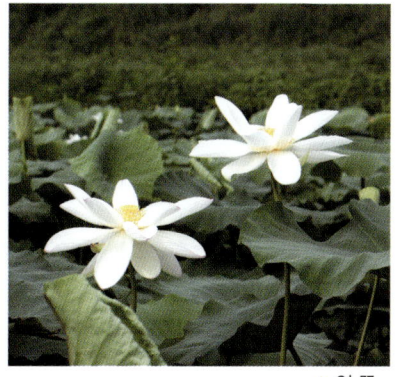 ▲ 연꽃
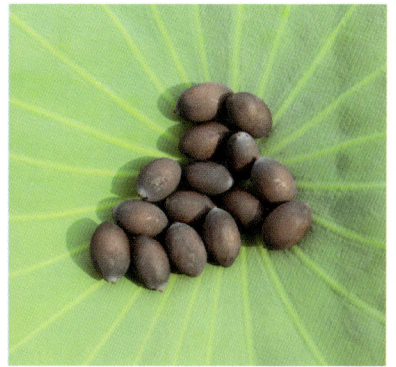 ▲ 연씨

주효능 | 만성 화병(火病), 설사, 정력 감퇴, 조루(早漏), 대하증(帶下症), 자궁출혈

　연자육은 몸을 보(補)하는 효능이 좋고, 특히 위장을 튼튼하게 하는 효능이 뛰어나다. 《동의보감》에 다음과 같은 설명이 있다. '연자육을 장기간 복용하면 몸이 가벼워지고 늙지 않으며 배고픈 줄을 모르고 오래 산다.' '여러 가지 허증(虛證)을 보해준다.' '주로 오장(五臟)의 부족한 기운을 보해준다.' 이처럼 허약해진 몸을 보강하는 효능이 좋아서 기력이 없고 소화력이 약하여 대변이 항상 묽게 나오거나 설사가 계속되는 경우에 사용하면 매우 좋다.

　또한 연자육은 남녀의 생식기능을 강화하는 효능이 있어 조루(早漏)와 대하증(帶下症)을 치료하며, 자궁출혈을 멎게 하는 데도 효과적이다. 단, 과로나 질병 때문이 아니라 정신적인 문제와 스트레스 때문에 이러한 증상이 생겼을 때 더욱 적합하다.

동의보감 원문 해설

性平寒味甘無毒養氣力除百疾補五藏止渴止痢益神安心多食令人喜〈本草〉○補十二經氣血〈入門〉○一名水芝丹一名瑞蓮亦謂之藕實其皮黑而沈水者謂之石蓮入水必沈惟煎塩鹵能浮之處處有之生池澤中八月九月取堅黑者用生則脹人腹中蒸食之良〈本草〉○其葉爲荷其莖爲茄其本爲蔤其花未發爲菡　已發爲芙蓉其實爲蓮其根爲藕其中爲的的中有靑長二分爲薏味苦者是也芙蕖其總名也〈本草〉○凡用白蓮爲佳〈日用〉

[藕汁] 性溫味甘無毒藕者蓮根也止吐血消瘀血生食主霍亂後虛渴蒸食甚補五藏實下焦與蜜同食令人腹藏肥不生諸虫○除煩止泄解酒毒壓食及病後熱渴○節性冷解熱毒消瘀

血○昔宋太官誤削藕皮落羊血中其　（音坎）不成乃知藕能散血也〈本草〉
[荷葉]止渴落胞殺蕈毒主血脹腹痛○荷鼻性平味苦無毒主血痢安胎去惡血即荷葉蔕也謂之荷鼻〈本草〉
[蓮花]性煖無毒鎭心輕身駐顔入香甚妙○一名佛座鬚即蓮花蘂也〈正傳〉○蓮花蘂澁精氣〈入門〉
[蓮薏]的中有靑爲薏味甚苦食之令人霍亂〈本草〉○薏蓮心也治心熱及血疾作渴幷暑月霍亂〈局方〉

성질은 평(平)하고 차며[寒] 맛이 달고[甘] 독이 없다. 기력을 도와 온갖 병을 낫게 하며 오장을 보하고 갈증과 이질을 멈춘다. 또한 정신을 좋게 하고 마음을 안정시키며 많이 먹으면 몸이 좋아진다.〈본초〉○12경맥의 기혈을 보한다.〈입문〉○일명 수지단(水芝丹) 또는 서련(瑞蓮) 또는 우실(藕實)이라고도 한다. 그 껍질은 검고 물에 가라앉는데 이것을 석련(石蓮)이라고 한다. 물에 넣으면 반드시 가라앉지만 소금을 넣고 달이면 뜬다. 연밥은 어느 곳에나 있으며 못에서 자란다. 음력 8~9월에 검고 딴딴한 것을 따서 쓴다. 생것으로 쓰면 배가 불러 오르기 때문에 쪄서 먹는 것이 좋다.〈본초〉○그 잎은 '하'라고 하고 줄기는 '가'라 하며 밑그루는 '밀'이라 하고 피지 않은 꽃봉오리는 '함담'이라 하며 꽃이 핀 것은 '부용'이라고 하고 열매는 '연'이라고 하며 뿌리는 '우'라 한다. 연밥 가운데를 '적'이라 하는데 이 적 가운데는 길이가 2푼쯤 되는 푸른 심이 있다. 이것을 '의'라고 하는데 맛이 쓰다. 부거라고 하는 것은 통틀어서 이르는 말이다.〈본초〉○대체로 흰 연밥을 쓰는 것이 좋다.〈일용〉

우즙(藕汁, 연근을 짜낸 물): 성질이 따뜻하고[溫] 맛은 달며[甘] 독이 없다. 우(藕)란 것은 연뿌리이다. 토혈을 멎게 하고 어혈을 삭인다. 생것을 먹으면 곽란 후 허해서 나는 갈증을 멎게 하고 쪄서 먹으면 오장을 아주 잘 보하며 하초를 든든하게 한다. 연뿌리와 꿀을 함께 먹으면 배에 살이 오르고 여러 가지 충병이 생기지 않는다. ○답답한 것을 없애고 설사를 멎게 하며 술독을 풀어주고 끼니 뒤나 병을 앓고 난 뒤에 열이 나면서 나는 갈증을 멎게 한다. ○연뿌리마디는 성질이 차므로[冷] 열독을 풀며 어혈을 삭인다. ○옛날 송나라의 고관이 연뿌리의 껍질을 벗기다가 실수하여 양의 피를 받아놓은 그릇에 떨어뜨렸는데 그 피가 엉키지 않았다. 이것으로써 연뿌리가 어혈을 헤칠[散] 수 있다는 것을 알게 되었다.〈본초〉

하엽(荷葉, 연잎): 갈증을 멎게 하고 태반을 나오게 하며 버섯중독[蕈毒]을 풀어주고 혈창(血脹)으로 배가 아픈 것을 치료한다. ○하비(荷鼻)는 성질이 평(平)하고 맛은 쓰며[苦] 독이 없다. 혈리(血痢)를 치료하고 안태시키며 궂은 피[惡血]를 없앤다. 하비는 즉 연잎의 꼭지이다.〈본초〉

연화(蓮花, 연꽃): 성질이 따뜻하고[煖] 독이 없다. 마음을 안정시키고 몸을 가볍게 하며 얼굴을 늙지 않게 한다. 향료에 넣어 쓰면 매우 좋다. ○일명 불좌수(佛座鬚)인데 즉 연화예(蓮

花蘂, 연꽃 꽃술)이다.〈정전〉○연화예는 저절로 나오는 정액을 멎게 한다.〈입문〉
연의(蓮薏, 연실의 심) : 적(的) 가운데에 있는 푸른 것을 의(薏)라고 하는데 맛이 몹시 쓰다 [甚苦]. 먹으면 곽란이 생긴다.〈본초〉○의는 연심(蓮心)이다. 심열(心熱)과 혈병으로 나는 갈증과 여름철에 생기는 곽란을 치료한다.〈국방〉

연꽃차

▶ 효능·효과

심신을 맑게 하고 남성에게는 정기를 굳게 하며, 여성에게는 피부 미용에 좋다.

▶ 꽃차 만드는 방법

① 꽃이 절반 정도 피었을 때 채취하여 손질한다.
② 손질한 꽃을 그늘에 말린 다음 방습제를 넣은 밀폐용기에 보관한다.
③ 꽃송이가 크므로 잘게 부수어 반 스푼 정도를 덜어서 찻잔에 담는다.
④ 끓는 물을 붓고 1~2분 정도 우려내어 마신다.
⑤ 재탕하여 마신다.

연잎약차

▶ 효능·효과

청열해독, 항산화, 에이즈 예방, 현기증 개선에 효과가 있다.

▶ 약차 만드는 방법

① 끓인 물 한 잔에 연잎 소량을 다기에 넣어서 1~2분 정도 우려내어 따뜻할 때 마신다.
② 연잎은 덖은 연잎과 쪄서 말린 연잎이 있다. 집에서 만드는 방법들이 많지만 집에서 만들기는 번거로우므로 시중에서 구입해서 은은한 향을 즐기는 것도 좋은 방법이다.

연꽃(연잎) 및 연자육의 기능성 및 효능에 관한 특허자료 2종 외

▶ 연잎 추출물 및 타우린을 함유하는 대사성 질환 예방 및 치료용 조성물

본 발명은 고지혈증 또는 지방간 예방 및 치료용 조성물에 관한 것으로서, 보다 상세하게는 연잎 추출물 및 타우린을 유효성분으로 함유하는 대사성 질환인 고지혈증 또는 지방간 예방 및 치료용 조성물에 관한 것이다.

– 등록번호 : 10-1176435, 출원인 : 인하대학교 산학협력단

▶ 우울증 치료용 연자육 추출물, 이를 포함하는 약학적조성물 및 건강식품

발명의 연자육 추출물은 동물행동학적, 생화학적 방법을 통하여 강력한 항우울 활성을 나타내고 기존 항우울제의 부작용을 감소시키는 안전성이 확보되어 있으므로 우울증 치료용 조성물 및 건강식품으로 유용하게 사용될 수 있다.

― 등록번호 : 10-0672949, 출원인 : 퓨리메드(주)

의이인(薏苡仁)

의이인은 벼과에 속하는 1년생 또는 다년생 식물인 율무의 성숙한 씨앗을 말하며, 맛은 달고 담백하며 성질은 약간 차갑다. 가을에 과실이 성숙하였을 때 채취하여 햇볕에 건조한 후 겉껍질과 속껍질을 제거하고 사용한다. 우리나라 각지에서 재배되고 있다.

주효능 : 위장무력증, 설사, 과민성 장염, 소변불리(小便不利), 부종, 저림, 마비증상, 피부염

의이인은 위장을 튼튼하게 하고 설사를 멎게 하는 효능이 있다. 의이인은 약초이자 곡식이므로 많이 복용해도 부작용이 없고, 실제로 많은 양을 사용해야 효과가 좋다.

의이인은 해독작용과 배농(排膿, 농을 제거함) 효과가 뛰어나므로 신체의 여러 부위에 생긴 화농성 염증을 치료하는 데 사용한다. 장에 염증이 생기거나 염증을 일으키는 물질이 있으면 과민성 대장증후군의 증상이 나타날 수 있는데, 의이인이 염증을 억제하고 해독작용을 발휘하여 과민성 대장증후군을 개선한다.

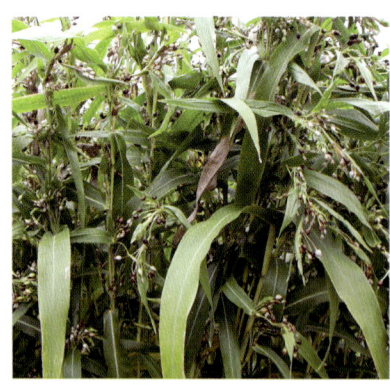

▲ 율무 지상부

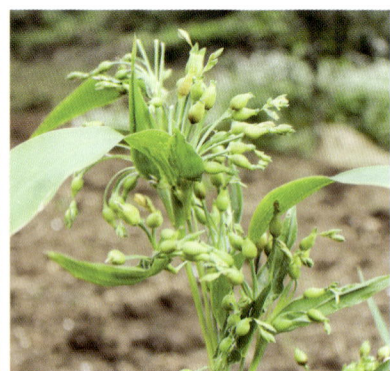

▲ 율무 열매

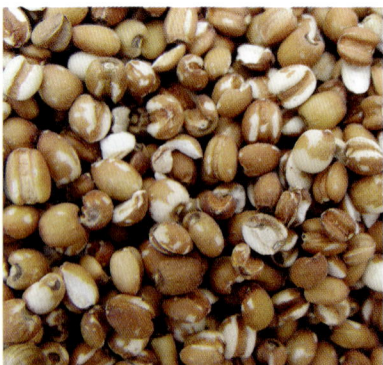

▲ 율무 씨앗(의이인)

설사를 그치게 하기 위해서 의이인을 사용하려면 볶아서 사용하는 것이 좋다. 어떤 약초든지 볶으면 설사와 출혈을 멎게 하는 효능이 강해진다. 참고로 일본에서는 사마귀를 없애는 효과가 인정되면서 의이인이 사마귀에 대한 특효약으로 알려져 있다.

동의보감 원문 해설

性微寒(一云平)味甘無毒主肺痿肺氣吐膿血咳嗽又主風濕痺筋脉攣急乾濕脚氣〈本草〉○輕身勝瘴氣〈史記〉○久服令人能食性緩不妨須信他藥用咬之粘牙者眞〈入門〉○此物力勢和緩須倍用即見效〈丹心〉○取實蒸令氣餾暴於日中使乾磨之或桜之則得仁矣〈本草〉

성질이 약간 차고[微寒](평(平)하다고도 한다) 맛이 달며[甘] 독이 없다. 폐위(肺痿), 폐기(肺氣)로 피고름[膿血]을 토하고 기침하는 것을 치료한다. 또한 풍습비(風濕痺)로 힘줄이 켕기는 것[筋脈攣急]과 건각기, 습각기[乾濕脚氣]를 치료한다.〈본초〉 ○몸을 가벼워지게 하고 장기(瘴氣)를 막는다.〈사기〉 ○오랫동안 먹으면 음식을 잘 먹게 된다. 성질이 완만하여[緩] 세게 내보내지는 못하므로 다른 약보다 양을 곱으로 하여 써야 한다. 깨물어보아 이에 붙는 것이 좋은 것이다.〈입문〉 ○이 약의 기운은 완만하기 때문에 다른 약의 양보다 곱을 써야 효과를 볼 수 있다.〈단심〉 ○겉곡을 털어 물이 푹 배게 쪄서 햇볕에 말려 갈아서 쓴다. 혹은 찧어서 쌀을 내기도 한다.〈본초〉

율무의 기능성 및 효능에 관한 특허자료 2종 외

▶ 율무 유래의 항균제 및 그의 제조방법

항균력이 향상된 율무 유래의 항균성 물질을 제공하는 것을 과제로 하여, 그 해결수단으로서, 율무 혹은 율무로부터 얻어지는 추출물을 가열처리함으로써, 당해 율무 및 율무 추출물의 항균력이 향상되는 것을 발견하였다. 또한, 항균력이 향상되어 있는 율무 성분 중에서, 특히 강한 항균력을 보이는 성분이 율무 성분 중의 지질 성분 안에 존재하는 것도 발견하였다.
- 공개번호 : 2001-0099638, 출원인 : 프레운드인더스트리얼컴파니

▶ 율무 및 꾸지뽕잎을 유효성분으로 포함하는 대사질환의 예방, 치료 또는 개선용 조성물

본 발명은 율무 및 꾸지뽕잎을 유효성분으로 포함하는 대사질환의 예방, 치료 또는 개선용 조성물을 제공하며, 상기 대사질환은 고혈당, 비만, 빈혈 또는 고지혈증이다. 본 발명에 따르면, 본 발명은 고기능성 천연식품소재의 활용을 통해 체내 대사 개선을 위한 건강제품을 개발할 수 있다.
- 공개번호 : 10-2014-0066845, 출원인 : 한국식품연구원

13 치질(치핵)

흔히 치질로 알려진 질환의 정식 명칭은 '치핵(痔核)'이다. 치핵은 항문에 있는 정맥(靜脈)에 피가 몰려서 생기는 일종의 정맥류(靜脈瘤)이다. 항문에 있는 정맥은 그물 모양으로 되어 있으며, 대변을 볼 때 높아지는 복부의 압력을 완충하는 역할을 한다. 마치 소파의 쿠션과 같은 기능을 하고 있는 것이다. 쿠션이 낡았거나 기대는 힘이 너무 강하면 쿠션의 형태가 변형되고 터질 수 있는 것처럼 대변을 볼 때의 압력이 너무 높거나 항문조직이 약하면 정맥이 부풀고 때로 터져서 출혈이 생길 수 있다. 이것이 치핵이다.

치핵은 항문에 압력이 높아져서 생기는 것으로 한방에서는 높아진 압력을 '열(熱)'이라고 표현하였다. 열이 있으면 대변이 굳어져 변비가 되고, 반대로 변비가 있으면 열이 형성된다. 스트레스 때문에 열이 생기기도 하고, 과음을 해도 열이

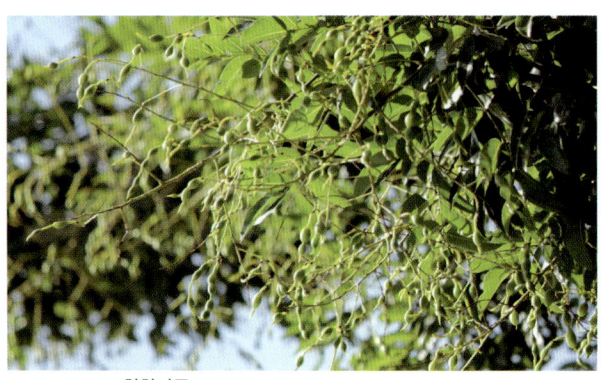
▲ 회화나무

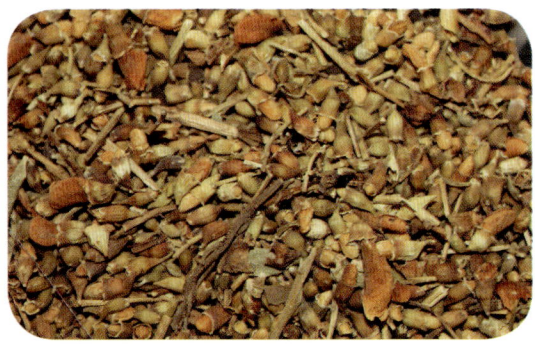
▲ 괴실(약재)

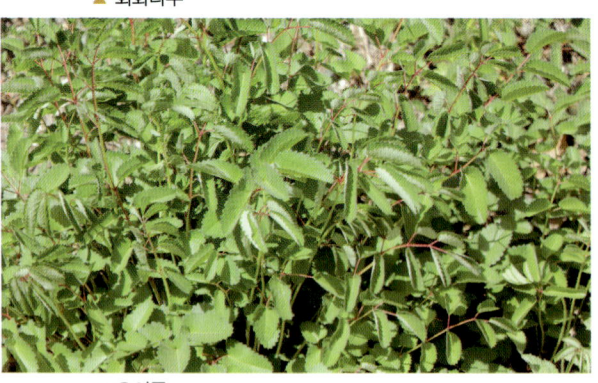
▲ 오이풀

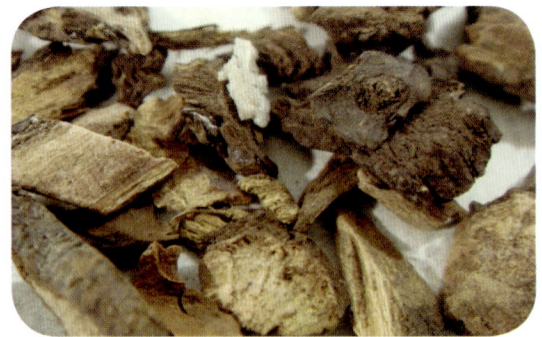
▲ 지유(약재)

형성된다. 따라서 열을 만드는 원인이 무엇인가에 따라 치핵의 치료법도 달라진다. 물론 큰 원칙은 부풀어 있는 혈관을 수축시키고 항문 정맥의 순환을 원활하게 하는 것이다. 다음에 소개되는 한약처방은 항문에 형성된 열을 해소시키고 혈액순환을 촉진하여 치핵을 치료하는 데 도움을 준다.

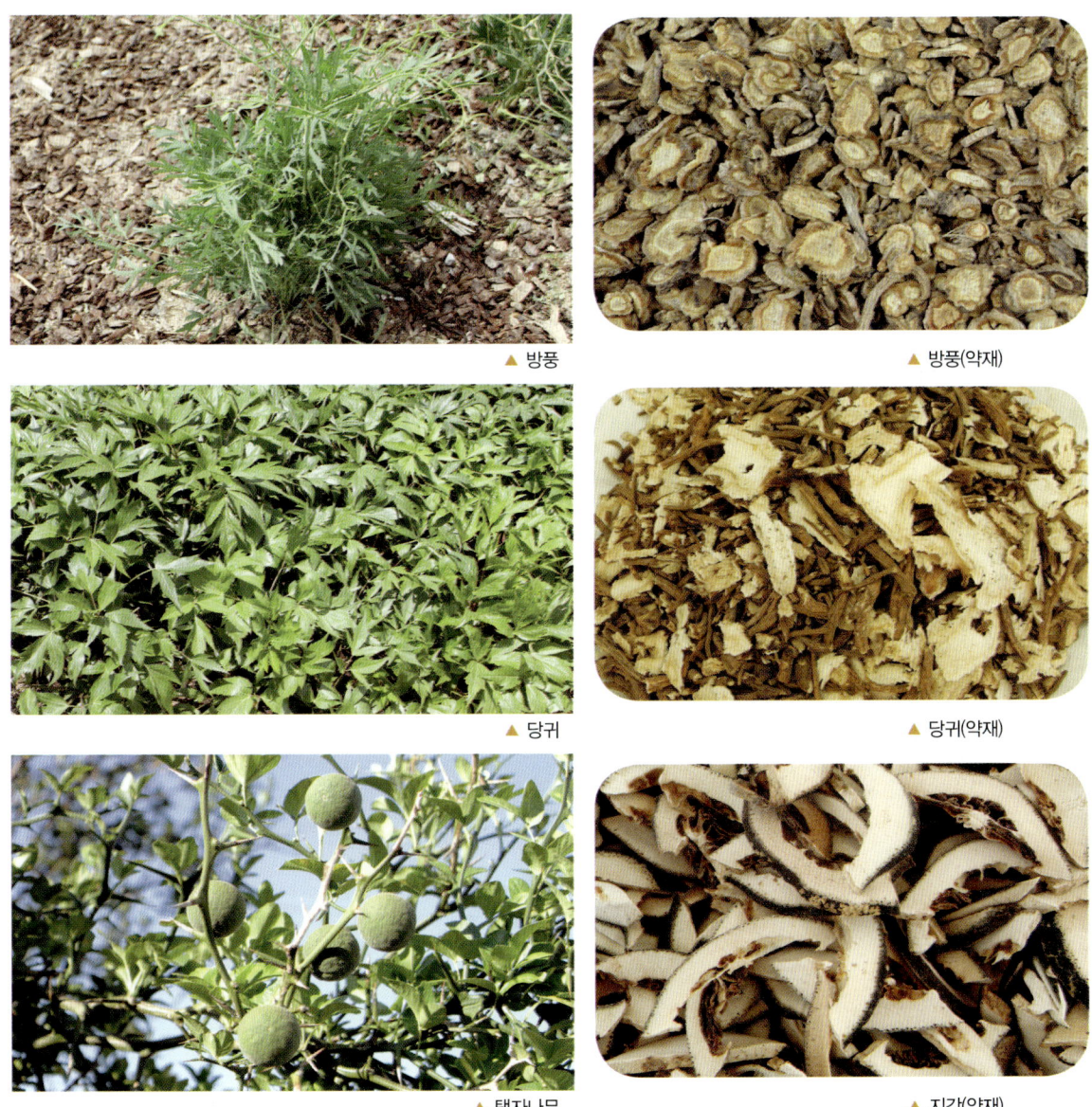

▲ 방풍
▲ 방풍(약재)
▲ 당귀
▲ 당귀(약재)
▲ 탱자나무
▲ 지각(약재)

한약처방 | 괴실 16g, 지유 8g, 방풍 8g, 당귀 8g, 지각 8g

상기 용량은 1일분이다. 물 800cc를 붓고 중불로 2시간 정도 달여 물이 절반 정도 되게 한다. 그리고 이것을 3등분하여 아침, 점심, 저녁에 마시는데, 3~4시간 간격을 두고 마시는 것이 좋다. 치질이 오래된 경우에는 10일분 또는 20일분씩 달여놓고 유리병에 담아 냉장고에 보관하였다가 마실 때마다 따뜻하게 데워서 복용하는 것이 좋다.

【참고사항】

① 스트레스 때문에 생긴 치질에는 진피와 향부자를 더한다.
② 술 때문에 생긴 치질에는 갈근을 더한다.
③ 변비가 있으면 도인을 더한다.

【주의사항】

① 위의 한약처방을 복용하면서 치질의 원인이 될 수 있는 과도한 음주와 스트레스를 피해야 한다. 치질이 만성적이라면 한약처방을 장기간 복용해야 한다.
② 출혈이 없을 때는 괴실, 지유, 방풍을 생으로 사용하고, 출혈이 있을 때는 검게 볶아서 사용해야 한다.
③ 당귀의 잔뿌리를 사용하는 것이 효과적이며, 술에 담근 후에 볶아서 사용하면 어혈(瘀血)을 제거하는 효능이 증가한다.
④ 차가운 성질을 지닌 약초가 대부분이므로 위장이 약하고 속이 찬 사람은 신중하게 복용해야 한다.

괴실(槐實)

괴실은 콩과에 속하는 낙엽활엽교목인 회화나무(홰나무)의 성숙한 과실을 말하며, 맛은 쓰고 성질은 차갑다. 늦가을에 익은 열매를 따서 꼭지와 불순물을 제거하고 햇볕에 말려서 사용한다. 원산지는 중국으로 한국, 일본, 중국에 분포하며 우리나라 각지에서 관상용, 가구용, 약용으로 회화나무를 재배하고 있다.

주효능 | 치질, 대변출혈, 자궁출혈, 소변출혈

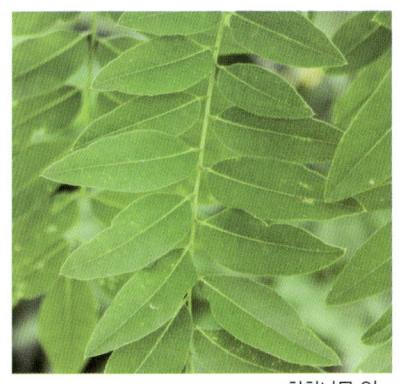 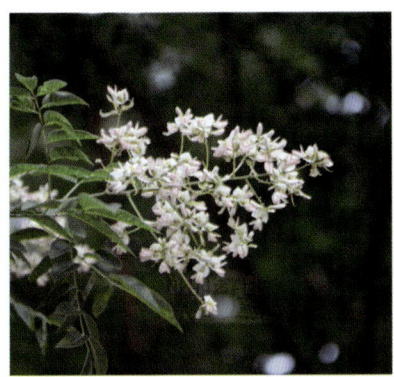 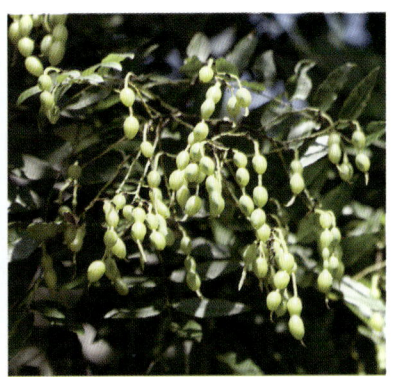

▲ 회화나무 잎　　　▲ 회화나무 꽃　　　▲ 회화나무 열매(괴실)

　　괴실은 대장출혈에 효과가 좋은 약초이다. 장염이나 치질, 궤양성 대장염, 크론병(Crohn's disease) 등으로 대변출혈이 있는 경우에 괴실을 사용한다. 예전에 시골에서는 출혈이 있을 때 괴실을 갈아서 바로 마시는 사람이 많았을 정도로 지혈 효과가 좋다.

　　괴실은 열매이기 때문에 영양분이 많아서 예로부터 수명을 연장시키는 약초, 몸의 기능을 강화하는 약초로 여겨졌다. 따라서 몸이 약해져서 대장출혈 증상을 보이는 사람들에게 보다 적합하다고 할 수 있다.

동의보감 원문 해설

性寒味苦酸鹹無毒主五痔火瘡除大熱療難産墮胎殺虫去風治男女陰瘡濕痒及腸風及催生○十月上巳日採實如莢新盆盛以牛膽汁拌濕封口塗泥經百日取出皮爛爲水子如大豆紫黑色能疎導風熱入藥微炒有服法久服則令腦滿髮不白而長生一名塊角卽莢也〈本草〉
○塊者虛星之精葉晝合夜開故一名守宮〈入門〉
[塊枝] 煮汁洗陰囊下濕痒燒灰揩齒去〈本草〉
[塊白皮] 煮湯洗五痔及惡瘡疳䘌湯火瘡〈本草〉
[塊膠] 主急風口噤或四肢不收或破傷風口眼 斜筋脉抽掣腰脊强硬雜諸藥用之〈本草〉
[塊花] 治五痔心痛殺腹藏虫幷腸風瀉血幷赤白痢凉大腸熱微炒用一名塊鵝〈本草〉

성질은 차며[寒] 맛은 쓰고[苦] 시며[酸] 짜고[鹹] 독이 없다. 5가지 치질, 불에 덴 데 주로 쓰며 높은 열[大熱]을 내리고 난산(難産)을 낫게 한다. 유산시키며 벌레를 죽이고 풍증도 낫게 한다. 남녀의 음창과 음부가 축축하며 가려운 증, 장풍 등을 낫게 하며 해산을 헐하게 한다.
○음력 10월 초순에 열매와 꼬투리를 따서 새 동이에 담고 우담즙(牛膽汁)을 넣고서 축축해

지도록 버무린 다음 아가리를 막고 틈 사이를 진흙을 이긴 것으로 발라둔다. 그리하여 100일 지나서 꺼내면 껍질이 물크러져 물이 되고 씨는 검은 자줏빛을 띤 콩처럼 된다. 이것은 풍열을 잘 헤친다. 약에 넣을 때는 약간 볶는다[微炒]. 오래 먹으면 뇌가 좋아지며 머리털이 희어지지 않고 오래 살 수 있게 한다. 일명 괴각(槐角)이라고도 하는데 이것은 꼬투리를 말한다. 〈본초〉○홰나무는 허성의 정기[虛星之精]로써 잎이 낮에는 맞붙고 밤에는 펴지기 때문에 일명 수궁(守宮)이라고도 한다. 〈입문〉

괴지(槐枝, 홰나무 가지) : 삶은 물로 음낭 밑이 축축하고 가려운 부분을 씻는다. 태워 가루 내어 이를 닦으면 삭은 이가 낫는다. 〈본초〉

괴백피(槐白皮, 홰나무 속껍질) : 삶은 물로 5가지 치질, 악창, 감닉(疳䘌) 그리고 끓는 물 또는 불에 덴 데를 씻는다. 〈본초〉

괴교(槐膠, 홰나무 진) : 급경풍[急風]으로 이를 악물거나 팔다리를 쓰지 못하는 것, 또는 파상풍, 입과 눈이 비뚤어진 것, 힘줄과 혈맥이 오그라드는 것, 허리나 등이 뻣뻣해지는 것을 낫게 한다. 여러 가지 약과 배합하여 쓴다. 〈본초〉

괴화(槐花, 홰나무 꽃) : 5가지 치질과 가슴앓이를 낫게 하며 뱃속에 벌레를 죽이고 장풍(腸風)으로 피똥을 누는 것, 적백이질을 낫게 하며 대장의 열을 내린다. 약간 닦아서 쓴다. 일명 괴아(槐鵝)라고도 한다. 〈본초〉

회화나무의 기능성 및 효능에 관한 특허자료 2종 외

▶ 회화나무 추출물을 유효성분으로 포함하는 백반증 또는 백모 개선용 조성물

본 발명의 회화나무 추출물은 세포 내 멜라닌 색소 합성의 핵심 효소인 티로시나아제의 활성을 증가시킴과 동시에 티로시나아제와 TRP-2의 mRNA 발현을 촉진함으로써, 멜라닌 합성을 증진시킨다. 또한 천연소재로서 세포에 대한 독성도 거의 없어, 피부와 모발의 색소저침착증인 백반증 및 백모 치료제로 개발될 가능성이 매우 크다.

  － 공개번호 : 10-2012-0068148, 출원인 : 계명대학교 산학협력단

▶ 회화나무 꽃 추출물의 누룩 발효물을 함유하는 여드름 개선용 조성물

본 발명은 여드름 피부용 화장료 조성물에 관한 것으로, 보다 상세하게는 회화나무 꽃 추출물을 누룩 발효시켜 제조한 발효물을 함유하여 여드름 증상을 악화시키는 주 원인균인 프로피오니박테리움아크네스(Propionibacteriumacnes)의 생육을 억제하는 우수한 여드름 치료 및 예방 효과를 갖는 여드름 피부용 화장료 조성물에 관한 것이다.

  － 공개번호 : 10-2011-0105581, 출원인 : (주)롯데

지유(地楡)

지유는 장미과에 속하는 다년생 식물인 오이풀의 뿌리를 말하며, 맛은 쓰면서 시고 떫으며 성질은 약간 차갑다. 봄에 싹이 트기 전이나 가을에 잎과 줄기가 말라 시든 후에 채취하며 채취 후 줄기와 잔뿌리를 제거하고 깨끗이 씻어서 햇볕에 말려 사용한다. 전국의 산야에 자생하며 반그늘 혹은 양지의 물 빠짐이 좋은 풀숲에서 잘 자란다.

주효능 | 대장출혈, 자궁출혈, 생리과다, 산후출혈, 치질출혈, 화상(火傷)

지유는 대장출혈, 치질출혈, 자궁출혈, 생리과다, 산후출혈 등 주로 인체의 하부(下部)에서 출혈이 있을 때 사용하는 약초이다. 특히 지유는 치질 수술을 한 이후에 출혈을 빨리 멎게 하기 위한 목적으로 사용할 수 있고, 수술을 하기 전에 복용하면 출혈을 예방하는 효과도 얻을 수 있다.

지유는 화상(火傷)이나 외상(外傷)으로 인한 상처를 아물게 하는 효능이 좋다. 《동의보감》에도 '지유는 여러 가지 누창(瘻瘡), 악창(惡瘡), 열창(熱瘡)을 치료하고, 상처 입은 살[惡肉]을 없애주며 고름을 배출시키고 통증을 없애준다.'고 하였다. 따라서 갑작스런 화상이나 상처를 대비하여 다음과 같이 만들어놓으면 응급약으로 사용할 수 있다. 끓인 참기름에 지유 분말을 넣고 잘 저어 고약처럼 만든다. 이것을 소독한 병에 보관하였다가 상처 입었을 때 환부(患部)를 소독하고 그 위에 얇게 발라준다. 이렇게 하면 세균의 감염을 막을 수 있고 상처가 악화되는 것도 예방할 수 있다.

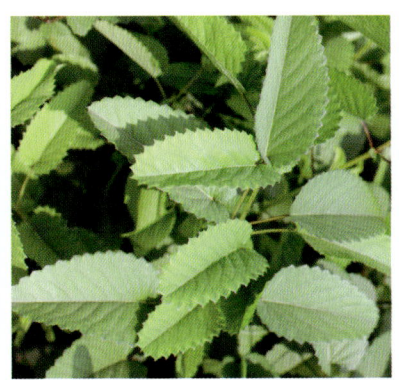
▲ 오이풀 잎

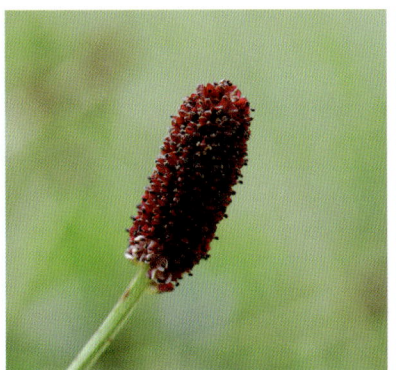
▲ 오이풀 꽃

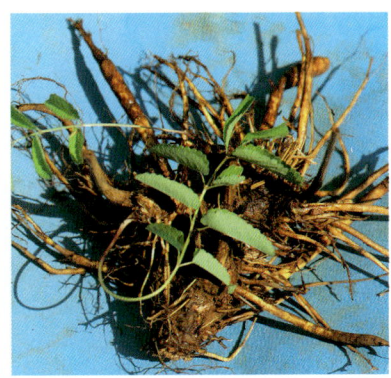
▲ 오이풀 뿌리(지유)

동의보감 원문 해설

性微寒(一云平)味苦甘酸無毒主婦人七傷帶下病及産後瘀痛止血痢排膿療金瘡○生山野葉似楡而長花子紫黑色如豉故一名玉豉根外黑裏紅二月八月採根暴乾〈本草〉○性沈寒入下焦治熱血痢去下焦之血腸風及瀉痢下血須用之陽中微陰治下部血〈湯液〉

성질은 약간 차고[微寒](평(平)하다고도 한다) 맛은 쓰고 달며 시고[苦甘酸] 독이 없다. 부인의 7상(七傷), 대하, 몸을 푼 뒤에 어혈로 아픈 것을 낫게 한다. 혈리(血痢)를 멈추고 고름을 빨아내며[排] 쇠붙이에 다친 것을 낫게 한다. ○산과 들에서 자라는데 잎은 느릅나무[楡]와 비슷하고 길며 꽃과 씨는 검은 자줏빛이고 약전국과 비슷하기 때문에 일명 옥시(玉豉)라고도 한다. 뿌리의 겉은 검고 속은 붉다. 음력 2월, 8월에 뿌리를 캐 햇볕에 말린다.〈본초〉 ○성질은 무겁고 차서[沈寒] 하초에 들어가서 열로 난 혈리(血痢)를 낫게 한다. 하초의 혈풍, 장풍, 설사나 이질로 피를 쏟는 데 반드시 써야 할 약이다. 양(陽) 속에 약간 음(陰)이 있기 때문에 하부의 혈병[下部血]을 낫게 한다.〈탕액〉

산오이풀(지유)의 기능성 및 효능에 관한 특허자료 2종 외

▶ 지유 추출물을 유효성분으로 함유하는 과민성 피부질환 치료제

본 발명은 지유(地楡, 오이풀, 산오이풀, 긴오이풀 등의 뿌리) 추출물을 유효성분으로 함유하는 과민성 피부질환 치료제에 관한 것이다. 본 발명에 따른 지유 추출물은 면역글로불린 IG E를 감소시키는 효과, 자유 라디칼을 제거하는 항산화 효과 및 면역 세포의 증식을 촉진하는 효과가 있을 뿐 아니라 세포 독성이 적어 아토피 피부염으로 대표되는 과민성 피부질환 치료에 유용하게 이용될 수 있다.

- 공개번호 : 10-2006-0102621, 출원인 : 한국한의학연구원

▶ 주름 생성 억제 및 개선 효과를 갖는 지유 추출물을 함유하는 조성물

본 발명은 주름 생성 억제 및 개선 효과를 갖는 Sanguisorba 속(屬)에 속하는 지유(地楡, 오이풀, 산오이풀, 긴오이풀 등의 뿌리)의 추출물을 함유하는 화장료 조성물에 관한 것이다. 본 발명의 조성물은 콜라겐과 같은 세포외 간질을 생합성하는 섬유아세포의 증식과 대사를 원활히 할 뿐만 아니라, 콜라겐의 생합성을 촉진하며 세포외 간질성분 분해효소 (mmPs)를 억제함으로써 피부의 주름, 잔주름 및 거칠어짐 등의 피부노화를 근본적으로 예방 및 개선할 수 있는, 주름 생성 억제 및 개선용 화장료 조성물 및 피부 외용제로 사용할 수 있다.

- 공개번호 : 10-2005-0100222, 출원인 : (주)참존, 바이오랜드

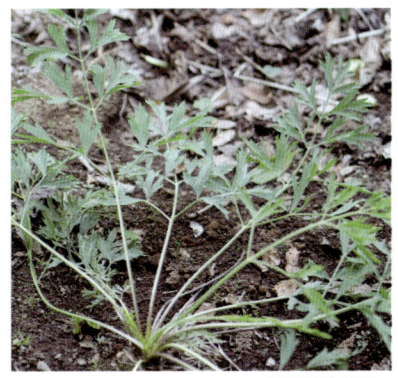 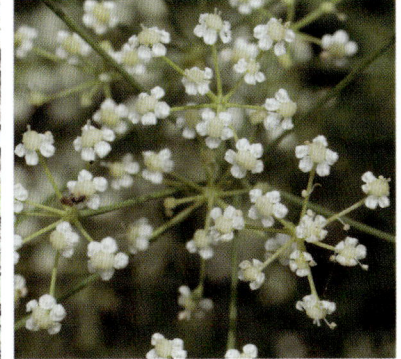 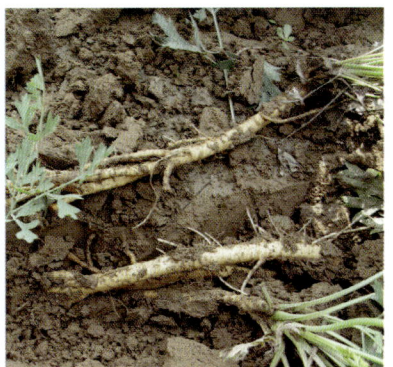

▲ 방풍 잎과 줄기　　▲ 방풍 꽃　　▲ 방풍 생뿌리

방풍(防風)

　방풍은 산형과에 속하는 다년생 식물인 방풍의 뿌리를 말하며, 맛은 맵고 달며 성질은 따뜻하다. 가을에 잎이 진 이후, 또는 봄에 꽃대가 나오지 않았을 때 채취하여 잔뿌리와 불순물을 제거하고 말려서 사용한다. 우리나라 중부 이북의 건조한 산지에서 자라며 건조한 모래흙으로 된 풀밭에서 잘 자란다.

주효능 | 두통, 어지럼증, 중풍, 사지마비, 관절통, 근육 경련, 오한(惡寒), 발열, 피부 가려움증, 파상풍

　방풍은 말초의 혈액순환을 촉진하는 효능이 있다. 방풍이 치질에 사용되는 이유는 방풍이 장내(腸內) 미세혈관의 혈액순환을 촉진해주기 때문이다. 혈액순환이 좋아지면 그 자체로 치질 증상이 호전되며, 혈액순환이 좋아져야 출혈을 멎게 하는 약초의 효능이 증가된다.

　땀을 내게 하는 다른 약초와 함께 방풍을 사용하면 열을 내리는 효과가 나타나므로 감기에 걸렸을 때 사용하기도 한다. 또한 방풍은 중풍 예방과 치료에 쓰이며, 관절 부위로 순환이 잘 되지 않아서 생기는 관절통과 저리는 증상에도 활용한다.

　땀을 멎게 하는 약초와 방풍을 함께 사용하면 그 효능이 더욱 강해진다. 예를 들어 몸이 약해서 헛땀이 나는 경우 황기 단독으로 사용하는 것보다 황기와 방풍을 함께 사용하면 땀을 멎게 하는 효능이 더 좋아진다.

동의보감 원문 해설

性溫味甘辛無毒治三十六般風痛利五藏關脉風頭眩痛風赤眼出淚周身骨節疼痺止盜汗安神定志○生山野中隨處有之二月十月採根暴乾惟實而脂潤頭節堅如蚯蚓頭者爲好去蘆及叉頭叉尾者叉頭令人發狂叉尾發痼疾〈本草〉○足陽明足太陰之行經藥也足太陽本經藥也治風通用頭去身半以上風邪梢去身半以下風邪〈湯液〉○除上焦風邪之仙藥也〈入門〉

[葉]主中風熱汗出〈本草〉

[花]主心腹痛四肢拘急經脉虛羸〈本草〉

[子]似胡荽而大調食用之香而療風更優也〈本草〉

성질은 따뜻하며[溫] 맛이 달고[甘] 매우며[辛] 독이 없다. 36가지 풍증을 치료하며 오장을 좋게 하고 맥풍(脈風)을 몰아내며 어지럼증, 통풍(痛風), 눈에 피지고 눈물이 나는 것, 온몸의 뼈마디가 아프고 저린 것 등을 치료한다. 식은땀을 멈추고 정신을 안정시킨다. ○산과 들에서 자라는데 어느 곳에나 다 있다. 음력 2월, 10월에 뿌리를 캐어 볕에 말린다. 뿌리가 실하면서 눅진눅진하고[脂潤] 대가리 마디가 만만하면서 지렁이 대가리처럼 된 것이 좋다. 노두와 대가리가 2가닥인 것, 꼬리가 2가닥인 것들은 버린다. 대가리가 2가닥인 것을 쓰면 사람이 미치고 꼬리가 2가닥인 것을 쓰면 고질병이 생기게 된다.〈본초〉○족양명, 족태음경에 들어가는 약이며 족태양의 본경약이다. 풍을 치료하는 데 두루 쓴다. 몸 윗도리에 있는 풍사(風邪)에는 노두를 버리고 쓰며 몸 아랫도리에 있는 풍사에는 잔뿌리를 버리고 쓴다.〈탕액〉○ 상초의 풍사를 없애는 데 아주 좋은 약이다.〈입문〉

방풍엽(防風葉, 방풍 잎) : 중풍과 열로 땀나는 데 쓴다.〈본초〉

방풍화(防風花, 방풍 꽃) : 명치 밑이 아프고 팔다리가 오그라들고 경맥이 허하여 몸이 여윈 데 쓴다.〈본초〉

방풍자(防風子, 방풍 씨) : 고수 씨[胡荽]와 비슷하면서 크다. 양념으로 쓰면 향기롭고 풍을 치료하는 데 더욱 좋다.〈본초〉

방풍의 기능성 및 효능에 관한 특허자료 2종 외

▶ 갯방풍 추출물을 함유하는 암 예방 및 치료용 약학적 조성물

본 발명은 갯방풍(뿌리)으로부터 추출 및 분리된 분획물과 이로부터 분리된 화합물들의 암 예방 및 치료용 용도에 관한 것으로, 본 발명에 따른 갯방풍 유래 분획물은 암세포에 대하여 높은 증식 억제 효과를 나타내었다.

- 공개번호 : 10-2010-0037781, 출원인 : 부경대학교 산학협력단
▶ 갯방풍 추출물을 포함하는 허혈성 뇌혈관 질환 예방 또는 개선용 조성물
본 발명은 갯방풍 추출물을 유효성분으로 포함하는 허혈성 뇌혈관 질환 예방 또는 개선용 조성물에 관한 것으로, 상기 조성물에 의하는 경우, 뇌조직 신경세포의 사멸을 효과적으로 억제할 수 있고, 신경아교세포의 비정상적 활성화도 억제할 수 있어, 뇌혈관 질환의 예방, 개선 또는 치료를 위해 다양하게 응용될 수 있다.
- 공개번호 : 10-2014-0077483, 출원인 : 강원대학교 산학협력단

당귀(當歸)

당귀는 산형과에 속하는 다년생 식물인 참당귀, 일당귀의 뿌리를 말한다. 참당귀의 맛은 달고 매우며 성질은 따뜻하다. 반면 일당귀의 맛은 달고 성질은 따뜻하다. 늦가을 잎이 진 이후나 이른 봄 잎이 나오기 전에 채취하여 흙을 제거하고 바람이 통하는 그늘진 곳에서 말린다. 우리나라 산지의 계곡이나 습한 땅에서 자생하며 전국 고랭지에서 재배한다.

주효능 | 빈혈, 생리불순, 생리통, 손발 저림, 불임증, 타박상, 불면증, 건망증, 두통

당귀는 혈액을 만드는 효능이 좋은 약초이다. 따라서 출혈과 빈혈 때문에 혈액이 부족해졌을 때 사용하면 좋다. 잘못된 생활습관 때문에 치질이 생기는 것이지만, 몸이 약해지면 증상이 악화되므로 치질이 있을 때는 당귀처럼 몸을 보하는 약초를 함께 사용하는 것이 좋다.

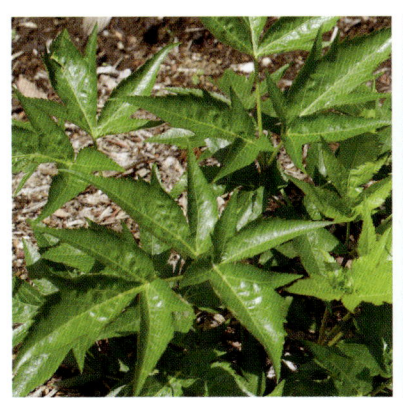
▲ 일당귀 잎

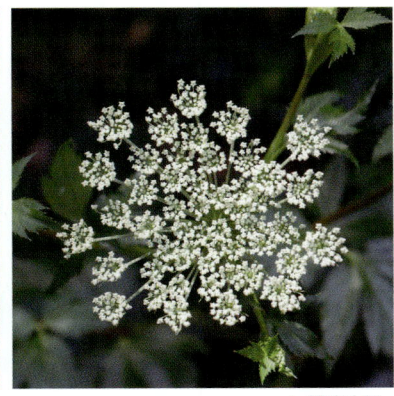
▲ 일당귀 꽃

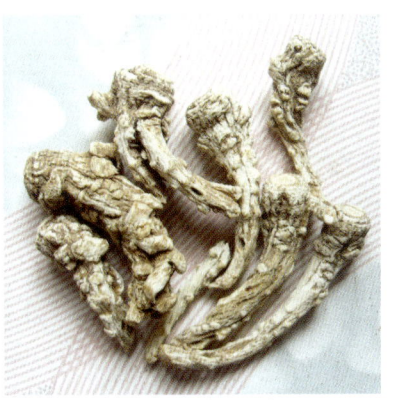
▲ 일당귀 뿌리 건조

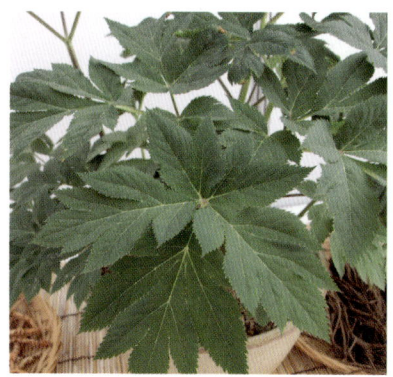 ▲ 참당귀 잎
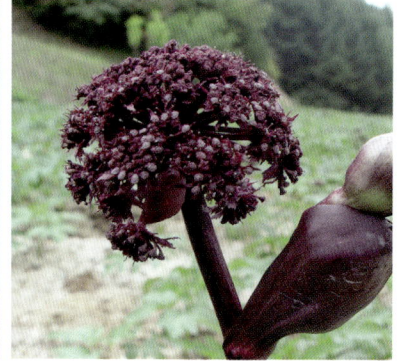 ▲ 참당귀 꽃
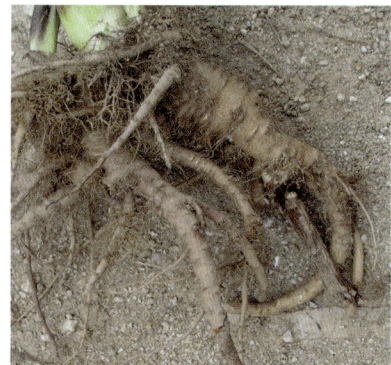 ▲ 참당귀 생뿌리

　당귀는 여성에게 필수적인 약초이다. 여성은 매달 월경(月經)을 하고 남성보다 예민하여 과로를 하지 않더라도, 그리고 생명을 위협할 만한 질병이 없더라도 혈액이 부족해질 수 있다. 따라서 보약이건 치료약이건 상관없이 여성의 약에는 반드시 당귀가 들어간다.

【당귀의 부위별 효능】

◎ **당귀 전체**
　혈액을 보충하고 혈액순환을 촉진하는 효능이 있다.
◎ **당귀 몸통**
　혈액을 보충하는 효능이 강하다.
◎ **당귀 잔뿌리**
　혈액순환을 촉진하고 어혈(瘀血)을 제거하는 효능이 있다.
◎ **당귀 실뿌리**
　혈액순환을 촉진하여 막힌 곳을 뚫어주는 효능이 있다.
◎ **당귀 머리**
　출혈을 멎게 하는 효능이 있다.

지각(枳殼)

　지각은 운향과에 속하는 상록소교목인 탱자나무의 미성숙한 과실을 말하며, 맛은 쓰고 매우며 성질은 약간 차갑다. 7~8월에 채취하여 가운데 부분을 절단한 후 햇볕이나 저온에서 건조하여 사용한다. 우리나라의 중남부 지방에서 재배된다.

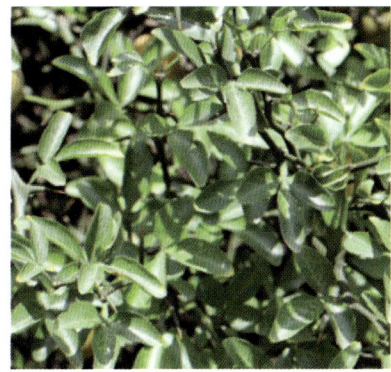 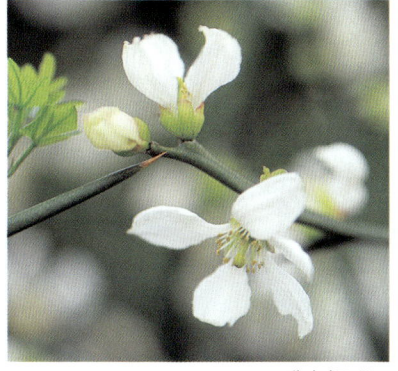 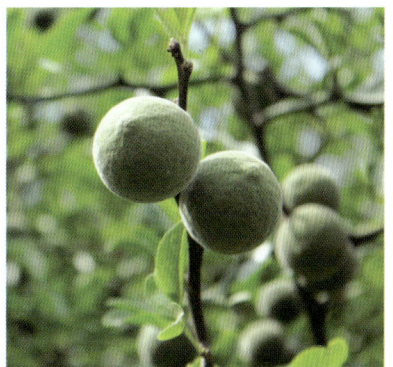

▲ 탱자나무 잎　　　　　　　　▲ 탱자나무 꽃　　　　　　　　▲ 탱자나무 열매

주효능 | 소화불량, 복부팽만, 가슴 답답함, 구토, 복통, 탈항(脫肛), 자궁하수

지각은 장(腸)의 연동운동을 촉진하는 효능이 있다. 치질을 앓고 있는 사람들은 대부분 장의 운동이 약해져서 변비가 생기기 쉽다. 이때 지각을 사용하면 장의 운동이 활발해져 변비도 개선되고 치질 증상도 완화된다.

지각은 치질뿐만 아니라 산후에 자궁이 하수(下垂)되거나 만성 설사 때문에 직장(直腸)이 빠져나오는 경우에도 사용한다.

동의보감 원문 해설

性寒(一云微寒)味苦酸(一云苦辛)無毒主肺氣咳嗽散胸中痰滯利大小腸消脹滿除關格壅塞消痰逐水破癥癖結氣除風痒麻痺去腸風痔腫○七八月採實暴乾以肉厚飜肚如盆口狀陳久者爲上〈本草〉○殼主高而實主下殼高主皮膚胸膈之病實低主心胃之病其主治大同小異〈湯液〉○枳卽橘屬水浸去瓤麩炒用〈入門〉○我國惟濟州有之名倭橘〈俗方〉

성질은 차고[寒](혹은 약간 차다[微寒]고도 한다) 맛이 쓰며[苦] 시고[酸](쓰고[苦] 맵다[辛]고도 한다) 독이 없다. 폐기로 기침하는 것을 낫게 하며 가슴 속에 몰려 있는 담을 헤치고 대소장을 잘 통하게 하며 창만을 삭이고 관격(關格)으로 몰리고 막힌 것을 열어준다. 담을 삭이고 물을 몰아내며 징벽(癥癖)과 몰려 있는 사기를 헤치고 풍으로 가렵고 마비된 것, 장풍, 치질을 낫게 한다. ○음력 7~8월에 열매를 따서 햇볕에 말린다. 배껍데기가 뒤집어진 것이 마치 물동이의 아가리와 비슷하면서 오래 묵혀둔 것이 좋다.〈본초〉○지각의 약 기운은 주로 올라가고 지실의 약 기운은 주로 내려간다. 지각은 올라가서 피부와 흉격의 병을 낫게 하고 지실은 내려가서 명치와 위(胃)의 병을 낫게 하는데 그 맞음증은 거의 같다.〈탕액〉○탱자는 즉 귤의 종류인데 물에 담갔다가 속을 버리고 밀기울과 함께 볶아서 쓴다.〈입문〉○우리나라에는 오직 제주도에서만 난다. 왜귤(倭橘)이라고도 한다.〈속방〉

탱자나무의 기능성 및 효능에 관한 특허자료 2종 외

▶ 탱자 추출발효물 및 헬리코박터 파일로리 감염 질환의 치료용 조성물

본 발명은 탱자나무의 과실, 즉 탱자로부터의 물 추출물을 유산균 또는 헤리페린다아제 및 나린기나아제로 이루어진 군으로부터 선택된 효소를 이용하여 발효함으로써 얻어지는 탱자 추출발효물, 상기 추출발효물을 유효성분으로 함유하는 헬리코박터 파일로리균의 감염에 의해 유발되는 질환의 치료용 조성물에 관한 것이다. 더욱 상세하게는 상기 조성물의 활성성분인 탱자 추출발효물은 헬리코박터 파일로리균의 감염 및 성장을 억제하며, 상기 헬리코박터 파일로리균으로부터 생산되는 내독소에 의해 유발되는 위장 및 십이지장 조직의 공포화(vacuolation)를 억제함을 특징으로 한다.

— 공개번호 : 10-2004-0019116, 출원인 : (주)엔알디

▶ 탱자나무 추출물을 함유하는 B형 간염 치료제

본 발명은 간염 바이러스의 증식을 특이적으로 저해하며 간세포에 대한 독성이 적은 탱자나무의 추출물을 함유하는 B형 간염 치료제에 관한 것이다. 본 발명의 탱자나무 추출물을 유효성분으로 함유하는 B형 간염 치료제는 HBV-P에 대한 선택적이며 강한 저해 작용이 있으며 HBV의 증식을 억제할 뿐만 아니라 인체에는 독성이 매우 적기 때문에 간염 치료제로서 매우 유용하다.

— 공개번호 : 10-2002-0033942, 출원인 : (주)내비켐

【동의보감이 알려주는 치질의 금기사항】

날것, 찬 것, 단단한 것, 차가운 약이나 술, 습한 것, 밀가루, 오신채, 매운 음식, 건강(생강 말린 것), 계피 등을 금해야 한다. 이것을 지키지 않으면 약을 먹어도 효과가 없다. 치질이 있을 때는 성생활을 조심해야 한다. 닭고기가 제일 나쁜데 성생활은 그보다 더 좋지 않다. 메밀가루도 반드시 금해야 한다.

14 지방간

　정상적인 간에서 지방이 차지하는 비율은 5% 정도인데, 이보다 많은 지방이 축적된 상태를 지방간이라고 한다. 지방간의 발병 원인을 이해하기 위해 몇 가지 알아야 할 사항이 있다. 첫째, 지방은 간에서 만들어진다. 둘째, 환경호르몬 같은 독성물질은 지방에 저장된다. 셋째, 간은 독성물질을 해독하는 장기이다. 이 세 가지 사항의 변화에 따라 몸에 지방이 증가하기도 하고 줄어들기도 한다. 예를 들어 환경호르몬의 유입이 많으면 간은 지방 합성을 증가시킨다. 그 결과 비만, 고지혈증, 지방간 같은 질환이 생긴다. 반면 술을 많이 마시거나 스트레스 때문에 간의 해독기능이 저하되면 환경호르몬 같은 독성물질의 유입이 많지 않더라도 간에서 독성물질을 해독하지 못하기 때문에 결과적으로 지방은 늘어나게 된다.

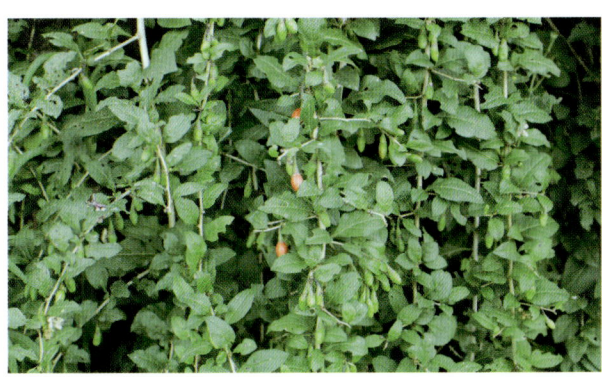

▲ 구기자나무

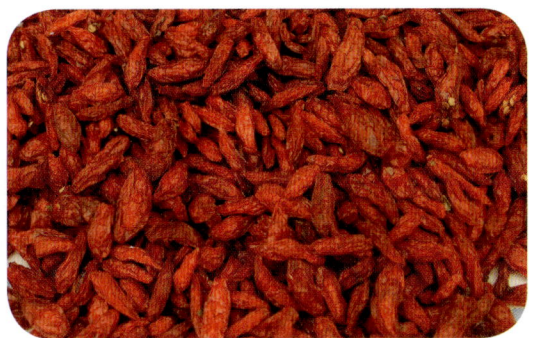

▲ 구기자(약재)

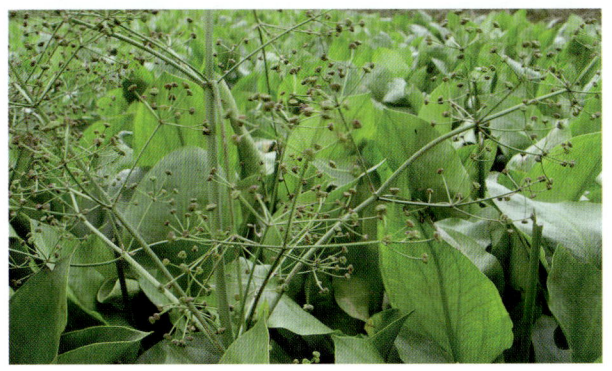

▲ 택사

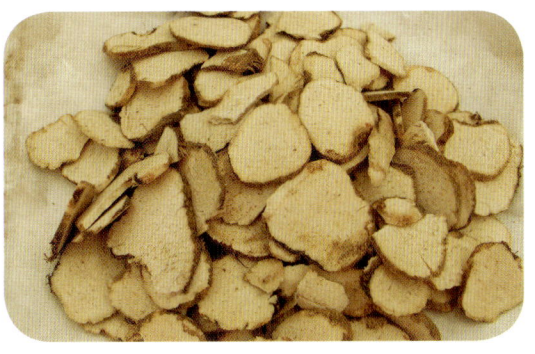

▲ 택사(약재)

결국 독성물질이 많이 유입되었을 때 지방간이 생길 수 있고, 간의 해독능력이 떨어졌을 때에도 지방간은 생긴다. 현대의학에서는 지방간을 알콜성 지방간과 비알콜성 지방간으로 분류한다. 술을 많이 마시면 간의 기능이 떨어져 독성물질을 간에서 처리하지 못하므로 간은 지방 합성을 증가시켜 독성물질을 지방에 저장해야 한다. 그 결과로 생기는 지방간을 알콜성 지방간이라고 한다.

스트레스도 마찬가지이다. 스트레스에 대응하는 과정 중에 많은 영양소가 소모되는데, 이는 곧 간의 기능이 떨어진다는 의미이다. 간의 기능이 떨어지면 설명한 대로 독성물질을 해독하지 못하기 때문에 지방이 더 필요해지고 그 결과 지방간이 생길 수 있다. 즉 스트레스 때문에 지방간이 생기는 것으로, 비알콜성 지방간의 대표적인 예이다.

따라서 독성물질의 유입과 스트레스를 줄이는 것이 지방간 치료의 기본이 되어야 한다. 그리고 약해진 간의 기능을 강화하는 것도 필요하다. 다음에 소개되

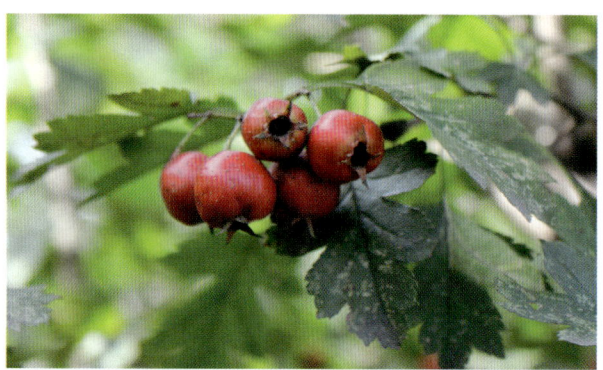

▲ 산사나무

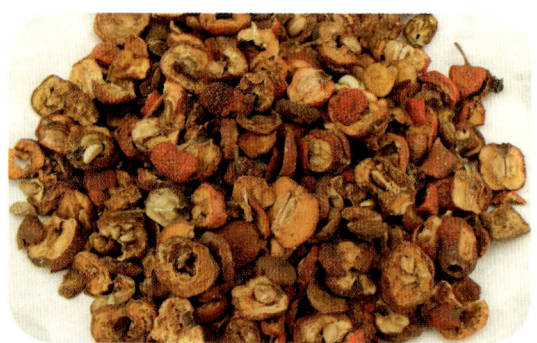

▲ 산사(약재)

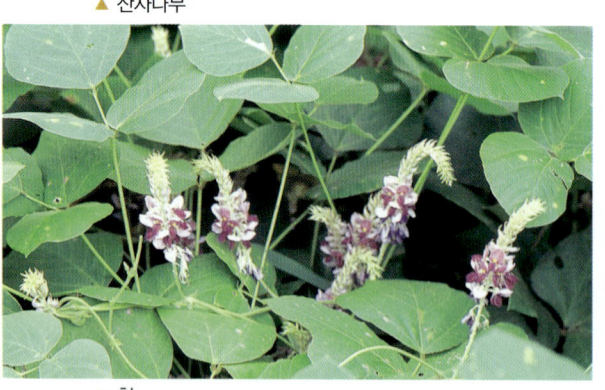

▲ 칡

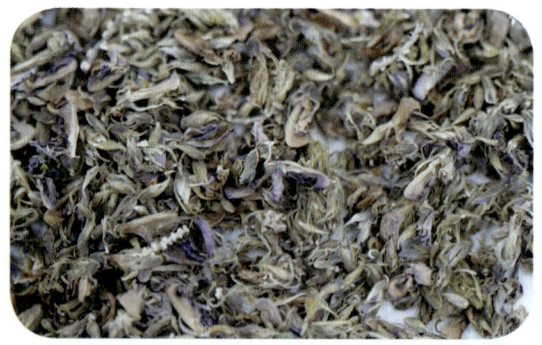

▲ 갈화(약재)

는 한약처방은 간의 기능을 강화하고 축적된 지방을 분해하는 데 도움을 준다.

> **한약처방** | 구기자 20g, 택사 10g, 산사 20g, 갈화 10g

　상기 용량은 1일분이다. 물 800cc를 붓고 중불로 2시간 정도 달여 물이 절반 정도 되게 한다. 그리고 이것을 3등분하여 아침, 점심, 저녁에 마시는데, 3~4시간 간격을 두고 마시는 것이 좋다. 지방간이 오래된 경우에는 10일분 또는 20일분씩 달여놓고 유리병에 담아 냉장고에 보관하였다가 마실 때마다 따뜻하게 데워서 복용하는 것이 좋다.

【참고사항】
　① 알콜성 지방간에는 지구자를 더한다.
　② 몸에 열이 많은 사람에게는 인진을 더하면 좋다.
　③ 스트레스가 심한 사람에게는 시호를 더한다.

【주의사항】
　① 구기자, 택사, 산사는 먼저 달이고, 갈화는 나중에 넣어서 30분 정도만 달여야 한다. 꽃을 오래 달이면 효과가 떨어질 수 있기 때문이다.
　② 지방간을 치료하지 않으면 간경화로 진행될 수 있으므로 이 처방을 꾸준히 복용하고 음주, 비만, 스트레스 등 지방간을 일으키는 원인을 함께 제거해 나가는 것이 바람직하다.
　③ 산사는 씨앗을 제거한 후 볶아서 사용한다. 볶으면 신맛이 줄어들어 속쓰림을 예방할 수 있다.
　④ 갈화는 꽃이 활짝 피지 않은 꽃봉오리를 사용해야 효과가 좋다.

구기자(枸杞子)

　구기자는 가지과에 속하는 낙엽활엽관목인 구기자나무의 성숙한 과실을 말하며, 맛은 달고 성질은 따뜻하지도 차갑지도 않다. 9~10월에 붉게 익은 열매를 채취하여 열매꼭지를 제거하고 그늘진 곳에서 겉껍질에 주름이 지고 과육이 부드러워질 때까지 햇볕에 말려서 사용한다. 날씨가 흐리면 약한 불에 말려도 된다. 우리나라 전국의 산야에서 자라는데, 해발고도 700~1,000m의 부엽질이

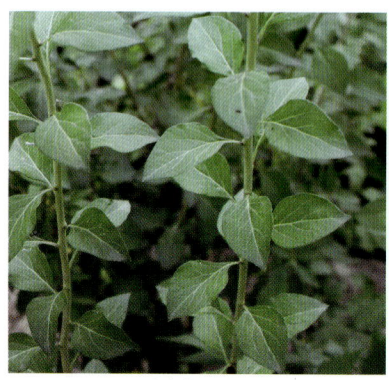
▲ 구기자나무 잎

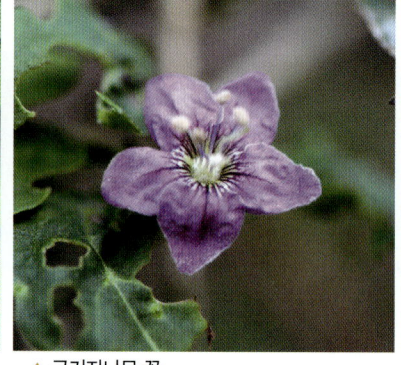
▲ 구기자나무 꽃

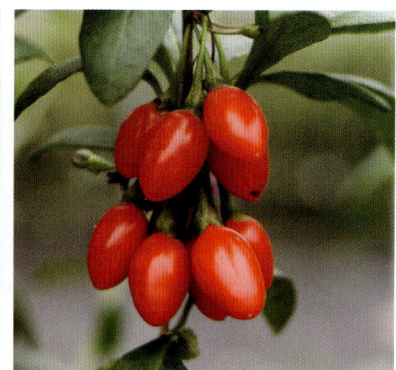
▲ 구기자나무 열매

많은 토양에서 잘 자란다. 전남 진도와 충남 청양에서 대단위로 재배하고 있다.

주효능 | 만성 피로, 안구충혈, 안구건조증, 노안(老眼), 요통, 갱년기 증상, 고지혈증

구기자는 간 대사에 필요한 영양소를 공급하는 약초이다. 따라서 간기능이 저하된 사람에게 사용하면 좋다. 지방간에도 사용할 수 있으며 체질에 관계없고 용량을 초과하더라도 부작용이 없기 때문에 안심하고 사용하는 약초이기도 하다.

구기자는 혈관을 부드럽게 해주고 혈압과 콜레스테롤 수치를 낮추는 효능이 있다. 따라서 동맥경화로 인해 혈압이 높고 콜레스테롤 수치가 높을 때, 기타 심장질환이 있을 때 사용하면 증상이 악화되는 것을 막을 수 있다.

【1년 내내 먹는 구기자】

뿌리껍질, 잎, 꽃, 열매의 효능이 비슷하여 여러 허약질환에 사용하지만 줄기껍질은 차고, 뿌리껍질은 대단히 차고, 열매는 약간 차가운 성질을 가지고 있어 그 쓰임새는 약간의 차이가 있다. 구기자 뿌리를 지골피(地骨皮)라고 하는데 성질이 비교적 차가워, 허약하고 영양분이 결핍되어 허열(虛熱)이 나는 사람에게 좋다. 뼈마디가 쑤시면서 식은땀을 자주 흘리며 기침을 하고 피를 토하는 증상에도 사용한다. 구기자 줄기의 껍질을 구기(枸杞)라고 하며 봄에 채취하여 약용한다. 구기자의 잎은 하늘의 정기(精氣)를 담고 있다고 하여 천정초(天精草)라 하며 어린잎[嫩葉]을 따서 이른 봄에 국이나 나물, 죽을 만들어 먹으면 아주 좋다. 구기자 열매는 가을에 붉게 익은 것이 좋으며 장기간 복용하면 몸이 가벼워지고 노화방지에 좋으며, 눈을 밝게 하고 뼈와 근육을 튼튼하게 하여 허리와 무릎을 강화시켜준다.

택사(澤瀉)

택사는 택사과에 속하는 다년생 식물인 질경이택사 또는 택사의 뿌리줄기를 말하며, 맛은 달고 약간 짜면서 담담하며 성질은 차갑다. 늦가을에 덩이줄기를 캐서 줄기와 잎, 잔뿌리를 제거하고 깨끗이 씻어서 약한 불로 말린 다음 다시 잔뿌리와 거친 껍질을 제거한 이후 사용한다. 우리나라의 제주도와 중부, 북부 지역에 많이 자생하며, 볕이 잘 드는 습지에서 잘 자란다.

주효능 | 신장염, 방광염, 신장결석, 방광결석, 부종, 고지혈증

택사는 콜레스테롤과 중성지방을 제거하는 효능이 우수하여 지방간의 형성을 막고, 고지혈증을 개선한다. 또한 지속적인 혈압 강하작용이 있어 동맥경화에 의한 고혈압을 치료하는 효능이 있다.

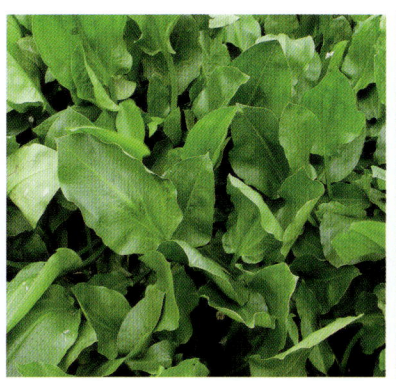
▲ 택사 잎

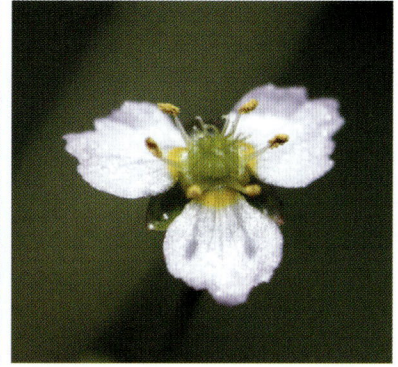
▲ 택사 꽃

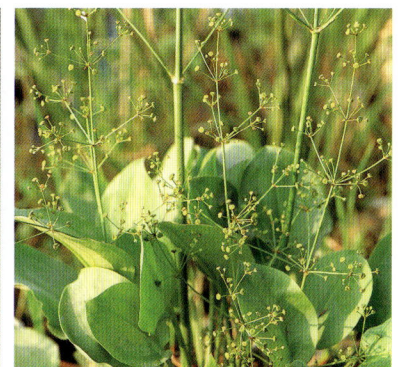
▲ 택사 줄기

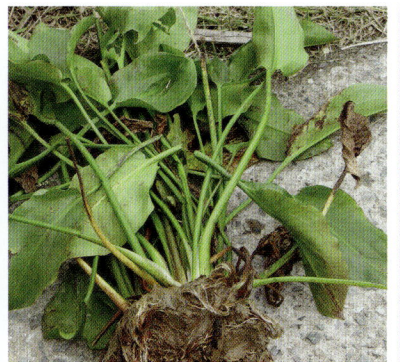
▲ 택사 전초

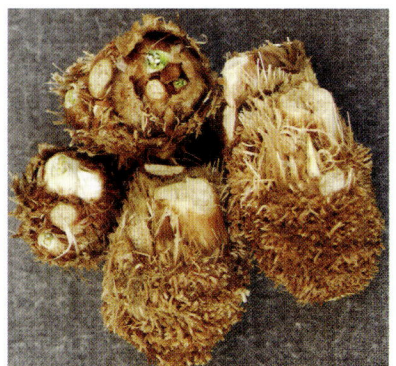
▲ 택사 뿌리

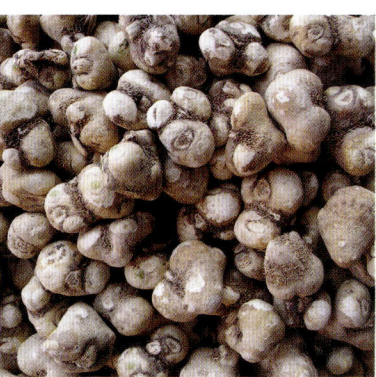
▲ 택사 덩이줄기

택사의 효능에 대하여 《동의보감》은 다음과 같이 설명한다. '습병(濕病)을 없애는 성약(聖藥)으로서 그 효능은 오줌을 잘 나오게 하는 데 뛰어나다.' '신장의 사수(邪水)를 쳐내어 소변으로 나가게 하는 데 빠른 약이다. 그러므로 수병(水病)과 습종(濕腫)의 영단(靈丹, 신령스러운 효험이 있는 영약)이자, 소변이 뚝뚝 떨어지는 것에는 선약(仙藥)이다.' 이처럼 택사는 소변을 잘 나가게 하여 부종을 없애는 데 뛰어난 효과가 있다. 특히 신장과 방광의 염증을 없애는 데 효과적이다.

동의보감 원문 해설

性寒味甘鹹無毒逐膀胱停水治五淋利膀胱熱宣通水道通小腸止遺瀝○生水澤中處處有之八九月採根暴乾〈本草〉○入足太陽經少陰慶除濕之聖藥也然能瀉腎不可多服久服本經云多服病人眼〈湯液〉○入藥酒浸一宿瀝出暴乾用仲景八味丸酒蒸用之〈入門〉

성질은 차며[寒] 맛이 달고[甘] 짜며[鹹] 독이 없다. 방광에 몰린 오줌을 잘 나가게 하며 오림을 치료하고 방광의 열을 없애며 오줌길과 소장을 잘 통하게 하며 오줌이 방울방울 떨어지는 것을 멎게 한다. ○택사는 못에서 자라는데 어느 곳에나 다 있다. 음력 8월, 9월에 뿌리를 캐어 볕에 말린다.〈본초〉 ○족태양경과 족소음경에 들어간다. 습을 없애는 데 아주 좋은 약[聖藥]이다. 그러나 신기(腎氣)를 사하므로 많이 먹거나 오랫동안 먹을 수 없다. 《신농본초경》에는 많이 먹으면 눈병이 생기게 된다고 하였다.〈탕액〉 ○약에 넣을 때에는 술에 하룻밤 담가두었다가 볕에 말려 쓴다. 중경이 쓴 팔미환(八味丸)에는 술로 축여 싸서 쓴다고 하였다.〈입문〉

택사약차

▶ 효능 · 효과

소변불리(小便不利) 개선, 항균, 혈당 강하, 원기 회복, 임신 부종에 효능이 있다.

▶ 약차 만드는 방법

① 물 1L에 택사 50g을 넣고 센 불에서 30분 정도 끓인다.
② 중불에서 2시간 정도 더 끓인다. 이때 우윳빛을 띠는 기름기 같은 것이 뜬다.
③ 약간의 쓴맛과 덤덤한 맛을 함께 내지만 뒷맛은 깔끔하다. 기호에 따라 대추나 감초를 넣어 끓여 마시면 좋다.

택사의 기능성 및 효능에 관한 특허자료 2종 외

▶ **택사 추출물을 유효성분으로 함유하는 폐기종 및 폐고혈압 예방 및 치료용 조성물**

본 발명은 물을 추출용매로 사용하고 가열하여 택사로부터 유효성분을 추출한 택사 추출물을 유효성분으로 함유하는 폐기종 및 폐고혈압 예방 및 치료용 조성물에 관한 것이다.

- 공개번호 : 10-2013-0030620, 출원인 : 세명대학교 산학협력단

▶ **택사 추출물을 함유하는 충치 억제용 조성물**

본 발명은 충치 원인균으로 알려진 스트렙토코커스 뮤탄스(Streptococcus mutans)에 대해 우수한 항균력을 나타내며 플라그의 형성을 저해하는 안전성이 높은 택사 추출물을 함유하는 충치 억제용 조성물에 관한 것이다.

- 등록번호 : 10-1025886, 출원인 : (주)오비엠랩

산사(山査)

산사는 장미과에 속하는 낙엽활엽교목인 산사나무의 성숙한 열매를 말하며, 맛은 시고 달며 성질은 약간 따뜻하다. 가을이 되어 열매가 완전히 성숙했을 때 채취하며 채취한 산사를 얇게 잘라서 곧바로 햇볕에 말려서 사용한다. 한국, 일본, 중국, 시베리아 등지에 분포하며, 우리나라는 경기도 북부와 경상북도, 제주도 등의 산지에서 자생한다.

주효능 | 소화불량, 급체, 유체(乳滯), 고지혈증, 고혈압, 생리불순, 두드러기

산사는 혈압을 내리고 콜레스테롤 수치를 낮추는 효능이 있다. 산사를 복용하

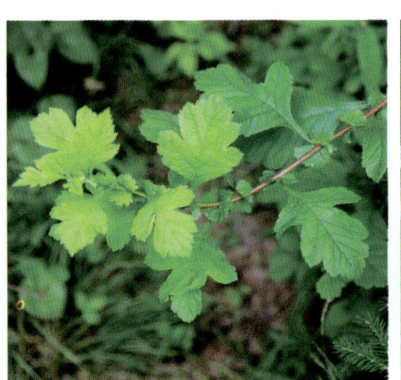
▲ 산사나무 잎

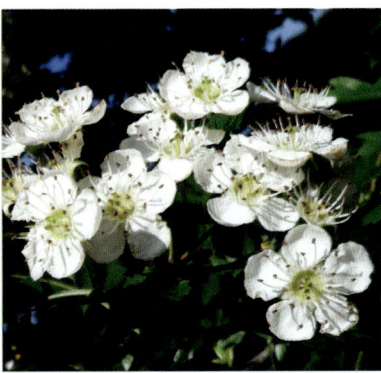
▲ 산사나무 꽃

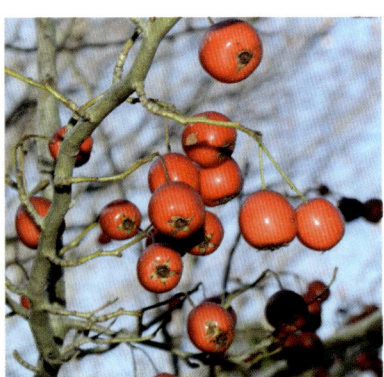
▲ 산사나무 열매

면 혈관이 확장되고 혈액에 있는 지방이 분해되기 때문에 진하게 달여서 장기간 복용하면 좋은데, 그 효과가 비록 완만하지만 지속적이다.

산사는 두드러기를 치료하는 효능이 있다. 위장에서 음식물의 소화가 잘 이루어지지 않고, 장 점막에 상처가 있는 경우 독소의 일부가 혈액으로 유입되어 두드러기를 일으킬 수 있는데, 이 경우에 산사를 복용하면 매우 효과적이다. 특히 지실과 함께 사용하면 보다 신속한 효과를 얻을 수 있다.

산사나무(산사자)의 기능성 및 효능에 관한 특허자료 2종 외

▶ **산사자 추출물을 유효성분으로 함유하는 퇴행성 뇌질환 치료 및 예방용 조성물**
본 발명은 장미과에 속하는 산리홍의 성숙한 과실인 산사자의 추출물을 유효성분으로 함유하는 건망증 개선 및 퇴행성 뇌질환 치료용 약학 조성물 또는 건강기능식품에 관한 것으로, 상세하게는 본 발명의 산사자 추출물은 스코폴라민에 의해 유도된 기억력 감퇴 동물군에서 수동 회피 실험, 모리스 수중 미로 실험 및 Y 미로 실험에서 학습 증진 및 공간지각 능력을 높은 수준으로 향상시키는 탁월한 효능을 나타내므로 건망증 개선 및 퇴행성 뇌질환 치료에 유용한 약학 조성물 또는 건강기능식품을 제공한다.
― 공개번호 : 10-2011-0065151, 출원인 : 대구한의대학교 산학협력단

▶ **산사 및 진피의 복합 추출물을 유효성분으로 함유하는 비만 또는 지질 관련 대사성 질환의 치료 또는 예방용 약학 조성물**
본 발명은 산사 및 진피의 복합 추출물을 유효성분으로 포함하는 약학 조성물 또는 건강기능식품을 제공한다. 상기 복합 추출물은 체중을 감소시키고, 혈관 내 지질을 감소시키는 효과를 나타낸다.
― 공개번호 : 10-2014-0028293, 출원인 : (주)뉴메드

갈화(葛花)

갈화는 콩과의 다년생 덩굴식물인 칡의 꽃봉오리를 말하며, 맛은 달고 성질은 따뜻하지도 차갑지도 않다. 칡 꽃은 무더운 여름이 피는데, 7월에 꽃이 막 피기 시작할 때 꽃봉오리를 채취한다. 온대지방에서 주로 자라며 전국 100~1,200m 고지의 양지바르고 토질이 좋은 기슭이나 언덕에 주로 자생한다.

주효능 | 과음으로 인한 두통, 발열, 가슴 답답함, 갈증, 식욕부진, 복부팽만, 구토

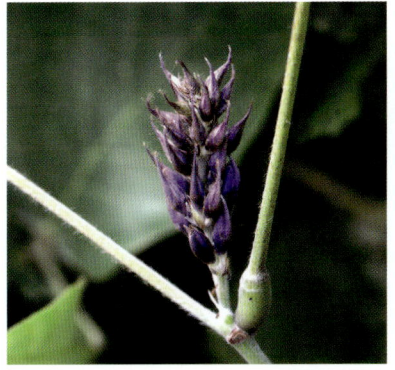
▲ 칡 꽃봉오리

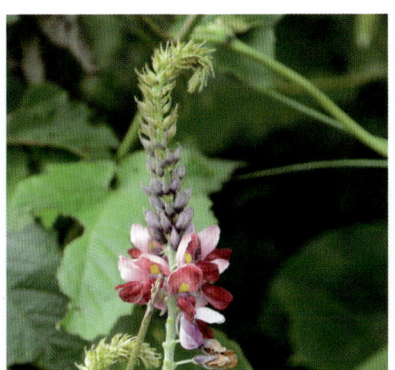
▲ 칡 꽃

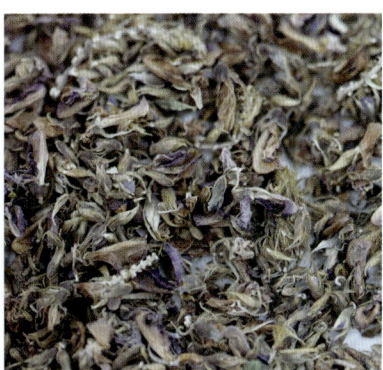
▲ 갈화(칡 꽃 말린 것)

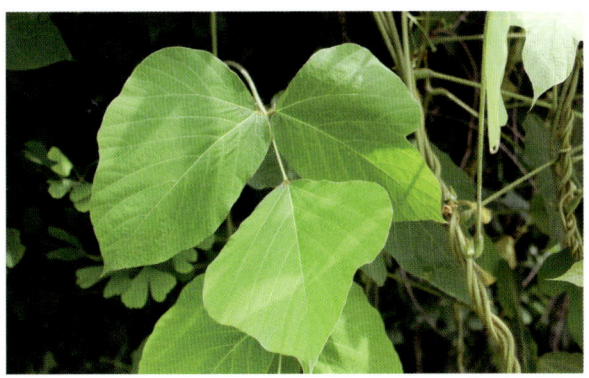
▲ 칡 잎과 줄기

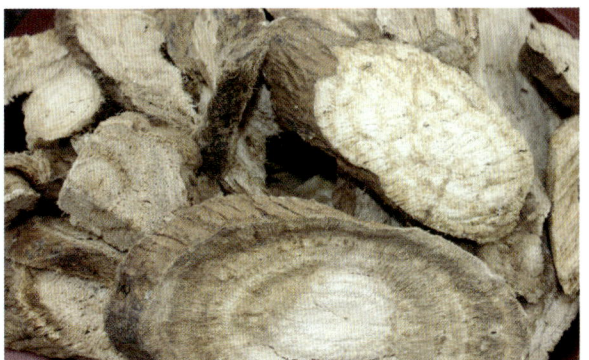
▲ 칡 뿌리 절편

갈화는 간세포를 보호하는 기능이 있고, 술독을 풀어주는 효능이 있어 음주과다로 인한 두통과 어지러움, 갈증, 구토, 복부팽만 등에 사용한다.

특히 알콜중독 증상을 없애고 위장을 튼튼하게 하므로 과음을 자주 하는 사람에게 좋다. 꿀물을 마시면 숙취가 해소되는 것처럼 갈화는 간에서 알콜을 대사하는 기능을 높여 숙취를 없애준다. 구하기 어렵겠지만 칡 꽃과 팥 꽃을 함께 사용하면 숙취를 해소하는 효능이 더 좋아진다.

【칡의 부위별 효능】

◎ **칡의 뿌리**(갈근, 葛根)
근육을 이완시키고 땀을 내게 하며 열(熱)을 내리는 효능이 있어 감기와 근육통에 활용한다. 또한 진액(津液)을 생성하여 갈증을 없애고 설사를 멎게 한다.

◎ **칡의 꽃**(갈화, 葛花)
술기운을 풀어주고 갈증을 멎게 한다. 술에 취해 답답하고 갈증이 나는 증상에 좋다. 팥꽃(소두화, 小豆花)과 같이 말려서 가루를 내어 복용하면 술을 마셔도 취하는 줄 모른다.

◎ **칡의 잎**(갈엽, 葛葉)
칼에 베인 상처를 치료하며 외상출혈에 사용한다.

◎ **칡의 전분**(갈분, 葛粉)
맛은 달고 성질은 매우 차다. 가슴이 답답하고 갈증이 날 때 좋고, 대소변을 잘 나오게 한다.

◎ **칡의 씨앗**(갈곡, 葛穀)
10년 이상 된 설사를 멎게 한다고 할 정도로 오래된 설사에 좋다.

칡(갈근)의 기능성 및 효능에 관한 특허자료 2종 외

▶ **갈근 추출물을 함유하는 면역증강용 조성물**

본 발명은 갈근(칡 뿌리) 추출물을 함유하는 면역 활성 증강을 위한 조성물에 관한 것으로, 세포내 면역 활성 증진 효과 및 면역 증강 효능이 우수하여 면역저하증의 예방, 억제 및 치료에 우수한 면역 증강 효능을 갖는 식품, 의약품 및 사료 첨가제로서 유용하다.

― 등록번호 : 10-1059280, 출원인 : 원광대학교 산학협력단

▶ **칡 추출물을 이용한 폐경기 여성 건강 예방 및 치료**

본 발명은 폐경기 여성 건강 예방 및 치료용 칡 추출물에 관한 것으로, 본 발명에 따르면 칡 추출물을 유효성분으로 포함하는 폐경기 여성 건강 개선용 약학적 조성물 및 건강기능식품의 활용이 기대된다.

― 공개번호 : 10-2011-0088814, 출원인 : 고려대학교 산학협력단

【 혼동하기 쉬운 약초 비교 】

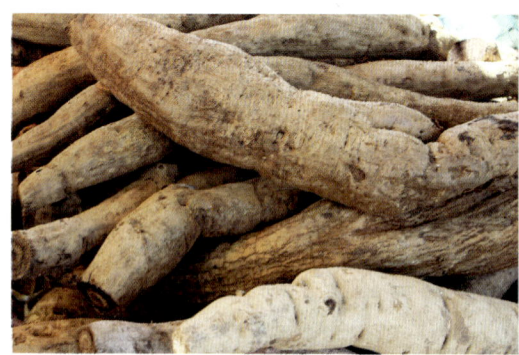
▲ 칡 뿌리

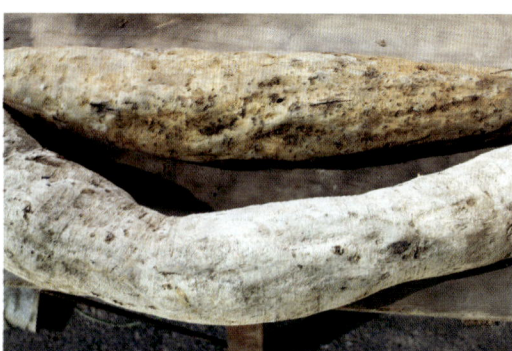
▲ 하늘타리 뿌리

15 간경변증(간경화증)

　간경변증은 여러 원인에 의해 정상 간세포가 파괴되고 흉터조직으로 대치되어 정상 간조직의 양이 줄어들게 되는 만성 간질환을 통틀어 칭하는 용어이다. 말하자면 간 전체에 흉터가 생긴 것으로 이해하면 쉽다.

　간경변증의 증상은 매우 다양하다. 피부에 붉은 반점이 거미 모양으로 나타나거나, 호르몬 대사의 이상으로 손바닥이 정상인보다 붉어지고, 남성은 가슴이 커지며 성기능이 저하될 수 있다. 비장이 커지면서 왼쪽 옆구리에서 만져질 수 있고, 복수가 차고 양쪽 다리가 붓거나 피부 바깥쪽까지 확장된 혈관이 튀어나올 수 있다. 또한 간기능의 저하로 황달이 나타날 수 있고, 식도정맥에서 출혈이 생기면 피를 토하거나 혈변이 나타날 수도 있다.

　한의학적으로 간은 소통(疏通)과 관련이 많다. 정신적으로 또는 물질적으로 막

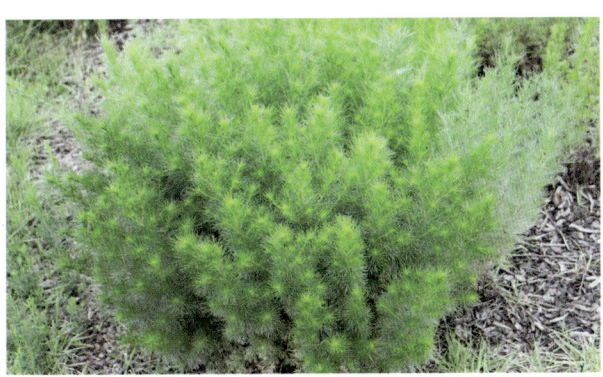
▲ 사철쑥

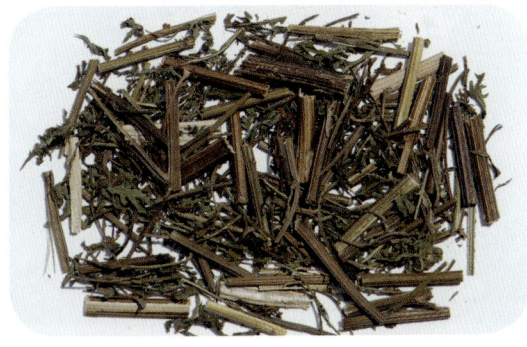
▲ 인진호(약재)

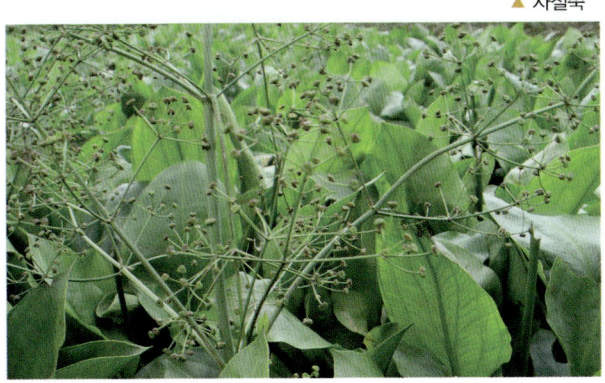
▲ 택사

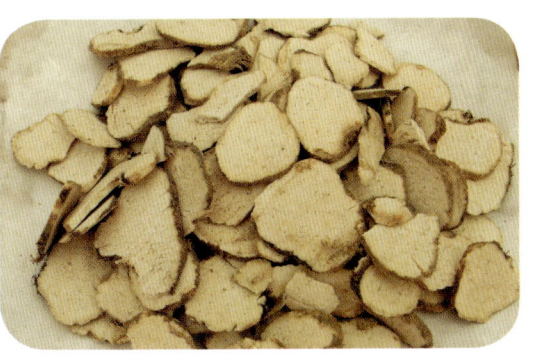
▲ 택사(약재)

혔을 때 탈이 나는 곳이 간이다. 막히면 신선한 혈액이 공급되지 못하고 노폐물이 쌓이게 될 것이다. 그리고 축적된 노폐물은 염증의 원인이 되고, 염증이 지속되면 간경변증이 된다. 따라서 간경변증을 개선하려면 막힌 간을 소통시켜야 한다. 다음에 소개되는 한약처방은 막힌 간을 소통시키는 데 도움을 준다.

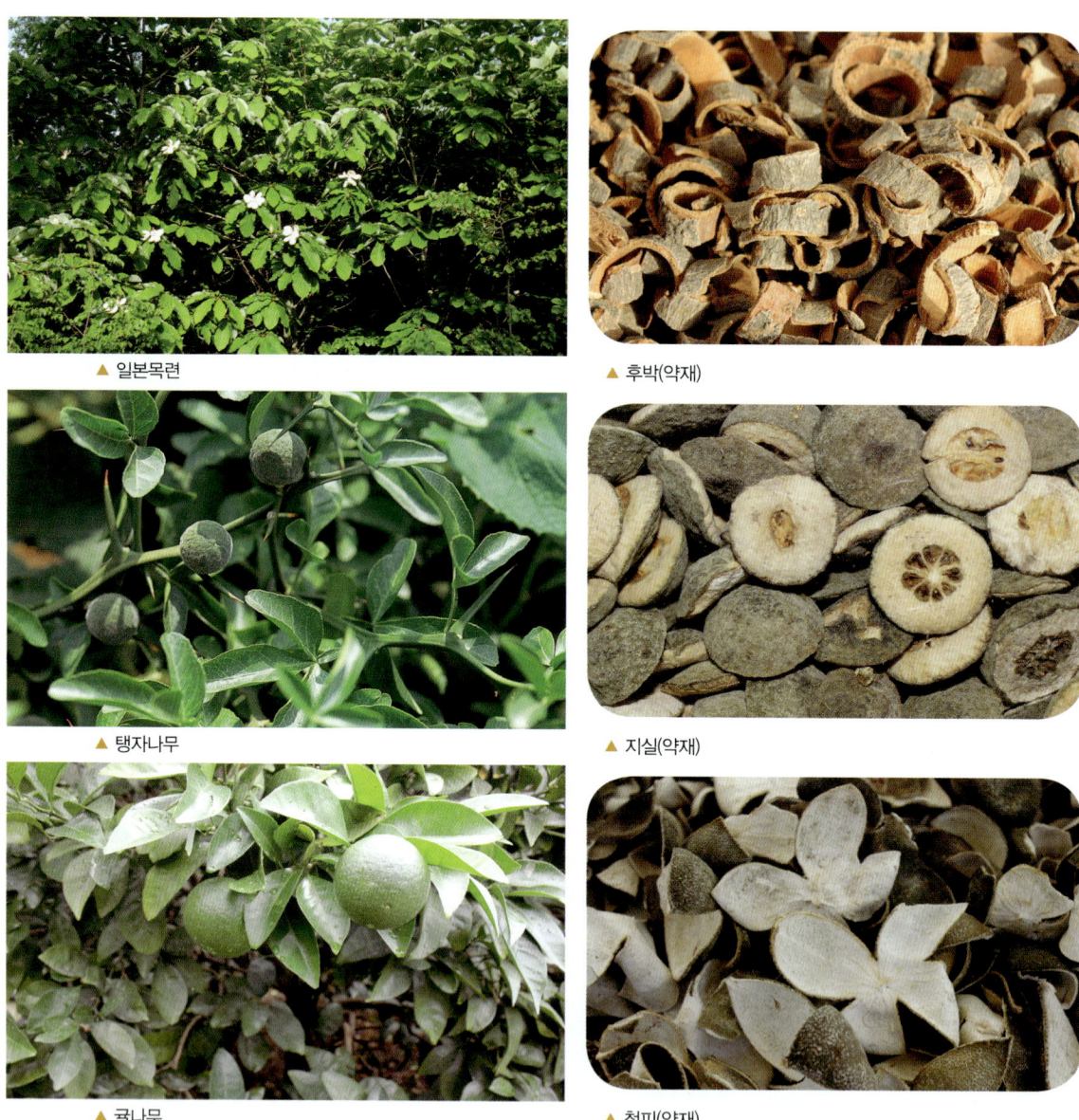

▲ 일본목련

▲ 후박(약재)

▲ 탱자나무

▲ 지실(약재)

▲ 귤나무

▲ 청피(약재)

> **한약처방** | 인진호 8g, 택사 8g, 후박 4g, 지실 4g, 청피 4g

상기 용량은 1일분이다. 물 1,000cc를 붓고 중불로 2시간 정도 달여 물이 절반 정도 되게 한다. 그리고 이것을 3등분하여 아침, 점심, 저녁에 마시는데, 3~4시간 간격을 두고 마시는 것이 좋다. 간경화가 오래된 경우에는 10일분 또는 20일분씩 달여놓고 유리병에 담아 냉장고에 보관하였다가 마실 때마다 따뜻하게 데워서 복용하는 것이 좋다.

【참고사항】
① 소화불량이 있는 경우에는 산사, 백출, 진피, 곽향을 더한다.
② 간에 염증이 있을 때는 금은화, 시호, 포공영을 더한다.
③ 부종이 있으면서 소변을 잘 보지 못하면 복령을 더한다.

【주의사항】
① 간경변증은 치료기간이 길기 때문에 한약처방을 6개월 이상 복용하는 것이 바람직하다.
② 인진호(사철쑥)는 새순의 약효가 가장 좋다. 더위지기쑥[韓茵蔯]과 인진호를 혼동하여 사용하는 경우가 있으므로 주의해야 한다.
③ 후박의 코르크층에는 유효성분이 없어 코르크층을 제거하고 사용해야 하며, 생강즙에 축인 후에 볶아서 사용하면 인후를 자극하는 부작용이 줄어든다.

인진호(茵陳蒿)

인진호는 국화과에 속하는 다년생 식물인 사철쑥의 지상부를 말하며, 맛은 쓰고 성질은 약간 차갑다. 어린잎과 줄기를 사용하기 때문에 봄에 어린 싹이 10cm쯤 되었을 때 채취하여 불순물과 흙을 제거하고 햇볕에 말려 사용한다. 우리나라 전국 각지에 자생하는데, 냇가의 모래땅이나 산야의 저지대에 흔히 자란다.

주효능 | 간염, 간염 예방, 간경변증, 황달, 음주 후 설사

인진호는 담즙의 분비를 촉진하고 간에 쌓인 노폐물을 신속하게 빼주는 효능

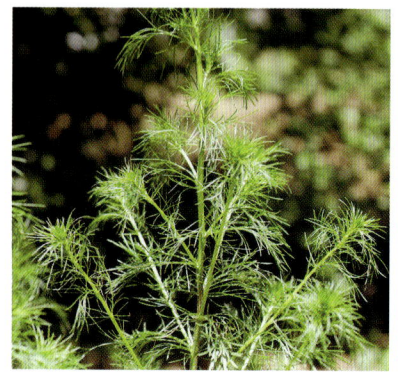
▲ 사철쑥 잎과 줄기

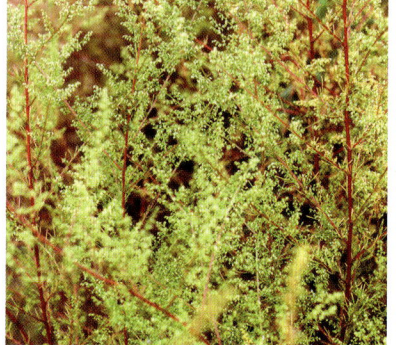
▲ 사철쑥 꽃

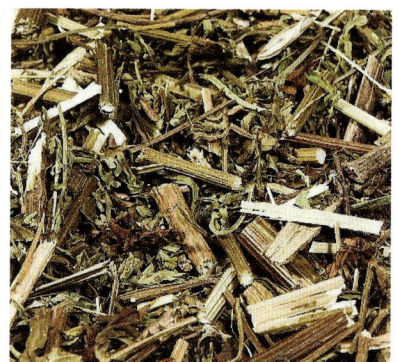
▲ 사철쑥 지상부 말린 것

이 있다. 그래서 간기능이 약해져서 피로감을 호소하고 간염이나 간경변증이 있을 때 사용하면 좋다. 단, 맛이 매우 쓰고 성질이 차갑기 때문에 몸이 냉한 사람이 장기간 복용할 때는 주의해야 한다. 잦은 과음 때문에 대변이 묽게 나오는 경우에도 인진호를 사용하면 효과가 있다. 단 몸에 열이 많은 사람, 평소 건강한 사람에게 적합하다. 인진호가 간에 좋다고 해서 누구에게나 맞는 것은 아니므로 몸이 냉하거나 위장이 약한 사람이 복용할 때는 주의해야 한다.

동의보감 원문 해설

性微寒(一云凉)味苦辛無毒(一云小毒)主熱結黃疸通身發黃小便不利治天行時疾熱狂頭痛及瘴瘧○處處有之似蓬蒿而葉緊細無花實秋後葉枯莖經冬不死更因舊苗而生故名茵蔯蒿五月七月採莖葉陰乾勿令犯火〈本草〉○入足太陽經去根土細剉用〈入門〉

성질은 약간 차고[微寒](서늘하다[凉]고도 한다) 맛은 쓰고 매우며[苦辛] 독이 없다(조금 독이 있다고도 한다). 열이 몰려 황달이 생겨 온몸이 노랗게 되고 오줌이 잘 나가지 않는 것을 낫게 한다. 돌림병으로 열이 몹시 나면서 발광하는 것, 머리가 아픈 것과 장학(瘴瘧)을 낫게 한다. ○여러 곳에서 자란다. 쑥갓[蓬蒿] 비슷한데 잎이 빳빳하고 가늘며 꽃과 열매가 없다. 가을이 지나면 잎이 마르고 줄기는 겨울이 지나도 죽지 않는다. 다시 묵은 줄기에서 싹이 돋기 때문에 이름을 인진호라고 한다. 음력 5월과 7월에 줄기와 잎을 뜯어 그늘에서 말리는데 불기운을 가까이 하지 말아야 한다.〈본초〉 ○ 족태양경(足太陽經)에 들어간다. 뿌리와 흙을 버리고 잘게 썰어서 쓴다.〈입문〉

인진호(사철쑥)의 기능성 및 효능에 관한 특허자료 2종 외

▶ 인진호 추출물과 그 추출물을 함유한 당뇨병 관련 질환 치료제

본 발명은 인진호(사철쑥) 추출물과 그 추출물을 함유한 당뇨병 관련 질환 치료제에 관한 것으로, 더욱 상세하게는 인진호를 물 또는 알코올 수용액으로 추출하여 조추출물을 얻고, 이 조추출물을 저급 알코올 및 비극성 용매로 활성 분획하여 얻는 혈당 강하 효과가 있는 인진호 추출물을 얻고, 이를 함유시켜 당뇨병 관련 치료제를 제조함으로써, 우수한 혈당 강하 효과를 갖는 인진호 추출물과 그 추출물을 함유한 당뇨병 관련 질환 치료제에 관한 것이다.

– 공개번호 : 10-2004-0079285, 출원인 : 에스케이케미칼(주)

▶ 인진호 추출물의 경련성 질환 치료 및 예방용 약학조성물

본 발명은 경련성 질환 치료 및 예방용 약학조성물에 관한 것으로서, 더욱 구체적으로는 인진호 추출물 또는 인진호 추출물의 유효성분인 카필라리신(capillarisin) 및 에스쿨레틴(esculetin)의 항경련 효과에 대한 것이며, 특히 생약에서 유래된 성분으로, 인체에 안전하며 용량이 증가할수록 경련 억제 효과가 증가하므로 인체에 과량 사용해도 부작용이 적은 약학조성물에 관한 것이다.

– 공개번호 : 10-2012-0119014, 출원인 : 삼육대학교 산학협력단

택사(澤瀉)

택사는 택사과에 속하는 다년생 식물인 질경이택사 또는 택사의 뿌리줄기를 말하며, 맛은 달고 약간 짜면서 담담하며 성질은 차갑다. 늦가을에 덩이줄기를 캐서 줄기와 잎, 잔뿌리를 제거하고 깨끗이 씻어서 약한 불로 말린 다음 다시 잔뿌리와 거친 껍질을 제거하여 사용한다. 우리나라의 제주도와 중부, 북부 지역에 많이 자생하며, 볕이 잘 드는 습지에서 잘 자란다.

주효능 | 신장염, 방광염, 신장결석, 방광결석, 부종, 고지혈증

택사는 콜레스테롤과 중성지방의 수치를 낮추는 효능이 매우 좋은 약초이다. 이러한 효능 때문에 지방간의 형성을 억제하고 간경변증을 개선하는 데 도움을 준다.

택사는 연못[澤]의 물을 모두 쏟아버린다[瀉]는 뜻으로, 신장과 방광을 연못으로 보고 소변을 물로 보았다. 즉, 몸에서 물을 빼낼 때 사용하는 약초이다. 신장

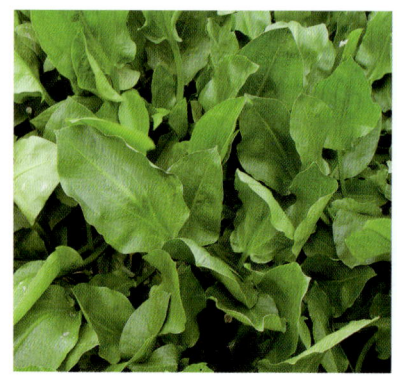
▲ 택사 잎

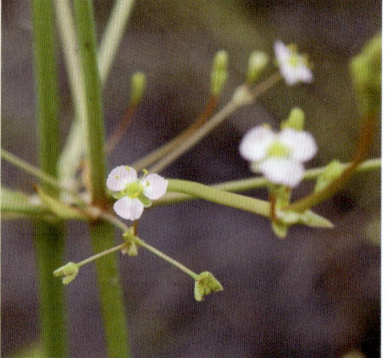
▲ 택사 꽃

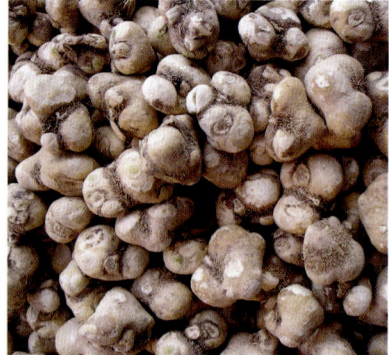
▲ 택사 덩이줄기

에서 노폐물을 빼주면 간접적으로 간의 부담이 줄어들기 때문에 간경변증을 개선하는 데 도움이 된다.

【택사의 부위별 효능】

◎ **택사의 덩이줄기**(택사, 澤瀉)
택사는 소변을 잘 나오게 하고 콜레스테롤 수치를 낮추는 효능이 있다. 부종과 설사를 낫게 하며 신장염, 방광염, 요도염을 치료하고 고지혈증, 지방간, 고혈압에 효과가 있다.

◎ **택사의 잎**
만성 기관지염과 젖이 잘 나오지 않는 증상에 사용한다.

◎ **택사의 열매**
갈증을 멎게 하고 저린 증상을 치료한다.

후박(厚朴)

후박은 목련과에 속하는 낙엽활엽교목인 일본목련, 후박, 요엽후박의 나무껍질을 말하며, 맛은 쓰면서 맵고 성질은 따뜻하다. 5월 초순에서 중순 사이에 껍질을 벗겨 그늘에서 말려서 사용하며, 약효가 없는 코르크층은 제거한다. 원산지는 일본으로 중국의 호북성과 사천성이 주산지이며 우리나라 중부 이남에서 관상용으로 재배한다. 습기가 적당하고 비옥하며 부식질 토양에서 잘 자란다.

주효능 | 복부팽만감, 천식, 변비, 소화불량, 인후부 이물감

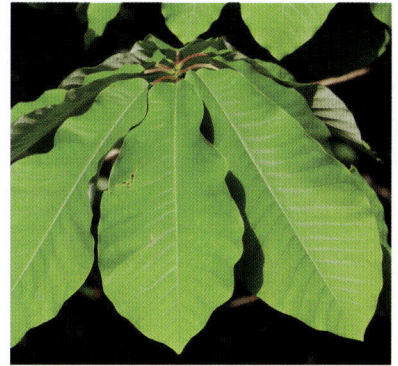 ▲ 일본목련 잎　　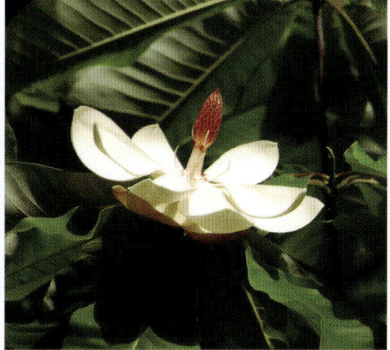 ▲ 일본목련 꽃　　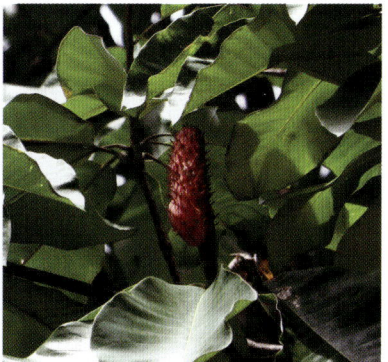 ▲ 일본목련 열매

후박은 장운동을 도와 대변을 잘 통하게 하고 장내에 형성된 가스를 신속하게 배출시키는 효능이 있어 장을 통해 독소가 체내로 들어오는 것을 막아준다. 이러한 독소가 체내로 들어오면 간에 부담을 줄 수 있다.

후박은 방향성(芳香性)이 있는 약초이다. 향기가 있는 약초는 모두 막힌 기(氣)를 소통시키는 효능이 있는데, 후박은 특히 위장의 막힌 기를 풀어주는 효능이 좋아서 갑작스럽게 위통이 생겼을 때 사용하면 효과가 매우 좋다.

또 가벼운 천식에도 사용하는데, 특히 신경성 천식에 유효하다. 정신적인 불안감 때문에 호흡이 곤란해지고 숨이 찰 때 좋다는 뜻이다. 또한 천식은 아니지만 목에 뭔가 끼어 있는 듯한 증상 때문에 헛기침이 계속되는 경우에도 사용한다.

본초강목 해설

풍한(風寒)의 사기(邪氣)가 침범하여 발생하는 두통(頭痛), 한열왕래(寒熱往來), 가슴의 두근거림, 기혈(氣血)의 장애로 인한 저림, 조직괴사를 치료하고 기생충을 없앤다.〈본경(本經)〉

비위(脾胃)를 따뜻하게 하고 기운을 북돋우며 가래를 삭이고 하기(下氣)시킨다. 곽란(霍亂), 복통(腹痛), 창만(脹滿)을 치료하며 위(胃)가 차가워서 발생하는 구역질, 구토가 멈추지 않는 증상, 설사, 이질, 소변이 방울방울 떨어지는 증상을 치료한다. 가슴이 두근거리는 증상을 없애고 열(熱)이 울체되어 가슴이 답답하고 그득한 증상을 없앤다. 장위(腸胃)를 튼튼하게 한다.〈별록(別錄)〉

비(脾)를 튼튼하게 하고 반위(反胃), 곽란, 근육경련, 신체가 냉(冷)하거나 열(熱)한 증상을 치료한다. 방광(膀胱)과 오장(五臟)의 모든 기울(氣鬱)을 제거하고 여성의 출산 전후 복부가 불편한 증상을 치료하며 장(腸)의 기생충을 죽이고 눈과 귀를 밝게 하고 관절을 부드럽게 한다. 〈지대명(池大明)〉

오랫동안 몸에 냉기(冷氣)가 있는 증상, 장명(腸鳴), 소화불량을 치료하고 수기(水氣)가 울체된 것을 제거하고 어혈(瘀血)을 없애며 음식을 소화시키고 신물이 넘어오는 증상을 치료하고 위기(胃氣)를 따뜻하게 한다. 냉(冷)으로 인한 통증을 치료하고 환자가 허약해서 소변이 뿌옇게 나오는 것을 치료한다. 〈甄權(견권)〉

폐기(肺氣)를 주관하여 창만(脹滿)을 치료하고 컹컹거리는 소리가 나는 천식을 치료한다. 〈王好古(왕호고)〉

【탱자나무의 부위별 효능】

◎ **탱자나무의 어린 열매**(지실, 枳實)
　어린 열매를 지실이라고 하며 뭉친 기(氣)를 흩어지게 하고 음식물이 내려가지 않고 막혀 있어 그득하고 저린 증상을 없애주며, 가슴이 저린 것, 위하수, 탈항(脫肛), 자궁탈출증, 변비에 사용한다.

◎ **탱자나무의 미성숙한 과실의 껍질**(지각, 枳殼)
　미성숙한 열매의 껍질을 지각이라 하며, 가슴이 답답하고 음식물이 내려가지 않고 복부가 부어오르는 증상을 없애주며, 가래를 삭이고 변비에도 사용한다.

◎ **탱자나무의 뿌리껍질**
　치통, 치질, 변혈(便血)에 사용한다.

◎ **탱자나무의 잎**
　기(氣)를 다스리고, 풍(風)을 몰아내며, 부기(浮氣)를 삭이고, 맺힌 것을 흩어준다.

◎ **탱자나무의 가시**
　장풍(腸風)으로 하혈(下血)이 멎지 않는 것에 사용한다.

지실(枳實)

　지실은 탱자나무의 어린 과실이며, 맛은 쓰고 맵고 시며 성질은 약간 차다. 5~6월에 저절로 떨어지는 과실을 수집하여 가로로 쪼개서 햇볕이나 저온에서 건조하여 사용한다. 우리나라의 중남부 지방에서 재배된다.

주효능 | 소화불량, 복부팽만, 복통, 변비, 위하수, 자궁하수, 탈항(脫肛)

　지실은 담관(膽管)의 수축을 돕고 담즙의 분비를 촉진하는 효능이 있다. 이러한 효능은 간에서 생성된 노폐물과 독소를 신속하게 배출시키는 데 기여하기 때

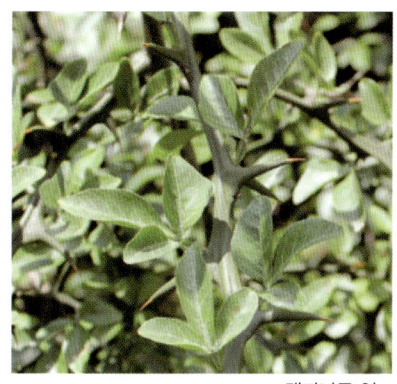
▲ 탱자나무 잎

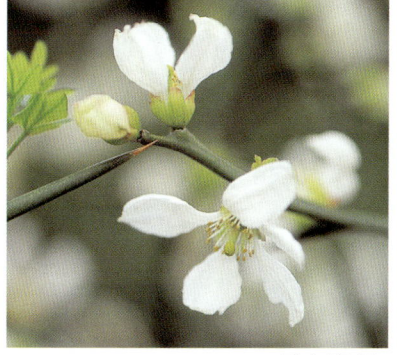
▲ 탱자나무 꽃

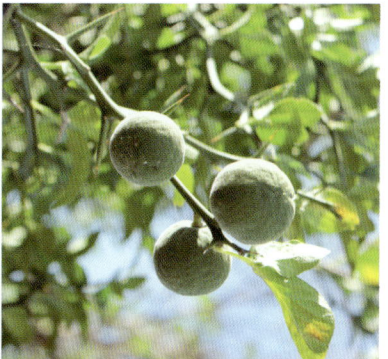
▲ 탱자나무 열매

문에 간의 부담을 줄여주는 효과를 가져오고, 결과적으로 간경변증을 치료하는 데도 도움이 된다.

지실은 장의 운동을 촉진하여 변비를 해소한다. 장에 노폐물이 많거나 대변이 정체되면 독소가 장을 통해 체내로 유입되어 간에 부담을 줄 수 있다. 장의 운동을 촉진하는 지실이 간경변증을 치료하는 데 도움이 되는 이유도 여기에 있다.

청피(靑皮)

청피는 운향과에 속하는 상록소교목인 귤의 미성숙한 과실의 껍질을 말하며, 맛은 쓰고 매우며 성질은 약간 따뜻하다. 여름에 채취하여 햇볕에 말려서 사용한다. 우리나라의 제주도, 경남, 전남 해안지대에서 재배된다.

주효능 | 가슴과 옆구리의 통증, 위통, 위염, 소화불량, 간염, 간경화, 가슴 멍울, 유방염, 유방암, 비장종대, 학질(瘧疾)

청피는 덜 익은 귤의 껍질이다. 덜 익은 것은 오행(五行) 중에서 목(木)의 기운을 지니고 있다. 목은 새싹이 자라나는 기운, 역동적이고 활기가 넘치고 뚫고 나가려는 기운을 대표한다. 그리고 목의 기운은 오장(五臟) 중에서 간(肝)에 가장 필요한 기운이기도 하다. 쉬지 않고 인체에 필요한 물질을 만들고, 몸에 쌓인 독소를 해독하는 간은 역동적이고 활기 넘치는 기운이 필요하다. 최근 새싹 채소가 유행을 하는 것, 발아 현미가 더 좋다고 말하는 것 등은 모두 목의 기운이 더 많기 때문이다. 목의 기운은 간의 기능을 도와 피로감을 없애주고 인체의 신진

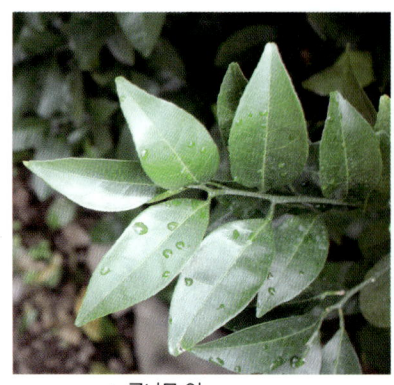
▲ 귤나무 잎

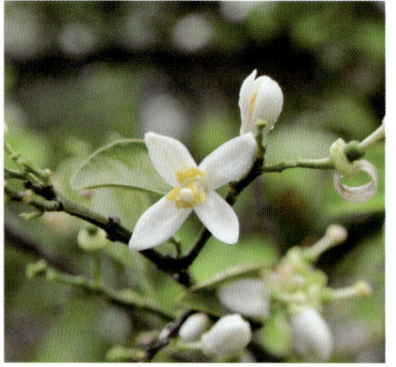
▲ 귤나무 꽃

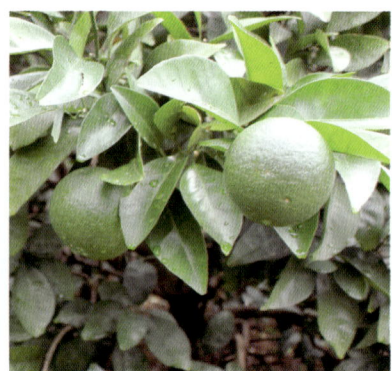
▲ 귤나무 열매(미성숙)

대사를 활발하게 해준다. 청피 또한 간에 작용하는 약초이다. 스트레스로 인해 간의 기능이 떨어지고 기(氣)가 막혀 옆구리가 결리고 소화가 되지 않을 때 청피를 사용한다. 《동의보감》에서도 '청피는 간과 담(膽) 두 경락의 약으로서, 사람이 자주 화를 내다 옆구리에 울적(鬱積)이 생긴 데 쓰면 아주 좋다.'는 말이 나온다.

동의보감 원문 해설

性溫味苦無毒主氣滯下食破積結及膈氣〈本草〉○形小而色靑故一名靑皮足厥陰引經藥 又入手少陽經氣短者禁用消積定痛醋炒〈入門〉○陳皮味辛理上氣靑皮味苦理下氣二味 俱用散三焦氣也宜去白用〈易老〉○今之靑橘似黃橘而小別是一種耳收之去肉暴乾〈本 草〉○靑皮乃肝膽二經之藥人多怒脇下有鬱積最效〈正傳〉
[葉]導胸中逆氣行肝氣乳腫及脇癰用之〈入門〉

성질은 따뜻하고[溫] 맛은 쓰며[苦] 독이 없다. 기가 막힌 것을 치료하고 소화가 잘 되게 하며 적(積)이 뭉친 것과 가슴에 기가 막힌 것을 헤친다.〈본초〉○생김새가 작고 푸르기 때문에 청피(靑皮)라고 한다. 이것은 족궐음경(足厥陰經)의 인경약(引經藥)이며 또는 수소양경(手少陽經)의 약이다. 숨결이 밭은[短] 사람은 쓰지 말아야 한다. 적을 삭이고 아픈 것을 멎게 하려면 식초로 축여 볶아서 쓴다.〈입문〉○귤껍질[진피(陳皮)]은 맛이 맵기 때문에 상초의 기를 고르게 하고 선귤껍질은 맛이 쓰기 때문에 하초의 기를 고르게 한다. 선귤껍질과 귤껍질을 함께 쓰면 삼초의 기를 헤친다. 이때는 흰 속을 버리고 쓴다.〈역로〉○지금의 청귤은 황귤(黃橘)과 비슷하면서도 작은 것이 다른데 이것은 딴 종류일 것이다. 그것을 따서 속살은 버리고 볕에 말린다.〈본초〉○선귤껍질은 간과 담 두 경락의 약이다. 사람이 자주 노해서 옆구리에 울적(鬱積)이 생긴 데 쓰면 아주 좋다.〈정전〉

청귤엽(靑橘葉, 귤잎) : 가슴으로 치미는 기를 내려가게 하고 간기를 잘 돌게 하는데 젖이 붓는 것과 협옹(脇癰) 때에 쓴다.〈입문〉

청피의 기능성 및 효능에 관한 특허자료

▶ 청피 추출물을 포함하는 전립선암 치료용 조성물 및 기능성 식품

본 발명은 청피 추출물의 신규한 용도에 관한 것에 관한 것으로서, 보다 상세하게는 청피의 유기용매 추출물을 유효성분으로 함유하는 전립선암 예방 및 치료용 조성물 및 식품학적으로 허용 가능한 식품보조첨가제를 포함하는 청피의 유기용매 추출물을 유효성분으로 함유하는 전립선암 예방용 기능성 식품에 관한 것이다. 본 발명에 따른 전립선암 치료용 조성물 및 기능성 식품은 전립선암 세포의 성장을 억제하고 세포 사멸을 유도하는 효과가 있어 전립선암 치료 및 예방에 효과적으로 사용할 수 있다.

- 공개번호 : 10-2012-0058395, 출원인 : 주식회사한국전통의학연구소 정경채, 황성연

【 혼동하기 쉬운 약초 비교 】

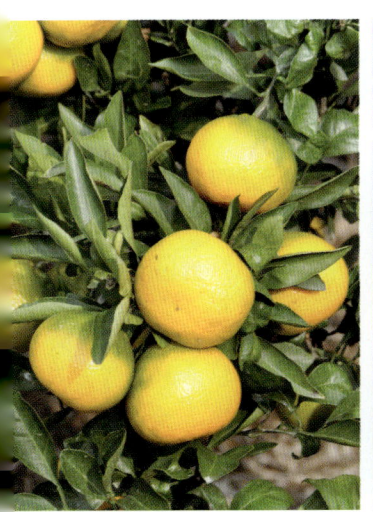
▲ 귤나무 열매

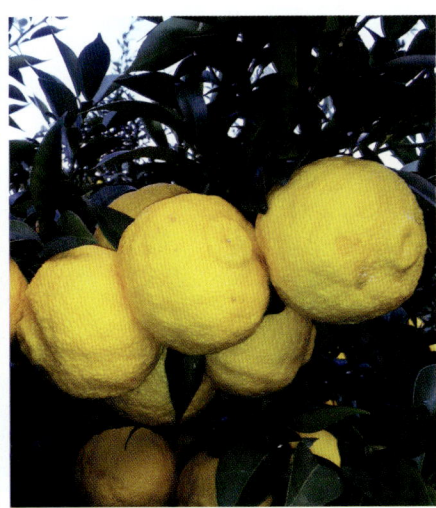
▲ 유자나무 열매

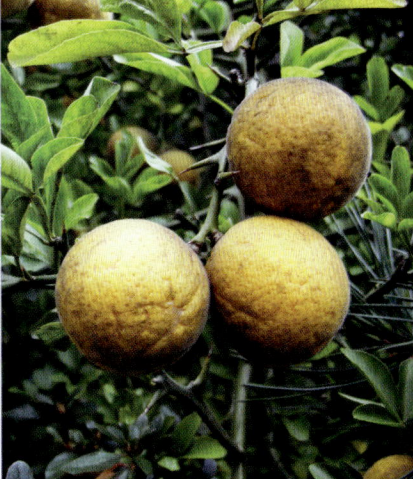
▲ 탱자나무 열매

16 여성 불임증

　불임증이란 정상적인 부부 관계를 하였음에도 불구하고 임신이 되지 않는 상태를 말한다. 여성의 자궁을 밭에 비유할 수 있다. 토질이 척박하고 밭에 자갈이 많거나 물기가 너무 많은 경우에는 정상적으로 식물이 자랄 수 없다. 기름진 밭이라도 얼어붙은 동토(凍土)라면 식물이 싹을 틔우는 것은 불가능한 일이다. 이와 마찬가지로 자궁에 어혈(瘀血; 자갈로 비유할 수 있겠다)이 있거나 담음(痰飮; 물기로 비유할 수 있겠다)이 있으면 수정이 되더라도 임신이 지속될 수 없다. 하복부가 냉(冷)한 것도 마찬가지이다.

　이러한 상태에서는 생리불순이나 생리통, 대하증이 나타날 가능성이 높다. 따라서 예로부터 여성 불임증을 치료하는 약초는 생리불순과 생리통을 치료하는 약초이기도 했다. 《동의보감》에는 다음과 같은 구절이 있다. "자식을 얻으려면

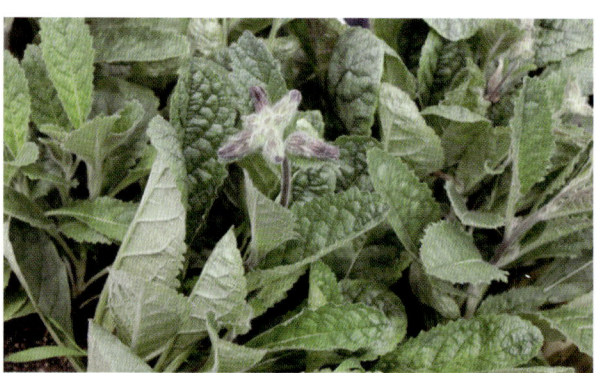
▲ 지황

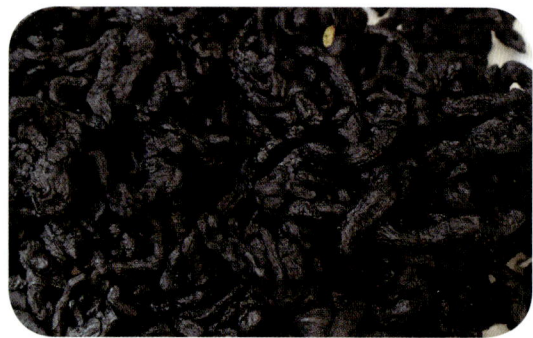
▲ 숙지황(약재)

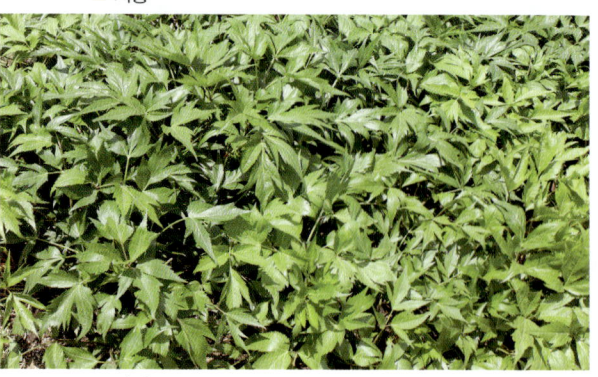
▲ 당귀

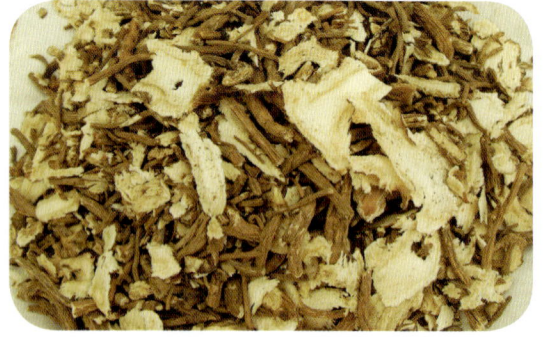
▲ 당귀(약재)

먼저 월경을 고르게 해야 한다. 자식이 없는 부인을 보면 월경이 빠르거나 늦고, 양이 많거나 적으며, 월경 바로 전이나 후에 통증이 있고, 색이 자줏빛이거나 검고, 묽거나 덩어리져서 고르지 못하다. 월경이 고르지 않으면 혈기(血氣)가 어그러져서 임신을 할 수가 없다."

다음에 소개되는 한약처방은 비정상적인 자궁의 상태를 개선하여 임신을 촉진하고 유지시키는 데 도움을 준다.

한약처방 | 숙지황 10g, 당귀 8g, 향부자 6g, 애엽 4g

상기 용량은 1일분이다. 물 800cc를 붓고 중불로 2시간 정도 달여 물이 절반 정도 되게 한다. 그리고 이것을 3등분하여 아침, 점심, 저녁에 마시는데, 3~4시간 간격을 두고 마시는 것이 좋다. 10일분 또는 20일분씩 달여놓고 유리병에 담아 냉장고에 보관하였다가 마실 때마다 따뜻하게 데워서 복용하는 것도 좋다.

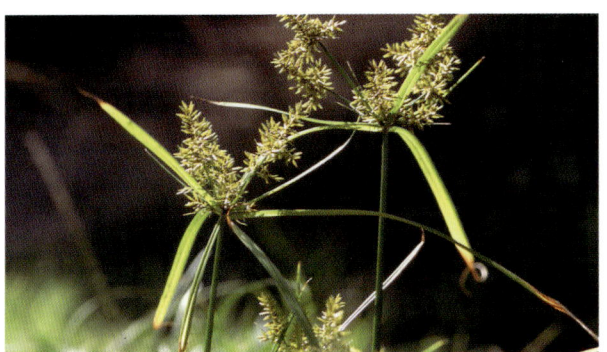
▲ 향부자

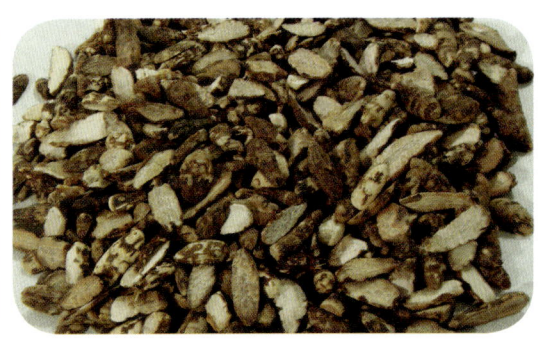
▲ 향부자(약재)

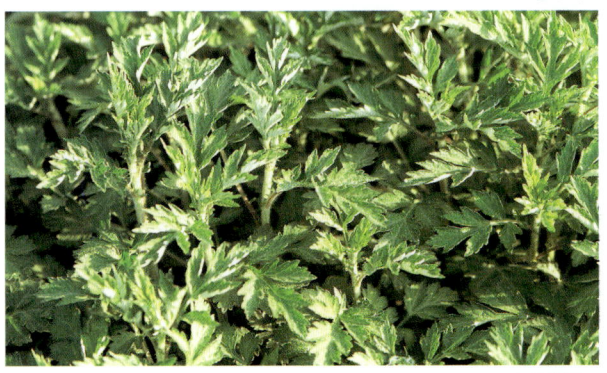
▲ 야생쑥

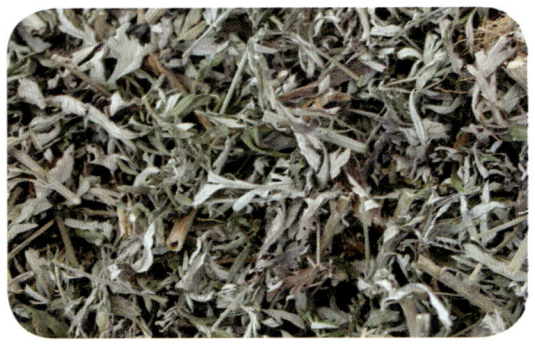
▲ 애엽(약재)

【참고사항】
① 기력이 없으면 인삼과 황기를 더한다.
② 몸이 찬 사람에게는 계피와 건강을 더한다.
③ 신경이 예민하고 불면증이 있는 사람에게는 산조인과 복령을 더한다.
④ 어혈(瘀血)이 있는 사람에게는 홍화를 더한다.
⑤ 소화력이 약하면 진피를 더한다.
⑥ 생리통이 심하면 천궁과 현호색을 더한다.

【주의사항】
① 불임증은 자궁을 비롯하여 신체 전반적으로 기능이 저하되었을 때 생기므로 한약처방을 6개월 이상 복용하는 것이 바람직하다.
② 자궁근종 등 기질적인 문제가 있을 때는 이 문제를 우선 치료한다.
③ 숙지황 때문에 대변이 묽어지고 설사가 생길 수 있다. 이럴 때는 탕약을 공복에 복용해야 한다. 또는 공사인(수입약초)을 함께 달여서 복용하면 설사를 예방하는 데 도움이 된다.
④ 스트레스가 심하거나 어혈이 있는 사람은 향부자를 식초에 담근 후에 말려서 사용하는 것이 좋고, 몸이 냉한 사람은 향부자를 술에 담근 후에 볶아서 사용하는 것이 좋다.

숙지황(熟地黃)

숙지황은 현삼과에 속하는 다년생 식물인 지황을 쪄서 말린 것으로 맛은 달

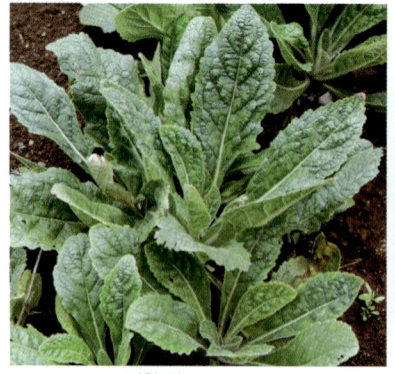
▲ 지황 잎

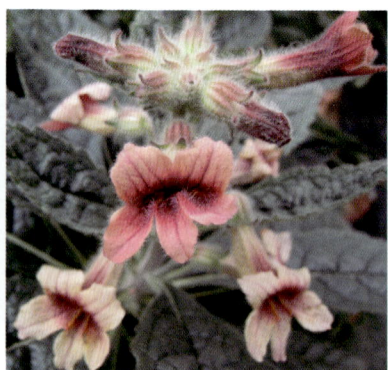
▲ 지황 꽃

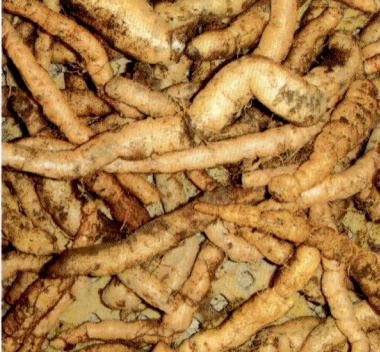
▲ 지황 생뿌리

고 성질은 약간 따뜻하다. 10~11월에 채취한 지황을 생지황이라고 하며, 생지황을 말린 것을 건지황이라고 한다. 숙지황은 건지황을 찜통에 넣고 표면이 검게 되도록 찐 다음 햇볕에 거의 마르도록 말리고 다시 얇게 썰어 햇볕에 말리는 과정을 9번 반복하여 만든다. 지황의 원산지는 중국으로 우리나라와 일본 등지에 분포한다.

주효능 | 생리불순, 불임증, 만성 피로, 간기능 저하, 요통, 관절염, 정력 감퇴, 탈모

숙지황은 정(精, 영양물질)을 보충하는 가장 대표적인 약초이다. 《동의보감》에 '정위신본(情僞身本)'이라는 말이 나온다. 이 말은 정이 몸의 근본이라는 뜻으로 정은 정자와 난자가 결합되어 형체가 생기기 전의 상태라고 표현되어 있다. 즉 정은 사람이 만들어지는 시작점을 말한다. 숙지황은 여성이 임신하기 위해 필요한 정을 보충해주는 중요한 약초이다.

숙지황은 다양한 부인과 질환에 활용되는데, 몸이 약해져서 생리불순이나 불임증이 생겼을 때 당귀와 함께 사용하면 혈액을 보충해주고 자궁기능을 향상시켜 생리불순과 불임증을 치료한다.

숙지황은 영양분을 공급하는 중요한 약초이므로 소모성 질환과 퇴행성 질환에 다양하게 응용된다. 남성의 성기능장애와 허리와 다리의 무력증, 여성의 자궁기능 저하에 효과가 있으며, 체액이 부족해져 발생하는 마른기침과 천식, 노화로 인한 기억력 감퇴, 어지럼증, 이명, 불면증 등에도 숙지황을 사용한다.

지황약차

▶ **효능 · 효과**
　보혈(補血), 생리불순 개선, 요통 치료 효과, 간기능 개선에 도움이 된다.

▶ **약차 만드는 방법**
　① 물 1L에 숙지황 30g을 넣고 센 불에서 30분 정도 끓인다.
　② 중불에서 2시간 정도 더 끓인다.
　③ 끓을 때 차의 색은 아주 검은색이며, 구수한 향이 난다.
　④ 기호에 따라 꿀이나 설탕을 가미하여 마신다.
　⑤ 한방에서도 보혈약으로 많이 사용하는 좋은 약차이다.

당귀(當歸)

당귀는 산형과에 속하는 다년생 식물인 참당귀, 일당귀의 뿌리를 말한다. 참당귀의 맛은 달고 매우며 성질은 따뜻하다. 반면 일당귀의 맛은 달고 성질은 따뜻하다. 늦가을 잎이 진 이후나 이른 봄 잎이 나오기 전에 채취하여 흙을 제거하고 바람이 통하는 그늘진 곳에서 말린다. 우리나라 산지의 계곡이나 습한 땅에서 자생하며 전국 고랭지에서 재배한다.

주효능 | 빈혈, 생리불순, 생리통, 손발 저림, 불임증, 타박상, 불면증, 건망증, 두통

당귀는 혈액을 생성하는 효능이 뛰어난 약초이다. 따라서 혈액이 부족해져서 생기는 다양한 질환에 응용한다. 불임증에 당귀를 사용하는 이유도 혈액이 부족해지면 자궁의 기능이 약해져 임신 가능성이 떨어지기 때문이다.

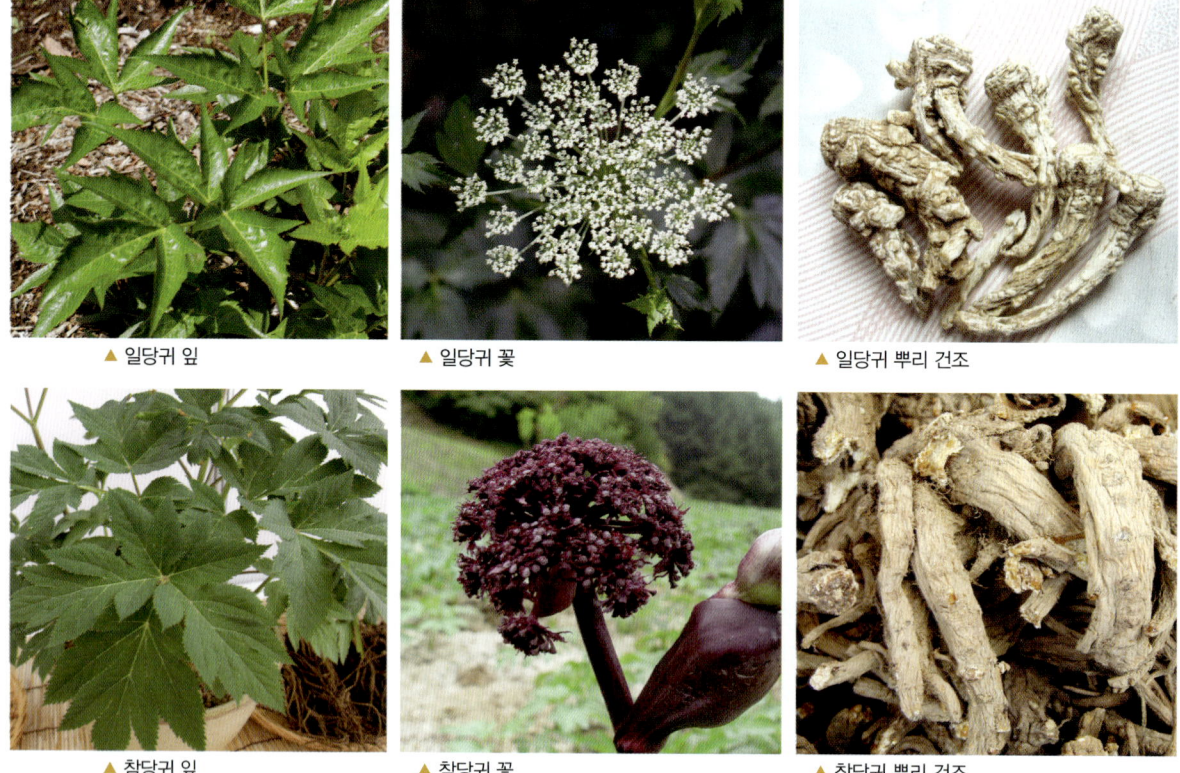

▲ 일당귀 잎 　　▲ 일당귀 꽃 　　▲ 일당귀 뿌리 건조

▲ 참당귀 잎 　　▲ 참당귀 꽃 　　▲ 참당귀 뿌리 건조

당귀는 혈액순환을 촉진시키고 어혈(瘀血)을 제거하는 효능이 있다. 여성은 남성에 비해 순환장애가 많고 어혈이 생기기 쉬운데, 당귀는 자궁 부위의 혈액순환을 촉진하고 자궁기능을 방해하는 어혈을 배출시켜 임신 가능성을 높여준다.

당귀는 여성에게 필수적인 약초이다. 여성은 매달 월경(月經)을 하며 남성보다 예민하여 과로를 하지 않더라도, 그리고 생명을 위협할 만한 질병이 없더라도 혈액이 부족해질 수 있다. 따라서 보약이건 치료약이건 상관없이 여성의 약에는 반드시 당귀가 들어간다.

【당귀 이야기】

옛날 어느 산골짜기 작은 마을에 살고 있던 마음 착한 한 여인이 산 너머의 큰 마을 부자집으로 시집을 가게 되었다. 그런데 이 여인은 냉병(冷病)이 몹시 심하여 신랑으로부터 소박을 맞게 되었다. 차마 친정으로 갈 수 없었던 여인은 이 산 저 산을 헤매다가 허기가 져서 어떤 풀을 뜯어먹고 허기를 면했다. 그런데 신기하게도 냉병이 호전됨을 느낄 수 있었고, 여인은 친정으로 돌아가 계속 그 풀을 복용하여 결국 냉병을 치료하게 되었고, 건강한 몸으로 다시 시집으로 돌아갔다. 사람들은 그 이후, 몸이 약해 시집에서 소박맞은 여인들이 이 풀을 먹으면 당연히 돌아갈 수 있다는 뜻으로 당귀(當歸)라 불렀다. 또 다른 이야기로 중국에서는 전쟁터에 나가는 남편 품 속에 당귀를 넣어주는 풍습이 있었다고 한다. 전쟁터에서 기력이 다했을 때 당귀를 먹고 기력을 회복하여 돌아올 수 있기를 바란다는 의미에서 당귀라는 이름이 붙여졌다고 한다.

향부자(香附子)

향부자는 사초과에 속하는 다년생 식물인 향부자의 뿌리를 말하며, 맛은 쓰면서 약간 맵고 성질은 따뜻하지도 차갑지도 않다. 10~11월 사이에 채취하여 수염뿌리를 태워버리고 끓는 물에 살짝 삶거나 찐 후에 햇볕에 말려서 사용한다. 한국을 비롯한 전 세계의 열대와 아열대 지역에 분포하며, 바닷가 모래땅이나 논두렁, 길가 등 척박한 땅에서 잘 자란다.

주효능 | 화병(火病), 가슴 답답함, 두통, 생리통, 생리전증후군, 기능성 불임, 자궁근종, 난소낭종, 갑상선질환, 소화불량

향부자는 자궁과 연관된 경락의 흐름을 조절하는 효능이 있어 다양한 자궁질환에 사용되는데, 가벼운 생리통은 물론이고 생리불순, 생리전증후군, 기능성

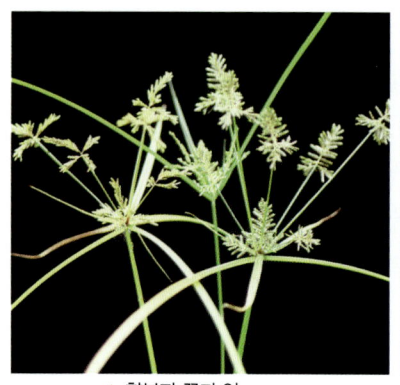
▲ 향부자 꽃과 잎

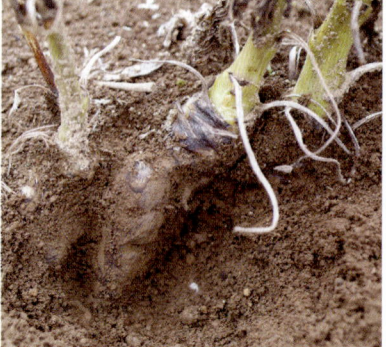
▲ 향부자 덩이뿌리

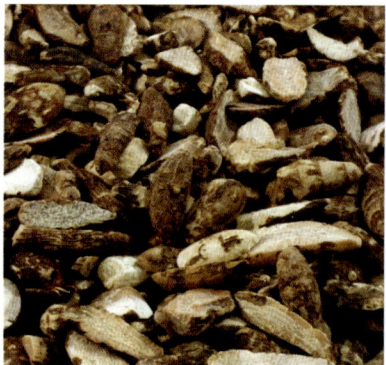
▲ 향부자 뿌리 절편

불임, 자궁근종, 난소낭종에 효능을 나타낸다. 뿐만 아니라 경락상 관련이 있는 갑상선질환이나 유방질환에도 향부자를 사용한다.

【칠제향부환(七製香附丸)】

◎ **재료**
향부자 560g, 당귀 80g, 봉출 80g, 목단피 40g, 애엽 40g, 오약 80g, 천궁 40g, 현호색 40g, 삼릉 40g, 시호 40g, 홍화 40g, 오매 40g

◎ **효능 및 처방**
칠제향부환은 막힌 기(氣)와 혈(血)을 소통시키는 효능이 좋다. 여성의 질환은 대부분 기가 막히고 피가 마르는 데서 원인을 찾을 수 있기 때문에 이 처방의 활용도가 높은 편이다. 생리통, 생리불순에 뚜렷한 효능이 있고 스트레스가 심한 여성의 불임증에도 효과가 좋다.

◎ **제조 및 복용법**
① 향부자 80g과 당귀 80g을 항아리에 넣고 술(600mL)로 담근다.
② 향부자 80g과 봉출 80g을 항아리에 넣고 아이의 소변(600mL)으로 담근다.
③ 향부자 80g과 목단피 40g, 애엽 40g을 항아리에 넣고 쌀뜨물(600mL)로 담근다.
④ 향부자 80g과 오약 80g을 항아리에 넣고 쌀뜨물(600mL)로 담근다.
⑤ 향부자 80g과 천궁 40g, 현호색 40g을 항아리에 넣고 물(600mL)로 담근다.
⑥ 향부자 80g과 삼릉 40g, 시호 40g을 항아리에 넣고 식초(600mL)로 담근다.
⑦ 향부자 80g과 홍화 40g, 오매 40g을 항아리에 넣고 소금물(600mL)로 담근다.
이렇게 7개의 항아리에 각각 담가서 봄에는 5일, 여름에는 3일, 가을에는 7일, 겨울에는 10일 동안 둔다. 그런 다음 다른 약초는 버리고 향부자만 꺼내어 볕에 말리고 분말로 만들어 녹두 크기의 환으로 빚는다. 이것을 1회에 50개씩 하루에 2번 공복에 먹는다.

◎ **치료되는 질환**
생리통, 생리불순, 불임, 손발 저림, 어깨 결림, 피부건조증, 화병

《동의보감》에서는 향부자를 다음과 같이 소개한다. '향부자는 부인에게 아주 좋은 약이다. 왜냐하면 대체로 부인들의 성격은 편협하고 울증(鬱症)이 많은데, 향부자는 맺힌 것을 잘 흩어주고 어혈을 잘 몰아내기 때문이다.'

맺힌 것을 잘 흩어준다는 것은 스트레스로 인한 장애를 없앤다는 말이다. 실제로 향부자는 스트레스 때문에 자궁기능이 약해져서 임신이 되지 않을 때 효과가 좋은 약초이다.

【향부자의 부위별 효능】

◎ **향부자의 뿌리줄기**
기를 돌게 하여 기가 막혀 답답한 것을 풀고, 월경을 조절하고 통증을 멎게 해준다. 가슴, 옆구리, 배가 불러 오르고 아픈 것, 소화불량, 흉복부가 막혀서 답답하고 통증이 있는 것, 유방이 부풀어 오르고 아픈 것, 생리불순, 생리통 등에 사용한다.

◎ **향부자의 줄기와 잎**
기(氣)를 돌게 하여 뭉쳐 있는 것을 풀어주고 풍(風)을 몰아낸다. 가슴이 답답하고 편치 않은 것을 풀어주고 피부가 가렵고 염증이 있는 것에 사용한다.

애엽(艾葉)

애엽은 국화과에 속하는 다년생 식물인 황해쑥, 야생쑥의 지상부위를 말하며, 맛은 쓰면서 맵고 성질은 따뜻하다. 봄과 여름에 채취하는데 꽃이 피기 전에 채취해야 한다. 단오 즈음에 채취하는 것이 가장 좋다. 원산지는 한국으로 전국 각지에서 자라는데, 특히 양지바른 풀밭에서 잘 자란다.

주효능 | 자궁출혈, 유산 징후, 생리불순, 하복통, 불임증, 요통

애엽은 몸이 차가워졌을 때 아랫배가 아프다고 하는 사람에게 좋은 약초이다. 해부학적으로 자궁이 위치한 부위는 혈액순환이 가장 느린 곳이다. 따라서 외부의 기온이 낮아지거나 몸이 약해져서 혈액순환이 원활하게 이루어지지 않을 때 인체의 다른 부위보다 가장 크게 영향을 받는 곳은 자궁이다. 그 결과 허혈성(虛血性, 조직, 장기의 산소수요에 대해 그 공급원인 혈류가 절대적 또는 상대적으로 부족한 상태) 통증이 일어나게 되는데, 이때 애엽을 복용하면 하복부가 따뜻해져 혈액순환이 원활해지고 통증도 멎는다. 이러한 효능 때문에 애엽은 아랫배가 찬 사람의 불임증과 생

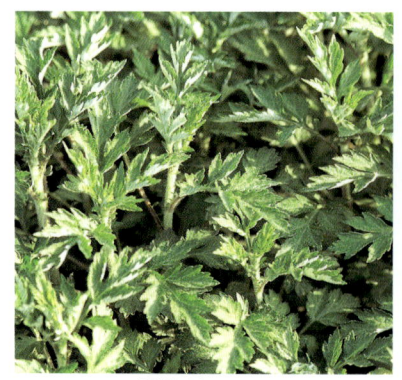
▲ 야생쑥 잎

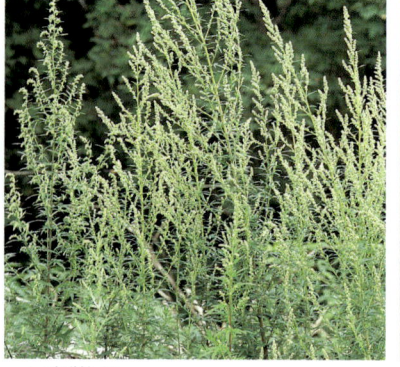
▲ 야생쑥 꽃

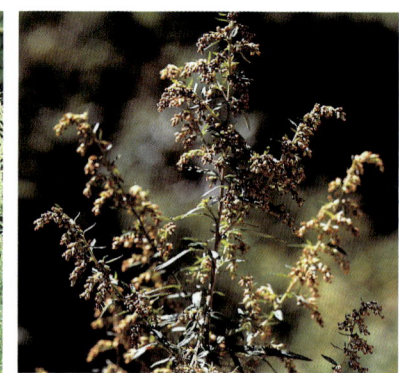
▲ 야생쑥 열매

리불순에도 이용된다.

애엽은 임신 초기에 하혈이 있을 때(유산 징후) 사용한다. 임신 초기의 하혈은 자궁을 떠받치는 골반저근(pelvic floor muscle)의 약화로 인한 경우가 많기 때문에 곡기생(겨우살이)이나 두충처럼 골반저근을 강화시키는 약초와 함께 사용하면 좋다. 애엽은 산후에 출혈이 멎지 않을 때도 사용하며, 임신과 관련 없는 일반적인 자궁출혈에도 사용한다. 특히 몸이 약하고 하복부가 냉한 여성의 자궁출혈에 효과적인데, 이는 애엽이 따뜻한 성질을 지녔기 때문이다.

동의보감 원문 해설

性溫(一云熱)味苦無毒主久百病主婦人崩漏安胎止腹痛止赤白痢五藏痔瀉血療下部䘌生肌肉辟風寒令人有子○一名氷臺一名醫草處有之以覆道者爲佳三月三日五月五日採葉暴乾經陳久者方可用其性生寒熟熱〈本草〉○端午日日未出時不語採者佳搗篩去靑滓取白入硫黃少許作炷灸之〈入門〉○得米粉少許可搗爲末入服食藥〈本草〉

[實]主明目療一切鬼氣壯陽助水藏腰膝煖子宮〈本草〉

성질은 따뜻하고[溫](열(熱)하다고도 한다) 맛은 쓰며[苦] 독이 없다. 오랜 여러 가지 병과 부인의 붕루(崩漏)를 낫게 하여 안태(安胎)시키고 복통을 멎게 하며 적리(赤痢)와 백리(白痢)를 낫게 한다. 오장치루(五藏痔瘻)로 피를 쏟는 것[瀉血]과 하부의 익창(䘌瘡)을 낫게 하며 살을 살아나게 하고 풍한을 헤치며 임신하게 한다. ○일명 빙대(氷臺) 또는 의초(醫草)라고도 한다. 곳곳에서 자라는데 길가에 있는 것이 좋다. 음력 3월 초와 5월 초에 잎을 뜯어 햇볕에 말리는데 오래 묵은 것이라야 약으로 쓸 수 있다. 그의 성질은 생것은 차고[寒] 닦은 것은 열하다.〈본초〉 ○단오날 해뜨기 전에 말을 하지 않고 뜯는 것이 좋다. 짓찧어 체로 쳐서 푸른 찌꺼기를 버리고 흰 것은 받아 유황을 조금 넣어서 뜸봉을 만들어 뜸을 뜬다.〈입문〉 ○ 쌀가루를 조금 넣어서 짓찧어 가루 내어 먹는 약에 넣어 먹는다.〈본초〉

애실(艾實, 약쑥 씨) : 눈을 밝게 하고 모든 헛것에 들린 것을 낫게 하며 양기(陽氣)를 세게 하고 신[水藏]과 허리와 무릎을 든든하게 하고 자궁을 따뜻하게 한다.〈본초〉

쑥(애엽)의 기능성 및 효능에 관한 특허자료 2종 외

▶ 쑥 추출물을 유효성분으로 함유하는 자가면역질환 치료제

본 발명은 쑥 추출물을 유효성분으로 함유하는 자가면역질환 치료제에 관한 것으로, 상기 쑥 추출물은 Th17 세포 분화 및 유지에 중추적인 역할을 하는 사이토카인인 p40 및 IL-17의 분비를 효과적으로 억제할 뿐 아니라, 루푸스 동물모델을 포함한 다수의 자가면역질환 동물모델에서도 효과적인 치료 효과를 나타내기 때문에 T세포의 비정상적인 활성으로 인해 발생하는 류마티스 관절염, 뇌척수염 및 전신 홍반성 낭창과 같은 자가면역질환의 치료제로 매우 유용하게 사용될 수 있다.

— 공개번호 : 10-2009-0047851, 출원인 : 학교법인 혜화학원

▶ 고함량의 유파틸린을 함유하는 쑥 추출물

본 발명은 프로판올로 추출하여 얻은 쑥 추출물에 대한 것으로서, 이를 통해 항위염 물질인 유파틸린을 기존 기술에 비해 고함량으로 함유할 뿐만 아니라 별도의 제거 공정 없이 혈액응고억제 물질이 완전히 제거된 쑥 추출물을 확보할 수 있다.

— 공개번호 : 10-2014-0041654, 출원인 : 지엘팜텍 주식회사

【 혼동하기 쉬운 약초 비교 】

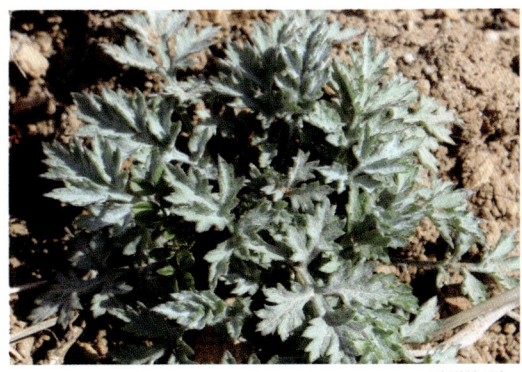

▲ 야생쑥 잎

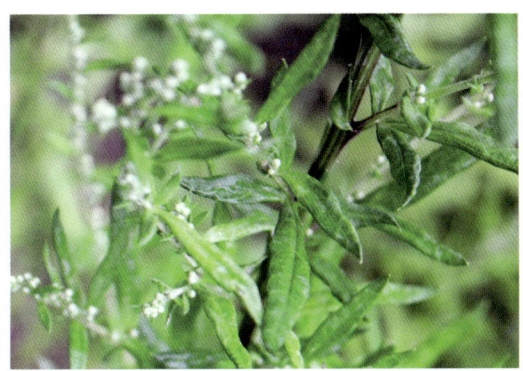

▲ 사자발쑥 잎

17 남성 불임증

  남성 불임증은 1년 이상 정상적인 성생활을 하였음에도 남성 쪽 원인으로 임신이 되지 않는 상태를 말한다. 결혼한 부부의 15% 정도가 불임이고, 이 중에서 남성 쪽 원인은 40~60%로 여겨진다.

  여성의 자궁을 밭으로 비유했다면 남성의 생식기관은 씨앗을 만드는 꽃에 비유할 수 있다. 과실을 맺는 나무가 '해걸이'를 하는 것을 볼 수 있다. 이는 가뭄 등으로 나무의 생장력이 약해졌기 때문이다. 이와 마찬가지로 남성의 생식기능이 약해지면 정자의 숫자도 줄어들고 정자의 활동성도 떨어진다. 따라서 남성의 생식기능을 강화하는 것이 남성 불임증을 치료하는 지름길이다. 《동의보감》에서도 남성 불임증에 사용하는 약초 대부분은 남성의 정력을 강화하는 약초라는 것을 알 수 있다.

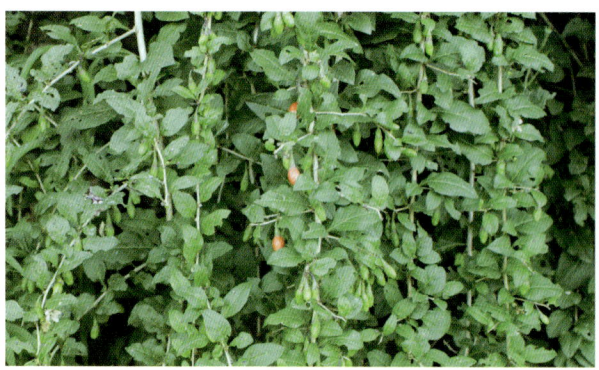

▲ 구기자나무

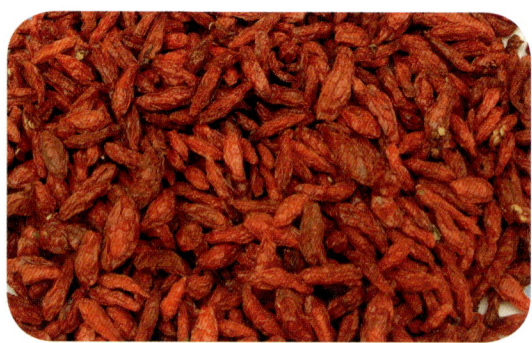

▲ 구기자(약재)

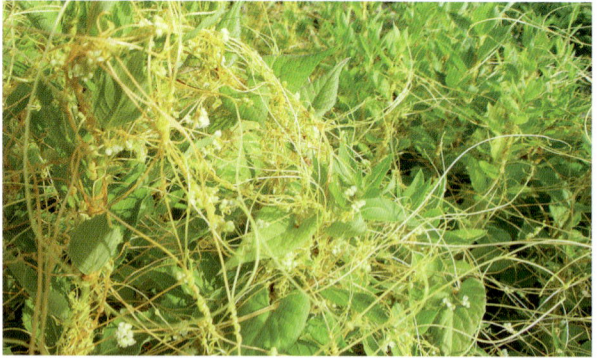

▲ 실새삼

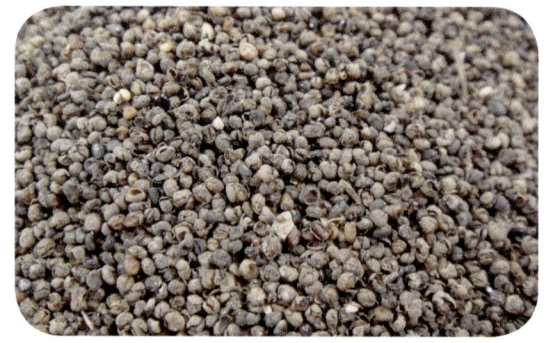

▲ 토사자(약재)

다음에 소개되는 한약처방은 남성의 생식기능을 강화하여 불임증을 치료하는 데 도움을 준다.

한약처방 | 구기자 20g, 토사자 15g, 복분자 10g, 차전자 6g, 오미자 4g

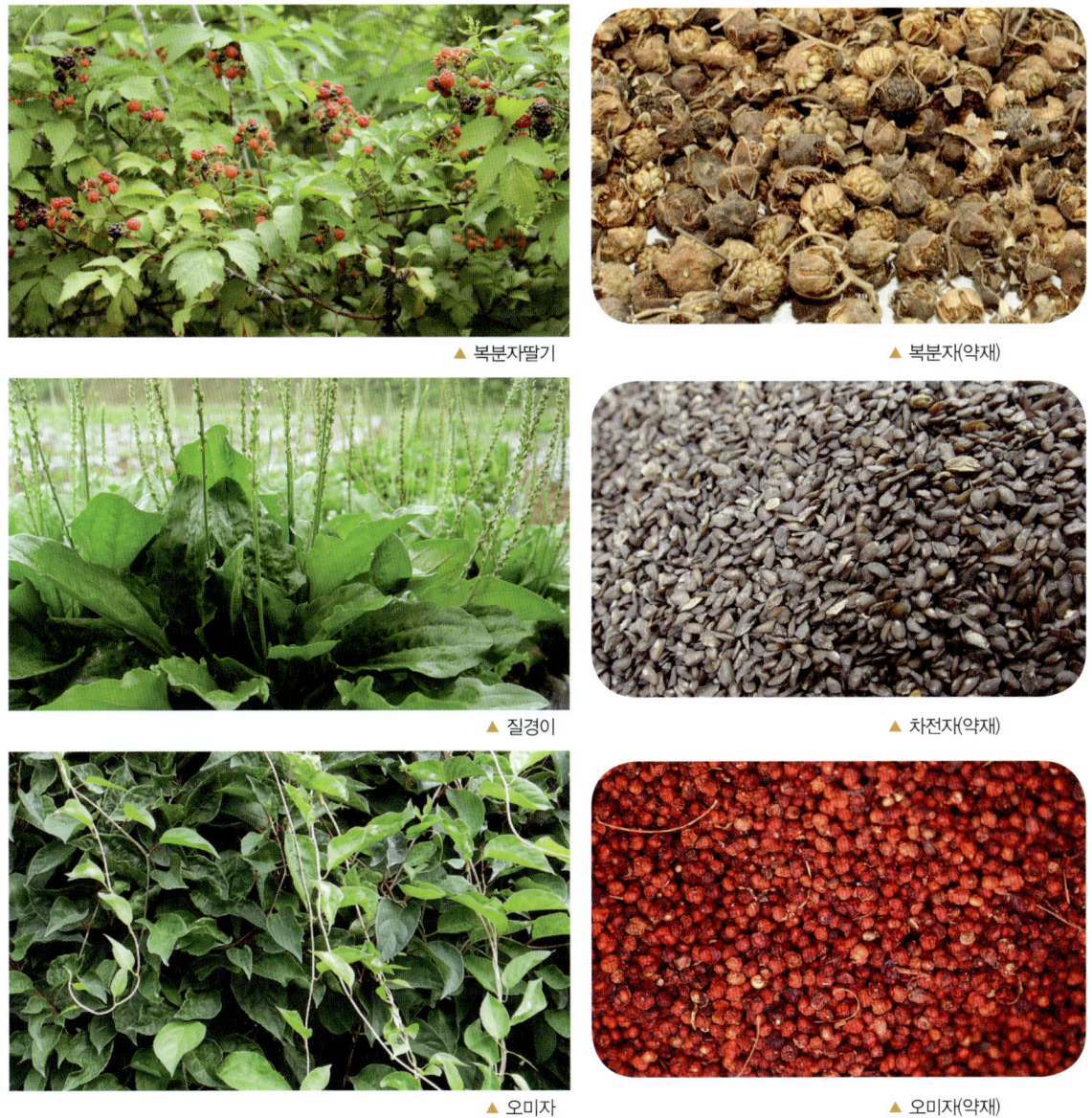

▲ 복분자딸기   ▲ 복분자(약재)

▲ 질경이   ▲ 차전자(약재)

▲ 오미자   ▲ 오미자(약재)

상기 용량은 1일분이다. 물 1,000cc를 붓고 중불로 2시간 정도 달여 물이 절반 정도 되게 한다. 그리고 이것을 3등분하여 아침, 점심, 저녁에 마시는데, 3~4시간 간격을 두고 마시는 것이 좋다. 10일분 또는 20일분씩 달여놓고 유리병에 담아 냉장고에 보관하였다가 마실 때마다 따뜻하게 데워서 복용하는 것도 좋다.

【참고사항】
① 기력이 없는 사람에게는 인삼, 백출, 복령을 더한다.
② 기초체력이 약한 사람에게는 숙지황과 산약을 더하면 좋다.
③ 허리와 다리에 힘이 없는 사람에게는 두충과 우슬을 더한다.
④ 스트레스가 많고 신경쇠약이 있는 사람에게는 산조인, 복령, 단삼을 더한다.

【주의사항】
① 남성 불임증은 신체 전반적으로 기능이 저하되어 있는 경우가 많으므로 한약처방을 6개월 이상 복용하는 것이 바람직하다.
② 토사자를 볶은 후에 갈아서 사용하면 유효성분이 잘 우러나온다.
③ 복분자를 술에 담근 후 쪄서 사용하면 효능이 더 좋아진다.
④ 오미자를 술에 담근 후에 볶아서 사용하면 성기능을 강화하는 효과가 더 좋아진다.

구기자(枸杞子)

구기자는 가지과에 속하는 낙엽활엽관목인 구기자나무의 성숙한 과실을 말하며, 맛은 달고 성질은 따뜻하지도 차갑지도 않다. 9~10월에 붉게 익은 열매를 채취하여 열매꼭지를 제거하고 그늘진 곳에서 겉껍질에 주름이 지고 과육이 부드러워질 때까지 햇볕에 말려서 사용한다. 날씨가 흐리면 약한 불에 말려도 된다. 우리나라 전국의 산야에서 자라는데, 해발고도 700~1,000m의 부엽질이 많은 토양에서 잘 자란다. 전남 진도와 충남 청양에서 대단위로 재배하고 있다.

주효능 | 만성 피로, 안구충혈, 안구건조증, 노안(老眼), 요통, 갱년기증상, 고지혈증

구기자는 간기능을 강화하고 체력을 길러주는 효능이 있는 약초이다. 또한 정

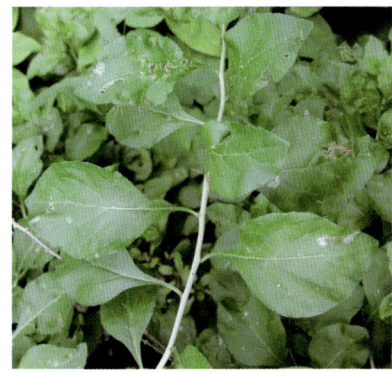
▲ 구기자나무 잎

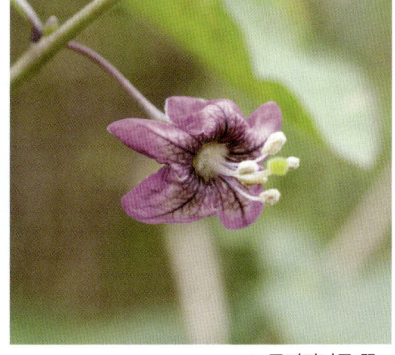
▲ 구기자나무 꽃

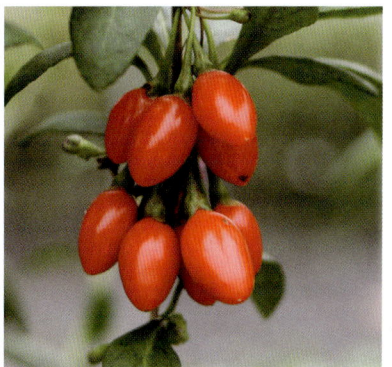
▲ 구기자나무 열매

(精, 영양분)을 더해주고 정자의 생성을 촉진하여 임신 가능성을 높여준다. 정을 더해주는 약초는 보통 소화에 부담을 주는 경향이 있는데, 구기자는 그렇지 않아서 소화력이 약한 사람에게 사용해도 좋다.

구기자는 눈을 밝게 하는 효능이 있어 장기간 복용하면 시력 감퇴를 예방할 수 있고, 이미 시력이 나빠진 경우에도 구기자를 복용하면 눈이 밝아지는 것을 느낄 수 있다. 시력을 강화하는 여러 약초 중에서 구기자는 빼놓을 수 없는 약초이다.

구기자는 간기능을 개선하는 효능이 있다. 그래서 간이 좋지 않은 사람의 만성 피로 증후군에 자주 사용한다. 주로 마른 체격의 사람이 과로나 스트레스 때문에 간기능이 나빠져서 피로감을 호소할 때 매우 적합하다. 이러한 효능 때문에 만성적인 스트레스로 인해 신경이 쇠약해지고 노이로제에 빠지는 등 몸이 몹시 좋지 않을 때 보약으로도 사용한다.

【만성 간염에 좋은 구기자】

질병으로는 만성 간염, 위궤양, 만성 위염, 신경쇠약증에 사용한다.

◎ **준비약초**
구기자 9~18g, 사삼 9g, 맥문동 9g, 생지황 18~30g, 당귀 9g, 천련자 5g

◎ **복용법**
위의 약초에 1L의 물을 붓고 2~3시간 정도 달여서 물이 반으로 줄면 불을 끈다. 이것을 하루에 3번 나누어 마신다. 염증 증세가 강할 때는 복용을 중단하는 것이 좋다.

토사자(菟絲子)

토사자는 메꽃과에 속하는 1년생 덩굴식물인 새삼 또는 실새삼의 성숙한 씨앗을 말하며, 맛은 달면서 맵고 성질은 약간 따뜻하다. 9월쯤 씨앗이 완전히 성숙했을 때 채취하며 줄기와 함께 잘라 햇볕에 말린 후 씨앗을 털고 체로 불순물을 제거한 뒤 사용한다. 한국을 비롯하여 동남아시아에 분포하며 우리나라 전남, 경기, 강원, 경남 등지에 자생한다. 다른 식물의 진액을 빨아 먹고 자라기 때문에 주변 식물을 고사시킨다.

주효능 | 요통, 관절염, 불임증, 유정(遺精), 시력 감퇴, 이명(耳鳴)

토사자는 남녀의 불임증에 효과가 좋다. 약리학적으로 월경과 성호르몬의 분비를 조절하는 작용이 있다는 것이 밝혀졌고, 한방적으로도 임신을 주관하는 경락인 임맥(任脈)과 충맥(衝脈)을 강화하는 작용이 있어 남녀 불임증에 요긴하게 사용된다.

토사자는 뼈와 근육을 강화시키는 효능이 있다. 특히 노화로 인해 허리가 약해진 사람에게 사용하면 좋고, 허리의 근력이 약한 여성에게 비교적 잘 맞는다. 《동의보감》에서도 '허리나 무릎이 시큰거리고 연약한 것'을 치료한다고 하였다. 허리를 지탱하는 근육이 약해지면 평범한 가사(家事)에도 허리에 피로감이 쉽게 나타나고 시큰거리는 증상이 생긴다. 그리고 식당에서 밥을 먹을 때 등받이가 없으면 오래 앉을 수 없어 손을 뒤로 하여 바닥을 짚어야 한다. 무릎도 마찬가지여서, 무릎 관절을 지탱하는 근육이 약해지면 시큰거리는 증상과 통증이 생긴

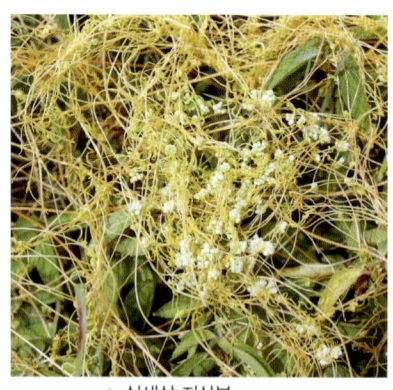
▲ 실새삼 지상부

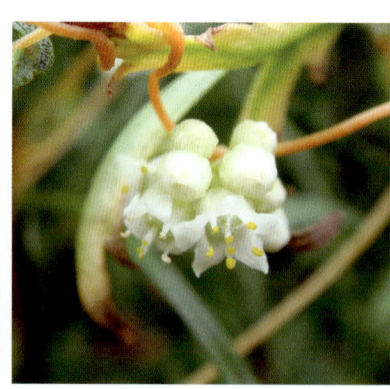
▲ 실새삼 꽃

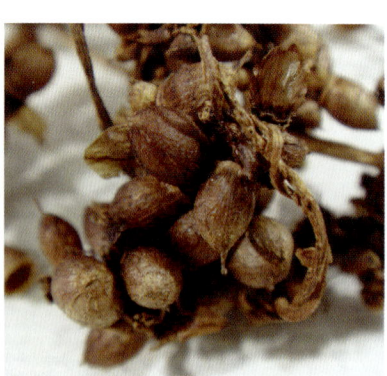
▲ 실새삼 씨앗(토사자)

다. 이처럼 근육이 약해졌을 때 토사자를 사용하면 매우 좋다.

복분자(覆盆子)

복분자는 장미과에 속하는 낙엽활엽관목인 복분자딸기의 덜 익은 열매를 말하며, 맛은 달면서 시고 성질은 따뜻하다. 입하(5월 초순) 후에 열매가 다 자랐으나 아직 녹색을 띠고 있을 때 채취하며 끓는 물에 1~2분쯤 담근 후 뜨거운 햇볕에 말려 사용한다. 우리나라 충남 이남에서 잘 자라며, 전북 고창에서는 특산물로 재배한다.

주효능 | 발기부전, 조루(早漏), 불임증, 시력 감퇴, 피로감

복분자는 항피로제 및 정력제로 알려져 있는데, 신기(腎氣)를 보충하는 효능이 좋기 때문이다. 신기는 기초체력, 또는 면역력이라고 할 수 있다. 기초체력이

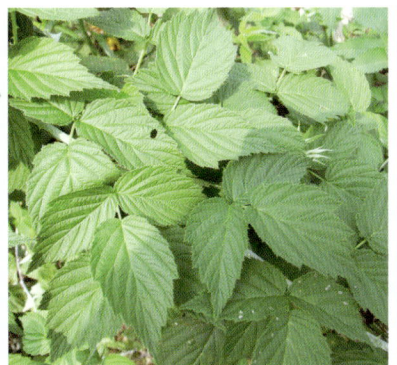
▲ 복분자딸기 잎

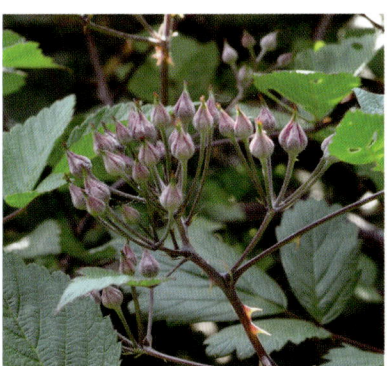
▲ 복분자딸기 꽃봉오리

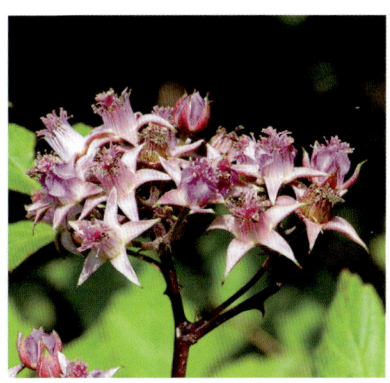
▲ 복분자딸기 꽃

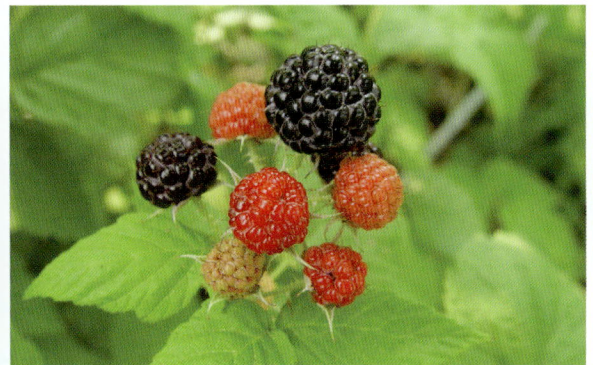
▲ 복분자딸기 열매

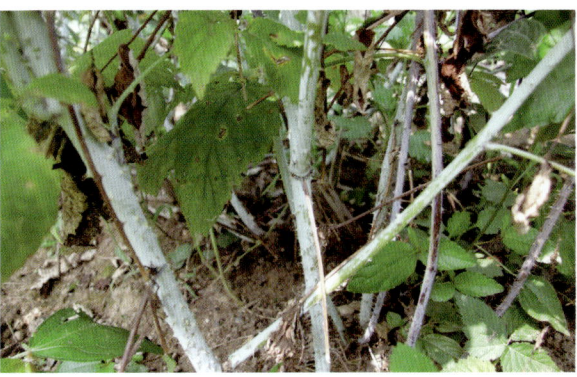
▲ 복분자딸기 수피

떨어졌을 때 가장 크게 영향을 받는 곳은 남녀를 불문하고 생식기이다. 생식기는 번식을 위한 기관이지 개체의 생명 유지에 직접적인 관련이 없기에 몸이 약해졌을 때 그 영향을 가장 크게 받는다. 그래서 신기가 약해지면 남성의 경우 조루나 발기부전이 나타난다. 또한 신기가 약하면 남녀 모두 불임의 가능성이 높아진다. 따라서 보약에 복분자를 넣어 사용하면 조루나 발기부전, 불임에 좋은 효과를 얻을 수 있다.

약리실험에서 복분자는 염증을 억제하는 작용과 항산화작용이 있다는 결과가 나왔다. 염증은 체력과 면역력이 떨어졌을 때 쉽게 발생하는데, 복분자를 복용하면 체력과 면역력이 향상되기 때문에 염증이 억제되는 것으로 보아야 한다. 이러한 점에서 볼 때 복분자는 정력제이면서 허약한 몸을 보강하는 좋은 보약이다.

【연령고본단(延齡固本丹) - 남녀가 함께 복용하는 정력제】

연령고본단은 토사자가 포함되어 있는 유명한 한약처방이다. 발기부전 치료제(사실은 치료제가 아님)가 나오기 전까지 '한방의 정력제'로 알려진 처방이기도 하다. 처방에 포함된 약초들이 상당히 많은 편인데 다음과 같다.

◎ **처방 약재**
토사자, 육종용, 천문동, 맥문동, 생지황, 숙지황, 산약, 우슬, 두충, 파극, 구기자, 산수유, 복령, 오미자, 인삼, 목향, 백자인, 복분자, 차전자, 지골피, 석창포, 산초, 원지, 택사

◎ **《동의보감》에 기록된 효능**
'온갖 허증(虛證)과 여러 가지 허손증(虛損證), 중년에 성기능이 약해진 것, 50살도 되기 전에 수염과 머리털이 희어지는 것을 치료한다. 이 약을 반 달만 먹으면 성기능이 세지고 1달을 계속 먹으면 얼굴이 젊은이와 같아지고 눈은 10리를 능히 볼 수 있다. 3달 동안 먹으면 흰머리가 검어지고 오랫동안 먹으면 정신과 기운이 쇠약해지지 않으며 몸이 가뿐해지고 건강해져서 오래 살 수 있다.'
'연령고본단'은 처방 이름이 의미하는 바와 같이 수명을 연장시키고 근본을 튼튼하게 하는 처방이다. 성기능이 강해지는 것도 몸이 튼튼해지기 때문이다. 이러한 점에서 볼 때 진정한 발기부전 치료제는 연령고본단이다. 몸이 허약해진 결과로 성기능이 떨어졌을 때 억지로 혈액을 생식기로 집중시켜 일시적인 성기능 강화를 유도하는 현대의 발기부전 개선제는 허약한 몸을 더욱 약하게 만든다.
이는 상환 능력이 없으면서 돈을 빌려 과소비를 하는 것과 다르지 않다. 반면 연령고본단은 허약해진 몸을 보(補)하는 처방이다. 몸이 건강해지면 성기능은 자연스럽게 강해진다. 수중에 돈이 많아져서 과소비를 하는 것과 같다.

동의보감 원문 해설

性平(一云微熱)味甘酸無毒療男子腎精虛竭女人無子主丈夫陰痿能令堅長補肝明目益氣輕身令髮不白○五月採處處有之收時五六分熟便可採烈日中暴乾用時去皮蔕酒蒸用之○益腎精止小便利當覆其尿器故如此取名〈本草〉

性味功用與覆盆子同○蓬虆非覆盆也自別是一種○作藤蔓生者蓬虆也作樹條者覆盆也皆宜取子用覆盆早熟而形小蓬虆晚熟而形大其形大同小異終非一物也〈本草〉○俱能縮小便黑白髮〈日用〉

성질은 평(平)하며(약간 열하다[微熱]고도 한다) 맛은 달고[甘] 시며[酸] 독이 없다. 남자의 신기(腎氣)가 허하고 정(精)이 고갈된 것과 여자가 임신되지 않는 것을 치료한다. 또한 남자의 음위증(陰痿證)을 낫게 하고 간을 보하며 눈을 밝게 하고 기운을 도와 몸을 가뿐하게 하며 머리털이 희어지지 않게 한다. ○음력 5월에 따는데 어느 곳에나 다 있다. 절반쯤 익은 것을 따서 볕에 말린다. 그것을 쓸 때에는 껍질과 꼭지를 버리고 술에 쪄서 쓴다. ○신정(腎精)을 보충해주고 오줌이 잦은 것을 멎게 한다. 그러므로 요강을 엎어버렸다고 하여 엎을 '복(覆)'자와 동이 '분(盆)'자를 따서 복분자라고 하였다.〈본초〉

봉류(蓬虆, 멍덕딸기) : 성질과 효능은 복분자와 같다. ○멍덕딸기는 복분자가 아니고 딸기의 다른 종류이다. ○덩굴로 된 것이 멍덕딸기이고 나무로 된 것은 복분자이다. 이것들에서 다 열매를 딴다. 복분자는 빨리 익고 작으며 멍덕딸기는 늦게 익고 크다. 그 생김새가 거의 비슷하나 좀 다른데 한 가지 종류는 아니다.〈본초〉○오줌이 잦은 것을 덜며[俱] 흰 머리칼을 검어지게 한다.〈일용〉

복분자약차

▶ 효능 · 효과

남자의 신기(腎氣)가 허하거나 음위증이 있을 때 효과가 있다. 간을 보하며 눈을 밝게 하고, 머리가 희어지는 증상을 치료한다. 항산화작용도 있다.

▶ 약차 만드는 방법

① 물 1L에 말린 복분자 40g을 넣고 센 불에서 30분 정도 끓인다.
② 중불에서 2시간 정도 더 끓인다.
③ 끓인 후 열매는 건져내고 물만 따라 마신다.
④ 기호에 따라 설탕이나 꿀을 넣어 마신다.

복분자(복분자딸기)의 기능성 및 효능에 관한 특허자료 2종 외

▶ **복분자 추출물을 함유하는 골다공증 예방 또는 치료용 조성물**
본 발명의 조성물은 조골세포 활성 유도뿐만 아니라 파골세포 활성 억제 효과를 동시에 나타내므로, 다양한 원인으로 인해 유발되는 골다공증의 예방 또는 치료에 유용하게 사용될 수 있다.

— 등록번호 : 10-0971039, 출원인 : 한재진

▶ **복분자 추출물을 포함하는 기억력 개선용 식품 조성물**
본 발명은 복분자 추출물을 유효성분으로 포함하는 기억력 개선용 식품 조성물에 관한 것으로, 인체에 무해하고 부작용이 문제되지 아니한 복분자 추출물을 유효성분으로 포함하는 기억력 개선용 식품 조성물에 관한 것이다.

— 공개번호 : 10-2012-0090140, 출원인 : 한림대학교 산학협력단 외

차전자(車前子)

차전자는 질경이과에 속하는 다년생 식물인 질경이의 성숙한 씨앗을 말하며, 맛은 달고 성질은 차갑다. 가을철 씨앗이 익었을 때 과수(果穗)를 베어서 햇볕에 말린 다음 비벼서 씨앗을 털고 체로 열매 껍질과 불순물을 제거한 후 사용한다. 우리나라 전국 각지의 풀밭이나 길가, 또는 빈터에서 자란다.

주효능 | 방광염, 요도염, 신장염, 요로결석, 전립선염, 전립선비대증, 결막염, 노안(老眼), 설사

차전자는 이뇨작용이 좋아서 비뇨기 계통의 다양한 질환에 사용한다. 그런데 이뇨작용이 있는 약초 중에서도 기력을 소모시키는 작용이 약하여 주로 노인이나 허약한 사람에게 적합하다. 《동의보감》에서 '차전자는 음(陰)을 강하게 하고 정(精)을 보익(補益)하니 자식을 가질 수 있다.'고 하였다. 이는 차전자가 씨앗이기 때문에 이뇨작용이 있지만 몸을 보하는 작용 또한 지니고 있다는 뜻이다.

차전자는 전립선염이나 전립선비대증에 사용한다. 초기 염증에는 택사, 저령, 대황 등과 함께 사용하면 좋고, 만성 염증에는 육미지황원(六味地黃元)이라는 처방에 차전자를 넣어서 장기간 복용하면 많은 도움이 된다.

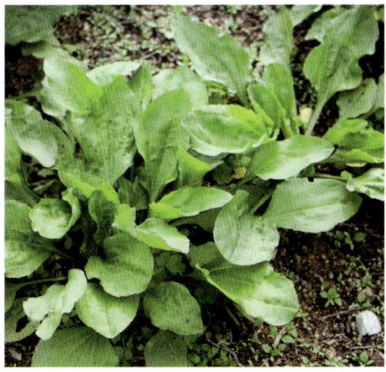 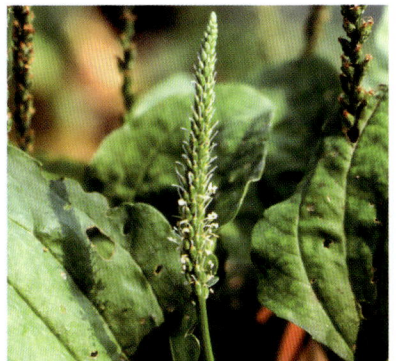 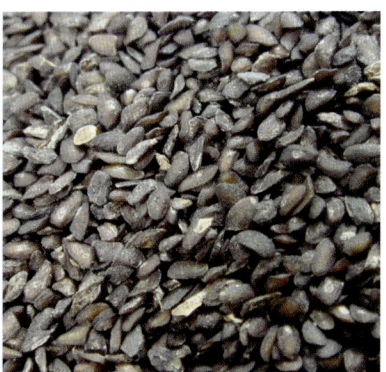

▲ 질경이 잎　　　　▲ 질경이 꽃　　　　▲ 질경이 씨앗(차전자)

동의보감 원문 해설

性寒(一云平)味甘鹹無毒主氣癃通五淋利水道通小便淋瀝明目能去肝中風熱毒風衝眼赤痛障瞖○卽苤苢也大葉長穗好生道傍喜在牛跡中生故曰車前也五月採苗九十月採實陰乾〈本草〉○略炒搗碎用葉勿用子〈入門〉[葉及根]主吐衄尿血血淋取汁服之〈本草〉

성질은 차며[寒](평(平)하다고도 한다) 맛이 달고[甘] 짜며[鹹] 독이 없다. 주로 기륭(氣癃)에 쓰며 오림(五淋)을 통하게 하고 오줌을 잘 나가게 하며 눈을 밝게 하고 간의 풍열(風熱)과 풍독(風毒)이 위로 치밀어서 눈이 피지고 아프며 장예(障瞖)가 생긴 것을 치료한다.
[註] 기륭(氣癃) : 기의 장애로 오줌이 나오지 않는 것. ○즉 부이인데 잎이 크고 이삭이 길며 길가에서 잘 자란다. 소 발길이 닿는 곳에 나서 자라므로 차전(車前)이라 한다. 음력 5월에 싹을 캔다. 9월, 10월에 씨를 받아 그늘에서 말린다.〈본초〉 ○약간 닦아서[略炒] 짓찧어 쓴다. 잎을 쓸 때는 씨를 쓰지 않는다.〈입문〉
차전엽/차전근(車前葉及根, 질경이의 잎과 뿌리) : 주로 코피, 피오줌[尿血], 혈림(血淋)에 쓰는데 즙을 내어 먹는다.〈본초〉

질경이의 기능성 및 효능에 관한 특허자료 2종 외

▶ 항암 기능을 가진 질경이 추출물

본 발명은 질경이가 가지는 탁월한 암세포 억제 성분(항암 성분)을 인체에 적절하게 적용할 수 있도록 하여 각종 암 예방은 물론 그 치료까지도 기대할 수 있는 항암 효능을 가진 질경이 추출물에 관한 것이다.

- 공개번호 : 10-2002-0036807, 출원인 : 학교법인 계명대학교

> ▶ 질경이 추출물을 함유하는 항산화 및 지질 대사 개선용 식품 조성물
> 본 발명은 질경이 추출물을 유효성분으로 함유하는 것을 특징으로 하는 항산화용 또는 지질 대사 개선용 식품 조성물을 개시한다.
> – 공개번호 : 10-2012-0124975, 출원인 : (주)엔자임바이오

오미자(五味子)

오미자는 오미자과에 속하는 덩굴성 낙엽활엽 식물인 오미자의 성숙한 열매를 말하며, 맛은 시면서 달고 성질은 따뜻하다. 열매가 완전히 익은 가을에 채취하는데 특히 상강(霜降) 이후에 채취하는 것이 품질이 좋다. 열매를 따서 꼭지와 불순물을 제거하고 햇볕에 말려서 사용한다. 우리나라 백두대간 산지와 경북, 전남 등에 자생하며 깊은 산속 큰 나무의 그늘 밑에 주로 서식한다.

주효능 | 만성 기침, 다한(多汗), 설사, 요실금, 대하증(帶下症), 남성 불임, 발기부전, 만성 피로, 간기능 저하

오미자는 남성의 정력을 강화하는 효능이 있어 남성 불임, 발기부전 등에 사용한다. 약초 중에서 씨앗이나 열매를 사용하는 것은 대체로 정(精)을 보충하는 효능이 있는데, 이러한 효능은 체력을 강화하고 정자의 활동성을 높여 임신의 가능성을 높이는 데 기여한다.

오미자는 기침을 멎게 하는 효능이 있다. 특히 노인의 만성 기침에 효과적이다. 나이가 들었다는 것은 세포와 조직의 기능이 저하되었다는 뜻이므로 수축

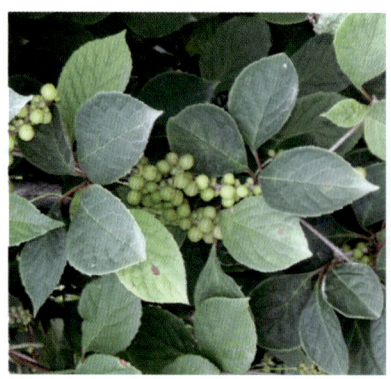
▲ 오미자 잎

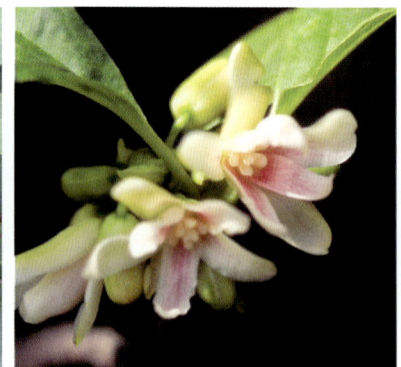
▲ 오미자 꽃

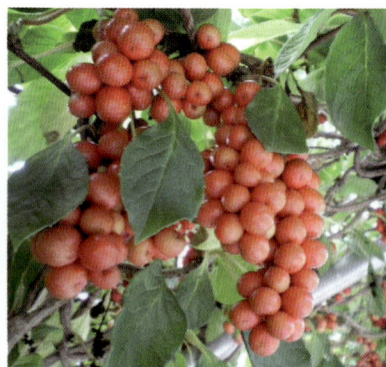
▲ 오미자 열매

시켜야 할 필요가 있다. 그래서 신맛이 강한 오미자는 노인의 만성적인 기침에 자주 사용된다.

또 오미자는 질병이나 스트레스 때문에 간음(肝陰)이 부족해지는 경우에 사용한다. 화(火)가 많은 세상에서 살다 보면 간의 정상적인 기능에 필요한 물질이 부족해져 간기능이 저하되기 쉽다. 여기서 간의 정상 기능에 필요한 물질을 간음이라고 이해하면 좋겠다. 간음이 부족해지면 만성 피로, 간 수치 상승, 눈 피로감 등이 나타나는데 이럴 때 오미자가 매우 좋다. 특히 눈이 충혈되고 피로하며 건조해지는 경우에 구기자, 결명자, 청상자 등과 함께 사용하면 좋다.

오미자약차

▶ 효능·효과

신장의 정기와 기능을 보하고 이뇨작용이 있으며 요실금, 알레르기, 현기증, 이명 등에 효과가 있다.

▶ 약차 만드는 방법

① 물 1L에 오미자 30g을 넣고 1시간 정도 우려낸다.
② 우려낸 후 중불에서 살짝 끓인다.
③ 서늘한 날씨에는 따뜻하게, 더운 날씨에는 차게 마신다.
④ 기호에 맞게 설탕 또는 꿀을 넣어 마신다.

【 혼동하기 쉬운 약초 비교 】

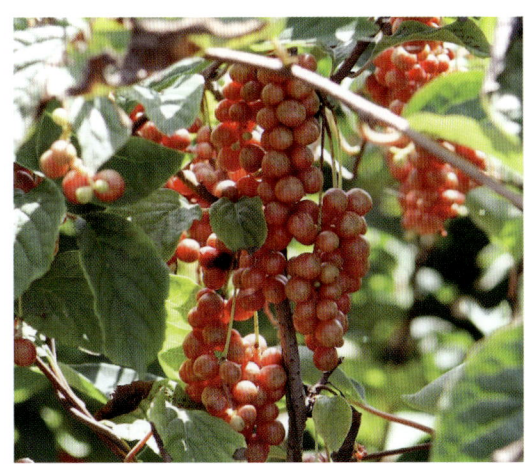

▲ 오미자 열매

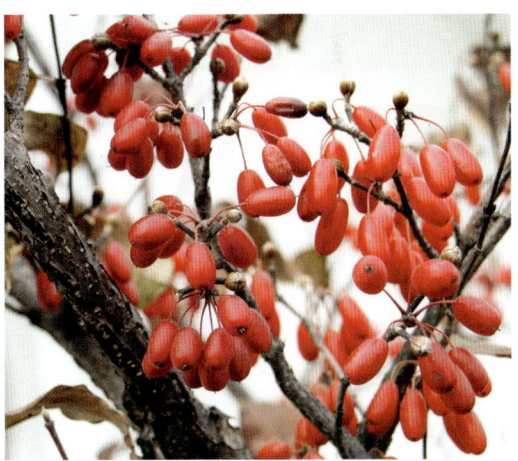

▲ 산수유 열매

18 습관성 유산

습관성 유산은 연속적으로 발생하는 3회 이상의 유산을 말한다. 유산의 증상은 보통 질출혈 또는 하복부 통증이며, 2가지 증상 모두 나타나기도 하고 1가지 증상만 나타나기도 한다. 물론 아무런 증상 없이 지내다가 정기적인 진찰 과정에서 발견될 수도 있다.

자궁을 밭에 비유하고 수정란을 밭에 뿌리를 내리고 있는 씨앗에 비유해보면 밭의 토질이 나쁘거나 씨앗이 건강하지 못하면 정상적으로 자랄 수 없고, 자라는 도중에 생명을 잃을 수 있듯이 자궁의 상태가 비정상적일 때 유산의 징후가 나타난다.

비정상적인 자궁의 원인은 다양할 수 있어 단일 한약처방을 제시하는 것이 어렵다. 하지만 대부분 자궁의 혈액순환을 촉진하고 약해진 기능을 보강하는 약초

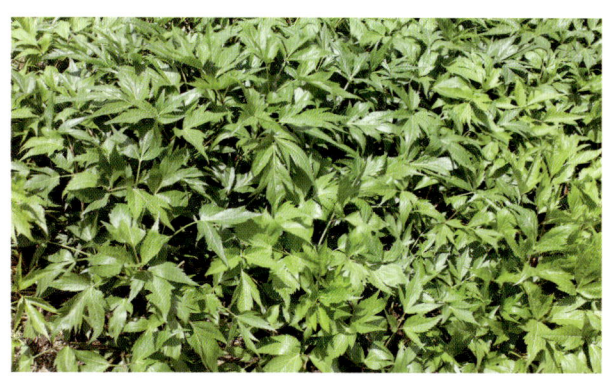

▲ 당귀

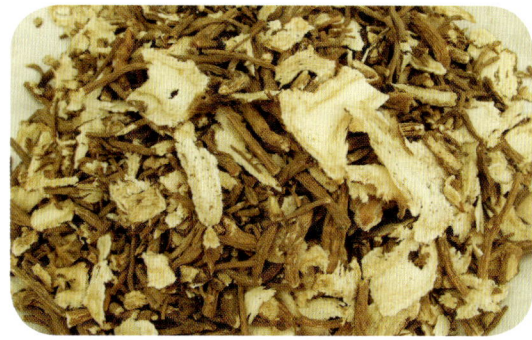

▲ 당귀(약재)

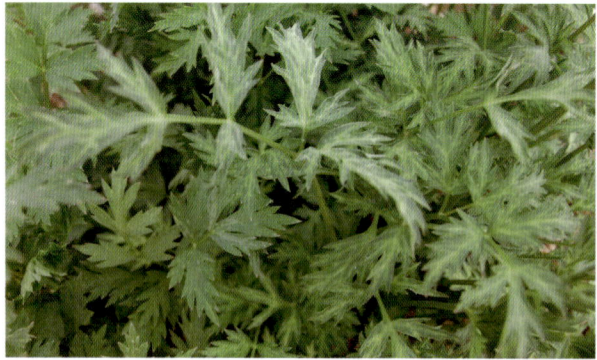

▲ 천궁

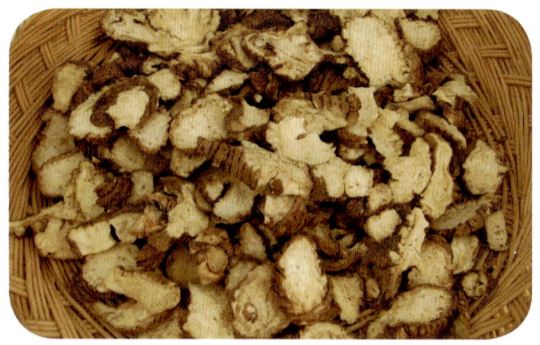

▲ 천궁(약재)

를 사용한다면 큰 효과를 얻을 수 있다. 다음에 소개되는 한약처방은 자궁의 순환을 돕고 자궁을 튼튼하게 하는 데 많은 도움을 준다.

> **한약처방** | 당귀 8g, 천궁 8g, 파고지 6g, 두충 10g, 속단 8g

상기 용량은 1일분이다. 물 800cc를 붓고 중불로 2시간 정도 달여 물이 절반

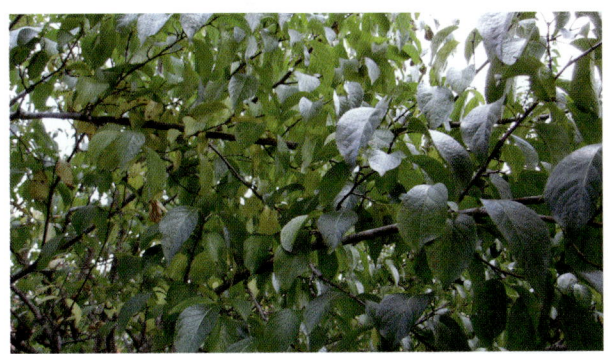
▲ 두충나무

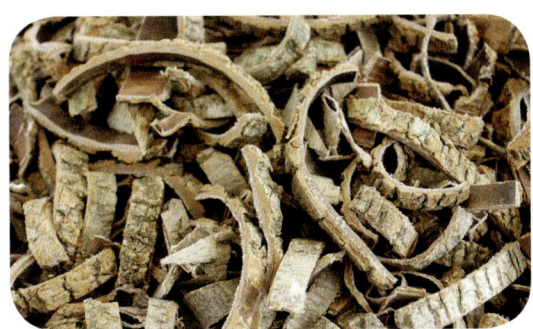
▲ 두충(약재)

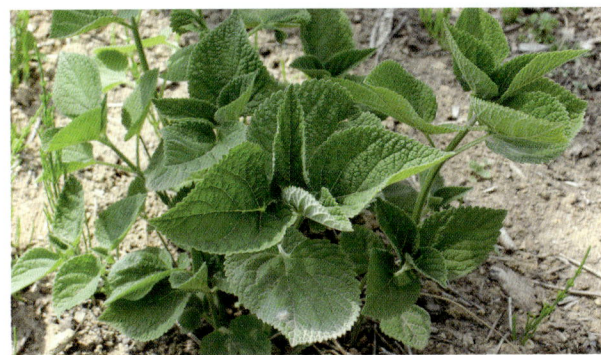
▲ 속단

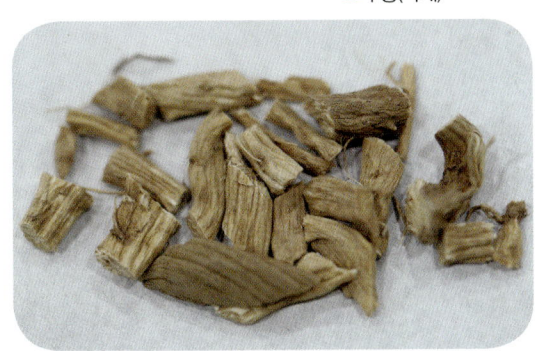
▲ 속단(약재)

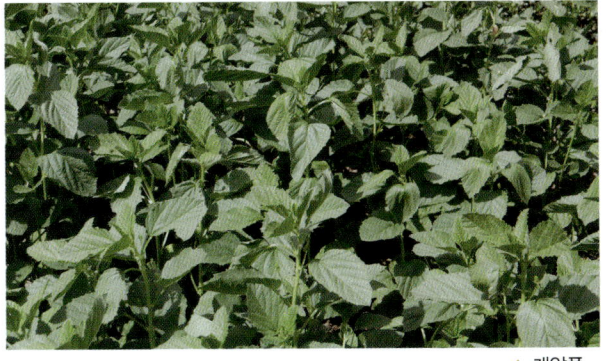
▲ 개암풀

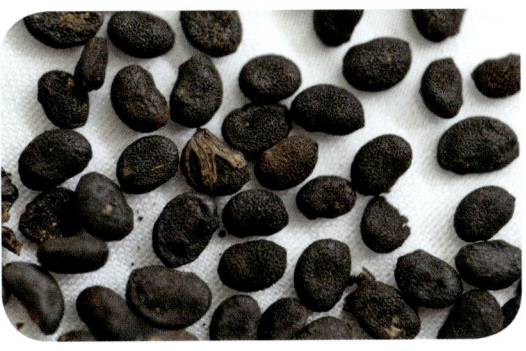
▲ 파고지(약재)

정도 되게 한다. 그리고 이것을 3등분하여 아침, 점심, 저녁에 마시는데, 3~4시간 간격을 두고 마시는 것이 좋다. 10일분 또는 20일분씩 달여놓고 유리병에 담아 냉장고에 보관하였다가 마실 때마다 따뜻하게 데워서 복용하는 것도 좋다. 이 처방은 인공유산 후에 복용해도 좋다.

【참고사항】
① 몸이 허약한 사람에게는 황기, 인삼, 숙지황을 더한다.
② 하복부가 냉한 사람에게는 계피를 더한다.
③ 자궁출혈이 잦은 사람에게는 애엽을 더한다.
④ 하복통이 잦은 사람에게는 현호색을 더한다.

【주의사항】
① 습관성 유산은 체력이 약하고 자궁기능이 저하되어 있을 때 나타나므로 한약처방을 6개월 이상 복용하는 것이 바람직하다.
② 자궁근종, 자궁내막증 등 자궁질환이 있는 사람은 해당 질환을 먼저 치료해야 한다.
③ 파고지를 소금물에 담근 후에 볶아서 사용한다.
④ 두충을 소금물에 담근 후에 검게 그을릴 정도로 볶아서 사용하면 부작용이 감소하고 효과가 더 좋아진다.

당귀(當歸)

당귀는 산형과에 속하는 다년생 식물인 참당귀, 일당귀의 뿌리를 말한다. 참당귀의 맛은 달고 매우며 성질은 따뜻하다. 반면 일당귀의 맛은 달고 성질은 따뜻하다. 늦가을 잎이 진 이후나 이른 봄 잎이 나오기 전에 채취하여 흙을 제거하고 바람이 통하는 그늘진 곳에서 말린다. 우리나라 산지의 계곡이나 습한 땅에서 자생하며 전국 고랭지에서 재배한다.

주효능 | 빈혈, 생리불순, 생리통, 손발 저림, 불임증, 타박상, 불면증, 건망증, 두통

당귀는 혈액을 만드는 효능이 뛰어나다. 따라서 혈액이 부족해서 생긴 다양한 질병에 약방의 감초처럼 사용되며, 여성에게는 필수적인 약초이다. 여성은 매

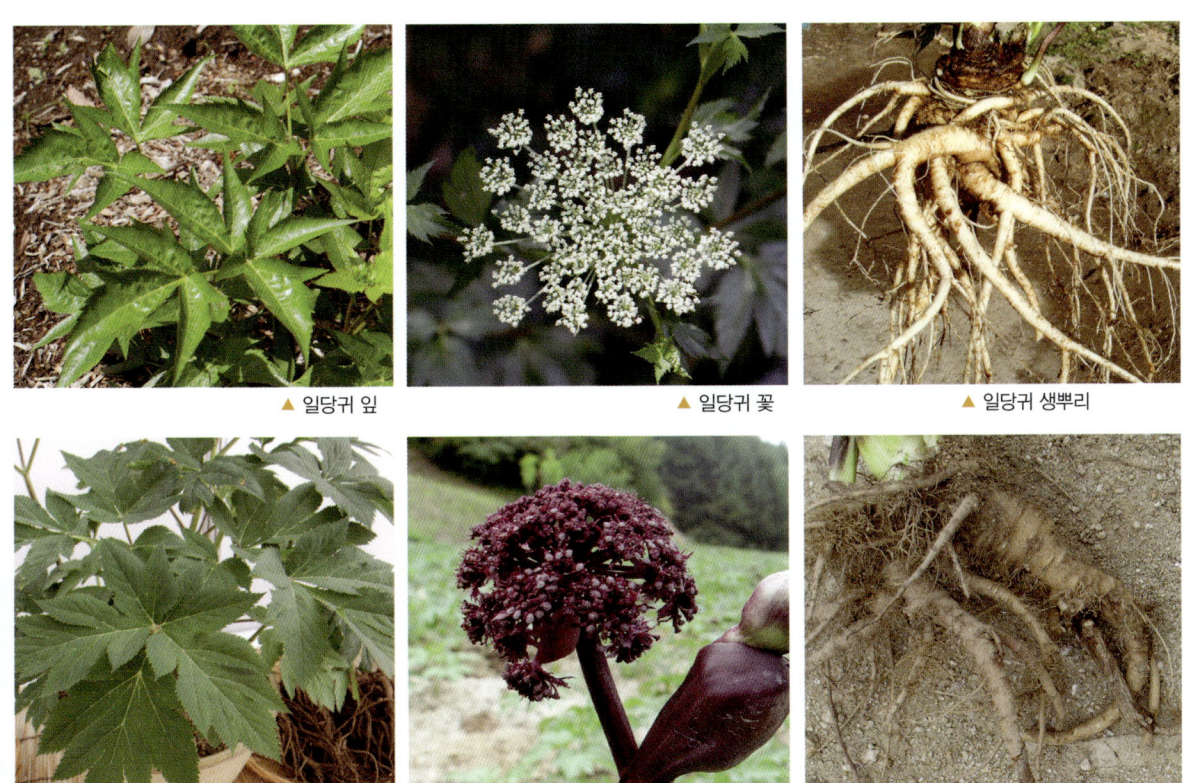

▲ 일당귀 잎　　　▲ 일당귀 꽃　　　▲ 일당귀 생뿌리

▲ 참당귀 잎　　　▲ 참당귀 꽃　　　▲ 참당귀 생뿌리

　달 월경(月經)을 하며 남성보다 예민하여 과로를 하지 않더라도, 그리고 생명을 위협할 만한 질병이 없더라도 혈액이 부족해질 수 있다. 습관성 유산 또한 몸이 약해지고 혈액이 부족해진 결과 자궁의 기능이 약해져서 생기기 때문에 당귀는 습관성 유산을 개선하는 데 필요한 약초이다.

　당귀는 혈액을 만들 뿐 아니라 혈액을 순환시킨다. 즉, 어혈(瘀血)을 제거하는 작용을 한다. 그래서 각종 통증에 많이 응용되는데, 생리통에는 도인(복숭아씨)과 홍화를, 두통에는 천궁과 백지를, 위장의 통증에는 단삼을, 타박상으로 인한 통증에는 소목과 홍화를 더하여 사용한다. 단, 혈액순환과 어혈을 제거하는 효능은 당귀의 잔뿌리[當歸尾]가 더 강하므로 통증에는 당귀의 잔뿌리를 사용한다. 반면 당귀의 원뿌리[當歸身]는 혈액을 만드는 작용이 뛰어나다.

　한국의 당귀를 토당귀(土當歸)라고 하고, 일본의 당귀를 일당귀(日當歸)라고 한다.

18. 습관성 유산

일당귀는 일본 북부에서 자생하는 것으로 국내에서 10% 정도 생산된다. 토당귀는 보혈(補血)작용보다는 혈액을 원활하게 순환시키는 활혈(活血)작용이 강하고, 일당귀는 혈액이 부족할 때 혈액을 생성해주는 보혈작용이 강한 것으로 알려졌다.

천궁(芎藭)

천궁은 산형과에 속하는 다년생 식물인 천궁(궁궁이)의 뿌리를 말하며, 맛은 맵고 성질은 따뜻하다. 9~11월에 채취하여 줄기와 잎, 잔뿌리를 제거하고 깨끗이 씻고 물에 담가 불린 후 꺼내서 바람이 잘 통하는 곳에서 말려서 사용한다. 원산지는 중국으로 전국 각지에서 자생하거나 재배하지만 여름철 기온이 30도가 넘는 날이 1주일 이상 계속되면 성장을 멈추는 현상이 생기는 북방형 식물이므로 중부 이북 또는 섬 지방에서 재배하는 것이 유리하다.

주효능 | 두통, 생리통, 생리불순, 불임, 난산(難産), 손발 저림

혈액순환이 잘 되지 않으면 어혈이 생기는데, 천궁은 혈액순환을 촉진하고 어혈을 없애주는 약초이다. 궁(芎)은 草(풀)+弓(활)을 합한 것으로 활로 깨뜨린다는 의미를 담고 있다. 즉, 어혈을 깨뜨려 돌게 하는 약초가 천궁이다. 자궁에 어혈이 생기면 자궁의 기능이 떨어져 생리통, 생리불순, 불임증, 습관성 유산이 생기기 쉬운데, 이러한 경우에 천궁은 매우 좋은 효과를 나타낸다.

천궁은 순조로운 출산을 위해 사용한다. 사극을 보면 임신 초기에 임신맥이 잡

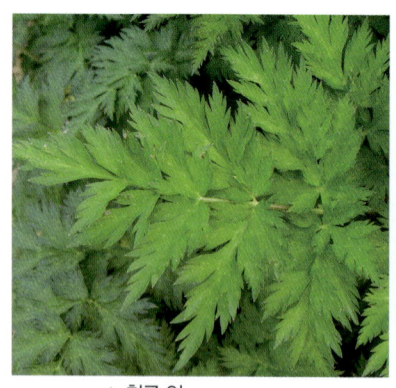
▲ 천궁 잎

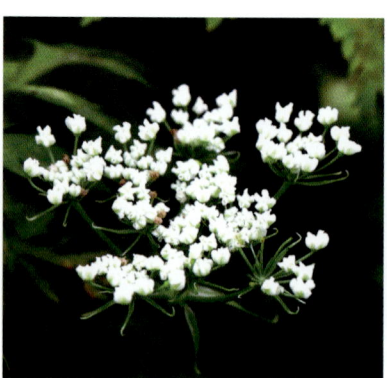
▲ 천궁 꽃

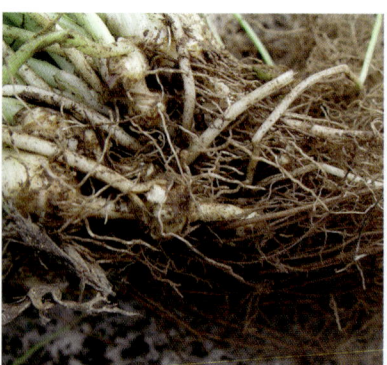
▲ 천궁 생뿌리

히지 않을 때 의원이 임신 여부를 알기 위해 천궁 20g가량을 달여 복용시키는 것을 볼 수 있다. 이때 복통이 생기면 임신을 한 것이고, 복통이 없으면 임신이 아니라고 말한다. 자궁을 수축시키는 천궁의 효능으로 임신 여부를 알아낸 것이다. 이처럼 천궁을 소량 사용하면 자궁 근육의 정상적인 긴장을 유지시키는 반면, 천궁을 대량 사용하면 자궁 근육을 강하게 수축시킨다. 당귀 24g, 천궁 16g으로 구성된 '불수산(佛手散)'이라는 처방은 난산(難産)을 막고 출산을 촉진하기 위하여 사용한다. 여기서 천궁은 최산(催産)의 효과를 발휘한다. 그래서 불수산은 출산이 임박했는데도 아직 진통이 미약한 경우, 노산(老産)이거나 몸이 약하여 난산이 예상되는 경우에 사용하면 좋다.

동의보감 원문 해설

性溫味辛無毒治一切風一切氣一切勞損一切血破宿血養新血止吐衄血及尿血便血除風寒入腦頭痛目淚出療心腹脇冷痛○處處種蒔三月九月採根暴乾惟貴形塊重實作雀腦狀者謂之雀腦芎此最有力〈本草〉○入手足厥陰經少陽經本經藥也治血虛頭痛之聖藥散肝經之風邪○貫芎治少陽經苦頭痛上行頭目下行血海治頭面風不可缺也頂痛腦痛須用川芎〈湯液〉○蕪芎即苗頭小塊也氣脉上行故能散鬱與雀腦芎同功〈丹心〉○芎藭若單服久服則走散眞氣或致暴死須以他藥佐之骨蒸多汗者尤不可久服〈本草〉○大塊色白不油者佳〈本草〉

[蘼蕪]一名江籬即芎藭苗也主風邪頭風目眩辟邪惡除蠱毒去三虫四五月採葉暴乾〈本草〉

성질은 따뜻하고[溫] 맛이 매우며[辛] 독이 없다. 모든 풍병, 기병, 노손(勞損), 혈병 등을 치료한다. 오래된 어혈을 헤치며 피를 생겨나게 하고 피를 토하는 것, 코피, 피오줌, 피똥 등을 멎게 한다. 풍한사가 뇌에 들어가 머리가 아프고 눈물이 나는 것을 낫게 하며 명치 밑과 옆구리가 냉으로 아픈 것을 치료한다. ○어느 곳에나 다 심는다. 음력 3월, 9월에 뿌리를 캐어 볕에 말린다. 오직 죽은 것은 덩이져 무거우면서 속이 딴딴하고 참새 골[雀腦]처럼 생겼다. 이것을 작뇌궁(雀腦芎)이라 하는데 제일 약효가 좋다.〈본초〉 ○수, 족궐음경, 소양경에 들어가는 본경약(本經藥)이다. 혈허로 일체 두통을 치료하는 데 아주 좋은 약이다. 간경(肝經)의 풍사(風邪)를 헤친다. ○관궁(貫芎)은 소양경 두통이 심한 것을 낫게 한다. 또한 약 기운이 위로는 머리와 눈에 가고 아래로는 자궁에까지 간다. 두면풍을 치료하는 데 없어서는 안 된다. 그러므로 정수리와 속골이 아픈 데는 반드시 궁궁이를 써야 한다.〈탕액〉 ○무궁(蕪芎)은 싹이 돋아나는 대가리가 적은 것인데 약 힘이 위[上]로 가므로 몰린 것을 잘 흩어지게 한다. 작뇌궁과 효력이 같다.〈단심〉 ○궁궁이 한 가지만 먹거나 오랫동안 먹으면 진기(眞氣)가 흩어지는

데 혹 갑자기 죽게도 한다. 그러므로 반드시 다른 약을 좌사약으로 써야 한다. 골증열이 나거나 땀이 많은 사람은 더욱 오랫동안 먹지 말아야 한다.〈본초〉 ○크게 덩어리가 지고 빛이 희며 기름기가 없는 것이 좋은 것이다.〈본초〉

미무(蘼蕪, 궁궁이 싹) : 일명 강리(江蘺)라고도 하는데 즉 궁궁이 싹이다. 풍사, 두풍, 눈이 아찔한 것[目眩] 등을 치료하며 사기(邪氣), 악기(惡氣)를 물리치고 고독(蠱毒)을 없애며 3충을 죽인다. 음력 4월, 5월에 잎을 따서 볕에 말린다.〈본초〉

천궁의 기능성 및 효능에 관한 특허자료 2종 외

▶**천궁 추출물을 함유하는 신경변성 질환 예방 또는 치료용 약학조성물**

본 발명은 신경교세포에 의해 야기되는 신경염증에 있어서 천궁 추출물이 활성화된 신경 소교세포의 전염증 매개인자를 억제함으로써 신경염증 억제에 효능을 가질 수 있도록 하는 신경변성 질환 예방 또는 치료용 약학조성물 및 건강기능식품과 그러한 천궁 추출물을 추출하는 추출방법에 관한 것이다.

– 공개번호 : 10-2014-0148168, 출원인 : 건국대학교 산학협력단

▶**천궁 추출물을 함유하는 퇴행성 신경질환 예방 및 개선용 조성물**

본 발명은 천궁 추출물을 함유하는 퇴행성 신경질환 예방 및 개선용 조성물과 그 제조방법에 관한 것이다. 본 발명에 따른 천궁 추출물은 염증 관련 조절 유전자 및 사이토카인의 억제 효과가 있고, 퇴행성 신경질환 예방 및 치료적 용도를 제공하게 할 수 있다.

– 공개번호 : 10-2015-0002111, 출원인 : 동의대학교 산학협력단

파고지(破古紙)

파고지는 콩과에 속하는 1년생 식물인 개암풀의 성숙한 과실을 말하며, 맛은 맵고 쓰며 성질은 따뜻하다. 9월에 채취하여 햇볕에 말린 후 사용한다. 중국의 동북지방, 서북지방을 제외한 각지에서 생산된다.

주효능 | 요통, 다리무력증, 발기부전, 빈뇨(頻尿), 야뇨증, 설사, 원형탈모증

파고지는 기초체력이 떨어지고 성기능이 약한 사람에게 좋은 약초이다. 보통 남성의 정력을 강화하는 약초로 알려져 있으나 습관적으로 유산하거나 임신이 되는 않는 여성에게도 사용한다.

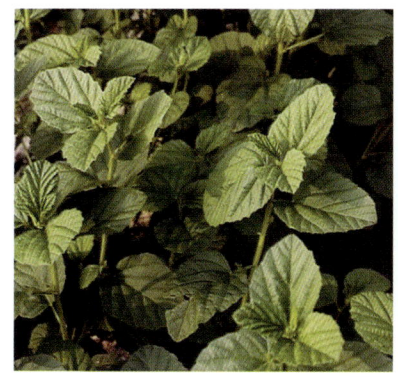 ▲ 개암풀 잎
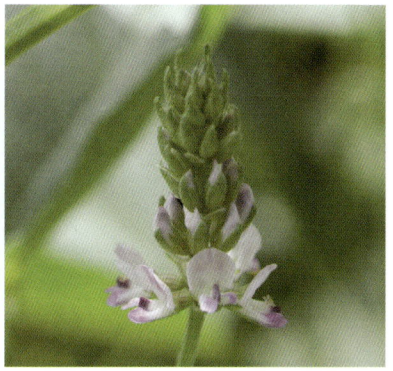 ▲ 개암풀 꽃
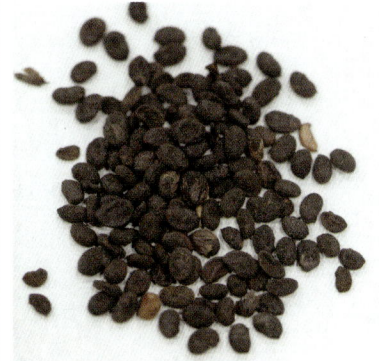 ▲ 개암풀 씨앗(파고지)

파고지를 다른 말로 보골지(補骨脂)라고도 한다. 이름에서 알 수 있듯이 뼈를 보해주는 의미를 갖고 있어 허리와 무릎이 아픈 증상에 좋은 효과가 있다. 파고지는 위장과 아랫배를 따뜻하게 하는 효능이 있어 설사가 잦고 대변이 묽게 나오는 경우에 사용할 수 있고, 남성의 발기부전, 정액이 새는 증상, 소변을 자주 보는 증상에도 효과가 좋다.

파고지는 몸을 건조하게 하는 성질이 강하므로 입이 마르거나 목에 통증이 있고, 소변량이 적고 색이 진한 경우, 대변이 딱딱하게 나오는 경우, 수척한 사람에게 사용할 때는 주의해야 한다. 그리고 불면증이 있을 때는 사용하지 않는 것이 좋다.

동의보감 원문 해설

性大溫味辛(一云苦)無毒主勞傷骨髓傷敗腎冷精流腰疼膝冷囊濕止小便利治腹中冷能興陽事○一名破故紙實如麻子圓扁而黑九月採〈本草〉○急用微炒止泄麵炒補腎麻子仁炒〈入門〉

성질은 몹시 따뜻하고[大溫] 맛은 매우며[辛](쓰다[苦]고도 한다) 독이 없다. 허로(虛勞), 손상(損傷)으로 골수(骨髓)가 줄어들고 신(腎)이 차서 정액이 저절로 나오고 허리가 아프며 무릎이 차고 음낭이 축축한 것을 낫게 한다. 오줌이 많이 나오는 것을 좋게 하고 뱃속이 찬 것을 낫게 하며 음경이 잘 일어나게 한다. ○일명 파고지(破故紙)라고도 하는데 씨가 삼씨[麻子]같이 둥글고 납작하면서 검다. 음력 9월에 딴다.〈본초〉○급히 쓰려면 약간 닦아 쓴다. 설사를 멈추려면 밀가루와 같이 볶고 신(腎)을 보하려면 삼씨와 함께 볶는다.〈입문〉

개암풀의 기능성 및 효능에 관한 특허자료

▶ **개암풀 추출물을 함유하는 화장료 조성물**

본 발명은 화장료 조성물에 관한 것으로, 개암풀 추출물을 함유하는 것을 특징으로 하며, 본 발명의 화장료 조성물은 개암풀 추출물에 의한 세포증식 효과, 콜라겐 합성 효과 및 히알루론산 합성 효과로 인하여 여성호르몬의 결핍으로 인한 피부노화를 억제할 수 있다.

- 공개번호 : 10-2001-0110001, 출원인 : 최희진

두충(杜仲)

두충은 두충과에 속하는 낙엽활엽교목인 두충의 나무껍질을 말하며, 맛은 달고 약간 매우며 성질은 따뜻하다. 4~5월에 가지와 잎을 펼칠 때 채취하며 나무껍질을 벗겨내어 코르크층을 제거하고 적당한 크기로 잘라서 말린 후 사용한다. 원산지는 중국이며 우리나라 강원, 경기, 경북, 충북 지방의 산과 들에서 자란다.

주효능 | 요통, 관절염, 습관성 유산, 고혈압, 조루(早漏), 발기부전

두충은 유산을 방지하는 효능이 있다. 근력이 약한 사람이 임신을 했을 때, 특히 자궁을 지탱하는 골반저근(pelvic floor muscle)이 약한 상태에서 태아가 성장하면 자궁이 제 위치에서 벗어나 통증과 하혈이 동반된 유산 징후가 나타난다. 이 경우 두충을 복용하면 골반저근의 힘이 강해져 유산을 예방할 수 있다. 이러한 효능은 남녀의 성기능 강화에도 도움을 주고, 조루나 불감증을 개선하는 데에도 기여한다.

두충은 허리 근육이 약해져서 묵지근한 통증이 계속될 때 가장 먼저 생각해야 할 약초이다. 허리 근육이 약하면 식당에서 밥을 먹을 때 오래 앉아 있을 수 없어 벽에 기대려고 한다. 그리고 조금만 무리를 해도 허리에 힘이 빠져 통증이 생긴다. 이럴 때 두충을 사용하면 허리 근육이 강화되어 통증이 덜해진다. 허리가 아플 때 복대(腹帶)를 하면 통증이 덜해지는 것처럼, 두충이 허리를 감싸는 복대의 역할을 하는 것이다. 따라서 젊은이보다 어느 정도 나이가 든 사람에게 적합한 약초이다.

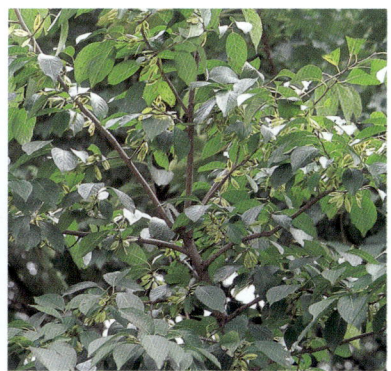
▲ 두충나무 수형

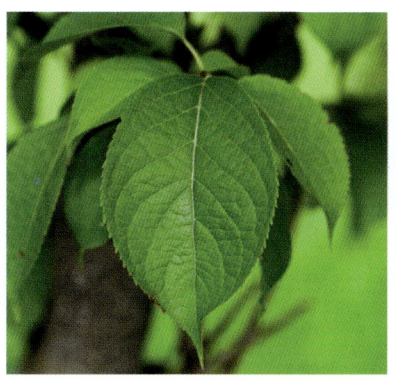
▲ 두충나무 잎

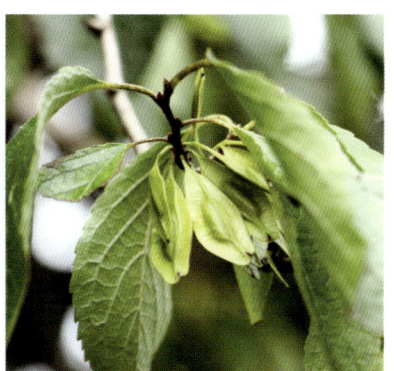
▲ 두충나무 열매

동의보감 원문 해설

性平溫味辛甘無毒治腎勞腰脊攣痛脚中痠疼堅筋骨除陰下濕痒小便餘瀝益精氣能治腎冷腰痛○狀如厚朴折之內有白絲相連者佳削去上皮橫理切令絲斷〈本草〉○削去皮切酥蜜炒或薑汁炒以絲斷爲度一名思仙木又名石思仙〈丹心〉

성질은 평(平)하고 따뜻하며[溫] 맛이 맵고[辛] 달며[甘] 독이 없다. 신로(腎勞)로 허리와 등뼈가 조여들고 아프며 다리가 시글면서 아픈[痠疼] 것을 낫게 하고 힘줄과 뼈를 든든하게 하며 음낭 밑이 축축하고 가려운 것, 오줌이 방울방울 떨어지는 것 등을 낫게 한다. 정기를 돕고 신의 찬 증[腎冷]과 갑자기 오는 요통을 낫게 한다. ○생김새가 후박 비슷하고 끊을 때 속에 흰 실이 서로 연결되는 것이 좋다. 겉껍질을 긁어 버리고 가로 썰어서 실이 끊어지게 한다. 〈본초〉 ○겉껍질을 긁어 버리고 썰어 졸인 젖[酥] 또는 꿀에 축여 볶거나 또는 생강즙에 축여 실이 끊어질 정도로 볶아서 쓴다. 일명 사선목(思仙木) 또는 석사선(石思仙)이라고도 한다. 〈단심〉

☕ 두충약차

▶ 효능 · 효과

힘줄과 뼈를 강화하고, 류머티즘으로 인한 관절염을 개선하며, 고혈압을 치료하고, 강장, 항노화, 면역 증진작용이 있다.

▶ 약차 만드는 방법

① 물 1L에 두충 50g을 넣고 센 불에서 30분 정도 끓인다.
② 중불에서 2시간 정도 더 끓인다. 이때 미역이나 다시마 향 같은 맛을 낸다.
③ 기호에 따라 감초나 대추를 함께 넣어서 끓여도 좋고, 설탕이나 꿀을 넣어도 좋다.
④ 달인 차는 식힌 다음 냉장보관하여 수시로 마시면 좋다.

두충의 기능성 및 효능에 관한 특허자료 2종 외

▶ **두충 추출물을 포함하는 신경계 질환 예방 또는 치료용 조성물**
두충 추출물 또는 그의 유효성분은 퇴행성 뇌신경 질환의 예방 또는 치료용 조성물 및 건강기능식품용 조성물로 유용하다.
- 등록번호 : 10-1087297, 출원인 : 박현미

▶ **두충 추출물을 함유하는 항산화 및 피부노화 방지용 화장료조성물**
본 발명은 두충수피 추출물을 유효성분으로 함유하는 항산화 및 피부노화 방지용 화장료 조성물에 관한 것이다. 두충 추출물은 피부노화 방지용 기능성 식품, 기능성 화장품이나 약물에 유용하게 사용될 수 있는 효과가 있게 되는 것이다.
- 공개번호 : 10-2010-0048322, 출원인 : 조홍연

속단(續斷)

속단은 꿀풀과에 속하는 다년생 식물인 속단의 뿌리를 말하며, 맛은 쓰고 매우며 성질은 약간 따뜻하다. 가을에 채취하여 뿌리의 머리 부분과 잔뿌리를 제거하고 약한 불에 말려서 사용한다. 우리나라 각처의 산에서 자라며, 습기가 많은 반그늘의 비옥한 토양에서 자란다.

주효능 | 근육과 관절의 손상, 요통, 관절염, 관절통, 습관성 유산, 대하증(帶下症), 조루(早漏), 치루(痔漏), 타박상, 외상(外傷)

속단은 몸을 보(補)하는 효능이 있는데, 여기에 더하여 혈액순환을 촉진하므로 복통, 요통, 하혈 등 유산의 징후가 있을 때 적합하다. 특히 몸이 약한 사람이 습관적으로 유산을 하는 경우에는 임신 전부터 사용하면 좋다.

속단은 골절이나 근육 손상, 타박상의 회복을 돕는다. 《동의보감》에 다음과 같은 말이 나온다. '골절, 타박, 베인 상처에 좋고, 대개는 통증을 멎게 하면서 새살이 나게 하며, 힘줄과 뼈를 이어주기에 속단이라고 부르는 것이다.' 이처럼 속단은 외상에 좋은 약초인데, 몸을 보하는 효능이 있어 체력이 약한 사람에게 더욱 적합하다.

속단은 양기(陽氣)를 보충하는 효능이 있다. 고서(古書)에 의하면 속단은 '기력을 보하고 발기시키며, 정액이 새는 것을 멎게 하고, 소변 자주 보는 것을 줄인다.'

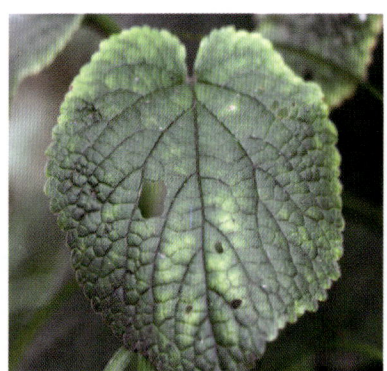
▲ 속단 잎

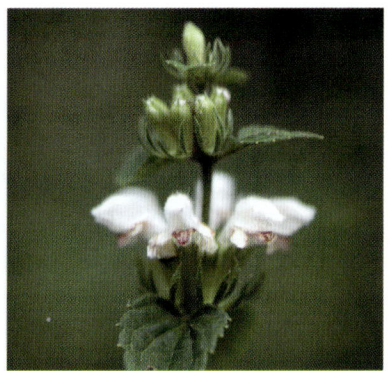
▲ 속단 꽃봉오리

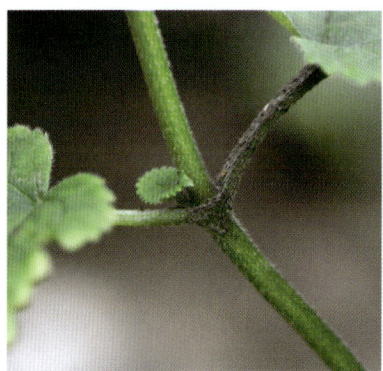
▲ 속단 꽃

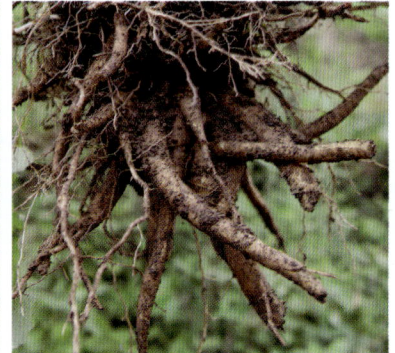
▲ 속단 줄기

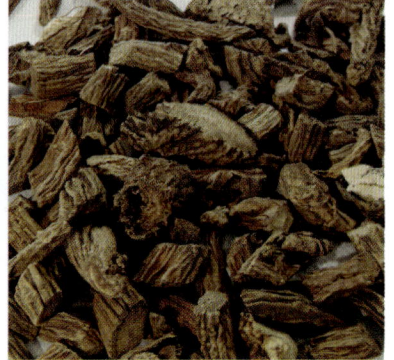
▲ 속단 생뿌리

▲ 속단 뿌리 건조

고 하였다. 따라서 보약에 속단을 넣어 사용하면 기력을 보충하는 효능이 강해지고, 성기능이 약하거나 소변을 자주 보는 증상이 있을 때 효과적이다.

동의보감 원문 해설

性微溫味苦辛無毒能通經脉續筋骨調氣調血脉婦人産後一切病○生山野三月後生苗幹四稜似苧麻葉亦類兩兩相對而生四月開花紅白色根如大薊赤黃色七月八月採根陰乾以節節斷皮黃皺者爲眞〈本草〉○能止痛生肌續筋骨故名爲續斷婦人崩漏帶下尿血爲最節節斷有烟塵起者佳酒浸焙乾用如桑寄生同功〈入門〉

성질은 약간 따뜻하며[微溫] 맛이 쓰고[苦] 매우며[辛] 독이 없다. 경맥을 잘 통하게 하고 힘줄과 뼈를 이어주며 기를 도와주고 혈맥을 고르게 하며 해산 후의 일체 병(一切病)에 쓴다. ○산이나 들에서 자란다. 음력 3월 후에 싹이 돋아서 화살대 같은데 네모져 있다. 잎은 모시잎 같은데 2개씩 맞붙어서 난다. 음력 4월에 붉은빛과 흰빛의 꽃이 피고 뿌리는 엉겅퀴 뿌리[大薊]와 같은데 붉고 누른빛이다. 음력 7월, 8월에 뿌리를 캐어 그늘에서 말린다. 마디마디가 끊어지고 껍질이 누르고 주름진 것이 좋은 품종이다.〈본초〉 ○아픈 것을 잘 멎게 하고 살이 살아나오게 하며 힘줄과 뼈를 이어주므로 속단이라고 한다. 붕루, 대하, 피오줌을 누는 것들에 매우 좋다. 마디마디가 끊어지면서 연기 같은 먼지가 나는 것이 좋은 것이다. 술에 담갔다가 약한 불기운에 말려 쓴다. 뽕나무겨우살이[桑寄生]와 효력이 같다.〈입문〉

속단의 기능성 및 효능에 관한 특허자료

▶속단 추출물을 유효성분으로 포함하는 지질 관련 심혈관질환 또는 비만의 예방 및 치료용 조성물

본 발명은 물, 알코올 또는 이들의 혼합물을 용매로 하여 추출되는 속단 추출물을 유효성분으로 함유하는 지질 관련 심혈관질환 또는 비만의 예방 및 치료용 조성물에 관한 것이다. 본 발명의 추출물은 고지방 식이에 의한 체중 증가 및 체지방 증가를 억제하고, 지방분해 및 열대사를 촉진하며, 혈중 지질인 트리글리세라이드(triglyceride), 총 콜레스테롤(total cholesterol)을 낮춤으로써 비만증상을 개선시키므로, 지질 관련 심혈관질환 또는 비만의 예방 또는 치료제, 또는 상기 목적의 건강식품으로 유용하게 사용될 수 있다.

- 공개번호 : 10-2010-0034335,
출원인 : 사단법인 진안군친환경홍삼한방산업 클러스터사업단

【 혼동하기 쉬운 약초 비교 】

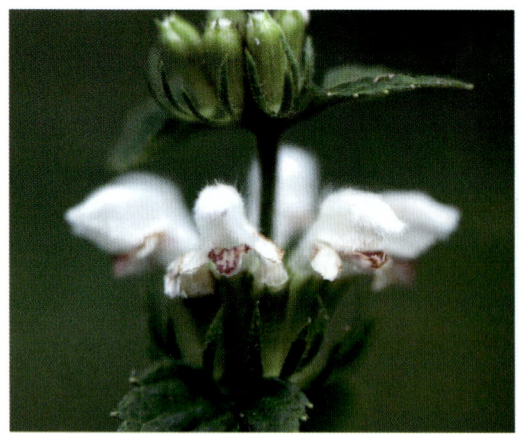

▲ 속단 꽃

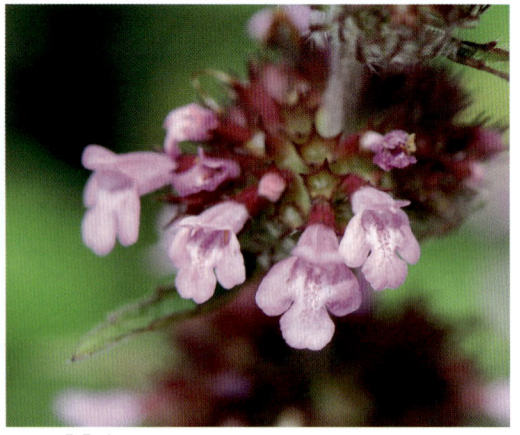

▲ 꽃층층이꽃 꽃

19 자궁근종

　자궁근종은 자궁의 근육세포에서 생기는 종양이다. 여성에게 비교적 흔한 질병으로 가임기 여성의 약 25~35%에서 발견되며, 특히 35세 이상의 여성에게서는 40~50% 정도가 발견된다. 자궁근종의 원인은 아직까지 정확하게 밝혀지지 않았지만, 자궁 평활근을 이루는 세포가 비정상적으로 증식해서 자궁근종을 형성하는 것으로 추정하고 있다.

　자궁근종을 가진 여성이더라도 50% 이상에서는 특별한 증상이 없다. 증상이 있는 경우에는 자궁근종의 위치, 수 그리고 크기 등에 따라 다양한 증상이 유발될 수 있는데, 월경과다가 가장 흔한 증상이며, 이 밖에도 비정상적인 자궁출혈, 생리불순, 골반 통증, 생리통, 골반 압박감, 소변을 자주 보는 증상, 성교통, 복통, 요통 그리고 불임 및 생식기능 이상 등의 증상이 나타날 수 있다.

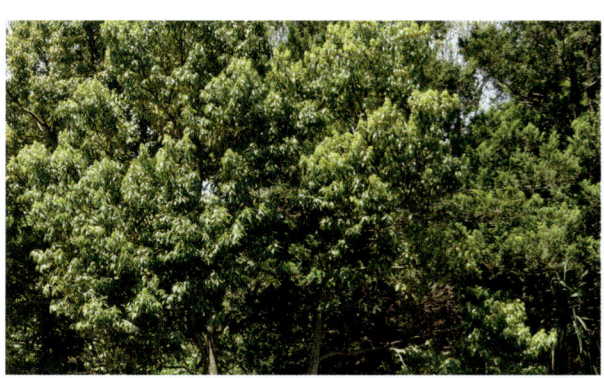

▲ 육계나무

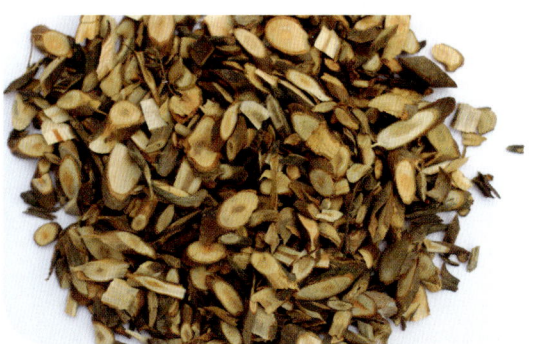

▲ 계지(약재)

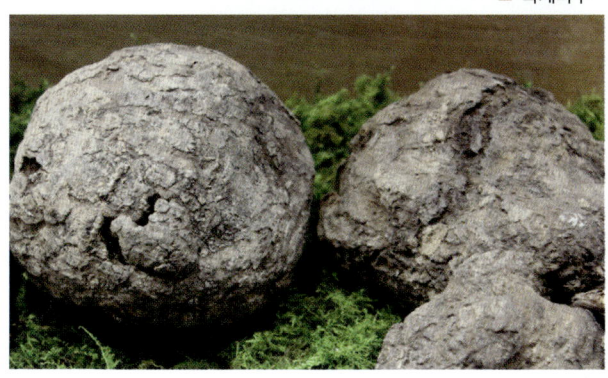

▲ 복령

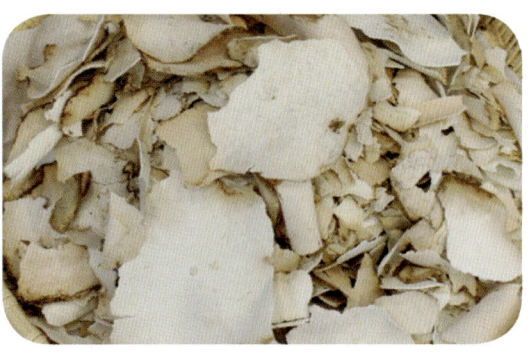

▲ 복령(약재)

약초가 자궁근종을 단박에 치료할 수는 없지만 꾸준히 사용하면 양호한 효과를 얻는다. 특히 자궁에 생긴 어혈(瘀血)을 없애는 약초를 사용하면 좋다. 다음에 소개되는 한약처방은 자궁의 혈액순환을 돕고 어혈을 제거하는 데 도움을 준다.

한약처방 | 계지 8g, 복령 8g, 목단피 8g, 작약 8g, 도인 8g

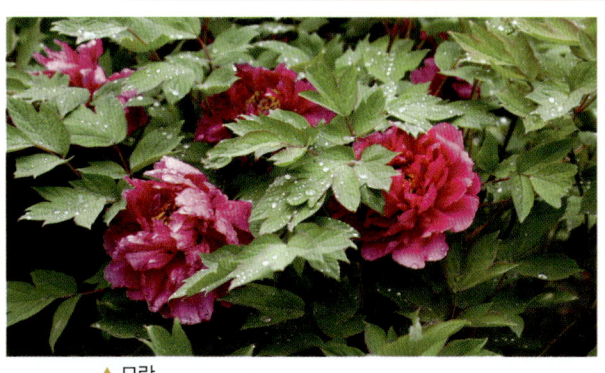
▲ 모란

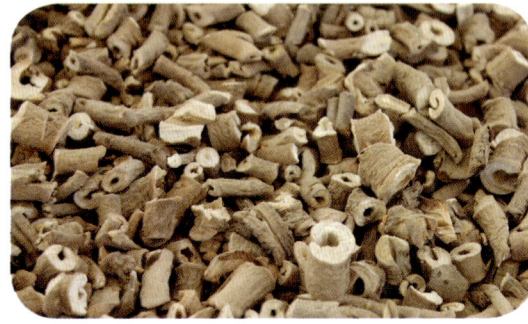
▲ 목단피(약재)

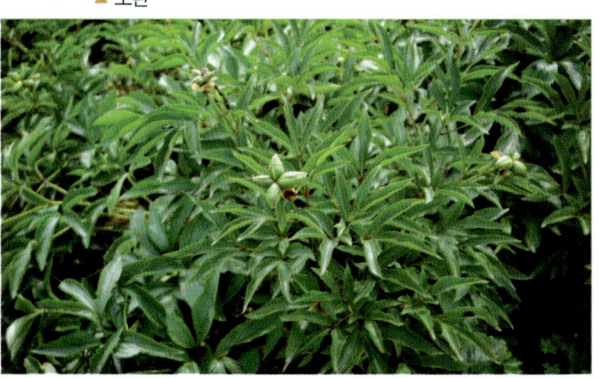
▲ 작약

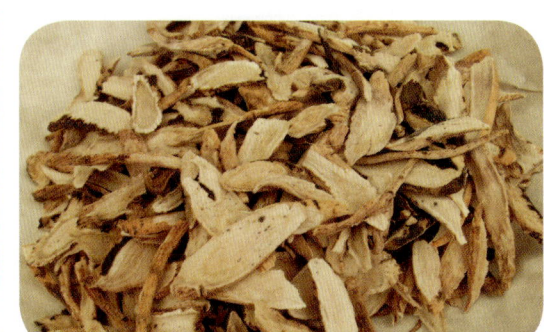
▲ 작약(약재)

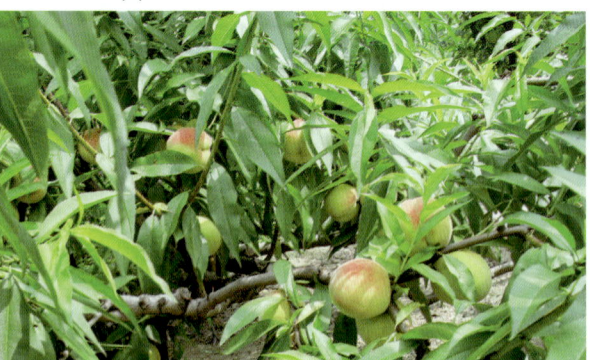
▲ 복사나무

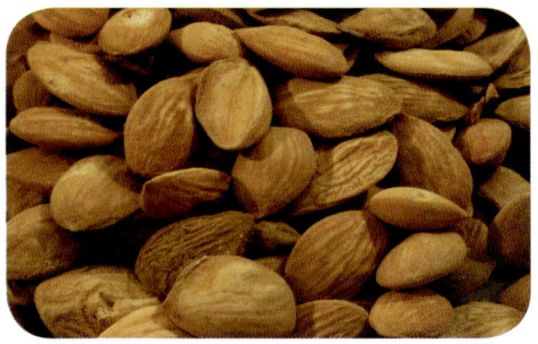
▲ 도인(약재)

상기 용량은 1일분이다. 물 800cc를 붓고 중불로 2시간 정도 달여 물이 절반 정도 되게 한다. 그리고 이것을 3등분하여 아침, 점심, 저녁에 마시는데, 3~4시간 간격을 두고 마시는 것이 좋다. 10일분 또는 20일분씩 달여놓고 유리병에 담아 냉장고에 보관하였다가 마실 때마다 따뜻하게 데워서 복용하는 것도 좋다. 이 처방은 인공유산 후에 복용해도 좋다.

【참고사항】
① 빈혈이 있으면 당귀와 숙지황을 더한다.
② 하복부가 냉하면 건강과 애엽을 더한다.
③ 스트레스가 많은 사람에게는 향부자, 소엽, 진피를 더한다.
④ 홍화를 더하면 어혈을 제거하는 효능이 더 좋아진다.
⑤ 비만인 사람에게는 의이인을 더한다.

【주의사항】
① 자궁근종의 치료기간이 길기 때문에 한약처방을 꾸준히 복용해야 효과를 볼 수 있다.
② 작약의 경우 껍질을 벗기지 않은 것을 사용하면 어혈을 제거하는 효능이 더 좋아진다.
③ 도인을 잘게 부수어 사용하면 유효성분이 잘 우러나온다.

계지(桂枝)

계지는 녹나무과의 상록교목인 육계나무의 어린 가지를 말하며, 맛은 맵고 달며 성질은 따뜻하다. 3~7월 사이에 어린 가지를 채취하여 햇볕에 말려서 사용한다. 원산지가 중국이며 베트남, 스리랑카, 인도 등에 분포한다. 우리나라는 제주도에서 재배하고 있다.

주효능 | 초기 감기, 어깨와 등의 통증, 수족통증, 냉증(冷症), 복통, 혈액순환장애

계지는 맵고 따뜻한 성질의 약초이다. 따라서 차가운 기운을 없애고 말초의 혈액순환을 촉진하는 효능이 있다. 이러한 효능은 자궁이 위치한 하복부의 차가운 기운을 몰아내고 혈액순환을 촉진하여 자궁근종을 치료하는 데 도움을 준다.

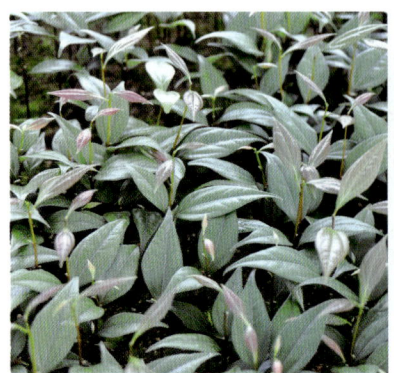
▲ 육계나무 전초

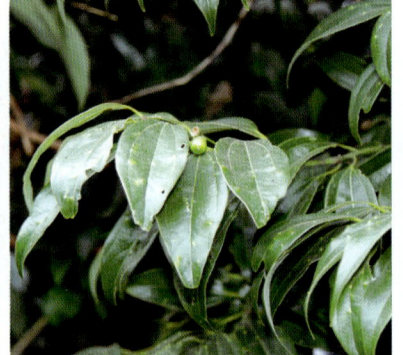
▲ 육계나무 잎

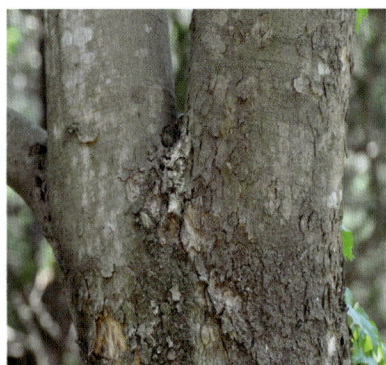
▲ 육계나무 수피

계지는 혈액순환이 원활하지 못하고 수분대사가 잘 되지 않아서 생기는 다양한 질환에 활용한다. 예를 들어 혈액순환이 잘 되지 않아서 생기는 관절염과 각종 통증, 근육과 피부의 마비감과 저린 증상에 사용하며, 배가 냉(冷)할 때 생기는 복통에도 다른 약초와 함께 사용하면 좋은 효과를 얻을 수 있다.

동의보감 원문 해설

枝者枝條非身幹也盖取其枝上皮取其輕薄而能發散正合內經辛甘發散爲陽之義○入足太陽經能散血分寒邪〈本草〉○表虛自汗以桂枝發其邪衛和則表密汗自止非桂枝能收汗也〈丹心〉○桂枝氣味俱輕故能上行發散於表〈丹心〉○仲景用桂枝發表肉桂補腎本乎天者親上本乎地者親下自然之理也〈湯液〉

지(枝)라는 것은 가는 가지[枝條]이고 굵은 줄기[身幹]가 아니다. 대체로 가지에 붙은 껍질의 기운을 이용하는 것인데 이것은 가벼워 뜨는 성질이 있어 발산(發散)하는 작용이 있기 때문이다. 《내경》에 "맵고 단 것은 발산하므로 양에 속한다."고 하였는데 이것과 뜻이 맞는다. ○족태양경에 들어가며 혈분의 한사[血分寒邪]를 헤친다.〈본초〉 ○표(表)가 허하여 절로 나는 땀은 계지로 사기[邪]를 발산시켜야 한다. 그리하여 위기[衛]가 고르게 되면 표가 치밀해지므로[密] 땀이 저절로 멎게 된다. 계지가 땀을 거두는 것은 아니다.〈단심〉 ○계지는 냄새와 맛이 다 경(輕)하기 때문에 올라가며 겉으로 발산시키는 작용을 한다.〈단심〉 ○중경은 계지로 발표(發表)시키고 육계로 신(腎)을 보하였는데 위[上]로 뜨는 것은 윗부분에 작용하고 아래에 가라앉는 것은 아랫부분에 작용한다는 자연적인 이치에 의거한 것이다.〈탕액〉

육계의 기능성 및 효능에 관한 특허자료

▶ **육계 추출물을 함유하는 화장료 조성물**

본 발명은 육계 추출물을 함유하는 화장료 조성물에 관한 것으로서, 기존의 화장료 조성 성분들과 함께 육계나무 껍질로부터 추출된 추출물을 함유하는 화장료 조성물에 관한 것이다. 육계 추출물은 피부노화에 중요한 역할을 하는 엘라스타제 및 히알루론라제의 효소 활성을 억제하는 작용을 함으로써, 피부의 탄력을 개선시키고 피부 보습 효과를 향상시키는 등 전반적인 피부노화 지연 효과를 가지게 된다.

― 공개번호 : 10-2001-0055960, 출원인 : 주식회사 코리아나화장품

복령(茯苓)

복령은 구멍장이버섯과에 속하는 진균인 복령의 균핵을 말하며 소나무 뿌리에 기생한다. 맛은 달고 담백하며 성질은 따뜻하지도 차갑지도 않다. 자연산 복령은 7월부터 다음 해 3월 사이에 소나무 숲에서 채취하고, 인공 재배한 것은 종균을 접종한 2년 후 7~8월 사이에 채취한다. 우리나라 각지에 분포하고 특히 강원도, 경기도, 경상북도 지방에서 많이 생산되는데 현재는 대부분 지방에서 대량으로 인공 재배되고 있다.

주효능 | 소변불통(小便不通), 부종, 설사, 신경쇠약, 건망증, 요도염, 방광염

복령은 수분대사를 원활하게 하고 몸에 정체된 수분을 배출시키는 효능이 있는 약초이다. 복령은 자궁 내의 수분을 조절하여 자궁근종처럼 뭉쳐 있는 조직

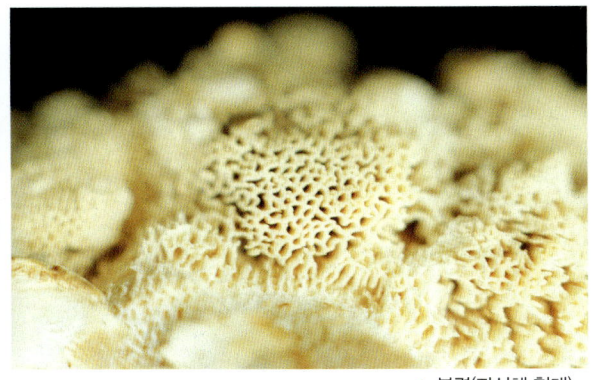

▲ 복령(자실체 형태)

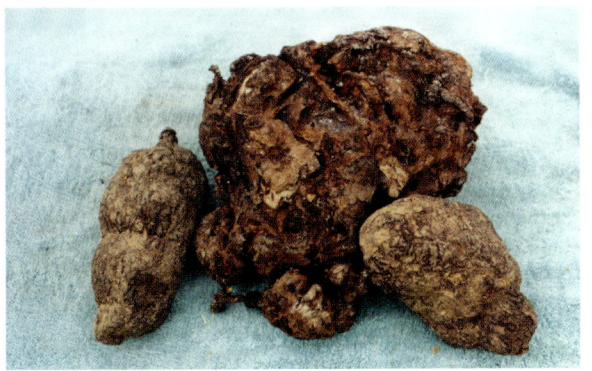

▲ 복령(수확)

을 삭이고 커지지 않도록 하는 데 도움을 준다.

복령은 이뇨작용이 있어 몸이 붓거나 요도염, 방광염 등이 있을 때 사용하는데, 다른 이뇨제와 달리 위장을 튼튼하게 하고 신경을 안정시키는 효능이 있어 몸이 약한 사람에게 좋다. 따라서 인삼이나 황기, 백출, 감초 등과 함께 보약으로 많이 사용된다.

【사랑으로 발견한 복령】

어느 부잣집에 소령이라는 딸이 있었다. 소령은 소복이라는 남자 하인과 사랑하는 사이였는데, 아버지가 반대하자 함께 집을 나왔다. 그런데 얼마나 고생을 했는지 소령은 그만 풍습병(風濕病;지금의 신경통)에 걸리고 말았다. 소복은 소령을 위해 먹을 것을 구하러 활을 메고 산에 오르곤 했는데, 어느 날 화살에 맞은 토끼를 잡으러 뒤따라갔다가 토끼는 없어지고 화살만 남아 있는 것을 보았다. 그런데 그 자리에 소나무 한 그루가 있었고 그 밑에는 흰 감자 같은 것이 있었다. 소복은 그것이라도 먹이려고 캐왔고, 그것을 먹은 소령은 갈수록 몸이 좋아졌다. 소복이 그것을 더 캐서 먹이자 소령의 병은 완치되었다. 소복과 소령이 이 약을 발견했다고 해서 둘의 이름을 따서 복령이라고 하였다.

목단피(牧丹皮)

목단피는 미나리아재비과에 속하는 낙엽소교목인 모란의 뿌리껍질을 말하며, 맛은 쓰고 매우며 성질은 약간 차다. 가을에서 초봄 사이에 뿌리를 캐서 잔뿌리를 제거하고 뿌리껍질을 벗긴 후 말려서 사용한다. 우리나라 각지에서 재배하며 메마르지 않은 양토(壤土)에서 잘 자란다.

주효능 | 생리불순, 생리통, 타박상, 코피, 토혈(吐血), 고혈압

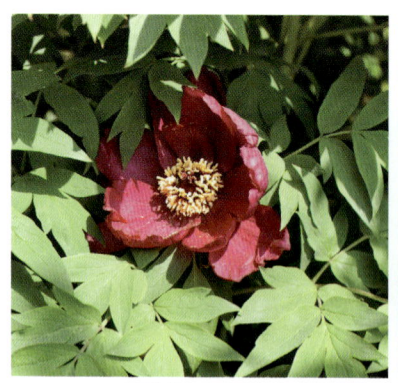
▲ 모란 꽃

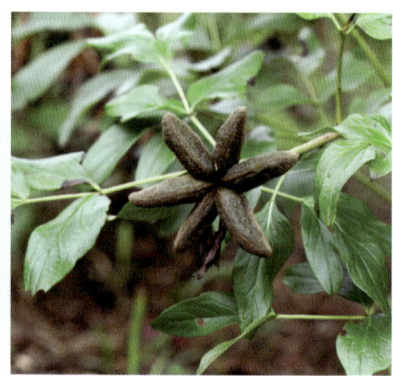
▲ 모란 열매

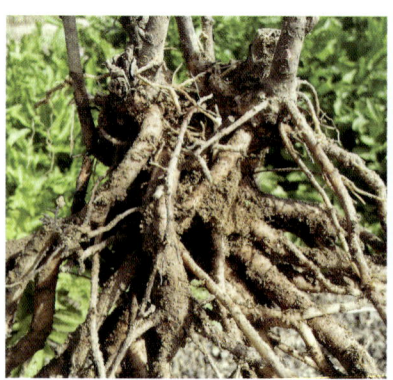
▲ 모란 생뿌리

목단피는 어혈을 제거하고 염증을 없애는 효능이 있는 약초이다. 따라서 어혈로 인해서 생리가 나오지 않거나 조직이 변형되어 생기는 자궁근종을 치료하는 데 도움이 된다. 어혈을 없애기 위해서는 목단피를 술에 담근 후 볶아서 사용하는 것이 좋다.

목단피는 염증과 어혈을 제거하는 효능이 좋아서 밤에 열이 심해지는 증상, 생리 전에 나타나는 통증에 사용한다. 또한 출혈을 멎게 하는 작용을 하여 코피가 나는 경우에도 사용하며, 타박상 이후에 어혈이 형성되는 것을 막기 위해서 사용하기도 한다. 단, 출혈에 사용할 때는 까맣게 볶아서 사용하는 것이 좋다.

동의보감 원문 해설

性微寒味辛苦無毒除癥堅瘀血治女子經脉不通血瀝腰痛落胎下胞衣産後一切血氣療癰瘡排膿消撲損瘀血○即牧丹花根也生山中單葉者佳二月八月採根銅刀劈去骨陰乾〈本草〉○入足少陰手厥陰治無汗之骨蒸能瀉陰中之火酒拌蒸用白者補赤者利〈入門〉

성질은 약간 차며[微寒] 맛은 쓰고 매우며[苦辛] 독이 없다. 뜬뜬한 징가[癥堅]와 어혈(瘀血)을 없애고 여자의 월경이 없는 것과 피가 몰린 것[血瀝], 요통을 낫게 하며 유산시키고 태반을 나오게 하며 몸을 푼 뒤의 모든 혈병(血病), 기병(氣病), 옹창(癰瘡)을 낫게 한다. 고름을 빨아내고 타박상의 어혈을 삭게 한다. ○즉 모란꽃뿌리이다. 산에서 자라는데 꽃이 외첩(單葉)인 것이 좋다. 음력 2월, 8월에 뿌리를 캐 구리칼로 쪼개서 심을 버리고 그늘에서 말린다. 〈본초〉○족소음과 수궐음경에 들어간다. 땀이 나지 않는 골증(骨蒸)을 낫게 하고 음(陰) 속의 화(火)를 사한다. 술에 버무려 쪄서 쓴다. 흰 것은 보하고 붉은 것은 잘 나가게 한다.〈입문〉

목단피(모란)의 기능성 및 효능에 관한 특허자료 2종 외

▶ 목단피 추출물을 함유하는 파킨슨병 예방 및 치료용 조성물

본 발명은 목단피(모란 뿌리껍질) 추출물을 함유하는 파킨슨병 예방 및 치료용 조성물에 관한 것으로서, 보다 상세하게는 물, 알코올 또는 이들의 혼합물을 용매로 하여 추출된 목단피 추출물이 MPTP로 유도된 도파민 신경세포 손상을 억제함으로써, 목단피 추출물을 파킨슨병 예방 및 치료용 조성물 또는 건강식품에 유용하게 이용할 수 있다.

- 공개번호 : 10-2011-0125706, 출원인 : 경희대학교 산학협력단

> ▶ 목단피 추출물을 함유하는 치주염 치료용 조성물
>
> 본 발명은 치주염 치료용 조성물에 관한 것으로, 좀 더 구체적으로는 목단피(모란 뿌리껍질) 추출물을 유효성분으로 함유하는 치주염 치료용 조성물에 관한 것이다. 본 발명에 따른 목단피 추출물을 함유하는 치주염 치료용 조성물은 사람의 잇몸 섬유아세포에서 치주염 시 치주조직 파괴에 직접적으로 관여하는 단백질 분해효소(메트릭스 메탈로 프로티네이즈)를 억제할 수 있는 효과가 있다.
>
> — 공개번호 : 10-2008-0035219, 출원인 : 김영홍

작약(芍藥)

작약은 미나리아재비과에 속하는 다년생 식물인 작약의 뿌리를 말하며, 맛은 쓰면서 약간 시고 성질은 약간 차갑다. 채취는 9월 하순에서 10월 중순 사이에 하는 것이 좋으며 뿌리를 캐서 잔뿌리와 불순물을 제거하고 햇볕에 절반 정도 말린 후 단으로 묶어서 바짝 말린다. 우리나라가 원산지이고 전국의 산지에서 자라며 약용 및 관상용으로 재배한다.

주효능 | 복통, 근육통, 근육 경련, 식욕부진, 변비, 설사, 생리통, 생리불순

작약은 과도하게 수축된 근육과 평활근을 이완시키는 효능이 있다. 몸이 약해지면 자궁에 혈액순환이 잘 되지 않고 자궁 근육이 긴장되는데 작약은 자궁 근육을 이완시켜 혈액이 잘 돌게 해준다. 또한 작약은 자궁에 형성된 어혈을 제거하는 데 도움을 준다.

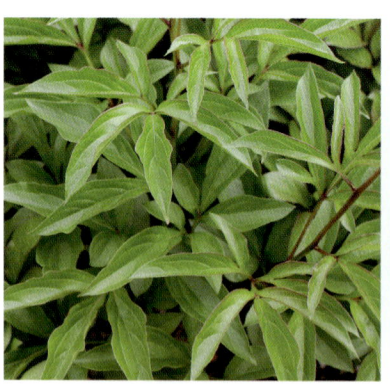
▲ 작약 잎

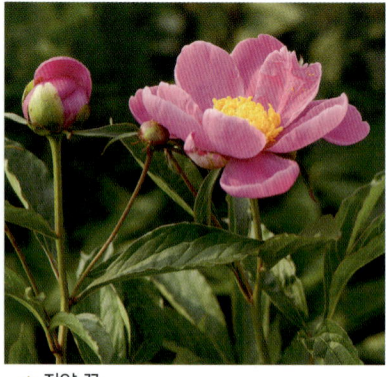
▲ 작약 꽃

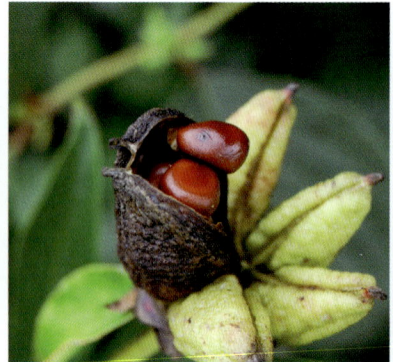
▲ 작약 열매

작약은 영양분의 공급이 부족하거나 과로, 질병으로 영양분의 소모가 증가하여 인체의 조직이 경직되고 근육에 경련이 일어날 때 주로 사용한다. 동물실험에서 위장과 자궁 평활근의 수축력을 떨어뜨리고 비정상적인 경련을 억제하는 것이 밝혀졌다. 이는 작약이 근육의 수축력을 조절한다는 뜻이다. 예를 들어 평소에 운동을 하지 않던 사람이 갑자기 축구를 하면 종아리에 쥐가 나는데, 이것은 비복근(腓腹筋)에 경련이 일어난 것으로, 이때 작약을 사용하면 근육의 수축력이 조절되어 경련이 멎는다.

동의보감 원문 해설

性平微寒味苦酸有小毒除血痺通順血脉緩中散惡血消癰腫止腹痛消瘀血能蝕膿主女人一切病幷産前後諸疾通月水療腸風瀉血痔瘻發背瘡疥及目赤努肉能明目○生山野二月八月採根暴乾宜用山谷自生者不用人家糞壤者又云須用花紅而單葉山中者佳○一名解倉有兩種赤者利小便下氣白者止痛散血又云白者補赤者瀉〈本草〉○入手足太陰經又瀉肝補脾胃酒浸行經或酒炒或煨用〈入門〉○芍藥酒浸炒與白朮同用則能補脾與川芎同用則瀉肝與參朮同用則補氣治腹痛下痢者必炒後重則不炒又云收降之體故能至血海入於九地之下得之足厥陰經也〈丹心〉

성질은 평(平)하고 약간 차다[微寒]. 맛은 쓰고 시며[苦酸] 조금 독이 있다. 혈비(血痺)를 낫게 하고 혈맥을 잘 통하게 하며 속을 완화시키고 궂은 피를 헤치며[散惡血] 옹종(癰腫)을 삭게 한다. 복통(腹痛)을 멈추고 어혈을 삭게[消] 하며 고름을 없어지게 한다. 여자의 모든 병과 산전산후의 여러 가지 병에 쓰며 월경을 통하게 한다. 장풍(腸風)으로 피를 쏟는 것, 치루(痔瘻), 등창[發背], 짓무르고 헌데, 눈에 피가 지고 군살이 살아나는[目赤努肉] 데 쓰며 눈을 밝게 한다. ○산과 들에서 자라는데 음력 2월과 8월에 뿌리를 캐어 햇볕에 말린다. 산골에서 저절로 자란 것을 쓰는 것이 좋고 집 근처에서 거름을 주면서 키운 것은 쓰지 않는다. 꽃이 벌거면서 홑잎[單葉]의 것을 써야 하며 산에서 나는 것이 좋다. ○일명 해창(解倉)이라고도 하는데 두 가지 종류가 있다. 적작약은 오줌을 잘 나가게 하고 기를 내리며 백작약은 아픈 것을 멈추고 어혈을 헤친다. 또한 백작약은 보(補)하고 적작약은 사(瀉)한다고도 한다.〈본초〉 ○수족태음경에 들어간다. 또한 간기(肝氣)를 사하고 비위(脾胃)를 보한다. 술에 담갔다가 쓰면 경맥으로 간다. 혹은 술에 축여 볶아서도[炒] 쓰고 잿불에 묻어 구워서도[煨] 쓴다.〈입문〉 ○함박꽃뿌리(작약)를 술에 담갔다가 볶아 흰삽주(백출)와 같이 쓰면 비(脾)를 보하고 궁궁이(천궁)와 같이 쓰면 간기(肝氣)를 사하고 인삼, 흰삽주와 같이 쓰면 기를 보한다. 배가 아프며 곱똥을 설사하는 것을 멎게 하는 데는 반드시 닦아서[炒] 쓰고 뒤가 묵직한 데는 닦아 쓰지 말아야 한다. 또는 내려가는 것을 수렴하기 때문에 혈해(血海)에 가서 밑에까지 들어가 족궐음경에 갈 수 있다고도 한다. 〈단심〉

작약(백작약)의 기능성 및 효능에 관한 특허자료 2종 외

▶ **작약 종자 추출물을 유효성분으로 함유하는 퇴행성 뇌질환 예방 또는 치료용 약학적 조성물**
본 발명에 따른 작약 종자의 추출물, 이의 분획물 또는 이로부터 분리한 화합물은 BACE-1 활성을 저해시켜 알츠하이머형 치매, 파킨슨병, 진행성 핵상마비 등 퇴행성 뇌질환의 예방 또는 치료에 유용하게 사용될 수 있다.
― 공개번호 : 10-2012-0016861, 출원인 : 한국화학연구원

▶ **백작약 추출물을 포함하는 허혈성 질환의 예방 및 치료를 위한 조성물**
본 발명은 저산소 조건에서 세포생존능 개선 활성을 갖는 백작약 추출물을 함유하는 조성물에 관한 것이다. 본 발명의 백작약 추출물은 허혈 동물 모델에서 세포자살(apoptosis)에 대한 강력한 억제활성을 나타내므로, 상기 조성물은 허혈성 질환의 예방 및 치료용 약학조성물 및 건강기능식품으로 유용하게 이용될 수 있다.
― 공개번호 : 10-2006-0080874, 출원인 : 주식회사 하이폭시, 학교법인 선목학원

도인(桃仁)

도인은 장미과에 속하는 낙엽소교목인 복사나무와 산복사나무의 성숙한 씨앗을 말하며, 맛은 쓰고 달며 성질은 따뜻하지도 차갑지도 않다. 8~9월에 과실이 성숙하였을 때 과육과 핵각을 제거하고 씨앗을 취하여 햇볕에 말려서 사용한다. 우리나라 남부에 야생종이 있으며 전국 각지에 과수로 재배하고 있다.

주효능 | 생리불순, 생리통, 자궁근종, 변비, 타박상

도인은 어혈을 제거하여 혈액순환을 촉진하고 염증을 제거하는 효능이 있다. 이러한 효능은 자궁근종을 치료하는 데 도움을 주는데, 자궁근종뿐 아니라 어혈 때문에 생기는 생리통과 생리주기가 불규칙한 증상, 생리혈이 탁하고 덩어리 지는 증상, 자궁내막염, 자궁경관협착, 난소난종 등을 치료하는 데에도 활용된다.

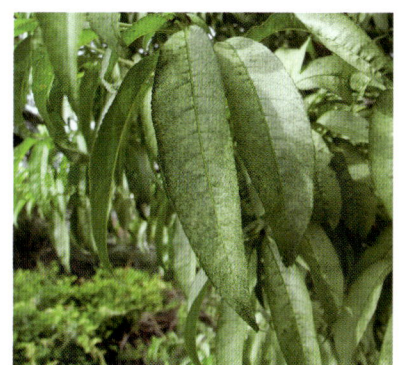
▲ 복사나무 잎

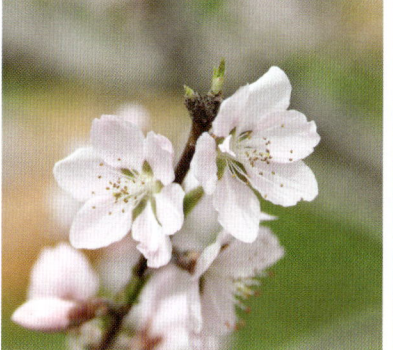
▲ 복사나무 꽃

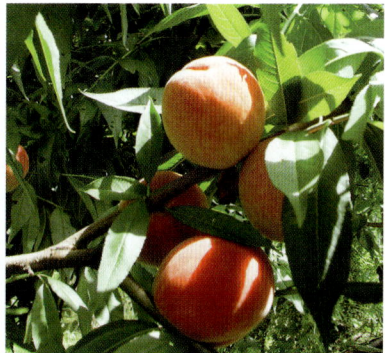
▲ 복사나무 열매

 혈액의 흐름을 좋게 하기 때문에 중풍 후유증으로 인한 반신불수와 협심증에도 활용하며 타박상, 골절상 때문에 생긴 멍과 통증을 치료하고, 신경통과 관절통을 치료하는 데도 사용한다. 또한 도인의 기름성분은 장(腸)을 부드럽게 해주는 효능이 있어 노인의 변비와 수술 후에 생기는 변비에 효과가 있다.

동의보감 원문 해설

性平(一云溫)味苦甘無毒主瘀血血閉破癥瘕通月水止心痛殺三虫○處處有之七月採核破之取仁陰乾〈本草〉○破滯血生新血逐瘀活血有功〈醫鑑〉○肝者血之海血受邪則肝氣燥經日肝苦急急食甘以緩之桃仁味苦甘辛散血緩肝也〈綱目〉○入手足厥陰經湯浸去雙仁及皮尖硏如泥用〈湯液〉

성질은 평(平)하며(따뜻하다[溫]고도 한다) 맛이 달고[甘] 쓰며[苦] 독이 없다. 어혈과 월경이 막힌 것을 치료하며 징가를 헤치고 월경을 통하게 하며 가슴앓이를 멎게 하고 3충을 죽인다. ○어느 곳에나 있으며 음력 7월에 따서 씨를 깨뜨려 받은 알맹이를 그늘에 말려 쓴다.〈본초〉 ○피가 막힌 것을 헤치고 새로운 피가 생기게 하며 어혈을 몰아내고 피를 잘 돌게 한다.〈의감〉 ○간은 혈이 모이는 곳인데 혈에 사기가 있으면 간기가 건조해진다. 《내경》에 간이 몹시 조여들면 빨리 단것을 먹어서 완화하게 하라고 하였는데 복숭아씨(도인)는 맛이 쓰고[苦] 달며[甘] 매워서[辛] 피를 헤치고 간을 완화시킨다.〈강목〉 ○수, 족궐음경(手足厥陰經)에 들어가는데 끓는 물에 담갔다가 두알들이와 꺼풀과 끝을 버리고 찰지게 갈아서 쓴다.〈탕액〉

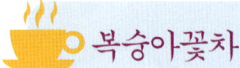 **복숭아꽃차**

▶**효능 · 효과**

각기, 결석, 해독 등에 좋으며 혈관 확장, 지혈작용 등에도 효과가 있다. 미용차로도 많이 이용한다.

▶**꽃차 만드는 방법 I**

① 봉오리나 봉오리에서 바로 핀 꽃을 선택한다.
② 꽃을 깨끗이 씻은 다음 물기가 어느 정도 없어지면 보관할 용기에 꽃잎과 꿀 또는 설탕으로 겹겹이 재운다.
③ 냉장보관해 두었다가 15일 정도 지나면 차로 이용할 수 있다.
④ 찻잔에 재운 꽃 한 스푼(약 15g)을 넣고 뜨거운 물을 넣어 우려내어 마신다.

▶**꽃차 만드는 방법 II**

① 깨끗이 손질한 복숭아꽃을 바람이 잘 통하는 곳에서 말린다.
② 말린 꽃 한 스푼(5~7송이)을 찻잔에 넣고 우려내어 마신다.

▶**차로 마신 후 꽃 이용법**

재건조하여 여러 가지와 섞어 백설기를 만들거나 목욕 재료로 이용 가능하다.

복사나무(도인)의 기능성 및 효능에 관한 특허자료 2종 외

▶**복사나무 추출물을 유효성분으로 함유하는 동맥경화증을 포함한 산화관련 질환 또는 혈전관련 질환의 예방 및 치료용 조성물**

본 발명은 복사나무 추출물을 함유하는 조성물에 관한 것으로서, 구체적으로 본 발명의 복사나무 추출물은 동맥경화증을 포함한 산화 관련 질환 또는 혈전 관련 질환의 예방 및 치료용 약학조성물로 유용하게 이용될 수 있다.

- 공개번호 : 10-2009-0018466, 출원인 : 동국대학교 산학협력단

▶**도인 추출물을 함유하는 항균 효과를 갖는 조성물**

본 발명은 도인(桃仁, 복숭아 씨앗)으로부터 추출한 정유 및 이를 함유하는 항균 효과를 갖는 조성물에 관한 것이다. 본 발명에 따른 도인 추출물 및 이를 함유하는 항균 효과를 갖는 조성물은 인체 피부질환을 발병시키는 각종 세균, 곰팡이에 우수한 항균력을 나타내며, 광범위한 항균 스펙트럼을 나타낸다.

- 공개번호 : 10-2005-0091473, 출원인 : 주식회사 엘지생활건강

20 요실금

요실금(尿失禁)은 자신의 의지와 무관하게 소변을 보게 되는 현상이다. 요실금의 원인은 다양하며 남녀노소 모두에게 나타날 수 있으나, 특히 중년 이후의 여성과 노인에게 많이 나타난다. 그 이유는 여성의 경우 요도와 방광을 지지하는 골반저근(Pelvic Floor muscle)이 남성보다 약하고, 나이가 들수록 더욱 약해지기 때문이다. 또한 반복적인 임신과 출산, 폐경, 비만, 자궁적출술 등은 골반저근을 약하게 하여 요실금을 악화시킬 수 있다.

요실금을 치료하기 위해서는 약해진 골반저근을 강화해야 한다. 운동이 기본이 되어야 하지만 적합한 약초가 더해진다면 보다 빠른 효과를 얻을 수 있다. 다음에 소개되는 한약처방은 골반저근을 강화하여 요실금 증상을 개선하는 데 도움을 준다.

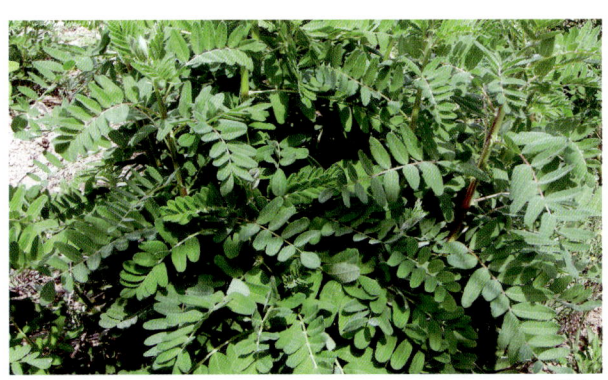
▲ 황기

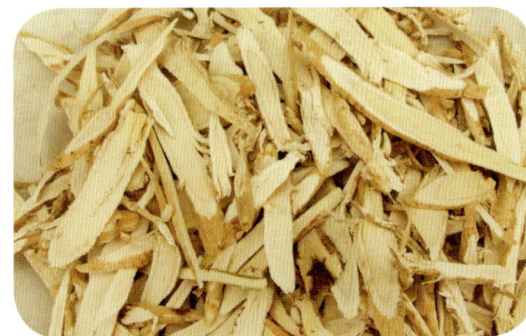
▲ 황기(약재)

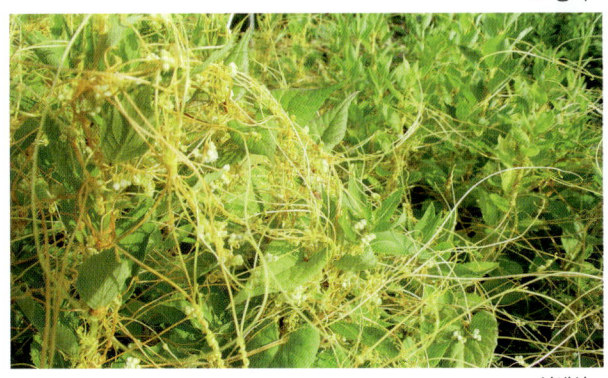
▲ 실새삼

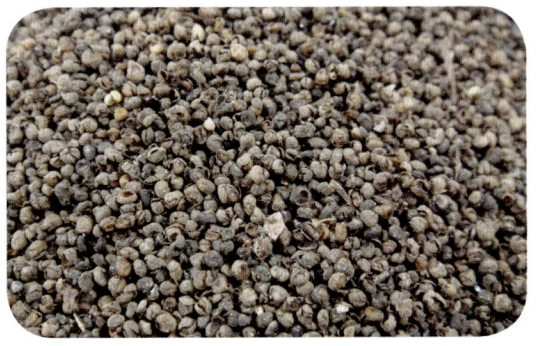
▲ 토사자(약재)

한약처방 | 황기 12g, 토사자 10g, 두충 10g, 산수유 6g

　　상기 용량은 1일분이다. 물 1,000cc를 붓고 중불로 2시간 정도 달여 물이 절반 정도 되게 한다. 그리고 이것을 3등분하여 아침, 점심, 저녁에 마시는데, 3~4시간 간격을 두고 마시는 것이 좋다. 10일분 또는 20일분씩 달여놓고 유리병에 담아 냉장고에 보관하였다가 마실 때마다 따뜻하게 데워서 복용하는 것도 좋다. 이 처방은 인공유산 후에 복용해도 좋다.

【참고사항】
　① 몸이 냉하면 건강과 계피를 더한다.
　② 밤에 소변을 자주 보는 사람은 익지인(수입약초)을 더한다.
　③ 연자육을 더하면 요실금 때문에 생긴 불안감을 해소하는 데 도움이 된다.
　④ 신경성 요실금에는 시호를 더한다.

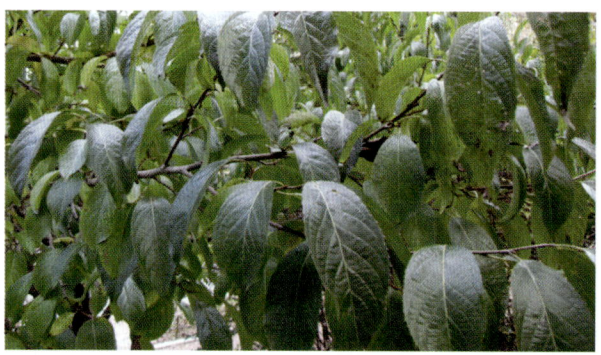
▲ 두충나무

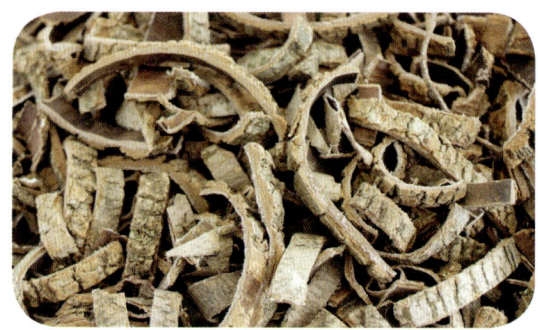
▲ 두충(약재)

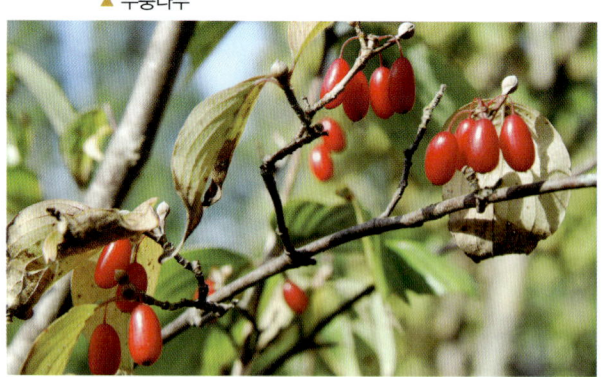
▲ 산수유나무

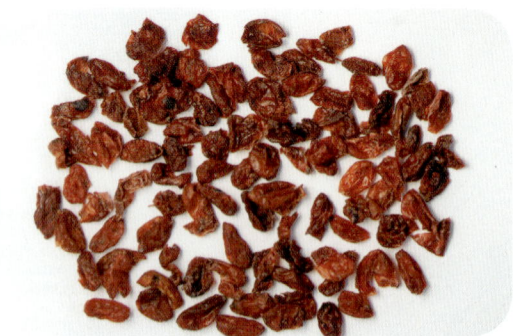
▲ 산수유(약재)

[주의사항]

① 약해진 근육을 강화해야 요실금이 치료되기 때문에 한약처방을 6개월 이상 복용해야 하고, 더불어 운동요법을 병행하는 것이 좋다.
② 황기는 꿀에 볶아서 사용하는 것이 좋다. 또한 3년 이상 자란 것을 사용해야 하며, 겉껍질을 벗기지 않고 사용해야 효과가 좋다.
③ 토사자를 볶은 후에 갈아서 사용해야 유효성분이 잘 우러나온다.
④ 두충을 소금물에 담근 후에 검게 그을릴 정도로 볶아서 사용하면 부작용이 감소하고 효과가 더 좋아진다.

황기(黃芪)

황기는 콩과에 속하는 다년생 식물인 황기의 뿌리를 말하며, 맛은 달고 성질은 따뜻하다. 9~10월에 채취하여 흙과 잔뿌리, 머리를 제거하고 햇볕에 말려서 사용한다. 한국, 만주, 일본, 동부 시베리아 등에 분포하며, 우리나라 울릉도와 강원도에 자생하고 전국 각지에서 재배한다.

주효능 | 만성 피로, 체력 저하, 면역력 저하, 만성 염증, 구내염, 질염(膣炎), 부종(浮腫), 식은땀

황기는 면역력을 증강시키고 허약한 몸 상태를 개선하는 약초이다. 황(黃)은 색이 노랗다는 것이고, 기(耆)는 '오래 산다(老)'는 뜻이니, 황기를 먹으면 면역력이 높아지고 허약한 몸이 튼튼해져 수명이 연장된다. 또한 기(茋)라고도 하는데, 이는 '바닥(底)'이라는 뜻으로 원기(元氣)를 보한다는 의미이다. 이처럼 황기를 사용

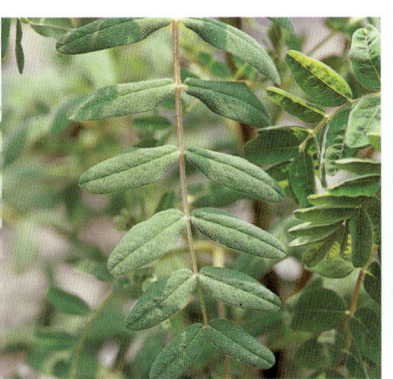
▲ 황기 잎

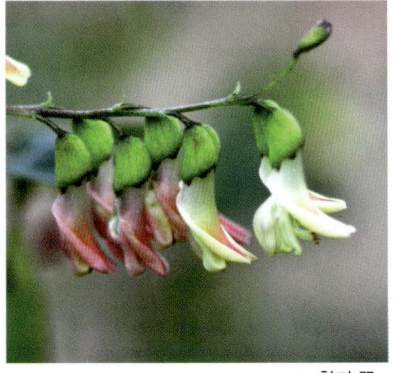
▲ 황기 꽃

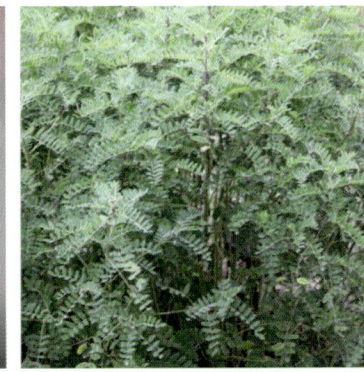
▲ 황기 지상부

하여 약해진 몸을 보강하면 골반저근의 수축력을 강화하는 데도 도움을 준다.

황기는 상처가 잘 아물지 않거나 염증이 계속되는 경우에 자주 사용된다. 과로와 스트레스 때문에 면역력이 떨어지면 구내염이나 질염이 쉽게 발생한다. 그리고 이러한 염증은 재발하는 경향이 있는데, 이럴 때 감초와 함께 달여서 복용하면 효과가 좋다. 응용한다면 수술을 한 이후에 수술 부위가 잘 아물지 않을 때 상처의 회복을 촉진하는 약으로 사용할 수 있다.

【허약한 사람에게 좋은 당귀보혈탕(當歸補血湯)】

황기와 당귀로 구성된 처방으로 체내 영양의 부족으로 안색이 창백하고 피부가 까칠하고 몸이 허약한 사람에게 좋은 보약이다. 열감이 있고 가슴이 답답하며 입이 마르고 물을 자주 마시며 얼굴과 눈이 붉고 기운이 약한 데, 해산 후에 열이 나면서 머리가 아픈 데, 월경이 고르지 못한 데 쓴다.

◎ 준비 약초
황기 20g, 당귀(술에 씻은 것) 8g

◎ 복용법
위의 약초에 물 600cc를 붓고 끓여 반으로 줄면 불을 끈다. 이것을 하루에 2~3회 나누어 복용한다.

토사자(菟絲子)

토사자는 메꽃과에 속하는 1년생 덩굴식물인 새삼 또는 실새삼의 성숙한 씨앗을 말하며, 맛은 달면서 맵고 성질은 약간 따뜻하다. 9월쯤 씨앗이 완전히 성숙했을 때 채취하며 줄기와 함께 잘라 햇볕에 말린 후 씨앗을 털고 체로 불순물을 제거한 뒤 사용한다. 한국을 비롯하여 동남아시아에 분포하며 우리나라 전남, 경기, 강원, 경남 등지에 자생한다. 다른 식물의 진액을 빨아 먹고 자라기 때문에 주변 식물을 고사시킨다.

주효능 | 요통, 관절염, 불임증, 유정(遺精), 시력 감퇴, 이명(耳鳴)

토사자는 정(精, 영양물질)을 보충하는 효능이 좋아서 약해진 뼈와 근육을 강화시킨다. 특히 노화로 인해 허리가 약해진 사람에게 사용하면 좋고, 허리의 근력이 약한 여성에게 비교적 잘 맞는다. 《동의보감》에서도 '허리나 무릎이 시큰거리고 연약한 것'을 치료한다고 하였다. 근육을 강화하는 토사자의 효능은 골반저근을

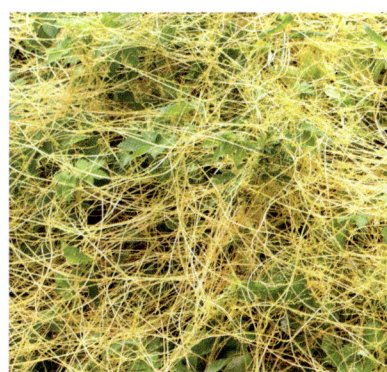
▲ 실새삼 지상부

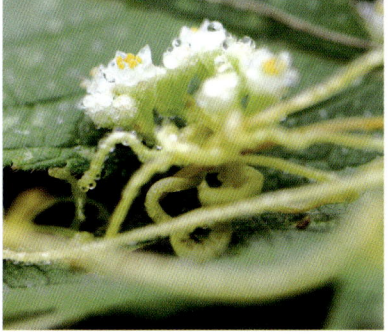
▲ 실새삼 꽃

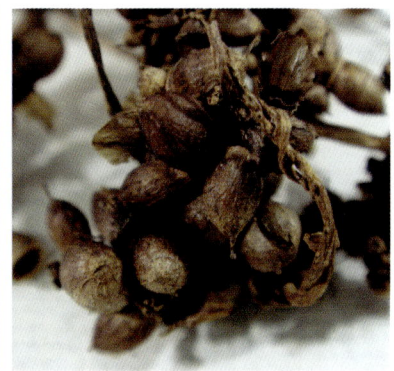
▲ 실새삼 씨앗(토사자)

강화하는 데도 도움을 주며 요실금을 치료하는 효과를 가져온다.

토사자는 남녀의 불임증에도 효과가 좋다. 약리학적으로 월경과 성호르몬의 분비를 조절하는 작용이 있다는 것이 밝혀졌고, 한방적으로도 토사자는 임신을 주관하는 경락인 임맥(任脈)과 충맥(衝脈)을 강화하는 작용이 있어 남녀 불임증에 요긴하게 사용된다.

【토끼의 허리도 고치는 토사자】

토끼를 키우는 부자가 있었다. 여러 색상의 토끼를 키우기 위해 그는 하인을 고용하였다. 그리고 하인에게 말하기를 토끼가 한 마리라도 없어지면 품삯에서 제하겠다고 했다. 어느 날 하인은 물건을 들다가 실수로 떨어뜨리면서 하얀 토끼의 허리를 다치게 하였다. 놀란 하인은 그 토끼를 재빨리 콩밭에 숨겼다. 그런데 며칠 후 하인은 다친 토끼가 더 팔팔하게 뛰어다니는 것을 보았다. 이를 이상하게 생각한 하인은 이번에는 다른 토끼를 다치게 한 다음 콩밭에 놓아두었다. 그리고 며칠 후 그 토끼도 역시 훨씬 건강하게 뛰어 노는 것을 발견했다.

하인은 분명 토끼가 먹은 풀 때문일 거라고 생각해서 허리를 다쳐 누워 계시는 아버지에게 토끼가 먹었던 풀의 열매를 따다가 달여 드렸다. 그랬더니 놀랍게도 얼마 가지 않아 아픈 허리가 치료되었고 동네 사람들의 요통도 치료할 수 있게 되었다. 이후 사람들은 토끼가 먹었던 실처럼 생긴 풀의 열매를 토사자라고 불렀다.

두충(杜仲)

두충은 두충과에 속하는 낙엽활엽교목인 두충의 나무껍질을 말하며, 맛은 달고 약간 매우며 성질은 따뜻하다. 4~5월에 가지와 잎을 펼칠 때 채취하며 나무껍질을 벗겨낸 후 코르크층을 제거하고 적당한 크기로 잘라서 말린 후 사용

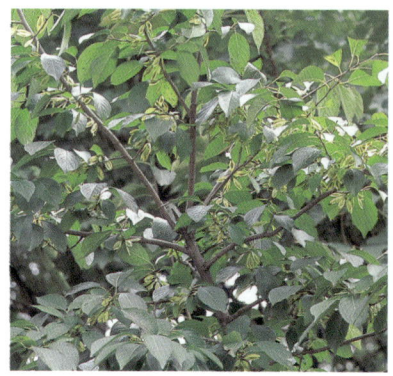
▲ 두충나무 수형

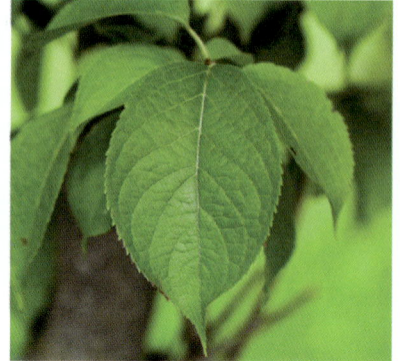
▲ 두충나무 잎

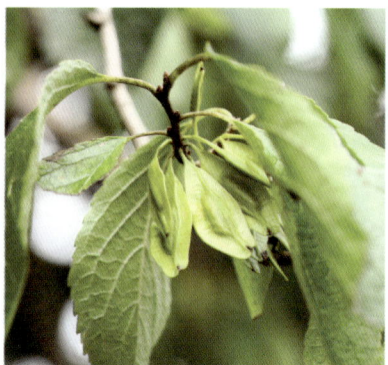
▲ 두충나무 열매

한다. 원산지는 중국이며 우리나라 강원, 경기, 경북, 충북 지방의 산과 들에서 자란다.

주효능 | 요통, 습관성 유산, 고혈압, 조루(早漏), 발기부전

두충은 요실금을 치료하는 효능이 있다. 몸이 약해지고 근력이 감소하면 골반저근(pelvic floor muscle) 또한 약해지기 때문에 요실금이 쉽게 나타나게 되는데, 두충은 근육을 강화하는 효능이 아주 좋아서 요실금을 치료하는 데 필수적인 약초라고 할 수 있다.

두충은 허리 근육이 약해져서 묵지근한 통증이 계속될 때 가장 먼저 생각해야 할 약초이다. 허리 근육이 약하면 식당에서 밥을 먹을 때 오래 앉아 있을 수 없어 벽에 기대려고 한다. 그리고 조금만 무리를 해도 허리에 힘이 빠져 통증이

【두충나무의 부위별 효능】

◎ **두충나무의 나무껍질**(두충, 杜冲)
뼈와 근육을 튼튼하게 해주며 태아의 움직임을 다스려 편안하게 해준다. 요통, 근육통, 관절통, 임신 중 자궁출혈, 태동 불안, 고혈압 등에 사용한다.

◎ **두충나무의 여린 잎**
팔다리와 관절로 순환이 잘 되지 않아서 다리가 무겁고 부으면서 아픈 것과 여성의 자궁충혈에 사용한다.

◎ **두충의 과피**(果皮)**와 잎**
뿌리가 깊게 박혀 있는 종기(腫氣)나 칼에 난 상처로 피가 나는 것에 사용한다.

생긴다. 이럴 때 두충을 사용하면 허리 근육이 강화되어 통증이 덜해진다. 허리가 아플 때 복대(腹帶)를 하면 통증이 덜해지는 것처럼, 두충은 허리를 감싸는 복대의 역할을 하는 것이다. 따라서 젊은이보다 어느 정도 나이가 든 사람에게 적합한 약초이다.

산수유(山茱萸)

산수유는 층층나무과에 속하는 낙엽활엽소교목인 산수유나무의 성숙한 열매의 과육을 말하며, 맛은 떫으면서 신맛이 강하고 성질은 따뜻한 편이다. 가을에 열매가 완전히 성숙했을 때 채취하며 열매꼭지를 제거하고 약한 불에 쬐어서 말린 후 씨를 제거하고 과육만을 말려서 사용한다. 우리나라 전역에 자생하며 일조량이 풍부한 곳에서 잘 자란다.

주효능 | 피로감, 이명(耳鳴), 요통, 관절염, 정력 감퇴, 유정(遺精), 빈뇨(頻尿), 대하증(帶下症)

산수유는 남성의 정력을 강화하고 소변장애를 치료하는 효능이 있다. 한의학에서는 산수유를 수삽약(收澀藥)으로 분류하고 있는데, 이는 비정상적으로 배출되는 정액이나 소변을 막는 약이라는 뜻이다. 그래서 의지와 상관없이 정액이 배설되는 증상, 소변을 참지 못하는 증상, 소변이 너무 자주 나오는 증상, 그리고 여성의 질에서 대하가 과도하게 나오는 증상에 산수유를 사용한다.

산수유에는 사포닌, 탄닌, 우솔산, 몰식자산, 사과산, 주석산 및 비타민 A가 함유되어 있어 영양가치가 매우 높으며, 따라서 산수유는 예로부터 자양강장제

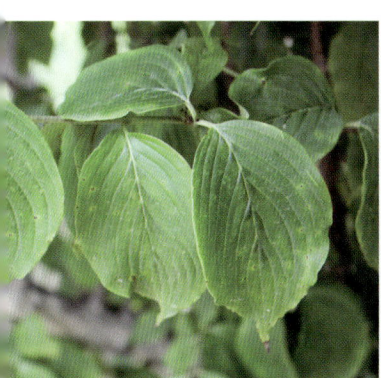
▲ 산수유나무 잎

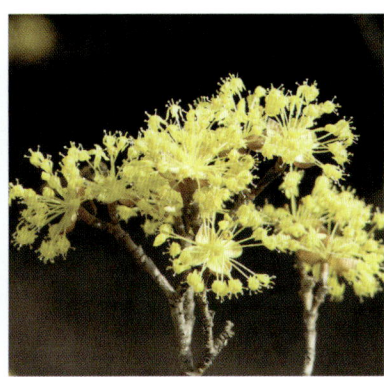
▲ 산수유나무 꽃

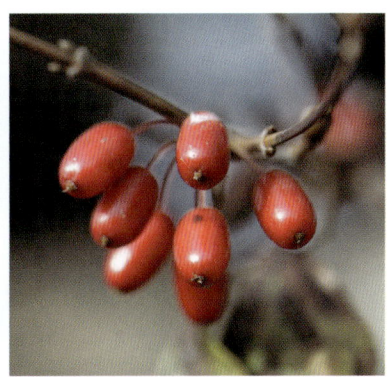
▲ 산수유나무 열매

로 사용되었다.《동의보감》에도 '정신이 어질어질하고 귀에서 소리가 나는 것, 허리와 무릎이 시큰거리고 아픈 증상'에 산수유를 사용한다고 하였다. 한방에서는 몸이 약해졌을 때 6가지 약초로 구성된 육미지황원(六味地黃元)이라는 처방을 사용하는데, 6가지 약초 중에 하나가 산수유다. 그만큼 산수유는 몸을 보(補)하는 효능이 뛰어나다.

동의보감 원문 해설

性微溫味酸澁無毒强陰益精補腎氣興陽道堅長陰莖添精髓煖腰膝助水藏止小便利老人尿不節除頭風鼻塞耳聾〇在處有之葉似榆花白子初熟未乾赤色大如枸杞子有核亦可啖旣乾皮甚薄每一片去核取肉皮四兩爲正〇肉壯元氣秘精核能滑精故去之九月十月採實陰乾〈本草〉〇酒浸去核慢火焙乾用一名石棗〈入門〉

성질은 약간 따뜻하며[微溫] 맛은 시고[酸] 떫으며[澁] 독이 없다. 음(陰)을 왕성하게 하며 신정[精]과 신기(腎氣)를 보하고 성기능을 높이며 음경을 딴딴하고 크게 한다. 또한 정수(精髓)를 보해주고 허리와 무릎을 덥혀주어 신[水藏]을 돕는다. 오줌이 잦은 것을 낫게 하며 늙은이가 때도 없이 오줌 누는 것을 낫게 하고 두풍과 코가 메는 것, 귀먹는 것을 낫게 한다. 〇곳곳에서 난다. 잎은 느릅나무 비슷하고 꽃은 희다. 열매가 처음 익어 마르지 않았을 때는 색이 벌건데 크기가 구기자만 하며 씨가 있는데 또한 먹을 수 있다. 마른 것은 껍질이 몹시 얇다. 매 600g에서 씨를 빼버리면 살이 160g 되는 것이 기준이다. 〇살은 원기를 세게 하며 정액을 굳건하게 한다. 그런데 씨는 정(精)을 미끄러져 나가게 하기 때문에 쓰지 않는다. 음력 9~10월에 따서 그늘에서 말린다.〈본초〉〇술에 담갔다가 씨를 버리고 약한 불에 말려서 쓴다. 일명 석조(石棗)라고도 한다.〈입문〉

 산수유꽃차

▶ 효능 · 효과

산수유는 신장 요로 계통과 각종 성인병 예방에 좋으며 부인병에도 효능이 있다.

▶ 꽃차 만드는 방법

① 봉오리에서 바로 핀 꽃을 꽃봉오리째 따서 깨끗이 손질한다.
② 손질한 꽃을 소금물에 씻어서 그늘에서 잘 말려 밀폐용기에 보관한다.
③ 말린 꽃 2~3송이를 찻잔에 담고 끓는 물을 부어 우려내어 마신다.
④ 재탕하여 마신다.

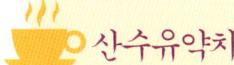 산수유약차

▶효능·효과

신장의 정기와 기능을 보하고, 요실금 치료, 알레르기 예방, 현기증 개선, 이명 개선, 이뇨작용 등이 있다.

▶약차 만드는 방법

① 물 1L에 산수유 40g을 넣고 센 불에서 30분 정도 끓인다.
② 약한 불에서 2시간 정도 더 끓이면 붉은색과 새콤한 맛이 우러나와 갈증에 좋은 약차가 된다.
③ 기호에 따라 설탕이나 꿀을 넣어 마신다.

산수유의 기능성 및 효능에 관한 특허자료 2종 외

▶산수유 추출물을 함유하는 혈전증 예방 또는 치료용 조성물

산수유 추출물을 유효성분으로 함유하는 약학조성물은 트롬빈 저해활성 및 혈소판 응집 저해활성을 나타내어 혈전 생성을 효율적으로 억제할 수 있으며 추출액, 분말, 환, 정 등의 다양한 형태로 가공되어 상시 복용 가능한 제형으로 조제할 수 있는 뛰어난 효과가 있다.

－ 공개번호 : 10-2013-0058518, 출원인 : 안동대학교 산학협력단

▶포제를 활용한 산수유 추출물을 함유하는 항노화용 화장료 조성물

포제를 활용한 산수유 추출물을 함유하는 화장료 조성물은 프로콜라겐 생성 촉진 및 콜라게나제 발현 억제 효과를 나타냈으며, 두 가지 활성의 복합 상승작용으로 인하여 우수한 피부 주름 개선 및 항노화 효과를 갖는다.

－ 공개번호 : 10-2009-0128677, 출원인 : (주)아모레퍼시픽

【 혼동하기 쉬운 약초 비교 】

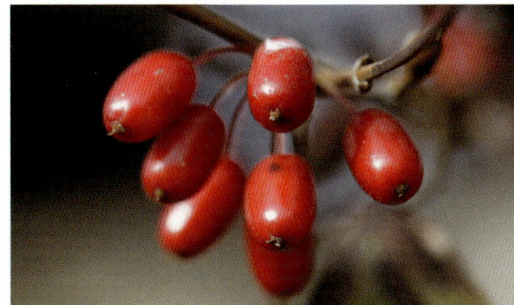
▲ 산수유 열매

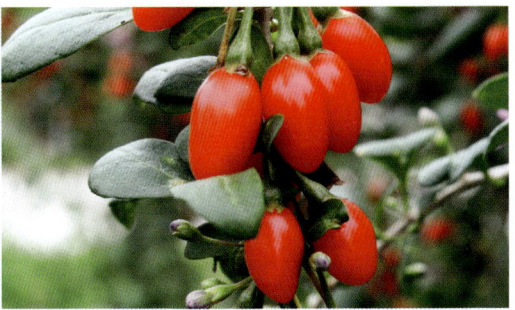
▲ 구기자 열매

21 방광염

　방광에 염증이 있으면 소변을 자주 보는 증상, 갑작스럽게 소변이 마려운 증상, 배뇨통증, 잔뇨감 등이 특징적으로 나타난다. 그리고 간혹 허리가 아프거나 치골(성기 위쪽의 돌출된 부분) 부위에 통증이 생길 수 있고, 혈뇨와 악취가 나는 탁한 오줌이 나오기도 한다.

　방광염은 여성에게 흔히 나타나는데, 여성은 요도(尿道)가 짧고 세균이 회음부와 질 입구에 쉽게 증식하여 성생활이나 임신 시 세균이 쉽게 방광으로 침입하여 감염을 일으키기 때문이다. 방광염에 걸리면 우선적으로 항생제를 투여하는데, 세균에 대한 저항력이 약한 사람은 체력을 강화하는 것이 중요하다. 특히 만성 방광염에 지속적으로 항생제를 투여하면 2차적인 부작용이 생길 우려가 있어 주의가 필요하다.

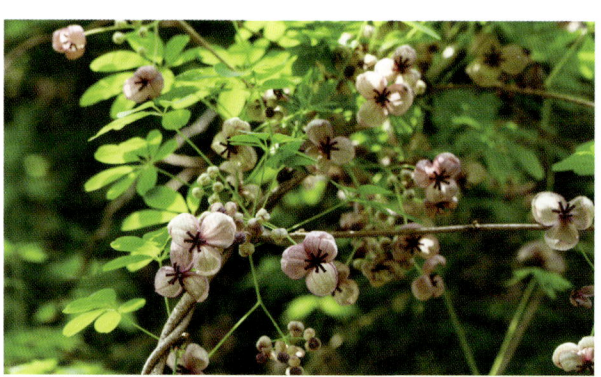
▲ 으름덩굴

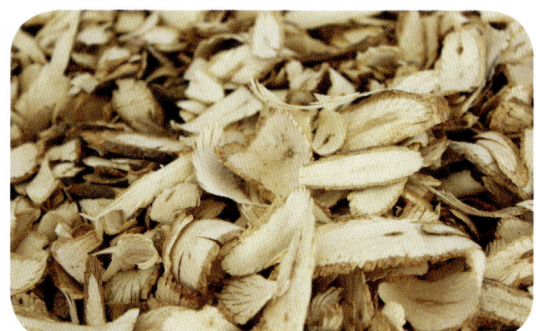
▲ 목통(약재)

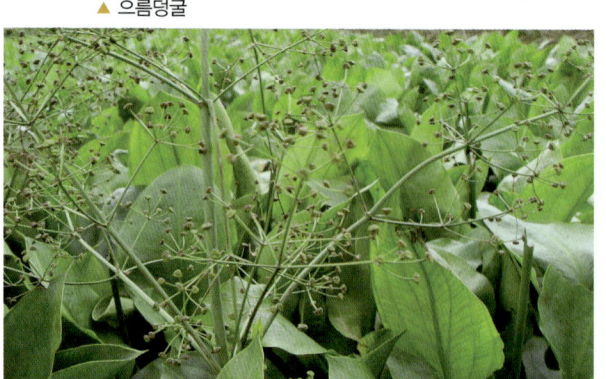
▲ 택사

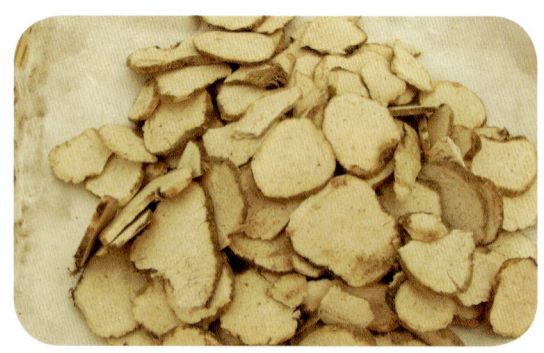
▲ 택사(약재)

다음에 소개되는 한약처방은 항생제를 사용하지 않고도 방광염을 치료하는 데 도움을 준다.

> **한약처방 |** 목통 8g, 택사 8g, 복령 10g, 치자 6g

상기 용량은 1일분이다. 물 800cc를 붓고 중불로 2시간 정도 달여 물이 절반 정도 되게 한다. 그리고 이것을 3등분하여 아침, 점심, 저녁에 마시는데, 3~4시간 간격을 두고 마시는 것이 좋다. 10일분 또는 20일분씩 달여놓고 유리병에 담아 냉장고에 보관하였다가 마실 때마다 따뜻하게 데워서 복용하는 것도 좋다.

【참고사항】

① 노인이거나 몸이 약한 사람에게는 목통 대신 차전자를 사용한다.
② 방광염이 급성이라면 용담초를 더하는 것도 좋다.
③ 소변에서 농(膿)이 나오는 경우에는 어성초를 더한다.

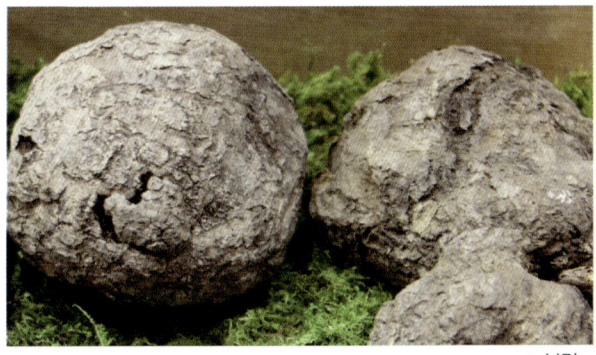

▲ 복령

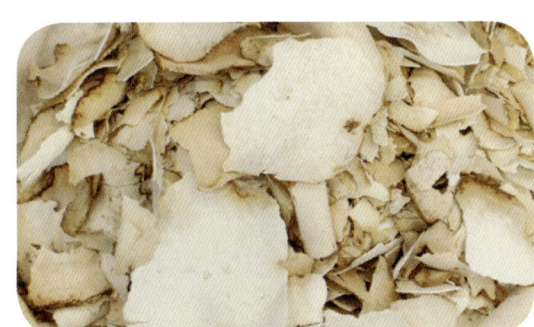

▲ 복령(약재)

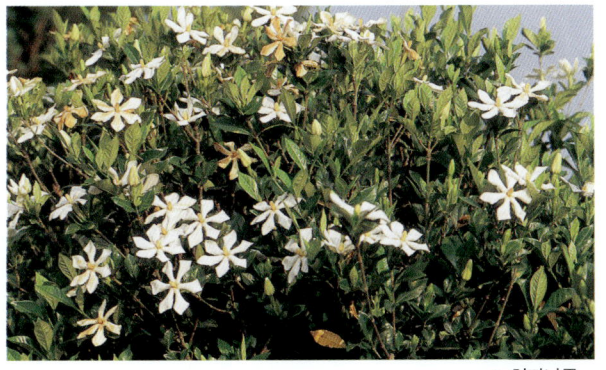

▲ 치자나무

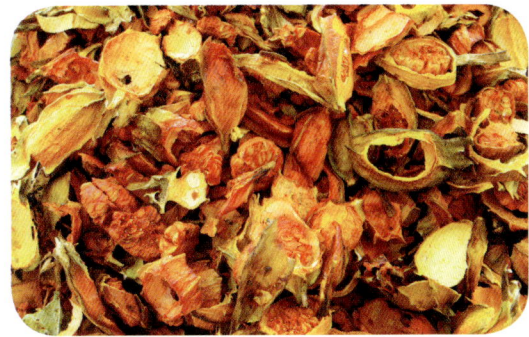

▲ 치자나무 열매(약재)

【주의사항】
① 소변을 자주 보는 것이 방광염 치료에 도움이 되므로 물을 자주 마시는 것이 좋다.
② 자주 방광염에 걸리는 여성은 방광염을 치료한 후에 비뇨기의 기능을 강화하는 한약처방을 복용하는 것이 좋다. 또한 세균감염을 막기 위해 항상 청결을 유지해야 한다.
③ 한약처방은 차가운 성질을 지닌 약초로 구성되어 있기 때문에 속이 차거나 설사를 하는 사람은 신중하게 복용해야 한다.

목통(通草)

목통은 으름덩굴과에 속하는 낙엽활엽 덩굴식물인 으름덩굴의 줄기를 말하며, 맛은 쓰고 성질은 차갑다. 9월경에 채취하여 그늘에 말려서 사용한다. 줄기의 껍질만 사용한다면 초봄에 채취해야 하지만, 목통은 목심을 포함한 줄기를 사용하기 때문에 9월에 채취한다. 우리나라의 강원도를 제외한 황해도 이남의 산과 들에 자생한다.

주효능 | 요도염, 방광염, 요로결석, 구내염, 결막염, 외이도염, 인후염, 성대 부종, 모유 부족

목통은 열을 내리고 소변을 잘 통하게 하는 효능이 좋다. 그래서 요로(尿路)에 염증이 있을 때 주로 사용한다. 예를 들어 방광염, 요도염, 또는 요로결석 등으로 배뇨 시 통증이 있을 때, 소변을 너무 자주 보는 증상이 있을 때, 소변이 잘

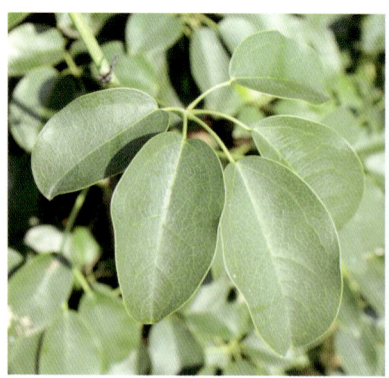

▲ 으름덩굴 잎　　▲ 으름덩굴 꽃

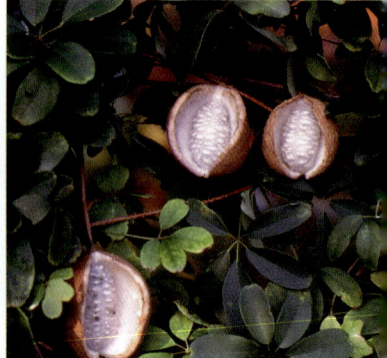

▲ 으름덩굴 열매

나오지 않을 때, 소변에서 피가 섞여 나올 때 목통을 사용한다.

목통은 산후에 젖이 적게 나오거나 전혀 나오지 않을 때 사용한다. 단, 몸이 허약한 산모에게는 주의해서 사용해야 하는데, 이유는 목통이 비교적 강한 이뇨작용을 지니고 있기 때문이다. 소변으로 수분만 나가는 것이 아니라 체열(體熱)도 함께 빠져나가기 때문에 몸이 약하고 추위를 타는 사람에게 과량 사용하는 것은 좋지 않다는 뜻이다. 《동의보감》에서 '소변이 잘 나감으로써 열이 저절로 내려가게 된다'고 한 것도 이와 같은 의미이다. 물론 소변을 빼주면서 열을 내리기 때문에 요도염, 방광염, 결막염, 외이도염, 구내염 등이 치료되는 것이다.

동의보감 원문 해설

性平(一云微寒)味辛甘無毒治五淋利小便開關格治水腫除煩熱通利九竅出音聲療脾疸常欲眠墮胎去三虫〇生山中作藤蔓大如指每節有二三枝枝頭出五葉結實如小木瓜核黑瓤白食之甘美謂之燕覆子正月二月採枝陰乾〇莖有細孔兩頭皆通含一頭吹之則氣出彼頭者良〈本草〉〇通草卽木通也心空有瓣輕白可愛去皮節生用通行十二經故名爲通草〈入門〉〇木通性平味甘而淡主小便不利導小腸熱通經利竅〈湯液〉〇木通通草乃一物也處處有之江原道出一種藤名爲木通色黃味苦瀉濕熱通水道有效治瘡亦效別是一物也或云名爲木防己瀉濕爲最〈俗方〉

[子]名燕覆子木通實也莖名木通又名通草七八月採性寒味甘主胃熱反胃除三焦客熱利大小便寬心止渴〈本草〉

[根]卽木通根也主項下癭瘤

성질은 평(平)하고(약간 차다[微寒]고도 한다) 맛은 맵고 달며[辛甘] 독이 없다. 5가지 임병을 낫게 하고 오줌을 잘 나가게 하며 관격(關格)된 것을 풀어주고 수종(水腫)을 낫게 하며 번열(煩熱)을 멎게 하고 9규[竅]를 잘 통하게 한다. 말소리를 잘 나오게 하고 비달(脾疸)로 늘 자려고만 하는 것을 낫게 한다. 유산시키고 3충(三蟲)도 죽인다. 〇산에서 자라는데 덩굴로 뻗으며 굵기가 손가락과 같고 마디마다 2~3개의 가지가 붙었다. 가지 끝에 5개의 잎이 달렸고 열매가 맺히는데 작은 모과 비슷하다. 씨는 검고 속은 흰데 먹으면 단맛이 있기 때문에 이것을 연복자(燕覆子)라고 한다. 음력 정월, 2월에 가지를 베어 그늘에서 말린다. 〇줄기에 가는 구멍이 있어 양쪽 끝이 다 통한다. 한쪽 끝을 입에 물고 불 때 공기가 저쪽으로 나가는 것이 좋다.〈본초〉 〇통초는 즉 으름덩굴이다. 속이 비고 결이 있어 가볍고 색이 희며 아주 곱다. 껍질과 마디를 버리고 생것으로 쓴다. 12경맥을 통하게 하기 때문에 통초라고 했다.〈입문〉

○으름덩굴의 성질은 평(平)하고 맛은 달며 담담하다[甘淡]. 오줌이 잘 나가지 않는 데 쓴다. 소장의 열을 내리며 경맥을 통하게 하고 9규(竅)를 잘 통하게 한다.〈탕액〉○으름덩굴과 통초는 한 가지 식물이다. 곳곳에 있다. 강원도에서 나는 한 종류의 덩굴을 으름덩굴이라고 한다. 빛은 누르고 맛은 쓰며[苦] 습열을 사하고 오줌을 잘 누게 하는 효과가 있다. 헌데를 아물게 하는 데도 역시 효과가 있다. 이것은 다른 식물이다. 혹은 목방기(木防己)라고도 한다. 습(濕)을 사하는 데 가장 좋다.〈속방〉

통초자(通草子, 통초 열매) : 연복자(覆子)라고 하는데 으름덩굴의 열매이다. 줄기는 으름덩굴 또는 통초라고 한다. 음력 7~8월에 따는데 성질은 차고[寒] 맛은 달다[甘]. 위열(胃熱)과 반위증(反胃證)을 낫게 하며 삼초(三焦)의 열을 내리고 대소변을 잘 나가게 하며 속을 시원하게 하고 갈증을 멎게 한다.〈본초〉

통초근(通草根, 통초 뿌리) : 즉 으름덩굴의 뿌리다. 목 아래의 영류(瘻瘤)를 치료한다.

으름덩굴의 기능성 및 효능에 관한 특허자료 2종 외

▶으름덩굴 종자 추출물을 포함하는 항암 조성물 및 그의 제조방법

본 발명은 으름덩굴 종자 추출물을 포함하는 항암 조성물 및 그의 제조방법에 관한 것으로, 본 발명의 조성물은 우수한 항암성을 나타내며, 이에 추가적으로 천호, 인삼 또는 울금 추출물을 처방하여 보다 증강된 항암 효과를 얻을 수 있어, 암의 예방 또는 치료제로서 유용하게 사용할 수 있다.

― 공개번호 : 10-2005-0087498, 출원인 : 김승진

▶으름덩굴 추출물을 유효성분으로 포함하는 최종당화산물(AGEs) 생성 억제용 피부 외용제 조성물

본 발명은 으름덩굴 추출물을 유효성분으로 포함하는 최종당화산물 생성 억제용 피부 외용제 조성물에 관한 것이다. 본 발명의 조성물은 최종당화산물 생성을 억제하여 세포손상으로부터 섬유모세포를 보호하는 기전을 통해 피부 주름 개선 등의 효과를 가진다. 그리고 세포독성 및 피부 부작용이 없어 화장료 또는 의약품에 안전하게 적용할 수 있다.

― 공개번호 : 10-2014-0115742, 출원인 : 바이오스펙트럼 주식회사

택사(澤瀉)

택사는 택사과에 속하는 다년생 식물인 질경이택사 또는 택사의 뿌리줄기를 말하며, 맛은 달고 약간 짜면서 담담하며 성질은 차갑다. 늦가을에 덩이줄기를

캐서 줄기와 잎, 잔뿌리를 제거하고 깨끗이 씻어서 약한 불로 말린 다음 다시 잔뿌리와 거친 껍질을 제거한 이후 사용한다. 우리나라의 제주도와 중부, 북부 지역에 많이 자생하며, 볕이 잘 드는 습지에서 잘 자란다.

주효능 | 신장염, 방광염, 신장결석, 방광결석, 부종, 고지혈증

택사는 신장과 방광의 염증을 없애는 데 효과적인 약초이다. 따라서 신장염으로 소변이 잘 나오지 않고 몸이 붓는 경우, 신장이나 방광의 결석으로 통증과 출혈이 있는 경우에 주로 사용한다. 단, 몸이 약한 사람에게는 주의해서 사용해야 한다. 예로부터 성욕이 너무 강할 때 택사는 이상 항진된 성욕을 억제시키는 약초로 사용되었고, 택사를 너무 많이 먹으면 가뭄에 논바닥이 갈라지는 것처럼 몸에 허열(虛熱)이 생겨 눈이 나빠진다고 하였다. 따라서 몸이 약한 사람이 택사를 많이 복용하면 몸이 더 나빠질 수 있으니 주의해야 한다.

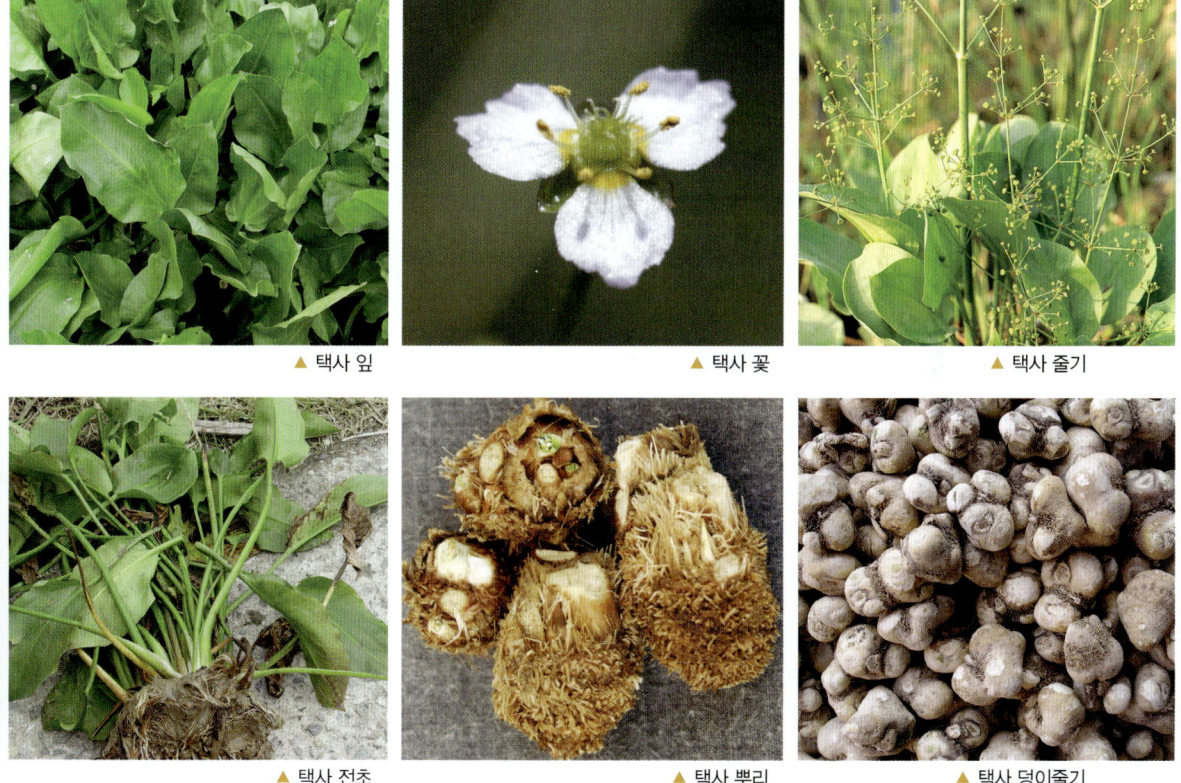

▲ 택사 잎   ▲ 택사 꽃   ▲ 택사 줄기

▲ 택사 전초   ▲ 택사 뿌리   ▲ 택사 덩이줄기

근래에 택사가 혈중 콜레스테롤 수치를 감소시킨다는 것이 밝혀졌다. 택사는 콜레스테롤과 중성지방을 낮추는 효과가 우수하였고, 지방간의 형성을 막는 효과도 현저하였다. 택사 단독으로 사용하거나 다른 약초와 함께 사용해도 효과에는 차이가 없었고, 고혈압이나 변비가 있을 때 결명자와 함께 사용하면 콜레스테롤을 감소시키는 효과가 더욱 강해졌다.

복령(茯苓)

복령은 구멍장이버섯과에 속하는 진균인 복령의 균핵을 말하며 소나무 뿌리에 기생한다. 맛은 달고 담백하며 성질은 따뜻하지도 차갑지도 않다. 자연산 복령은 7월부터 다음 해 3월 사이에 소나무 숲에서 채취하고, 인공 재배한 것은 종균을 접종한 2년 후 7~8월 사이에 채취한다. 우리나라 각지에 분포하고 특히 강원도, 경기도, 경상북도 지방에서 많이 생산되는데 현재는 대부분 지방에서 대량으로 인공 재배되고 있다.

주효능 | 소변불통(小便不通), 부종, 설사, 신경쇠약, 건망증, 요도염, 방광염

복령은 이뇨작용이 있어 몸이 붓거나 요도염, 방광염 등이 있을 때 사용하는데, 다른 이뇨제와 달리 위장을 튼튼하게 하고 신경을 안정시키는 효능이 있어 몸이 약한 사람에게 좋다.

【백복령, 적복령, 복신의 효능 비교】

복령은 위장을 튼튼하게 하고 소변을 잘 나오게 하며 정신을 안정시키는 작용이 있는데 백복령, 적복령, 복신의 주요한 효능이 각기 다르다.

◎ **백복령**
  복령의 내부가 백색인 것으로 성질은 따뜻하지도 차갑지도 않으며 위장을 튼튼하게 하는 작용이 강하고 이뇨작용이 있으나 강하지는 않다.

◎ **적복령**
  복령의 내부가 담홍(淡紅)색인 것으로 성질은 복령과 같지만 위장을 튼튼하게 하는 작용은 약한 대신 이뇨작용이 강하다.

◎ **복신**
  복령 중에서 소나무의 뿌리를 감싸고 있는 것으로 신경을 안정시키는 작용이 있어 자주 놀라고 가슴이 두근거리고 불면증과 건망증이 있을 때 사용한다.

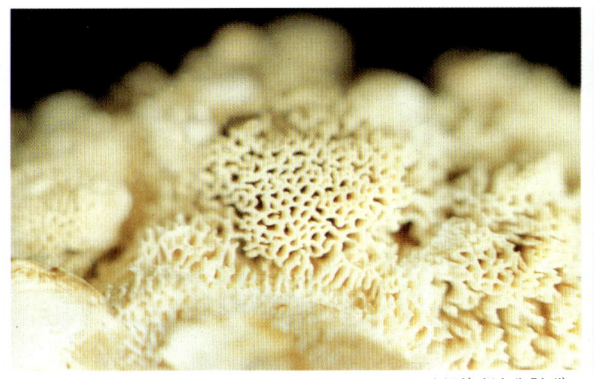
▲ 복령(자실체 형태)

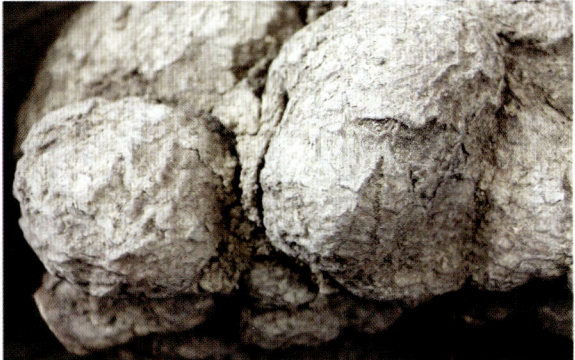
▲ 복령(수확)

자연산 복령은 송이(松耳)가 자랄 수 있을 정도의 나이(30년)가 된 소나무 중에서 외상(外傷)이 있는 것에서 생긴다. 외상이 생기고 나서도 최소한 5~7년이 지나야 복령이 자랄 수 있다.

치자(梔子)

치자는 꼭두서니과에 속하는 상록활엽관목인 치자나무의 성숙한 열매를 말하며, 맛은 쓰고 성질은 차갑다. 보통 9~10월에 열매가 익어서 열매껍질이 누렇게 되었을 때 따서 열매꼭지와 불순물을 제거하고 햇볕에 말리거나 불에 쬐어 말린다. 원산지는 중국이며 우리나라에서는 남부지방에서 많이 재배한다.

주효능 | 화병(火病), 번열(煩熱), 방광염, 요도염, 요로결석, 전립선염, 황달

치자는 임증(淋證)에 사용하는 대표적인 약초이다. 임(淋)은 '방울방울 떨어진다'는 의미가 있다. 즉, 임증은 요로(尿路)에 감염증이 있거나 결석, 또는 전립선의 염증 때문에 소변이 잘 나오지 않고, 나올 때 통증이 나타나는 증상을 포괄하는 한방 용어이다. 치자는 소변에 혈액이 섞여 나오는 경우에도 사용하는데, 이때는 검게 볶아서 사용해야 한다. 치자뿐 아니라 지혈(止血)을 목적으로 약초를 사용할 때는 볶아서 검게 만든 후에 사용해야 효과가 좋다.

치자는 화병과 과도한 스트레스 때문에 가슴 속에 열이 나고 답답한 증상이 있을 때 사용한다. 이러한 증상을 번열(煩熱)이라고 하는데, 몸에 체액이 부족해지고 혈액이 고갈되었을 때 나타난다. 열감기 때문에 땀을 과도하게 흘려 체액

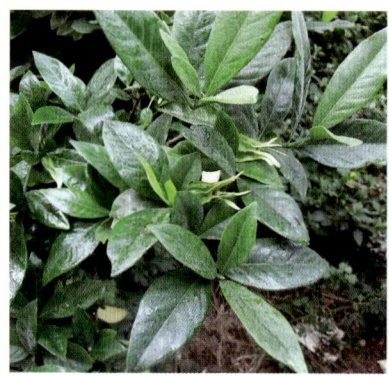
▲ 치자나무 잎

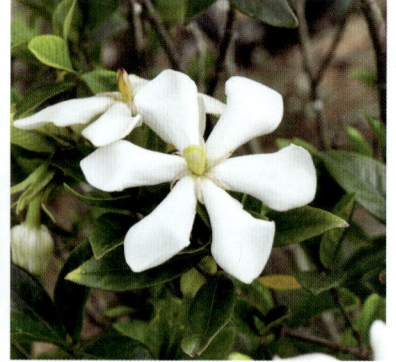
▲ 치자나무 꽃

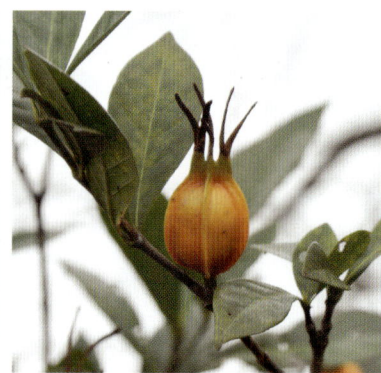
▲ 치자나무 열매

이 부족해졌을 때 번열이 생기고, 화병으로 혈액과 체액이 말랐을 때도 번열이 생긴다. 《동의보감》에 의하면 치자를 다음과 같은 증상에 사용하였다. '감기에 걸렸을 때 오진(誤診)으로 설사하는 약을 사용하여 심번(心煩)이 생겼을 때, 또는 감기가 나은 이후 노역(勞役)을 한 결과 다시 감기에 걸려 번열이 있을 때 치자를 사용한다.'

동의보감 원문 해설

性寒味苦無毒主胸心大小腸大熱胃中熱氣心中煩悶去熱毒風利五淋通小便除五種黃病止消渴治口乾目赤腫痛面赤酒皰齇鼻白癩赤癩瘡瘍殺䗪虫毒○葉似李而厚硬二三月開白花花皆六出甚芬香夏秋結實生靑熟黃中仁深紅九月採實暴乾○入藥用山梔子方書所謂越桃皮薄而圓小刻房七稜至久稜者爲佳〈本草〉○小而七稜者佳長大者亦可用但無力耳〈丹心〉○入手太陰經治心煩懊憹不得眠能瀉肺中之火〈湯液〉○用仁去心胸熱用皮去肌表熱尋常生用虛火童便炒七次至黑色止血炒如墨涼肺胃酒泡用〈入門〉

성질은 차며[寒] 맛이 쓰고[苦] 독이 없다. 가슴과 대소장에 있는 심한 열과 위 안에 있는 열[胃中熱氣] 그리고 속이 답답한 것[煩悶]을 낫게 한다. 열독을 없애고 오림을 낫게 하며 오줌을 잘 나가게 하고 5가지 황달을 낫게 하며 소갈을 멎게 한다. 입안이 마르고 눈에 피서며 붓고 아픈 것, 얼굴까지 벌개지는 주사비, 문둥병, 창양(瘡瘍)을 낫게 하고 지충의 독[蟲毒]을 없앤다. ○잎은 추리나무잎 비슷한데 두껍고 굳으며 음력 2~3월에 흰 꽃이 핀다. 꽃은 모두 6잎이며 아주 향기롭다. 늦은 여름, 초가을에 열매가 열린다. 처음에는 푸르다가 익으면 노래지는데 속은 진한 벌건 색이다. 음력 9월에 열매를 따서 햇볕에 말린다. ○약으로 쓰이는 산치자는 의학책에 나와 있는 월도(越桃)라는 것을 말한다. 껍질이 엷고 둥글며 작고 거푸집에

도드라진 금이 7모[稜] 또는 9모 나는 것이 좋다.〈본초〉 ○작고 7모가 난 것이 좋다. 길고 큰 것도 쓸 수 있는데 약 효과가 못하다.〈단심〉 ○수태음경에 들어가며 가슴이 답답하고 안타까워 잠 못 자는 증을 낫게 하고 폐화(肺火)를 사한다.〈탕액〉 ○속씨를 쓰면 가슴 속의 열을 없애고 껍질을 쓰면 피부의 열을 없앤다. 보통 때는 생것을 쓰고 허화(虛火)에는 동변에 축여 새까맣게 되도록 7번 정도 볶아서 쓰고 피를 멈추는 데는 먹같이 검게 닦아서 쓴다. 폐와 위를 시원하게 하려면 술에 우려서 쓴다.〈입문〉

치자나무의 기능성 및 효능에 관한 특허자료 2종 외

▶치자 추출물의 분획물을 유효성분으로 함유하는 알레르기 질환의 예방 또는 치료용 조성물

본 발명은 치자 추출물의 분획물을 유효성분으로 함유하는 알레르기 질환의 예방 또는 치료용 조성물에 관한 것으로, 보다 구체적으로 치자 추출물로부터 분획한 치자 분획물은 비만세포(mast cell)에서 히스타민의 분비량을 낮추고, 알레르기성 아토피 피부염 질환 모델에서 피부염 및 귀 부종을 감소시키고, 혈청 중 IgE 농도를 감소시키므로 알레르기 질환의 예방, 개선 또는 치료에 유용하게 사용될 수 있다.

- 공개번호 : 10-2011-0136387, 출원인 : 한국한의학연구원

▶치자 추출물을 포함하는 우울증 질환의 예방 및 치료를 위한 약학 조성물

본 발명은 치자 추출물을 포함하는 우울증 질환의 예방 및 치료를 위한 약학 조성물에 관한 것으로, 본 발명의 치자 추출물은 우울증의 원인이 되는 MAO의 활성을 저해하여 항우울 효과를 나타내므로, 본 발명의 치자 추출물을 포함하는 조성물은 우울증 질환의 예방 및 치료를 위한 의약품 또는 건강기능식품으로 유용하게 이용될 수 있다.

- 공개번호 : 10-2007-0013378, 출원인 : 건국대학교 산학협력단

22 요로결석

요로(尿路)는 소변이 지나는 길이며, 여기에 생기는 결석을 요로결석이라고 한다. 역학조사에 의하면 왕성한 활동력을 보이는 20~40대의 연령층에서 가장 많이 발생하며 남자가 여자보다 2배 정도 더 많은 것으로 알려져 있다. 또한 요로결석 환자는 비뇨기과 환자 중에 가장 큰 비율(25%)을 차지할 정도로 비교적 흔한 질병이다.

요로결석의 원인은 다양하지만 물을 적게 마시는 습관이 요로결석의 주요한 원인으로 알려져 있다. 수분 섭취가 감소하면 요석 결정이 소변에 머무르는 시간이 길어져 요석 형성이 증가하기 때문이다. 이 외에도 고기를 많이 섭취하는 습관도 요로결석의 원인이다.

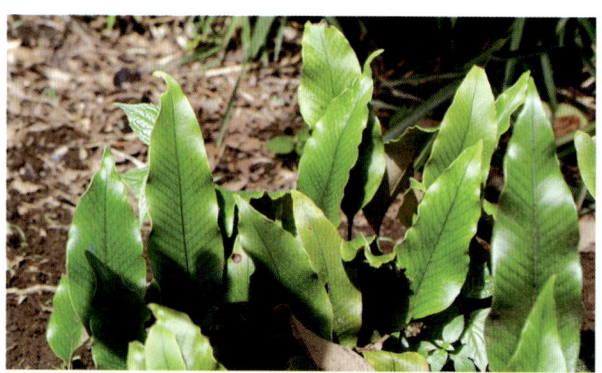
▲ 석위

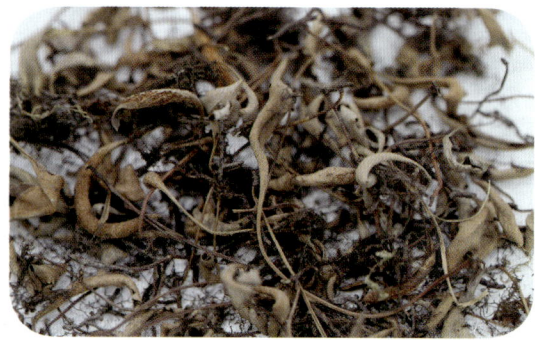
▲ 석위(약재)

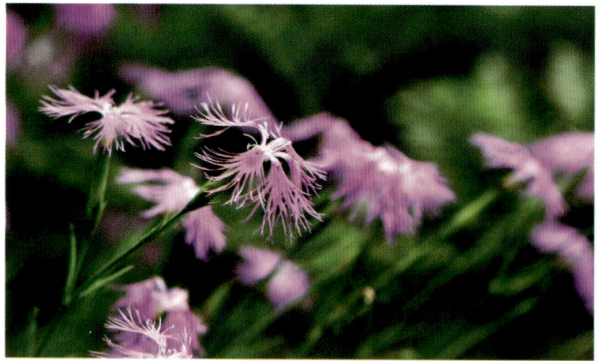
▲ 패랭이꽃

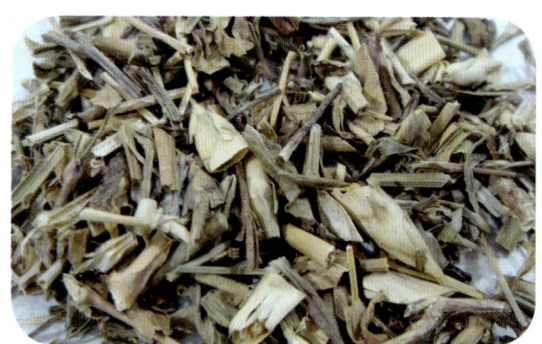
▲ 구맥(약재)

다음에 소개되는 한약처방은 소변을 잘 나가게 하고 결석을 녹이는 데 도움을 준다.

> **한약처방** | 석위 8g, 구맥 8g, 목통 8g, 동규자 6g

상기 용량은 1일분이다. 물 800cc를 붓고 중불로 2시간 정도 달여 물이 절반 정도 되게 한다. 그리고 이것을 3등분하여 아침, 점심, 저녁에 마시는데, 3~4시간 간격을 두고 마시는 것이 좋다. 10일분 또는 20일분씩 달여놓고 유리병에 담아 냉장고에 보관하였다가 마실 때마다 따뜻하게 데워서 복용하는 것도 좋다.

【참고사항】
① 급성으로 요도가 막혔을 때는 저령을 더한다.
② 요도에 통증이 심하면 금전초를 더한다.
③ 혈뇨가 있으면 대계를 더한다.

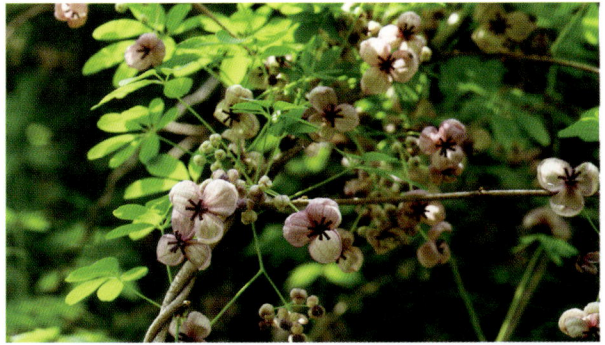

▲ 으름덩굴

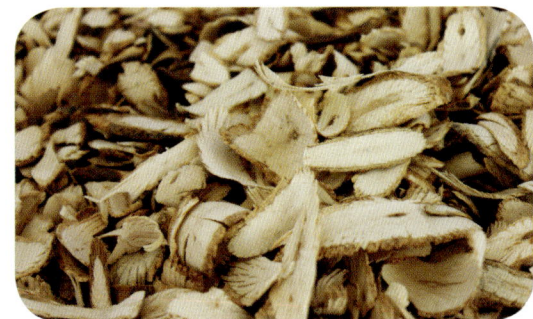

▲ 목통(약재)

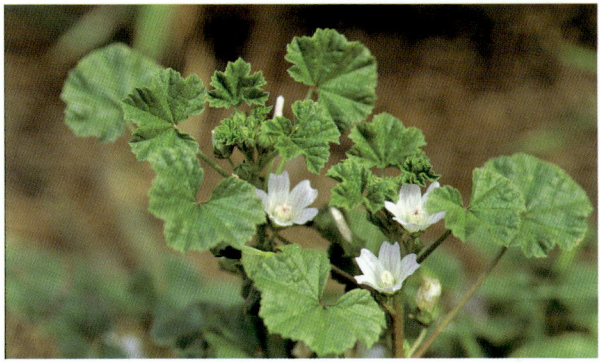

▲ 아욱

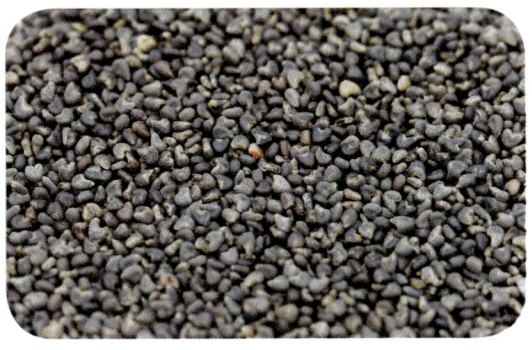

▲ 동규자(약재)

【주의사항】

① 소변을 자주 보는 것이 결석 배출에 도움이 되므로 물을 많이 마시는 것이 좋다.
② 이 한약처방은 차가운 성질을 지닌 약초로 구성되어 있기 때문에 몸이 차고 마른 사람이 오래 복용하는 것은 좋지 않다.
③ 석위는 불에 그을려서 노란색 털을 없앤 후에 사용해야 한다. 털이 기관지를 자극할 수 있기 때문이다.
④ 동규자는 살짝 볶고 잘게 부수어서 사용해야 약 성분이 잘 우러나온다.

석위(石韋)

석위는 고란초과에 속하는 다년생 식물인 석위의 잎을 말하며, 맛은 쓰고 달며 성질은 약간 차갑다. 봄, 여름, 가을에 채취하여 뿌리줄기와 뿌리를 제거하고 사용한다. 우리나라 각지의 나무줄기나 바위 위에 자생한다.

주효능 | 소변불통(小便不通), 요로결석, 혈뇨(血尿), 자궁출혈, 기관지염

석위는 이뇨작용이 강한 약초이다. 이뇨작용이 있는 약초는 대체로 신장, 방광, 요도에 염증이 있거나 결석으로 인한 통증과 출혈이 있을 때 사용한다. 석위는 신장결석, 방광결석, 요로결석에 효과가 아주 좋고, 요로에 염증이 있고 소변에 혈액이 섞여 나올 때도 사용한다.

석위는 가래를 삭이고 기관지 평활근을 이완시키는 작용이 있어 급성 기관지

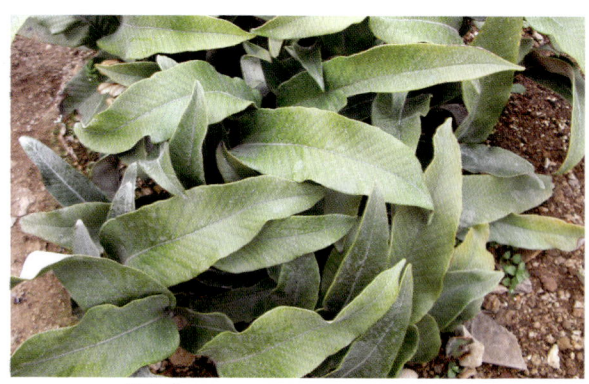
▲ 석위 잎

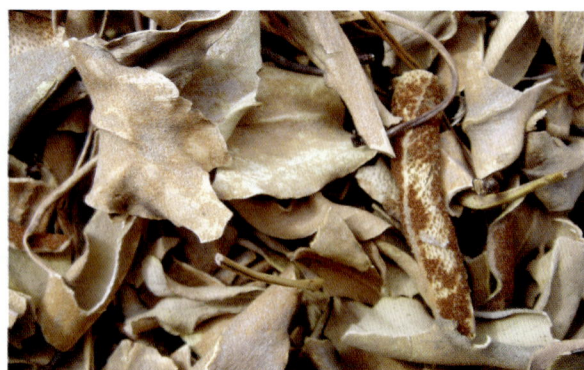
▲ 석위 잎 말린 것(약재)

염 때문에 기침과 가래가 나올 때, 목이 간지럽고 통증이 있을 때 사용한다. 또한 석위는 소아의 기관지염과 기관지 천식, 폐수종 등에도 사용한다.

동의보감 원문 해설

性平(一云微寒)味苦甘無毒治五淋胞囊結熱不通膀胱熱滿淋瀝遺尿利小便水道○叢生石上葉如皮故名石韋又云葉生斑點如皮以不聞水聲及人聲者爲良二月八月採葉陰乾入藥須灸用刷去黃毛毛射人肺令人咳〈本草〉

성질은 평(平)하고(약간 차다[微寒]고도 한다) 맛은 쓰고 달며[苦甘] 독이 없다. 오림(五淋)으로 포낭(胞囊)에 열이 몰려서 오줌이 나가지 않는 것과 방광에 열이 차서 오줌이 방울방울 떨어지거나 오줌 나오는 줄 모르는 것을 낫게 하고 오줌길을 순조롭게 한다. ○무더기로 바위 위에서 자라는데 잎이 가죽과 비슷하기 때문에 석위라고 한다. 또 잎에 얼룩점이 있는 것이 가죽과 같기 때문에 석위라고 한다. 물소리와 사람의 소리가 들리지 않는 데 있는 것이 좋다. 음력 2월과 7월에 잎을 뜯어 그늘에서 말린다. 약에 넣을 때는 반드시 구워서 노란 털을 없애 버리고 쓴다. 털은 사람의 폐를 찔러서 기침을 하게 한다.〈본초〉

석위의 기능성 및 효능에 관한 특허자료

▶ 항암, 암병 완화 및 치료개선용 한약조성물 및 한약 제형

항암, 암병 완화 및 치료개선용 한약조성물 및 한약 제형이 개시된다. 본 발명의 일 실시예에 따른 한약조성물은 황기, 토복령, 용안육, 예지자, 천마, 빈랑, 지유, 산자고, 마치현, 석위, 포공영, 감초, 구인, 섬여, 금은화를 포함하며, 폐암, 위암, 대장암, 간암, 췌장암, 유방암, 자궁경부암 및 혈액암에 대해 항암, 암병 완화 및 치료 개선 효과를 갖는다.

- 등록번호 : 10-1442141-0000, 출원인 : 김태진

구맥(瞿麥)

구맥은 석죽과의 다년생 식물인 술패랭이꽃의 지상부를 말하며, 맛은 쓰고 성질은 차갑다. 여름과 가을 사이에 꽃이 피어날 때 채취하여 햇볕에 말려서 사용한다. 우리나라 중부 이북의 고산에서 자생하며 습기가 많지 않고 반그늘의 서늘한 곳에서 잘 자란다.

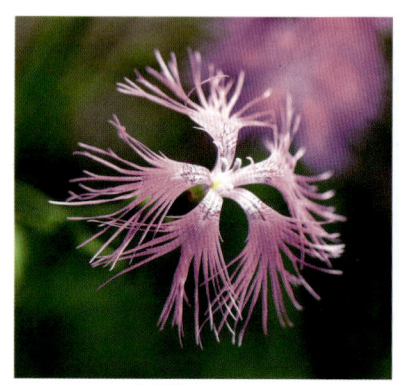
▲ 술패랭이꽃

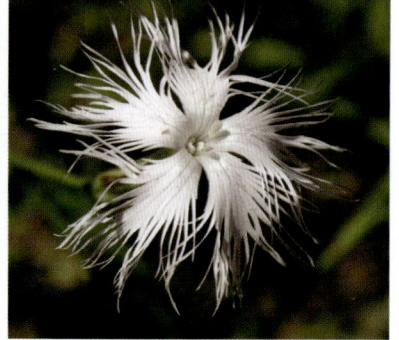
▲ 술패랭이꽃(흰색)

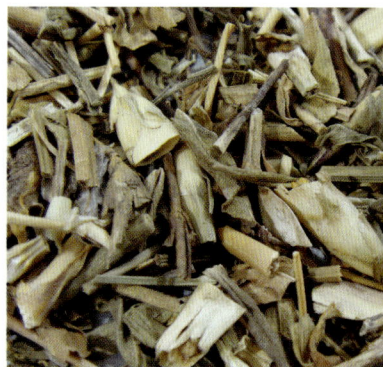
▲ 술패랭이꽃 지상부 말린 것

주효능 | 소변불통(小便不通), 요로결석, 요도염, 방광염, 혈뇨(血尿)

구맥은 이뇨작용이 뛰어난 약초이다. 따라서 소변이 잘 나오지 않고 소변이 혼탁하게 나오는 경우, 급만성 요도염과 방광염, 신장염 등에 사용하며, 방광결석에도 효과가 있다.

구맥은 간경변증으로 인한 복수 및 심장 이상으로 인한 부종, 신장 이상으로 인한 부종 등에 사용한다. 또한 구맥은 전립선비대증 때문에 소변이 잘 나오지 않을 때도 사용하며, 생리불순과 생리통, 치질로 인한 출혈과 각종 염증에도 효과가 있다.

동의보감 원문 해설

性寒味苦辛(一云甘)無毒主關格諸癃結小便不通出刺決癰腫明目去 破胎墮子通心經利小腸爲最要○一名石竹處處有之立秋後合子葉收採陰乾子頗似麥故名瞿麥〈本草〉○不用莖葉只用實殼〈入門〉○主關格諸癃利小便不通逐膀胱邪熱爲君主之劑〈湯液〉
[子]治月經不通破血塊排膿〈本草〉
[葉]治蚘虫痔疾眼目腫痛及浸淫瘡婦人陰瘡〈本草〉

성질은 차며[寒] 맛은 쓰고 매우며[苦辛](달다[甘]고도 한다) 독이 없다. 관격(關格)된 것을 낫게 하며 여러 가지 융폐[諸癃結]와 오줌이 나가지 않는 데 쓰고 가시를 나오게 한다. 옹종을 삭이고 눈을 밝게 하며 예막[瞖]을 없애고 유산시킨다. 심경(心經)을 통하게 하며 소장(小腸)을 순조롭게 하는 데 매우 좋다. ○일명 석죽(石竹)이라고 하는데 곳곳에 다 있다. 입추 후에 씨와 잎을 함께 뜯어 그늘에서 말린다. 씨는 보리[麥]와 매우 비슷하기 때문에 구맥이라고 부르기도 한다.〈본초〉 ○줄기와 잎은 쓰지 않고 다만 씨의 껍질을 쓴다.〈입문〉 ○관격과 여러 가지로 오줌이 막혀 나가지 않는 병을 낫게 한다. 오줌이 나가지 않는 것을 잘 나가게 하며 방광의 사열(邪熱)을 몰아내는 데 주약[主之劑]으로 쓰인다.〈탕액〉

구맥자(瞿麥子, 패랭이꽃 씨) : 월경을 하지 않는 것을 치료하며 혈괴(血塊)를 헤치고 고름을 빨아낸다[排].〈본초〉

구맥엽(瞿麥葉, 패랭이꽃잎) : 회충을 죽이고 치질, 눈이 붓고 아픈 것, 침음창(浸淫瘡), 부인의 음부에 헌데가 생긴 것을 낫게 한다.〈본초〉

술패랭이꽃의 기능성 및 효능에 관한 특허자료

▶ **술패랭이꽃의 향취를 재현한 조성물 및 이를 함유하는 피부 외용제 조성물**

본 발명은 SPME법에 의해 분석된 술패랭이꽃의 향취 성분인 트랜스-오시멘(trans-ocimene), 리날로올(linalool) 및 메틸안트라닐레이트(methyl anthranilate)를 주요 향취 성분으로 함유하고, 여기에 인공합성물질인 메틸살리실레이트(methyl salicylate)를 첨가하여 제조함으로써 술패랭이꽃 고유의 향취를 재현하면서 뛰어난 기호성을 갖는 향료 조성물 및 이를 함유하는 피부 외용제 조성물에 관한 것이다.

- 공개번호 : 10-2012-0056481, 출원인 : (주)아모레퍼시픽

목통(木通)

목통은 으름덩굴과에 속하는 낙엽활엽 덩굴식물인 으름덩굴의 줄기를 말하며, 맛은 쓰고 성질은 차갑다. 9월경에 채취하여 그늘에 말려서 사용한다. 줄기의 껍질만 사용한다면 초봄에 채취해야 하지만, 목통은 목심을 포함한 줄기를 사용하기 때문에 9월에 채취한다. 우리나라의 강원도를 제외한 황해도 이남의 산과 들에 자생한다.

주효능 | 요도염, 방광염, 요로결석, 구내염, 결막염, 외이도염, 인후염, 성대 부종, 모유 부족

목통은 열을 내리고 소변을 잘 통하게 하는 효능이 좋다. 그래서 요로에 염증이 있을 때 주로 사용한다. 예를 들어 방광염, 요도염, 또는 요로결석 등으로 배뇨 시 통증이 있을 때, 소변을 너무 자주 보는 증상이 있을 때, 소변이 잘 나오

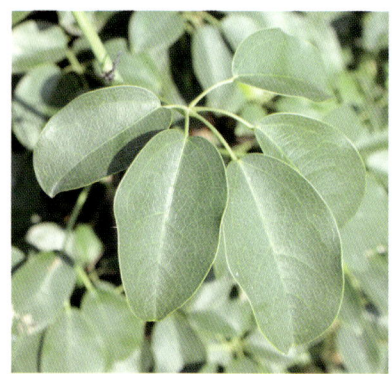
▲ 으름덩굴 잎

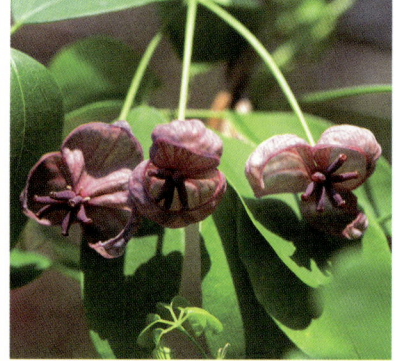
▲ 으름덩굴 꽃

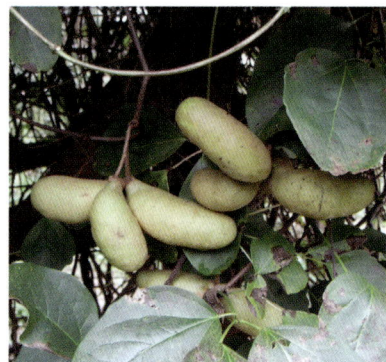
▲ 으름덩굴 열매

지 않을 때, 소변에서 피가 섞여 나올 때 목통을 사용한다.

목통은 염증을 치료하는 효능이 좋아서 이비인후질환(耳鼻咽喉疾患) 및 안질환(眼疾患)의 급성 염증에 많이 사용한다. 소아의 아구창을 비롯하여 입안에 염증이 생겼을 때 치자, 황련 등과 함께 사용하면 신속한 효과를 얻을 수 있다. 또한 인후나 성대가 부어서 목소리가 나오지 않을 때, 급성결막염과 외이도염이 있을 때 효능이 유사한 다른 약초와 함께 사용하면 좋다.

【으름덩굴의 부위별 효능】

◎ **으름덩굴의 줄기 속**
열(熱)을 내려 오줌을 잘 나오게 하고, 기(氣)를 통하게 하여 젖을 나오게 한다. 습열(濕熱)로 인해 오줌 빛이 붉은 것, 임병(淋病)으로 요도가 깔깔하고 아픈 것, 붓고 소변이 적은 것, 젖이 나오지 않는 것에 쓴다.

◎ **으름덩굴의 꽃봉오리**
남자의 음낭이 아래로 처진 것에 쓴다.

◎ **으름덩굴의 뿌리**
기를 돌게 하고 수기(水氣)를 돌리며, 음식을 소화시키고 젖을 나오게 한다. 수종(水腫), 임병, 음식이 쌓여 배가 불러 올라 그득한 느낌이 있는 것, 젖이 나오지 않는 것에 쓴다.

◎ **으름덩굴의 열매**
음력 7~8월에 따는데 성질은 차고 맛은 달다. 위열(胃熱)과 반위증(反胃證)을 낫게 하며 삼초(三焦)의 열을 내리고 대소변을 잘 나가게 하며 속을 시원하게 하고 갈증을 멎게 한다.

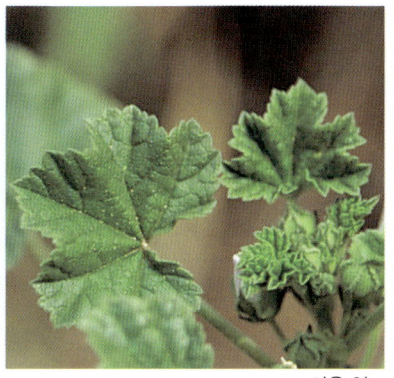
▲ 아욱 잎

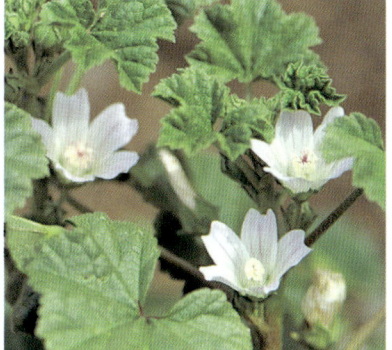
▲ 아욱 꽃

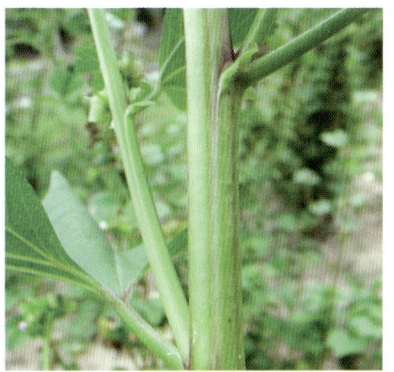
▲ 아욱 줄기

동규자(冬葵子)

동규자는 아욱과에 속하는 1년생 식물인 아욱의 성숙한 씨앗을 말하며, 맛은 달고 성질은 차갑다. 여름부터 가을 사이 익은 열매를 따서 햇볕에 말린 다음 비벼서 씨를 털어 불순물을 제거하고 사용한다. 우리나라 각지의 농가에서 재배하고 습기 있는 토양에서 잘 자란다.

주효능 | 배뇨장애, 요로결석, 부종, 변비, 모유 부족

동규자는 가을에 씨를 뿌려 겨울을 지나야만 씨앗을 맺기 때문에 붙여진 이름이다. 《동의보감》에 동규자는 오림(五淋, 5가지 임병)을 치료하는 약초로 소개되어 있다. 임병(淋病)은 오줌이 잘 나오지 않으면서 아프고 방울방울 끊임없이 떨어지며, 늘 오줌이 급하게 나오면서 짧고 자주 마려운 증상이다. 오림 중에서 석림(石淋)은 현재의 요로결석에 해당하는데, 석림에 동규자를 사용한다.

동규자는 대변을 무르게 하는 성질이 있어 허약한 사람이나 노인의 변비에 효과가 있으며, 젖이 잘 통하지 않고 유방이 뭉치고 통증이 있을 때도 사용한다. 아욱의 잎을 동규엽이라 하는데 천식, 폐렴, 대소변을 잘 못 보는 증상, 이질과 황달 등에 효과가 있다.

동의보감 원문 해설

性寒(一云冷)味甘無毒治五淋利小便除五藏六府寒熱婦人乳難內閉○秋種葵覆養經冬至春作子謂之冬葵多入藥用性至滑利能下石春葵子亦滑然不堪藥用○霜後葵不可食動痰吐水○子微炒碎用〈本草〉
[根]主惡瘡療淋利小便〈本草〉
[葉]爲百菜主作菜茹甚甘美能宣導種壅氣〈本草〉

성질이 차고[寒] 맛이 달며[甘] 독이 없다. 5가지 임병을 치료하고 오줌을 잘 누게 하며 오장육부에 있는 한열증(寒熱證)과 부인의 젖줄이 막혀서 아픈 것을 치료한다. ○가을에 아욱[葵]을 심고 겨울이 지나고 봄이 되도록 덮어두면 씨가 앉는데 이것을 돌아욱 씨라고 한다. 약으로 많이 쓰는데 성질이 활리(滑利)하고 돌을 잘 내리게 한다. 춘규자(春葵子)도 성질이 활(滑)하나 약으로는 쓰지 못한다. ○서리가 내린 뒤의 돌아욱은 먹지 못한다. 그것은 담을 동하게 하고 물을 토하게 하기 때문이다. 씨는 약간 볶아 부스러뜨려서 쓴다.〈본초〉
동규근(冬葵根, 돌아욱 뿌리) : 악창과 임병을 치료하고 오줌을 잘 나가게 한다.〈본초〉
동규엽(冬葵葉, 돌아욱 잎) : 다른 채소처럼 나물을 만들어 먹으면 매우 달고 맛이 있다. 적과 기운이 몰린 것을 잘 헤친다.〈본초〉

동규자(아욱)의 기능성 및 효능에 관한 특허자료

▶ 동규자 추출물을 유효성분으로 함유하는 호르몬 대체치료용 조성물

본 발명은 동규자 추출물을 유효성분으로 하는 호르몬 대체 치료용 조성물에 관한 것으로, 구체적으로 동규자로부터 물 또는 저급 알코올을 이용하여 분리·정제되고 인간 에스트로겐 수용체(human estrogen receptor)에 대한 결합 활성을 나타내는 동규자 추출물을 유효성분으로 하는 조성물에 관한 것이다. 본 발명의 동규자 추출물은 에스트로겐 유사물질로서 호르몬 활성이 뛰어나므로 호르몬 대체 치료(hormone replacement therapy)용 약학적 조성물 또는 건강식품 조성물로 유용하게 사용될 수 있다.

- 공개번호 : 10-2002-0084876, 출원인 : 알앤엘생명과학주식회사

23 전립선염

남성의 경우 소변의 통로와 정자가 지나는 통로가 전립선 부위에서 만나기 때문에 소변과 정액 모두 요도로 나온다. 전립선은 사정을 할 때 소변이 섞여 나오지 않도록 막는 역할을 하며, 방광으로 세균이 감염되는 것을 막는 역할도 한다. 여성에게 흔한 방광염이 남성에게 거의 없는 것은 전립선 덕분인 셈이다.

물론 전립선의 주요한 임무는 따로 있다. 전립선은 정액을 구성하는 액체성분의 1/3을 만들어내며, 이러한 전립선액은 고환에서 만들어진 정자에 영양을 공급하고 사정된 정액을 굳지 않게 액화시킴으로서 정자의 운동성을 높여주어 정자의 수태능력을 돕는다.

또한 전립선액은 알칼리성이므로 여성 나팔관의 강산성 농도를 중화시켜줌으로써 나팔관에 도달한 정자가 무사히 난자와 만나 수정이 이루어지도록 돕는 등

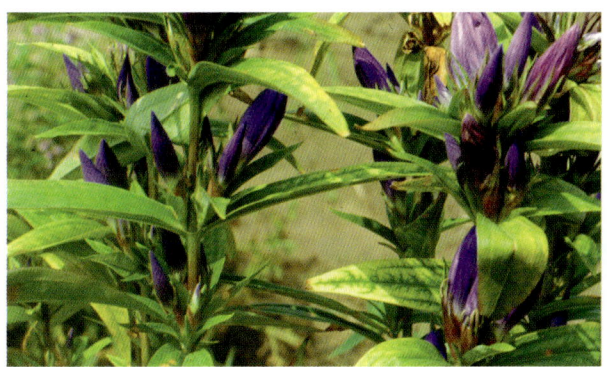
▲ 용담

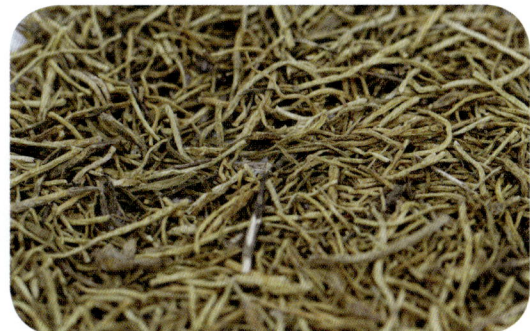
▲ 용담초(약재)

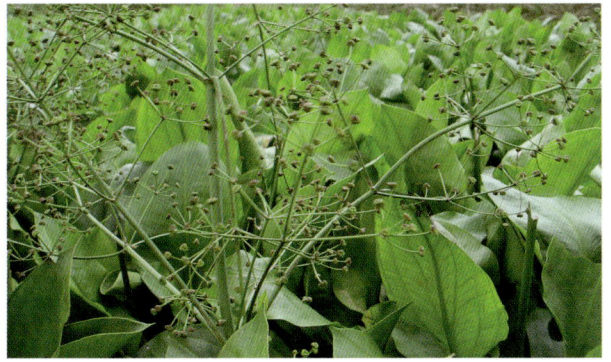
▲ 택사

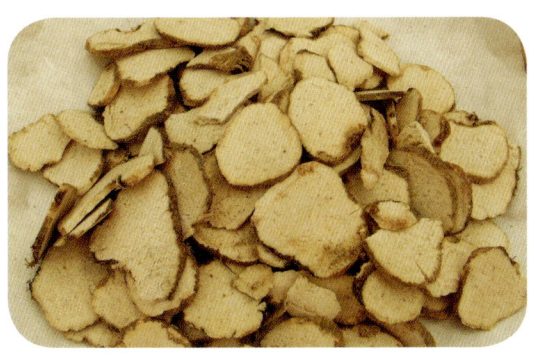
▲ 택사(약재)

23. 전립선염 **277**

정자의 활동에 중요한 매개체 역할을 한다.

이렇게 중요한 임무를 맡고 있는 전립선에 염증이 생기면 회음부와 요도에 불쾌감이 생기고 전신무력감, 피로감, 소변을 자주 보는 증상, 소변이 남아 있는 느낌, 허리 통증, 발기부전, 조루증 등이 나타난다. 그런데 세균에 감염되지 않았더라도 전립선염이 생길 수 있고, 이러한 염증은 항생제로 치료되지 않을 뿐 아니라 재발되는 경우가 많아서 만성적인 질환으로 남을 수 있다.

다음에 소개되는 한약처방은 전립선의 염증을 치료하며, 자주 복용하더라도 내성이 생기지 않기 때문에 급·만성 전립선염을 치료하는 데 도움을 준다.

한약처방 | 용담초 8g, 택사 8g, 어성초 4g, 치자 4g

상기 용량은 1일분이다. 물 800cc를 붓고 중불로 2시간 정도 달여 물이 절반 정도 되게 한다. 그리고 이것을 3등분하여 아침, 점심, 저녁에 마시는데, 3~4

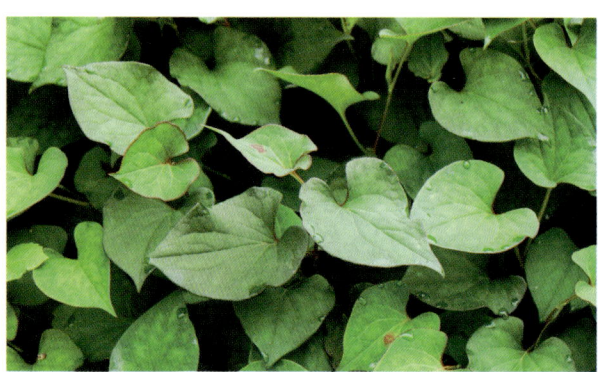
▲ 약모밀

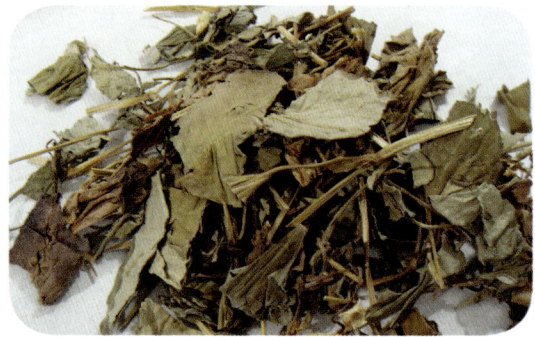
▲ 어성초(약재)

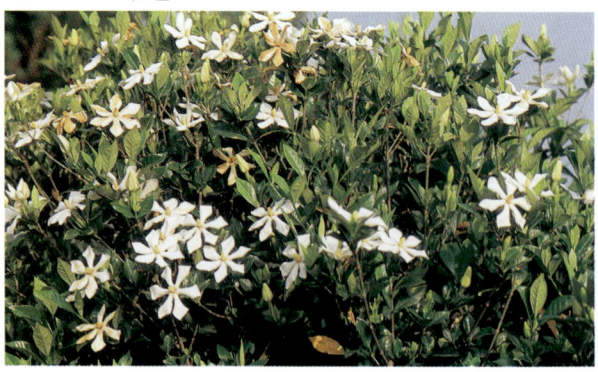
▲ 치자나무

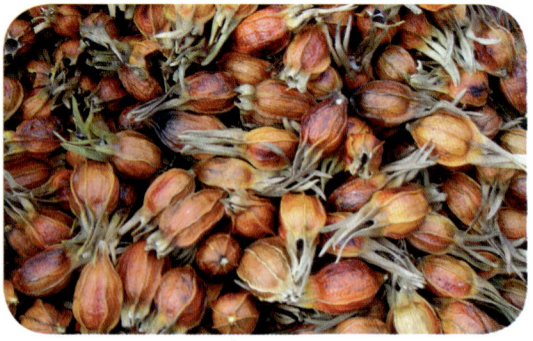
▲ 치자나무 열매(약재)

시간 간격을 두고 마시는 것이 좋다. 10일분 또는 20일분씩 달여놓고 유리병에 담아 냉장고에 보관하였다가 마실 때마다 따뜻하게 데워서 복용하는 것도 좋다.

【참고사항】
① 피로감이 심하면 황기와 인삼을 더한다.
② 소변을 보기 힘들면 차전자를 더한다.
③ 요통이 있으면 두충을 더한다.

【주의사항】
① 전립선염에는 피로와 무력감이 동반되므로 충분하게 휴식을 취하는 것이 치료에 도움이 된다.
② 용담초, 택사, 치자를 먼저 달이고, 나중에 어성초를 넣어서 30분 정도만 달인다. 잎을 사용하는 약초를 오래 달이면 약효가 떨어지기 때문이다.
③ 이 한약처방은 차가운 성질을 지닌 약초로 구성되어 있으므로 속이 차고 설사를 하는 사람은 신중하게 복용해야 한다.
④ 치자를 살짝 볶아서 사용하면 효과가 좋고, 염증이 심하면 치자의 씨앗을 사용하면 좋다.

용담초(龍膽草)

용담초는 용담과에 속하는 다년생 식물인 용담의 뿌리를 말하며, 맛은 쓰고 성질은 차갑다. 잎이 시든 가을에 채취하는 것이 좋으며 초봄에 새싹이 나오기 전에 채취해도 된다. 뿌리를 캔 다음에 줄기와 잎을 제거하고 뿌리를 깨끗이 씻어서 햇볕에 말려서 사용한다. 우리나라 전국의 산야에서 자라는데, 특히 해발고도 800~1,500m의 풀숲이나 양지에서 잘 자란다.

주효능 | 간염, 안구충혈, 녹내장, 구내염, 사타구니 습진, 전립선염, 대하증, 생식기 가려움증, 만성 피로

용담초는 항균작용과 항염증작용이 좋은 약초이며, 전립선에 염증이 생겼을 때도 염증을 신속하게 가라앉히는 작용을 한다. 이외에도 사타구니에 습진이 생겼거나 여성의 대하증(帶下症), 생식기 가려움증에도 용담초를 사용한다. 단, 차

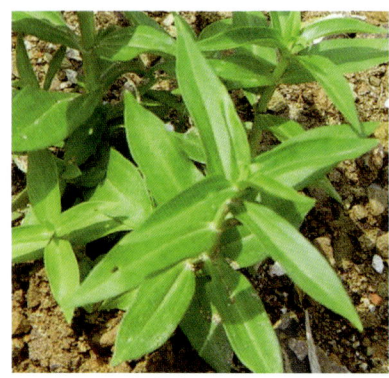
▲ 용담 잎

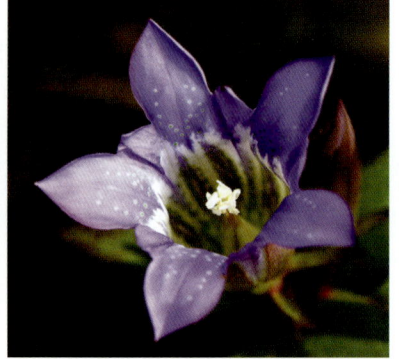
▲ 용담 꽃

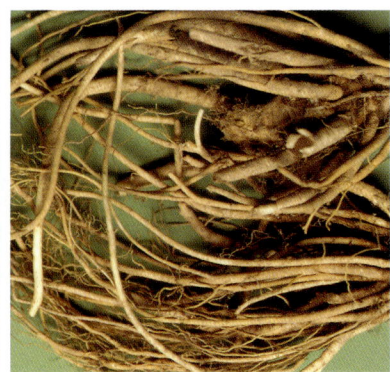
▲ 용담 생뿌리

가운 성질을 지닌 약초이기 때문에 몸이 냉한 사람은 장기간 복용하는 것을 피해야 한다.

　용담초는 급성간염으로 전신에 황달이 생겨 눈이 노랗게 되고 소변 색도 노랗고 발열과 식욕부진, 오심(惡心), 피로감 등의 증상이 있을 때 사용하면 좋다. 하지만 간염에 걸렸을 때 약초를 사용하기보다는 대형 병원에서 치료받는 경우가 대부분이므로 간염에 대한 용담초의 활용도는 떨어진다. 단, 병원 치료를 받으면서 용담초를 병용하면 간염의 치료기간을 단축시킬 수 있다.

【용담사간탕(龍膽瀉肝湯)】

◎ 재료
　용담초 4g, 시호 4g, 택사 4g, 목통 2g, 차전자 2g, 적복령 2g, 생지황 2g, 당귀 2g, 치자 2g, 황금 2g, 감초 2g

◎ 효능 및 처방
　이 처방은 남성에게 생기는 사타구니 가려움증과 여성의 생식기 가려움증에 사용한다. 열이 많은 사람에게 사용하기 때문에 마르고 수척한 사람에게 사용하면 안 된다.

◎ 제조 및 복용법
　상기 용량은 1첩에 해당하며 곱하기 20을 하면 1제가 된다. 1제는 하루 3번 복용하는 것을 기준으로 10일분에 해당한다. 따라서 용담초 80g, 시호 80g, 택사 80g, 목통 40g, 차전자 40g, 적복령 40g, 생지황 40g, 당귀 40g, 치자 40g, 황금 40g, 감초 40g에 물 5,500mL를 붓고 중불로 2~3시간 달여 물이 3,000mL 정도 되게 한다. 이것을 10일 동안 나눠서 마시는데, 1회에 100mL씩 하루에 3번 공복에 마신다. 유리병에 담아 냉장고에 보관했다가 데워서 마신다.

◎ 치료되는 질환
　사타구니 습진, 생식기 가려움증, 안구충혈, 전립선염, 만성 피로, 방광염, 요도염

용담의 기능성 및 효능에 관한 특허자료 2종 외

▶ **용담 추출물의 분획물을 유효성분으로 포함하는 당뇨병 전증 또는 당뇨병의 예방 또는 치료용 조성물**

본 발명은 용담 추출물의 특정 분획물의 당뇨병 전증 또는 당뇨병의 예방 또는 치료용 조성물에 관한 것이다. 상기 조성물은 생체 내 독성이 없으면서도, 인간 장내분비세포에서의 GLP-1의 분비를 촉진하고 혈당 강하 효능을 가지므로, 당뇨병 전증 또는 당뇨병의 예방 또는 치료에 효과적인 의약품 또는 건강기능식품으로 사용할 수 있다.

- 공개번호 : 10-2014-0147482 , 출원인: 경희대학교 산학협력단

▶ **초용담 추출물을 유효성분으로 함유하는 약물 중독 및 금단증상의 예방 및 치료용 조성물**

본 발명은 초용담(용담) 추출물을 유효성분으로 함유하는 조성물에 관한 것으로서, 초용담 추출물은 약물 중독의 지표로 사용되는 행동적 민감화 반응인 보행성 활동량의 감소 효과뿐만 아니라 뇌의 측핵과 선조체에서의 신경활성 지표인 c-Fos 발현을 급격히 감소시킴을 확인함으로써 상기 조성물은 약물 중독 및 금단증상의 예방 및 치료를 위한 약학조성물 또는 건강기능식품으로 유용하게 이용될 수 있다.

- 공개번호 : 10-2011-0034876, 출원인: 대구한의대학교 산학협력단

택사(澤瀉)

택사는 택사과에 속하는 다년생 식물인 질경이택사 또는 택사의 뿌리줄기를 말하며, 맛은 달고 약간 짜면서 담담하며 성질은 차갑다. 늦가을에 덩이줄기를 캐서 줄기와 잎, 잔뿌리를 제거하고 깨끗이 씻어서 약한 불로 말린 다음 다시 잔뿌리와 거친 껍질을 제거한 이후 사용한다. 우리나라의 제주도와 중부, 북부 지역에 많이 자생하며, 볕이 잘 드는 습지에서 잘 자란다.

주효능 | 신장염, 방광염, 신장결석, 방광결석, 부종, 고지혈증

택사는 요로(尿路)에 생긴 염증을 없애는 효능이 좋은 약초이다. 《동의보감》에 '습병(濕病)을 없애는 성약(聖藥)으로 그 효능은 오줌을 잘 나오게 하는 데 뛰어나다.' '수병(水病)과 습종(濕腫)의 영단(靈丹, 신령스러운 효험이 있는 영약)이다.'라고 되어 있다. 따라서 전립선염으로 소변이 시원하게 나오지 않을 때 효과가 있으며, 이뇨작용이 좋아서 전립선에 생긴 염증을 가라앉히는 데도 도움을 준다.

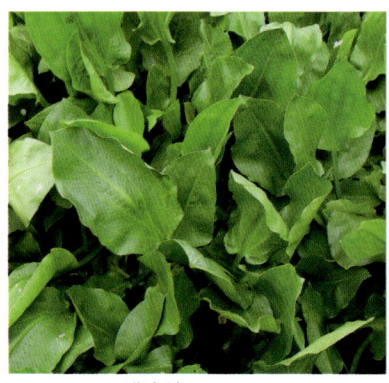
▲ 택사 잎

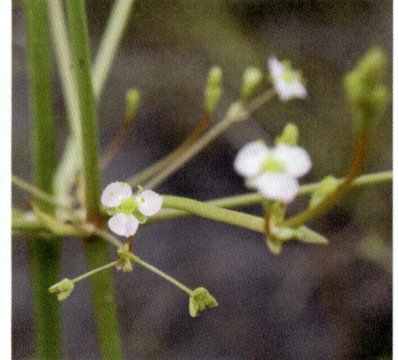
▲ 택사 꽃

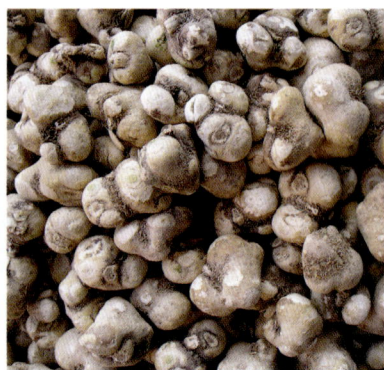
▲ 택사 덩이줄기

근래에 택사가 혈중 콜레스테롤 수치를 감소시킨다는 것이 밝혀졌다. 택사는 콜레스테롤과 중성지방을 낮추는 효과가 우수하였고, 지방간의 형성을 막는 효과도 현저하였다. 택사 단독으로 사용하거나 다른 약초와 함께 사용해도 효과에는 차이가 없었고, 고혈압이나 변비가 있을 때 결명자와 함께 사용하면 콜레스테롤을 감소시키는 효과가 더욱 강해졌다.

본초강목 해설

풍한습(風寒濕)의 사기에 의하여 저린 증상을 치료하고 난산(難産)을 치료한다. 오장(五臟)을 돕고 기력(氣力)을 북돋우며 몸을 튼튼하게 하고 수기(水氣)를 제거한다. 오랫동안 복용하면 귀와 눈이 밝아지고 배가 고프지 않으며 장수할 수 있고 몸이 가벼워지고 안색이 좋아지고 물 위를 걸을 수 있다.〈본경(本經)〉

쇠약한 신체를 보하고 복부가 결리고 그득한 증상을 치료하며 음기(陰氣)를 활성화시킨다. 정액이 새고 갈증이 나며 소변이 시원하게 나오지 않는 증상을 치료하고 방광과 삼초(三焦)에 정체된 수기를 제거한다.〈別錄(별록)〉

신허(腎虛)해서 정액이 새는 증상을 치료하며 배뇨곤란을 치료하며 방광(膀胱)에 울체된 열(熱)을 제거하여 수기의 배출경로를 잘 통하게 한다.〈견권(甄權)〉

머리가 어지럽고 귀가 울리는 증상을 치료한다. 근육의 경련을 치료하고 소장(小腸)을 소통시키고 혈뇨를 멎게 하고 난산을 치료한다. 여성의 자궁(子宮)을 튼튼하게 하여 자식을 낳을 수 있게 한다.〈지대명(池大明)〉

신경(腎經)으로 들어가서 오랫동안 정체된 수기를 배출시키고 새로운 수기가 충만하게 하며 소변을 시원하게 하고 몸이 부은 것을 완만하게 빼면서 갈증을 멎게 한다.〈장원소(張元素)〉

방광에서 오랫동안 배출되지 못한 소변을 배출시키고 명치 부위에 수기가 정체되어 결리는 것을 치료한다. 〈이고(李杲)〉

습열(濕熱)을 완만하게 제거하고 담음(痰飮)을 제거하고 구토와 설사를 멎게 하고 하복부의 극심한 통증과 각기병(脚氣病)을 치료한다. 〈이시진(李時珍)〉

어성초(魚腥草)

어성초는 삼백초과에 속하는 다년생 식물인 약모밀의 지상부를 말하며, 맛은 맵고 성질은 약간 차갑다. 5~6월에 꽃이 피고 꽃대가 많을 때 채취하여 햇볕에 말려서 사용한다. 우리나라에서는 제주도와 울릉도, 남부지역에서 자생 또는 재배하고 있다. 중부지방에서도 발견되며 양지 혹은 반음지에서 잘 자란다.

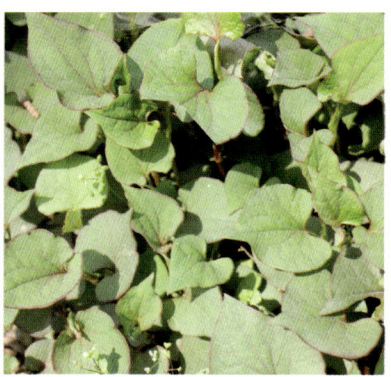
▲ 약모밀 잎

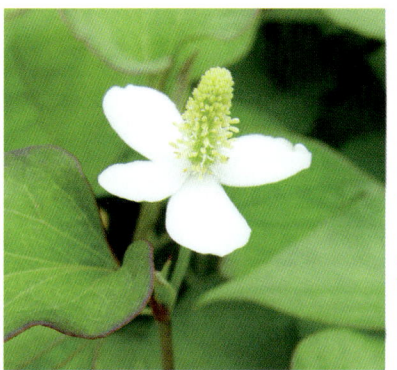
▲ 약모밀 꽃

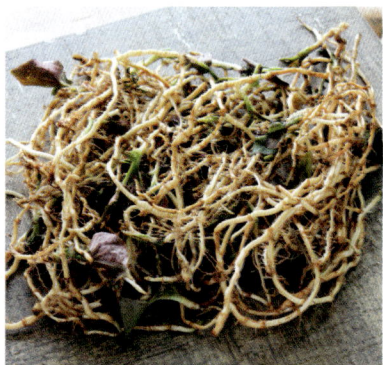
▲ 약모밀 생뿌리

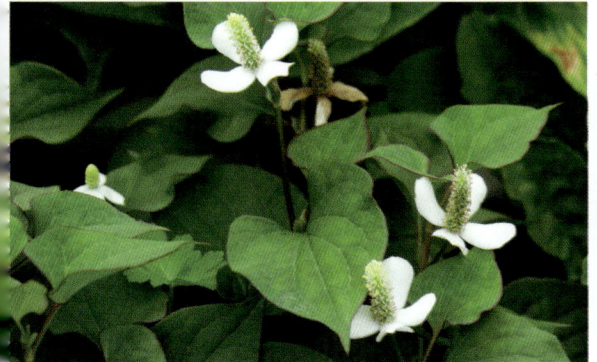
▲ 약모밀 지상부

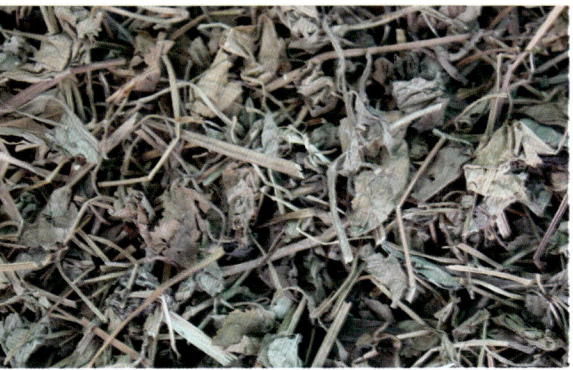
▲ 약모밀 지상부 건조

주효능 | 기관지염, 폐렴, 폐농양, 비염, 축농증, 여드름, 화농성 피부질환, 요도염, 방광염, 임질, 소아의 고열

어성초는 생식기에 생긴 염증성 질환, 화농성(化膿性) 질환에 사용한다. 요도나 방광에 염증이 생겨 소변을 자주 보고 배뇨통이 있을 때, 또는 임질(淋疾)이나 생식기 주변에 염증성 질환이 있을 때 응용하는데, 항생제를 사용해도 증상이 호전되지 않는 경우, 또는 항생제 치료의 보조요법으로 사용하면 좋다.

가벼운 염증성 질환에서부터 항생제를 사용해도 잘 치료되지 않는 화농성 질환에 이르기까지 광범위하게 사용한다. 특히 폐렴이나 기관지염이 있을 때, 상태가 악화되어 폐에 농양이 생겼을 때에 매우 효과적이다. 그 밖에도 비염이나 축농증에도 사용하며, 한의학적으로 폐는 피부와 연관이 있으므로 피부의 화농성 질환(여드름 등)에도 효과적이다.

동의보감 원문 해설

性微溫味辛有毒主蠼尿瘡○處處有之生山中及田野間人好生食然久食損陽氣〈本草〉

성질이 약간 따뜻하고[微溫] 맛이 매우며[辛] 독이 있다. 그리마의 오줌독으로 생긴 헌데[蠼螋尿瘡]를 치료한다. ○여러 지방의 산과 밭, 들에서 자란다. 사람들은 이것을 생것으로 먹기 좋아한다. 그러나 많이 먹으면 양기(陽氣)가 상한다.〈본초〉

어성초(약모밀)약차

▶효능·효과

고지혈증 억제, 간 보호, 면역 증강, 축농증 개선, 비염 완화, 항산화, 이뇨 효과가 있다.

▶약차 만드는 방법

① 물 1L에 말린 어성초 10g을 넣고, 중불에서 30분 정도 끓인다.
② 기호에 따라 꿀이나 설탕을 넣어 마신다.
③ 생잎은 비릿한 냄새가 나므로 잘 말린 것을 구입하여 차를 끓인다.

어성초(약모밀)의 기능성 및 효능에 관한 특허자료 2종 외

▶ **항당뇨 활성을 갖는 어성초 혼합 추출액물**

본 발명에 따른 어성초(약모밀 전초) 혼합 추출액은 당뇨 흰쥐의 체중 감소를 억제시키고 식이효율 저하를 방지하며, 췌장 β-세포로부터의 인슐린 분비를 증진시킬 뿐만 아니라 췌장조직을 보호하는 효과가 있어 항당뇨 활성이 우수하다.

— 공개번호 : 10-2010-0004328, 출원인 : 성숙경 외

▶ **어성초 추출물을 포함하는 항염증 및 염증성 신경 퇴행성 질환 예방 또는 치료용 조성물**

본 발명은 어성초(약모밀 전초) 추출물을 유효성분으로 포함하는 것을 특징으로 하는 항염증제 및 염증성 신경 퇴행성 질환용 약학 조성물에 관한 것이다. 본 발명의 조성물은 BV-2 미세아교세포에 있어서 LPS-유발 유도성 질소 산화물 합성(iNOS) 단백질 발현 및 NO 생산을 완전히 약화시킬 수 있으므로 효율적인 항염증제 및 신경 퇴행성 질환의 치료제로 효과적으로 사용될 수 있다.

— 공개번호 : 10-2014-0021903, 출원인 : 건국대학교 산학협력단

치자(梔子)

치자는 꼭두서니과에 속하는 상록활엽관목인 치자나무의 성숙한 열매를 말하며, 맛은 쓰고 성질은 차갑다. 보통 9~10월에 열매가 익어서 열매껍질이 누렇게 되었을 때 따서 열매꼭지와 불순물을 제거하고 햇볕에 말리거나 불에 쬐어 말린다. 원산지는 중국이며 우리나라에서는 남부지방에서 많이 재배한다.

주효능 | 화병(火病), 번열(煩熱), 방광염, 요도염, 요로결석, 전립선염, 황달

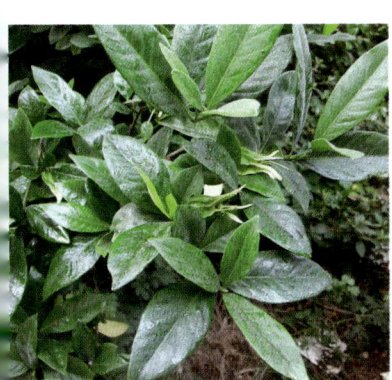
▲ 치자나무 잎

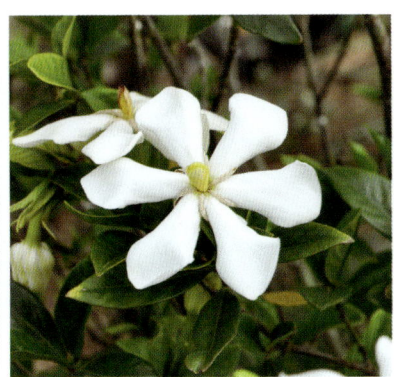
▲ 치자나무 꽃

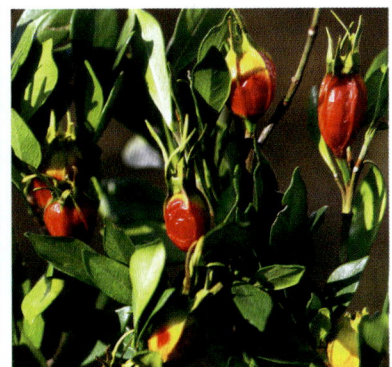
▲ 치자나무 열매

치자는 임증(淋證)에 사용하는 대표적인 약초이다. 임(淋)은 '방울방울 떨어진다'는 의미가 있다. 즉, 임증은 요로에 감염증이 있거나 결석, 또는 전립선의 염증 때문에 소변이 잘 나오지 않고, 나올 때 통증이 나타나는 증상을 포괄하는 한방 용어이다.

치자는 담즙 분비를 촉진하는 효능이 있어 황달이나 간염 등에 사용된다. 이는 실험에서도 증명되었다. 《동의보감》에서도 '치자는 황달(黃疸), 곡달(穀疸), 주달(酒疸), 여로달(女勞疸), 흑달(黑疸) 등 5가지 황달을 치료한다'고 하였다.

본초강목 해설

체내에 침범한 사기(邪氣), 위(胃)의 열기(熱氣)를 제거하며 얼굴이 붉은 것과 딸기코를 치료한다. 나병(癩病)과 부스럼병을 치료한다. 〈본경(本經)〉

눈이 충혈되고 열감이 있으며 아픈 증상을 치료하며, 가슴과 대소장(大小腸)에 열(熱)이 나는 증상, 가슴이 번잡하고 답답한 증상을 치료한다. 〈별록(別錄)〉

열독(熱毒)과 풍사(風邪)를 제거하고 유행성 열성질환을 치료하며 황달(黃疸)을 치료한다. 임증(淋症)을 치료하여 소변을 시원하게 하고 갈증을 새소하며 눈을 밝게 한다. 나쁜 기운에 감염된 것을 치료하고 벌레에 쏘인 증상을 없앤다. 〈견권(甄權)〉

옥지(玉支, 철쭉)의 독을 푼다. 〈도홍경(陶弘景)〉

목이 잠기는 증상과 자색(紫色) 어루러기를 치료한다. 〈맹선(孟詵)〉

마음이 번잡하고 답답하며 가슴이 뛰어 잠을 못 자는 증상을 치료하고 배꼽 아래에 혈(血)이 응체(凝滯)되어 소변이 시원하지 않은 증상을 치료한다. 〈장원소(張元素)〉

삼초(三焦)의 화(火)를 제거하고 위열(胃熱)을 제거하여 명치 부위의 열로 인한 통증을 치료하고 열울(熱鬱)을 제거하고 기(氣)가 뭉쳐진 것을 통하게 한다. 〈주진형(朱震亨)〉

피를 토하는 증상, 코피, 혈변(血便)을 동반한 이질, 하혈(下血), 혈뇨를 동반한 임증을 치료하고 외상으로 인한 어혈(瘀血)과 상한(傷寒)이 과로로 재발한 증상, 열이 심하여 두통이 있는 경우와 하복부의 극심한 통증 및 화상(火傷)을 치료한다. 〈이시진(李時珍)〉

24 전립선비대증

과거에는 전립선이 비대해진 결과 소변이 나오는 통로가 막히는 상태를 전립선비대증이라고 하였다. 그러나 최근에는 '50세 이상의 남성에게서 하루 8회 이상 소변을 보는 빈뇨, 야간 빈뇨, 강하고 갑작스런 요의(오줌이 마려운 느낌)를 느끼면서 소변이 마려우면 참을 수 없는 절박뇨 등의 증상과 지연뇨(소변을 볼 때 뜸을 들여야 소변이 나오는 현상), 단절뇨(소변의 흐름이 끊기는 현상), 배뇨 시 힘을 주어야 하는 등의 요로증상이 나타나는 것'을 전립선비대증이라고 한다.

전립선비대증의 원인은 아직 명확하게 밝혀지지 않았고, 다른 만성 질환과 마찬가지로 여러 가지 복합적인 요인이 작용하는 것으로 알려져 있다. 하지만 나이가 들면서 증가하는 것을 보면 신체의 기능 저하와 연관이 있는 것은 분명하다. 따라서 노화를 촉진하고 면역력을 저하시키는 생활습관을 멀리하고 규칙적

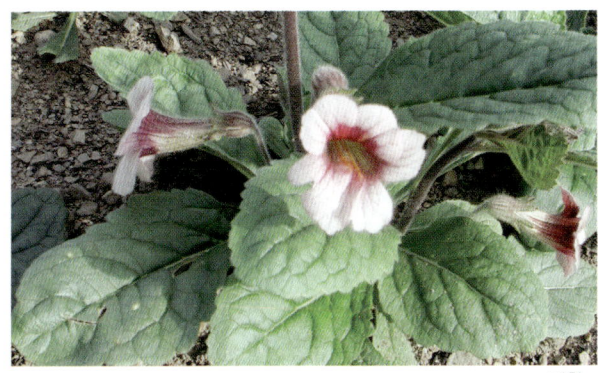
▲ 지황

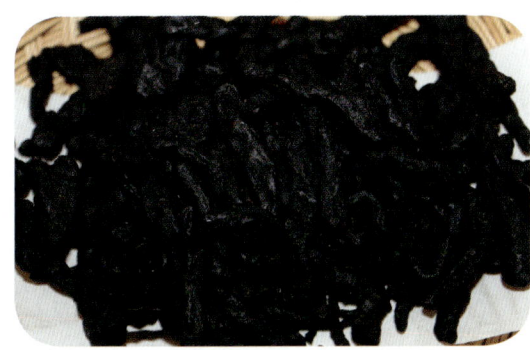
▲ 숙지황(약재)

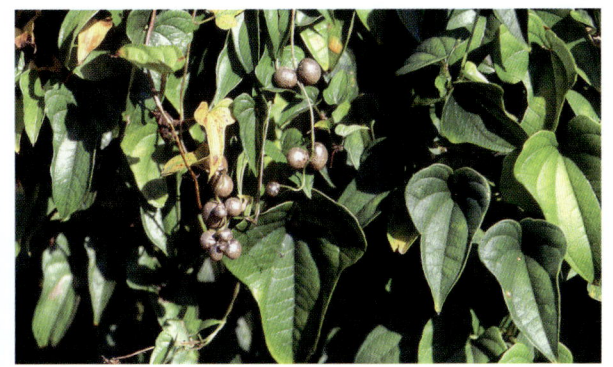
▲ 마

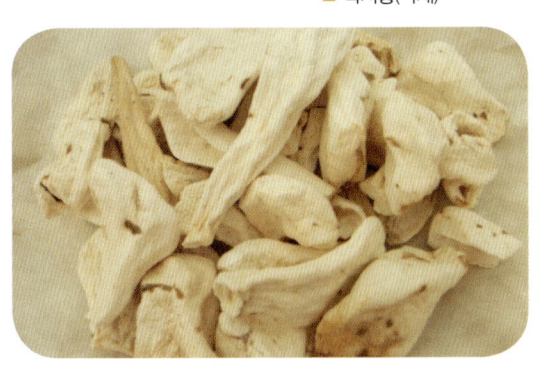
▲ 산약(약재)

인 운동과 식이요법을 실천해야 한다.

다음에 소개되는 한약처방은 신체의 기능을 향상시키고 특히 남성의 생식기능을 강화하는 기능이 있어 전립선비대증 치료에 많은 도움을 준다.

> **한약처방 |** 숙지황 12g, 산약 10g, 차전자 8g, 복령 8g

상기 용량은 1일분이다. 물 800cc를 붓고 중불로 2시간 정도 달여 물이 절반 정도 되게 한다. 그리고 이것을 3등분하여 아침, 점심, 저녁에 마시는데, 3~4시간 간격을 두고 마시는 것이 좋다. 10일분 또는 20일분씩 달여놓고 유리병에 담아 냉장고에 보관하였다가 마실 때마다 따뜻하게 데워서 복용하는 것도 좋다.

[참고사항]
① 소화력이 약한 사람에게는 백출, 진피를 더한다.

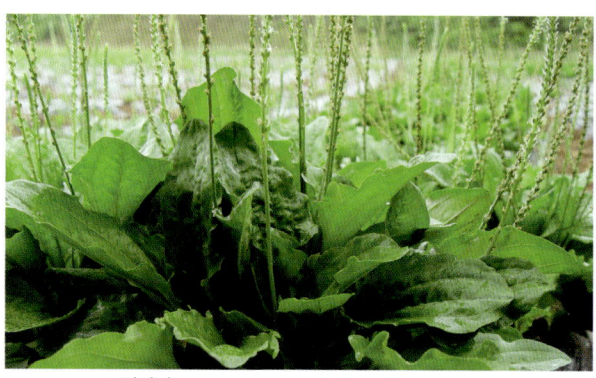
▲ 질경이

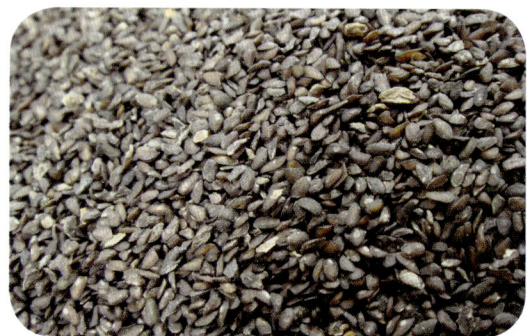
▲ 차전자(약재)

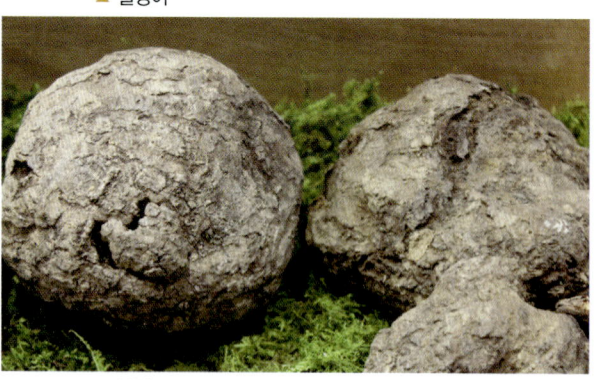
▲ 복령

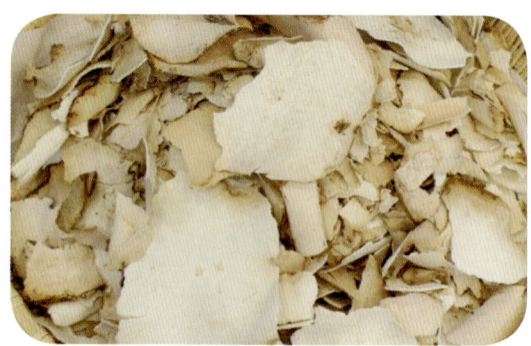
▲ 복령(약재)

② 숙지황 때문에 소화가 잘 되지 않을 수 있는데, 이럴 때는 숙지황 대신 구기자, 하수오, 토사자 등을 사용할 수 있다.

③ 하복부가 냉하면 건강과 계피를 더한다.

【주의사항】

① 전립선비대증은 만성 질환이므로 한약처방을 6개월 이상 복용하는 것이 바람직하다.

② 숙지황 때문에 대변이 묽어지고 설사가 생길 수 있다. 이럴 때는 탕약을 공복에 복용해야 한다. 또는 공사인(수입약초)을 함께 달여서 복용하면 설사를 예방하는 데 도움이 된다.

③ 위장이 약하고 설사를 하는 사람은 산약을 볶아서 사용하면 좋다.

숙지황(熟地黃)

숙지황은 현삼과에 속하는 다년생 식물인 지황을 쪄서 말린 것으로 맛은 달고 성질은 약간 따뜻하다. 10~11월에 채취한 지황을 생지황이라고 하며, 생지황을 말린 것을 건지황이라고 한다. 숙지황은 건지황을 찜통에 넣고 표면이 검게 되도록 찐 다음 햇볕에 거의 마르도록 말리고 다시 얇게 썰어 햇볕에 말리는 과정을 9번 반복하여 만든다. 지황의 원산지는 중국으로 우리나라와 일본 등지에 분포한다.

주효능 | 생리불순, 불임증, 만성 피로, 간기능 저하, 요통, 관절염, 정력 감퇴, 탈모

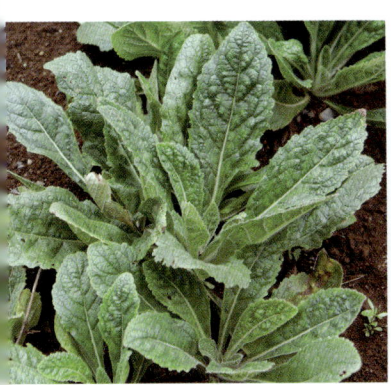
▲ 지황 잎

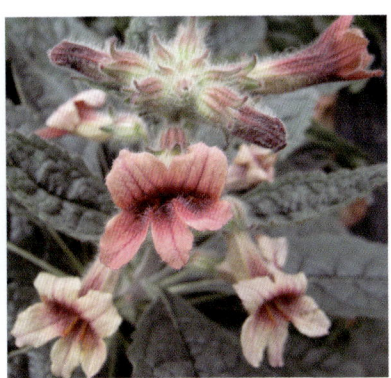
▲ 지황 꽃

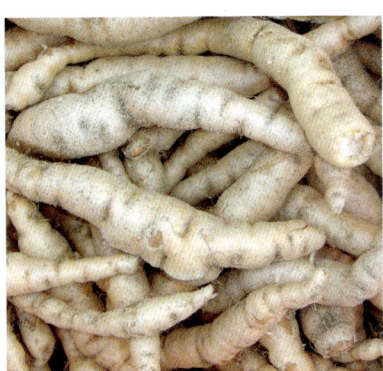
▲ 지황 생뿌리

숙지황은 정(精, 영양분)을 보충하는 효능이 아주 좋은 약초이다. 《동의보감》에서도 정을 보충하는 첫 번째 약초로 숙지황을 꼽는다. 그만큼 숙지황에는 몸에 필요한 영양소가 충실하다. 그래서 과로, 질병, 노화로 인해 몸이 약해진 사람의 보약으로 숙지황이 필수적이며, 전립선의 기능을 강화하는 데에도 도움을 준다.

숙지황은 혈액을 만드는 데 필요한 원료의 역할을 한다. 따라서 여성에게 꼭 필요한 약초이다. 여성의 질병은 혈액 부족에 의한 것이 많고, 특히 생리불순, 생리통, 불임처럼 자궁과 연관된 질환은 혈액을 보충해주어야 치료되기 때문이다.

【육미지황원(六味地黃元)】

◎ **재료** : 숙지황 320g, 산약 160g, 산수유 160g, 목단피 120g, 택사 120g, 백복령 120g

정(精)을 보충하는 기본 처방이다. 숙지황이 가장 많이 들어 있어 숙지황의 효능을 이해할 수 있는 처방이기도 하다. 한의대 교과서에는 '몸이 허약해지고 과로한 것 때문에 신기(腎氣)가 약해져서 늘 초췌하고 식은땀과 미열(微熱)이 있을 때, 또는 오장(五臟)이 모두 상(傷)하여 사지(四肢)가 무기력하고 맥이 약한 것을 치료하는 처방'이라고 설명되어 있다. 이는 과로와 노화 때문에 신진대사에 필요한 최소단위의 물질인 '정'이 부족해진 결과 나타나는 다양한 질환과 증상에 좋은 처방이라는 뜻이다. 따라서 여성에게도 좋고 남성에게도 좋다. 나이 든 사람에게 보다 적합하겠지만 젊은이라도 몸이 약해졌다면 충분히 사용할 수 있다.

산약(山藥)

산약은 마과에 속하는 다년생 덩굴식물인 마, 참마의 뿌리이며, 맛은 달고 성질은 따뜻하지도 차갑지도 않다. 11~12월쯤에 잎이 마른 이후 채취하는 것이 좋으며, 뿌리를 캐서 머리 부분을 잘라내고 깨끗이 씻은 후 햇볕이나 불에 말려서 사용한다. 우리나라 전국 각지의 산기슭이나 숲에서 자생하며 약용 및 식용으로 재배한다.

주효능 : 위염, 장염, 설사, 기관지염, 만성 기침, 천식, 체력 저하, 피로감, 유정(遺精), 요실금, 대하증

산약 또한 정을 보충하는 효능이 좋다. 정의 부족은 결국 신진대사의 저하를 의미하며, 그 증상은 전신 피로감을 비롯하여 매우 다양하게 나타난다. 대표적

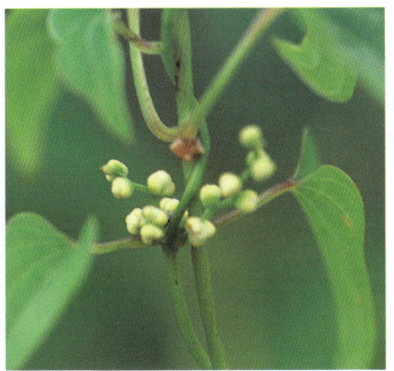 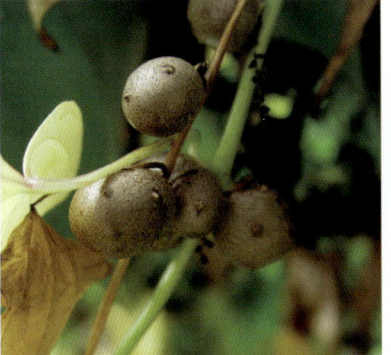 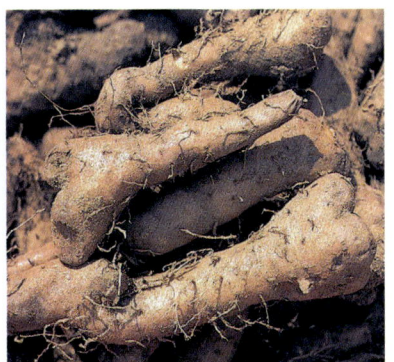

▲ 마 꽃　　　　　　　　　▲ 마 열매　　　　　　　　　▲ 마 뿌리

인 증상으로 의지와 상관없이 정액이 배설되는 유정, 요실금, 소변을 자주 보는 증상, 여성의 대하(帶下), 정력 약화, 전립선비대증 등이다. 이런 증상이 있을 때 산약을 사용하면 좋다.

산약은 약해진 소화기능을 향상시킨다. 특히 만성 위염과 설사에 뚜렷한 효과를 나타낸다. 산약에는 점액질과 사포닌, 전분 등이 풍부하게 들어 있다. 이 중에서 점액질은 위점막을 보호하여 위염을 치료하는 작용을 한다. 그리고 전분에는 소화효소가 다량 함유되어 있어서 소화시간을 2~3배 빠르게 해주기 때문에 소화기능을 돕고 설사를 멎게 하는 작용을 한다. 산약이 만성 위염과 설사에 자주 사용되는 이유가 여기에 있다.

【산약 이야기】

중국 제후들 간에 영토를 확장하려는 전쟁이 빈번하던 시절의 이야기이다. 힘이 센 나라가 주변 약소국을 상대로 전투를 시작했다. 전투가 막바지에 이르자 겨우 목숨을 건진 약소국의 군사들은 산으로 도망을 쳤다. 강대국의 군사들은 어차피 이긴 전쟁이니 산 밑에서 진을 치고 느긋하게 기다리기로 했다. 시간이 지나면 약소국 군사들이 굶어 죽지 않으려고 투항하리라 생각했던 것이다. 그런데 1년이 지나도 약소국 군사들은 산에서 내려오지 않았다. 그러던 어느 날 모두 굶어 죽었을 것으로 생각하며 방심하던 찰나에 약소국 군사들은 기습을 했고, 갑작스러운 전투에 강대국은 패하고 말았다. 그동안 약소국 군사들은 산에서 나는 약초를 먹으며 힘을 길렀던 것이다. 이 약초는 '마'인데, 산에서 나며 보양하는 약이란 의미에서 '산약(山藥)'이라고 하였다.

차전자(車前子)

차전자는 질경이과에 속하는 다년생 식물인 질경이의 성숙한 씨앗을 말하며, 맛은 달고 성질은 차갑다. 가을철 씨앗이 익었을 때 과수(果穗)를 베어서 햇볕에 말린 다음 비벼서 씨앗을 털고 체로 열매껍질과 불순물을 제거한 후 사용한다. 우리나라 전국 각지의 풀밭이나 길가, 또는 빈터에서 자란다.

주효능 | 방광염, 요도염, 신장염, 요로결석, 전립선염, 전립선비대증, 결막염, 노안(老眼), 설사

차전자는 이뇨작용이 좋아서 비뇨기 계통의 다양한 질환에 사용한다. 방광염, 요도염, 신장염, 전립선염, 요로결석 등으로 소변이 시원하게 나오지 않고, 소변에서 피가 섞여 나오거나 소변이 막혀서 잘 나오지 않을 때 두루 사용하는 약초이다. 특히 이뇨작용이 있는 약초 중에서도 기력을 소모시키는 작용이 약하여 주로 노인이나 허약한 사람에게 적합하다. 《동의보감》에서 '차전자는 음(陰)을 강하게 하고 정(精)을 보익(補益)하니 자식을 가질 수 있다'고 하였는데, 이는 다른 이뇨제와 달리 몸을 보하는 효능을 지녔다는 뜻이며, 전립선비대증에 적합한 약초라는 의미이기도 하다.

차전자는 또한 눈을 밝게 하는 효능이 있다. 세균 감염으로 눈이 충혈되고 아픈 경우, 스트레스 때문에 열이 눈에 몰려 부은 경우에 열과 염증을 가라앉히는 목적으로 사용할 수 있고, 몸이 약해지고 간의 기능이 저하되어 눈이 침침해지고 시력이 나빠진 경우에도 활용한다. 《동의보감》에서도 '차전자는 간을 자양(滋養)해준다.'라는 말이 있어 예전부터 노안에 사용하였다는 것을 알 수 있다.

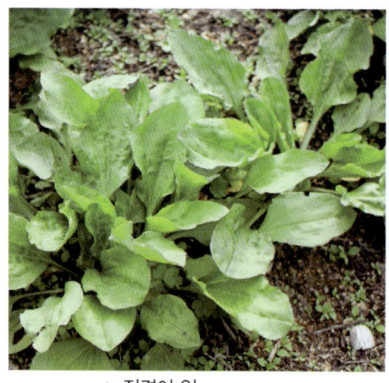
▲ 질경이 잎

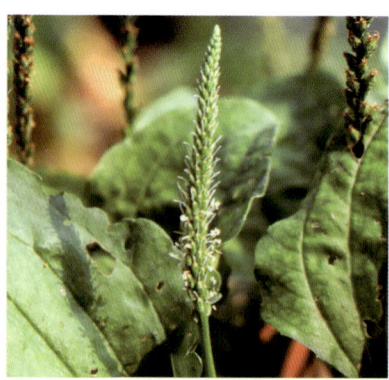
▲ 질경이 꽃

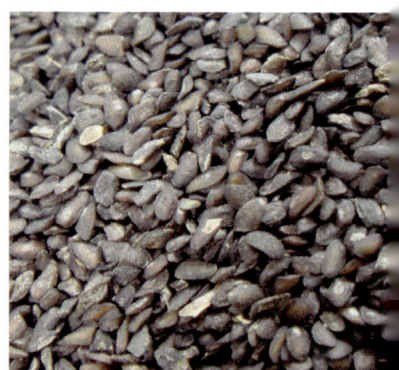
▲ 질경이 씨앗(차전자)

【전멸의 위기를 살린 약풀 '마의초'】

한나라 광무제 때 호양 출신의 유명한 장군이 있었다. 큰 공을 세워 '양허약후'로 봉해졌던 이 장군은 자가 '자장', 이름은 '마무'였다. 어느 해 여름, 마무 장군의 삼두마차가 이끄는 기마대가 노도같이 적을 추격하다가 황하 북쪽의 황회평원에 이르렀을 때였다. 그곳은 황하와 회하의 충적토로 이루어진 해발 100m의 비옥한 땅이었다. 그런데 하필 그해에 가뭄이 심해 마실 물조차 없었다. 병사들과 말은 배가 부풀어 오르며 피오줌을 싸면서 쓰러져갔다. 죽음이 목전에 다다른 것이다.

이 비참한 광경에 장군은 천명이 이미 다했구나 하고 생각하게 되었다. 그런데 갑자기 불가사의한 일이 벌어졌다. 말들이 어떤 잡초를 뜯어먹더니 피오줌이 멈추고 생기를 되찾은 것이었다. 병사들과 말은 이 풀을 뜯어먹고 다시 살아나게 되었다. 이후부터 잎이 돼지 귀처럼 생긴 이 풀을 '돼지귀풀(저이초)'이라 하고, 마차 앞에 있던 풀이라 하여 '차전초'라 부르게 되었다고 한다. 또 장군이 이끄는 최강 군단을 전멸의 위기에서 살린 약풀이라 해서 '마의초'라고 했다. 혹은 '말발굽 아래 짓밟히던 풀(마제초)', '마차 바퀴에 관통되던 풀(철관초)'이라고도 했다. 유럽에서 그리스도의 발자취라고 불리는 이 풀은 길가에 흔한 풀이다. 이 풀이나 씨를 신발 속에 넣고 길을 걸으면 아무리 많이 걸어도 발이 부르트지 않는다고 한다.

🌱 복령(茯苓)

복령은 구멍장이버섯과에 속하는 진균인 복령의 균핵을 말하며 소나무 뿌리에 기생한다. 맛은 달고 담백하며 성질은 따뜻하지도 차갑지도 않다. 자연산 복령은 7월부터 다음 해 3월 사이에 소나무 숲에서 채취하고, 인공 재배한 것은 종균을 접종한 2년 후 7~8월 사이에 채취한다. 우리나라 각지에 분포하고 특히 강원도, 경기도, 경상북도 지방에서 많이 생산되는데 현재는 대부분 지방에서 대량으로 인공 재배되고 있다.

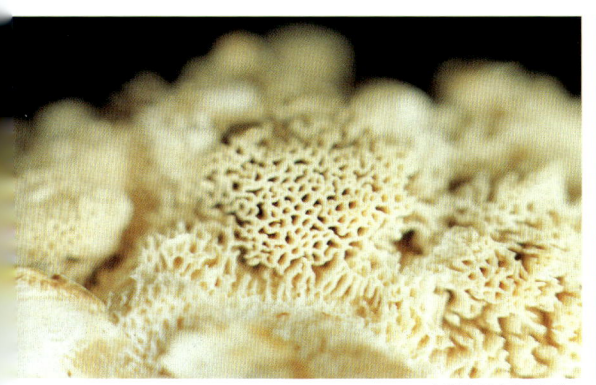

▲ 복령(자실체 형태)

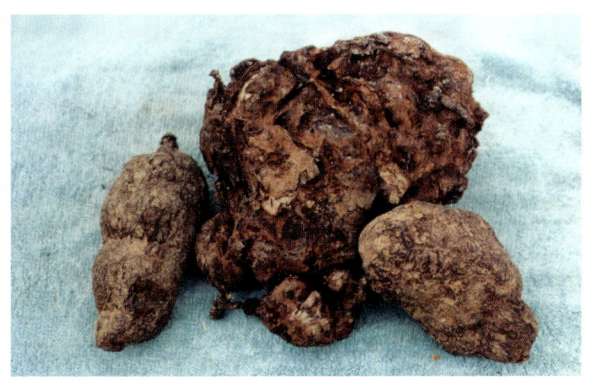

▲ 복령(수확)

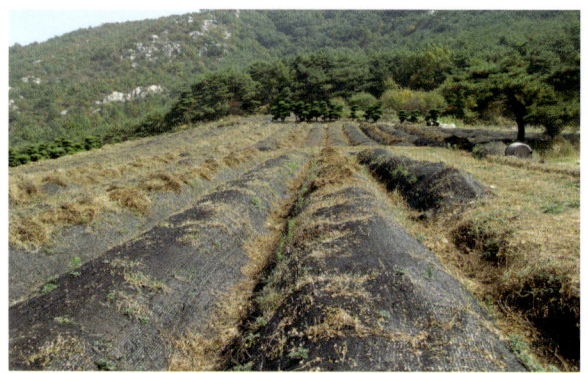
▲ 복령 재배지

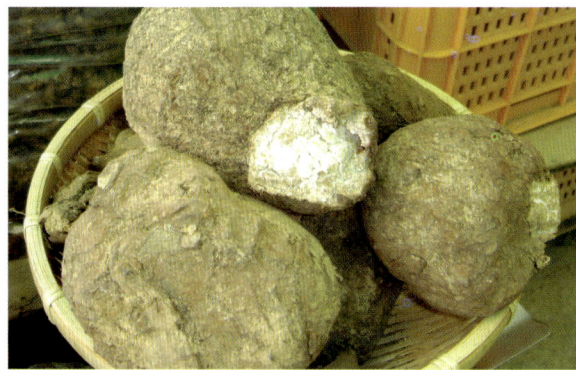
▲ 복령(수확)

주효능 | 소변불통(小便不通), 부종, 설사, 신경쇠약, 건망증, 요도염, 방광염

복령은 이뇨작용이 있는 약초로 전립선이 비대해지고 요도가 좁아져 소변을 잘 보지 못하는 증상을 개선하는 데 도움이 된다. 특히 다른 이뇨제와 달리 위장을 튼튼하게 하고 신경을 안정시키는 효능이 있어 몸이 약한 사람에게 좋다. 따라서 전립선비대증에 잘 맞는 이뇨제라고 할 수 있다.

《동의보감》에서는 복령에 대하여 다음과 같이 설명하고 있다. '복령을 장기간 복용하면 배고픈 줄을 모르고 오래 살며, 늙지 않고 얼굴이 어린아이처럼 팽팽해진다.' 이는 복령이 수분대사를 원활하게 하고 소화기능을 좋게 하여 몸을 건강하게 만들어주기 때문이다.

【소나무 신령의 기운으로 자란 복령】

강원도 산골에서의 일이다. 한 선비가 모함을 받아 강원도 산골로 유배를 당하게 되었는데 그 선비에게는 총명한 아들이 있어서 예절과 학문을 가르치게 되었다. 소년은 장성하여 과거를 보기 위하여 준비하고 있었으나 몸이 붓고 소변이 잘 나오지 않는 병에 걸려 과거를 보기도 전에 앓아 눕게 되었다. 이를 안타깝게 여긴 아비가 고심을 하던 중 어느 날 소나무 밑에서 깜빡 잠이 들게 되었다. 그러자 꿈 속에서 어느 노인이 나타나서는 아들이 죽어가고 있는데 한가로이 낮잠을 자느냐며 들고 있던 지팡이로 그를 때리려고 하였다. 선비가 깜짝 놀라 일어나서 정신을 차리고 보니 그 노인의 지팡이가 있던 곳에 구멍이 뚫려 있어, 이를 파보았더니 그곳에서 복령이 나왔다. 선비의 아들은 소변불통과 콩팥 염증 그리고 부종에 걸린 것이었고, 복령을 먹고 모두 나았다는 전설이다.

25 화병

화병(火病)은 신체증상을 동반하는 우울증이다. 신체증상은 호흡곤란, 소화불량, 가슴 두근거림, 몸 여기저기에 나타나는 통증, 가슴 답답함, 명치에 뭔가 걸려 있는 느낌 등 다양하게 나타난다. 스트레스와 분노의 감정을 억누르고 살아야 하는 상황이 계속될 때, 몸에 화(火)가 차고 그것이 다양한 신체증상으로 표출되는 것이 화병이다.

화병은 한국 특유의 '참는 것이 미덕'이라는 문화에서 기인한다. 미국 정신의학회에서도 '화병(hwa-byung)'이 우리말 그대로 등재되어 있을 만큼, 외국에서도 우리나라 문화에서 발생되는 특별한 병으로 인정하고 있을 정도이다. 따라서 화병이 있을 때는 감정을 억누르지 말아야 하며, 운동이나 취미생활로 스트레스를 관리하는 것이 필요하다.

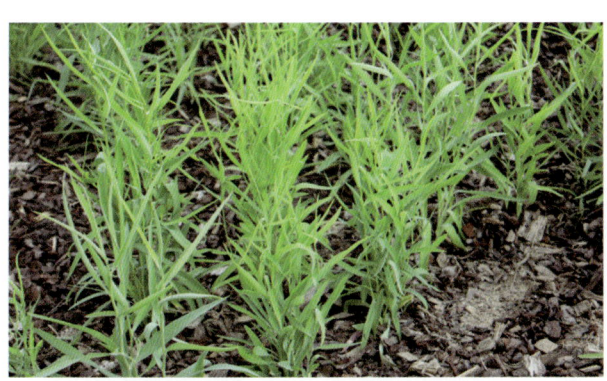

▲ 시호

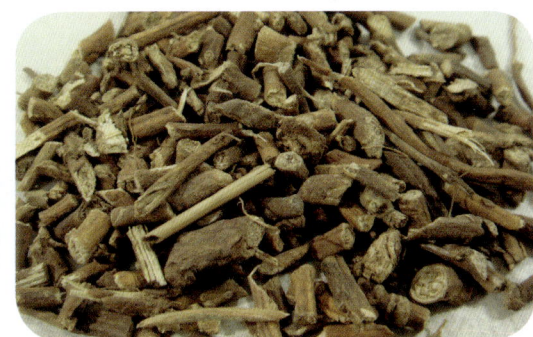

▲ 시호(약재)

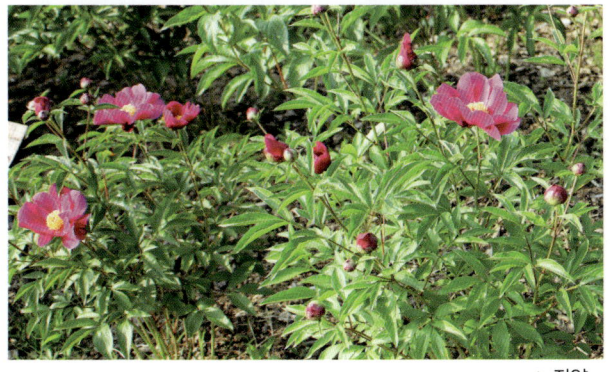

▲ 작약

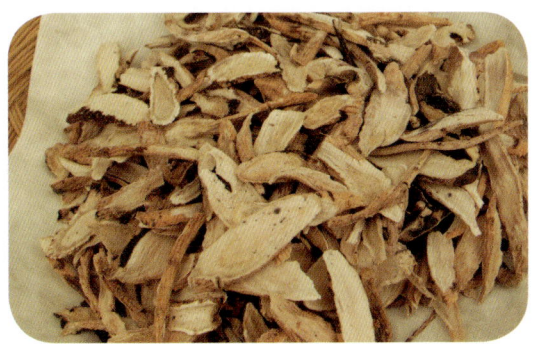

▲ 작약(약재)

다음에 소개되는 한약처방은 화병의 증상을 개선하는 데 도움을 준다.

> **한약처방** | 시호 8g, 작약 8g, 지실 8g, 감초 8g

상기 용량은 1일분이다. 물 800cc를 붓고 중불로 2시간 정도 달여 물이 절반 정도 되게 한다. 그리고 이것을 3등분하여 아침, 점심, 저녁에 마시는데, 3~4시간 간격을 두고 마시는 것이 좋다. 10일분 또는 20일분씩 달여놓고 유리병에 담아 냉장고에 보관하였다가 마실 때마다 따뜻하게 데워서 복용하는 것도 좋다.

【참고사항】
① 가슴이 답답하면 향부자, 소엽을 더한다.
② 소화가 잘 되지 않으면 창출, 진피를 더한다.

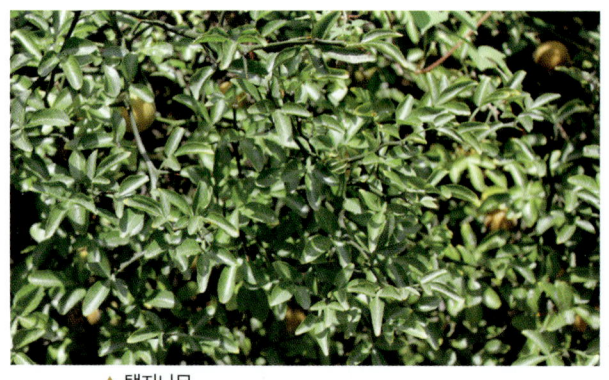
▲ 탱자나무

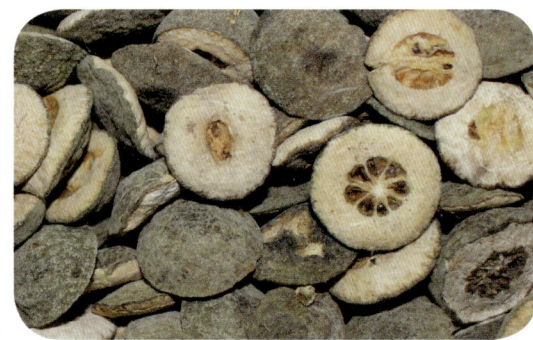
▲ 지실(약재)

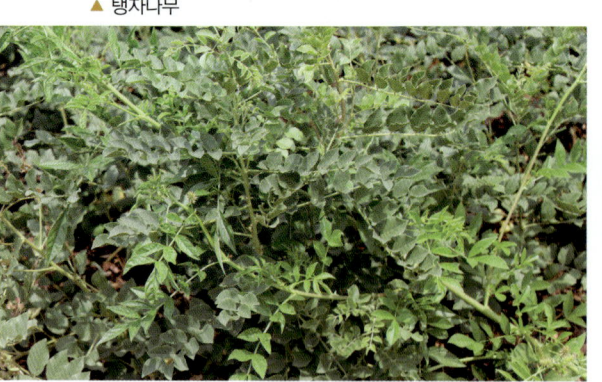
▲ 감초

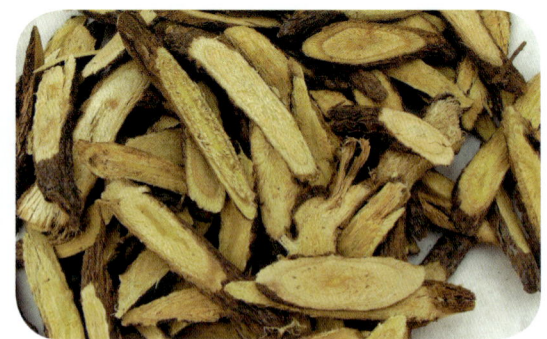
▲ 감초(약재)

③ 불면증이 있으면 숙지황, 산조인을 더한다.

【주의사항】
① 화병의 치료기간이 길기 때문에 증상이 좋아질 때까지 한약처방을 꾸준히 복용한다.
② 화병의 원인이 되는 스트레스를 해소하기 위해 야외활동과 취미생활을 갖는 것이 좋다.
③ 감초는 생으로 사용하면 염증 치료에 좋고, 볶아서 사용하면 몸을 보(補)하는 효능이 강해지므로 이 처방에서는 감초를 생으로 사용한다.

시호(柴胡)

시호는 산형과에 속하는 다년생 식물인 시호의 뿌리를 말하며, 맛은 쓰고 성질은 약간 차갑다. 10~11월에 채취하여 잔뿌리와 불순물을 제거하고 물기가 있을 때 절단하여 햇볕에 말려서 사용한다. 우리나라 각지의 산야에 자생하며 농가에서 약용으로 재배한다.

주효능 | 화병, 갱년기장애, 만성 간염, 지방간, 소화불량, 근육통

시호는 화병 때문에 순환장애가 생겨 근육이 뭉치고 열이 오르내리며 가슴과 옆구리가 아픈 증상이 있을 때 사용한다. 또한 정신적으로 안정이 되지 않고 조울증이 심하거나 정신분열, 히스테리 증상, 불면증, 충동적인 행동 등이 있을 때도 사용한다. 시호는 갱년기에 여성의 얼굴에 열이 오르내리는 증상에도 사용

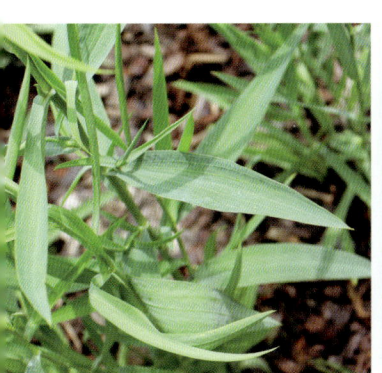
▲ 시호 잎

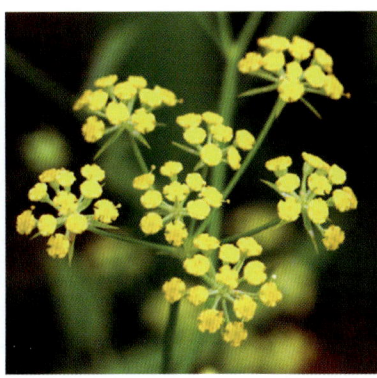
▲ 시호 꽃

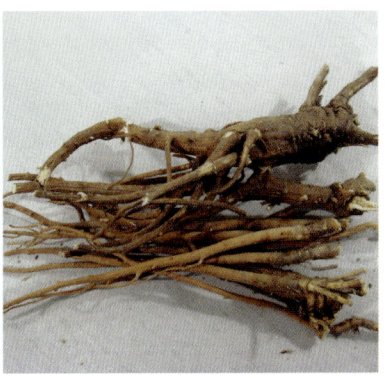
▲ 시호 말린 뿌리

한다. 본래 한의학에서는 '한열왕래(寒熱往來)'라고 하여 열이 급격히 올랐다가 내리는 증상에 반드시 시호를 사용하는 것으로 되어 있다.

시호는 열을 몸 밖으로 내보내면서 근육을 풀어주는 작용을 하므로 근육 뭉침이나 근육통에 사용할 수 있는데, 뒷목이나 어깨에 증상이 나타나면 갈근과 함께 사용하고, 복부에 나타나면 작약과 함께 사용한다. 그리고 피부가 아플 때는 계지를 더하면 좋다. 만약 교통사고 때문에 근육통이 생겼다면 시호, 계지, 작약, 갈근을 다 같이 사용하면 좋다.

【마음의 병을 치료하는 시호】

'과부사니증'은 남자 없이 혼자 사는 과부나 여승이 잘 걸리는 병이라 해서 '과부사니증'이라는 이름이 붙었다. 이 병에 걸리면 바람이 싫고 나른하며 오한이 났다 열이 났다 오락가락하고 얼굴이 붉어지고 답답하다. 저절로 땀이 나며 오전에 어지럽고 밝은 것이 싫고 사람 소리를 싫어한다. 또한 오후에 머리가 어둡고 배가 아프며 잘 놀란다.

'억병'이라는 것도 있는데, 구토, 식욕부진, 설사, 발진, 냉증, 무월경 등 다양한 증상이 나타난다. 또 '백합병'이라는 병도 있다. 말이 없고 자꾸 자려 하나 잠을 못 이루고, 움직이려 하나 못 움직이고, 먹으려 하나 먹지 못하며, 오한발열이 있는 듯 없는 듯하며, 마음이 편치 못하고, 혼잣말을 한다. 입이 쓰고 소변은 농축되어 짙고 양이 적다. 한마디로 이런 병은 마음의 병이다.

이럴 때 특효약이 바로 시호이다. 대표적인 처방은 '시호억간탕'이다. 시호 6g, 작약 4g, 목단피 4g, 지골피 2g, 치자 2.8g, 백출 2.8g, 천궁 2g, 신곡 2g, 생지황 1.2g, 연교 1.2g, 감초 0.8g으로 구성되어 있다.

작약(芍藥)

작약은 미나리아재비과에 속하는 다년생 식물인 작약의 뿌리를 말하며, 맛은 쓰면서 약간 시고 성질은 약간 차갑다. 채취는 9월 하순에서 10월 중순 사이에 하는 것이 좋으며 뿌리를 캐서 잔뿌리와 불순물을 제거하고 햇볕에 절반 정도 말린 후 단으로 묶어서 햇볕에 바짝 말린다. 우리나라가 원산지이고 전국의 산지에서 자라며 약용 및 관상용으로 재배한다.

주효능 | 복통, 근육통, 근육 경련, 식욕부진, 변비, 설사, 생리통, 생리불순

작약은 화병 때문에 생긴 열을 내려주는 효능이 있는데, 단독으로 사용하는 것보다는 시호와 함께 사용해야 효과가 좋다. 또한 작약은 영양분을 많이 함유

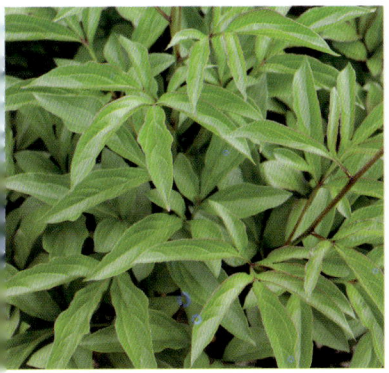
▲ 작약 잎

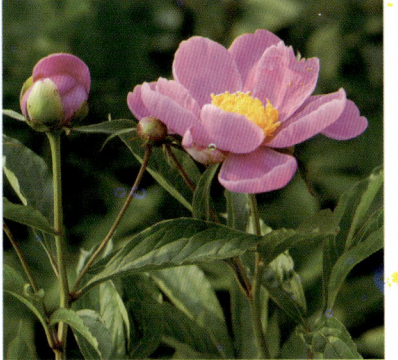
▲ 작약 꽃

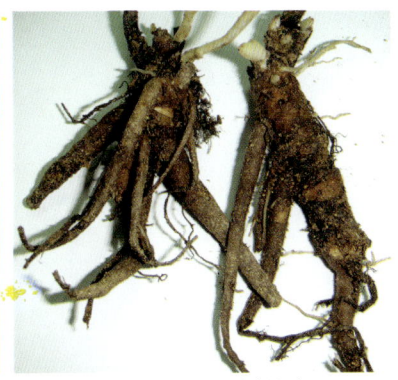
▲ 작약 뿌리

하고 있으며 뭉친 조직을 풀어주는 효능이 있어 화병 때문에 허약해진 몸을 보(補)하고 긴장된 조직을 이완시켜 혈액순환을 원활하게 해준다.

작약은 영양분의 공급이 부족하거나 과로, 질병으로 영양분의 소모가 증가하여 인체의 조직이 경직되고 근육에 경련이 일어날 때 주로 사용한다. 동물실험에서 위장과 자궁 평활근의 수축력을 떨어뜨리고 비정상적인 경련을 억제하는 것이 밝혀졌다. 이는 작약이 근육의 수축력을 조절한다는 뜻이다. 예를 들어 평소에 운동을 하지 않던 사람이 갑자기 축구를 하면 종아리에 쥐가 나는데, 이것은 비복근(腓腹筋)에 경련이 일어난 것으로, 이때 작약을 사용하면 근육의 수축력이 조절되어 경련이 멎는다.

지실(枳實)

지실은 탱자나무의 어린 과실이며, 맛은 쓰고 맵고 시며 성질은 약간 차다. 5~6월에 저절로 떨어지는 과실을 수집하여 가로로 쪼개서 햇볕이나 저온에서 건조하여 사용한다. 우리나라의 중남부 지방에서 재배된다.

주효능 | 소화불량, 복부팽만, 복통, 변비, 위하수, 자궁하수, 탈항(脫肛)

지실은 막힌 기(氣)를 풀어주는 효능이 좋은 약초이다. '기가 막혔다'는 것은 스트레스를 받아 몸의 기능에 장애가 생겼다는 뜻이다. 예를 들어 스트레스를 받으면 소화가 되지 않는데, 이는 위장의 기가 막힌 것이다. 지실은 스트레스 때문에 생긴 화병과 그로 인해 기가 막힌 것을 풀어준다.

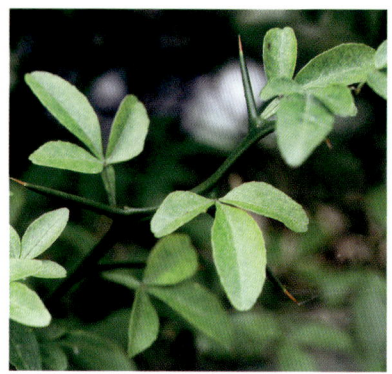
▲ 탱자나무 잎

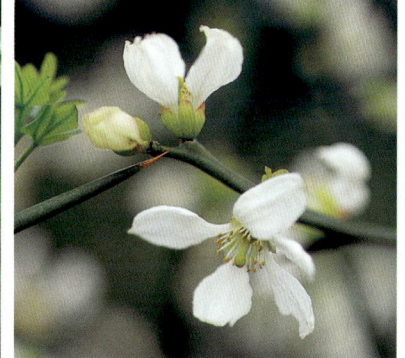
▲ 탱자나무 꽃

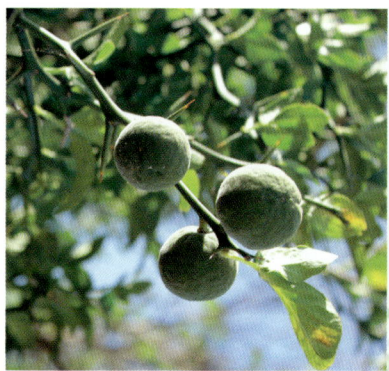
▲ 탱자나무 열매

지실은 위장의 운동을 촉진하는 효능이 있다. 위장에 음식물이 차서 잘 내려가지 않고 그득하게 불러오는 증상, 대변이 나오지 않는 증상에 지실을 사용하는데, 정상적인 사람도 변비가 해소되면 마음까지 시원해지는 것처럼 화병이 있을 때 장 운동을 촉진하여 유무형의 물질을 배출시키면 화병 증상이 다소 해소된다.

감초(甘草)

감초는 콩과의 다년생 식물인 감초의 뿌리를 말하며, 맛은 달고 성질은 따뜻하지도 차갑지도 않다. 보통 10~11월에 채취하며 뿌리를 캐서 줄기와 만나는 머리 부분과 잔뿌리를 제거하고 말려서 사용한다. 중국 동북부, 시베리아, 만주, 몽골 등지에서 자생 또는 재배하며 한랭한 지역의 종자가 우량하다. 최근에는 우리나라에서도 재배면적이 확대되고 있다.

주효능 | 체력 저하, 중독(中毒), 경련성 복통, 근육 경련, 각종 염증

화병이 있으면 심장에 많은 부담이 생기는데, 감초는 맥박을 고르게 하고 가슴이 뛰는 증상을 완화시키는 효능이 있어 화병을 치료하는 데 도움을 준다. 또한 몸을 이완시켜 정신적인 스트레스로 인한 불안감을 해소해준다. 감초를 볶아서 사용하면 심장을 안정시키는 효과가 증대된다.

감초는 경련성 통증을 완화시킨다. 위경련이나 담낭염으로 통증이 심한 경우, 근육의 경련으로 쥐가 나고 통증이 심한 경우에 사용하며, 손발에 경련성 마비

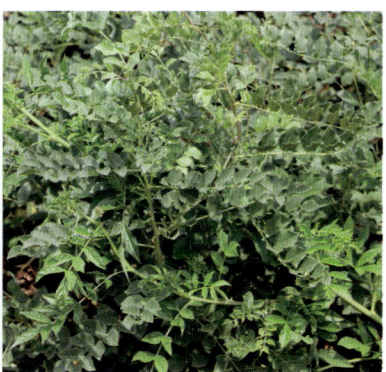 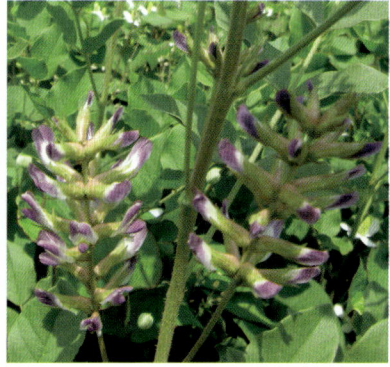 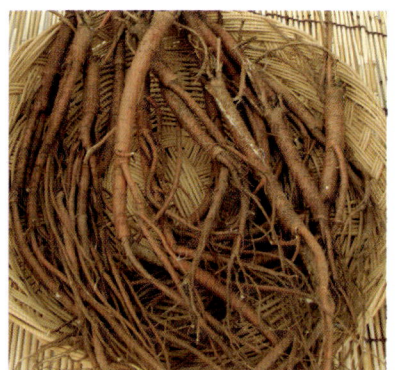

▲ 감초 지상부　　　　　▲ 감초 꽃　　　　　▲ 감초 뿌리

가 생겼을 때도 다량의 감초를 달여 먹으면 좋다.

【감초 이야기】

어느 마을에 유명한 의원이 있었다. 실력이 좋아서 이 마을 저 마을 왕진을 다니곤 했는데, 의원이 자리를 비운 사이 환자들이 몰려들 때가 많았다. 어느 날 의원이 왕진을 간 사이 환자들이 몰려들자 의원의 부인은 그들에게 조금이라도 도움을 주고자 부엌에 있는 건초더미를 조금씩 나눠주었다. 약을 받았다는 사실만으로도 증세가 조금은 완화될 것이라 믿었기 때문이다. 그런데 건초를 받은 환자들이 병이 나았다며 돈을 들고 의원을 찾아오는 것이 아닌가. 의원은 이상하게 생각했다. '환자의 병과 증상이 같지 않은데 어떻게 한 가지 풀로 다 나았단 말인가?' 그래서 자신이 직접 건초를 씹어보았다. 그 건초는 단맛이 있었고 여러 질병에 효과가 있었으며 독(毒)을 제거하는 효능이 좋았다. 특히 다른 약초와 함께 사용할 때 다른 약초의 효능을 더욱 좋게 만들었다. 그 뒤로 의원은 여러 처방에 건초를 넣어 사용했는데, 단맛이 난다 하여 '감초(甘草)'라는 이름을 지어주었고, 후대에 여러 처방에 빠지지 않고 쓰이는 약재라 하여 '약방에 감초'라는 속담도 생겨났다.

【 혼동하기 쉬운 약초 비교 】

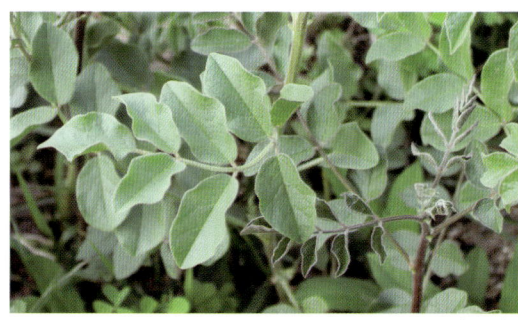 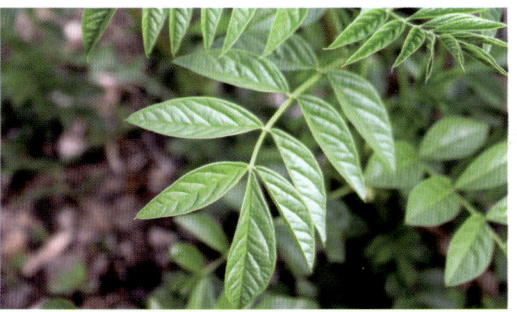

▲ 감초 잎　　　　　　　　　　　▲ 개감초 잎

26 신경쇠약

　신경쇠약은 생활 중에 생기는 각종 자극이 너무 과다할 때 일어나는 정신적 또는 신체적인 기능 저하를 의미한다. 남성은 회사 업무가 과다한 경우, 여성은 복잡한 집안일이 겹칠 때 생길 수 있는데, 증상으로는 불면증, 잦은 두통과 피로감, 어깨 결림, 현기증, 이명(耳鳴), 집중력 저하, 기억력 감퇴, 눈꺼풀 떨림 등이 나타난다.

　신경쇠약은 과도한 자극이 반복적으로 가해졌을 때 나타나므로 심신(心身)의 휴식이 필요한 질병이다. 따라서 휴가나 레저를 즐기는 것이 도움이 된다. 그리고 정신적으로, 신체적으로 기능이 약해진 상태이므로 마음을 안정시키고 약해진 체력을 보강하는 데에 집중해야 한다.

　다음에 소개되는 한약처방은 신경쇠약을 치료하는 데 도움을 준다.

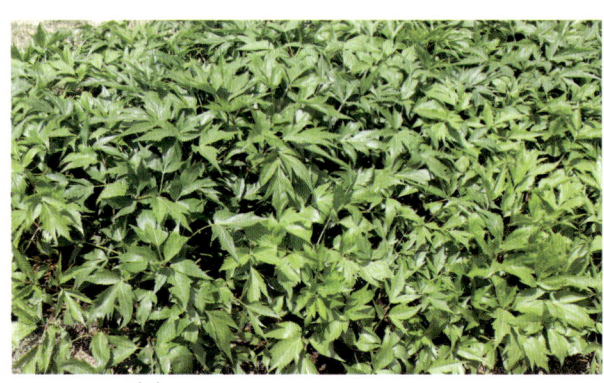
▲ 당귀

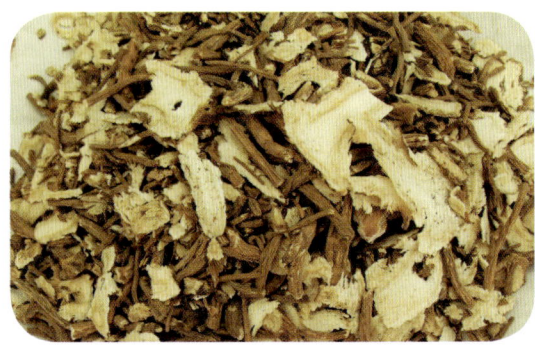
▲ 당귀(약재)

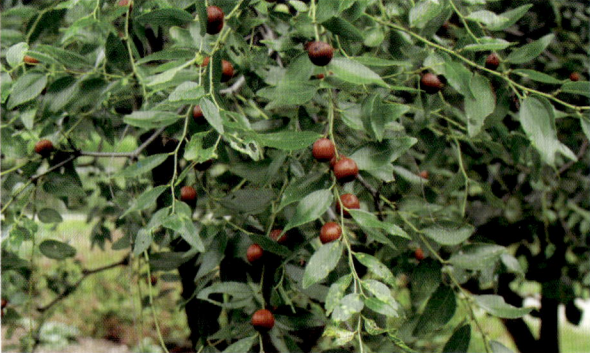
▲ 묏대추나무

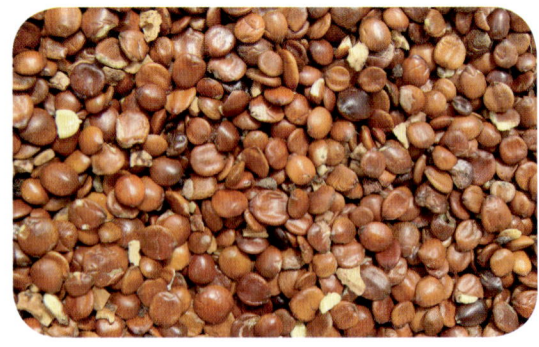
▲ 산조인(약재)

한약처방 | 당귀 8g, 산조인 8g, 인삼 8g, 복령 8g

상기 용량은 1일분이다. 물 800cc를 붓고 중불로 2시간 정도 달여 물이 절반 정도 되게 한다. 그리고 이것을 3등분하여 아침, 점심, 저녁에 마시는데, 3~4시간 간격을 두고 마시는 것이 좋다. 10일분 또는 20일분씩 달여놓고 유리병에 담아 냉장고에 보관하였다가 마실 때마다 따뜻하게 데워서 복용하는 것도 좋다.

【참고사항】
① 피로감이 심하면 황기를 더한다.
② 소화력이 약하고 식욕이 없으면 백출, 진피를 더한다.
③ 두통이 있으면 천궁, 백지를 더한다.
④ 건망증이 있으면 원지를 더한다.
⑤ 가슴이 답답하고 막힌 듯하면 향부자, 소엽을 더한다.

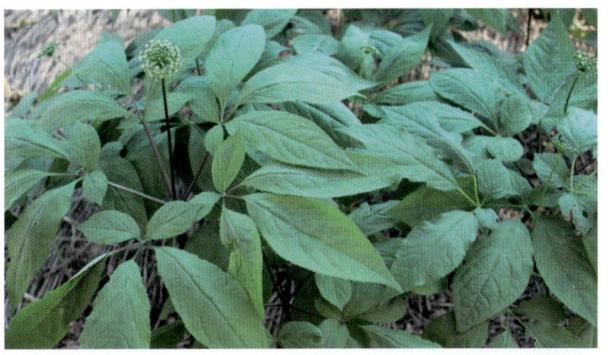
▲ 인삼

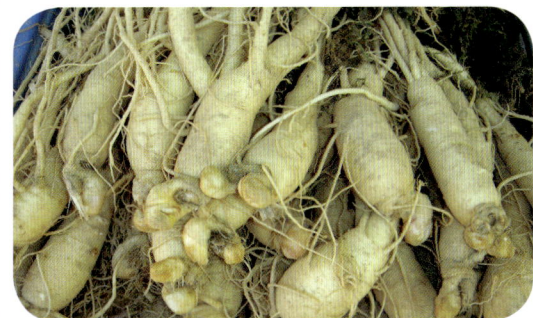
▲ 인삼(약재)

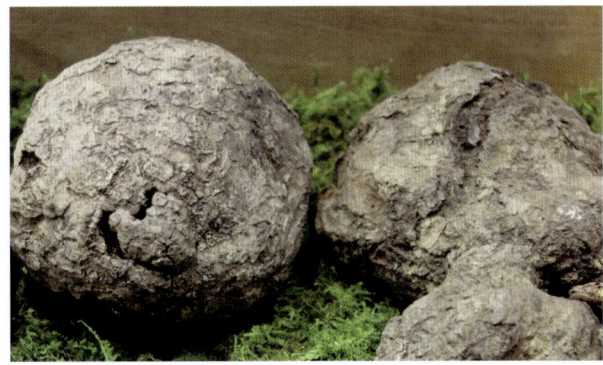
▲ 복령

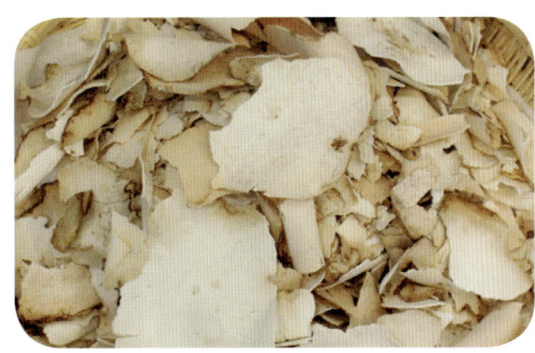
▲ 복령(약재)

【주의사항】

① 신경쇠약은 정신적, 신체적으로 약해진 상태에서 나타나므로 한약처방을 6개월 이상 복용하는 것이 바람직하다.
② 체력이 약한 사람은 한약처방을 복용하면서 꾸준히 운동을 해야 치료와 재발방지에 도움이 된다.
③ 산조인을 살짝 볶아서 달이면 약 성분이 잘 우러나온다.
④ 빈혈이 있는 사람은 당귀의 몸통을 위주로 사용하면 좋다.

당귀(當歸)

당귀는 산형과에 속하는 다년생 식물인 참당귀, 일당귀의 뿌리를 말한다. 참당귀의 맛은 달고 매우며 성질은 따뜻하다. 반면 일당귀의 맛은 달고 성질은 따뜻하다. 늦가을 잎이 진 이후나 이른 봄 잎이 나오기 전에 채취하여 흙을 제거

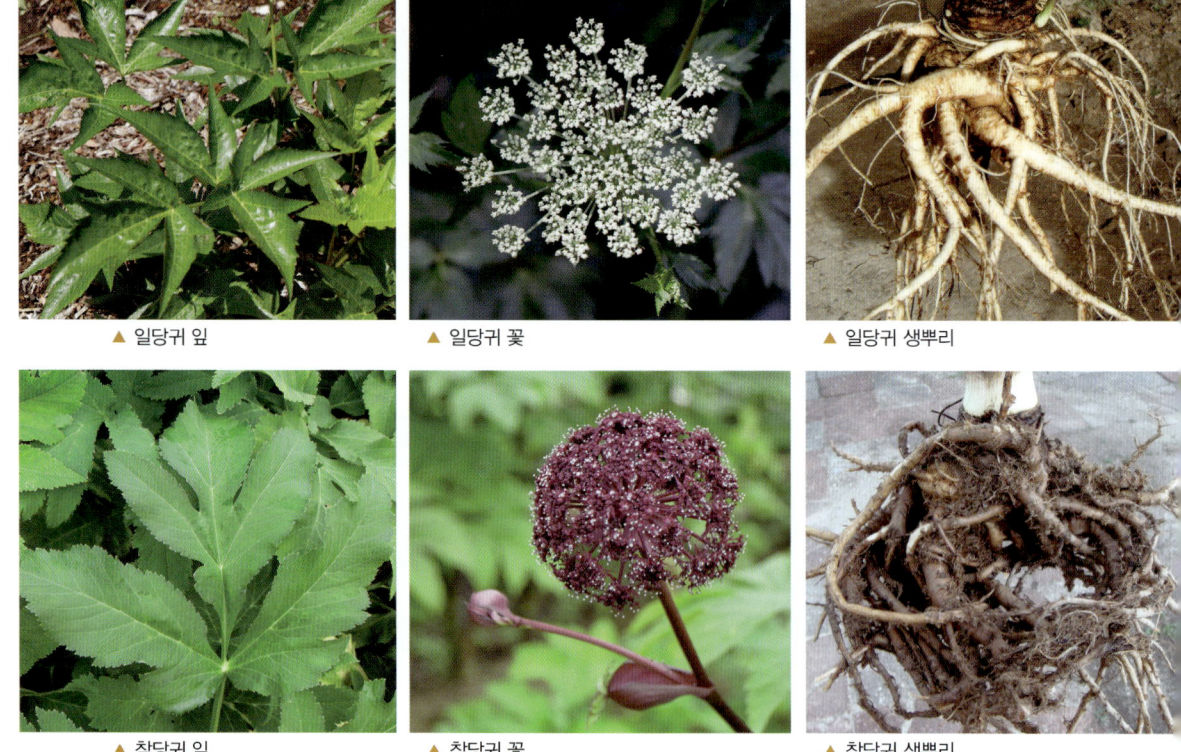

▲ 일당귀 잎　　▲ 일당귀 꽃　　▲ 일당귀 생뿌리

▲ 참당귀 잎　　▲ 참당귀 꽃　　▲ 참당귀 생뿌리

하고 바람이 통하는 그늘진 곳에서 말린다. 우리나라 산지의 계곡이나 습한 땅에서 자생하며 전국 고랭지에서 재배한다.

주효능 | 빈혈, 생리불순, 생리통, 손발 저림, 불임증, 타박상, 불면증, 건망증, 두통

당귀는 혈액을 보충하여 정신을 안정시키는 효능이 있다. '혈자신기야(血者神氣也)'라는 말이 있다. 혈액이 충실해야 비로소 뇌의 정신활동이 정상적으로 이루어진다는 뜻이다. 여러 이유로 몸에 혈액이 부족해지면 정신적인 문제가 생긴다. 그래서 혈액을 만드는 효능이 뛰어난 당귀는 정신질환에 필수적인 약초이며 혈액이 부족해서 생긴 다양한 질병에 약방의 감초처럼 사용된다. 한약을 달일 때 나는 특유의 향기가 당귀 냄새인데, 이는 대부분의 보약에 당귀가 들어간다는 뜻이다. 과로를 했거나 만성 질환을 앓으면 혈액이 부족해지기 때문에 안색이 창백해지고 피부가 거칠어지는 기본적인 증상 외에 어지럽거나 기력이 없고 쉽게 피로감을 느끼는 등 다양한 증상이 생긴다. 이때 당귀를 사용하면 부족해진 혈액이 보충되는 효과를 얻는다.

【당귀와 함께 사용하는 약초】

◎ **당귀와 녹용** : 혈액의 생성을 돕는다.
◎ **당귀와 천마** : 빈혈과 두통을 가라앉힌다.
◎ **당귀와 황기** : 혈액의 생성을 늘리고 빈혈을 개선한다.
◎ **당귀와 숙지황** : 어지러움과 가슴 두근거림에 좋다.
◎ **당귀와 천궁** : 어지러움과 전신 통증에 효과적이다.
◎ **당귀와 익모초** : 월경 중에 나타나는 전신 통증에 좋다.
◎ **당귀와 계피** : 월경 전에 나타나는 복통에 좋다.
◎ **당귀와 홍화** : 어혈을 제거하여 혈액순환을 도와준다.

산조인(酸棗仁)

산조인은 갈매나무과에 속하는 낙엽활엽관목인 묏대추나무의 씨앗을 말하며, 맛은 달면서 시고 성질은 따뜻하지도 차갑지도 않다. 9~10월 사이에 성숙한 과실을 채취하여 하룻밤 물에 담가두었다가 과육(果肉)을 문질러 제거하고 햇볕에 말려서 사용한다. 우리나라를 비롯하여 중국, 만주, 몽골, 남유럽 등지에 분포

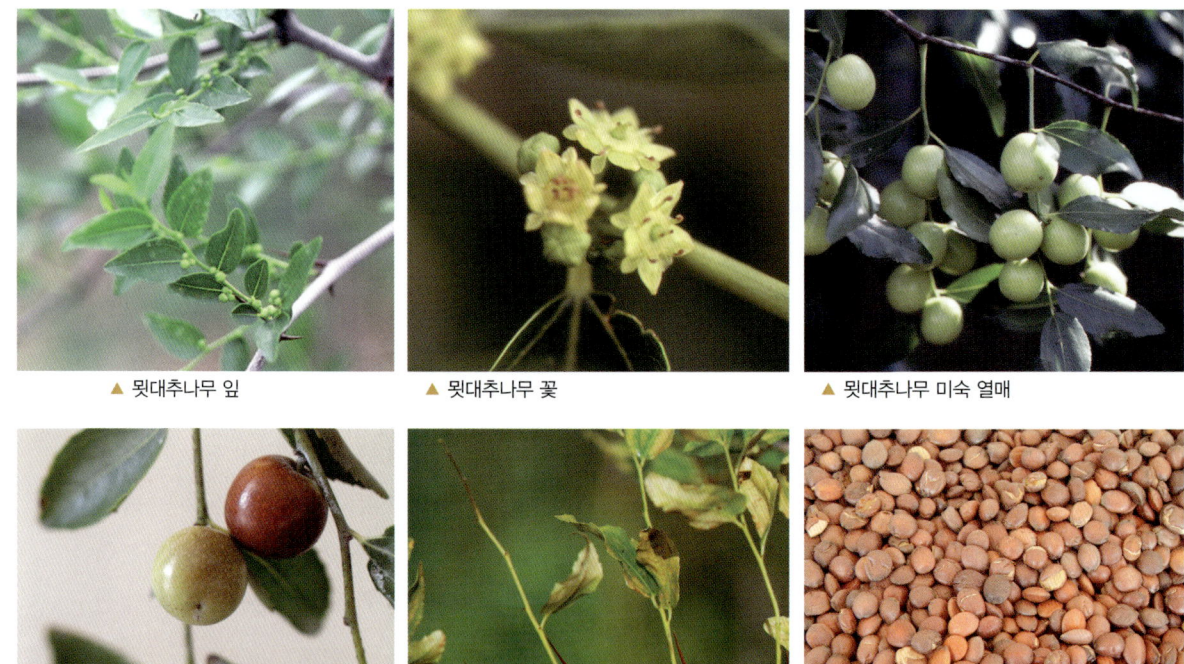

▲ 묏대추나무 잎   ▲ 묏대추나무 꽃   ▲ 묏대추나무 미숙 열매
▲ 묏대추나무 열매   ▲ 묏대추나무 줄기   ▲ 묏대추나무 씨앗(산조인)

하며 해발고도 100~500m의 돌밭이나 암석지대에서 잘 자란다.

주효능 | 불면증, 신경쇠약, 헛땀, 가슴 뜀

산조인은 마음을 안정시키는 효능이 있는 약초이다. 특히 신경쇠약으로 인한 불면증에 효과가 좋고 몸을 보(補)하는 작용을 한다. 《동의보감》에 다음과 같은 구절이 있다. '산조인을 오래도록 복용하면 음기(陰氣)를 북돋우고 오장(五臟)을 안정시키며, 사람이 살찌고 튼튼하도록 하고, 몸이 가벼워지며 수명이 늘어난다.' 이처럼 산조인은 신경쇠약으로 몸이 약해지고 정신이 안정되지 않을 때 매우 좋은 효과를 나타낸다.

불면증에 대한 치료 효과는 실험적으로 입증되었으며, 마취성(麻醉性)을 갖지 않기 때문에 장기간 복용해도 중독성이 없고, 혹 복용을 중단한다고 해도 역효과가 나타나지 않는다. 따라서 병원에서 처방되는 수면제보다 안전하다고 할 수 있다.

동의보감 원문 해설

性平味甘無毒主煩心不得眠臍上下痛血泄虛汗益肝氣堅筋骨令人肥健又主筋骨風○生山中狀如大棗樹而不至高大其實極小八月採實取核〈本草〉○血不歸脾而睡臥不寧者宜用此大補心脾則血歸脾而五藏安和睡臥自安矣凡使破核取仁睡多則生用不得睡則炒熟再蒸半日去皮尖硏用〈入門〉

성질은 평(平)하며 맛이 달고[甘] 독이 없다. 속이 답답하여 잠을 자지 못하는 증, 배꼽의 위 아래[上下]가 아픈 것, 피가 섞인 설사, 식은땀 등을 낫게 한다. 또한 간기(肝氣)를 보하며 힘줄과 뼈를 든든하게 하고 몸을 살찌게 하고 든든하게 한다. 또 힘줄과 뼈의 풍증을 낫게 한다. ○산에서 자란다. 생김새는 대추나무 같은데 그렇게 크지는 못하다. 열매는 아주 작다. 음력 8월에 열매를 따서 씨를 빼서 쓴다.〈본초〉 ○혈(血)이 비(脾)에 잘 돌아오지 못하여 잠을 편안히 자지 못할 때에는 이것을 써서 심과 비를 크게 보하는 것이 좋다. 그러면 혈이 비에 잘 돌아오게 되고 오장이 편안해져서 잠도 잘 잘 수 있게 된다. 쓸 때에는 씨를 깨뜨려 알맹이를 쓴다. 잠이 많으면 생것대로 쓰고 잠이 안 오면 닦아 익힌[炒熱] 다음 다시 한나절 가량 쪄서 꺼풀과 끝을 버리고 갈아서 쓴다.〈입문〉

산조인(묏대추나무)의 기능성 및 효능에 관한 특허자료 2종 외

▶산조인 추출물을 유효성분으로 함유하는 속효성 우울증 예방 및 치료용 약학적 조성물
  본 발명의 산조인 추출물은 기존 우울증 치료제에 비하여 신속한 항우울 효과를 나타내므로, 상기 산조인 추출물은 우울증 예방 및 치료용 약학적 조성물 또는 상기 목적의 건강식품의 개발에 효과적으로 이용될 수 있다.
  - 공개번호 : 10-2013-0086459, 출원인 : 경희대학교 산학협력단

▶산조인 성분을 함유한 진정제
  본 발명은 통상의 껌베이스에 볶거나 날것을 파쇄하거나 물과 혼합하여 달인 후 엑기스로 추출한 산조인 성분과 꿀을 첨가한 껌에 관한 것으로 껌을 씹을 때 각각 진정작용 또는 각성작용을 하게 하여 스트레스로 인해 각종 각성제와 진정제를 남용하는 현대인들을 위한 껌에 관한 것이다.
  - 공개번호 : 10-2008-0090736, 출원인 : 김덕산

인삼 (人蔘)

인삼은 두릅나무과에 속하는 다년생 식물인 인삼의 뿌리를 말하며, 맛은 달면서 약간 쓰고 성질은 따뜻하다. 9월 말에 캐는 것이 가장 좋은데, 채취시기가 빠를수록 뿌리에 축적되는 영양분이 적기 때문에 무게도 덜 나가고 품질도 떨어진다. 원산지는 한국이며 전국 각지에서 약용식물로 재배한다. 야생종은 깊은 산 속에서 자라며 흔히 산삼이라고 부른다.

주효능 | 만성 피로, 체력 저하, 면역력 저하, 식욕부진, 소화불량, 신경쇠약

인삼은 지력(智力)을 증진시키고 정신력을 강하게 하는 효능이 있다. 두뇌의 활동을 활발하게 하고 정신력을 왕성하게 하며 시력, 청력, 사고력, 기억력을 좋게 하며, 집중력을 향상시키는 작용이 있어 원기(元氣)가 부족해지면서 사고력과

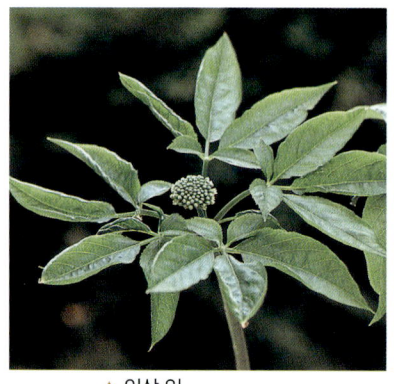
▲ 인삼 잎

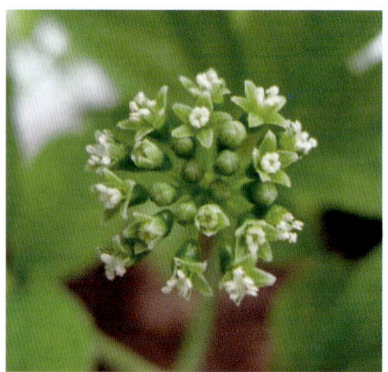
▲ 인삼 꽃

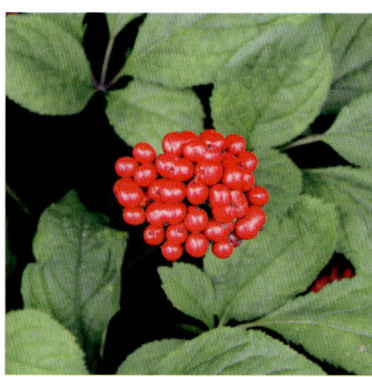
▲ 인삼 열매

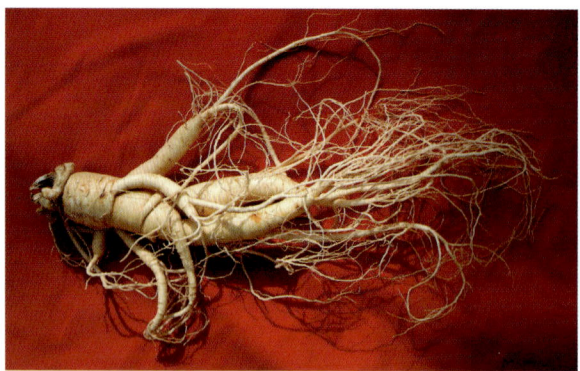
▲ 인삼 뿌리(6년근)

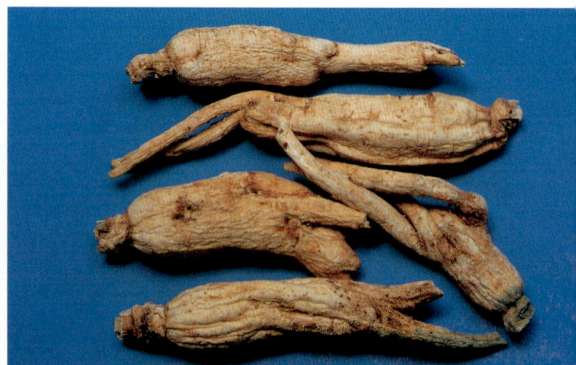
▲ 인삼 뿌리(건조)

판단력이 흐려질 때 사용하면 좋다.

　인삼은 원기를 보강하는 힘이 좋은 약초이다. 따라서 큰 질병 때문에 몸이 극도로 쇠약해진 경우, 수술 이후에 회복이 더디게 되는 경우, 노화로 인해 몸이 약해진 경우에 사용하면 좋은 효과를 얻는다. 증상으로는 기운이 없고 호흡이 얕으며, 목소리에 힘이 없어서 잘 들리지 않고, 조금만 움직여도 식은땀이 날 때 최고의 약이다.

동의보감 원문 해설

性微溫(一云溫)味甘(一云味苦)無毒主五藏氣不足安精神定魂魄明目開心益智療虛損止霍亂嘔噦治肺痿吐膿消痰○讚曰三椏五葉背陽向陰欲來求我檟樹相尋一名神草如人形者有神○此物多生於深山中背陰近檟漆樹下濕潤處中心生一莖與桔梗相似三四月開花秋後結子二月四月八月上旬採根竹刀刮暴乾○此物易蛀惟納器中密封口可經年不壞和細辛密封亦久不壞○用時去其蘆頭不去則吐人〈本草〉○人參動肺火凡吐血久嗽面黑氣實血虛陰虛之人勿用代以沙參可也〈丹心〉○人參苦微溫補五藏之陽沙參苦微寒補五藏之陰也〈丹心〉○夏月少使發心痃之患也〈本草〉○夏月多服發心痃〈丹心〉○入手太陰經〈湯液〉

성질은 약간 따뜻하고[微溫] 맛이 달며[甘](약간 쓰다고도 한다) 독이 없다. 주로 오장의 기가 부족한 데 쓰며 정신을 안정시키고 눈을 밝게 하며 심규를 열어주고 기억력을 좋게 한다. 허손된 것을 보하며 곽란으로 토하고 딸꾹질하는 것을 멎게 하며 폐위(肺痿)로 고름을 뱉는 것을 치료하며 담을 삭인다. ○찬(讚)에는 "3가지 5잎에 그늘에서 자란다네, 나 있는 곳 알려거든 박달나무 밑 보라네"고 씌어 있다. 일명 신초(神草)라고도 하는데 사람의 모양처럼 생긴 것이 효과가 좋다. ○산삼은 깊은 산속에서 흔히 자라는데 응달 쪽 박달나무나 옻나무 아래의 습한 곳에서 자란다. 인삼 가운데는 하나의 줄기가 위로 올라갔는데 마치 도라지(길경)와 비슷하다. 꽃은 음력 3~4월에 피고 씨는 늦은 가을에 여문다. 음력 2월, 4월, 8월 상순에 뿌리를 캐어 대칼로 겉껍질을 벗긴 다음 햇볕에 말린다. ○인삼은 좀이 나기 쉬운데 다만 그릇에 넣고 꼭 봉해두면 몇 해 지나도 변하지 않는다. 또는 족두리풀(세신)과 같이 넣어서 꼭 봉해두어도 역시 오래도록 변하지 않는다. ○쓸 때에는 노두(蘆頭)를 버려야 하는데 버리지 않고 쓰면 토할 수 있다.〈본초〉○인삼은 폐화(肺火)를 동하게 하므로 피를 토하거나 오랫동안 기침을 하거나 얼굴빛이 검고 기가 실하며 혈이 허하고 음이 허해진 사람에게는 쓰지 말고 사삼(沙蔘)을 대용으로 쓰는 것이 좋다.〈단심〉○인삼은 쓰고[苦] 성질이 약간 따뜻한데[微溫] 오장의 양을 보하고 더덕은 쓰고 성질이 약간 찬데 오장의 음을 보한다.〈단심〉○여름철에는 적게 써야 한다. 그것은 심현(心痃)이 생기기 때문이다.〈본초〉 ○여름철에 많이 먹으면 심현이 난다.〈단심〉 ○인삼은 수태음경(手太陰經)에 들어간다.〈탕액〉

인삼의 기능성 및 효능에 관한 특허자료 2종 외

▶ 인삼이 포함된 니코틴 제거 효과가 있는 금연재 약학 조성물

흡연자의 체내에 축적되어 있던 니코틴을 빠르게 배출시켜주고, 니코틴 부족으로 인한 불안 등의 스트레스를 최소화할 수 있으며, 금연을 쉽게 유도할 수 있는 인삼이 포함된 니코틴 제거 효과가 있는 금연재 약학 조성물에 관한 것이다.

— 등록번호 : 10-1117669, 출원인 : (주)노스모

▶ 비만 억제 및 고지혈증 개선용 인삼잎 추출물

본 발명은 비만 억제 및 고지혈증 개선 효과가 있는 천연물 추출물에 관한 것으로, 보다 구체적으로는 비만 억제 및 고지혈증 개선 효과가 있는 인삼잎 추출물에 관한 것이다.

— 공개번호 : 10-2011-0051105, 출원인 : 경희대학교 산학협력단

복령(茯苓)

복령은 구멍장이버섯과에 속하는 진균인 복령의 균핵을 말하며 소나무 뿌리에 기생한다. 맛은 달고 담백하며 성질은 따뜻하지도 차갑지도 않다. 자연산 복령은 7월부터 다음 해 3월 사이에 소나무 숲에서 채취하고, 인공재배한 것은 종균을 접종한 2년 후 7~8월 사이에 채취한다. 우리나라 각지에 분포하고 특히 강

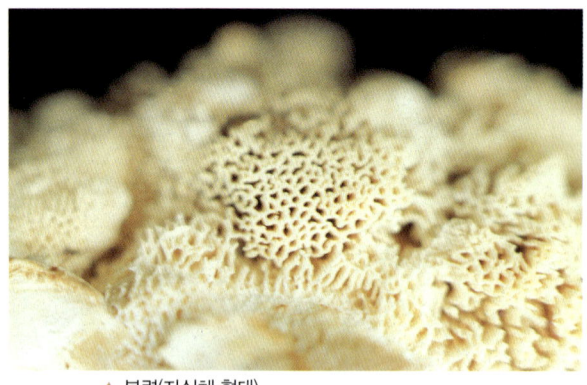

▲ 복령(자실체 형태)

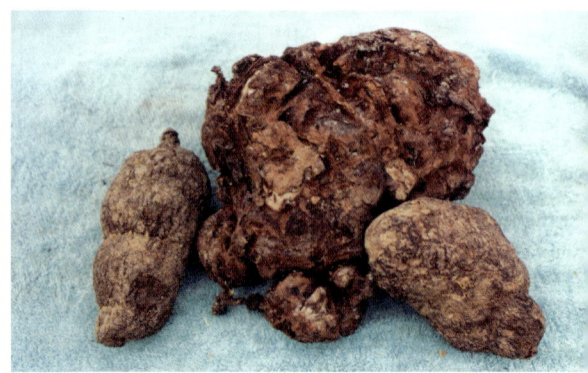

▲ 복령(수확)

원도, 경기도, 경상북도 지방에서 많이 생산되는데 현재는 대부분 지방에서 대량으로 인공 재배되고 있다.

주효능 | 소변불통(小便不通), 부종, 설사, 신경쇠약, 건망증, 요도염, 방광염

복령은 자율신경 이상으로 인한 정신질환을 치료하는 효능이 있다. 정신력이 약해지고 신경이 불안정하여 가슴 두근거림과 깜짝 놀라는 증상, 건망증, 불면증 등이 생겼을 때 사용하면 효과가 좋다.

복령은 이뇨작용이 있어 몸이 붓거나 요도염, 방광염 등이 있을 때 사용하는데, 다른 이뇨제와 달리 위장을 튼튼하게 하고 신경을 안정시키므로 몸이 약한 사람에게 좋다.

【버드나무와 상극인 복령】

복령은 버드나무와는 상극이 된다고 전하고 있는데 그와 관련하여 다음과 같은 전설이 있다.
중국 어느 곳에 사이가 나쁜 부부가 있었다. 남자가 생겨 남편을 죽이고자 한 부인은 이름난 의원을 찾아가게 되었다. 그러나 착한 의원은 부부가 화해하고 잘 살았으면 하고 생각하여 복령을 닭과 함께 먹게 하였다. 그러면서 소원을 이루려면 그 기간 동안은 절대로 싸움을 해서는 안 된다고 일러주었다. 그러자 부인은 남편을 죽일 목적으로 의원이 시킨 대로 하였다.
그런데 복령과 닭을 먹은 남편이 날로 건강해지면서 부인에게 고마운 마음을 가지고 일을 열심히 하자 부인은 이상하게 생각하게 되었다. 그러던 어느 날 복령과 닭으로 음식을 만들어 남편이 있는 밭에 가지고 갔는데, 마침 그때 젓가락을 가지고 가지 않았음을 알고 부인이 집에 젓가락을 가지러 간다고 하자 남편이 주변에 있는 버드나무 가지를 꺾어 그것으로 음식을 먹었는데, 잠시 후에 죽어버리게 되었다. 이를 보고 부인이 좋아하며 의원에게 가서 이 사실을 알리자 의아하게 여긴 의원이 현장에 가서 그것을 보고 복령과 버드나무가 상극작용을 한 것을 알게 되었다는 이야기이다.

【 혼동하기 쉬운 약초 비교 】

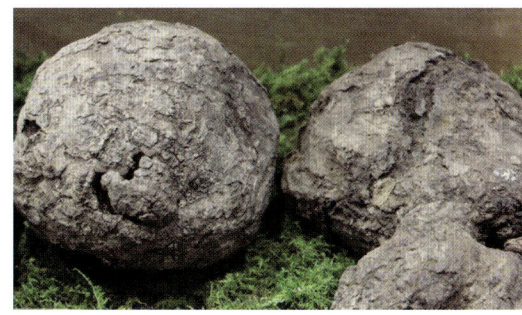
▲ 복령

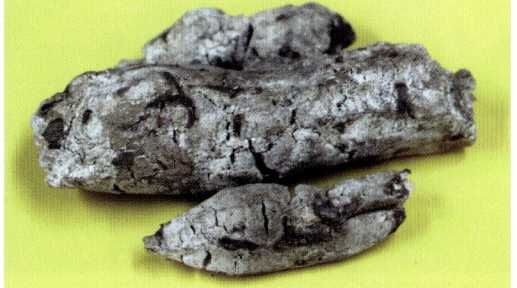
▲ 복신

27 불면증

　불면증은 수면이 불충분하다고 느끼는 수면장애이다. 일이 바빠서 잠을 못 자는 것은 불면증이 아니고, 충분히 잘 기회가 있음에도 불구하고 잠을 못 자는 것이 불면증이다. 잠이 들기 어렵거나, 자다가 자주 깬다든지, 너무 일찍 잠을 깨는 경우, 충분히 잤는데 계속 졸리는 것 모두 불면증에 해당한다.

　불면증의 원인은 다양하다. 낯선 곳으로 여행을 떠난 경우 힘들지만 잠이 오지 않을 수 있다. 시차 때문에 그럴 수도 있지만 낯선 곳에 쉽게 적응하지 못하기 때문이다. 편안한 집이더라도 코 고는 소리가 들리거나 창문 밖에서 자동차 소리가 들리는 경우 불면증이 나타난다. 이 외에도 카페인이나 알콜, 항우울제 등이 불면증을 유발할 수 있고, 류머티즘 관절염이나 천식, 갑상선 기능항진증 같은 질병도 불면증을 일으킨다.

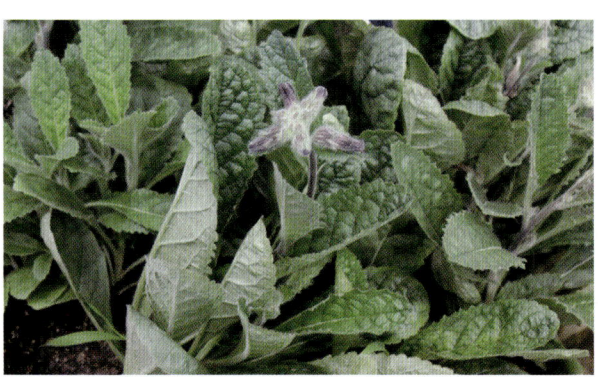
▲ 지황

▲ 숙지황(약재)

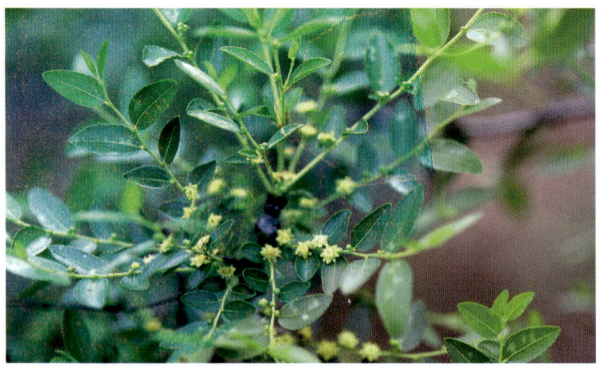
▲ 묏대추나무

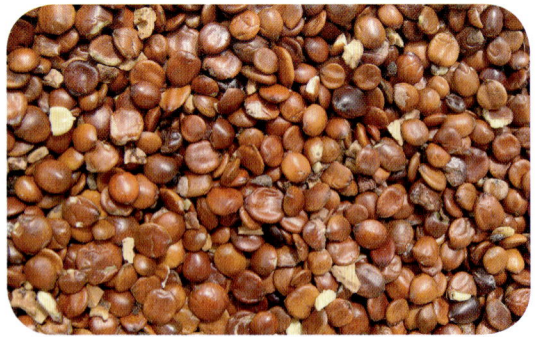
▲ 산조인(약재)

이러한 원인들의 공통점은 잠을 자지 못하게 만드는 것이다. 즉 뇌가 계속해서 각성 상태를 유지하게 만든다. 낯선 곳, 소음, 약물, 질병 등은 모두 뇌를 각성시키며, 몸은 잠을 자지 않고서라도 이러한 원인으로부터 몸을 보호하여 항상성을 유지하려고 한다. 그 결과 잠이 오지 않거나 잠을 자더라도 피로가 풀리지 않는 현상이 나타난다. 특히 몸이 약한 사람에게 이러한 반응이 쉽게 나타나기 때문에 불면증을 치료하려면 그 원인을 제거하는 동시에 약해진 몸을 보강해야 한다.

　다음에 소개되는 한약처방은 불면증을 치료하는 데 많은 도움을 준다.

> **한약처방** | 숙지황 8g, 산조인 8g, 백자인 8g, 대추 8g

　상기 용량은 1일분이다. 물 800cc를 붓고 중불로 2시간 정도 달여 물이 절반 정도 되게 한다. 그리고 이것을 3등분하여 아침, 점심, 저녁에 마시는데, 3~4

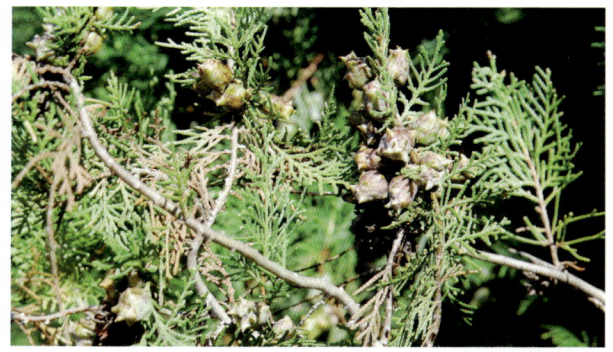
▲ 측백나무

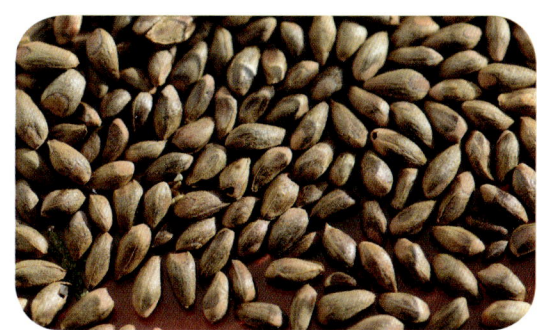
▲ 백자인(약재)

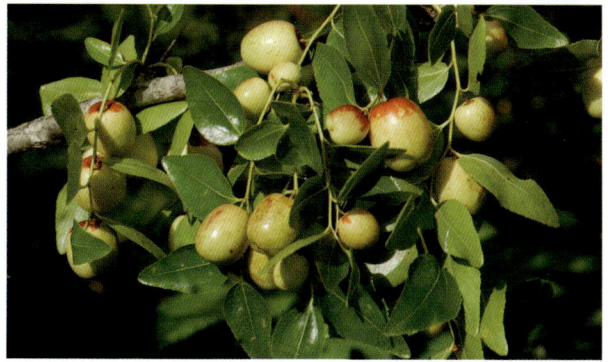
▲ 대추나무

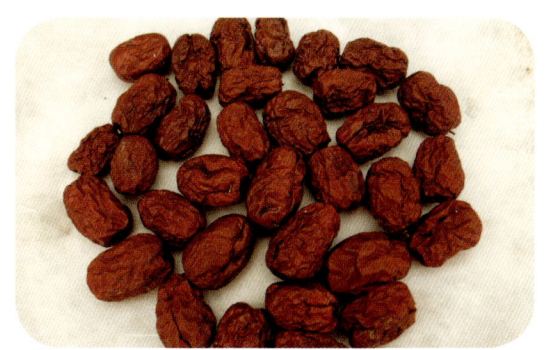
▲ 대추(약재)

시간 간격을 두고 마시는 것이 좋다. 10일분 또는 20일분씩 달여놓고 유리병에 담아 냉장고에 보관하였다가 마실 때마다 따뜻하게 데워서 복용하는 것도 좋다.

【참고사항】
① 몸이 약하고 피로감이 심하면 인삼, 황기를 더한다.
② 소화력이 약하면 백출, 진피를 더한다.
③ 잘 때 땀이 나는 사람에게는 황기, 오미자를 더한다.
④ 가슴이 답답하고 막힌 듯하면 향부자, 소엽을 더한다.
⑤ 밤에 소변을 자주 보는 사람에게는 산수유를 더한다.

【주의사항】
① 불면증은 만성 질환이므로 한약처방을 6개월 이상 복용하는 것이 바람직하다.
② 잠을 방해하는 카페인과 술을 줄이고 가벼운 운동을 통해서 신체를 이완시키는 것이 숙면에 도움이 된다.
③ 숙지황 때문에 대변이 묽어지고 설사가 생길 수 있다. 이럴 때는 탕약을 공복에 복용해야 한다. 또는 공사인(수입약초)을 함께 달여서 복용하면 설사를 예방하는 데 도움이 된다.
④ 산조인을 약간 볶아서 달이면 약 성분이 잘 우러나온다.

숙지황(熟地黃)

숙지황은 현삼과에 속하는 다년생 식물인 지황을 쪄서 말린 것으로 맛은 달고 성질은 약간 따뜻하다. 10~11월에 채취한 지황을 생지황이라고 하며, 생지황을 말린 것을 건지황이라고 한다. 숙지황은 건지황을 찜통에 넣고 표면이 검게 되도록 찐 다음 햇볕에 거의 마르도록 말리고 다시 얇게 썰어 햇볕에 말리는 과정을 9번 반복하여 만든다. 지황의 원산지는 중국으로 우리나라와 일본 등지에 분포한다.

주효능 | 생리불순, 불임증, 만성 피로, 간기능 저하, 요통, 관절염, 정력 감퇴, 탈모

숙지황은 영양분을 공급하는 약초이다. 따라서 과로나 질병, 스트레스 때문

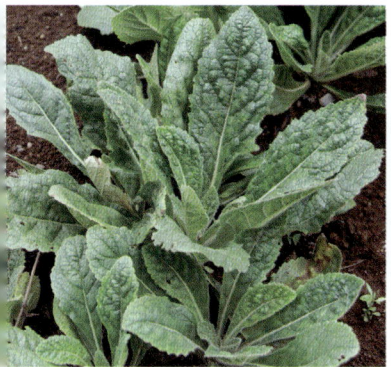
▲ 지황 잎

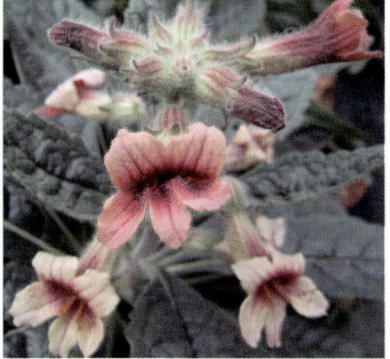
▲ 지황 꽃

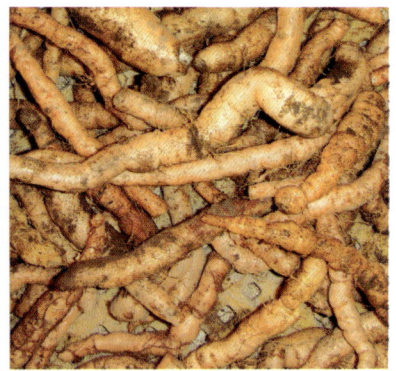
▲ 지황 생뿌리

에 몸이 약해졌을 때 어김없이 사용하는 약초이기도 하다. 한방에서는 정(精)과 혈(血)을 공급하는 것으로 알려져 있어 남성과 여성에게 모두 필요한 약초라고 할 수 있다. 따라서 과로나 영양 불균형으로 불면증이 생겼을 때 숙지황을 사용하면 좋다.

한방에서는 숙지황이 신장(腎臟)의 기능을 강화하는 약초로 되어 있는데, 여기서 신장은 수분을 걸러내는 장기가 아니라 '기초체력'을 의미한다. 즉, 숙지황에 영양분이 많기 때문에 체력을 길러주는 효과가 있다는 의미이다. 따라서 체력이 약한 사람에게 꼭 필요한 약초이다. 단, 소화력이 약한 사람이 복용하면 소화불량과 설사 같은 부작용이 있을 수 있으니 주의해야 한다.

산조인(酸棗仁)

산조인은 갈매나무과에 속하는 낙엽활엽관목인 묏대추나무의 씨앗을 말하며, 맛은 달면서 시고 성질은 따뜻하지도 차갑지도 않다. 9~10월 사이에 성숙한 과실을 채취하여 하룻밤 물에 담가두었다가 과육(果肉)을 문질러 제거하고 햇볕에 말려서 사용한다. 우리나라를 비롯하여 중국, 만주, 몽골, 남유럽 등지에 분포하며 해발고도 100~500m의 돌밭이나 암석지대에서 잘 자란다.

주효능 | 불면증, 신경쇠약, 헛땀, 가슴 뜀

산조인은 불면증의 특효약으로 그 효과가 실험적으로 증명되었다. 잠을 자려 해도 마음이 안정되지 않고, 잠을 자도 깊게 자지 못하고, 꿈을 많이 꾸는 사람

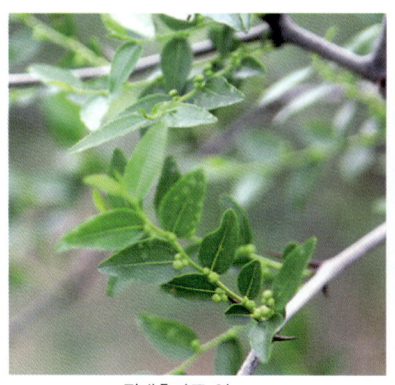
▲ 묏대추나무 잎

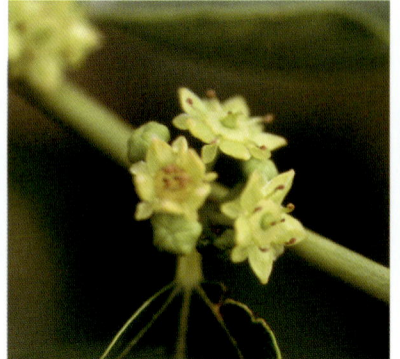
▲ 묏대추나무 꽃

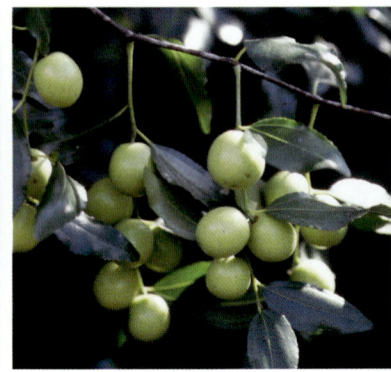
▲ 묏대추나무 미숙 열매

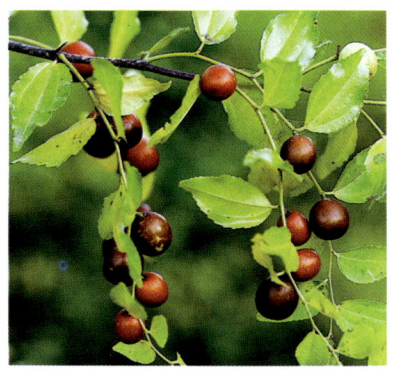
▲ 묏대추나무 열매

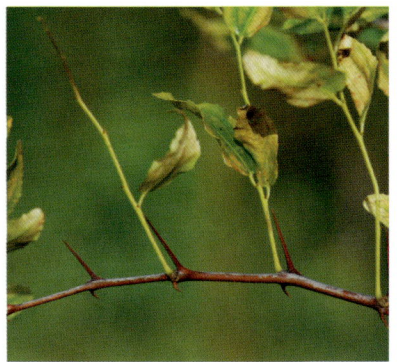
▲ 묏대추나무 줄기

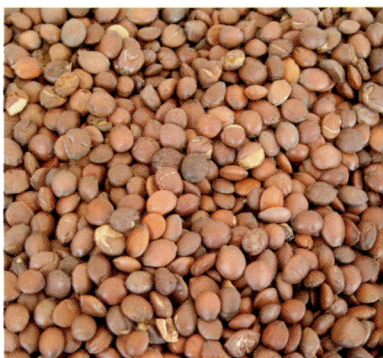
▲ 묏대추나무 씨(산조인)

에게 효과가 좋다. 또한 장기간 복용해도 중독성이 없고 복용을 중단해도 역효과가 나지 않는다는 장점이 있다. 단, 불면증에 산조인을 사용할 때는 볶아서 사용해야 효과가 좋다.

산조인은 신경을 안정시키고 맥(脈)을 고르게 하는 작용이 있어 신경쇠약으로 인한 불안증, 피로감, 어지러움증, 가슴 두근거림, 이명(耳鳴), 건망증 등에 사용하며, 정신을 맑게 하고 스트레스에 대한 저항력을 길러준다.

산조인약차

▶ 효능 · 효과

신경 안정, 신경쇠약증 치료, 간 보호 효능, 가슴이 답답한 것을 낫게 하는 효능, 혈압 강하, 고지혈증 치료

▶ 약차 만드는 방법
① 물 1L에 말린 산조인 30g을 넣고 센 불에서 30분 정도 끓인다.
② 중불에서 2시간 정도 더 끓인다.
③ 약간의 누룽지 맛이 나므로 먹기에도 좋다.
④ 기호에 따라 설탕이나 꿀을 가미하여 마신다.

백자인(柏子仁)

백자인은 측백나무과에 속하는 상엽교목인 측백나무의 성숙한 씨앗을 말하며, 맛은 달고 성질은 따뜻하지도 차갑지도 않다. 초겨울 열매가 성숙했을 때 채취하여 햇볕에 건조한 다음 껍질을 벗겨내고 씨앗만을 취하여 햇볕에 말려서 사용한다. 충북의 제천 지방에 많고 각지에서 재배하고 있다. 중국에서는 전국 각지에 분포한다.

주효능 | 불면증, 신경쇠약, 가슴 두근거림, 도한(盜汗), 변비

《본초강목》에서는 백자인에 대하여 다음과 같이 설명하고 있다. '상품(上品)의 자양약(慈養藥)으로 심장의 혈(血)을 길러주어 안정시키고 혈의 부족으로 인한 불면증에 사용한다.' 이처럼 백자인은 심신(心身)의 과로로 인한 불면증, 산후 혈액 부족으로 인한 불면증, 수술 후에 생기는 불면증 등에 사용하면 좋다. 또한 불면증과 함께 꿈을 많이 꾸는 증상, 쉽게 잠에서 깨는 증상, 안색이 창백하고 수척해지는 증상에 사용한다.

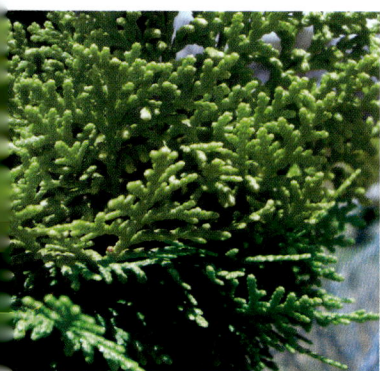
▲ 측백나무 잎

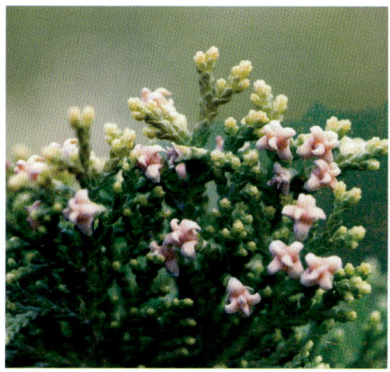
▲ 측백나무 꽃

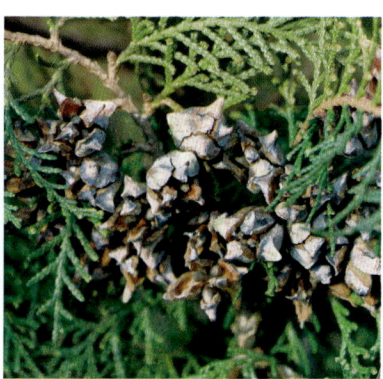
▲ 측백나무 열매

백자인은 불면증 외에도 허약성 질환에 활용한다. 신경쇠약으로 가슴이 두근거릴 때, 심장질환에 의한 부정맥, 노인의 허약증, 여성의 월경 이상 등에 백자인을 사용할 수 있다.

동의보감 원문 해설

性平味甘無毒主驚悸安五藏益氣治風潤皮膚除風濕痺虛損吸吸興陽道益壽○此側葉子也九月結子候成熟收採蒸乾去殼用〈本草〉○令人潤澤美顔色耳目聰明則澤腎之藥也〈湯液〉○萬木向陽惟栢西向故字從白稟金之正氣木之最堅者實去殼取仁微炒去油用〈入門〉[葉]味苦辛性澁皆側向而生主吐血衄血痢血補陰之要藥四時各依方而採陰乾入藥蒸用〈本草〉[白皮]主火灼爛瘡長毛髮〈本草〉

성질은 평(平)하며 맛은 달고[甘] 독이 없다. 경계증을 낫게 하며 오장을 편안하게 하고 기운을 돕는다. 풍증을 낫게 하고 피부를 윤택하게 하며 풍습비와 허손으로 숨을 겨우 쉬는 것을 낫게 한다. 음경을 일어서게 하며 오래 살게 한다. ○이것은 측백나무 씨[側葉子]인데 음력 9월 열매가 익은 다음에 따 쪄서 말려 껍질을 버리고 쓴다.〈본초〉 ○피부를 윤택하게 하며 얼굴을 곱게 하고 귀와 눈을 밝게 하며 신을 충실하게 하는 약[澤腎之藥]이다.〈탕액〉 ○모든 나무가 다 양지 쪽을 향하는데 측백나무만은 서쪽으로 향하기 때문에 흰 '백(白)'자를 따서 글자를 만든 것이다. 금(金)의 정기를 받았기 때문에 나무 가운데서 제일 굳다. 열매껍질을 버리고 알맹이만 골라서 약간 닦아 기름을 빼고 쓴다.〈입문〉

백엽(栢葉, 측백 잎) : 맛은 쓰고[苦] 매우며[辛] 성질은 떫다[澁]. 다 옆으로 향하여 난다. 피를 토하는 것, 코피, 혈리(血痢)를 낫게 하며 음(陰)을 보하는 중요한 약이다. 사시절에 각각 제철 방위에 맞는 잎을 따서 그늘에 말린다. 약에 넣을 때에는 쪄서 쓴다.〈본초〉

백백피(栢白皮, 측백나무 속껍질) : 불에 데서 물크러진 것을 낫게 하며 머리털을 자라게 한다.〈본초〉

측백나무의 기능성 및 효능에 관한 특허자료 2종 외

▶측백나무 잎을 포함하는 발모 촉진 또는 탈모 방지용 조성물

본 발명은 측백나무 잎을 비롯하여 부추 뿌리, 뽕나무 잎, 생강 및 검은콩을 유효성분으로 포함하는 발모 촉진 또는 탈모 방지 조성물 및 이의 제조방법에 관한 것이다. 본 발명의 조성물은 천연 추출물을 주성분으로 포함하고 있어 부작용이 없고 발모 촉진 및 탈모 방지 효과가 우수하다.

— 등록번호 : 10-0929880, 출원인 : 심태홍, 이선미

▶ 나노 캡슐화된 측백나무와 후박나무 추출물이 함유된 여성청결제

본 발명은 천연자원인 측백나무 추출물과 후박나무 추출물을 나노 캡슐화시킨 천연 유래의 항균 효과와 항진균 효과를 갖는 유용성분을 함유한 여성청결제의 제조방법에 관한 것이다. 본 발명에서는 여성의 생식기를 약산성으로 유지시켜줄 뿐만 아니라 측백나무 추출물의 항균력과 항산화 능력, 살균작용 그리고 후박나무의 진경작용, 살균작용, 진정작용 등을 이용한 여성 청결제를 개발하게 되었다.

– 등록번호 : 10-2006-0079775, 출원인 : (주)퓨어마린

대추(大棗)

대추는 갈매나무과에 속하는 활엽교목인 대추나무의 성숙한 열매를 말하며, 맛은 달고 성질은 따뜻하다. 가을에 붉게 익은 열매를 채취하여 열매꼭지를 제거하고 겉껍질에 주름이 지고 과육이 부드러워질 때까지 햇볕에 말려서 사용한다. 원산지는 유럽 남부 또는 아시아 서부이며, 우리나라에서는 충청북도 보은이 유명한 산지이다.

주효능 | 진액 부족, 무기력증, 식욕부진, 가슴 두근거림, 불면증, 신경쇠약, 근육의 긴장

대추는 신경을 안정시키는 작용이 있어 숙면(熟眠)에 도움이 되며, 영양분을 보충하는 효능이 있어 몸이 쇠약해져서 생기는 불면증에 도움이 된다. 또한 자주 놀라는 증상, 가슴이 두근거리는 증상, 정신이 몽롱한 증상을 개선하며, 혈액이 부족해져서 안색이 좋지 않고 수척해졌을 때 사용하면 좋다.

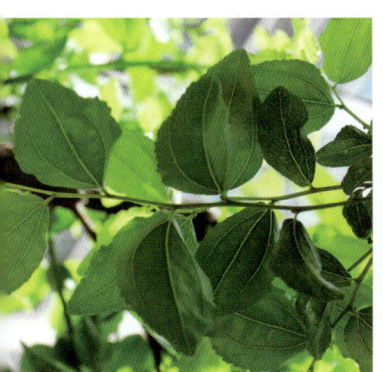
▲ 대추나무 잎

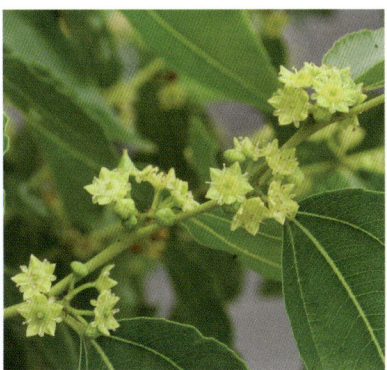
▲ 대추나무 꽃

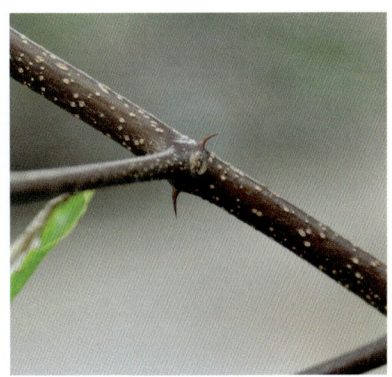
▲ 대추나무 가시

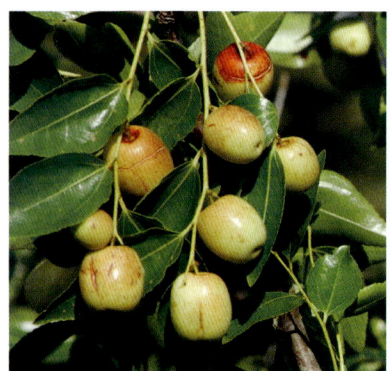
▲ 대추나무 열매

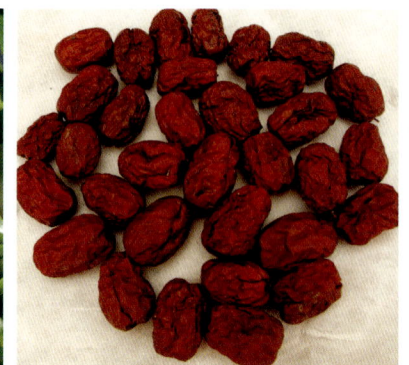
▲ 대추나무 열매 건조

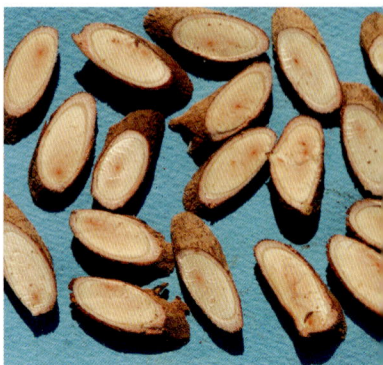
▲ 대추나무 뿌리 절단

대추는 위장이 약하여 영양공급이 불량해진 경우, 식사량이 적고 구토와 설사를 할 때 사용하며, 진액(津液)을 보충하여 마른기침을 멎게 하는 효능이 있고, 진액이 부족하여 변비가 생겼을 때도 사용한다.

동의보감 원문 해설

性平(一云溫)味甘無毒安中養脾補五藏助十二經脉補津液通九竅强志和百藥○一名乾棗處處有之八月採暴乾○其皮裏肉補虛所以合湯皆擘之也〈本草〉○味甘補經不足以緩陰血血緩則脉生故能助十二經脉〈入門〉

[生棗]味甘辛多食令人腹脹羸瘦生寒熱○蒸煮食則補腸胃肥中益氣生食則腹脹注泄〈本草〉

[核中仁]三歲陳核中仁燔之主腹痛邪氣疰忤〈本草〉

[棗葉]爲末服使人瘦取汁揩熱痱瘡良〈本草〉

성질은 평(平)하고(따뜻하다[溫]고도 한다) 맛은 달며[甘] 독이 없다. 속을 편안하게 하고 비(脾)를 영양하며 오장을 보하고 12경맥을 도와주며 진액(津液)을 보하고 9규[竅]를 통하게 한다. 의지를 강하게 하고 여러 가지 약을 조화시킨다. ○일명 건조(乾棗)라고 하는데 어느 곳에나 다 있다. 음력 8월에 따서 볕에 말린다. ○대추살은 허한 것을 보하기 때문에 달임약에는 모두 쪼개 넣어야 한다〈본초〉. ○단맛으로 부족한 경락을 보하여 음혈을 완화시킨다. 혈이 완화되면 경맥이 살아나기 때문에 12경맥을 도울 수 있다.〈입문〉

생조(生棗, 생대추) : 맛은 달고[甘] 맵다[辛]. 많이 먹으면 배가 불러 오르고 여위며 추웠다 열이 났다 한다. ○생대추를 쪄서 먹으면 장위를 보하고 살찌게 하며 기를 돕는다. 생것을 먹으면 배가 불러 오르고 설사한다.〈본초〉

핵중인(核中仁, 대추 씨) : 3년 묵은 씨 가운데 있는 알을 구워서 복통(腹痛)과 사기(邪氣), 시주(尸疰), 객오(客忤) 등에 쓴다. 〈본초〉

조엽(棗葉, 대추나무 잎) : 가루 내어 먹으면 사람이 여위게 된다. 즙을 내어 땀띠에 문지르면 좋다. 〈본초〉

대추약차

▶ 효능 · 효과

신경쇠약증, 여성의 히스테리 치료에 효과적이며 근력 강화, 고지혈증 개선, 치주질환의 염증 완화에 도움이 된다.

▶ 약차 만드는 방법

① 물 1L에 대추 50g을 넣고 센 불에서 30분 정도 끓인다.
② 중불에서 2시간 정도 더 끓인다.
③ 잘 고아진 대추를 으깨고, 껍질과 씨는 잘 걸러내어 한 잔씩 마신다.
④ 대추 자체로도 단맛이 나지만 기호에 따라 꿀을 넣으면 더 맛있다.

대추의 기능성 및 효능에 관한 특허자료 2종 외

▶ 대추 추출물을 유효성분으로 함유하는 허혈성 뇌혈관질환의 예방 및 치료용 조성물

본 발명의 대추 추출물은 PC12세포주 또는 해마조직 CA1 영역의 신경세포 손상을 효과적으로 예방하는 것을 확인함으로서, 허혈성 뇌혈관 질환의 예방 또는 치료용 조성물로 유용하게 이용될 수 있다.

- 등록번호 : 10-0757207, 출원인 : (주)네추럴에프앤피

▶ 대추를 이용한 숙취해소음료 및 이 제조방법

본 발명은 씨를 포함한 대추 및 각종 한약재에서 과육을 추출하여 음용이 용이한 음료로 제조함으로써 숙취해소 및 기력증강에 도움을 주려는 데 있다.

- 공개번호 : 10-2010-0026487, 출원인 : 충청대학 산학협력단

28 건망증/치매

인간의 뇌는 20대를 고비로 점차 퇴행하여 나이를 먹음에 따라 뇌세포도 점차 위축된다. 한번 파괴된 뇌세포는 다시 재생되지 않지만 다행스럽게도 인간의 뇌세포는 상상할 수 없을 만큼 많아 나이 변화에 따르는 감소로는 일상생활에 별 지장이 없다. 이와는 달리 어떤 병적인 원인으로 뇌세포가 급격히 파괴되는 경우가 바로 치매이다.

치매는 기억에만 사소한 장애가 있는 건망증과는 달리 사고력이나 판단력에 문제가 생기고 성격까지도 변하지만 자신은 의식하지 못하는 경우가 대부분이다. 그러나 건망증의 경우는 단순한 기억장애일 뿐 다른 지적 기능 등에는 전혀 문제가 없다. 건망증은 뇌신경의 퇴화라는 기질적 요인 이외에도 여러 가지 정서적, 심리적 요인으로 인해 나타나는 경우도 있다. 불안증이나 우울증이 있는

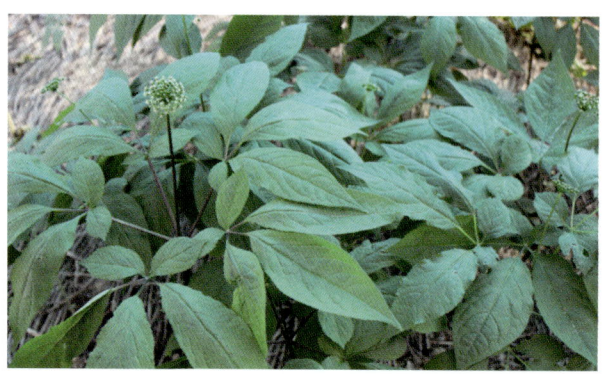
▲ 인삼

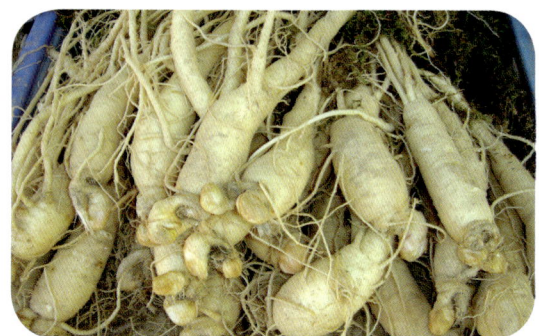
▲ 인삼(약재)

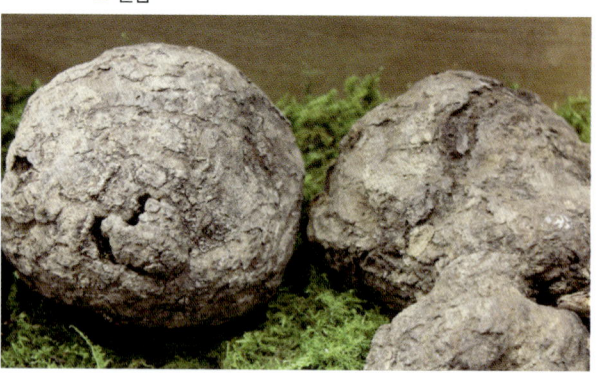
▲ 복령

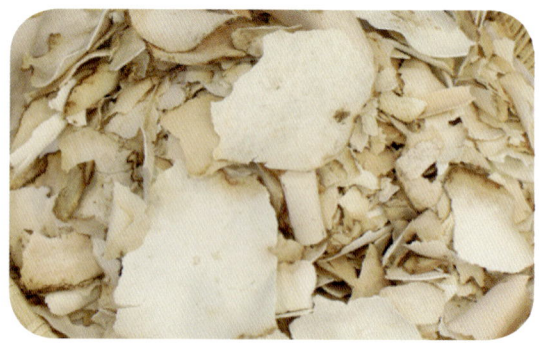
▲ 복령(약재)

경우, 심각한 스트레스 상황에 지속적으로 노출되어 있는 경우는 집중력의 저하로 인해 일시적인 기억 저하가 흔히 일어난다. 이 경우는 기억의 문제라기보다는 오히려 집중력에 문제가 있는 경우라 할 수 있다.

다음에 소개되는 한약처방은 건망증과 치매를 치료하는 데 도움을 준다.

한약처방 | 인삼 30g, 복령 30g, 석창포 30g, 천마 30g

위의 약초를 분말로 만들어 1회에 8g씩 하루에 2~3번 복용한다.

【참고사항】
① 몸이 허약하고 피로감이 심하면 황기를 더한다.
② 스트레스가 심한 사람에게는 향부자, 소엽을 더한다.
③ 두통이 있으면 천궁, 백지를 더한다.
④ 산후에 나타나는 건망증에는 당귀, 천궁을 더한다.

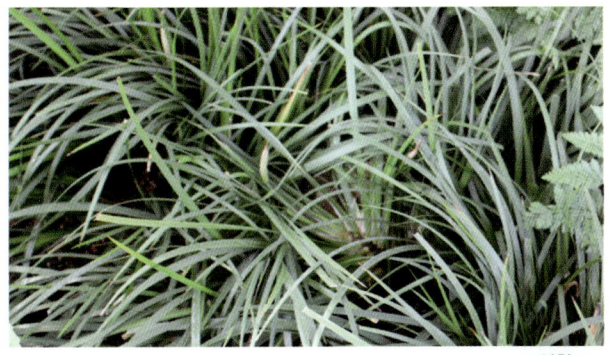
▲ 석창포

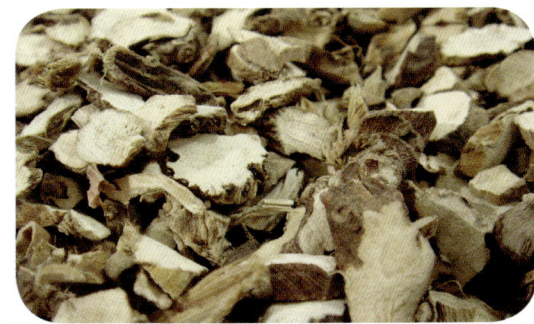
▲ 석창포(약재)

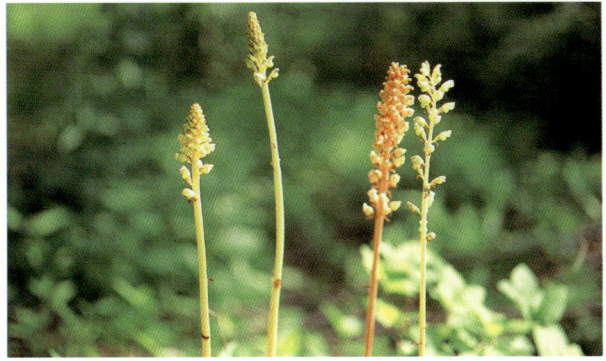
▲ 천마

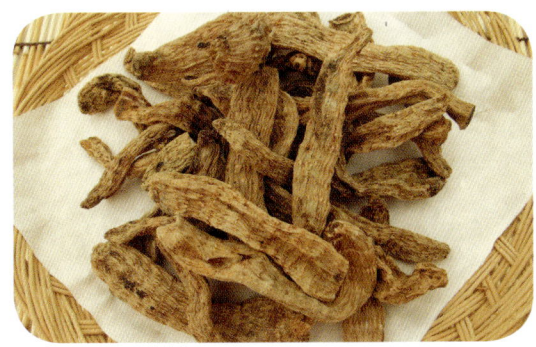
▲ 천마(약재)

【주의사항】

① 건망증과 치매는 퇴행성 질환이므로 한약처방을 6개월 이상 꾸준히 복용하는 것이 바람직하다.
② 이 한약처방을 탕약으로 복용할 경우 각각의 약초를 8g씩 넣고 달여서 하루에 3번 나누어 복용한다.
③ 이 한약처방은 뇌의 혈액순환을 개선하는 작용이 있으므로 노인의 어지럼증과 두통에도 사용할 수 있다.

인삼(人蔘)

인삼은 두릅나무과에 속하는 다년생 식물인 인삼의 뿌리를 말하며, 맛은 달면서 약간 쓰고 성질은 따뜻하다. 9월 말에 캐는 것이 가장 좋은데, 채취시기가 빠를수록 뿌리에 축적되는 영양분이 적기 때문에 무게도 덜 나가고 품질도 떨어진다. 원산지는 한국이며 전국 각지에서 약용식물로 재배한다. 야생종은 깊은 산 속에서 자라며 흔히 산삼이라고 부른다.

주효능 | 만성 피로, 체력 저하, 면역력 저하, 식욕부진, 소화불량, 신경쇠약

인삼은 지력(智力)을 증진시키고 정신력을 강하게 하는 효능이 있다. 두뇌의 활동을 활발하게 하고 정신력을 왕성하게 하며 시력, 청력, 사고력, 기억력을 좋게 하며, 집중력을 향상시키는 작용이 있어 원기(元氣)가 부족해지면서 사고력과 판단력이 흐려질 때 사용하면 좋다. 따라서 인삼은 몸이 약한 사람의 건망증과 치매 증상을 개선하는 데 많은 도움이 된다.

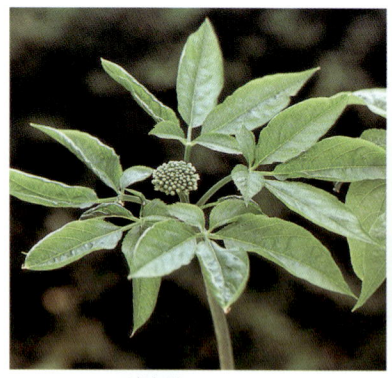
▲ 인삼 잎

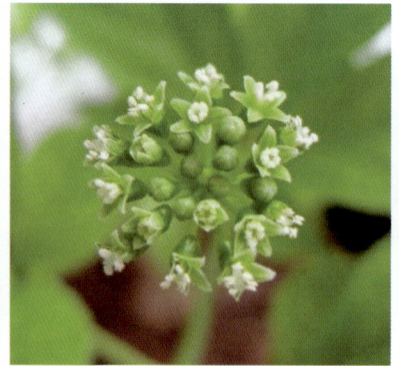
▲ 인삼 꽃

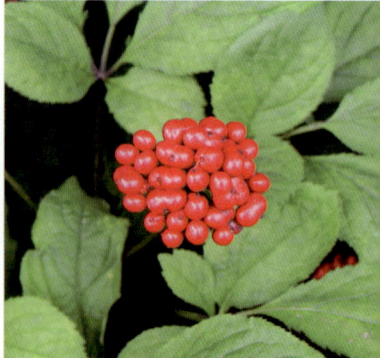
▲ 인삼 열매

【**인삼** 이야기】

옛날에 사냥꾼 형제가 살았다. 어느 날 형제는 사냥하러 산에 갔다가 노인을 만났다. 노인은 겨울이 빨리 올 것 같으니 눈이 내리면 바로 산에서 내려가라고 충고했다. 그런데 형제는 사냥하는 데 정신이 팔려 눈이 내리는 줄도 몰랐다. 곧 산이 온통 눈으로 덮여 길을 찾을 수가 없게 되자 형제는 커다란 나무의 밑동에 파인 구덩이 속에서 얼마간 지내기로 했다. 그러다 우연히 나무뿌리 주위에서 손가락만 한 약초를 발견했는데, 형태는 사람 모양 같고 잔 수염이 나 있었다. 맛이 약간 달았고 많이 먹으니 힘이 넘쳤지만, 한편으로는 코피가 나기도 했다. 형제는 그 약초를 조금씩 먹으며 겨울을 났다. 그러고는 봄이 되자 산에서 내려왔다. 마을 사람들은 형제가 죽지 않았을 뿐만 아니라 혈기가 더 왕성해진 것을 보고 매우 놀랐다. 겨우내 먹었던 약초 덕분이었다. 이후부터 사람들은 이 약초의 모습이 사람과 닮았다고 해서 인삼(人蔘)이라고 했다.

인삼은 원기를 보강하는 힘이 좋은 약초이다. 따라서 큰 질병 때문에 몸이 극도로 쇠약해진 경우, 수술 이후에 회복이 더딘 경우, 노화로 인해 몸이 약해진 경우에 사용하면 좋은 효과를 얻는다. 증상으로는 기운이 없고 호흡이 얕으며, 목소리에 힘이 없어서 잘 들리지 않고, 조금만 움직여도 식은땀이 날 때 인삼은 최고의 약이다.

복령(茯苓)

복령은 구멍장이버섯과에 속하는 진균인 복령의 균핵을 말하며 소나무 뿌리에 기생한다. 맛은 달고 담백하며 성질은 따뜻하지도 차갑지도 않다. 자연산 복령은 7월부터 다음 해 3월 사이에 소나무 숲에서 채취하고, 인공 재배한 것은 종균을 접종한 2년 후 7~8월 사이에 채취한다. 우리나라 각지에 분포하고 특

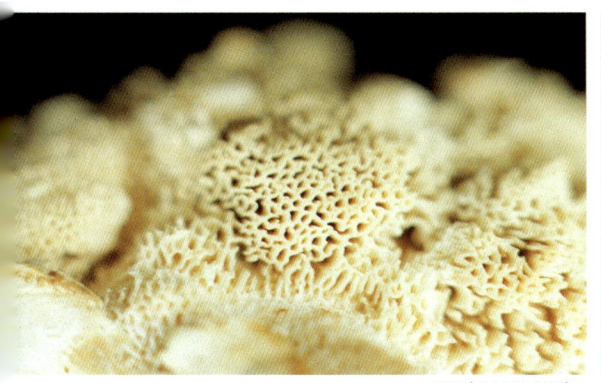

▲ 복령(자실체 형태)

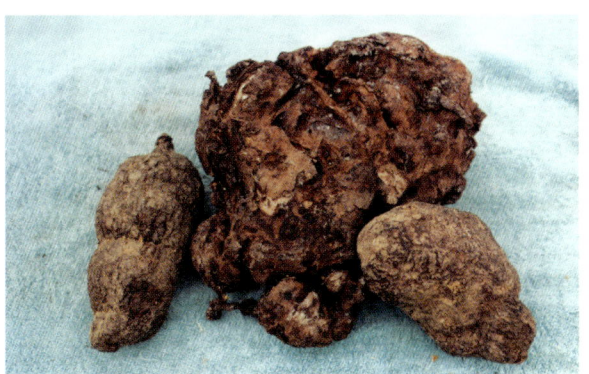

▲ 복령(수확)

히 강원도, 경기도, 경상북도 지방에서 많이 생산되는데 현재는 대부분 지방에서 대량으로 인공 재배되고 있다.

주효능 | 소변불통(小便不通), 부종, 설사, 신경쇠약, 건망증, 요도염, 방광염

　복령은 신경을 안정시키는 효능이 있어 기억력이 떨어져 건망증이 생겼을 때 사용하며, 평소보다 불안감과 근심이 많아졌을 때도 사용하면 효과가 좋다. 수험생이 흔히 복용하는 총명탕에 들어가는 이유도, 복령이 신경을 안정시키는 효과를 나타내기 때문이다.

　복령은 이뇨작용이 있어 몸이 붓거나 요도염, 방광염 등이 있을 때 사용하는데, 다른 이뇨제와 달리 위장을 튼튼하게 하고 신경을 안정시키므로 몸이 약한 사람에게 좋다. 따라서 인삼이나 황기, 백출, 감초 등과 함께 보약으로 많이 사용된다.

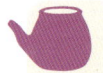

【복령떡】

복령떡은 멥쌀가루와 백복령 가루, 팥고물로 만든 전라도 지방의 떡이다. 백복령 가루를 넣는다고 하여 백복령병(白茯苓餠)이라고도 부르는데, 《규합총서》(1815), 《시의전서》(1800년대 말), 《부인필지》(1855), 《간편조선요리제법》(1934) 등 여러 문헌에 '복령조화고(茯苓調和餻)'로 기록되어 있다.

◎ **재료 및 분량**
　멥쌀 400g(소두 1/2되, 멥쌀가루 6컵), 소금 1작은술, 백복령 가루 100g, 꿀 1큰술, 설탕물(설탕 1/2컵, 물 1/2컵), 고물(거피팥 300g, 소금 1작은술)

◎ **만드는 법**
1. 멥쌀은 깨끗이 씻어 물에 6시간 이상 충분히 불렸다가 건진 후 소금 간을 한 다음 빻아 체에 내려서 가루를 만든다.
2. 멥쌀가루에 백복령 가루를 섞는다.
3. 끓여 식힌 설탕물과 꿀을 섞고 고루 비벼서 다시 한 번 체에 내린다. 이때 손으로 쥐어 살짝 던져보아 부서지지 않을 정도면 된다.
4. 팥은 물을 넉넉히 부어 하룻밤 정도 충분히 불려 손으로 비벼 껍질을 벗기고 젖은 베보자기를 깔고 찜통에 쪄서 뜨거울 때에 소금을 넣는다.
5. 대강 찧어서 어레미에 내려 팥고물을 만든다.
6. 시루에 시루밑을 깔고 팥고물을 두껍게 고루 편 후 준비한 떡가루를 안치고, 다시 팥고물을 두껍게 뿌린다. 솥 위에 시루를 올려 시룻번을 붙인 다음 센 불에서 찌다가 김이 오르면 뚜껑을 덮어서 약 20분간 더 찐다.
7. 대꼬치로 찔러보아 흰 가루가 묻어나지 않으면 불을 끄고 5분 정도 뜸을 들인 후 도마에 쏟아서 약간 식힌 후에 썰어서 접시에 담는다.

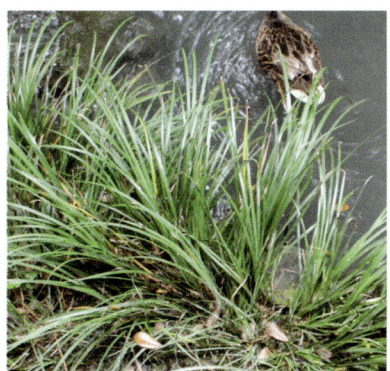 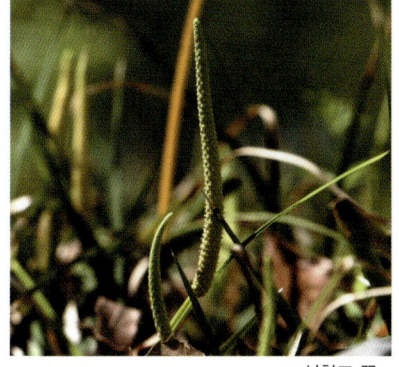 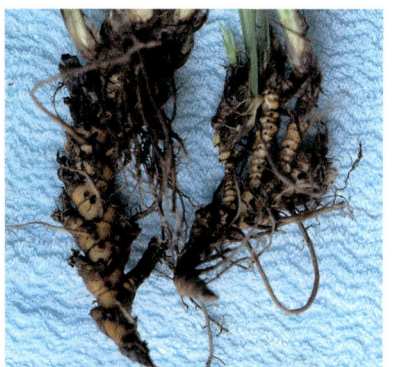

▲ 석창포 잎　　　　　　▲ 석창포 꽃　　　　　　▲ 석창포 생뿌리

🌱 석창포(石菖蒲)

　석창포는 천남성과에 속하는 다년생 식물인 석창포의 뿌리를 말하며, 맛은 쓰면서 맵고 성질은 따뜻하다. 9~10월 사이에 뿌리를 캐서 깨끗이 씻은 다음 잔털과 불순물을 제거하고 햇볕에 말려서 사용한다. 산지나 들판의 냇가에서 잘 자라며 우리나라 남부지방의 깊은 산, 특히 내장산과 백양산, 진도, 제주도 등에서 자생한다.

주효능 | 사고력 저하, 건망증, 정신분열증, 우울증, 심인성 정신병, 간질, 소화불량, 성대부종

　석창포는 각성(覺醒)시키는 효능이 있는 약초이다. 석창포의 각성 효과는 뇌에 쌓인 담(痰)을 없애주는 결과로 나타난다. 집중하여 오랫동안 공부하면 뇌가 과열되고 유무형의 노폐물이 쌓여 사고(思考)가 둔해지는 현상이 나타나는데, 한의학에서는 이러한 노폐물을 담이라고 한다. 석창포는 담이 쌓여 뇌가 막혔을 때 (뇌의 기능이 떨어진다는 표현) 뚫어주는 역할을 한다.

　석창포의 정유성분은 진정작용이 있어 초조하고 불안하며 심장이 두근거리는 증상이 계속될 때 안정시키는 효능이 있다. 따라서 간질과 정신분열증, 우울증, 심인성 정신병을 치료하는 데 도움이 된다.

동의보감 원문 해설

性溫(一云平)味辛無毒主開心孔補五藏通九竅明耳目出音聲治風濕㾴痺殺腹藏虫辟蚤蝨療多忘長智止心腹痛○生山中石澗沙蹟上其葉中心有脊狀如劒刃一寸九節者亦有一

28. 건망증/치매

寸十二節者五月十二月採根陰乾今以五月五日採露根不可用○初採虛軟暴乾方堅實折之中心色微赤嚼之辛香少滓○生下濕地大根者名曰菖陽止主風濕又有泥菖夏菖相似並辟蚤蝨不堪入藥又有水菖生水澤中葉亦相似但中心無脊〈本草〉○蓀無劒脊如韭葉者是也菖蒲有脊一如劒刃〈丹心〉

성질은 따뜻하고[溫](평(平)하다고도 한다) 맛이 매우며[辛] 독이 없다. 심규(心孔)를 열어주고 오장을 보하며 9규를 잘 통하게 하고 귀와 눈을 밝게 하며 목청을 좋게 하고 풍습으로 전혀 감각이 둔해진 것을 치료하며 뱃속의 벌레를 죽인다. 이와 벼룩 등을 없애며 건망증을 치료하고 지혜를 나게 하며 명치 밑이 아픈 것을 낫게 한다. ○산골짜기의 개울가, 바위틈이나 자갈 밑에서 나고 자란다. 그 잎의 한가운데는 등심이 있고 칼날 모양으로 되어 있다. 한 치 되는 뿌리에 9개의 마디 혹은 12개의 마디로 된 것도 있다. 음력 5월, 12월에 뿌리를 캐어 그늘에서 말린다. 지금 5월 초에 바깥쪽으로 드러난 뿌리는 쓰지 않는다. ○처음 캤을 때에는 뿌리가 무르다가 볕에 말리면 딴딴해진다. 썰면 한가운데가 약간 붉으며 씹어보면 맵고 향기로우며 찌꺼기가 적다. ○걸고 습한 땅에서 자라는데 뿌리가 큰 것을 창양(昌陽)이라 한다. 풍습병을 주로 치료한다. 또한 이창(泥菖)과 하창(夏菖)이라는 종류가 있는데 서로 비슷하다. 이것은 다 이와 벼룩을 없애기는 하나 약으로는 쓰지 않는다. 또한 수창(水菖)이 있는데 못에서 자라며 잎이 서로 비슷하나 다만 잎 한가운데에 등줄이 없다.〈본초〉○손(蓀)은 잎에 등심줄이 없고 부추잎[韭葉] 같은 것이다. 석창포에는 등심줄이 있는데 꼭 칼날처럼 되어 있다.〈단심〉

석창포의 기능성 및 효능에 관한 특허자료 2종 외

▶신경보호 작용을 갖는 석창포 추출물 및 이를 함유하는 약학적 제제

본 발명은 신경보호작용을 갖는 석창포 추출물 및 이를 함유하는 뇌질환 치료 및 예방을 위한 약학적 제제에 관한 것이다. 본 발명의 석창포 추출물 및 이를 함유하는 약학적 제제는 다양한 원인에 의해 신경세포가 고사하는 것을 저해하는 작용이 탁월할 뿐만 아니라 독성이 없으므로 신경세포의 고사에 의해 발생되는 뇌질환의 예방 및 치료를 목적으로 사용될 경우 매우 효과적이다.

- 공개번호 : 10-2002-0087721, 출원인 : 경희대학교 산학협력단

▶석창포 추출물을 포함하는 피부노화 방지 조성물

본 발명은 석창포를 비극성 용매로 초임계 추출하여 얻어지는 석창포 친유성 추출물을 포함하는 피부노화 방지 조성물을 제공한다. 또한 본 발명은 석창포를 비극성 용매와 수용성 공용매를 사용하여 초임계 추출하여 얻어지는 석창포 친수성 추출물을 포함하는 피부노화 방지 조성물을 제공한다.

- 공개번호 : 10-2005-0068283, 출원인 : 코스맥스(주)

천마(天麻)

　천마는 난초과에 속하는 다년생 기생식물인 천마의 덩이뿌리를 말하며, 맛은 달면서 맵고 성질은 따뜻하지도 차갑지도 않다. 겨울과 봄에 채취하며 지상의 줄기와 잔뿌리, 흙을 제거하고 깨끗이 씻어낸 후 맑은 물에 담갔다가 거친 껍질을 벗겨낸다. 이어서 맑은 물이나 백반을 녹인 물에 담갔다가 천마의 중심에 흰 점이 없어질 때까지 다시 물에 삶거나 쪄낸 다음 꺼내어 햇볕에 말리거나 불에 쬐어 말려서 사용한다. 전국에 자생하며, 특히 부식질이 많은 산지에서 잘 자란다.

주효능 | 두통, 어지러움, 뇌명(腦鳴), 간질, 유사 간질, 중풍, 고혈압

　천마는 건뇌(健腦)의 효능이 있어 건망증, 판단력 저하, 기억력 저하, 노인성 치매 등에 효과가 좋다. 나이가 들면 누구나 뇌의 기능이 저하되므로 위의 증상이 나타날 수 있지만, 유독 심한 경우에는 천마가 좋은 약이 된다. 단, 천마는 전체적으로 마른 체형에 잘 맞는 편이고, CT나 MRI 검사상 뇌조직의 위축 소견이 보이면 보다 적합하다.

　천마는 중풍의 전조증상으로 혀가 뻣뻣해지고 말이 어둔하며 음식을 삼키기가 곤란할 때, 또는 중풍의 후유증으로 손발이 마비되었을 때도 사용한다. 《동의보감》에서는 '근골(筋骨)을 튼튼하게 하고 허리와 무릎을 부드럽게 해준다'고 했으나, 퇴행성 관절 질환에 사용한다는 말이 아니고, 뇌 질환에 의한 근골의 약화에 사용한다는 뜻이다.

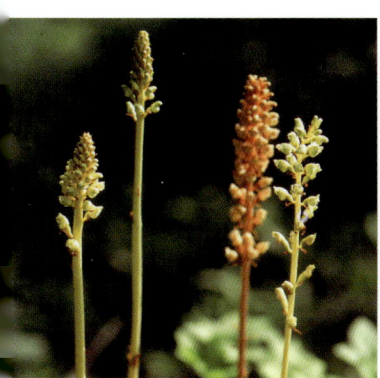
▲ 천마 꽃대

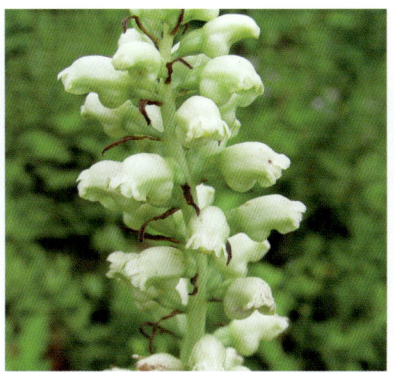
▲ 천마 꽃

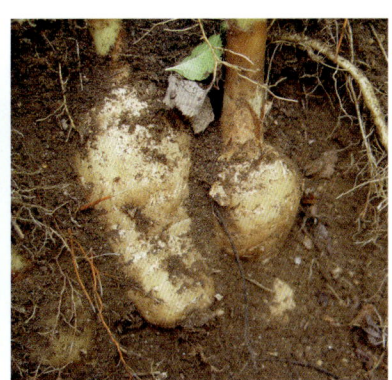
▲ 천마 덩이 생뿌리

동의보감 원문 해설

性平(一云寒)味辛(一云甘)無毒主諸風濕痺四肢拘攣小兒風癇驚氣治眩暈風癇語言蹇澁多驚失志强筋骨利腰膝○即赤箭根也形如黃瓜連生一二十枚二月三月五月八月採根暴乾苗名定風草採得乘潤刮去皮沸湯略煮過暴乾收之堅實者佳〈本草〉○諸虛眩暈非此不能除也〈丹心〉

성질은 평(平)하고(차다[寒]고도 한다) 맛은 쓰며[苦](달다[甘]고도 한다) 독이 없다. 여러 가지 풍습비(風濕痺)와 팔다리가 오그라드는 것[攣], 어린이 풍간(風癎)과 경풍(驚風)을 낫게 하며 어지럼증과 풍간으로 말이 잘 되지 않는 것과 잘 놀라고 온전한 정신이 없는 것을 치료한다. 힘줄과 뼈를 든든하게 하며 허리와 무릎을 잘 쓰게 한다. ○즉 적전의 뿌리[赤箭根]이다. 생김새는 오이와 같은 것이 연달아 10~20개가 붙어 있다. 음력 2월, 3월, 5월, 8월에 뿌리를 캐 햇볕에 말린다. 싹의 이름을 정풍초(定風草)라고 한다. 뿌리를 캐어서 물기 있을 때에 겉껍질을 긁어 버리고 끓는 물에 약간 삶아 내어 햇볕에 말린다. 속이 단단한 것이 좋다.〈본초〉 ○여러 가지 허(虛)약으로 생긴 어지럼증에는 이 약이 아니면 없앨 수 없다.〈단심〉

천마의 기능성 및 효능에 관한 특허자료 2종 외

▶천마 추출물을 함유하는 위염 또는 위궤양의 예방 또는 치료용 조성물

본 발명에 따른 천마 추출물은 침수성 스트레스 유발로 인한 위점막 세포의 손상을 보호하고, 염증 유발 인자인 산화질소의 합성을 억제하여 위염 또는 위궤양 억제 효과를 나타내므로 위염 또는 위궤양의 예방 또는 치료에 유용하다.

- 공개번호 : 10-2009-0046425, 출원인 : 경북대학교 산학협력단

▶천마 추출물을 유효성분으로 함유하는 파킨슨 질환의 예방 및 치료용 조성물

본 발명의 천마 추출물은 자발운동량의 감소 및 운동 실조 수행능력 감소를 억제, 도파민의 감소와 도파민 대사율의 증가 및 티로신 하이드록실레이즈(TH) 단백질 발현의 감소를 억제함으로써 파킨슨 질환의 예방 및 치료에 유용한 약학조성물 및 건강기능식품에 이용될 수 있다.

- 공개번호 : 10-2011-0080544, 출원인 : 강원대학교 산학협력단

29 머리와 눈이 맑지 않은 증상

　아픈 것은 아니지만 머리가 무겁고 눈이 피로하고 맑지 않은 증상, 살면서 누구나 한 번쯤 느끼지만 명확한 병명도 없고 치료하는 약이 정해져 있지 않아 답답할 뿐이다. 《동의보감》에서는 풍(風), 습(濕), 열(熱)로 인해서 담연(痰涎)이 머리에 몰려 있기 때문에 머리와 눈이 맑지 않은 것이라고 하였다. 요즘 말로 하면 날씨나 스트레스 때문에 혈액순환이 불량해지고 노폐물[痰涎]이 쌓여 산소와 영양분이 두면부(頭面部)에 정상적으로 공급되지 못하는 상황이라고 할 수 있다.

　이러한 증상은 날씨가 좋아지거나 기분이 좋아지면 없어진다. 하지만 날씨가 나쁘고 기분이 좋지 않다고 해서 누구나 같은 증상이 있는 것은 아니다. 평소 혈액순환이 원활하게 이루어지지 않는 사람이거나 몸이 약한 사람에게 이와 같은 증상이 쉽게 나타난다. 따라서 식이요법과 운동을 통해 몸을 보강하고 혈액순환

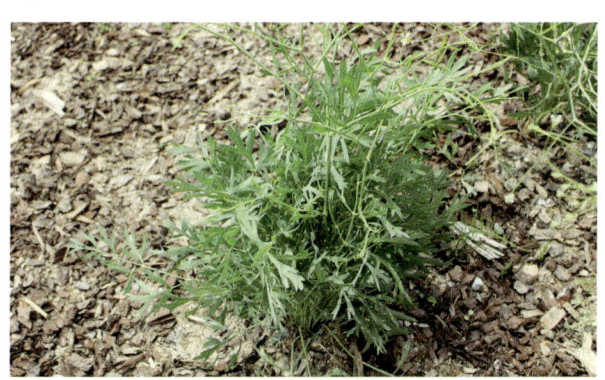

▲ 방풍

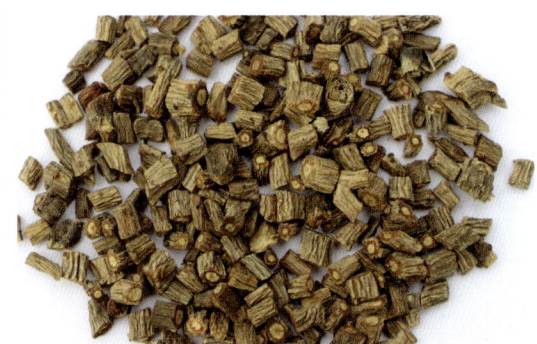

▲ 방풍(약재)

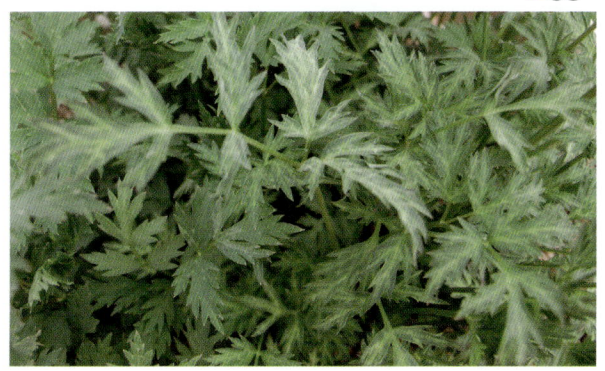

▲ 천궁

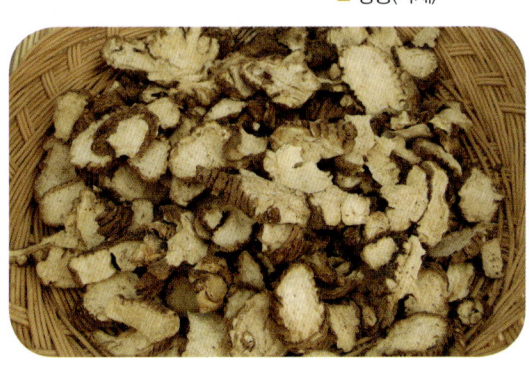

▲ 천궁(약재)

을 촉진하는 데에 힘써야 한다.

다음에 소개되는 한약처방은 머리와 얼굴 부분, 즉 두면부에 혈액순환을 촉진하고 몰려 있는 열을 조절하여 머리와 눈을 맑게 하는 데 도움을 준다.

> **한약처방** | 방풍 8g, 천궁 6g, 백지 6g, 감국 10g

상기 용량은 1일분이다. 물 800cc를 붓고 중불로 2시간 정도 달여 물이 절반 정도 되게 한다. 그리고 이것을 3등분하여 아침, 점심, 저녁에 마시는데, 3~4시간 간격을 두고 마시는 것이 좋다. 10일분 또는 20일분씩 달여놓고 유리병에 담아 냉장고에 보관하였다가 마실 때마다 따뜻하게 데워서 복용하는 것도 좋다.

【참고사항】
① 피로감이 있으면 인삼, 황기를 더한다.
② 어지럼증이 있으면 형개를 더한다.

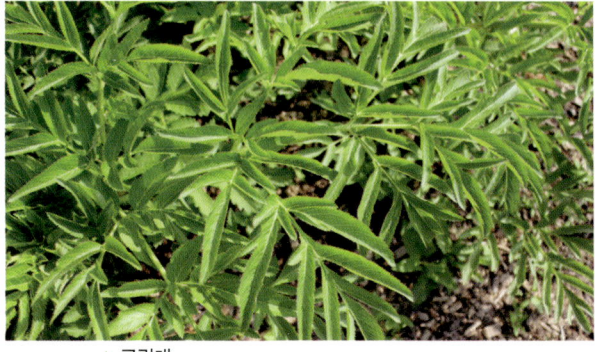
▲ 구릿대

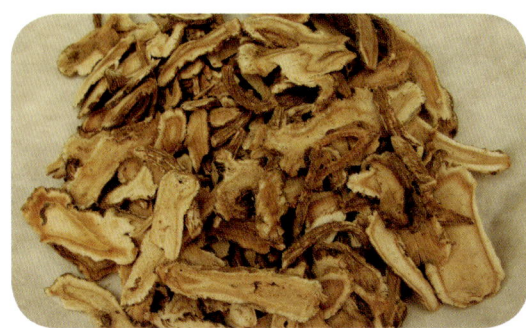
▲ 백지(약재)

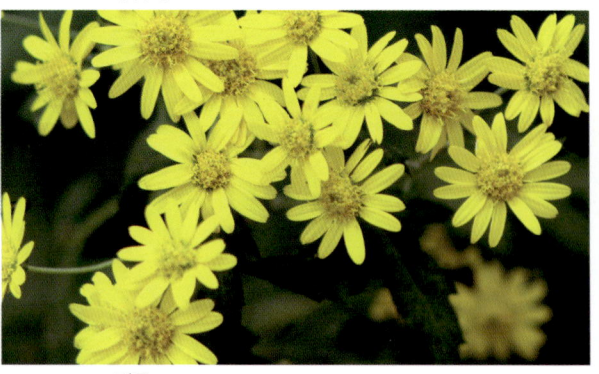
▲ 감국

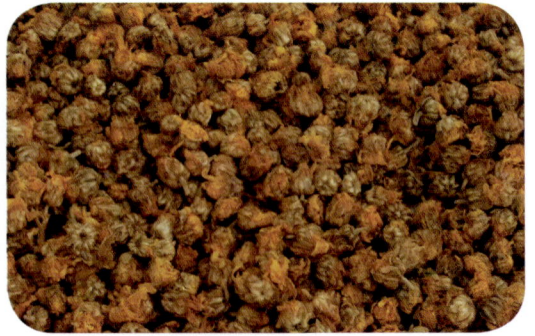
▲ 감국 꽃봉오리 건조(약재)

③ 고혈압이 있으면 조구등을 더한다.
④ 비만한 사람은 반하, 백출을 더한다.
⑤ 시력이 약한 사람은 구기자를 더한다.

【주의사항】
① 방풍, 천궁, 백지를 먼저 달이고, 감국은 나중에 넣어서 30분 정도만 달여야 한다. 꽃을 오래 달이면 효과가 떨어질 수 있기 때문이다.
② 비염 때문에 머리와 눈이 맑지 않은 사람은 비염을 우선적으로 치료한다.
③ 천궁은 뜨거운 물에 끓여서 기름을 제거한 후에 사용해야 한다. 그렇지 않으면 두통이 생길 수도 있다.
④ 감국의 경우 단맛이 많이 나는 것이 효과가 좋다.

방풍(防風)

방풍은 산형과에 속하는 다년생 식물인 방풍의 뿌리를 말하며, 맛은 맵고 달며 성질은 따뜻하다. 가을에 잎이 진 이후, 또는 봄에 꽃대가 나오지 않았을 때 채취하여 잔뿌리와 불순물을 제거하고 말려서 사용한다. 우리나라 중부 이북의 건조한 산지에서 자라며 건조한 모래흙으로 된 풀밭에서 잘 자란다.

주효능 | 두통, 어지럼증, 중풍, 사지마비, 관절통, 근육 경련, 오한(惡寒), 발열, 피부 가려움증, 파상풍

방풍은 말초의 혈액순환을 촉진하는 효능이 좋은 약초이다. 풍(風)을 막아준

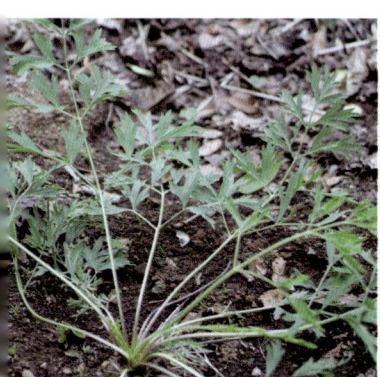
▲ 방풍 잎과 줄기

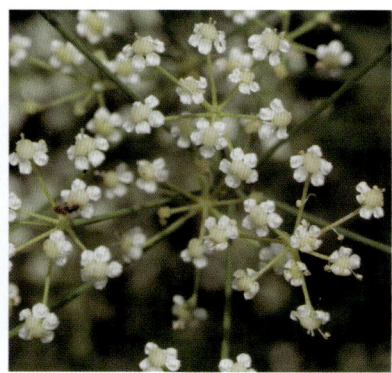
▲ 방풍 꽃

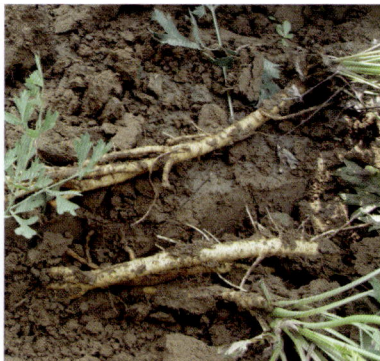
▲ 방풍 생뿌리

다고 해서 '방풍(防風)'이라고 하였고 《동의보감》에서도 '방풍은 36가지의 풍증(風症)을 치료하며, 풍사(風邪)를 없애주는 성약(聖藥)이다.'라고 되어 있다. 여기서 풍증은 혈액순환이 원활하지 못한 증상이다. 머리와 눈이 맑지 않은 증상은 두면부에 혈액순환이 잘 되지 않을 때 생기기 때문에 방풍은 여기에 적합한 약초이다.

【방풍(원방풍), 식방풍, 해방풍 비교】

우리나라에서는 산형과에 속하는 갯기름나물의 뿌리를 방풍으로 사용하며, 원방풍과 구별하기 위하여 식방풍(植防風)이라고 부른다. 또한 산형과에 속하는 갯방풍의 뿌리를 해방풍(海防風)이라고 한다. 원방풍은 맵고 약간 단맛이 나며, 식방풍은 부드럽고 쓴 맛이 나고, 해방풍은 약간 아린 맛이 난다. 원방풍은 약성이 따뜻한 편이지만 바닷가에 자생하는 해방풍과 식방풍의 약성은 비교적 차다.

◎ 방풍

본래는 중국의 동북, 화북, 내몽고 등에 자생하는 식물로 이것을 원방풍이라고 한다. 건조한 초원이나 산비탈에 잘 자라며, 국내에 약재로 수입되는 방풍은 대부분 재배품이다. 원방풍에는 정유 성분, 쿠마린 또는 크로몬 계열의 성분이 함유되어 있어서 항진통, 항염증작용을 한다.

◎ 식방풍

우리나라 남서부 해안가의 산지 또는 바위틈에 자라는 식물이다. 향과 맛이 좋아 잎을 나물로 먹기도 하는데, 그래서 지역에 따라 방풍나물이라고도 한다. 식방풍은 발한, 해열, 진통작용이 있어서 감기로 인한 발열과 두통, 신경통, 중풍, 안면신경 마비, 습진 등에 사용한다. 연구 결과에 의하면 식방풍은 항산화, 항염 효과가 확인되었고 우수한 혈당 강하작용이 있으므로 당뇨병의 치료나 예방을 위한 생약 개발 가능성이 보고되었다.

◎ 해방풍

한반도에 자생하는 식물로 주로 해안가 모래땅에서 자란다. 어부들이 봄철에 어린순을 나물로 먹기도 하고, 감기에 걸렸을 때에는 뿌리를 캐어 먹었으며, 잎을 삶아서 목욕물에 넣기도 하였다. 중풍에 사용하며 해독 효능이 있어 해열, 진통, 신경통 등에 자주 이용되어왔고, 어린잎과 줄기는 향기가 좋아 산채로도 이용가치가 높은 식물이다. 하지만 최근 환경변화와 급격한 해안사구의 개발 등으로 자생지가 파괴되어 멸종 위기에까지 이르고 있다. 연구 결과에 의하면 해방풍은 항산화 효능이 있어서 항균 및 항암 효과가 인정되고, 동맥경화의 치료 등에도 적용될 수 있는 것으로 알려졌다.

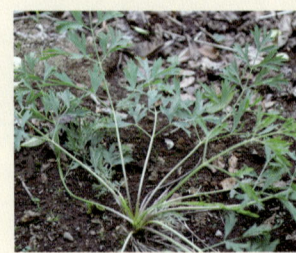
▲ 방풍(원방풍)

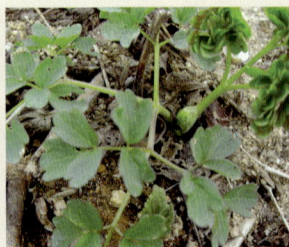
▲ 식방풍

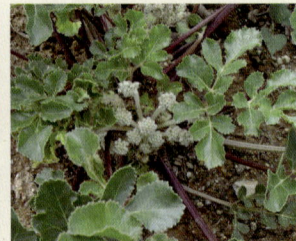
▲ 해방풍

방풍은 말초의 혈액순환을 촉진하기 때문에 매우 다양한 증상에 활용된다. 예를 들어 피부의 염증을 없애고, 땀을 멎게 하는 데 도움이 되며, 각종 근육통과 신경통에도 효과가 좋다. 급성 감기 증상에도 효과가 있고 중풍 후유증으로 인한 마비를 개선하는 데도 사용한다.

천궁(芎藭)

천궁은 산형과에 속하는 다년생 식물인 천궁(궁궁이)의 뿌리를 말하며, 맛은 맵고 성질은 따뜻하다. 9~11월에 채취하여 줄기와 잎, 잔뿌리를 제거하고 깨끗이 씻은 후 물에 담가 불린 후 꺼내서 바람이 잘 통하는 곳에서 말려서 사용한다. 원산지는 중국으로 전국 각지에서 자생하거나 재배하지만 여름철 기온이 30도가 넘는 날이 1주일 이상 계속되면 성장을 멈추는 현상이 생기는 북방형 식물이므로 중부 이북 또는 섬 지방에서 재배하는 것이 유리하다.

주효능 | 두통, 생리통, 생리불순, 불임, 난산(難産), 손발 저림

《동의보감》에 '모든 두통에는 천궁을 써야 한다.'라는 구절이 있을 정도로 천궁은 두통의 묘약(妙藥)이다. 하지만 두통에만 사용하는 것은 아니며 혈액순환이 원활하게 되지 않는 질병에 모두 사용할 수 있다. '불통즉통(不通則痛) 통즉불통(通則不痛)'이라는 말이 있는데, 막히면 통증이 생기고, 막힌 것이 풀리면 통증이 사라진다는 뜻이다. 천궁은 혈액의 막힘을 뚫어주는 약초이다. 그래서 각종 통증을 효과적으로 치료한다.

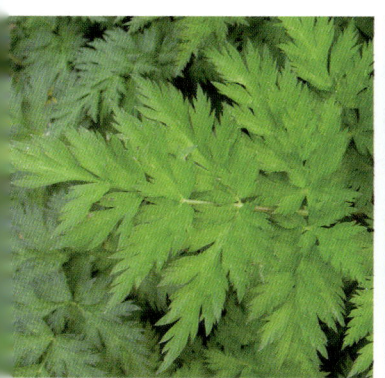
▲ 천궁 잎

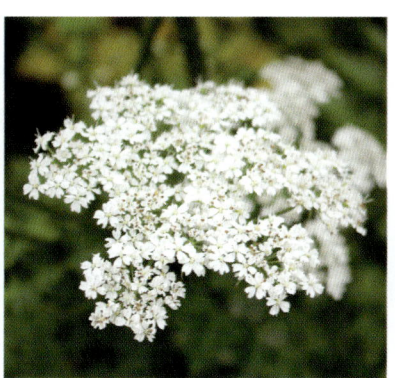
▲ 천궁 꽃

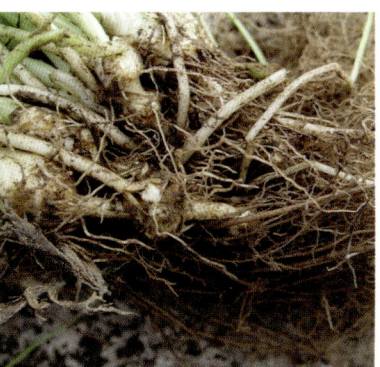
▲ 천궁 생뿌리

천궁은 순조로운 출산을 위해 사용한다. 사극을 보면 임신 초기에 임신맥이 잡히지 않을 때 의원이 임신 여부를 알기 위해 천궁 20g가량을 달여 복용시키는 것을 볼 수 있다. 이때 복통이 생기면 임신을 한 것이고, 복통이 없으면 임신이 아니라고 말한다. 자궁을 수축시키는 천궁의 효능으로 임신 여부를 알아낸 것이다. 이처럼 천궁을 소량 사용하면 자궁근육의 정상적인 긴장을 유지시키는 반면, 천궁을 대량 사용하면 자궁근육을 강하게 수축시킨다.

동의보감 원문 해설

主風邪入腦頭痛治頭面風不可闕也〈本草〉○治偏正頭痛常服除根川芎二兩香附子四兩爲末每二錢茶淸調下名點頭散〈得效〉○治熱厥頭痛川芎石膏等分剉水煎服名川芎石膏湯〈綱目〉○川芎治厥陰經頭痛在腦〈綱目〉○偏頭痛細剉酒浸服之或煎服或末服並佳〈本草〉

뇌에 풍사(風邪)가 들어가서 생긴 두통을 주로 치료하는 약이다. 두면풍(頭面風)을 치료하는 데 없어서는 안 될 약이다.〈본초〉 ○편두통, 정두통을 치료하는데 늘 먹으면 완전히 낫는다. 궁궁이(천궁) 80g, 향부자 160g을 가루를 내어 한 번에 8g씩 찻물에 타 먹는다. 이것을 일명 점두산(點頭散)이라고 한다.〈득효〉 ○열궐두통을 치료하는 데는 궁궁이(천궁)와 석고를 쓰는데 각각 같은 양으로 하여 썰어서 물에 달여 먹는다. 이것을 일명 천궁석고탕(川芎石膏湯)이라고 한다.〈강목〉 ○궁궁이(천궁)는 궐음두통으로 뇌 속이 아픈 것을 치료한다〈강목〉. ○편두통(偏頭痛)에는 잘게 썰어 술에 담갔다가 먹거나 달여 먹거나 가루를 내어 먹어도 다 좋다.〈본초〉

백지(白芷)

백지는 산형과에 속하는 2~3년생 식물인 구릿대의 뿌리를 말하며, 맛은 맵고 성질은 따뜻하다. 잎이 누렇게 되는 11월경이 채취의 적기이다. 캐낸 뿌리는 흙과 불순물을 제거하고 햇볕에 말려서 사용한다. 전국 각처의 산야에 자생하며 근래에 와서는 약용 및 식용으로 농가에서 재배하고 있다.

주효능 | 감기, 두통, 코막힘, 콧물, 비염, 기미, 주근깨, 안면 부종, 안면 시림, 자궁출혈, 대하증(帶下症), 생리불순

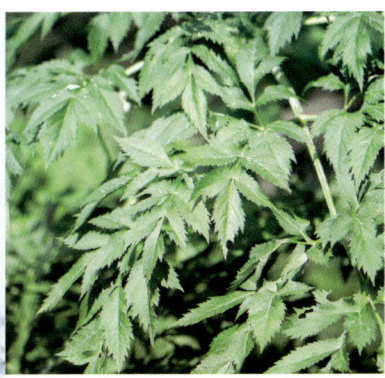
▲ 구릿대 잎

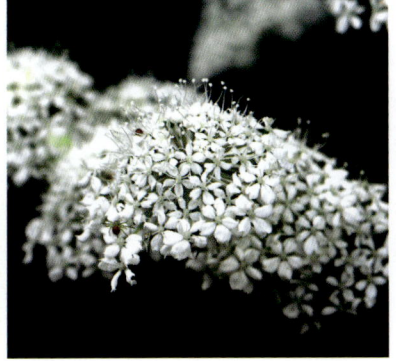
▲ 구릿대 꽃

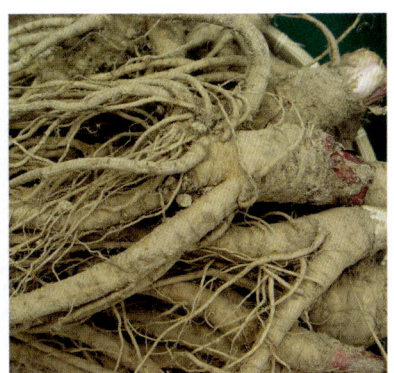
▲ 구릿대 뿌리(백지)

　백지는 얼굴에 생기는 질환을 치료하는 약초이다. 주로 감기로 인한 두통과 코막힘에 사용하는데, 치통과 피부의 염증을 가라앉히는 효능도 있고, 얼굴에 바르면 기미나 주근깨를 없애주고 상처를 빨리 아물게 한다. 두통에 사용할 경우 아픈 부위가 앞이마에 치우쳐 있을 때 가장 적합하다. 백지는 얼굴이 붓는 증상, 얼굴이 시린 증상, 얼굴에 열이 나는 증상을 치료할 때도 사용하는데, 이 경우에는 다른 약초의 효능을 얼굴로 이끄는 역할을 한다.

　백지는 염증과 농(膿)을 제거하는 효능이 있다. 그래서 비염이 있거나 잇몸에 염증이 있을 때, 얼굴에 염증이 있을 때 효과적이며, 얼굴 이외의 부위에 종기나 상처가 있을 때도 달여서 복용하거나 분말하여 환부(患部)에 바르면 좋다.

감국(甘菊)

　감국은 국화과의 다년생 식물인 감국의 꽃을 말하며, 맛은 달고 쓰며 성질은 약간 차다. 서리가 내리고 꽃이 반쯤 피었을 때 채취하여 가지와 잎, 불순물을 제거한 후 그늘에 말리거나 불에 쬐어 말려서 사용한다. 또는 증기에 찐 후에 다시 햇볕에 말려 사용한다. 우리나라 각지에 분포하고 양지 혹은 반그늘의 풀숲에서 잘 자란다.

주효능 | 시력 감퇴, 안구충혈, 결막염, 각막염, 노안(老眼), 두통, 어지럼증, 울화병, 고혈압

　가을에 꽃을 피우는 감국은 울화병으로 열이 얼굴과 머리에 몰려 두통이나 어지럼증이 생겼을 때 그 열을 내려주는 작용을 한다. 울화병이 아니라도 머리를

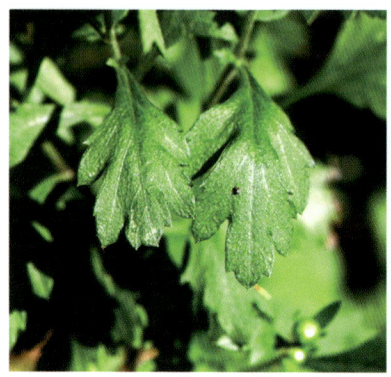
▲ 감국 잎

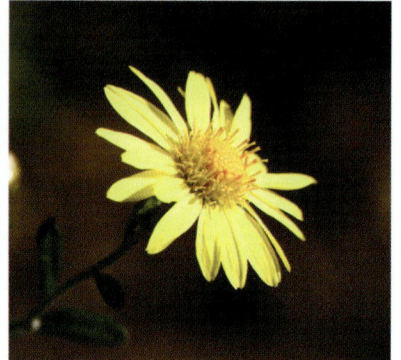
▲ 감국 꽃

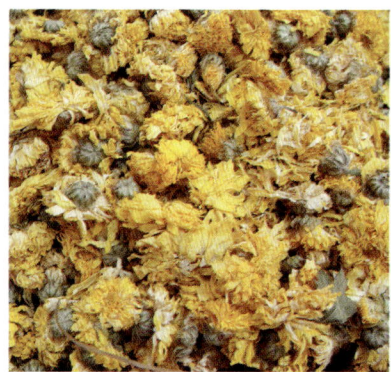
▲ 감국 꽃 말린 것

많이 쓰는 수험생의 과열된 뇌를 맑게 하는 효능도 있어 수험생에게도 좋은 약초이다.

감국은 눈을 밝게 하는 효능이 있어 시력 약화, 안구충혈, 노안 등에 사용하며, 결막염이나 각막염에도 효과가 좋다. 특히 이러한 증상이 신경과다와 스트레스 때문에 머리와 얼굴 쪽에 열이 몰려서 생겼다면 감국이 효과적이다.

동의보감에 나오는 백국화와 들국화의 효능 차이

[白菊花]莖葉都相似惟花白亦主風眩令頭不白○葉大似艾葉莖靑根細花白蘂黃性平味辛無毒主風眩八九月收花暴乾〈本草〉

[苦薏]味苦破血婦人腹內宿血此野菊也〈本草〉

백국화(白菊花, 흰 국화) : 잎과 줄기가 다 단국화와 비슷한데 오직 꽃만 희다. 역시 풍으로 어지러운 데 주로 쓴다. 그리고 머리가 희지 않게 한다. ○잎의 크기는 쑥잎과 비슷하다. 줄기는 푸르고 뿌리는 가늘며 꽃은 희고 꽃술은 누렇다. 흰 국화의 성질은 평(平)하고 맛이 매우며[辛] 독이 없다. 풍으로 어지러운 데 주로 쓴다. 음력 8~9월에 꽃을 따서 햇볕에 말린다.〈본초〉

들국화[苦薏, 고의] : 맛은 쓴데 어혈을 헤친다. 부인의 뱃속에 있는 어혈을 치료한다.〈본초〉

30 어깨 통증/오십견

어깨 통증은 어깨 주변이 경직되고 아픈 것이며, 오십견은 어깨관절에 운동 제한과 통증이 있는 것이다. 모두 병명은 아니며, 사실 의학적으로 명확하게 원인이 밝혀진 것도 아니다.

어깨관절은 매우 불안한 형태를 지니고 있다. 속이 깊지 않은 국자에 주먹을 넣는다고 생각해보자. 국자가 주먹을 감싸지 못하기 때문에 주먹은 너무나 쉽게 빠진다. 어깨관절도 마찬가지이다. 어깨관절에서 탈구(脫臼)가 쉽게 생기는 이유도 여기에 있다. 물론 이러한 형태 때문에 어깨를 자유자재로 움직일 수 있는 것이기도 하다.

이러한 어깨관절의 특성은 어깨 주변에 여러 근육이 존재하는 것과 무관하지 않다. 여러 종류의 근육은 어깨관절이 빠지지 않도록 안정시키는 역할과 여러

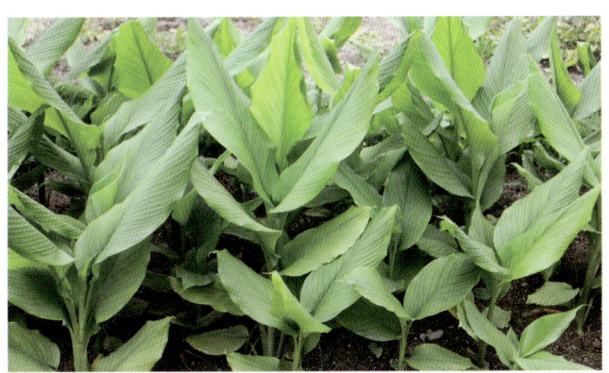

▲ 강황

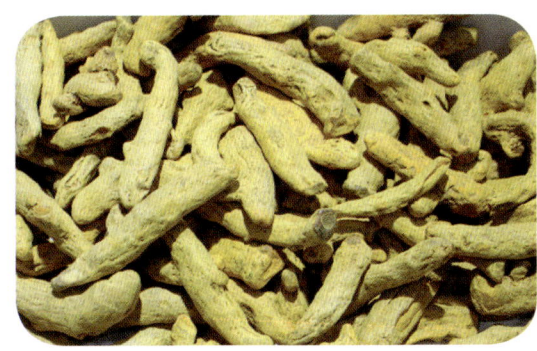

▲ 강황(약재)

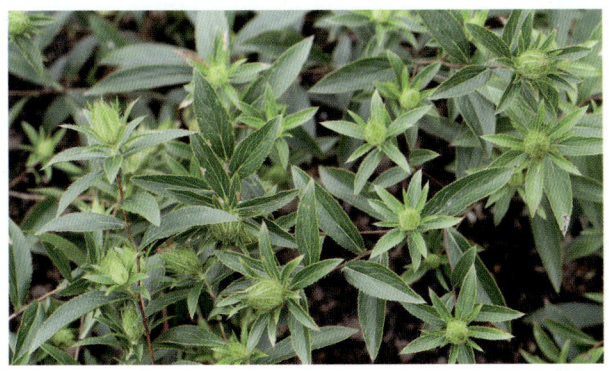

▲ 창출

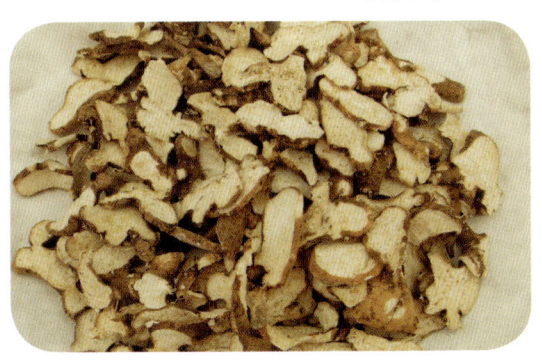

▲ 창출(약재)

방향으로 어깨를 움직이게 하는 역할을 한다. 이는 무리한 동작과 반복되는 움직임 때문에 근육과 관절이 손상되기 쉽다는 뜻이기도 하다. 이 손상 정도가 경미하면 어깨가 경직되고 묵직한 통증이 발생하며, 손상 정도가 심하면 관절이 굳어져 오십견이 된다.

어깨 통증과 오십견을 치료하려면 혈액순환을 촉진하고 경직된 근육을 이완시켜야 한다. 다음에 소개되는 한약처방은 어깨통증과 오십견을 치료하는 데 많은 도움을 준다.

한약처방 | 강황 16g, 창출 12g, 해동피 10g, 강활 6g

상기 용량은 1일분이다. 물 800cc를 붓고 중불로 2시간 정도 달여 물이 절반 정도 되게 한다. 그리고 이것을 3등분하여 아침, 점심, 저녁에 마시는데, 3~4

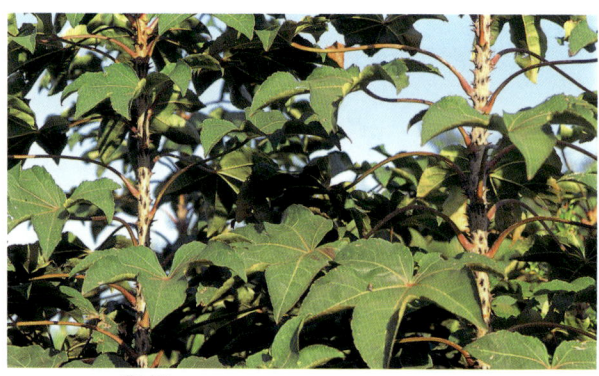
▲ 음나무

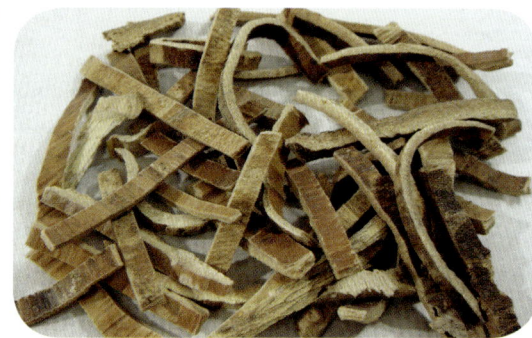
▲ 해동피(약재)

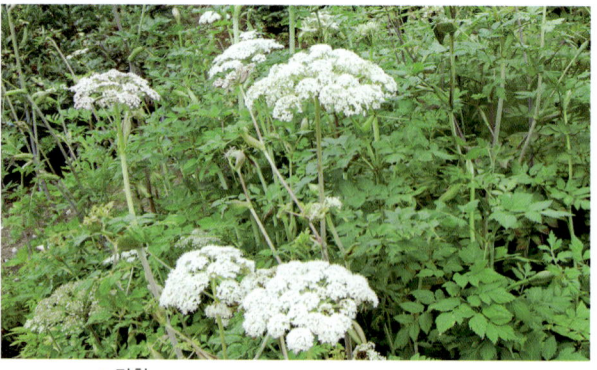
▲ 강활

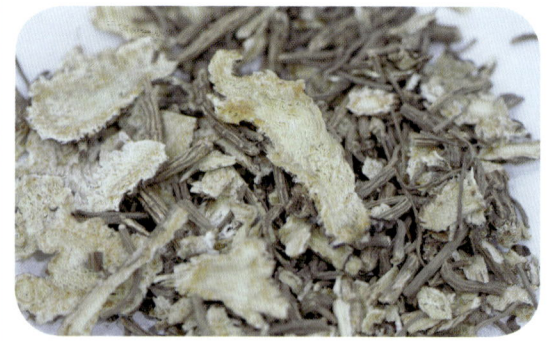
▲ 강활(약재)

시간 간격을 두고 마시는 것이 좋다. 10일분 또는 20일분씩 달여놓고 유리병에 담아 냉장고에 보관하였다가 마실 때마다 따뜻하게 데워서 복용하는 것도 좋다.

【참고사항】
① 마비감이 있으면 위령선을 더한다.
② 통증부위에 차가운 기운이 느껴지면 계지를 더한다.
③ 어깨를 많이 사용하는 사람에게는 당귀, 구기자를 더한다.
④ 어깨의 과다한 사용으로 근육이 손상된 사람에게는 속단을 더한다.

【주의사항】
① 보통 어깨 통증과 오십견의 회복속도가 더디기 때문에 한약처방을 3개월 이상 복용해야 한다.
② 강황과 해동피는 빈혈이 있는 사람에게 잘 맞지 않으므로 빈혈이 있으면 양을 줄여서 사용해야 한다.
③ 강황을 식초에 담근 후에 볶아서 사용하면 효과가 더 좋아진다.
④ 강황은 단면이 노랗고 향이 진한 것이 약효가 좋다.

강황(薑黃)

강황은 생강과의 다년생 식물인 강황의 뿌리줄기를 말하며, 맛은 맵고 쓰며 성질은 따뜻하다. 겨울에 줄기와 잎이 마를 때 채취하여 깨끗한 물에 씻고 삶거나 쪄서 햇볕에 말려서 사용한다. 원산지는 열대 아시아이고 인도·중국·동남아시아 등지에서 많이 재배되며, 우리나라는 전남 진도, 전남 해남, 전북 부안,

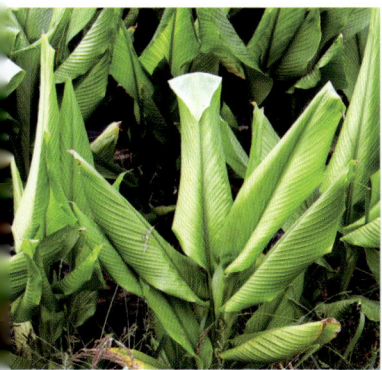
▲ 강황 잎

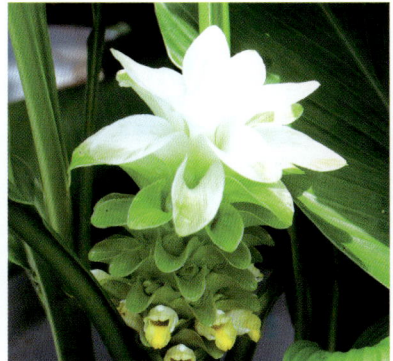
▲ 강황 꽃

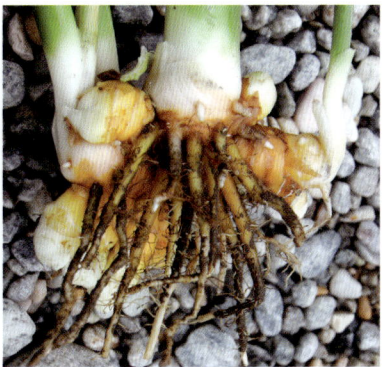
▲ 강황 생뿌리

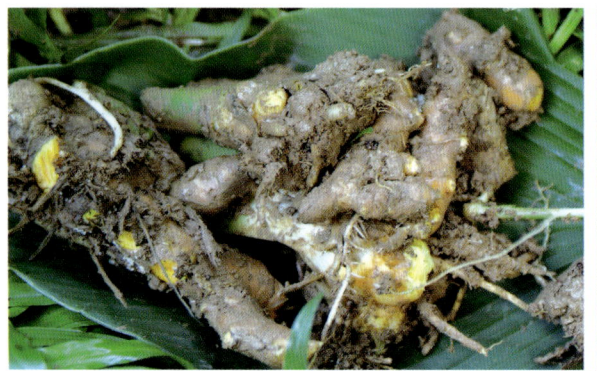
▲ 강황 뿌리

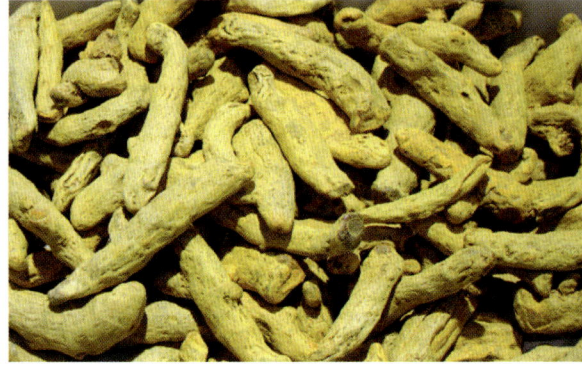
▲ 강황 뿌리 건조

경기 시흥, 충남 청양 등지에서 재배되고 있다.

주효능 | 복통, 생리불순, 자궁근종, 어깨 통증, 타박상

　강황은 기혈(氣血)의 순환을 돕고 어혈(瘀血)을 제거하는 효능이 있는 약초이다. 순환이 되지 않고 어혈이 정체되면 통증이 발생하는데, 강황은 대체로 통증에 사용되며 과로나 근육의 경직에 의한 어깨통증에 좋은 효과가 있다. 강황은 어혈로 인한 생리불순과 생리통, 산후에 생리가 나오지 않으면서 복통이 있을 때, 위궤양으로 인한 복통과 타박상으로 인한 통증에도 사용한다. 다만 약성이 비교적 강한 편이라서 몸이 약하고 혈액이 부족한 사람이 복용할 때는 주의해야 한다.

동의보감 원문 해설

性熱味辛苦無毒主癥瘕血塊癰腫通月經治撲損瘀血破冷除風消氣脹〇治産後敗血攻心甚驗一名片子薑黃是經種三年以上老薑能生花根節堅硬氣味辛辣八月採根切片暴乾〇海南生者即名蓬莪　江南生者即薑黃〈本草〉〇功力烈於鬱金剉醋炒用之〈丹心〉

성질은 열(熱)하며 맛은 맵고 쓰며[辛苦] 독이 없다. 징가(癥瘕)와 혈괴(血塊), 옹종(癰腫)을 낫게 하며 월경을 잘하게 한다. 다쳐서 어혈이 진 것을 삭게 한다. 냉기를 헤치고 풍을 없애며 기창(氣脹)을 삭아지게 한다. 〇 몸을 푼 뒤에 궂은 피가 가슴으로 치미는 것[敗血攻心]을 낫게 하는데 매우 좋다. 일명 편자강황(片子薑黃)이라고도 하는데 심어서 3년 이상 되는 강황은 꽃이 피고 뿌리의 마디가 굳고 단단하며 냄새와 맛은 몹시 맵다. 음력 8월에 뿌리를 캐 조각이 지게 썰어서 햇볕에 말린다. 〇해남에서 나는 것을 봉아술(蓬莪茂)이라 하고 강남(江

南)에서 나는 것을 강황이라 한다.〈본초〉 ○효과가 울금(鬱金)보다 센데 썰어서 식초에 축여 볶아 쓴다.〈단심〉

강황약차

▶ 효능·효과

    간 질환, 치매, 이담(利膽)에 좋으며 혈압 강하, 항암 효과가 있다.

▶ 약차 만드는 방법

    ① 물 1L에 강황 15g을 넣고 센 불에서 30분 정도 끓인다.
    ② 중불에서 2시간 정디도 더 끓인다.
    ③ 감초와 대추를 함께 넣어 끓여 마시면 좋다.
    ④ 기호에 따라 꿀이나 설탕을 넣어 마신다.

강황의 기능성 및 효능에 관한 특허자료 2종 외

▶ 강황 추출물을 함유한 위염, 위궤양 예방 및 치료를 위한 조성물

  본 발명은 강황 추출물을 이용하여 히스타민 수용체에 길항적으로 작용하여 위산 분비를 감소시켜 히스타민 수용체의 활성과 관련된 위염 및 위궤양 질환의 예방 및 치료에 안전하고 효과적인 의약품 및 건강보조식품을 제공한다.

                              - 등록번호 : 10-0506426, 출원인 : (주)뉴로넥스

▶ 강황을 포함하는 전립선암 치료용 조성물

  본 발명은 강황을 포함하는 전립선암 치료용 조성물에 관한 것이다. 본 발명에 따른 전립선암 치료용 조성물은 전립선암 세포의 성장을 억제하고 세포사멸을 유도하는 효과가 있다.

                - 공개번호 : 10-2012-0020643, 출원인 : (주)한국전통의학연구소 외

창출(蒼朮)

  창출은 국화과에 속하는 다년생 식물인 모창출, 북창출의 뿌리를 말하며, 맛은 매우면서 쓰고 성질은 따뜻하다. 봄과 가을에 채취하며 가을에 채취하는 것이 더 좋다. 뿌리를 캐낸 다음 남은 줄기와 잔뿌리, 흙을 제거하고 햇볕에 말려 사용한다. 전국 각지의 산야에서 자생하는데 물 빠짐이 좋은 양지나 풀숲에서 잘 자란다.

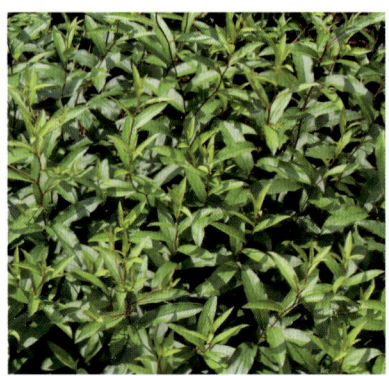 ▲ 창출 잎
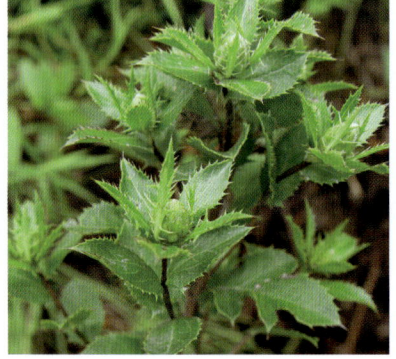 ▲ 창출 꽃봉오리
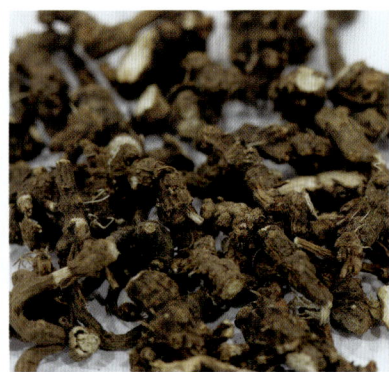 ▲ 창출 뿌리 말린 것

주효능 | 관절통, 근육통, 급체(急滯), 소화불량

창출은 몸에 있는 습기(濕氣)를 제거하여 통증을 감소시키는 약초이다. 날씨가 흐려져서 대기에 습기가 많아지면 몸이 쑤시고 관절이 아픈 경우가 많은데, 출산의 횟수가 많거나 만성 질환을 앓고 있는 사람, 특히 관절이 좋지 않은 사람에게 이러한 증상이 흔히 나타난다. 이럴 때는 진통제를 사용하지 않고 몸에 있는 습기만 빼줘도 통증은 사라지며, 여기에 사용하는 약초가 창출이다.

《동의보감》에 '창출을 오래 복용하면 수염이 검어지고 얼굴이 늙지 않고, 근골이 튼튼해지며, 귀와 눈이 밝아지고, 살과 피부가 윤택해진다'고 했는데, 이는 창출이 습기를 제거하여 몸을 가볍게 만들어주고 원활한 신진대사를 유도하기 때문이다.

【삼정환(三精丸)】

《동의보감》에서는 삼정환을 오랫동안 먹으면 몸이 가벼워지고 오래 살게 되며 얼굴이 어린아이처럼 된다고 하였다.

◎ **준비약초**
  창출 600g, 지골피 600g, 상심자(오디) 1,200g

◎ **만드는 방법 및 복용법**
  신선한 상심자를 구하여 즙을 내고, 여기에 곱게 분말한 창출과 지골피를 넣고 반죽을 한다. 이것을 용기에 넣은 다음 통풍이 잘 되는 곳에서 자연건조를 시킨다. 모두 마르면 다시 곱게 분말로 만들어 꿀로 반죽해서 팥알만 하게 환을 만든다. 이것을 매번 10개씩 끓인 물로 먹는다.

해동피(海桐皮)

해동피는 두릅나무과에 속하는 음나무의 줄기껍질을 말하며, 맛은 쓰고 매우며 성질은 따뜻하지도 차갑지도 않다. 초여름에 채취하여 가시를 긁어낸 다음 햇볕에 말려서 사용한다. 우리나라 전국 고산에 자생한다. 원래 해동피는 중국에 자생하는 콩과에 속하는 낙엽교목인 송곳오동나무(刺桐)이며, 음나무의 줄기껍질은 천동피(川桐皮)라고 하는데, 해동피 대용으로 사용한다. 송곳오동나무는 중국의 호북성 이남에서 자생한다.

주효능 | 어깨 통증, 요통, 신경통, 관절통, 마비 증상, 치통

해동피는 통증을 멎게 하는 작용이 좋은 약초이다. 나무의 가지는 막힌 것을 소통(疏通)시키는 힘이 좋아서 대체로 통증을 없애는 효과가 있다. 해동피 또한

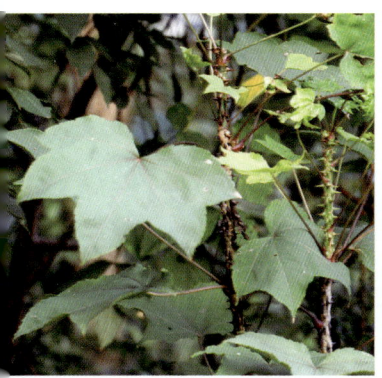
▲ 음나무 잎

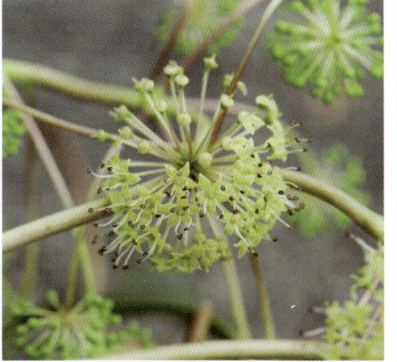
▲ 음나무 꽃

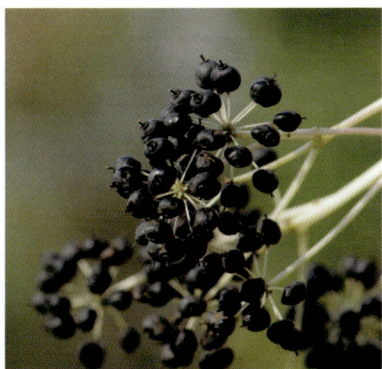
▲ 음나무 열매

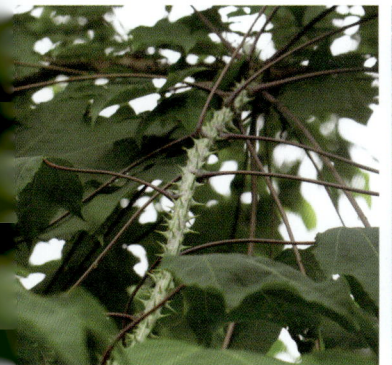
▲ 음나무 어린 가지

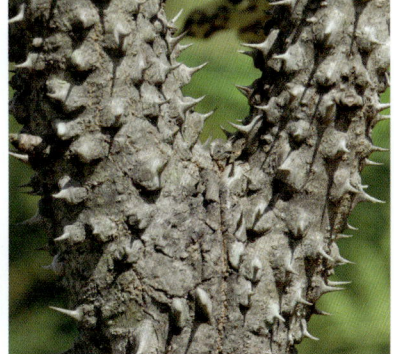
▲ 음나무 수피

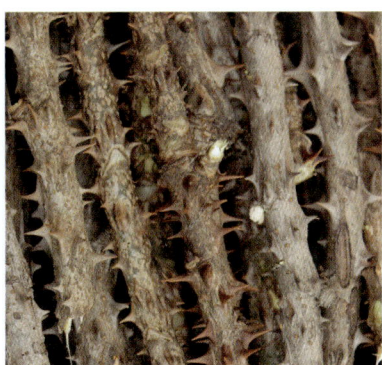
▲ 음나무 수피 건조

경락(經絡)의 흐름을 원활하게 하고 근육을 풀어주어 통증을 치료하는 효과가 좋다. 특히 어깨가 아플 때 주로 사용하며, 허리나 무릎에 통증이 있을 때는 다른 약초와 함께 사용하기도 한다.

해동피는 살충 효과가 있는 약초이다. 따라서 개선(疥癬)이나 습진(濕疹) 때문에 피부 가려움증이 있을 때 해동피를 달여서 피부에 바르거나 분말로 만들어 도포하면 가려움증을 없애는 데 도움이 된다.

동의보감 원문 해설

性平(一云溫)味苦無毒主腰脚不遂麻痺疼痛赤白瀉痢治中惡霍亂療疳䘌疥癬牙齒痛及目赤除風氣○似자白皮不拘時月採〈本草〉○我國惟濟州有之〈俗方〉

성질은 평(平)하며(따뜻하다[溫]고도 한다) 맛은 쓰고[苦] 독이 없다. 허리나 다리를 쓰지 못하는 것과 마비되고 아픈 것을 낫게 한다. 적백이질, 중악과 곽란, 감닉, 옴, 버짐, 치통 및 눈에 피가 진 것 등을 낫게 하며 풍증을 없앤다. ○재백피(梓白皮) 비슷한데 아무 때나 벗긴다.〈본초〉○우리나라에는 오직 제주도에서만 난다.〈속방〉

음나무의 기능성 및 효능에 관한 특허자료 2종 외

▶ HIV 증식 억제 활성을 갖는 음나무 추출물 및 이를 유효성분으로 함유하는 AIDS 치료제

본 발명은 HIV 억제 활성을 갖는 음나무 추출물 및 이를 유효성분으로 함유하는 AIDS 치료제에 관한 것이다. 본 발명의 음나무 추출물은 HIV 역전사효소 활성 억제, 프로테아제 활성 억제, 글루코시다제 활성 억제 및 HIV 증식 억제 활성이 뛰어나므로 AIDS를 치료하고 진행을 억제시키며 감염을 억제하는 데 유용하게 사용될 수 있다.

　　　- 공개번호 : 10-2005-0045117, 특허권자 : 유영법 · 최승훈 · 심범상 · 안규석

▶ 음나무 추출물을 함유하는 퇴행성 중추신경계 질환 증상의 개선을 위한 기능성 식품

본 발명은 음나무 추출물 및 음나무로부터 단리된 디하이드로디하이드로코니페릴 알코올(Dihydrodehydroconiferylalcohol)을 함유함을 특징으로 하는 퇴행성 중추신경계 질환 증상 개선을 위한 기능성 식품에 관한 것이다.

　　　- 공개번호 : 10-2005-0111258, 특허권자 : 충북대학교 산학협력단

강활(羌活)

강활(강호리)은 산형과의 다년생 식물인 강활의 뿌리를 말하며, 맛은 맵고 쓰며 성질은 따뜻하다. 이른 봄이나 가을에 뿌리를 캐서 줄기와 잎, 잔뿌리를 제거하고 깨끗이 씻어서 햇볕에 말리거나 불에 말려서 사용한다. 우리나라 강원, 경기, 경북 지방의 산골짜기 계곡에서 야생으로 자라거나 재배한다.

주효능 | 몸살감기, 관절통, 근육통, 두통

강활은 두통이나 어깨 통증, 목이 뻣뻣해지는 증상처럼 인체의 상반신에 통증이 있을 때 적합하다. 그래서 목 디스크, 오십견 등으로 통증이 심할 때는 강활을 주약으로 사용한다. 물론 다른 약초와 적절하게 배합한다면 요통이나 무릎 통증에도 사용할 수 있다.

강활은 통증을 치료하는 효과가 좋아서 활용범위가 매우 넓은 편이다. 근육통, 지절통, 좌골신경통에 활용하고 저리고 마비감이 있는 증상을 개선하는 효과가 있다. 또한 강활을 달여서 아픈 곳에 발라도 통증을 감소시키는 효과가 나타난다.

동의보감 원문 해설

性微溫味苦辛無毒主治與獨活大同小異〈本草〉○羌活乃手足太陽足厥陰少陰表裏引經之藥也撥亂反正之主大無不通小無不入故一身百節痛非此不能治〈入門〉○羌活氣雄故

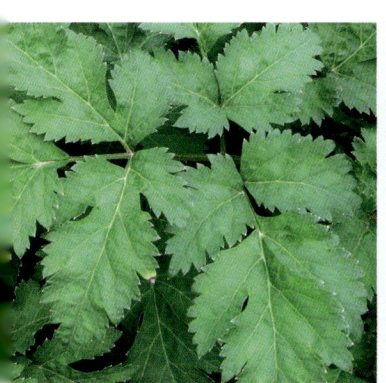
▲ 강활 잎

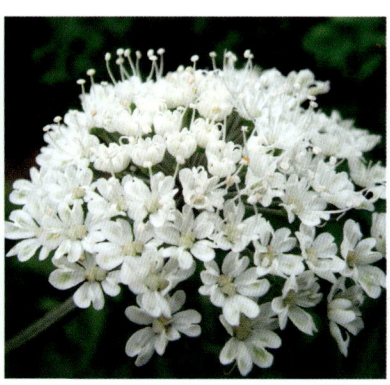
▲ 강활 꽃

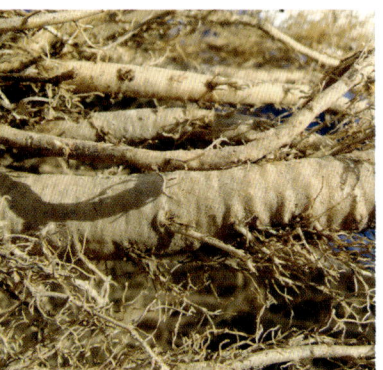
▲ 강활 뿌리

入足太陽獨活氣細故入足少陰俱是治風而有表裏止殊〈湯液〉○我國惟江原道獨活羌活俱産焉〈俗方〉

성질은 약간 따뜻하고[微溫] 맛이 쓰며[苦] 맵고[辛] 독이 없다. 주로 치료하는 것이 따두릅과 거의 같다.〈본초〉 ○강호리는 수족태양과 족궐음과 족소음의 표리(表裏)가 되는 경맥에 인경하는 약[引經之藥]이다. 혼란해진 것을 바로잡아 원기를 회복케 하는데 주로 쓰는 약으로서 통하지 않는 것이 없고 들어가지 못하는 곳도 없다. 그러므로 온몸의 뼈마디가 아픈 데는 이것이 아니면 치료하지 못한다.〈입문〉 ○강호리는 기운이 웅장하므로 족태양경에 들어가고 따두릅은 기운이 약하므로 족소음경에 들어간다. 이 약들은 다 같이 풍을 치료하는데 표리의 차이가 있을 뿐이다.〈탕액〉 ○따두릅과 강호리는 다같이 우리나라 강원도에서만 난다.〈속방〉

강활의 기능성 및 효능에 관한 특허자료

▶ 항염 및 항산화 효능을 갖는 강활 추출물 및 이를 함유하는 화장료 조성물

본 발명은 항염 및 항산화 효능을 갖는 강활 추출물 및 이를 함유하는 화장료 조성물에 관한 것으로, 강활 추출물을 유효성분으로 포함하는 것을 특징으로 하는 항염 효능 및 항산화 효과에 의한 노화방지 화장료 조성물은 피부에 자극이 없고 안전하여 피부질환 유발 문제가 없으며, 산화질소(nitric oxide)의 생성을 억제하여 항염 효과를 나타낼 뿐 아니라, 활성산소종 소거능을 통한 항산화 효과를 나타내는 피부 노화방지 화장료 조성물로 사용할 수 있다.

- 공개번호 : 10-2011-0130115, 출원인 : 재단법인 홍천메디칼허브연구소

【 혼동하기 쉬운 약초 비교 】

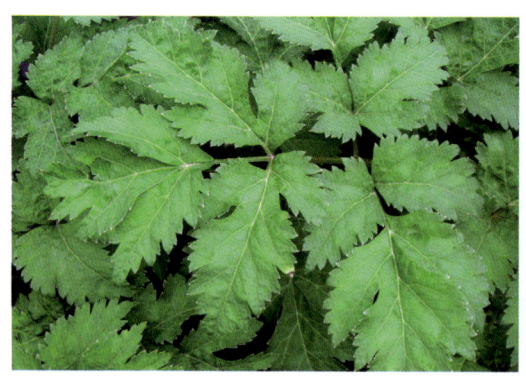
▲ 강활 잎

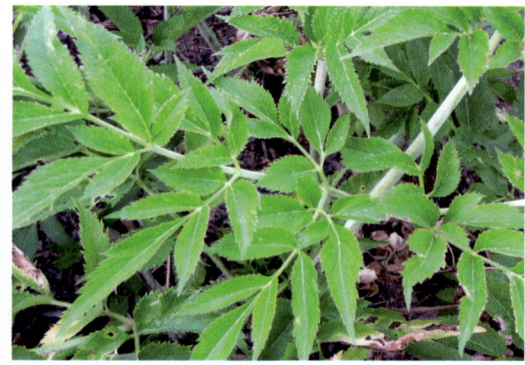
▲ 구릿대 잎

31 목 디스크 / 목이 뻣뻣한 증상

성인의 머리 무게는 4~5kg 정도이며, 어깨와 목에 있는 근육이 머리를 지탱하고 있다. 그런데 지속적인 스트레스에 노출되거나 머리를 숙이는 동작으로 장시간 공부를 하거나 휴대폰을 보면 머리를 지탱하는 근육이 과도하게 긴장되고, 목은 원래의 형태를 벗어나 일(1)자 형태로 변한다. 이러한 경우 목뼈 사이에 있는 디스크에 가해지는 압력이 높아지고 그 결과 디스크가 빠져나오면 주위에 있는 신경을 눌러 뒷목이 뻣뻣해지는 증상, 통증, 저리는 증상, 감각 이상 같은 목 디스크 증상이 나타난다.

전에 목을 다친 적이 있거나 나이가 50세가 넘은 경우에는 디스크 자체에 노화가 진행되기 때문에 목 디스크 증상은 더욱 쉽게 나타난다. 이러한 경우 뒤틀린 자세로 장시간 독서를 하는 행위, 고정된 자세로 컴퓨터를 오래 사용하거나

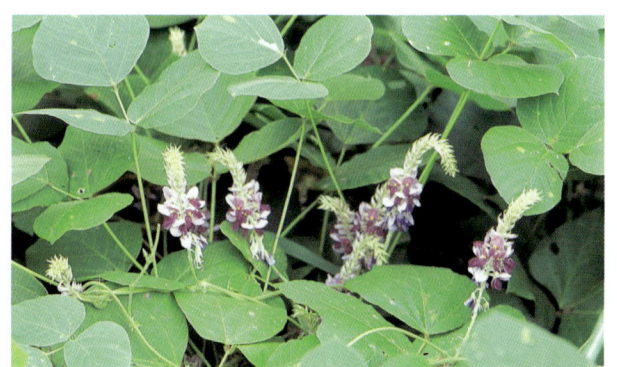
▲ 칡

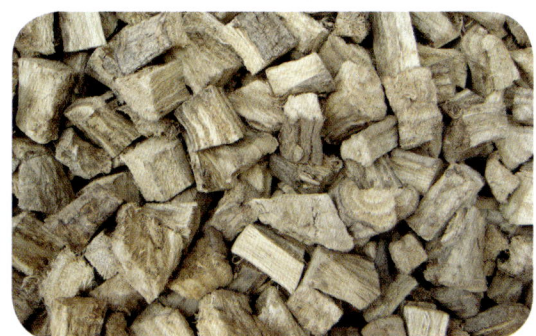
▲ 갈근(약재)

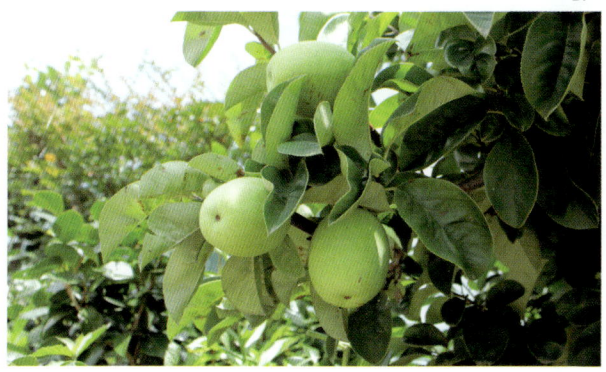
▲ 모과

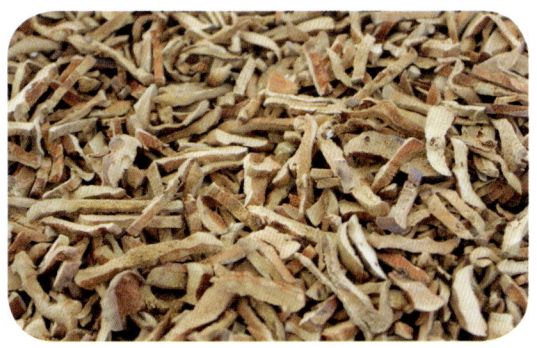
▲ 모과(약재)

너무 높은 베개를 베는 행위는 피해야 한다.

　목 디스크 치료는 머리를 지탱하는 근육을 강화하면서 경직된 근육을 이완시키는 데에 중점을 두어야 한다. 가벼운 목 운동과 온천욕을 하는 것이 도움이 되고, 목 주위를 마사지하거나 지압을 하는 것도 도움이 된다. 다음에 소개되는 한약처방은 목 근육의 경직을 해소하고 통증을 없애는 데 도움을 준다.

한약처방 | 갈근 20g, 모과 10g, 강활 10g, 독활 8g

　상기 용량은 1일분이다. 물 800cc를 붓고 중불로 2시간 정도 달여 물이 절반 정도 되게 한다. 그리고 이것을 3등분하여 아침, 점심, 저녁에 마시는데, 3~4시간 간격을 두고 마시는 것이 좋다. 10일분 또는 20일분씩 달여놓고 유리병에 담아 냉장고에 보관하였다가 마실 때마다 따뜻하게 데워서 복용하는 것도 좋다.

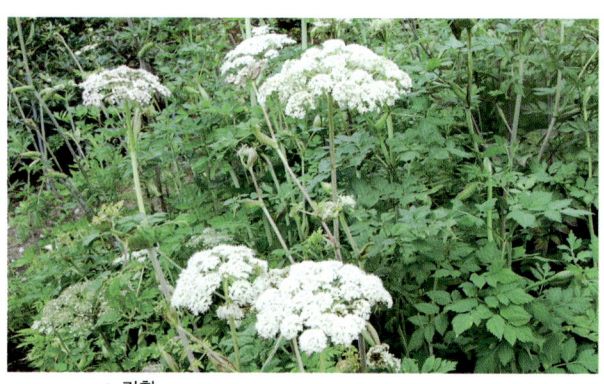
▲ 강활

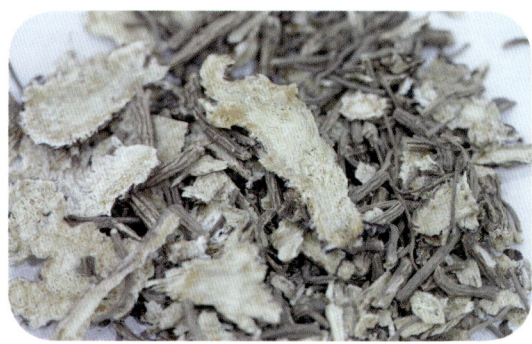
▲ 강활(약재)

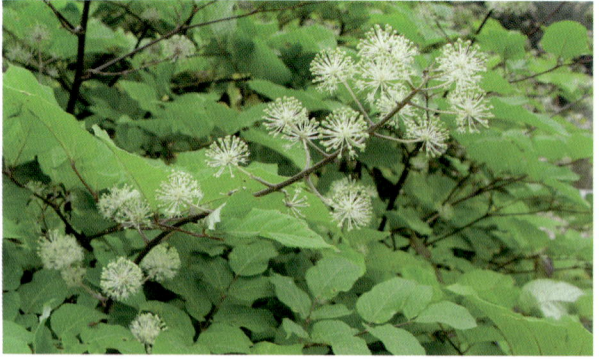
▲ 독활

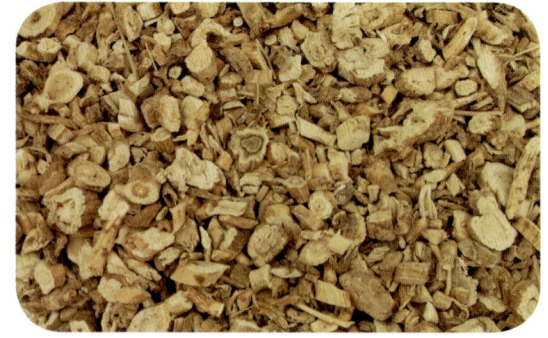
▲ 독활(약재)

【참고사항】
① 피로감이 심하면 인삼, 황기를 더한다.
② 허리까지 통증이 있으면 두충을 더한다.
③ 마비감이 있으면 위령선을 더한다.
④ 두통이 있으면 천궁, 백지를 더한다.
⑤ 통증이 어깨까지 뻗치면 해동피를 더한다.

【주의사항】
① 목 디스크의 치료기간이 길므로 한약처방을 3개월 이상 꾸준하게 복용한다.
② 목 디스크의 재발 방지를 위해서는 근육을 강화해야 하며, 평상시 올바른 자세를 유지하는 것이 중요하다.
③ 모과를 많이 복용하면 치아와 뼈가 손상될 수 있으며, 변비가 있는 사람에게는 잘 맞지 않으므로 양을 줄여서 사용해야 한다.
④ 체력이 약한 사람은 한약처방의 양을 줄여서 사용한다.

갈근(葛根)

갈근은 콩과에 속하는 다년생 덩굴식물인 칡의 뿌리를 말하며, 맛은 달고 매우며 성질은 약간 차갑다. 이른 봄이나 늦가을이 채취의 적기이며, 채취한 후 깨끗하게 씻어 겉껍질을 제거하고 얇게 썰어 햇볕에 말리거나 불에 쬐어 말린 후 사용한다. 온대지방에서 주로 자라며 전국 100~1,200m 고지의 양지바르고 토질이 좋은 기슭이나 언덕에 주로 자생한다.

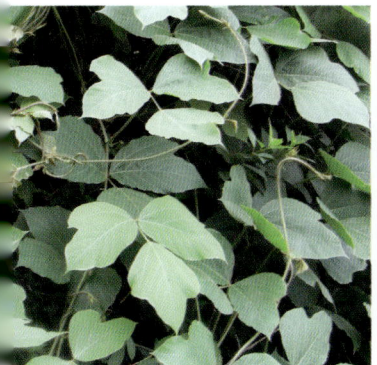
▲ 칡 잎

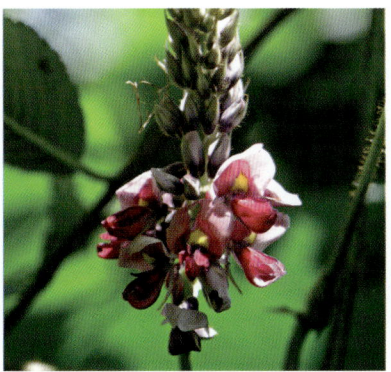
▲ 칡 꽃

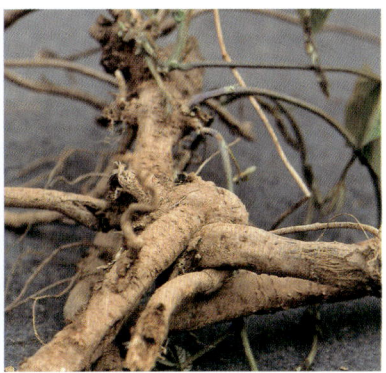
▲ 칡 뿌리

주효능 | 몸살감기, 견비통, 목 디스크, 일자 목, 피부염, 주독(酒毒), 당뇨병, 설사

갈근은 뭉친 근육을 풀어주는 약초이다. 교통사고를 당해 뒷목이 뭉치고 일자 목이 되었을 때, 컴퓨터를 오랫동안 사용한 결과 뒷목이 뻣뻣해졌을 때 뭉친 근육을 풀기 위해 갈근을 사용한다. 어깨와 목의 근육이 뭉쳤을 때 갈근이 체액을 끌어올려 근육을 이완시켜주기 때문이다.

갈근은 피부의 발진(發疹)을 촉진한다. 예전에 아이가 홍역이나 마마에 걸리면 몸이 약한 탓에 발진이 더디게 일어나는 경우가 있었다. 발진이 되지 않으면 더욱 위험해질 수 있는데, 이때 갈근은 근육과 피부를 이완시켜 발진이 빨리 돋을 수 있게 도와준다. 이러한 효능 때문에 요즘에는 각종 피부질환에 갈근을 사용한다.

또한 갈근은 술독을 푸는 효능이 있다. 《동의보감》에서 '술독은 땀을 내고 소변을 잘 나가게 하면 된다'고 했다. 땀을 내고 소변을 잘 나가게 하는 것은 갈근 같은 콩과 식물의 특징인데, 특히 꽃이 더 좋은 효능을 지니고 있다. 그래서 술독을 없애는 데는 칡 꽃, 팥 꽃이 쓰이고 팥이나 검정콩, 녹두 등도 효과가 좋다.

동의보감 원문 해설

性平(一云冷)味甘無毒主風寒頭痛解肌發表出汗開膝理解酒毒止煩渴開胃下食治胸膈熱通小腸療金瘡○生山中處處有之五月五日採根暴乾以入土深者爲佳〈本草〉○一名鹿藿〈本草〉○足陽明經行經的藥也通行足陽明之經生津止渴虛渴者非此不能除也凡病酒及渴者得之甚良亦治溫瘧消渴〈湯液〉

[生根]破血合瘡墮胎解酒毒身熱酒黃小便赤澁○生根搗取汁飮療消渴傷寒瘟病壯熱〈本草〉

성질은 평(平)하고(서늘하다[冷]고도 한다) 맛은 달며[甘] 독이 없다. 풍한으로 머리가 아픈 것을 낫게 하며 땀이 나게 하여 표(表)를 풀어주고 땀구멍을 열어주며 술독을 푼다. 번갈을 멈추며 음식 맛을 나게 하고 소화를 잘 되게 하며 가슴에 열을 없애고 소장을 잘 통하게 하며 쇠붙이에 다친 것을 낫게 한다. ○산에서 자라는데 곳곳에 다 있다. 음력 5월 초에 뿌리를 캐어서 햇볕에 말린다. 땅속으로 깊이 들어간 것이 좋다.〈본초〉 ○일명 녹곽(鹿藿)이라고도 한다.〈본초〉 ○족양명경에 인경하는 약이다. 족양명경에 들어가서 진액이 생기게 하고 갈증을 멎게 한다. 허해서 나는 갈증은 칡 뿌리(갈근)가 아니면 멈출 수 없다. 술로 생긴 병이나 갈증이 있는 데 쓰면 아주 좋다. 또한 온학(溫瘧)과 소갈(消渴)도 치료한다.〈탕액〉

갈생근(葛生根, 생칡 뿌리) : 어혈을 헤치며 헌데를 아물게 하고 유산을 시키며[墮胎解] 술독으로 열이 나는 것과 술로 황달이 생겨 오줌이 붉고 잘 나가지 않는 것을 낫게 한다. ○생뿌리를 짓찧어 즙을 내어 마시면 소갈, 상한, 온병으로 열이 몹시 나는 것이 내린다.〈본초〉

갈근(칡)약차

▶효능 · 효과

술독을 풀어주고 에탄올성 간 손상에 효과가 있다. 골다공증 개선, 고혈압 치료에 효과가 있으며 진경작용이 있다.

▶약차 만드는 방법

① 물 1L에 칡 30g을 센 불에서 30분 정도 끓인다.
② 약한 불에서 2시간 정도 우려낸다.
③ 서늘한 날씨에는 기호에 따라 꿀을 넣어 따뜻하게 마시면 갈근탕이라 하여 초기 감기에 아주 효과가 뛰어나다.
④ 더운 날씨에는 냉장보관하여 차게 마신다.

갈근(칡)의 기능성 및 효능에 관한 특허자료 2종 외

▶갈근 추출물을 함유하는 면역증강용 조성물

본 발명은 갈근(칡 뿌리) 추출물을 함유하는 면역 활성 증강을 위한 조성물에 관한 것으로, 세포 내 면역 활성 증진 효과 및 면역 증강 효능이 우수하여 면역 저하증의 예방, 억제 및 치료에 우수한 면역 증강 효능을 갖는 식품, 의약품 및 사료 첨가제로서 유용하다.

- 등록번호 : 10-1059280, 출원인 : 원광대학교 산학협력단

▶칡 추출물을 이용한 폐경기 여성 건강 예방 및 치료

본 발명은 폐경기 여성 건강 예방 및 치료용 칡 추출물에 관한 것으로, 본 발명에 따르면 칡 추출물을 유효성분으로 포함하는 폐경기 여성 건강 개선용 약학적 조성물 및 건강기능식품의 활용이 기대된다.

- 공개번호 : 10-2011-0088814, 출원인 : 고려대학교 산학협력단

모과(木瓜)

모과는 장미과에 속하는 낙엽활엽교목인 모과나무의 성숙한 열매를 말하며, 맛은 시고 떫으며 성질은 따뜻하다. 9~10월에 열매가 익었을 때 채취하며 끓는 물에 5~10분간 끓여서 건져낸 다음 겉껍질에 주름이 질 때까지 말리고 세로로 자른 후 붉은색으로 변할 때까지 햇볕에 말려서 사용한다.

원산지는 중국으로 우리나라에서는 주로 중부 이남 지방에서 식용 및 약용으로 심는다.

주효능 | 요통, 좌골신경통, 근육통, 구토, 설사

모과는 근육을 강화하면서 부드럽게 하는 효능이 있으며, 이러한 효능은 모과의 신맛 때문에 나타난다. 한방에서는 신맛이 간의 기능을 도와주는 역할을 하며, 간은 근육과 연관이 있다고 말한다. 결국 신맛이 나는 모과가 간의 기능을 도와 근육을 강화하고 이완시키는 효과를 발휘하는 것이다.

《동의보감》에서도 '모과는 간으로 들어가며, 힘줄과 혈(血)을 보익(補益)한다.'고 하였다.

모과는 허리와 다리가 당기고 통증이 나타날 때, 다리가 무겁고 시큰거리고 근육이 굳어질 때도 사용한다. 그래서 옛날에는 모과를 각기(脚氣, 다리가 나무처럼 뻣뻣해지는 병증)에 주로 사용하였다. 요즘에는 좌골신경통, 근육통, 근육 류머티즘, 말초신경염 등에 모과를 사용하면 좋다.

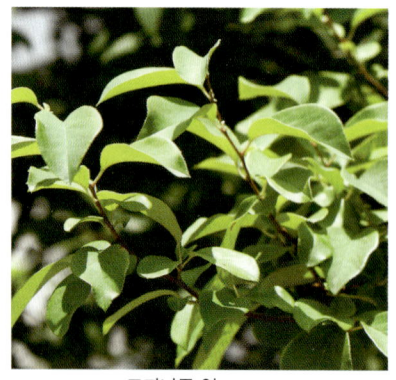
▲ 모과나무 잎

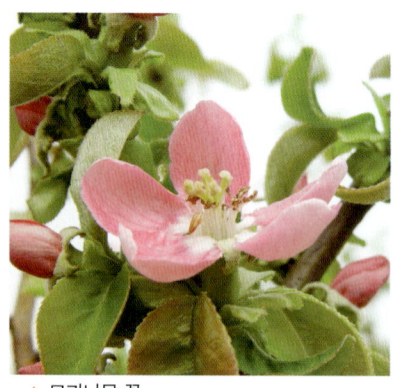
▲ 모과나무 꽃

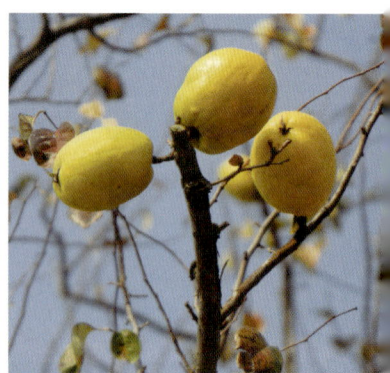
▲ 모과나무 열매

동의보감 원문 해설

性溫味酸無毒主霍亂大吐下轉筋不止消食止痢後渴治奔豚及脚氣水腫消渴嘔逆痰唾强筋骨療足膝無力○生南方其樹枝狀如柰花作房生子形如瓜蔓火乾甚香九月採○實如小瓜醋可食然不可多食損齒及骨○此物入肝故益筋與血○勿令犯鐵用銅刀削去皮及子薄切暴乾○木瓜得木之正故入筋以鉛白霜塗之則失酸味受金之制故也〈本草〉○木實如瓜良果也入手足太陰經益肺而去濕和胃而滋脾〈入門〉

성질은 따뜻하며[溫] 맛이 시고[酸] 독은 없다. 곽란으로 몹시 토하고 설사하며 계속 쥐가 이는 것을 치료하며 소화를 잘 시키고 이질 뒤의 갈증을 멎게 한다. 또한 분돈(奔豚), 각기(脚氣), 수종(水腫), 소갈, 구역, 담연이 있는 것 등을 치료한다. 또한 힘줄과 뼈를 든든하게 하고 다리와 무릎에 힘이 없는 것을 낫게 한다. ○모과는 남방에서 나는데 그 나뭇가지의 생김새는 벚꽃과 같으며 열매 속의 칸이 막혔으며 그 속에 씨가 있다. 씨 모양은 하눌타리 씨(과루인)와 같다. 불에 말려 쓰는데 아주 향기롭다. 음력 9월에 딴다. ○열매는 작은 참외 같으며 시큼하기는 하나 먹을 수 있다. 그러나 이와 뼈를 상하기 때문에 많이 먹지 말아야 한다. ○이것은 간에 들어가기 때문에 힘줄과 혈을 보한다. ○쇠붙이에 대지 말고 구리칼로 껍질과 씨를 긁어 버리고 얇게 썰어서 볕에 말린다. ○모과는 나무의 정기를 받았기 때문에 힘줄에 들어간다. 연백상(鉛白霜)을 바르면 신맛이 없어진다. 이것은 금(金)의 억제를 받기 때문이다. 〈본초〉 ○모과의 열매는 박 같은 것이 좋다. 수, 족태음경(手足太陰經)에 들어가기 때문에 폐를 도와주고 습을 없애며 위를 고르게 하고 비(脾)를 자양한다. 〈입문〉

모과나무의 기능성 및 효능에 관한 특허자료 2종 외

▶ 모과 열매 추출물을 유효성분으로 함유하는 당뇨병의 예방 및 치료용 약학 조성물 및 건강식품 조성물

본 발명은 모과 열매의 용매 추출물을 유효성분으로 함유하는 당뇨병의 예방 및 치료용 약학 조성물 및 건강기능식품에 관한 것이다.
- 공개번호 : 10-2011-0000323, 출원인 : 공주대학교 산학협력단

▶ 모과나무 추출물을 유효성분으로 하는 과민성 면역질환 예방 또는 개선용 약학 조성물

본 발명은 모과나무 추출물을 유효성분으로 하는 과민성 면역질환 예방 또는 개선용 약학 조성물에 관한 것으로, 상기 약학 조성물은 모과나무 추출물을 유효성분으로 함으로써 비만세포에서의 알레르기 유발 물질의 분비를 근원적으로 차단할 수 있기 때문에, 알레르기성 질환뿐 아니라 나아가 과민성 면역질환을 치료 또는 예방할 수 있는 장점이 있다.
- 공개번호 : 10-2014-0043610, 출원인 : 대전대학교 산학협력단

강활(羌活)

강활(강호리)은 산형과의 다년생 식물인 강활의 뿌리를 말하며, 맛은 맵고 쓰며 성질은 따뜻하다. 이른 봄이나 가을에 뿌리를 캐서 줄기와 잎, 잔뿌리를 제거하고 깨끗이 씻어서 햇볕에 말리거나 불에 말려서 사용한다. 우리나라 강원, 경기, 경북 지방의 산골짜기 계곡에서 야생으로 자라거나 재배한다.

주효능 | 몸살감기, 관절통, 근육통, 두통

강활은 두통이나 어깨 통증, 목이 뻣뻣해지는 증상처럼 인체의 상반신에 통증이 있을 때 적합하다. 그래서 목 디스크, 오십견 등으로 통증이 심할 때는 강활을 주약으로 사용한다. 물론 다른 약초와 적절하게 배합한다면 요통이나 무릎 통증에도 사용할 수 있다.

강활은 통증을 치료하는 효과가 좋아서 활용범위가 매우 넓은 편이다. 근육통, 지절통, 좌골신경통에 활용하고 저리고 마비감이 있는 증상을 개선하는 효과가 있다. 또한 강활을 달여서 아픈 곳에 발라도 통증을 감소시키는 효과가 나타난다.

【생활 속에서 강활 활용하기】

강활 80g을 진하게 달여 술에 넣은 것을 손바닥에 발라서 환부(患部)를 안마하면 근육이 이완되고 통증이 멎는다.

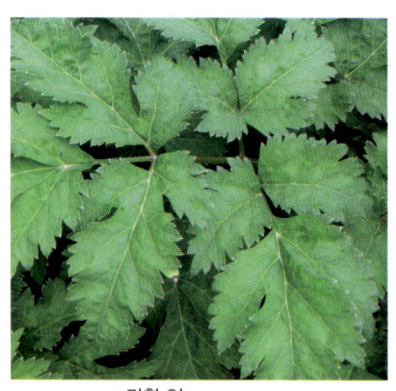
▲ 강활 잎

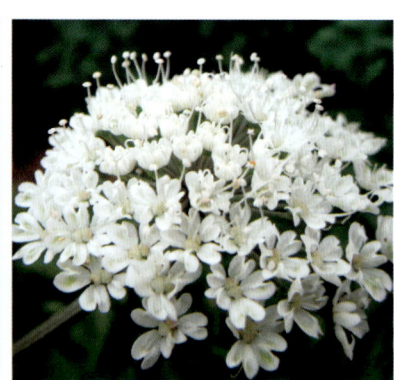
▲ 강활 꽃

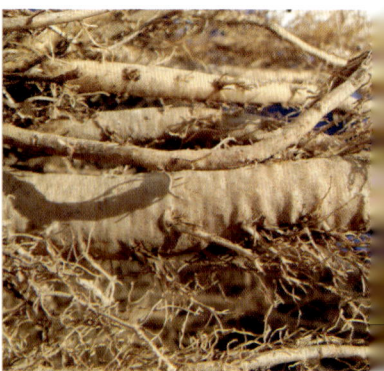
▲ 강활 뿌리

독활(獨活)

독활은 두릅나무과에 속하는 다년생 식물인 독활의 뿌리이다. 중국에서는 산형과에 속하는 다년생 식물인 중치모당귀(重齒毛當歸)의 뿌리를 사용한다. 맛은 맵고 쓰며 성질은 약간 따뜻하다. 늦가을 잎이 진 이후나 이른 봄 잎이 나오기 전에 채취하여 흙을 제거하고 바람이 통하는 그늘진 곳에서 말려서 사용한다. 우리나라 전국 각지의 산에서 자란다.

주효능 | 근육통, 관절통, 관절염, 요통, 무릎과 다리의 통증, 피부 가려움증

독활은 각종 신경통과 근육통, 관절통에 흔히 사용하는 약초이다. 강활은 보통 목이나 어깨처럼 인체의 상반신에 통증이 있을 때 사용하고, 독활은 허리나 무릎처럼 인체의 하반신에 통증이 있을 때 사용하는데, 강활과 독활을 함께 사용하면 몸 여기저기에 나타나는 통증에 모두 사용할 수 있고 효과도 증강된다.

독활은 허리 디스크와 좌골신경통에 효과가 좋고 중풍의 후유증으로 반신불수가 되고 마비감이 있을 때, 안면신경이 마비되었을 때도 사용하는데, 급만성을 가리지 않고 사용할 수 있는 좋은 약초이다.

동의보감 원문 해설

性平(一云微溫)味甘苦(一云辛)無毒療諸賊風百節通風無久新者治中風失音喎斜癰瘓遍身痺及筋骨攣痛○生山野中二月三月九月十月採根暴乾此草得風不搖無風自動故一名獨搖草〈本草〉○一莖直上得風不搖故名獨活乃足少陰行經藥也獨活氣細羌活氣雄

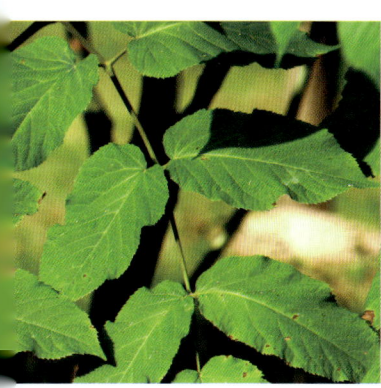
▲ 독활 잎

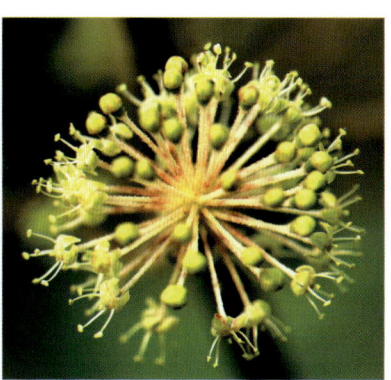
▲ 독활 꽃

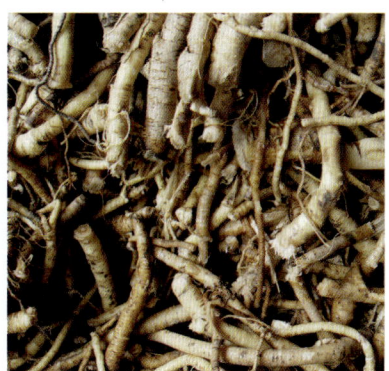
▲ 독활 생뿌리

〈入門〉○療風宜用獨活兼水宜用羌活今人以紫色節密者爲羌活黃色而作塊者爲獨活
〈本草〉○獨活氣細而色白治足少陰伏風故兩足寒濕痺不能動非此不除〈湯液〉

성질은 평(平)하고(약간 따뜻하다고도[微溫] 한다) 맛이 달고[甘] 쓰며[苦](맵다[辛]고도 한다) 독이 없다. 온갖 적풍(賊風)과 모든 뼈마디가 아픈 풍증(風證)이 금방 생겼거나 오래되었거나 할 것 없이 다 치료한다. 중풍으로 목이 쉬고 입과 눈이 비뚤어지고 팔다리를 쓰지 못하며 온 몸에 전혀 감각이 없고 힘줄과 뼈가 저리면서 아픈 것을 치료한다. ○따두릅은 산이나 들에서 자라는데 음력 2월과 3월, 9월과 10월에 뿌리를 캐어 볕에 말린다. 이 풀은 바람 불 때 흔들리지 않으며 바람이 없을 때는 저절로 움직이므로 독요초(獨搖草)라고도 한다.〈본초〉 ○줄기는 하나로 곧게 서서 바람에도 흔들리지 않으므로 독활이라 하며 족소음경으로 들어가는 약[行經藥]이다. 따두릅은 기운이 약하고 강호리(강활)는 기운이 웅장하다.〈입문〉 ○풍을 치료하는 데는 따두릅을 써야 하는데 부종을 겸하였을 때에는 강호리(강활)를 써야 한다. 지금 사람들은 자줏빛이고 마디가 빽빽한 것을 강호리(강활)라고 하며 빛이 누르고 덩어리로 된 것을 따두릅이라고 한다.〈본초〉 ○따두릅은 기운이 약하고 빛이 희면서 족소음경에 잠복된 풍을 치료하므로 두 다리가 한습으로 생긴 비증(痺證)에 의하여 움직이지 못하는 것은 이것이 아니면 치료할 수 없다.〈탕액〉

독활의 기능성 및 효능에 관한 특허자료 2종 외

▶ 독활 추출물을 포함하는 췌장암 치료용 조성물 및 화장료 조성물

본 발명에 따른 췌장암 치료용 조성물 및 화장료 조성물은 췌장암 세포의 성장을 억제하고 세포 사멸을 유도하는 효과가 있어 췌장암 치료 및 예방에 효과적으로 사용할 수 있다.

- 공개번호 : 10-2012-0122425, 출원인 : 주식회사 한국전통의학연구소, 정경채, 황성연

▶ 독활 및 만형자의 혼합 생약 추출물을 유효성분으로함유하는 관절염의 예방 및 치료용 조성물

본 발명의 독활 및 만형자의 혼합 생약 추출물은 시험관 내 실험에서 연골 구성물질의 분해 억제 및 세포 괴사 억제 활성을 나타내며, 염증 및 통증 유발 동물에서 소염 및 진통 활성이 탁월하므로 관절염의 예방 및 치료에 유용한 약학조성물 및 건강기능식품에 이용될 수 있다.

- 공개번호 : 10-2008-0055205, 출원인 : 경희대학교 산학협력단

32 요통/허리 디스크

    요통은 척추뼈, 디스크, 관절, 인대, 신경, 근육, 혈관 등의 기능 이상 및 상호 조정이 어려워짐으로써 발생하는 허리 부위의 통증이다. 평생 살아가면서 60~90%의 사람이 요통을 겪게 된다. 이 중 40~50% 정도는 치료 없이도 1주일 이내에 좋아진다. 나이가 증가할수록 요통의 빈도는 높아지고, 50~60대에서 가장 많이 발생한다.

    요통은 허리에만 통증이 있는 경우가 가장 많으나 사람에 따라서는 하지의 통증을 함께 호소하거나 하지의 근력 약화, 감각 저하가 함께 나타나는 경우도 있다. 대개 디스크 질환의 경우 허리를 앞으로 숙일 때 증상이 심해지고, 척추관 협착증의 경우 허리를 뒤로 젖힐 때 증상이 심해진다.

    허리 디스크의 경우 수술하는 경우가 많지만, 이것은 우리나라의 독특한 의료

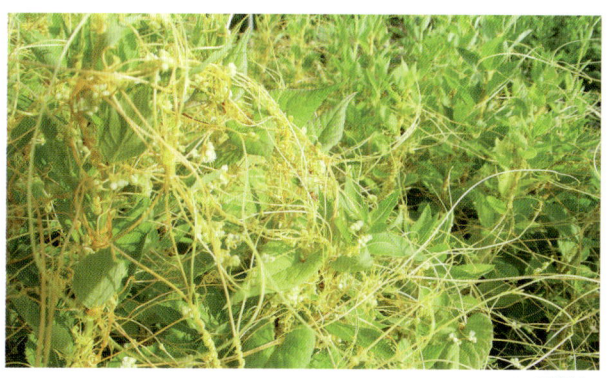
▲ 실새삼

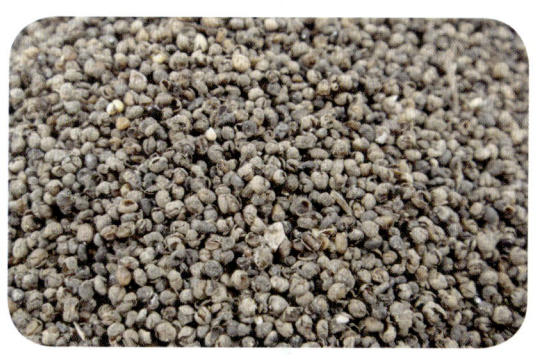
▲ 토사자(약재)

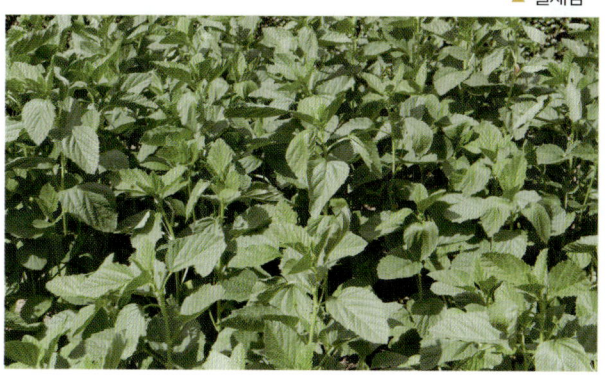
▲ 개암풀

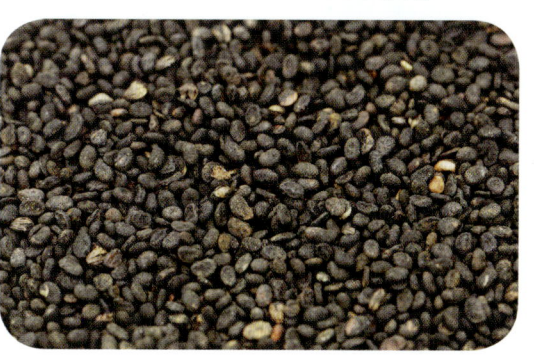
▲ 파고지(약재)

문화일 뿐 대부분의 나라에서는 비수술적인 치료가 대세이다. 허리가 아플 때 복대(腹帶)를 하면 약을 먹지 않았는데도 순식간에 통증이 완화되는 것을 볼 수 있는데, 이는 복대가 약해진 허리 근육을 대신하기 때문이다. 이처럼 요통과 허리 디스크의 기초적인 치료법은 허리 근육을 강화하는 것이다.

다음에 소개되는 한약처방은 허리 근육을 강화하여 요통과 허리 디스크 치료에 도움을 준다.

한약처방 | 토사자 12g, 파고지 10g, 두충 10g, 우슬 8g

상기 용량은 1일분이다. 물 800cc를 붓고 중불로 2시간 정도 달여 물이 절반 정도 되게 한다. 그리고 이것을 3등분하여 아침, 점심, 저녁에 마시는데, 3~4시간 간격을 두고 마시는 것이 좋다. 10일분 또는 20일분씩 달여놓고 유리병에

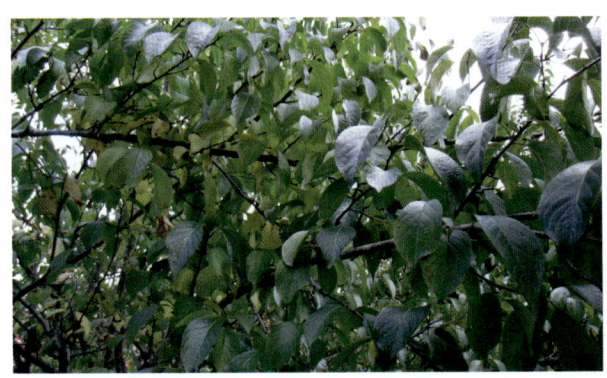
▲ 두충나무

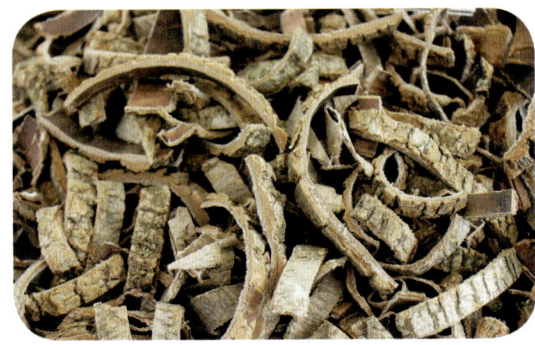
▲ 두충(약재)

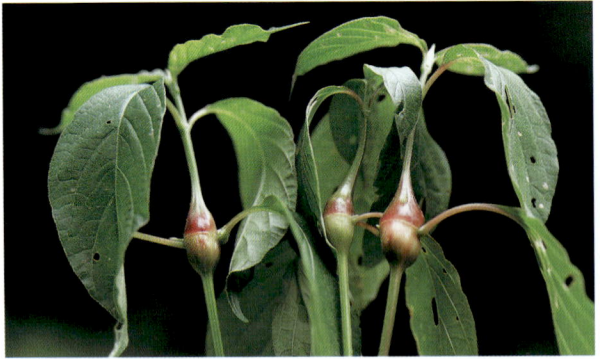
▲ 쇠무릎

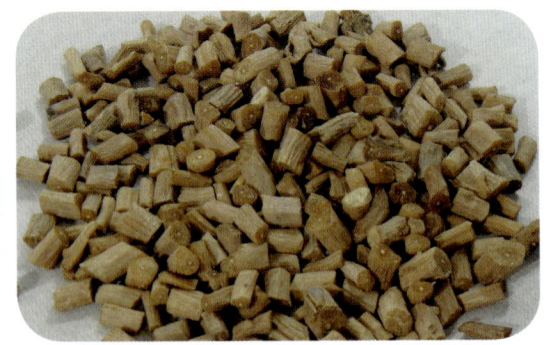
▲ 우슬(약재)

담아 냉장고에 보관하였다가 마실 때마다 따뜻하게 데워서 복용하는 것도 좋다.

【참고사항】
① 허리와 다리 부위에 냉기(冷氣)가 돌면 계피를 더한다.
② 다리에 통증이 있으면 강활, 독활을 더한다.
③ 기운이 없으면 인삼, 황기, 백출을 더한다.
④ 숙지황, 구기자를 더하면 효능이 더 좋아진다.

【주의사항】
① 요통과 허리 디스크는 만성 질환이므로 한약처방을 6개월 이상 복용하는 것이 바람직하다.
② 요통과 허리 디스크의 재발 방지를 위해 허리 근육을 강화하고, 올바른 자세를 유지하도록 한다.
③ 토사자를 볶은 후 갈아서 사용해야 약효성분이 잘 우러나온다.
④ 파고지는 소금물에 담근 후에 볶아서 사용한다.
⑤ 두충을 소금물에 담근 후에 검게 그을릴 정도로 볶아서 사용하면 부작용이 감소하고 효과가 더 좋아진다.

토사자(菟絲子)

토사자는 메꽃과에 속하는 1년생 덩굴식물인 새삼 또는 실새삼의 성숙한 씨앗을 말하며, 맛은 달면서 맵고 성질은 약간 따뜻하다. 9월쯤 씨앗이 완전히 성숙했을 때 채취하며 줄기와 함께 잘라 햇볕에 말린 후 씨앗을 털고 체로 불순물을 제거한 뒤 사용한다. 한국을 비롯하여 동남아시아에 분포하며 우리나라 전남, 경기, 강원, 경남 등지에 자생한다. 다른 식물의 진액을 빨아 먹고 자라기 때문에 주변 식물을 고사시킨다.

주효능 | 요통, 관절염, 불임증, 유정(遺精), 시력 감퇴, 이명(耳鳴)

토사자는 뼈와 근육을 강화시키는 효능이 있다. 특히 노화로 인해 허리가 약해진 사람에게 사용하면 좋고, 허리의 근력이 약한 여성에게 비교적 잘 맞는다. 《동의보감》에서도 '허리나 무릎이 시큰거리고 연약한 것'을 치료한다고 하였다.

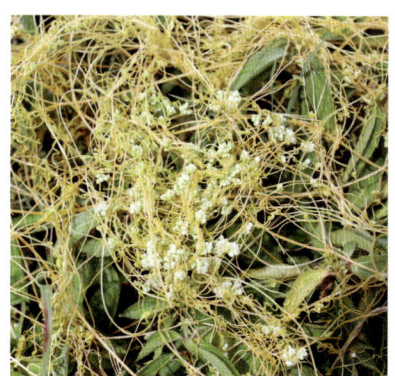
▲ 실새삼 지상부

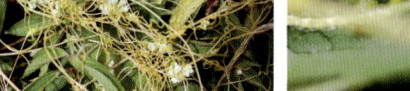
▲ 실새삼 꽃

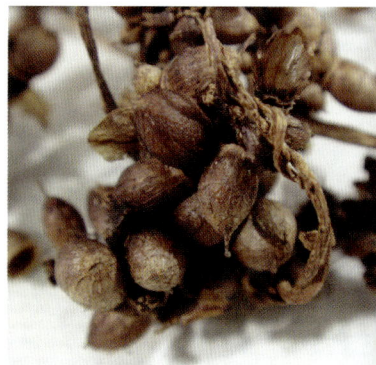
▲ 실새삼 씨앗(토사자)

　허리를 지탱하는 근육이 약해지면 평범한 가사(家事)에도 쉽게 허리에 피로감이 나타나고 시큰거리는 증상이 생긴다. 그리고 식당에서 밥을 먹을 때 등받이가 없으면 오래 앉을 수 없어 손을 뒤로 하여 바닥을 짚어야 한다. 무릎도 마찬가지여서, 무릎 관절을 지탱하는 근육이 약해지면 시큰거리는 증상과 통증이 생긴다. 이처럼 근육이 약해졌을 때 토사자를 사용하면 매우 좋다.

　토사자는 남녀의 불임증에도 효과가 좋다. 약리학적으로 월경과 성호르몬의 분비를 조절하는 작용이 있다는 것이 밝혀졌고, 한방적으로도 임신을 주관하는 경락인 임맥(任脈)과 충맥(衝脈)을 강화하는 작용이 있어 남녀 불임증에 요긴하게 사용된다.

【새삼의 싹과 줄기】

새삼의 싹을 토사자묘(菟絲子苗)라고 하며, 얼굴에 생긴 기미와 여드름, 주근깨를 없애는 효능이 있다. 또한 새삼의 줄기는 열을 내리고 수기(水氣)를 돌리고 독(毒)을 풀어주는 효능이 있다. 따라서 피를 토하고, 코피가 나고, 피가 섞인 변을 보는 것, 자궁출혈, 소변이 잘 나오지 않고 뿌연 것, 설사, 땀띠, 황달, 근육과 뼈가 아픈 것, 반신불수 등에 사용한다.

파고지(破古紙)

　파고지는 콩과에 속하는 1년생 식물인 개암풀의 성숙한 과실을 말하며, 맛은 맵고 쓰며 성질은 따뜻하다. 9월에 채취하여 햇볕에 말린 후 사용한다. 중국의 동북지방, 서북지방을 제외한 각지에서 생산된다.

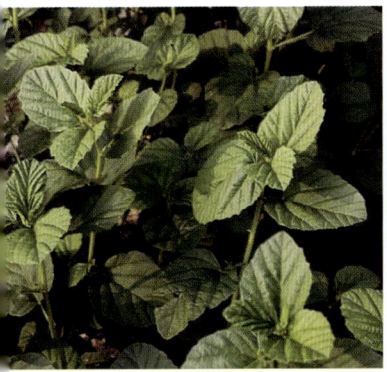 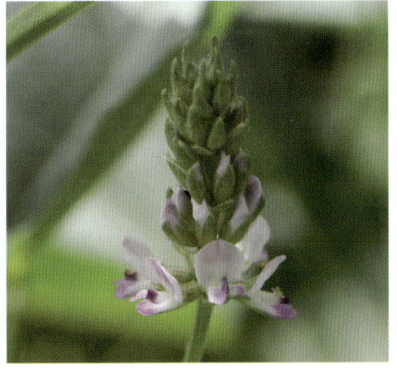 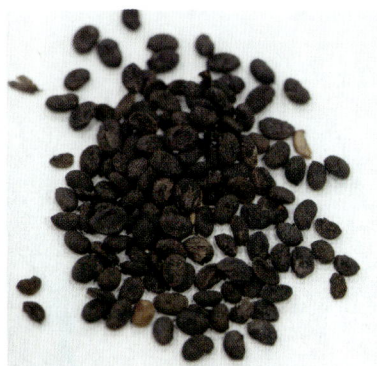

▲ 개암풀 잎　　　　　▲ 개암풀 꽃　　　　　▲ 개암풀 씨앗(파고지)

주효능 | 요통, 다리무력증, 발기부전, 빈뇨(頻尿), 야뇨증, 설사, 원형탈모증

파고지를 달리 보골지(補骨脂)라고도 하는데, 이름에서 알 수 있듯이 뼈를 보해 주는 의미를 갖고 있어, 허리와 무릎이 아픈 증상에 좋은 효과가 있다. 또한 남성의 정력을 강화하는 약초로도 알려져 있는데, 정력을 강화하는 약초는 대체로 근육과 뼈를 강화하는 효능이 있다.

파고지는 위장과 아랫배를 따뜻하게 하는 효능이 있어 설사가 잦고 대변이 묽게 나오는 경우에 사용할 수 있고, 남성의 발기부전, 정액이 새는 증상, 소변을 자주 보는 증상에도 효과가 좋다.

【선비와 파고지】

옛날 한 선비가 과거를 보러 먼 길을 떠나게 됐다. 부인은 남편을 위해 며칠간 먹을 수 있는 음식과 약재를 정성스레 마련했다. 그 안에는 '흰 포장지에 싸인 까만 열매는 공부하시면서 차로 끓여 드세요'라는 편지가 있었다.

부인의 정성에 감동한 선비는 과거를 보러 가는 도중에도 주야를 가리지 않고 공부에 매달렸다. 그러다 얼마 후 체력이 떨어지고 기력이 약해지자 부인이 준 씨앗으로 차를 끓여 마셨다. 그러자 다시 의욕이 생겨나고 정력이 솟아났다. 그러던 중 선비는 불현듯 일어난 욕정을 이기지 못하고 수음을 하고 사정하게 된다. 그런데 사정된 정액이 책장을 찢어버렸다.

"아뿔싸, 씨앗을 끓여 먹고 책장을 찢어놓고 말았구나."

나중에 그 씨앗은 종이를 찢어놓았다는 의미로 '파고지(오래된 종이를 뚫는다)'라 불리게 되었다.

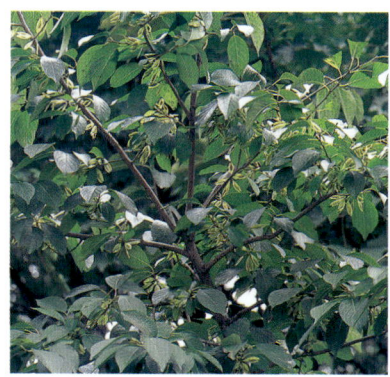
▲ 두충나무 수형

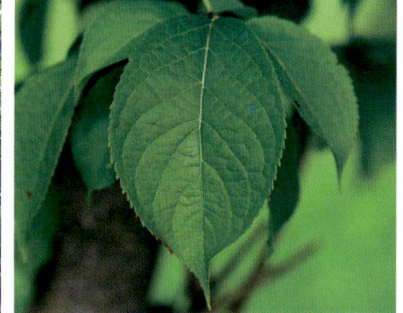
▲ 두충나무 잎

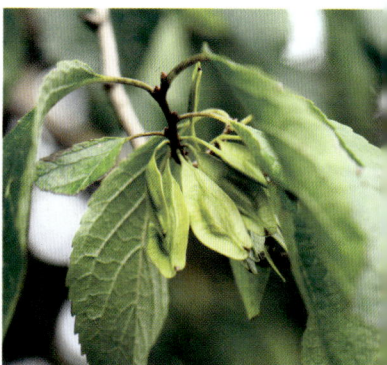
▲ 두충나무 열매

두충(杜仲)

두충은 두충과에 속하는 낙엽활엽교목인 두충의 나무껍질을 말하며, 맛은 달고 약간 매우며 성질은 따뜻하다. 4~5월에 가지와 잎을 펼칠 때 채취하며 나무껍질을 벗겨낸 후 코르크층을 제거하고 적당한 크기로 잘라서 말려 사용한다. 원산지는 중국이며 우리나라 강원, 경기, 경북, 충북 지방의 산과 들에서 자란다.

주효능 | 요통, 습관성 유산, 고혈압, 조루(早漏), 발기부전

두충은 허리 근육이 약해져서 묵지근한 통증이 계속될 때 가장 먼저 생각해야 할 약초이다. 허리 근육이 약하면 식당에서 밥을 먹을 때 오래 앉아 있을 수 없어 벽에 기대려고 한다. 그리고 조금만 무리를 해도 허리에 힘이 빠져 통증이 생긴다. 이럴 때 두충을 사용하면 허리 근육이 강화되어 통증이 덜해진다. 허리가 아플 때 복대를 하면 통증이 덜해지는 것처럼, 두충은 허리를 감싸는 복대의 역할을 하는 것이다. 따라서 젊은이보다 어느 정도 나이가 든 사람에게 적합한 약초이다.

두충은 유산을 방지하는 효능이 있다. 근력이 약한 사람이 임신을 했을 때, 특히 자궁을 지탱하는 골반저근(pelvic floor muscle)이 약한 상태에서 태아가 성장하면 자궁이 제 위치에서 벗어나 통증과 하혈이 동반된 유산 징후가 나타난다. 이 경우 두충을 복용하면 골반저근의 힘이 강해져 유산을 예방할 수 있다. 이러

한 효능은 남녀의 성기능 강화에도 도움을 주고, 조루나 불감증을 개선하는 데도 기여한다.

【청아환】

허리 근육이 약해져서 만성적인 요통이 있을 때는 두충(생강즙에 볶은 것) 160g, 파고지(볶은 것) 160g, 호두 30개를 분말로 만들어 생강즙 100g과 반죽하여 녹두 크기의 환을 만들어 1회에 100개씩 복용한다.

두충의 기능성 및 효능에 관한 특허자료 2종 외

▶ 학습장애, 기억력장애 또는 치매의 예방 또는 치료용 두충 추출물

본 발명은 두충피 조추출물 또는 그의 분획층을 유효성분으로 포함하는 학습장애, 기억력장애 또는 치매의 예방 또는 치료용, 또는 학습 또는 기억력 증진용 약학 조성물 또는 학습 또는 기억력 증진용 기능성 식품을 제공한다.

– 공개번호 : 10-2010-0043669, 출원인 : (주)유니베라

▶ 두충 추출물을 함유하는 항산화 및 피부 노화방지용 화장료조성물

본 발명은 두충수피 추출물을 유효성분으로 함유하는 항산화 및 피부 노화방지용 화장료 조성물에 관한 것이다. 두충 추출물은 피부 노화방지용 기능성 식품, 기능성 화장품이나 약물에 유용하게 사용될 수 있는 효과가 있게 되는 것이다.

– 공개번호 : 10-2010-0048322, 출원인 : 조홍연

우슬(牛膝)

우슬은 비름과에 속하는 쇠무릎의 뿌리를 말하며, 맛은 쓰면서 시고 성질은 따뜻하지도 차갑지도 않다. 늦가을부터 채취할 수 있으나 겨울에 줄기와 잎이 말라 시들었을 때 캐는 것이 좋으며 뿌리를 캐서 잔뿌리와 흙을 제거하고 주름이 잡힐 때까지 햇볕에 말려서 사용한다. 우리나라 전국 각처 산과 들의 다소 습기가 있는 곳에서 잘 자란다.

주효능 | 요통, 관절통, 생리통, 생리불순, 혈뇨(血尿)

우슬은 허리와 무릎이 아픈 경우에 많이 사용한다. 《동의보감》에서도 '무릇 허

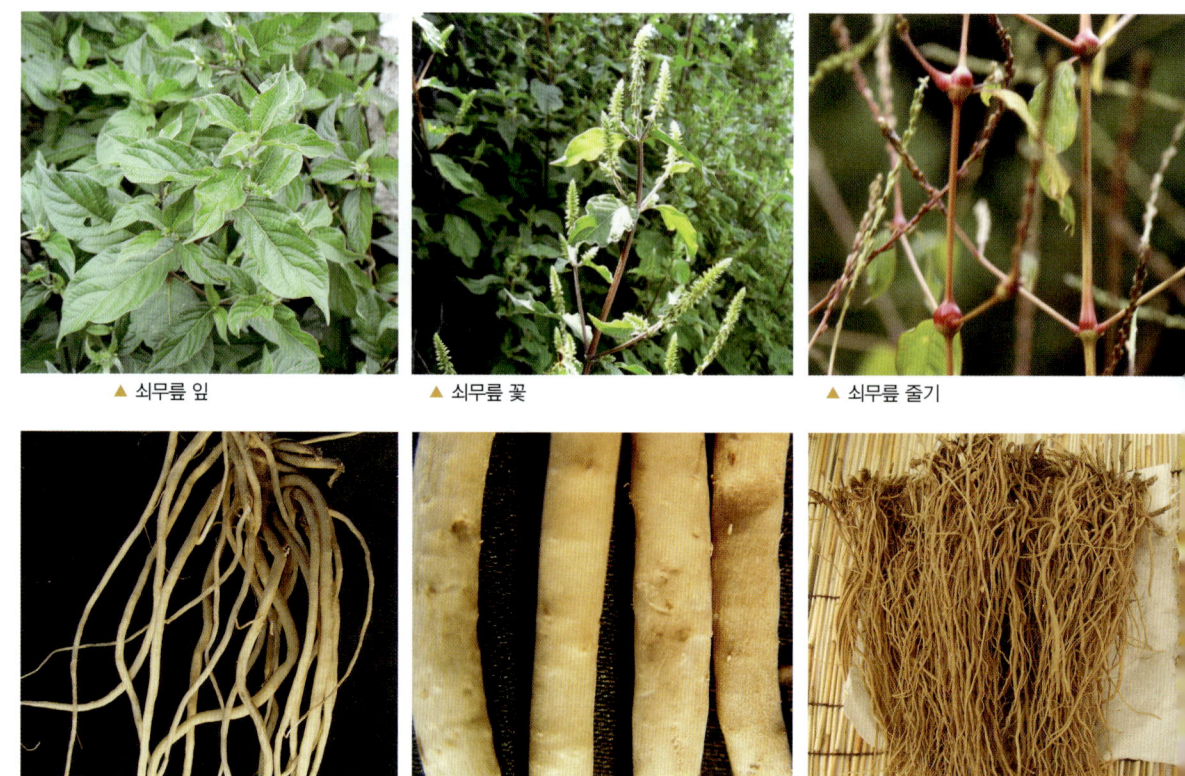

▲ 쇠무릎 잎　　　　　▲ 쇠무릎 꽃　　　　　▲ 쇠무릎 줄기

▲ 쇠무릎 뿌리　　　　▲ 쇠무릎 뿌리(확대)　　▲ 쇠무릎 말린 뿌리

리와 다리에 병이 있으면 반드시 이 약을 써서 약의 기운을 아래로 이끌어야 한다'고 하였다. 이는 우슬의 약성(藥性)이 인체의 하부(下部)에 주로 나타남을 의미한다. 특히 우슬은 근골(筋骨)을 튼튼하게 하는 효능이 있어 퇴행성으로 허리와 무릎이 약해져서 통증이 생겼을 때 보다 적합하다.

　우슬은 혈액순환을 촉진하고 어혈(瘀血)을 제거하는 효능이 있는데, 우슬의 약성이 인체의 하부에 작용하기 때문에 월경이나 자궁과 관련된 증상을 개선하는 데 주로 사용된다. 예를 들어 생리통이나 생리불순에 사용하며, 자궁수축력이 약하여 난산(難産)이 예상되는 경우, 산후에 태반이 배출되지 않는 경우, 산후에 복통이 심한 경우에 좋다.

동의보감 원문 해설

性平味苦酸無毒主寒濕痿痺膝痛不可屈伸男子陰消老人失尿塡骨髓利陰氣止髮白起陰痿療腰脊痛墮胎通月經〇處處有之有節如鶴膝又如牛膝狀以此名之一名百倍以長大而柔潤者佳二月八月十月採根陰乾〈本草〉〇助十二經脉活血生血之劑也引諸藥下行于腰腿酒洗用之〈入門〉

성질은 평(平)하고 맛은 쓰며[苦] 시고[酸] 독이 없다. 주로 한습으로 위증(痿證)과 비증(痺證)이 생겨 무릎이 아파서 굽혔다 폈다 하지 못하는 것과 남자의 음소(陰消)증과 늙은이가 오줌이 나오는 것을 참지 못하는 것 등을 치료한다. 골수를 보충하고 음기(陰氣)를 잘 통하게 하며 머리털이 희지 않게 하고 음위증(陰痿證)과 허리와 등뼈가 아픈 것을 낫게 한다. 유산시키고 월경을 통하게 한다. 〇어느 곳에나 다 있는데 학의 무릎[鶴膝] 같은 마디가 있으며 또는 소의 무릎과도 비슷하기 때문에 우슬(牛膝)이라고 이름을 지었다. 일명 백배(百倍)라고도 하는데 길고 크며 연하고 윤기 있는 것이 좋다. 음력 2월, 8월, 10월에 뿌리를 캐어 그늘에서 말린다.〈본초〉〇12경맥을 도와주며 피를 잘 돌게 하고 피를 생기게 하는 약[生血之劑]이다. 모든 약 기운을 이끌어 허리와 넓적다리로 내려가게 한다. 술로 씻어서 쓴다.〈입문〉

우슬의 기능성 및 효능에 관한 특허자료 2종 외

▶우슬 추출물을 함유하는 염증성 질환의 치료 및 예방에 유용한 약제

본 발명은 우슬(쇠무릎 뿌리) 추출물을 함유하는 염증성 질환의 치료 및 예방에 유용한 약제에 관한 것으로, 더욱 상세하게는 우슬의 추출물 중 숙신산의 함량이 일정 범위로 포함되도록 규격화 및 표준화시키고, 진통 억제, 급성 염증 억제, 만성 염증 억제, 급성 부종 억제 및 만성 부종 억제 등의 염증성 변화에 의하여 나타나는 제 증상의 억제 효과가 우수하게 발현되어 관절염 등의 우슬 추출물을 함유하는 염증성 질환의 치료 및 예방에 유용한 약제에 관한 것이다.

- 공개번호 : 10-2007-0088940, 출원인 : 신일제약(주)

▶우슬로부터 얻은 지방세포 분화 저해용 활성분획 조성물

본 발명은 우슬(쇠무릎 뿌리)로부터 얻은 지방세포(NIH3T3-L1 cell) 분화 저해용 활성분획 조성물에 관한 것으로, 더욱 상세하게는 비름과 식물인 우슬로부터 지방세포 분화를 저해하여 비만의 원인이 되는 지방의 축적을 저해할 수 있는 활성분획 조성물과 이를 효율적으로 추출, 정제하는 방법, 그리고 그 추출물을 유효성분으로 함유하는 비만 예방 및 치료 생약제에 관한 것이다.

- 공개번호 : 10-2003-0083360, 출원인 : (주)머젠스

33 관절염

    관절은 뼈와 뼈가 만나는 부위이다. 관절은 뼈와 뼈 사이가 부드럽게 운동할 수 있도록 연골, 인대, 힘줄, 근육 등으로 구성되어 있으며, 움직임에 따라 발생하는 충격을 흡수하는 역할을 한다. 관절염은 여러 가지 원인에 의해 관절에 염증이 생긴 것으로, 이로 인해 나타나는 대표적인 증상은 관절의 통증이다.

    무릎 관절에 흔히 생기는 퇴행성 관절염의 경우 연골이 닳았다는 이유로 최근 인공관절로 바꾸는 수술을 많이 한다. 하지만 수술을 한 이후에도 불편한 증상이 남아 있는 경우가 있고, 수술로 인한 후유증도 있을 수 있으므로 반드시 수술이 필요한가에 대해서는 신중하게 판단해야 한다.

    퇴행성 관절염으로 무릎에 통증이 생기는 것은 근육이 약해진 탓이다. 근육이 약해지면 무릎 관절에 체중이 그대로 전해지고, 관절을 붙잡는 인대와 힘줄, 근

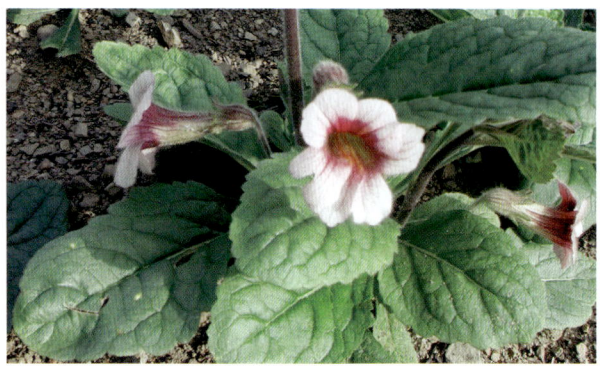

▲ 지황

▲ 숙지황(약재)

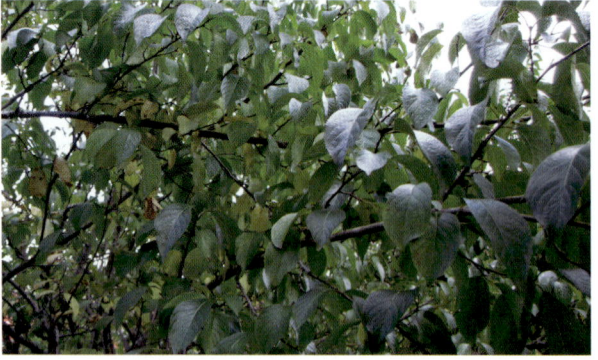

▲ 두충나무

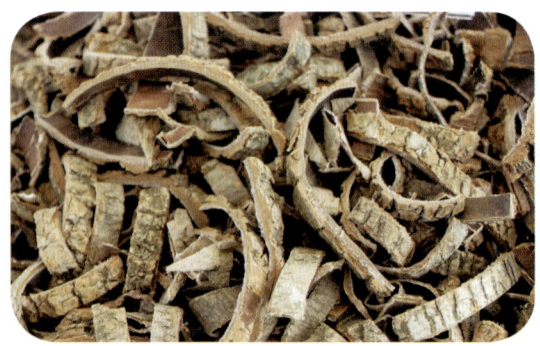

▲ 두충(약재)

육에는 과도한 스트레스가 발생한다. 그 결과 힘줄과 근육을 비롯하여 관절 주위에 염증이 생겨 통증과 부종이 발생하며, 이것이 바로 퇴행성 관절염이다. 따라서 수술에 앞서 근육을 강화하는 치료를 받아야 한다.

안타깝게도 우리나라의 의료체계에서는 근육을 강화하는 치료를 받기 어렵다. 근육을 강화하는 치료는 긴 시간과 많은 인력이 필요하기 때문이다. 따라서 퇴행성 관절염이 있는 사람은 진통제에 의존하기보다 스스로 근육을 강화하는 데에 신경을 써야 한다.

다음에 소개되는 한약처방은 무릎을 지탱하는 근육을 강화하여 퇴행성 관절염을 치료하는 데 도움을 준다.

한약처방 | 숙지황 12g, 두충 10g, 오가피 8g, 우슬 8g

상기 용량은 1일분이다. 물 800cc를 붓고 중불로 2시간 정도 달여 물이 절반

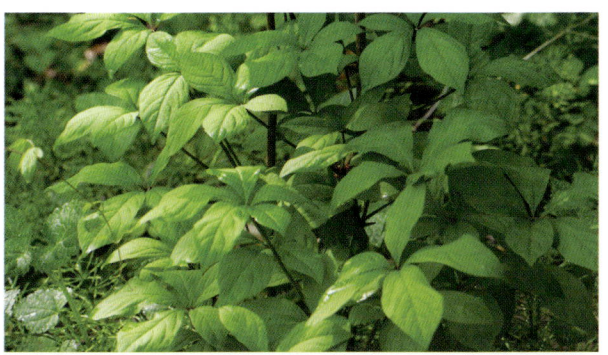

▲ 오갈피나무

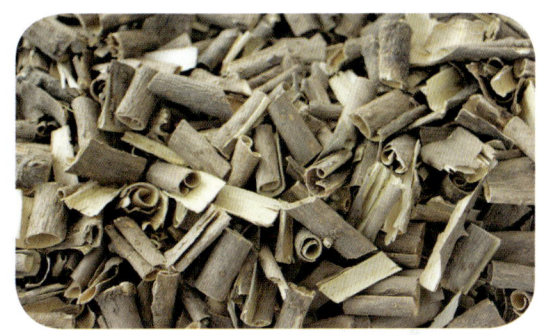

▲ 오가피(약재)

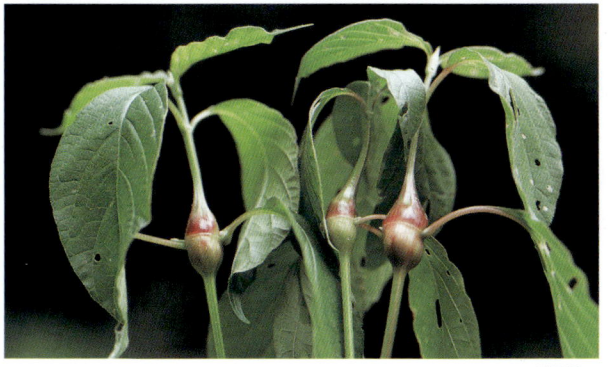

▲ 쇠무릎

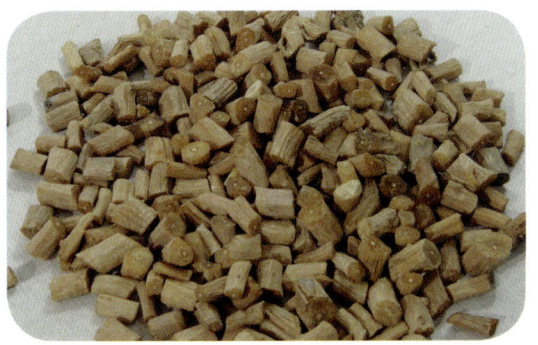

▲ 우슬(약재)

정도 되게 한다. 그리고 이것을 3등분하여 아침, 점심, 저녁에 마시는데, 3~4시간 간격을 두고 마시는 것이 좋다. 10일분 또는 20일분씩 달여놓고 유리병에 담아 냉장고에 보관하였다가 마실 때마다 따뜻하게 데워서 복용하는 것도 좋다.

【참고사항】
① 통증이 심하면 강활, 독활, 세신을 더한다.
② 부종이 있으면 모과, 목통을 더한다.
③ 다리가 냉하면 파고지, 계피를 더한다.
④ 다리에 힘이 없으면 곡기생을 더한다.

【주의사항】
① 퇴행성 관절염은 만성 질환이므로 한약처방을 6개월 이상 복용하는 것이 바람직하다.
② 숙지황 때문에 대변이 묽어지고 설사가 생길 수 있다. 이럴 때는 탕약을 공복에 복용해야 한다. 또는 공사인(수입약초)을 함께 달여서 복용하면 설사를 예방하는 데 도움이 된다.
③ 두충을 소금물에 담근 후에 검게 그을릴 정도로 볶아서 사용하면 부작용이 감소하고 효과가 더 좋아진다.
④ 우슬을 술에 담근 후에 볶아서 사용하면 뼈와 근육을 강화하는 효능이 증가한다.

숙지황(熟地黃)

숙지황은 현삼과에 속하는 다년생 식물인 지황을 쪄서 말린 것으로 맛은 달고 성질은 약간 따뜻하다. 10~11월에 채취한 지황을 생지황이라고 하며, 생지황을 말린 것을 건지황이라고 한다. 숙지황은 건지황을 찜통에 넣고 표면이 검게 되도록 찐 다음 햇볕에 거의 마르도록 말리고 다시 얇게 썰어 햇볕에 말리는 과정을 9번 반복하여 만든다. 지황의 원산지는 중국으로 우리나라와 일본 등지에 분포한다.

주효능 | 생리불순, 불임증, 만성 피로, 간기능 저하, 요통, 관절염, 정력 감퇴, 탈모

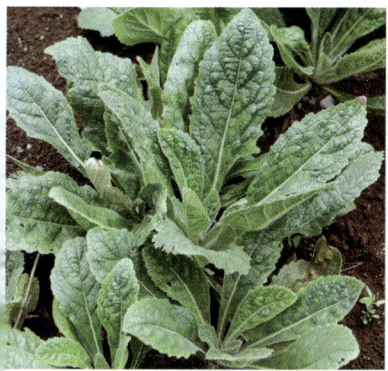 ▲ 지황 잎
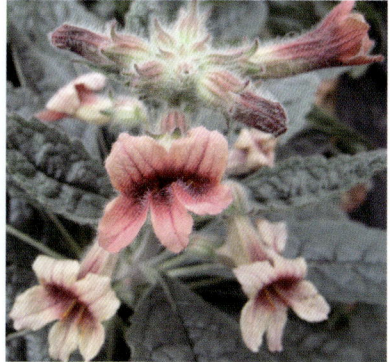 ▲ 지황 꽃
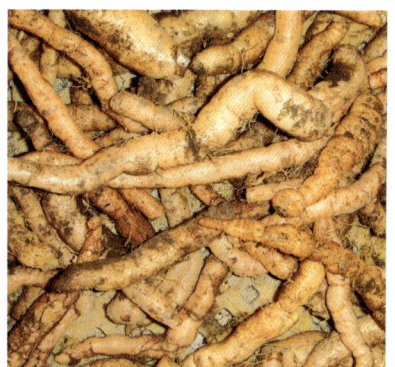 ▲ 지황 생뿌리

숙지황은 영양분을 공급하는 중요한 약초이므로 소모성 질환과 퇴행성 질환에 다양하게 응용된다. 퇴행성 관절염으로 연골이 닳고 근육이 약해진 경우, 남성의 성기능장애와 허리와 다리의 무력증, 여성의 자궁기능 저하에 효과가 있으며, 체액이 부족해져 발생하는 마른기침과 천식, 노화로 인한 기억력 감퇴, 어지럼증, 이명, 불면증 등에도 숙지황을 사용한다.

《동의보감》에서는 정(精, 영양분)을 보충하는 첫 번째 약초로 꼽을 정도로 숙지황에는 몸에 필요한 영양소가 충실하다. 그래서 과로, 질병, 노화로 인해 몸이 약해진 사람의 보약에는 숙지황이 필수적이다. 몸이 약해져 기초가 흔들릴 때 숙지황이 몸에 필요한 물질을 보충하는 역할을 하는 것이다. 그래서 뼈를 튼튼하게 하고 모발(毛髮)을 검게 하는 데에 숙지황을 사용하라는 말이 나온다.

본초강목 해설

건지황(乾地黃)은 내상(內傷), 어혈로 인하여 저린 증상을 치료하고 골수(骨髓)를 채우고 살집을 좋게 한다. 끓여서 복용하면 한열왕래(寒熱往來), 적취(積聚), 저린 증상, 부러지고 근육이 끊어진 것을 치료한다. 오랫동안 복용하면 몸이 가벼워지고 늙지 않는다. 날것이 더욱 좋다. 〈본경(本經)〉

건지황은 남자의 과로로 인한 쇠약, 여성의 내상으로 인한 자궁하수와 하혈을 치료하고 어혈을 제거하며 혈뇨를 낫게 한다. 대장(大腸)과 소장(小腸)을 원활하게 하고 위 속의 음식물을 소화시키고 오장이 내상으로 손상된 것을 보충하고 피를 잘 돌게 하며 기력을 북돋우며 눈과 귀를 밝게 한다. 〈별록(別錄)〉

건지황은 심(心)과 담(膽)의 기(氣)를 돕고 근육과 뼈를 튼튼하게 하고 기억력을 좋게 한다.

혼백(魂魄)을 안정시켜서 잘 놀라는 것을 치료하고 심폐(心肺)의 허약을 치료하여 코피와 피를 토하는 증상을 치료한다. 부인의 비정상적인 자궁출혈과 어지러움증을 치료한다.〈지대명(池大明)〉

건지황은 출산 후의 복통을 치료하고 오랫동안 복용하면 99세를 살 수 있다.〈甄權(견권)〉

숙지황(熟地黃)은 골수(骨髓)를 채우고 살집을 좋게 하고 정혈(精血)을 생성하며 오장(五臟)이 내상(內傷)으로 손상된 것을 보충하고 피를 잘 돌게 하고 귀와 눈을 좋게 한다. 수염과 머리카락을 검게 하고 남자의 과로로 인한 쇠약과 여성의 내상으로 인한 자궁하수를 치료하고 월경이 원활하지 않은 경우와 출산 후의 모든 병을 치료한다.〈이시진(李時珍)〉

숙지황은 혈기(血氣)를 보충하고 신수(腎水)를 기르며 배꼽 주위의 복통을 제거하고 질병 후 허벅지와 장딴지가 시큰거리는 통증을 치료한다. 건지황은 피를 맑게 하고 피를 만든다. 신수를 보충하여 피부의 건조함을 없애며 모든 습열(濕熱)을 제거한다.〈장원소(張元素)〉

숙지황은 앉았다가 일어설 때 눈앞이 캄캄하고 보이지 않는 증상을 치료한다. 건지황은 심병(心病)으로 인하여 손바닥에 열이 나면서 아픈 증상을 치료하고 비기(脾氣)의 손상으로 다리가 쇠약해지고 걷지 못하며 눕기를 좋아하는 증상, 발바닥에 열이 나고 아픈 증상을 치료한다.〈왕호고(王好古)〉

【지황 재배정보】

1) 심는 방법
번식용으로 쓸 뿌리줄기는 선단과 꼬리 부분을 잘라낸 지름 6㎜, 길이 6cm 정도 되는 것이 알맞다. 지름이 1cm 이상이면 꽃대의 발생량이 많아 뿌리의 생육이 불량해진다. 정식 적기는 무피복 재배의 경우 4월 하순에서 5월 초순 사이이며, 비닐 피복 재배는 4월 초순에서 중순이다. 이때의 종근 소요량은 10a당 60kg 정도이고 뿌리를 심는 깊이는 3cm 정도로 하는 것이 좋다. 두둑은 1m로 하고 골 사이를 30cm, 포기 사이를 8.5cm로 심는다.

(1) 가꾸기 포인트
본엽이 4~5매가 되면 꽃대가 나오는데, 수시로 제거하여 뿌리의 비대 생장이 잘 이루어지도록 한다.

2) 기후 및 토양
(1) 기후조건
추위에 비교적 강하나 온난하고 햇볕이 잘 들고 통풍이 좋은 곳이 재배에 유리하다.

(2) 토양조건
유기물의 함량이 많고 물 빠짐이 좋은 곳이 재배 적지이다. 유기물은 뿌리 비대에 영향을 끼치며, 물 빠짐이 나쁘면 뿌리썩음병이 심하다.

3) 관리하기

(1) 거름 주기

전년도 가을에 10a당 퇴비 2,000kg 이상, 계분(닭똥) 50kg, 복합비료(미원 유기질비료) 50kg을 밑거름으로 준다.

(2) 질병관리 – 뿌리썩음병

- 증상 – 7~9월 사이, 고온 다습하면 많이 발생한다. 증상은 낮에는 시들고 밤에는 생기를 얻다가 1주일쯤 지나면 고사한다.
- 치료 – 발병 개체를 뽑아서 태워버리고 전 포장에 다이센엠-45 400배액을 살포한다. 그리고 질소질비료를 과용하지 말고 배수가 잘 되도록 한다.

4) 수확하기

중부, 이북 지역은 겨울 동안 온도가 영하 10℃ 이하로 내려가 땅속줄기가 얼어서 부패하기 쉽기 때문에 반드시 가을 수확을 해야 한다. 즉 중북부지역에서는 10월 중순~11월 중순 사이가 수확 적기이고 남부 지역은 11월 하순~3월 사이에 수확이 가능하다.

(경기도농업기술원)

두충(杜仲)

두충은 두충과에 속하는 낙엽활엽교목인 두충의 나무껍질을 말하며, 맛은 달고 약간 매우며 성질은 따뜻하다. 4~5월에 가지와 잎을 펼칠 때 채취하며 나무껍질을 벗겨낸 후 코르크층을 제거하고 적당한 크기로 잘라서 말린 후 사용한다. 원산지는 중국이며 우리나라 강원, 경기, 경북, 충북 지방의 산과 들에서 자란다.

주효능 | 요통, 습관성 유산, 고혈압, 조루(早漏), 발기부전

두충은 근육이 약해져서 묵지근한 통증이 계속될 때 가장 먼저 생각해야 할 약초이다. 무릎관절을 지탱하는 근육이 약할 때 무릎에 보호대를 하면 통증이 감소하는 것처럼 두충은 무릎관절을 지탱하는 근육을 강화하여 관절염으로 인한 통증을 치료하는 효과를 발휘한다. 따라서 젊은이보다 어느 정도 나이가 든 사람에게 적합한 약초이다.

두충은 혈압을 낮추는 효능이 있다. 약 30년 전에 고혈압 등의 성인병 치료에 효과가 있다고 알려지면서 한때 농촌에서 두충나무를 너무 많이 재배하여 가격이 폭락한 적이 있었다. 주로 차로 음용하는데, 두충 잎과 껍질 모두 쓸 수 있

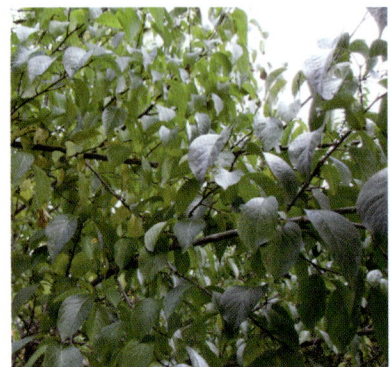
▲ 두충나무 수형

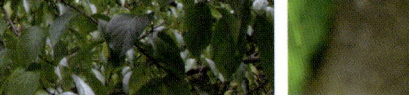
▲ 두충나무 잎

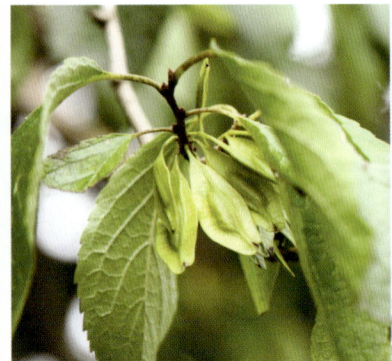
▲ 두충나무 열매

다. 잎차는 이른 봄에 어린잎을 따서 뜨거운 솥에 볶아 말려두었다가 녹차처럼 우려 마시면 좋다. 두충나무 껍질은 4~5월쯤에 껍질을 벗겨 얇게 썰어서 프라이팬에 볶아 차로 이용한다.

두충약차

▶ 효능 · 효과

　강장작용, 항노화작용, 힘줄과 뼈를 튼튼하게 하는 효능, 류머티즘 관절염 개선, 고혈압 치료, 면역 증진작용에 효과가 있다.

▶ 약차 만드는 방법

① 물 1L에 두충 50g을 넣고 센 불에서 30분 정도 끓인다.
② 중불에서 2시간 정도 더 끓인다.
③ 기호에 따라 감초나 대추를 넣어서 끓여 마셔도 좋고 설탕이나 꿀을 가미하여도 좋다.
④ 달인 차는 식힌 후 냉장보관해서 수시로 마신다.

오가피 (五加皮)

　오가피는 두릅나무과에 속하는 낙엽활엽관목인 오갈피나무의 나무껍질 또는 뿌리껍질을 말하며, 맛은 맵고 쓰며 성질은 따뜻하다. 나무껍질은 봄이나 초여름에 채취하고 뿌리껍질은 가을 이후에 채취한다. 채취한 것을 깨끗이 씻은 후 약간 축축한 상태에서 얇게 썰어 햇볕에 말려 사용한다. 우리나라 전국에 자생하며 산지의 그늘진 곳에서 잘 자란다.

주효능 | 관절통, 근육통, 피로감, 정력 감퇴

오가피는 러시아의 인삼이라고 말할 정도로 몸을 보하는 작용이 좋다. 특히 근육과 뼈를 강화하는 효능이 좋다. 《동의보감》에서 오가피에 대하여 다음과 같이 설명하였다. '기운을 돕고 정수(精髓)를 보충하며, 근골(筋骨)을 튼튼하게 하고 의지를 굳게 하며, 남자의 음위증(陰痿證)과 여자의 음부 가려움증을 치료하고, 허리와 등골 뼈가 아픈 것, 두 다리가 아프고 저린 것, 뼈마디가 조여드는 것, 다리에 힘이 없어 늘어지는 것 등을 치료하며, 어린이가 3살이 되어도 걷지 못할 때 먹이면 걸을 수 있게 해준다.' 이처럼 오가피는 근육을 강화하는 효능이 있어 급성 통증보다는 만성적이고 허약한 상태에서 나타나는 통증에 보다 효과적이다.

오가피는 몸을 보하는 작용이 있기 때문에 수피(樹皮)보다 근피(根皮)를 사용하는 것이 좋다. 나무가 자신의 영양분을 저장하는 곳은 열매와 뿌리이며, 껍질은 그

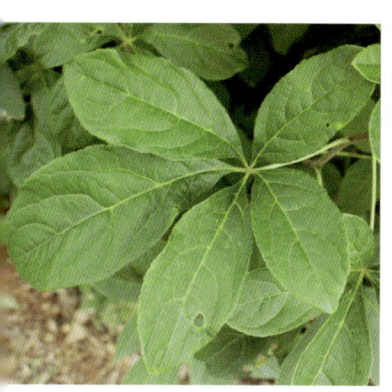
▲ 오갈피나무 잎

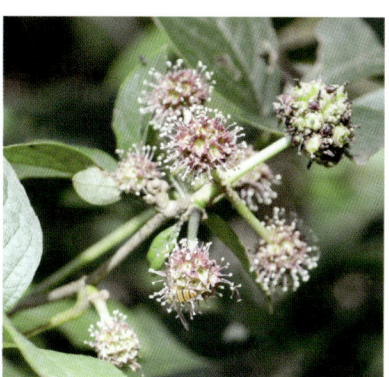
▲ 오갈피나무 꽃

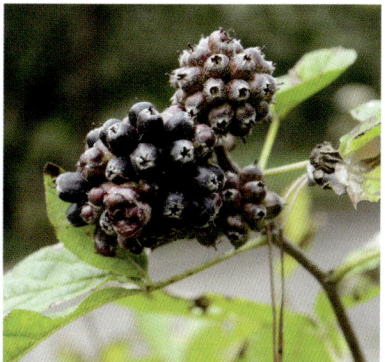
▲ 오갈피나무 열매

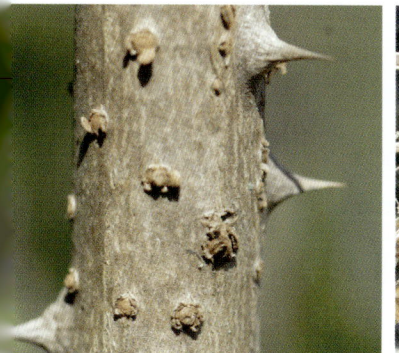
▲ 오갈피나무 수피

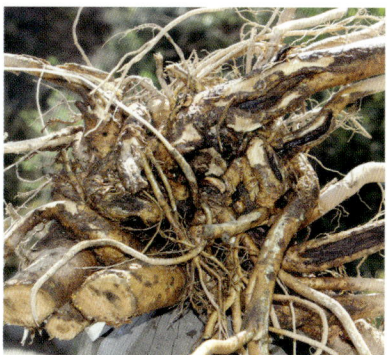
▲ 오갈피나무 뿌리

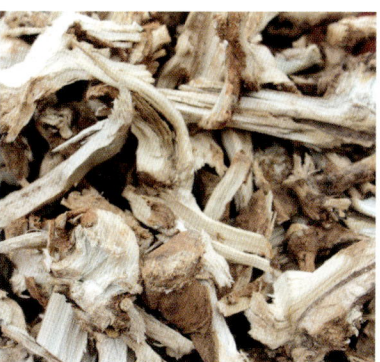
▲ 오갈피나무 뿌리껍질

다음이다. 따라서 근골을 강화하면서 통증을 없애는 효과를 얻기 위해서는 오가피의 뿌리껍질을 사용하는 것이 더 좋다.

동의보감 원문 해설

性溫(一云微寒)味辛苦無毒補五勞七傷益氣添精堅筋骨强志意男子陰痿女子陰痒療腰脊痛兩脚疼痺骨節攣急痿躄小兒三歲不能行服此便行步○生山野樹生小叢莖間有刺五葉生枝端如桃花有香氣三四月開白花結細靑子至六月漸黑色根若荊根皮黃黑肉白骨硬五月七月採莖十月採根陰乾〈本草〉○上應五車星精而生故葉五出者佳延年不老仙經藥也〈入門〉

성질은 따뜻하며[溫](약간 차다[微寒]고도 한다) 맛은 맵고 쓰며[辛苦] 독이 없다. 5로 7상을 보하며 기운을 돕고 정수를 보충한다. 힘줄과 뼈를 든든히 하고 의지를 굳세게 하며 남자의 음위증과 여자의 음부 가려움증을 낫게 한다. 허리와 등골 뼈가 아픈 것, 두 다리가 아프고 저린 것, 뼈마디가 조여드는 것, 다리에 힘이 없어 늘어진 것 등을 낫게 한다. 어린이가 3살이 되어도 걷지 못할 때에 먹이면 걸어 다닐 수 있게 된다. ○산과 들에 있는데 나무는 잔 떨기나무이고 줄기에는 가시가 돋고 5갈래의 잎이 가지 끝에 난다. 꽃은 복숭아꽃 비슷한데 향기롭다. 음력 3~4월에 흰 꽃이 핀 다음 잘고 푸른 씨가 달린다. 6월에 가면 차츰 검어진다. 뿌리는 광대싸리 뿌리 비슷한데 겉은 검누른 빛이고 속은 희며 심은 단단하다. 음력 5월과 7월에는 줄기를 베고 10월에는 뿌리를 캐어 그늘에서 말린다.〈본초〉 ○위[上]로 5거성의 정기[五車星精]를 받아서 자란다. 그렇기 때문에 잎이 5갈래로 나는 것이 좋다. 오래 살게 하며 늙지 않게 하는 좋은 약이다.〈입문〉

오갈피나무의 기능성 및 효능에 관한 특허자료 2종 외

▶오가피 추출물을 유효성분으로 함유하는 위장질환의 예방 또는 치료용 조성물

 본 발명에 따른 오가피 추출물은 위염, 위궤양 및 십이지장궤양 등의 위장질환의 예방 또는 치료에 유용하게 사용될 수 있다.

          - 등록번호 : 10-1120000, 출원인 : (주)휴럼

▶오가피 추출물을 포함하는 치매 예방 또는 치료용 조성물

 본 발명은 오가피 추출물을 포함하는 치매 예방 또는 치료용 조성물에 관한 것이다. 본 발명에 따른 상기 오가피 추출물은 오가피에 물, 증류수, 알코올, 핵산, 에틸아세테이트, 아세톤, 클로로포름, 메틸렌 클로라이드 또는 이들의 혼합 용매를 첨가하여 추출되어진 것이다.

      - 공개번호 : 10-2005-0014710, 출원인 : (주)바이오시너젠, 성광수

우슬(牛膝)

우슬은 비름과에 속하는 쇠무릎의 뿌리를 말하며, 맛은 쓰면서 시고 성질은 따뜻하지도 차갑지도 않다. 늦가을부터 채취할 수 있으나 겨울에 줄기와 잎이 말라 시들었을 때 캐는 것이 좋으며 뿌리를 캐서 잔뿌리와 흙을 제거하고 주름이 잡힐 때까지 햇볕에 말려서 사용한다. 우리나라 전국 각처 산과 들의 다소 습기가 있는 곳에서 잘 자란다.

주효능 | 요통, 관절통, 생리통, 생리불순, 혈뇨(血尿)

우슬은 허리와 무릎이 아픈 경우에 많이 사용한다. 《동의보감》에서도 '무릇 허리와 다리에 병이 있으면 반드시 이 약을 써서 약의 기운을 아래로 이끌어야 한다'고 하였다. 이는 우슬의 약성(藥性)이 인체의 하부(下部)에 주로 나타남을 의미

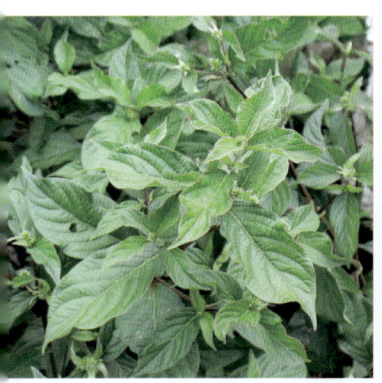
▲ 쇠무릎 잎

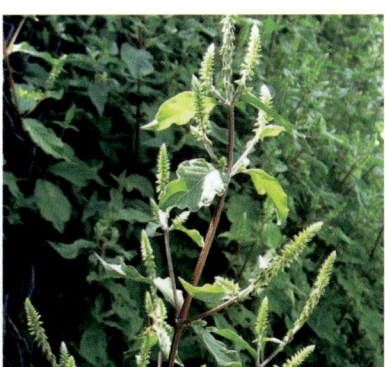
▲ 쇠무릎 꽃

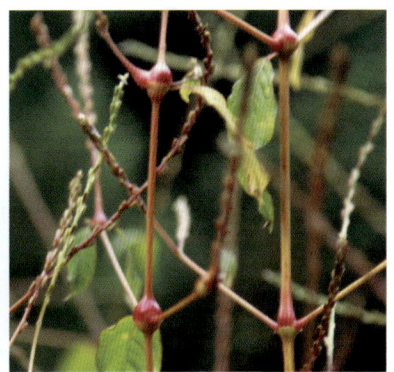
▲ 쇠무릎 줄기

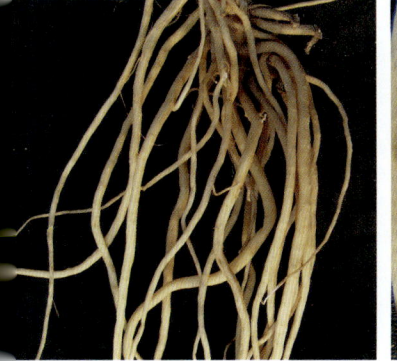
▲ 쇠무릎 뿌리

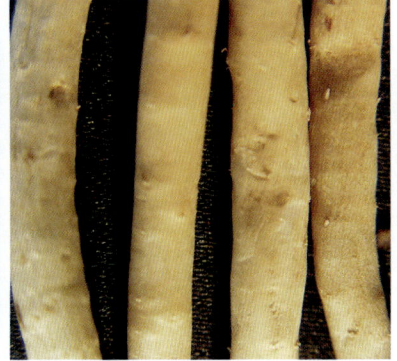
▲ 쇠무릎 뿌리(확대)

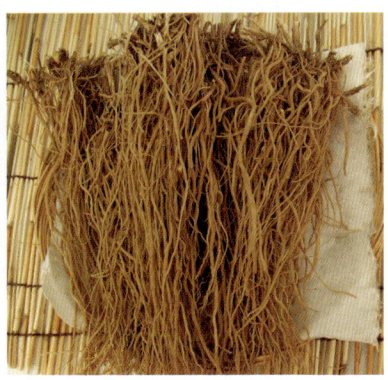
▲ 쇠무릎 말린 뿌리

한다. 특히 우슬은 근골(筋骨)을 튼튼하게 하는 효능이 있어, 퇴행성으로 허리와 무릎이 약해져서 통증이 생겼을 때 보다 적합하다.

우슬은 출혈을 억제하는 효능이 있다. 다른 약초와 병용하여 위출혈이나 코피에도 사용할 수 있지만, 인체의 하부에 약성이 작용하는 특성이 있으므로 혈뇨에 사용하는 경우가 많다. 신장결석이나 신우염(腎盂炎)으로 소변에 혈액이 섞여 나오는 경우 치자나 엉겅퀴, 차전자 등과 함께 사용하면 좋다.

【 우슬 이야기 】

한 유명한 의원이 나이가 들어 죽을 날이 얼마 남지 않자 제자들을 불러 각자 갈 길을 가라고 했다. 그런데 한 제자가 스승이 그동안 돈을 많이 모아두었을 것으로 생각하고 스승을 자신의 집으로 모셨다. 그러나 스승에게는 모아둔 돈이 없었다. 그 사실을 알게 된 제자는 스승을 내쫓았다. 스승은 다음 제자에게 갔다. 그런데 그 제자도 가난한 스승을 돌봐주지 않았다. 그러자 이후 가장 어린 제자가 스승을 자신의 집으로 모시고 부모 대하듯 정성껏 모셨다. 이를 지켜본 스승은 나이 어린 제자에게 감동하여 비방(秘方)을 알려주기로 했다. 스승은 한 약초를 보여주며 말했다. "이것으로 환약(丸藥)을 만들면 근골(筋骨)의 병을 치료할 수 있다. 나의 비법이니 이것으로 세상 사람들을 치료해주어라." 그 약초가 바로 우슬(牛膝)이라고 한다.

【 혼동하기 쉬운 약초 비교 】

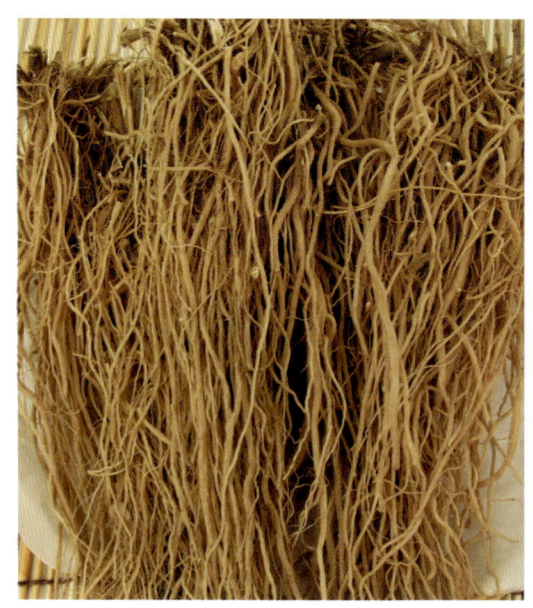

▲ 쇠무릎 말린 뿌리

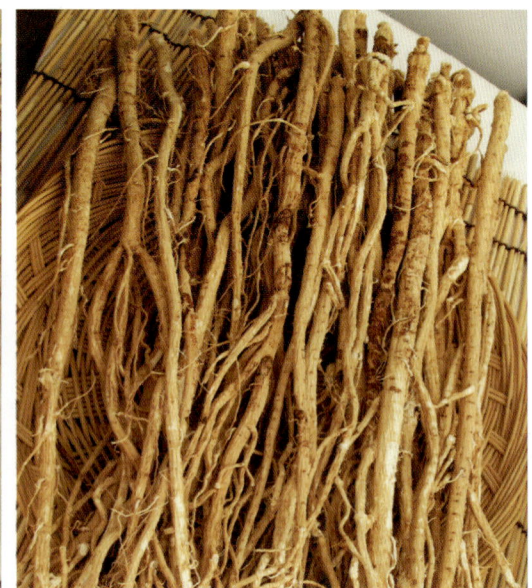

▲ 황기 말린 뿌리

34 담 결림

담(痰) 때문에 결림(국부적인 근육의 긴장과 압박감이 주가 되는 증상)이 나타나는 것을 의미한다. 담 결림은 보통 옆구리나 등에 나타나며 시간이 지나면 없어지는 경우가 많지만 오랫동안 치료되지 않고 반복되는 경우도 있다.

담은 몸속에 축적된 노폐물 때문에 생긴 염증성 부산물이다. 기관지에서 배출되는 가래도 일종의 담인데, 이는 공기와 함께 흡입되는 노폐물로 인해 기관지에 염증이 생긴 결과 형성된다. 그런데 담은 기관지에만 생기는 것은 아니다. 한의학적으로 담은 피부나 근육 사이에도 생길 수 있고, 심지어는 위장이나 생식기에도 생긴다.

담이 생기는 이유는 해당 장기의 기능이 떨어졌기 때문이다. 기관지의 기능이 떨어지면 가래가 생기고, 위장의 기능이 떨어지면 위장에도 담이 생긴다. 옆구리나 등에 담이 생기는 경우도 마찬가지이다. 과로를 한 이후에, 또는 스트레스를 많이 받은 이후에 담 결림이 생긴다. 이는 과로와 스트레스 때문에 몸의 기능이 떨어지면서 노폐물이 더 많이 축적되고, 이로 인해 염증성 부산물, 즉 담이 형성되었기 때문이다.

담 결림을 치료하려면 적절한 운동과 휴식, 영양 공급이 필요하다. 약해진 몸의 기능을 회복시켜야 하기 때문이다. 다음에 소개되는 한약처방은 담 결림을 치료하는 데 도움을 준다.

한약처방 | 진피 12g, 모과 10g, 갈근 8g

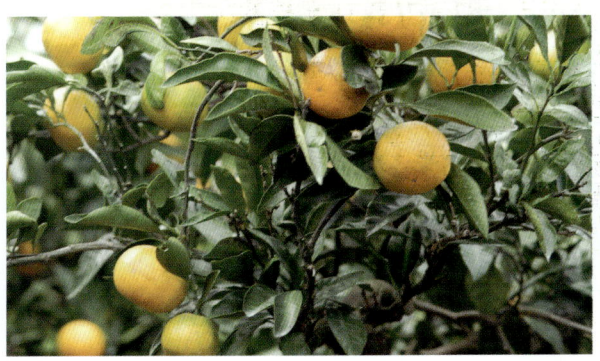

▲ 귤나무

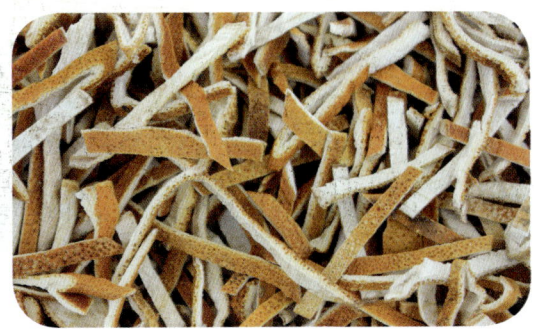

▲ 진피(약재)

상기 용량은 1일분이다. 물 800cc를 붓고 중불로 2시간 정도 달여 물이 절반 정도 되게 한다. 그리고 이것을 3등분하여 아침, 점심, 저녁에 마시는데, 3~4시간 간격을 두고 마시는 것이 좋다. 10일분 또는 20일분씩 달여놓고 유리병에 담아 냉장고에 보관하였다가 마실 때마다 따뜻하게 데워서 복용하는 것도 좋다.

【참고사항】
① 담이 많은 체질에는 반하를 더한다.
② 몸이 차서 순환이 되지 않는 사람에게는 계피를 더한다.
③ 스트레스가 심하면 향부자, 소엽을 더한다.

【주의사항】
① 자주 담 결림이 생기는 사람은 몸에 노폐물이 많고 순환이 잘 되지 않는 것이므로 주기적으로 운동을 해준다.

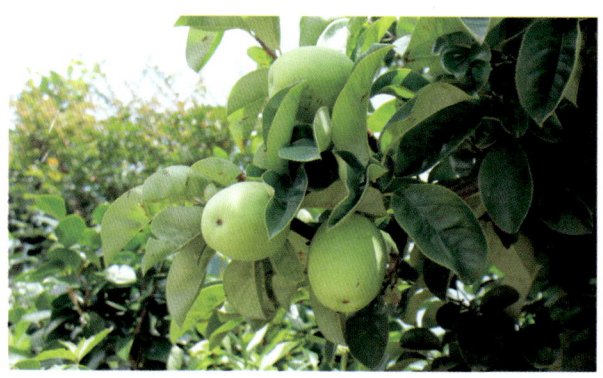
▲ 모과나무

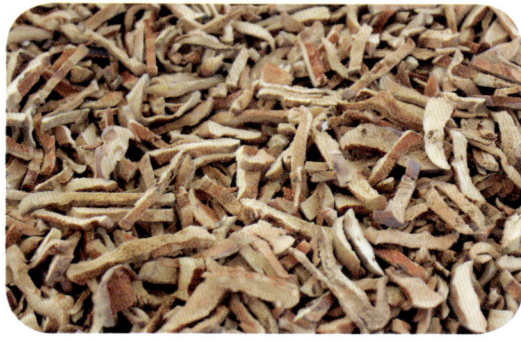
▲ 모과(약재)

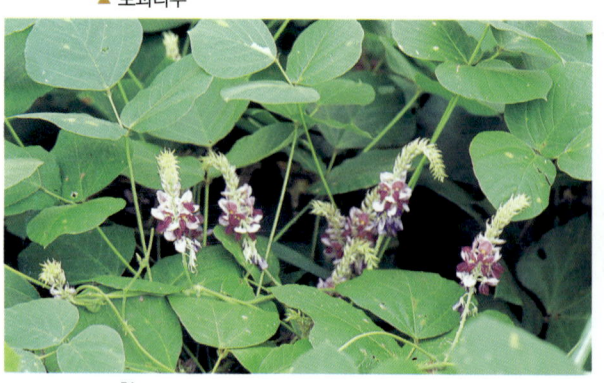
▲ 칡

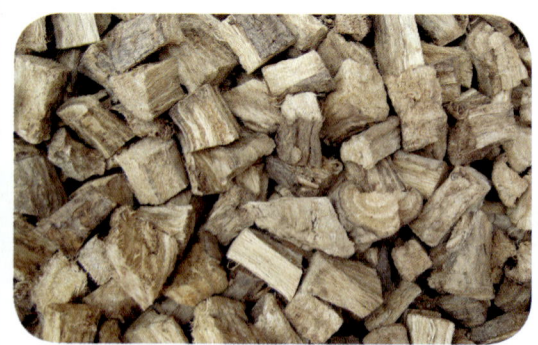
▲ 갈근(약재)

② 모과, 갈근을 먼저 달이고, 나중에 진피를 넣어서 30분 정도만 달인다. 향기가 나는 약초를 오래 달이면 약효가 떨어지기 때문이다.
③ 진피의 흰색 속껍질을 제거한 후에 사용하면 담을 제거하는 효능이 증가한다.
④ 모과를 많이 복용하면 치아와 뼈가 손상될 수 있으며, 변비가 있는 사람에게는 잘 맞지 않으므로 양을 줄여서 사용한다.

진피(陳皮)

진피는 운향과에 속하는 낙엽활엽소교목인 귤 또는 근속식물의 성숙한 열매의 껍질을 말하며, 맛은 맵고 쓰며 성질은 따뜻하다. 늦가을부터 겨울 사이에 채취하며 열매를 따서 과피(果皮)를 벗겨 그늘에 말리거나 햇볕에 말려서 사용한다. 한국, 일본, 인도, 북아메리카의 남쪽, 흑해 등지에 분포하며 우리나라는 제주도 및 남부지방에서 재배한다.

주효능 | 소화불량, 가래, 담 결림, 딸꾹질

진피는 담을 없애는 약초이다. 물의 흐름이 느릴 때 강가에 쓰레기가 쌓이듯이 기(氣)의 흐름이 느려지거나 막히면 몸에도 노폐물이 쌓인다. 이러한 노폐물을 담이라고 하는데, 담은 오장육부 어디에나 쌓일 수 있고 근육이나 피부에도 쌓인다. 특히 운동을 하지 않으면서 스트레스를 많이 받으면 노폐물이 축적되어 담 결림 증상이 쉽게 생긴다. 이럴 때 진피를 사용하면 담 결림을 치료하는 데 도움이 된다.

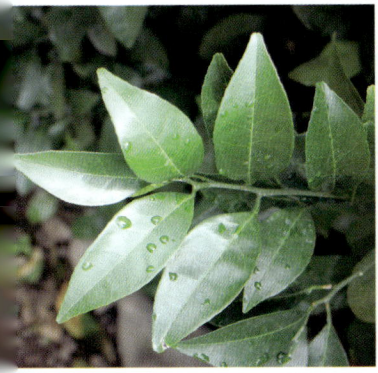
▲ 귤나무 잎

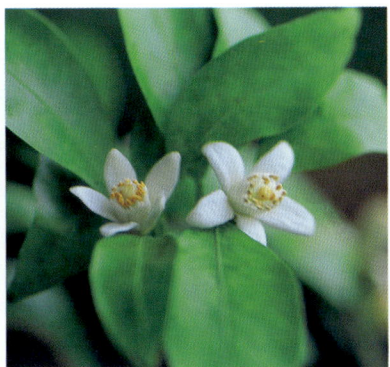
▲ 귤나무 꽃

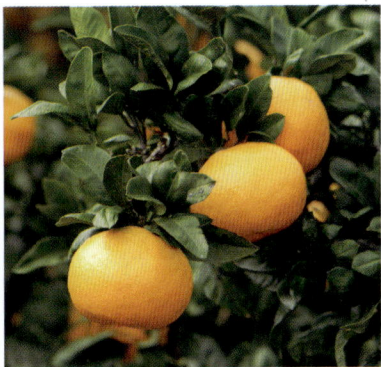
▲ 귤나무 열매

진피는 스트레스 때문에 기가 막혀 소화불량이 생겼을 때 효과적이다. 주변에서 쉽게 접할 수 있어 약이라고 생각하지 않을 수 있지만, 진피는 위장의 연동운동을 촉진하고 위액의 분비를 자극하여 소화를 돕는 아주 귀한 약초이다. 이 같은 진피의 효능을 《동의보감》은 다음과 같이 설명한다. '기를 다스려 소화기를 튼튼하게 한다.' '오래 복용하면 입냄새가 없어지고, 기운을 내려주며, 신명(神命)을 통하게 한다.'

귤(진피)의 기능성 및 효능에 관한 특허자료 2종 외

▶ 귤껍질 분말 또는 이의 추출물을 함유하는 위장질환 예방 및 치료용 조성물

본 발명은 귤껍질 분말 또는 이의 추출물을 유효성분으로 함유하는 조성물에 관한 것으로, 상세하게는 귤껍질 분말 또는 이의 추출물은 위장의 궤양 저해 효과를 나타내므로 위장질환 예방 및 치료용 약학조성물 및 건강기능식품으로 이용될 수 있다.

— 공개번호 : 10-2008-0094982, 출원인 : 강릉대학교 산학협력단

▶ 진피 추출물을 유효성분으로 함유하는 혈관신생용 약학적 조성물

본 발명은 진피(귤껍질) 추출물을 유효성분으로 함유하는 혈행 개선, 나아가 신생 혈관 촉진, 허혈성 심장질환 및 국부 혈류 부족 예방 및 치료용 약학적 조성물에 관한 발명에 관한 것으로 진피 추출물을 유효성분으로 함유하는 신규한 식품, 화장품 및 생물의약 소재를 제공하는 뛰어난 효과가 있다.

— 공개번호 : 10-2014-0115887, 출원인 : 주식회사 사임당화장품

모과(木瓜)

모과는 장미과에 속하는 낙엽활엽교목인 모과나무의 성숙한 열매를 말하며, 맛은 시고 떫으며 성질은 따뜻하다. 9~10월에 열매가 익었을 때 채취하며 끓는 물에 5~10분간 끓여서 건져낸 다음 겉껍질에 주름이 질 때까지 말리고 세로로 자른 후 붉은색으로 변할 때까지 햇볕에 말려서 사용한다. 원산지는 중국으로 우리나라에서는 주로 중부 이남 지방에서 식용 및 약용으로 심는다.

주효능 | 요통, 좌골신경통, 근육통, 구토, 설사

모과는 근육을 강화하면서 부드럽게 하는 효능이 있으며, 이러한 효능은 모과

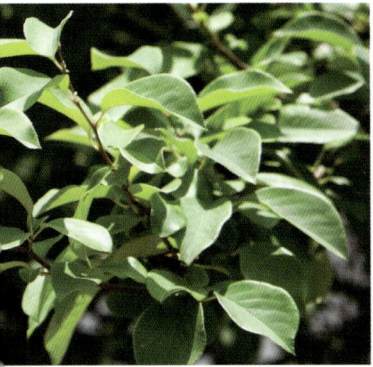
▲ 모과나무 잎

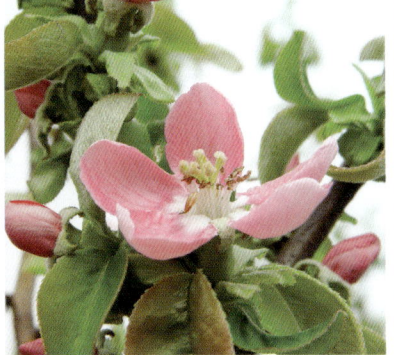
▲ 모과나무 꽃

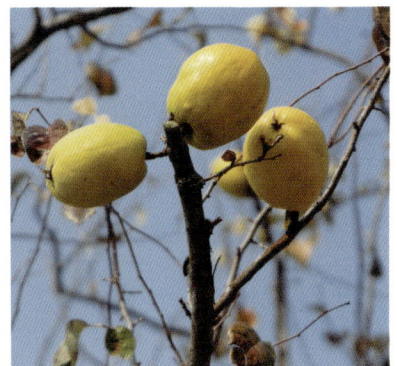
▲ 모과나무 열매

의 신맛 때문에 나타난다. 한방에서는 신맛이 간의 기능을 도와주는 역할을 하며, 간은 근육과 연관이 있다고 말한다. 결국 신맛이 나는 모과가 간의 기능을 도와 근육을 강화하고 이완시키는 효과를 발휘하는 것이다. 《동의보감》에서도 '모과는 간으로 들어가며, 힘줄과 혈(血)을 보익(補益)한다.'고 하였다.

모과는 허리와 다리가 당기고 통증이 나타날 때, 다리가 무겁고 시큰거리고 근육이 굳어질 때도 사용한다. 그래서 옛날에는 모과를 각기(脚氣, 다리가 나무처럼 뻣뻣해지는 병증)에 주로 사용하였다. 요즘에는 좌골신경통, 근육통, 근육 류머티즘, 말초신경염 등에 사용하면 좋다.

【 모과나무의 부위별 효능 】

◎ **모과나무의 가지와 잎**
달인 물을 마시면 곽란(霍亂)이 치료된다. 그 달인 물로 발과 정강이를 씻으면 잘 쓰지 못하던 다리를 쓸 수 있다.

◎ **모과나무의 뿌리**
다리에 힘이 없고 마르며 저리면서 걷기 힘든 것을 치료한다.

◎ **모과와 유사한 명자나무 열매(명사, 榠樝)**
명자나무 열매는 모과와 비슷하고 크기는 조금 작다. 성질은 따뜻하고 맛은 시며 효능은 모과와 거의 비슷하다. 담을 삭이고 갈증을 멈추며 술을 많이 먹을 수 있게 한다. 곽란으로 쥐가 나는 것을 치료하며 술독을 풀어주고 메스꺼우며 생목이 괴고 누런 물을 토하는 것 등을 낫게 한다. 냄새가 맵고 향기롭기 때문에 옷장에 넣어두면 벌레와 좀이 죽는다.

갈근(葛根)

갈근은 콩과에 속하는 다년생 덩굴식물인 칡의 뿌리를 말하며, 맛은 달고 매우며 성질은 약간 차갑다. 이른 봄이나 늦가을이 채취의 적기이며, 채취한 후 깨끗하게 씻고 겉껍질을 제거하고 얇게 썰어 햇볕에 말리거나 불에 쬐어 말린 후 사용한다. 온대지방에서 주로 자라며 전국 100~1,200m 고지의 양지바르고 토질이 좋은 기슭이나 언덕에 주로 자생한다.

주효능 | 몸살감기, 견비통, 목 디스크, 일자 목, 피부염, 주독(酒毒), 당뇨병, 설사

갈근은 뭉친 근육을 풀어주는 약초이다. 교통사고를 당해 뒷목이 뭉치고 일자 목이 되었을 때, 컴퓨터를 오랫동안 사용한 결과 뒷목이 뻣뻣해졌을 때 뭉친 근육을 풀기 위해 갈근을 사용한다. 어깨와 목의 근육이 뭉쳤을 때 갈근이 체액을

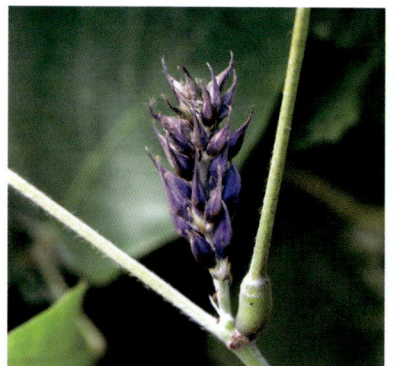
▲ 칡 꽃봉오리

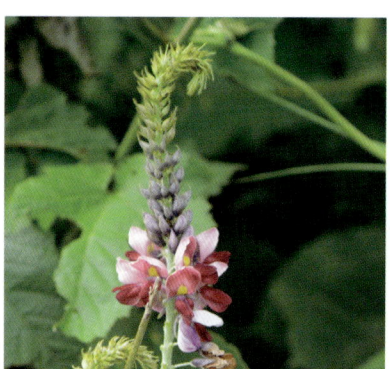
▲ 칡 꽃

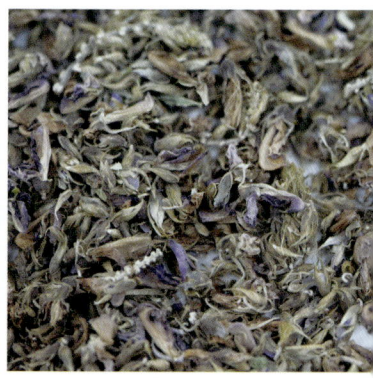
▲ 칡 꽃 말린 것(갈화)

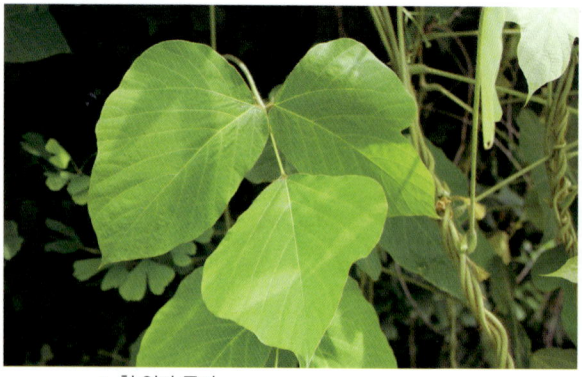
▲ 칡 잎과 줄기

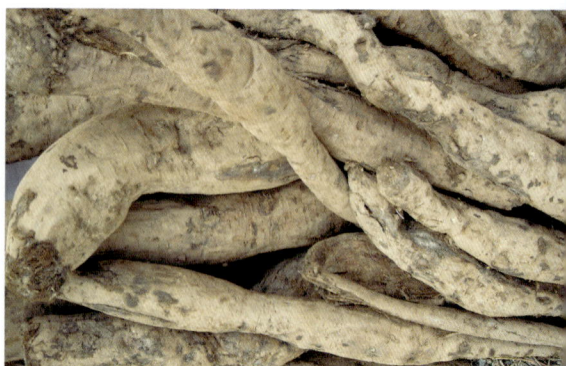
▲ 칡 뿌리

끌어올려 근육을 이완시켜주기 때문이다. 담 결림이 있을 때도 갈근을 사용하면 근육이 이완되기 때문에 빠른 효과를 얻을 수 있다.

또한 갈근은 술독을 푸는 효능이 있다. 《동의보감》에서 '술독은 땀을 내고 소변을 잘 나가게 하면 된다.'고 했다. 땀을 내고 소변을 잘 나가게 하는 것은 갈근 같은 콩과 식물의 특징인데, 특히 꽃이 더 좋은 효능을 지니고 있다. 그래서 술독을 없애는 데는 칡 꽃, 팥 꽃이 쓰이고 팥이나 검정콩, 녹두 등도 효과가 좋다.

【갈근 이야기】

깊은 산마을에 약초를 캐며 사는 노인이 있었다. 노인은 어느 날 한 아이가 군사들에게 쫓기는 것을 보고 아이를 숨겨주었다. 아이는 갈씨(葛氏) 집안의 외아들로, 집안이 모함을 당해 가족과 친척을 잃은 상태였다. 아이는 어떻게든 살아남아 가문을 이어나가야겠다고 생각했다. 그래서 노인의 곁에 머물면서 함께 한 가지 약초만을 캤다. 그 약초는 열이 나고, 입이 마르고, 설사를 멈추게 하는 데 효과가 있었다. 시간이 흘러 노인은 세상을 떠났고 아이는 청년이 되어 그 약초로 사람들의 병을 고쳤다. 그러던 어느 날 청년 덕분에 병이 나은 환자가 약초의 이름을 물었는데, 청년은 잠시 생각하더니 갈근이라 답했다. 갈씨 가문을 없애려 했지만 자신이 살아남은 것과 같이 생명을 이어나간다는 명근(命根)의 뜻을 합하여 갈근(葛根)이라 지은 것이다.

【 혼동하기 쉬운 약초 비교 】

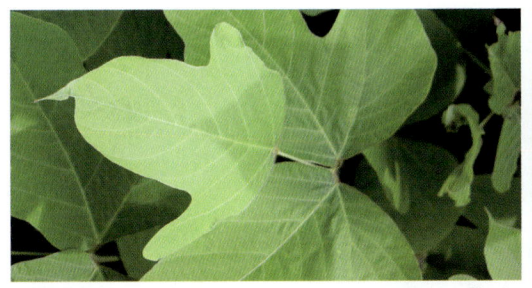

▲ 칡 잎

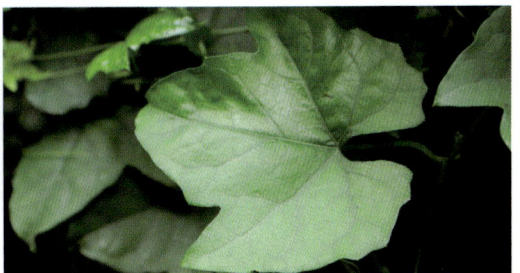

▲ 하늘타리 잎

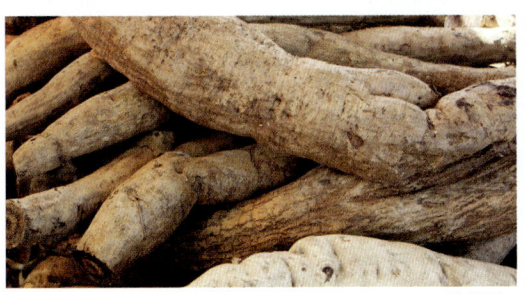

▲ 칡 뿌리

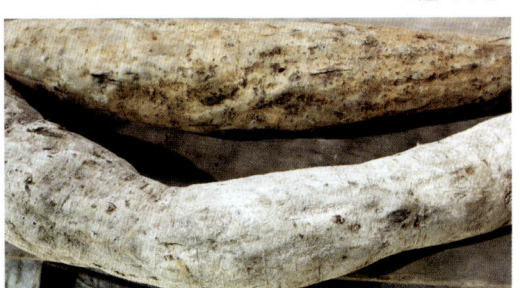

▲ 하늘타리 뿌리

35 수족냉증

 수족냉증은 추위를 느끼지 않을 만한 온도에서도 손이나 발에 지나칠 정도의 냉기(冷氣)가 느껴지는 질병이다. 수족냉증이 있는 사람은 몸이 전체적으로 냉한 경우가 많지만 간혹 몸은 정상인데 손발만 차가운 사람도 있다.

 의학적으로 수족냉증의 원인이 명확하게 밝혀지지 않았기 때문에 치료 또한 증상을 개선하는 데 맞춰질 수밖에 없다. 그런데 한의학 용어인 '비주사말(脾主四末)'에서 그 원인을 유추해볼 수 있다. 여기서 비(脾)는 소화기계를 의미한다. 따라서 비주사말은 소화의 핵심 장기인 위장이 팔다리와 같은 사지말단을 주관한다는 말이다. 즉, 위장이 약하면 팔다리에서 수족냉증 같은 증상이 나타날 수 있다는 뜻이다.

 위장을 나무의 뿌리에 비유하면 비주사말을 이해하기 쉽다. 나무의 생장에 필

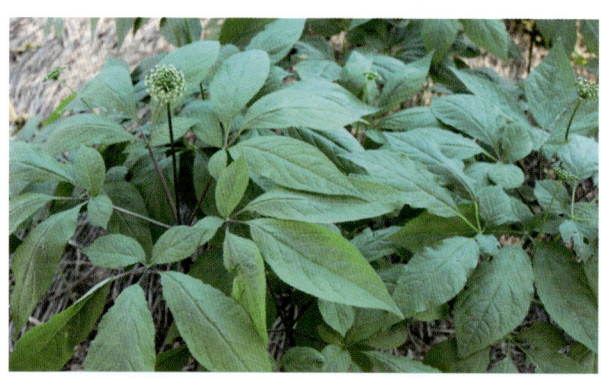
▲ 인삼

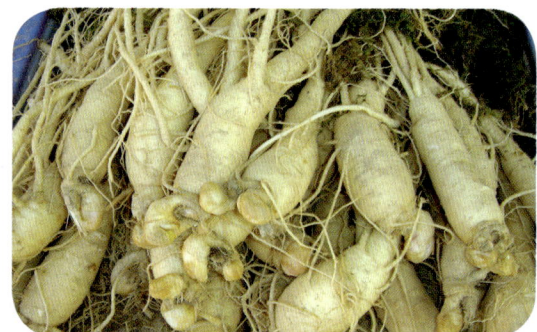
▲ 인삼(약재)

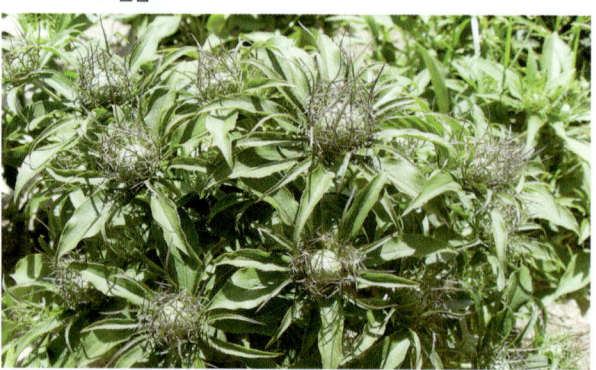
▲ 백출

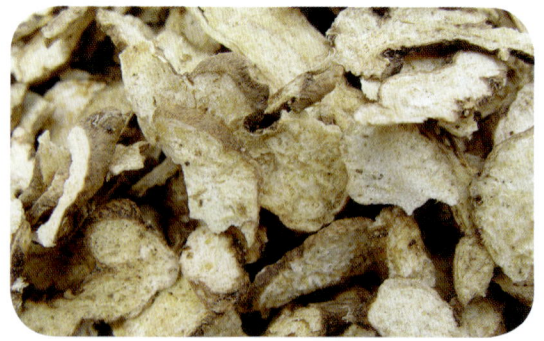
▲ 백출(약재)

요한 환경이 좋더라도 선천적으로 뿌리가 약하면 가지가 길게 뻗지 못하며, 나뭇잎도 무성해지지 않는다. 마찬가지로 위장이 약하면 양질의 음식을 섭취해도 흡수를 못하기 때문에 팔다리가 건강해질 수 없고, 수족냉증이나 저리는 증상이 나타난다.

수족냉증이 있을 때 핫백이나 적외선 치료를 하는 것은 근본을 보지 못한 것이다. 따뜻한 국밥을 먹으면 속이 데워지면서 몸에 열감이 생기고 손발이 따뜻해지는 것처럼 수족냉증을 근본적으로 치료하려면 약해진 위장을 튼튼하게 해야 한다.

다음에 소개되는 한약처방은 약해진 위장을 강화하는 데 도움을 준다.

한약처방 | 인삼 12g, 백출 10g, 건강 8g, 계피 6g

상기 용량은 1일분이다. 물 800cc를 붓고 중불로 2시간 정도 달여 물이 절반 정도 되게 한다. 그리고 이것을 3등분하여 아침, 점심, 저녁에 마시는데, 3~4

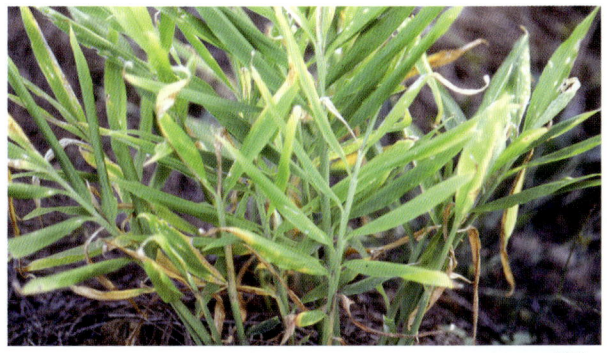
▲ 생강

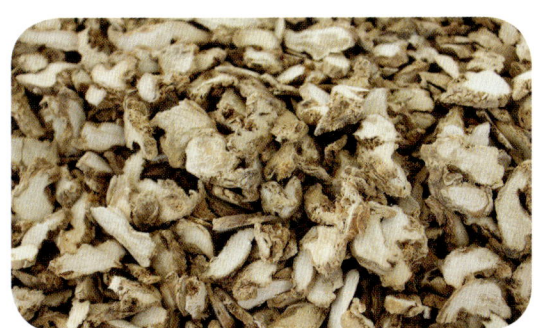
▲ 건강(약재)

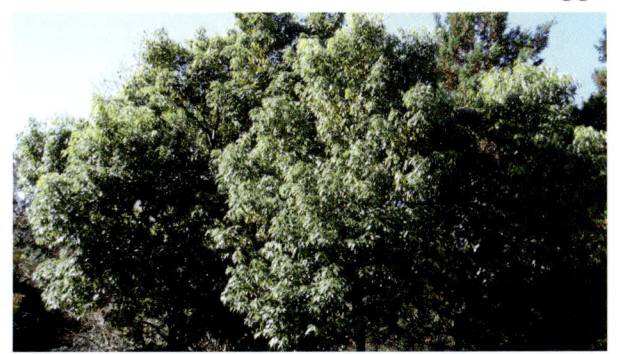
▲ 육계나무

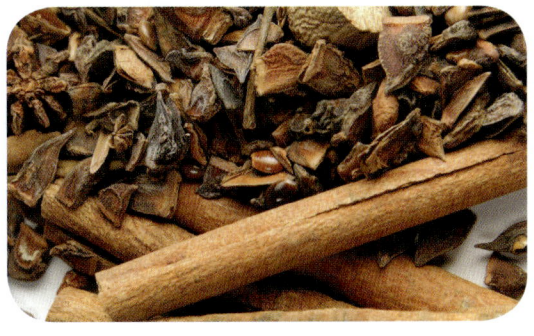
▲ 계피(약재)

시간 간격을 두고 마시는 것이 좋다. 10일분 또는 20일분씩 달여놓고 유리병에 담아 냉장고에 보관하였다가 마실 때마다 따뜻하게 데워서 복용하는 것도 좋다.

【참고사항】
① 기운이 없으면 황기, 구기자를 더한다.
② 신경성 소화불량이 있으면 향부자를 더한다.
③ 자주 체하는 사람은 진피를 더한다.
④ 복부팽만감이 있으면 후박을 더한다.
⑤ 구역질이 있으면 생강을 더한다.
⑥ 위경련이 있으면 작약, 감초를 더한다.
⑦ 설사를 자주 하면 산약을 더한다.

【주의사항】
① 체질적으로 위장이 약한 사람은 한약처방을 6개월 이상 복용하는 것이 바람직하다.
② 체력이 약한 사람은 한약처방을 복용하면서 꾸준한 운동으로 혈액순환을 개선한다.
③ 이 한약처방은 따뜻한 성질을 지닌 약초로 구성되어 있으므로 복용 초기에 미열이 있을 수 있는데, 그 정도가 심한 사람은 인삼의 양을 줄여야 한다.
④ 위장이 약한 사람은 백출을 볶아서 사용해야 한다.

인삼(人蔘)

인삼은 두릅나무과에 속하는 다년생 식물인 인삼의 뿌리를 말하며, 맛은 달면서 약간 쓰고 성질은 따뜻하다. 9월 말에 캐는 것이 가장 좋은데, 채취시기가 빠를수록 뿌리에 축적되는 영양분이 적기 때문에 무게도 덜 나가고 품질도 떨어진다. 원산지는 한국이며 전국 각지에서 약용식물로 재배한다. 야생종은 깊은 산속에서 자라며 흔히 산삼이라고 부른다.

주효능 | 만성 피로, 체력 저하, 면역력 저하, 식욕부진, 소화불량, 신경쇠약

인삼은 원기(元氣)를 보강하는 힘이 좋은 약초이다. 따라서 큰 질병 때문에 몸

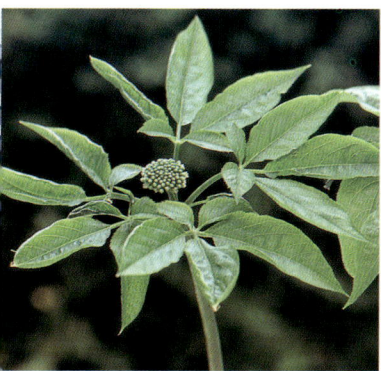 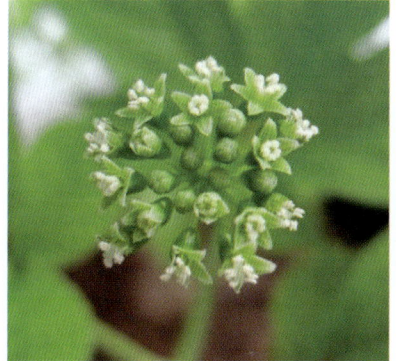 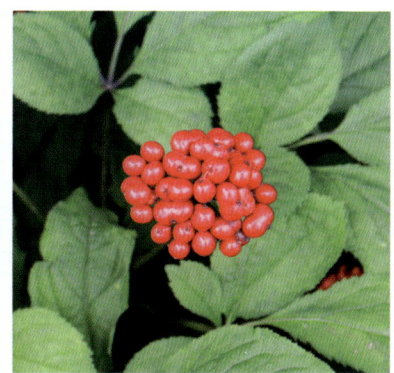

▲ 인삼 잎　　　　　　　▲ 인삼 꽃　　　　　　　▲ 인삼 열매

이 극도로 쇠약해진 경우, 수술 이후에 회복이 더디게 되는 경우, 노화로 인해 몸이 약해진 경우에 사용하면 좋은 효과를 얻는다. 인삼은 소화력이 약한 경우에도 사용한다. 원기가 부족해지면 소화기능이 저하되는 것은 당연지사이다. 그래서 만성 질환을 앓고 있거나 노쇠한 사람은 식욕부진, 소화불량, 사지권태, 체중감소 등의 증상이 나타난다. 이럴 때 인삼은 원기를 보충하면서 약해진 위장을 튼튼하게 하는 역할을 한다.

　또 인삼은 지력(智力)을 증진시키고 정신력을 강하게 하는 효능이 있다. 두뇌의 활동을 활발하게 하고 정신력을 왕성하게 하며 시력, 청력, 사고력, 기억력

【인삼과 황기의 차이】

황기와 인삼은 기력(氣力)을 더해준다는 공통점이 있어 함께 사용하면 효과가 커진다. 잘 알려진 "십전대보탕(十全大補湯)"이 그렇고, 한방에서 가장 흔히 사용하는 "보중익기탕(補中益氣湯)"에도 황기와 인삼이 함께 들어간다. 하지만 분명히 다른 점이 있는데, 그 차이점을 다음과 같이 비유할 수 있다. 방을 따뜻하게 하기 위해서는 아궁이에 불을 지피고 장작을 넣어 화력을 높여야 한다. 동시에 열기(熱氣)가 새지 않도록 방문을 닫아야 한다. 여기서 장작에 해당하는 약초가 인삼이고, 방문을 닫는 역할을 하는 약초가 황기이다.

◎ **황기**
　대부분 피부와 연관이 있는 질환에 사용한다. 예를 들어 상처가 잘 아물지 않을 때, 구내염이 생겼을 때, 부종이 있을 때, 헛땀이 날 때 황기를 사용한다.

◎ **인삼**
　몸에 열과 에너지를 공급하는 역할을 한다. 그래서 기운이 없을 때, 목소리에 힘이 없을 때, 쉽게 지칠 때, 추위를 많이 탈 때 인삼을 사용해야 한다.

을 좋게 하며, 집중력을 향상시키는 작용이 있어 원기가 부족해지면서 사고력과 판단력이 흐려질 때 사용하면 좋다. 단, 장기간 복용해야 효과를 얻을 수 있다.

백출(白朮)

백출은 국화과에 속하는 다년생 식물인 삽주 또는 백출의 뿌리를 말하며, 맛은 달면서 쓰고 성질은 따뜻하다. 10~11월에 캐서 줄기와 잎, 흙을 제거하고 불에 말리거나 햇볕에 말린 다음 잔뿌리를 제거하고 사용한다. 삽주는 우리나라 각지의 산에서 널리 자라며, 백출은 중국에서 종자를 도입하여 우리나라에서 재배하고 있다.

주효능 | 식욕부진, 소화불량, 설사, 습관성 유산, 다한(多汗)

백출은 평소 소화력이 약한 사람에게 필요한 약초이다. 한의학에서는 소화력을 강화한다는 뜻으로 '건비(健脾)'라는 말을 쓰는데, 여기에 핵심이 되는 약초가 바로 백출이다. 따라서 태어날 때부터 소화력이 약한 아이, 질병을 앓고 난 이후 소화력이 떨어진 사람, 나이가 들면서 소화가 더디게 되는 노인 등 소화력이 약한 경우라면 누구에게나 사용할 수 있고 별다른 부작용도 없다.

백출은 체내의 잉여수분을 배출하는 효능이 있다. 특히 위장의 습기(濕氣)를 제거하는 효능이 좋다. 음식에서 유입되는 수분과 계속해서 분비되는 소화액 때문에 위장에는 항상 수분이 많다. 이러한 특성 때문에 몸이 약해지면 위장에 수분 정체가 심해지고, 이는 곧 소화불량, 식욕부진, 설사 등의 증상으로 나타난

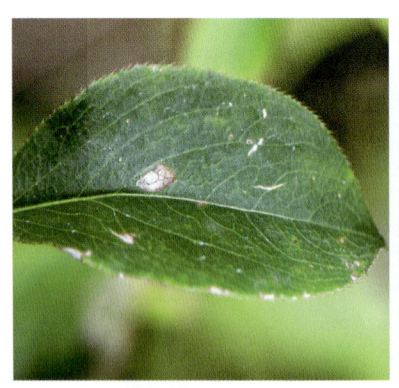
▲ 백출 잎

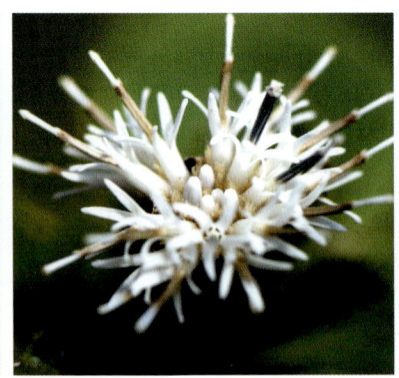
▲ 백출 꽃

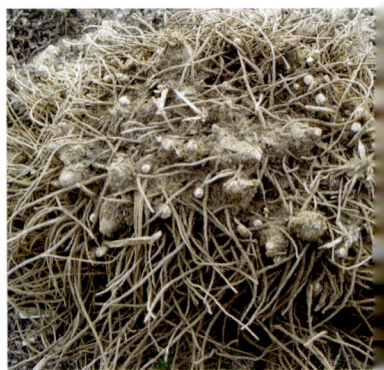
▲ 백출 말린 뿌리

다. 다행스럽게도 자연은 인간에게 백출이라는 선물을 주었다. 백출은 위장에 정체된 수분을 제거하여 위장이 제 기능을 할 수 있게 해주는 고마운 약초이다.

본초강목 해설

풍한습사(風寒濕邪)로 인한 비증(痺症), 죽은 피부조직, 황달, 경련을 치료하고 땀을 멎게 하고 열(熱)을 제거하고 음식을 소화시킨다. 끓여서 오래 복용하면 몸을 가볍게 하고 수명을 늘리며 배고프지 않게 한다.〈본경(本經)〉

전신과 얼굴에 발생한 부스럼을 치료하고 풍(風)으로 인한 어지러움증과 두통 및 눈물을 흘리는 증상을 치료하고 가래를 삭인다. 또한 피부 간의 수액대사 장애로 인한 부종을 치료하고 명치 부위가 그득한 것을 제거하고 구토와 설사가 그치지 않는 것을 치료하며, 허리와 배꼽 부위를 편안하게 하고 인체의 체액을 증가시키고 위(胃)를 따뜻하게 하여 소화를 돕고 식욕을 좋게 한다.〈별록(別錄)〉

명치부위가 팽팽하고 그득한 것, 배가 차고 아픈 것, 위가 약해서 설사를 하는 것, 오랫동안 설사를 하는 것을 치료하며, 한열왕래(寒熱往來)를 치료하고 구역질을 멎게 한다.〈견권(甄權)〉

식후의 복만구토, 소변이 시원하지 않은 것, 오로(五勞)와 칠상(七傷)을 치료하고, 허리와 무릎을 튼튼히 하고 살집을 좋게 하며, 냉기(冷氣)와 적취(積聚) 및 여성의 징가(癥瘕)를 치료한다.〈지대명(池大明)〉

습(濕)을 제거하고 기(氣)를 북돋고 비위(脾胃)를 조화롭게 하며 보양(補陽)한다. 가래를 삭이고 체내에 정체된 수분을 제거하고, 정상적인 체액을 보충하여 갈증을 멎게 하며, 설사를 멈춘다. 다리의 부종을 제거하고 위열(胃熱)과 살갗이 더운 것을 치료한다. 지실(枳實)과 함께 사용하면 체한 것을 제거할 수 있다. 황금(黃芩)을 보조약으로 사용하면 임신상태를 견고하게 하고 열을 제거한다.〈장원소(張元素)〉

비위(脾胃)를 돕고 간(肝)을 보한다. 혀가 굳는 것, 식후 구토, 위통, 몸이 무거운 것, 명치부 급통, 명치부에 수분이 정체되는 것을 치료한다. 또한 충맥으로 인한 병, 기가 역상하고 대변을 참을 수 없는 증상, 배꼽 주위 통증 등을 치료한다.〈왕호고(王好古)〉

건강(乾薑)

건강은 생강과의 다년생 식물인 생강의 뿌리줄기를 말린 것을 말하며, 맛은 맵고 성질은 따뜻하다. 재배하는 생강은 보통 10월에 접어들면 잎이 노란색으로 변하는데, 이때가 수확의 적기이다. 생강을 캐서 불순물과 잔뿌리를 제거하고 햇볕에 말리거나 약한 불에 말려서 사용한다. 열대 아시아가 주산지이며, 우

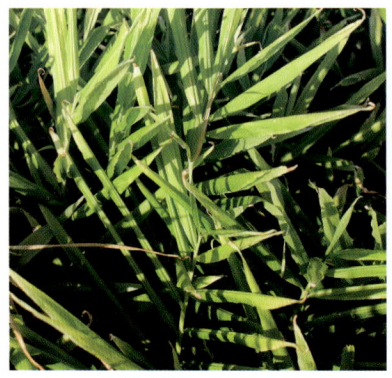
▲ 생강 잎

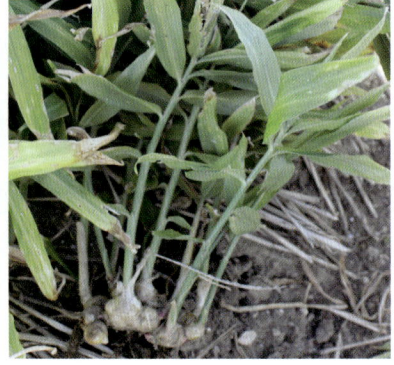
▲ 생강 전초

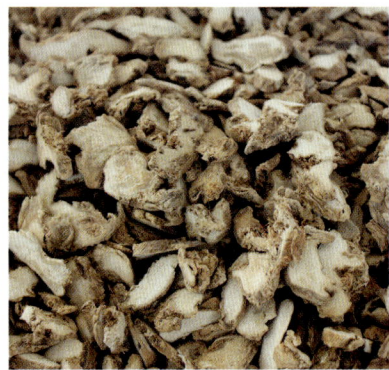
▲ 생강 뿌리 건조(건강)

리나라에는 전북 완주와 충남 서산에서 많이 재배한다.

주효능 | 복부냉증, 복통, 구토, 설사, 수족냉증, 기침, 가래

건강은 몸이 냉하고 복부가 전체적으로 찬 사람의 냉증(冷症)을 치료하는 약초이다. 이러한 증상을 지닌 사람은 소화기능이 떨어져 영양이 결핍되기 쉽고 말초의 혈액순환이 좋지 못해 수족냉증이 나타나기 쉽다. 건강은 이런 사람에게 체열을 높여주고 복부의 냉기를 없애는 역할을 한다.

건강은 따뜻한 성질을 지닌 약초이므로 몸이 약하고 만성적으로 냉증이 있는 사람에게 사용된다. 예를 들어 위장이 약하고 복부가 냉하여 소화불량과 복통, 구토가 있을 때 사용하며, 만성적인 설사와 과민성 대장염 등이 있을 때도 건강을 사용한다. 또한 차가운 기운에 노출되었을 때 생기는 천식과 몸이 냉한 여성의 자궁출혈, 생리통 등에도 사용한다.

동의보감 원문 해설

性大熱味辛(一云苦)無毒開五藏六府通四肢關節逐風寒濕痺主霍亂吐瀉療寒冷心腹痛治腸下痢溫脾胃消宿食去冷痰○以生薑作乾薑有法(詳見雜方)○水洗慢火炮用炮則溫中生則發表若止血須炒令黑用之〈湯液〉○乾薑多用則耗散精氣須以生甘草緩之〈丹心〉○乾薑見火則止而不移所以能治裏寒也〈丹心〉

[白薑] 即去皮未經釀者色白治肺胃寒邪〈入門〉

[乾生薑] 乃留皮自乾者治脾胃寒濕〈入門〉

성질이 몹시 열[大熱]하고 맛이 매우며[辛](쓰다[苦]고도 한다) 독이 없다. 오장육부를 잘 통하게 하고 팔다리와 뼈마디를 잘 놀릴 수 있게 하며 풍, 한, 습비를 몰아낸다. 곽란으로 토하고 설사하는 것과 찬 기운으로 명치가 아픈 것, 설사와 이질을 치료한다. 비위를 덥게 하고 오래된 식체를 삭히며 냉담(冷痰)을 없앤다. ○생강으로 건강을 만드는 방법이 있다(자세한 것은 잡방문(雜方門)에 있다). ○물에 씻어서 싼 다음 약한 불에 구워 쓴다. 싸서 구운 것은 속을 덥히고[溫] 생것은 발산시킨다. 피를 멎게 하려면 새까맣게 되도록 볶아서[炒] 써야 한다.〈탕액〉○건강을 많이 쓰면 정기(正氣)가 줄어드는데 이렇게 된 때에는 생감초를 써서 완화시켜야 한다.〈단심〉○건강을 불에 법제하면 약 기운이 머물러 있게 된다. 그러므로 속이 찬 증이 치료된다.〈단심〉
백강(白薑) : 껍질을 벗기고 말려 띄우지 않은 것인데 빛이 희다. 폐(肺)와 위(胃)에 있는 한사(寒邪)를 없앤다.〈입문〉
건생강(乾生薑, 말린 생강) : 껍질째로 말린 것이다. 비위에 있는 한사와 습사를 없앤다.〈입문〉

생강의 기능성 및 효능에 관한 특허자료 2종 외

▶생강 추출물 또는 쇼가올을 포함하는 허혈성 뇌혈관 질환의 예방 또는 치료용 약학 조성물

본 발명은 생강 추출물 또는 쇼가올 및 약학적으로 허용 가능한 담체를 포함하는 허혈성 뇌혈관 질환의 예방 또는 치료용 약학 조성물을 제공한다. 생강 추출물 또는 쇼가올을 유효성분으로 포함하는 본 발명의 약학 조성물은 허혈성 뇌혈관 질환의 예방 또는 치료에 유용하게 적용될 수 있다.

- 공개번호 : 10-2010-0060124, 출원인 : 경희대학교 산학협력단

▶생강 또는 건강 추출물을 유효성분으로 함유하는 건망증 및 기억력 장애 관련 질환의 예방 및 치료용 조성물

본 발명은 생강 또는 건강 추출물을 유효성분으로 함유하는 건망증 및 기억력 장애 관련 질환의 예방 및 치료를 위한 조성물에 관한 것이다. 상세하게는 본 발명의 생강 또는 건강 추출물이 스코폴라민에 의해 기억력 손상이 유발된 동물모델에서 신경세포의 세포독성 및 세포사멸을 억제함을 확인함으로써, 건망증 및 기억력 장애 관련 질환의 예방 및 치료에 유용한 약학조성물 및 건강기능식품에 이용될 수 있다.

- 공개번호 : 10-2010-0082044, 출원인 : 대구한의대학교 산학협력단

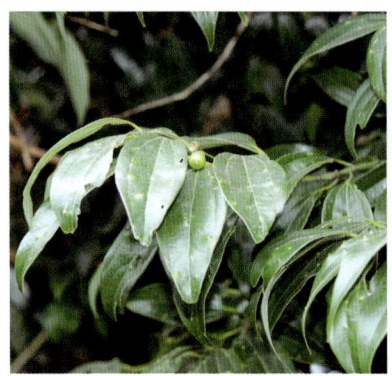
▲ 육계나무 잎

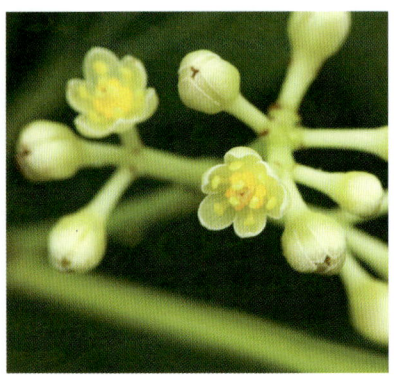
▲ 육계나무 꽃

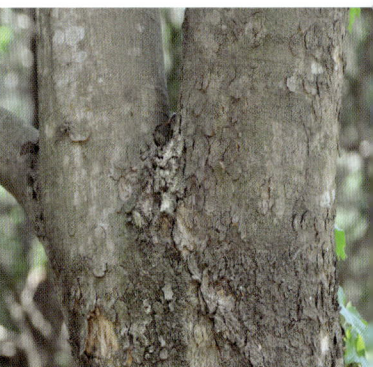
▲ 육계나무 수피

계피(桂皮)

계피는 녹나무과의 상록교목인 육계나무의 나무껍질을 말하며, 맛은 맵고 달며 성질은 따뜻하다. 8~10월 사이에 나무껍질을 벗기고 물로 깨끗이 씻은 후에 그늘진 곳에서 말린 다음 코르크층을 제거하고 사용한다. 원산지가 중국이며 베트남, 스리랑카, 인도 등에 분포하고 있으며 베트남 엔바이 지방의 것이 품질이 우수하다. 우리나라는 제주도에서 재배하고 있다.

주효능 | 복통, 설사, 식욕부진, 수족마비, 수족냉증, 요통, 관절통, 생리불순

계피는 몸을 따뜻하게 하고 신진대사를 강화하는 작용이 있어 말초의 혈액순환을 촉진한다. 몸속이 냉하면 외부가 아무리 따뜻해도 추위를 느끼게 되는데, 계피는 몸속을 따뜻하게 하여 그 열기가 손과 발끝까지 전해지도록 한다.

계피는 몸이 차가운 상태에서 생기는 다양한 증상에 응용된다. 예를 들어 위장이 냉하여 생기는 복통, 식욕부진, 위경련, 구토, 설사 등에 사용하며, 몸이 전체적으로 냉한 상태에서 생기는 요통과 하지 무력감, 소변을 자주 보는 증상, 관절염, 신경통, 생리통 등에 계피를 활용한다.

동의보감 원문 해설

性大熱味甘辛有小毒主溫中通血脉利肝肺氣治霍亂轉筋宣導百藥無所畏能墮胎○桂得蔥而軟蔥液可熬桂作水○生南方三月四月生花全類茱萸九月結實二月八月十月採皮陰

乾凡使刮去皮〈本草〉

[桂心]治九種心痛殺三虫破血止腹內冷痛治一切風氣補五勞七傷通九竅利關節益精明目燠腰膝除風痺破痃癖癥痂消瘀血續筋骨生肌肉下胞衣○即是削除皮上甲錯處取近裏辛而有味桂皮一斤只得五兩爲正〈本草〉

성질은 몹시 열하며[大熱] 맛을 달고[甘] 매우며[辛] 조금 독이 있다. 속을 따뜻하게 하며 혈맥을 잘 통하게 하고 간, 폐의 기를 고르게 하며 곽란으로 쥐가 이는 것을 낫게 한다. 온갖 약 기운을 고루 잘 퍼지게 하면서도 부작용을 나타내지 않고 유산시킬 수 있다. ○계피는 파를 만나면 부드러워진다. 파 달인 물로 계피를 달이면 물이 되게 할 수 있다. ○남방에서 나며 음력 3월, 4월에 수유(茱萸)와 꼭 같은 꽃이 피고 음력 9월에 열매가 익는다. 음력 2월, 8월, 10월에 껍질을 벗겨 그늘에서 말린다. 쓸 때에 겉껍질을 긁어 버린다.〈본초〉

○9가지 심통을 치료하고 삼충(三蟲)을 죽이며, 어혈을 깨뜨리고 뱃속이 차가우면서 아픈 것을 멎게 한다. 온갖 풍기를 치료하고 오로(五勞)와 칠상(七傷)을 보하며, 9규[竅]를 통하게 하고 관절을 부드럽게 하며, 정을 보태고 눈을 밝게 하며, 허리와 무릎을 따뜻하게 한다. 풍비를 없애고 현벽, 징가, 어혈을 깨뜨리며, 근골을 이어주고 새살이 돋아나게 하며, 태반을 나오게 한다. ○계피의 거칠고 단단한 겉껍질을 깎아 버리고 속의 매우면서 맛이 나는 부분을 취한 것이다. 계피 1근에서 보통 5냥 정도가 나온다.〈본초〉

계피의 기능성 및 효능에 관한 특허자료

▶계피 추출물을 유효성분으로 함유하는 대사증후군의 예방 및 치료용 조성물

본 발명은 대사증후군의 예방 및 치료용 조성물에 관한 것으로, 보다 구체적으로 계피 추출물은 apoA-I의 당화를 강력하게 저해하고 환원력과 활성산소 제거력, 구리이온 매개된 LDL 산화에 대한 항산화력, 인간 CETP에 대한 저해활성, 체중 감소 및 저지혈 활성을 나타내어 당뇨, 비만, 동맥경화, 고지혈증 등 대사증후군 예방 또는 치료에 효과적이므로, 본 발명의 계피 추출물은 대사증후군 예방 또는 치료용 약학 조성물 및 건강식품에 활용 가능할 것이다.

- 공개번호 : 10-2012-0122597, 출원인 : 영남대학교 산학협력단

36 대상포진

대상포진은 띠[帶] 모양의 포진(疱疹)이 특징적으로 나타나는 질환이다. 소아기에 수두 바이러스에 한번 감염되면 수두를 앓고 난 후에도 바이러스가 몸속에서 완전히 사라지지 않는다. 체내에 남아 있는 수두 바이러스는 신경에 잠복해 있는데, 이 경우는 체내에 바이러스가 있더라도 사람이 이를 느끼지 못하며 겉으로 드러나는 병적인 증상도 없다. 그러나 신체의 면역력이 약해지면 신경에 잠복해 있던 수두 바이러스가 신경을 타고 다시 피부로 내려와 그곳에서 염증을 일으켜 수포와 심한 통증을 발생시키는데, 이것이 바로 대상포진이다.

　대상포진의 증상은 심한 통증과 감각 이상이 동반되며 붉은 반점이 신경을 따라 나타난 후 여러 개의 물집이 무리를 지어 나타난다. 대상포진은 보통 60세 이상의 노년층에서 흔히 볼 수 있는 질환이지만, 면역력이 떨어졌을 때 나타나

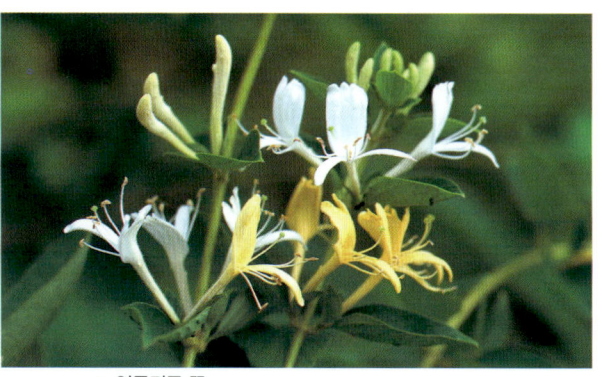
▲ 인동덩굴 꽃

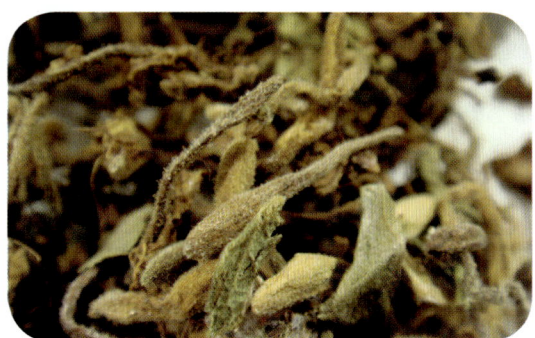
▲ 금은화(약재)

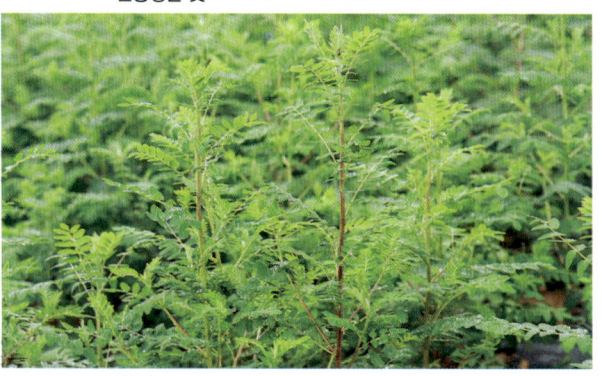
▲ 황기

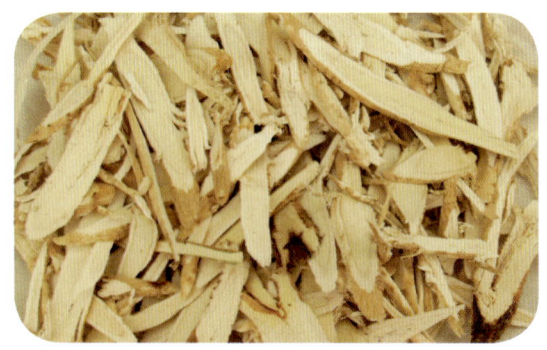
▲ 황기(약재)

므로 30~40대의 젊은 사람에게도 생길 수 있다. 대상포진의 치료에는 항바이러스 치료제를 사용하는데, 면역력이 떨어진 상태를 개선하지 않으면 치료 후에도 통증이 남을 수 있기 때문에 약해진 몸을 보강하는 것이 중요하다.

다음에 소개되는 한약처방은 면역력을 강화하는 동시에 대상포진으로 인한 염증과 통증을 없애는 데 도움을 준다.

한약처방 | 금은화 20g, 황기 16g, 당귀 12g, 백지 8g

상기 용량은 1일분이다. 물 1,000cc를 붓고 중불로 2시간 정도 달여 물이 절반 정도 되게 한다. 그리고 이것을 3등분하여 아침, 점심, 저녁에 마시는데, 3~4시간 간격을 두고 마시는 것이 좋다. 10일분 또는 20일분씩 달여놓고 유리병에 담아 냉장고에 보관하였다가 마실 때마다 따뜻하게 데워서 복용하는 것도 좋다.

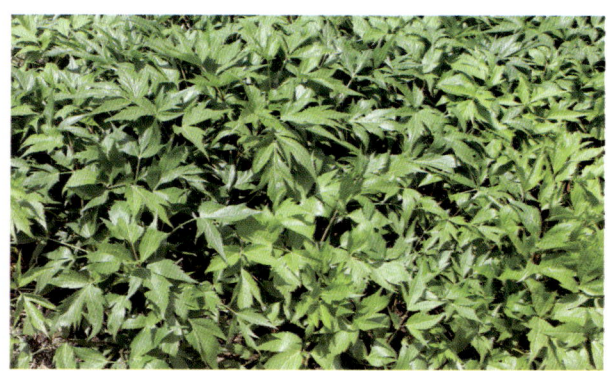

▲ 당귀

▲ 당귀(약재)

▲ 구릿대

▲ 백지(약재)

【참고사항】
① 피로감이 심하면 인삼, 감초를 더한다.
② 염증이 심하면 연교, 포공영을 더한다.
③ 통증 때문에 잠들기 어려우면 산조인을 더한다.

【주의사항】
① 대상포진은 면역력이 떨어진 상태에서 생기기 때문에 충분한 휴식이 필요하다.
② 황기, 당귀, 백지를 먼저 달이고, 금은화는 나중에 넣어서 30분 정도만 달인다. 꽃을 오래 달이면 약효가 떨어지기 때문이다.
③ 황기는 3년 이상 자란 것을 사용해야 하며, 겉껍질을 벗기지 않은 것을 사용해야 효과가 좋다.
④ 당귀의 경우 잔뿌리를 사용하면 효과가 더 좋다.

금은화(金銀花)

금은화는 인동(忍冬)과에 속하는 다년생 식물인 인동덩굴(겨우살이덩굴)의 꽃봉오리를 말하며, 맛은 달고 성질은 차갑다. 늦봄과 초여름에 꽃이 완전히 피기 전에 채취하는 것이 좋으며, 불순물을 제거하고 햇볕에 말린 후 사용한다. 함경도를 제외한 우리나라 각지에 분포하며 반그늘의 물 빠짐이 좋고 비옥한 토양에서 잘 자란다.

주효능 | 피부염, 종기, 편도선염, 인후염, 이하선염, 기관지염, 유행성 감기, 이질

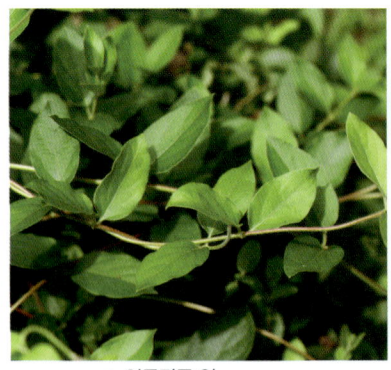
▲ 인동덩굴 잎

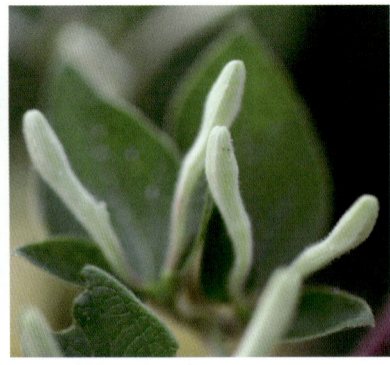
▲ 인동덩굴 꽃봉오리

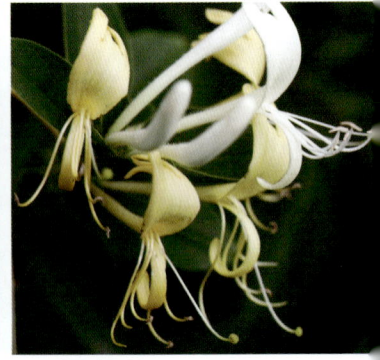
▲ 인동덩굴 꽃

금은화는 한방의 항생제라는 별명을 지니고 있을 정도로 염증을 억제하는 효능이 매우 뛰어나다. 약리실험에서도 항균작용과 항바이러스작용이 입증되었으며 다양한 종류의 염증성 질환에 사용한다. 외상으로 상처가 곪았을 때도 좋고 종기가 생겨 없어지지 않을 때, 편도선염, 인후염, 이하선염, 기관지염 등에도 사용한다. 특히 면역력이 떨어져서 생긴 대상포진에도 효과가 좋다.

금은화는 감초처럼 보약에도 사용할 수 있고, 치료약에도 사용할 수 있다. 몸이 약해서 염증이 없어지지 않을 때는 인삼이나 황기, 감초 등과 함께 사용하면 되고, 급성 감염으로 염증이 심할 때는 황금, 연교, 박하, 생지황 등과 함께 사용하면 된다.

동의보감 원문 해설

性微寒味甘無毒主寒熱身腫熱毒血痢療五尸○處處有之莖赤紫色宿者有薄白皮膜其嫩莖有毛花白蘂紫十二月採陰乾〈本草〉○此草藤生蔓繞古木上其藤左纏附木故名爲左纏藤凌冬不凋故又名忍冬草花有黃白二色故又名金銀花〈入門〉○一名老翁鬚草一名鷺鷥藤又名水楊藤其藤左纏花五出而白微香體帶紅色野生蔓延〈直指〉○今人用此以治癰疽熱盛煩渴及感寒發表皆有功〈俗方〉

성질은 약간 차고[微寒] 맛이 달며[甘] 독이 없다. 추웠다 열이 나면서 몸이 붓는 것과 열독, 혈리 등에 쓰며 5시(五尸)를 치료한다. ○어느 곳에나 다 있는데 줄기는 붉은 자줏빛이며 오랫동안 묵은 줄기에는 엷고 흰 피막이 있다. 갓 나온 줄기에는 털이 있으며 흰 꽃의 꽃술은 자줏빛이다. 음력 12월에 뜯어다 그늘에서 말린다.〈본초〉 ○이 풀은 덩굴로서 늙은 나무에 감겨 있는데 그 덩굴이 왼쪽으로 나무에 감겨 있으므로 좌전등(左纏藤)이라 한다. 겨울에도 잘 시들지 않기 때문에 또한 인동초(忍冬草)라고도 한다. 꽃은 누른 것과 흰 것의 2가지가 있으므로 또한 금은화(金銀花)라고도 한다.〈입문〉 ○일명 노옹수초(老翁鬚草) 또는 노사등(鷺鷥藤) 또는 수양등(水楊藤)이라고도 한다. 덩굴은 왼쪽으로 감긴다. 꽃은 5개의 꽃잎이 나오면서 희고 향기가 약간 있고 덩굴은 분홍빛을 띠며 들에서 나고 덩굴로 뻗어 나간다.〈직지〉 ○지금 사람들은 이것으로써 옹저 때 열이 몹시 나고 번갈증이 나는 것과 감기 때 땀을 내어 표(表)를 풀어주는 데 써서 다 효과를 본다.〈속방〉

인동덩굴의 기능성 및 효능에 관한 특허자료 2종 외

▶ 성장호르몬 분비 촉진 활성이 뛰어난 인동 추출물, 이의 제조방법 및 용도

본 발명의 인동초 추출물은 강력한 성장호르몬 분비 촉진 활성을 나타냄은 물론, 천연 약재로서 안전성이 확보되어 있으므로 성장호르몬 분비 촉진제용 의약품, 화장품 및 식품 등으로 유용하게 사용될 수 있다.

— 공개번호 : 10-2005-0005633, 출원인 : (주)엠디바이오알파

▶ 자외선에 의한 세포 변이 억제 효과를 갖는 인동 추출물을 포함하는 조성물

본 발명에서는 인동을 이용하여 자외선에 의한 세포 손상 또는 세포 변이에 따른 질환을 방지, 억제할 수 있는 추출물 및 그 추출 방법을 제안한다. 본 발명에 따라 얻어진 인동 추출물은 예를 들어 자외선 노출로 인한 세포 계획사(apoptosis), 세포막 변이, 세포분열 정지, DNA 변이와 같은 핵 성분의 파괴 등을 억제할 수 있음을 확인하였다.

— 공개번호 : 10-2009-0001237, 출원인 : 순천대학교 산학협력단

황기(黃芪)

황기는 콩과에 속하는 다년생 식물인 황기의 뿌리를 말하며, 맛은 달고 성질은 따뜻하다. 9~10월에 채취하여 흙과 잔뿌리, 머리를 제거하고 햇볕에 말려서 사용한다. 한국, 만주, 일본, 동부 시베리아 등에 분포하며, 우리나라 울릉도와 강원도에 자생하고 전국 각지에서 재배한다.

주효능 | 만성 피로, 체력 저하, 면역력 저하, 만성 염증, 구내염, 질염(膣炎), 부종(浮腫), 식은땀

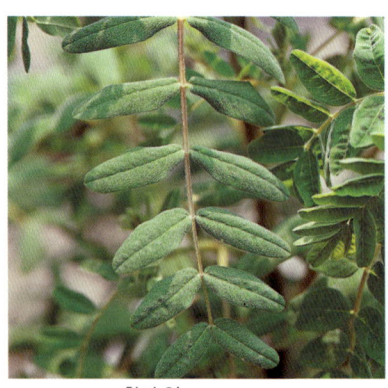
▲ 황기 잎

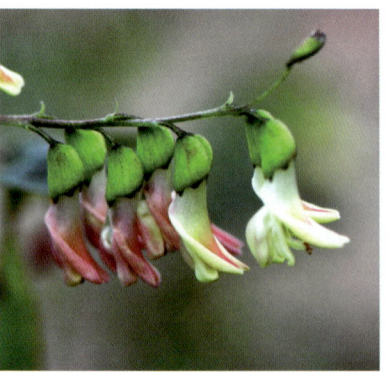
▲ 황기 꽃

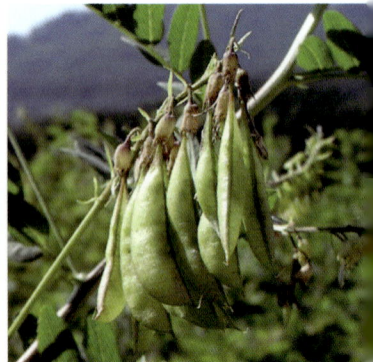
▲ 황기 열매

황기는 면역력을 증강시키고 허약한 몸 상태를 개선하는 약초이다. 황(黃)은 색이 노랗다는 것이고, 기(耆)는 '오래 산다[老]'는 뜻이니, 황기를 먹으면 면역력이 높아지고 허약한 몸이 튼튼해져 수명이 연장된다. 또한 기(芪)라고도 하는데, 이는 '바닥[底]'이라는 뜻으로 원기(元氣)를 보한다는 의미이다. 따라서 면역력이 저하되었을 때 생기는 대상포진에 황기를 사용하면 좋은 효과를 얻을 수 있다.

황기는 상처가 잘 아물지 않거나 염증이 계속되는 경우에 자주 사용된다. 과로와 스트레스 때문에 면역력이 떨어지면 구내염이나 질염이 쉽게 발생한다. 그리고 이러한 염증은 재발하는 경향이 있는데, 이럴 때 감초와 함께 달여서 복용하면 효과가 좋다. 응용한다면 수술을 한 이후에 수술 부위가 잘 아물지 않을 때 상처의 회복을 촉진하는 약으로 사용할 수 있다.

당귀(當歸)

당귀는 산형과에 속하는 다년생 식물인 참당귀, 일당귀의 뿌리를 말한다. 참당귀의 맛은 달고 매우며 성질은 따뜻하다. 반면 일당귀의 맛은 달고 성질은 따뜻하다. 늦가을 잎이 진 이후나 이른 봄 잎이 나오기 전에 채취하여 흙을 제거하고 바람이 통하는 그늘진 곳에서 말린다. 우리나라 산지의 계곡이나 습한 땅에서 자생하며 전국 고랭지에서 재배한다.

주효능 | 빈혈, 생리불순, 생리통, 손발 저림, 불임증, 타박상, 불면증, 건망증, 두통

당귀는 혈액을 만드는 효능이 뛰어난 약초이다. 따라서 빈혈을 비롯하여 과로나 질병, 노화로 인해 혈액이 부족해진 경우에 꼭 사용해야 한다. 이러한 효능

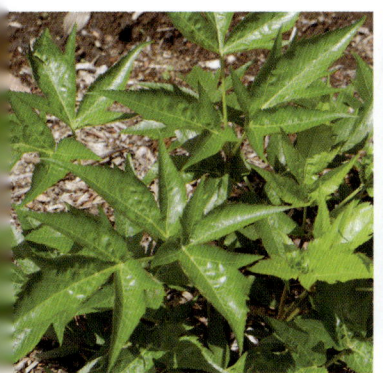
▲ 일당귀 잎

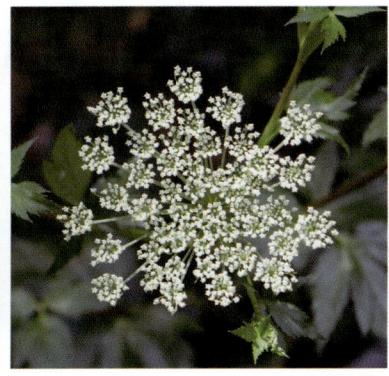
▲ 일당귀 꽃

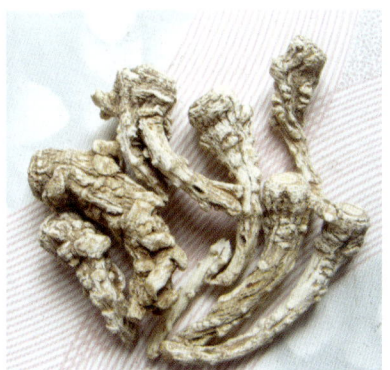
▲ 일당귀 뿌리 건조

【당귀와 다른 약초의 배합】

◎ **당귀와 천궁, 세신** – 머리와 눈이 아픈 것과 치통에 효과가 있다.

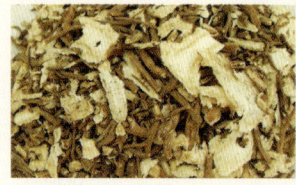 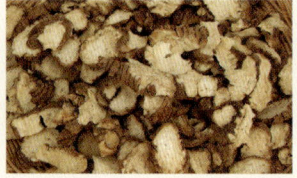 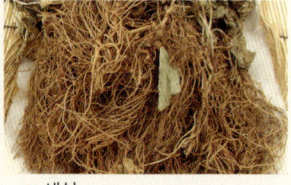

▲ 당귀　　　　　　▲ 천궁　　　　　　▲ 세신

◎ **당귀와 인삼, 오약, 의이인** – 온 몸이 차고 습(濕)이 많은 것을 치료한다.

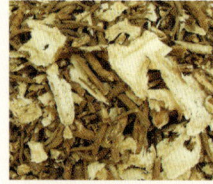 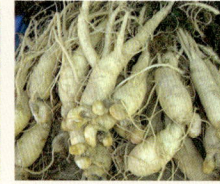 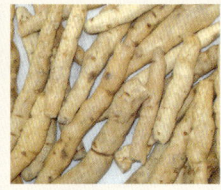 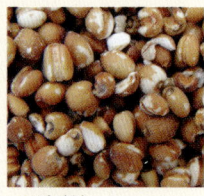

▲ 당귀　　▲ 인삼　　▲ 오약　　▲ 의이인

◎ **당귀와 인삼, 황기** – 허약해져 땀을 흘리는 것을 멎게 하고 살찌게 한다.

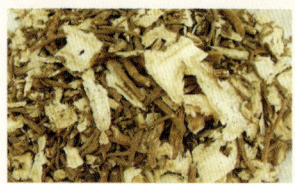 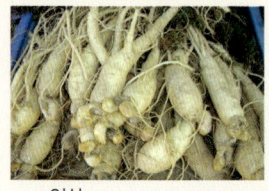 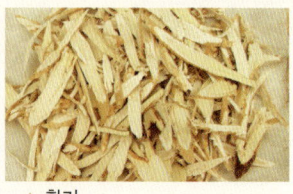

▲ 당귀　　　　　　▲ 인삼　　　　　　▲ 황기

◎ **당귀와 작약, 백출, 지황** – 빈혈을 낫게 하고 혈액순환을 돕는다.

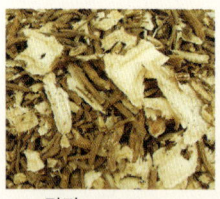 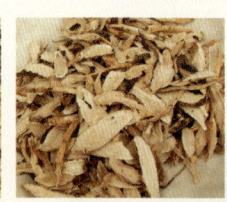 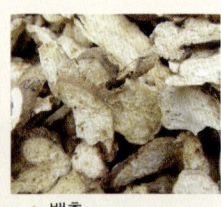 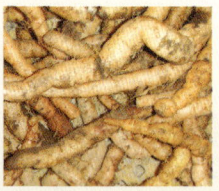

▲ 당귀　　▲ 작약　　▲ 백출　　▲ 지황

◎ **당귀와 작약, 목향** – 통증을 멎게 하고 설사를 치료한다.

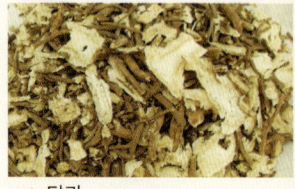 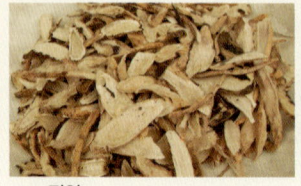 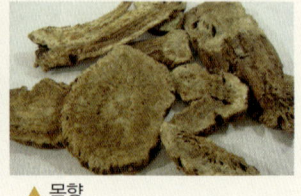

▲ 당귀　　　　　　▲ 작약　　　　　　▲ 목향

◎ **당귀와 진피, 반하** – 구역질을 멎게 한다.

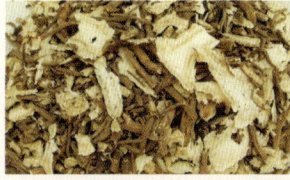 ▲ 당귀
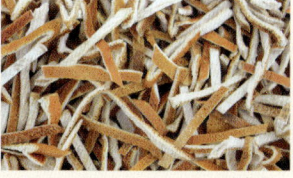 ▲ 진피
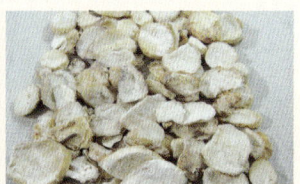 ▲ 반하

◎ **당귀와 원지, 산조인** – 신경을 안정시키고 마음을 편안하게 한다.

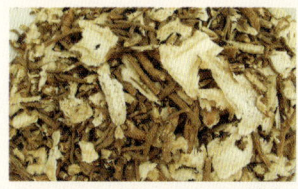 ▲ 당귀
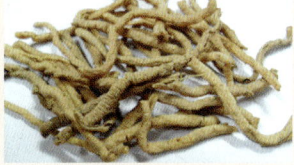 ▲ 원지
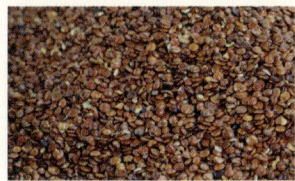 ▲ 산조인

◎ **당귀와 육계** – 속을 따뜻하게 하여 냉기를 풀어준다.

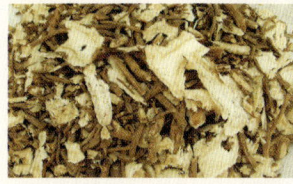 ▲ 당귀
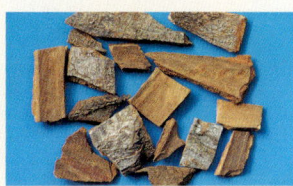 ▲ 육계

◎ **당귀와 봉출, 삼릉, 견우자** – 어혈을 없애고 뱃속의 덩어리나 막힌 것을 삭인다.

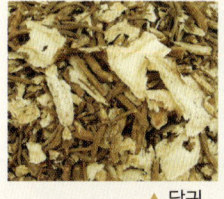 ▲ 당귀
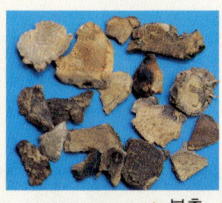 ▲ 봉출
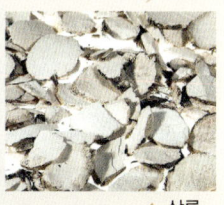 ▲ 삼릉
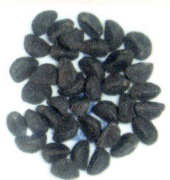 ▲ 견우자

◎ **당귀와 대황** – 장의 운동을 촉진하여 변비를 낫게 한다.

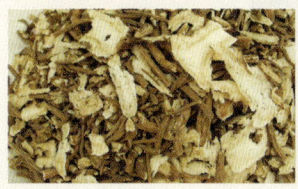 ▲ 당귀
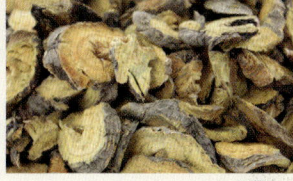 ▲ 대황

은 각종 여성질환을 치료하는 데 도움을 주기 때문에 생리불순, 생리통, 불임증 등에 자주 사용된다. 당귀는 허약한 몸을 보(補)하고 면역력을 강화하는 데 도움을 주기 때문에 대상포진을 치료하는 데도 요긴한 약초이다.

당귀는 혈액순환을 촉진시키고 어혈(瘀血)을 제거하는 효능이 있다. 여성은 남성에 비해 순환장애가 많고 어혈이 생기기 쉬운데, 당귀는 자궁 부위의 혈액순환을 촉진시키고 자궁 기능을 방해하는 어혈을 배출시켜 임신 가능성을 높여 준다.

백지(白芷)

백지는 산형과에 속하는 2~3년생 식물인 구릿대의 뿌리를 말하며, 맛은 맵고 성질은 따뜻하다. 잎이 누렇게 되는 11월경이 채취의 적기이다. 캐낸 뿌리는 흙과 불순물을 제거하고 햇볕에 말려서 사용한다. 전국 각처의 산야에 자생하며 근래에 와서는 약용 및 식용으로 농가에서 재배하고 있다.

주효능 | 감기, 두통, 코막힘, 콧물, 비염, 기미, 주근깨, 안면 부종, 안면 시림, 자궁출혈, 대하증(帶下症), 생리불순

백지는 염증과 농(膿)을 제거하는 효능이 있다. 그래서 비염이 있거나 잇몸에 염증이 있을 때, 얼굴에 염증이 있을 때 효과적이며, 얼굴 이외의 부위에 종기나 상처가 있을 때도 달여서 복용하거나 분말로 만들어 환부(患部)에 바르면 좋다. 또 대상포진으로 인한 염증과 통증에도 사용한다.

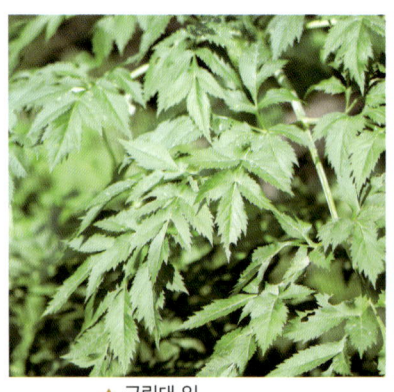
▲ 구릿대 잎

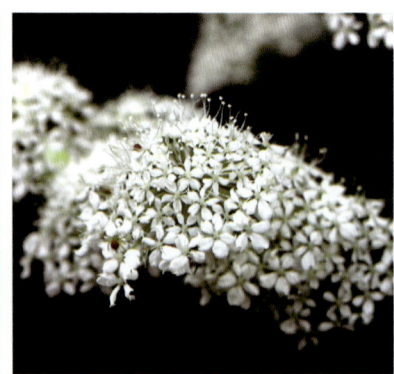
▲ 구릿대 꽃

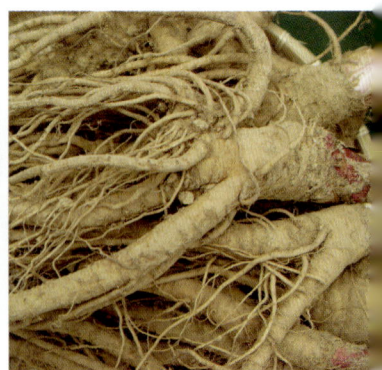
▲ 구릿대 뿌리(백지)

백지는 얼굴에 생기는 질환을 치료한다. 주로 감기로 인한 두통과 코막힘에 사용하는데, 치통과 피부의 염증을 가라앉히는 효능도 있고, 얼굴에 바르면 기미나 주근깨를 없애주고 상처를 빨리 아물게 한다. 두통에 사용할 경우 아픈 부위가 앞이마에 치우쳐 있을 때 가장 적합하다.

본초강목 해설

여성의 대하와 어혈로 인한 생식기 종창(腫脹), 한열왕래(寒熱往來), 완고한 두통, 눈물이 줄줄 나는 증상을 치료한다. 살을 돋게 하고 얼굴색을 윤택하게 하며, 화장품을 만들 수 있다. 〈본경(本經)〉

풍사(風邪)를 제거하고 오랜 갈증, 구토, 옆구리가 그득한 증상, 몸이 쑤시고 아픈 증상, 머리가 어지럽고 눈앞이 캄캄한 증상, 눈이 가려운 증상을 치료한다. 고약(膏藥)을 만들어 사용할 수 있다. 〈별록(別錄)〉

눈이 충혈되고 눈 주위에 군살이 돋는 것을 치료하며, 얼굴의 기미, 사마귀, 반점을 제거할 수 있다. 허약해서 생기는 유산을 치료하고 오래된 혈을 없애고 새로운 혈을 생성하며 유방에 생긴 종기를 치료하고 등에 발생한 임파선염, 변혈(便血), 치질, 각종 부스럼을 치료하고 통증을 멎게 하며 고름을 배출시킨다. 〈지대명(池大明)〉

고름을 없애고 명치부의 찌르는 듯한 통증을 치료하며, 여성이 지속적으로 소량의 자궁출혈이 나타나고 요통이 있는 증상과 붕루(崩漏) 증상이 있는 경우를 치료한다. 〈견권(甄權)〉

수양명경(手陽明經)의 두통을 치료하고 풍사의 침입으로 인한 한열왕래 및 폐경(肺經)의 풍열(風熱)로 인하여 두면부의 피부가 저리며 건조하고 가려운 증상을 치료한다. 〈장원소(張元素)〉

축농증, 코피, 치통, 앞쪽 이마 부위의 통증, 변비, 혈뇨를 치료하고 여성이 혈(血)이 부족하여 생기는 어지러운 증상, 구토를 치료한다. 또한 비소독(砒素毒)을 해독하고 뱀에 물린 상처와 화살 및 금창상(金瘡傷)을 치료한다. 〈이시진(李時珍)〉

【 혼동하기 쉬운 약초 비교 】

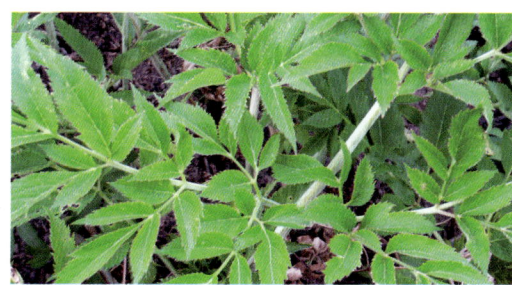

▲ 구릿대 잎

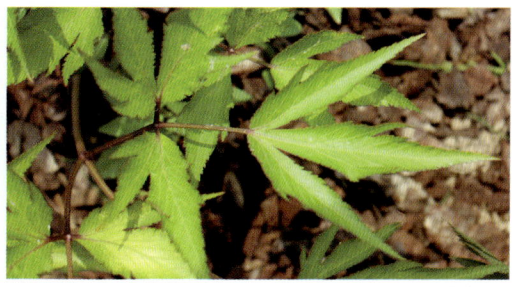

▲ 당귀 잎

37 탈모

　탈모는 정상적으로 모발이 존재해야 할 부위에 모발이 없는 상태를 말한다. 서양인에 비해 모발 밀도가 낮은 우리나라 사람의 경우 5만~7만 개 정도의 머리카락이 있으며 하루에 약 50~70개까지의 머리카락이 빠지는 것은 정상적이다. 반면 자고 나서나 머리를 감을 때 빠지는 머리카락의 수가 100개가 넘으면 병적인 원인에 의한 탈모일 가능성이 높다.

　머리카락은 땅에서 자라는 나무처럼 수분과 영양분이 충분히 공급될 때 잘 자라며 쉽게 빠지지 않는다. 머리카락을 자라게 하고 영양분을 공급하는 곳을 모낭(毛囊)이라고 하는데, 모낭이 약해지면 나무의 뿌리가 흔들려 바람에 뽑히는 것처럼 머리카락이 쉽게 빠진다. 모낭을 약하게 하는 원인은 영양 결핍, 약물 남용, 출산, 수술, 신체적 스트레스, 정신적 스트레스 등이다. 이러한 원인이 생기

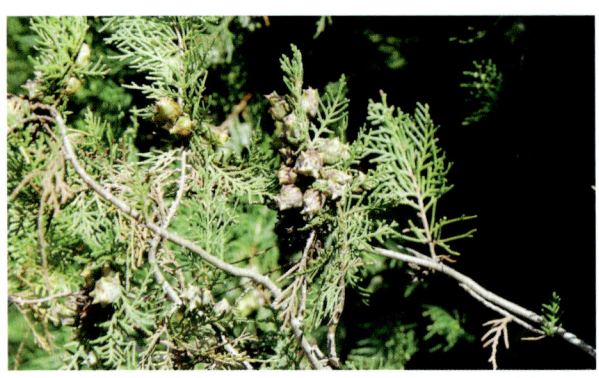
▲ 측백나무

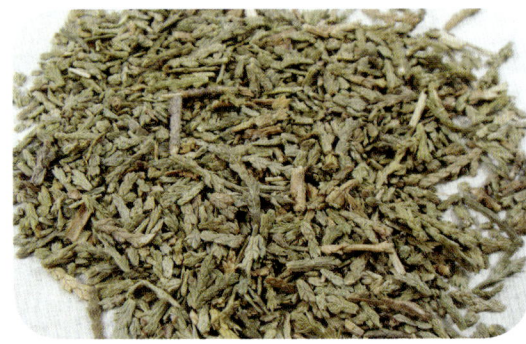
▲ 측백엽(약재)

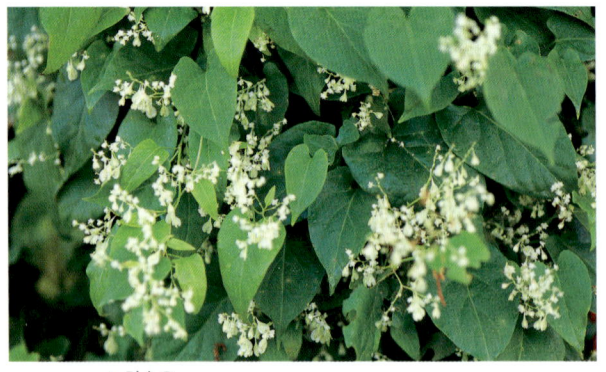
▲ 하수오

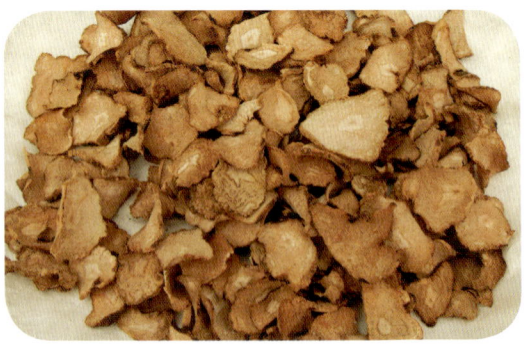
▲ 하수오(약재)

면 모낭이 제 기능을 할 수 없어 일부 모발은 생장기간을 다 채우지 못하고 뽑히게 된다.

따라서 탈모를 치료하기 위해서는 탈모의 원인을 제거하는 동시에 모낭에 충분한 영양분을 공급해야 한다. 다음에 소개되는 한약처방은 모낭을 튼튼하게 하여 탈모를 개선하는 데 도움을 준다.

> **한약처방** | 측백엽 320g, 하수오 320g, 한련초 160g

상기 약초를 모두 분말로 만들어 생지황 3,300g, 꿀 1,600g을 넣고 반죽한다. 그리고 이것을 항아리에 넣고 3일 동안 중탕을 한다. 그리고 이것을 1일 동안 찬물로 식히고, 다시 1일 동안 중탕한다. 이렇게 하면 검은색 고(膏)가 완성되는데, 이것을 매일 찻숟갈로 2~3번 복용한다.

【참고사항】

① 머리카락에 윤기가 없고 비듬이 있으면 당귀를 더한다.
② 스트레스가 많은 사람에게는 소엽을 더한다.
③ 어지럼증과 불면증이 있으면 상심자를 더한다.
④ 머리가 가려우면 형개를 더한다.
⑤ 머리로 열이 몰리면 감국을 더한다.

【주의사항】

① 탈모는 진행성 질환이므로 한약처방을 6개월 이상 복용하는 것이 바람직하다.

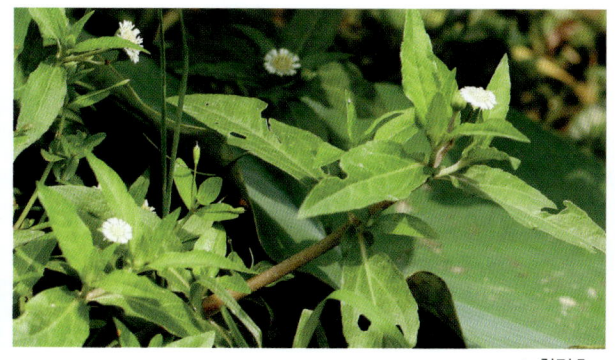
▲ 한련초

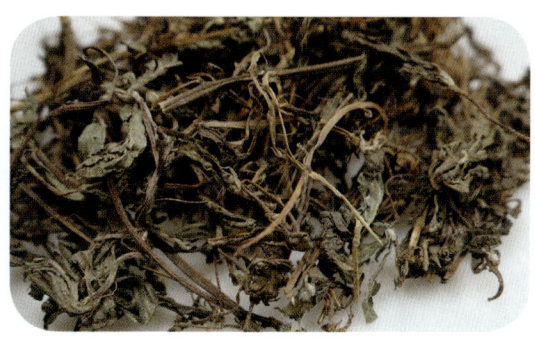
▲ 한련초(약재)

② 여기에서 사용하는 하수오는 적하수오이며, 검은콩을 삶은 물에 적하수오를 넣고 다시 삶아서 사용해야 부작용이 없다.
③ 생지황은 즙을 내어서 사용해야 한다.
④ 꿀은 끓여서 사용해야 한다.

측백엽(側柏葉)

측백엽은 측백나무과에 속하는 상록침엽교목인 측백나무의 잎을 말하며, 맛은 쓰면서 떫고 성질은 차갑다. 봄과 가을에 채취하여 바람이 잘 통하는 곳에서 말린 후에 사용한다. 우리나라 충북 단양이나 경북 영양의 석회암 지대에서 회양목과 같이 자생하며 내한성, 내건성, 내공해성이 강하여 관상수나 울타리용 나무로 많이 심는다.

주효능 | 급성 출혈증, 위궤양성 출혈, 십이지장궤양성 출혈, 코피, 객혈, 자궁출혈, 탈모, 흰머리

측백엽은 모발을 검게 하는 효능이 있다. 나이가 많지 않음에도 머리카락이 희어지거나 탈모가 진행되는 경우에는 하수오, 숙지황 등과 함께 사용하면 효과적이다. 우리나라 천연기념물 1호는 대구시 동구 도동의 측백나무숲이다. 이 나무들은 바위틈처럼 매우 척박한 땅에 뿌리내리고 100년 이상 살고 있을 정도로 생명력이 강하다. 그래서 중국에서는 측백나무를 불모지대 녹화사업용으로 활용한다. 이러한 측백나무의 강한 생명력은 모발이 희어지고 탈모가 진행되는 것을 막는 힘으로 발휘된다.

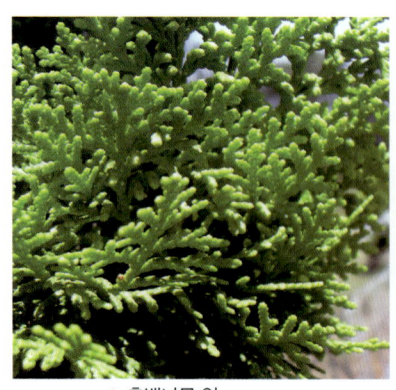
▲ 측백나무 잎

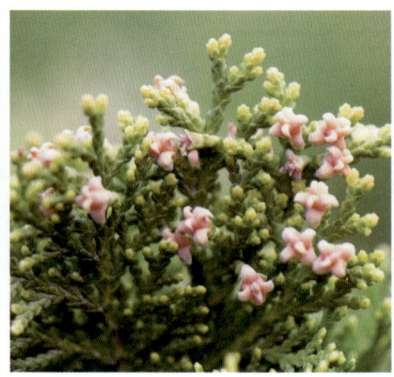
▲ 측백나무 꽃

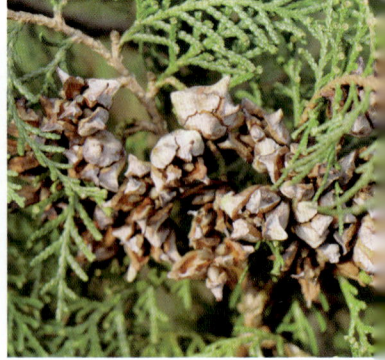
▲ 측백나무 열매

《동의보감》에는 다음과 같은 구절이 나온다. '측백엽을 오랫동안 복용하면 병이 없어지고 오래 산다. 1년을 복용하면 10년을 더 살 수 있고, 2년을 복용하면 20년을 더 살 수 있다. 측백엽은 음(陰)을 보하는 중요한 약초이다' 여기서 '음'은 인체의 신진대사 과정에 필요한 물질을 의미한다. 과로, 질병, 노화로 신진대사에 필요한 물질이 부족해지면 몸 어딘가에 문제가 생겨 수명이 단축된다. 머리카락이 빠지고 빨리 희어지는 것도 음이 부족해진 결과이다.

【측백나무의 이름 유래와 사용부위】

측백(側柏)이란 옆으로 서 있다는 뜻으로, 모든 나무들이 태양을 향해 있는데 측백만 홀로 서쪽을 향하고 있다. 또한 절개를 지니고 있는 나무에는 '백(白)'이라는 글자를 쓰는 관행에 따라 '측백(側柏)'이란 이름을 쓰게 되었다고 한다. 일설에는 백(柏)에는 여러 종류가 있는데 약에 넣는 것은 오직 잎이 한쪽으로만 자란 것을 사용하기 때문에 측백이라 하였다고 한다. 측백은 잎이 많고 가지가 적은 것이 약으로써 좋고 잎뿐만 아니라 씨와 나무속껍질을 약으로 사용한다. 씨는 백자인(혹은 백실)이라 하며 정신을 안정시키고 장(腸)을 윤택하게 하는 효능이 있고, 나무껍질은 백백피라고 하며 불에 데어서 짓무른 것을 낫게 하고 머리털을 자라게 한다.

동의보감 원문 해설

味苦辛性澁皆側向而生主吐血衄血痢血補陰之要藥四時各依方而採陰乾入藥蒸用〈本草〉

맛은 쓰고[苦] 매우며[辛] 성질은 떫다[澁]. 다 옆으로 향하여 난다. 피를 토하는 것, 코피, 혈리(血痢)를 낫게 하며 음(陰)을 보하는 중요한 약이다. 사시절에 각각 제철 방위에 맞는 잎을 따서 그늘에 말린다. 약에 넣을 때에는 쪄서 쓴다.〈본초〉

측백나무의 기능성 및 효능에 관한 특허자료 2종 외

▶측백나무 잎을 포함하는 발모 촉진 또는 탈모 방지용 조성물

본 발명은 측백나무 잎을 비롯하여 부추 뿌리, 뽕나무 잎, 생강 및 검은콩을 유효성분으로 포함하는 발모 촉진 또는 탈모 방지 조성물 및 이의 제조방법에 관한 것이다. 본 발명의 조성물은 천연 추출물을 주성분으로 포함하고 있어 부작용이 없고 발모 촉진 및 탈모 방지 효과가 우수하다.

- 등록번호 : 10-0929880, 출원인 : 심태흥, 이선미

> ▶ 나노 캡슐화된 측백나무와 후박나무 추출물이 함유된 여성청결제
>
> 본 발명은 천연자원인 측백나무 추출물과 후박나무 추출물을 나노 캡슐화시킨 천연유래의 항균 효과와 항진균 효과를 갖는 유용성분을 함유한 여성청결제의 제조방법에 관한 것이다. 본 발명에서는 여성의 생식기를 약산성으로 유지시켜줄 뿐만 아니라 측백나무 추출물의 항균력과 항산화 능력, 살균작용 그리고 후박나무의 진경작용, 살균작용, 진정작용 등을 이용한 여성 청결제를 개발하게 되었다.
>
> — 등록번호 : 10-2006-0079775, 출원인 : (주)퓨어마린

하수오(何首烏)

하수오는 마디풀과에 속하는 다년생 식물인 하수오의 덩이뿌리를 말하며, 맛은 조금 쓰고 떫으며 성질은 따뜻하다. 하수오는 중국이 원산지이며 이와 유사한 식물인 은조롱의 덩이뿌리를 백하수오로 사용하였으며, 맛은 쓰고 달고 떫다. 중국이 원산지인 하수오는 뿌리가 적갈색을 띠고 있어 적하수오, 한국 은조롱의 뿌리는 백색을 띠고 있어 백하수오라고 하였지만 지금은 두 식물 간에 혼동을 피하기 위해 적하수오를 하수오, 백하수오를 백수오라고 한다. 하수오는 가을과 겨울에 채취하여 말려서 사용하며, 백수오는 우리나라 각지의 산야에 야생하고 내한성, 내충성, 내건성 등이 강해 전국 어디서나 재배가 가능하다.

주효능 : 빈혈, 신경쇠약, 요통, 하지무력, 허약체질, 고혈압, 고지혈증, 습관성 유산, 탈모, 흰머리, 변비, 성기능 약화

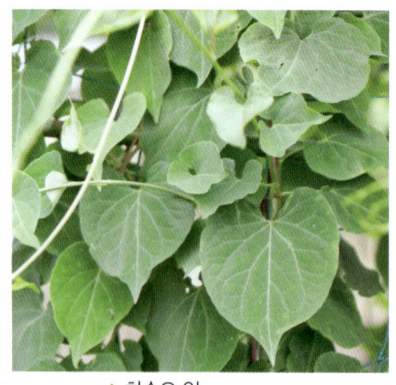
▲ 하수오 잎

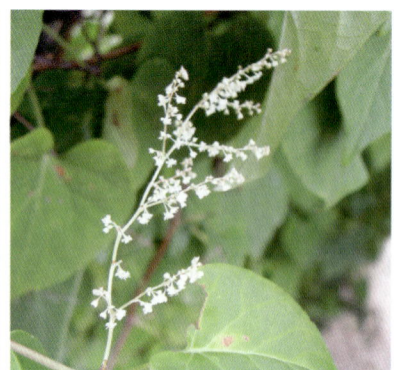
▲ 하수오 꽃

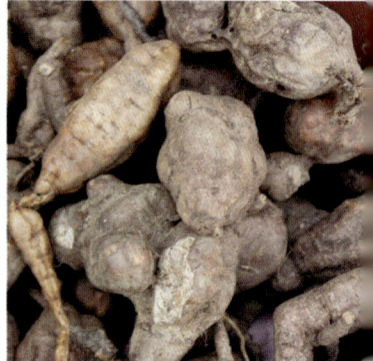
▲ 하수오 덩이뿌리

하수오의 유래는 다음과 같다. 하씨(何氏) 성을 가진 사람이 이것을 먹고 자식을 낳게 되었다는 설에서 '하(何)', 오래 먹으면 흑발이 된다는 뜻으로 '수오(首烏)'라고 하였다.

하수오는 간과 신장의 정혈(精血)을 보하여 탈모의 진행을 막는 효능이 있다. 또한 정혈을 보하여 성기능을 강화하고, 허리와 다리를 튼튼하게 하며, 몸이 약한 여성의 자궁기능을 강화하고, 태아를 안정시켜 습관성 유산을 방지한다.

동의보감 원문 해설

性平溫味苦澁(一云甘)無毒主瘰癧消癰腫五痔治積年勞瘦痰癖風虛敗劣療婦人産後諸疾帶下赤白益血氣壯筋骨塡精髓黑毛髮悅顔色駐顔延年○本名夜交藤因何首烏服而得名此人生而闒弱年老無妻子一日醉臥田中見一藤兩本異生苗蔓相交釋合三四心異之遂採根暴乾搗末酒服七日而思人道百日久疾皆愈十年生數男壽至一百三十歲○蔓紫花黃白葉如薯　而不光生必相對根大如拳有赤白二種赤者雄白者雌根形如鳥獸山岳之狀者珍也○春末夏中初秋候淸明日兼雌雄採之以竹刀或銅刀去皮薄切蒸暴一名交藤一名夜合一名九陳藤終始勿犯鐵忌食蔥蒜蘿蔔猪羊血無鱗魚凡修合藥須雌雄相合喫有驗〈本草〉○米泔浸一宿切片晒乾搗碎如作丸則黑豆汁拌蒸晒乾用〈入門〉

강원도에서는 은조롱이라고 하고 황해도에서는 새박뿌리라 하는데 성질은 평(平)하고 따뜻하며[溫] 맛은 쓰고 떫고[苦澁](달다[甘]고도 한다) 독이 없다. 나력, 옹종과 5가지 치질을 낫게 하며 여러 해 된 허로로 여윈 것, 담벽, 풍허(風虛)로 몸이 몹시 상한 것을 낫게 한다. 부인이 몸을 푼 뒤에 생긴 여러 가지 병과 적백대하를 멎게 한다. 혈기를 보하며 힘줄과 뼈를 든든하게 하고 정수(精髓)를 보충하며 머리털을 검게 한다. 또 얼굴빛을 좋게 하고 늙지 않게 하며 오래 살게 한다. ○원래 이름은 야교등(夜交藤)인데 하수오(何首烏)라는 사람이 먹고 큰 효과를 본 데서 하수오라는 이름을 붙이게 되었다. 이 사람은 본래 몸이 약하였고 늙어서는 아내도 자식들도 없었다. 하루는 취해서 밭에 누워 있었는데 한 덩굴에 2줄기가 따로 난 풀의 잎과 줄기가 서너 번 서로 감겼다 풀렸다 하는 것이 보였다. 마음에 이상하게 생각되어 마침내 그 뿌리를 캐어 햇볕에 말려 짓찧은 다음 가루 내어 술에 타서 7일 동안 먹었더니 그리운 사람이 있었고 100일이 지나서는 오랜 병들이 다 나았다. 10년 후에는 여러 명의 아들을 낳았고 130살이나 살았다. ○덩굴은 자줏빛이고 꽃은 황백색이며 잎은 마와 비슷한데 광택은 없으며 반드시 맞대서 난다. 뿌리가 주먹만 하여 붉은 빛, 흰 빛의 2가지 종류가 있는데 붉은 것은 수컷이고 흰 것은 암컷이다. 뿌리의 생김새가 아름다운 산처럼 생긴 것이 아주 좋은 것이다. ○늦은 봄, 초가을에 날씨가 맑은 날에 암컷, 수컷을 다 캐어 참대칼이나 구리칼로 겉껍질을 긁어 버리고 얇게 썰어 쪄서 햇볕에 말린다. 일명 교등(交藤), 야합(夜合), 구진등(九眞藤)이라고도 하는데 이 약을 다룰 때는 처음부터 마지막까지 쇠를 대지 말아야 한다. 파, 마늘, 무, 돼지 피, 양의 피, 비늘 없는 생선을 먹지 말아야 한다. 법제하여 약을 쓸 때는 반드시 붉은 빛이 나는 것과 흰 빛이 나는 것을 합하여 먹어야 효과가 있다.〈본초〉 ○쌀 씻은 물에 하룻밤 담갔다가 조각나게 썰어서 햇볕에 말려 짓찧어 부스러뜨린다. 알약을 지으려면 검정콩(흑두) 달인 물에 버무려 찐 다음 햇볕에 말려서 쓴다.〈입문〉

하수오(적하수오)의 기능성 및 효능에 관한 특허자료 2종 외

▶하수오 추출물의 제조방법과 그 추출물을 함유한 당뇨병 관련 질환 치료용 의약 조성물

본 발명은 하수오 추출물의 제조방법과 그 추출물을 함유한 당뇨병 관련 질환 치료용 의약 조성물에 관한 것으로, 하수오를 물, 극성 유기용매 또는 이들의 혼합용매로 추출하는 단계, 상기 추출액으로부터 고형분을 제거하는 단계 및 상기 추출액으로부터 추출용매를 제거하여 하수오 추출물을 얻는 단계를 통해 혈당강하 효과가 있는 하수오 추출물을 얻고, 이를 함유시켜 당뇨병 관련 치료용 조성물을 제조함으로써, 우수한 혈당강하 효과를 갖는 하수오 추출물과 그 추출물을 함유한 당뇨병 관련 질환 치료용 의약 조성물에 관한 것이다.
- 공개번호 : 10-2004-0063291, 출원인 : 에스케이케미칼주식회사

▶은 나노입자 및 하수오 추출물을 포함하는 조성물 및 그의 용도

본 발명은 은 나노입자 및 하수오 추출물을 유효량으로 포함하는 약학적 조성물, 상기 약학적 조성물을 개체에 국소적으로 투여하여 모발 성장을 증진시키는 방법 및 이의 용도에 관한 것이다.
- 공개번호 : 10-2011-0124752, 출원인 : 차이, 밍펜(대만)

한련초(旱蓮草)

한련초(예장, 鱧腸)는 국화과에 속하는 1년생 식물인 한련초의 전초(순草)를 말하며, 맛은 달고 시며 성질은 차갑다. 여름과 가을에 채취하여 햇볕이나 그늘진 곳에서 말려 사용한다. 우리나라 중부 이남 논과 밭의 습기 있는 곳에서 자생한다.

주효능 | 탈모, 흰머리, 치주질환, 어지럼증, 이명(耳鳴), 요통, 하지무력, 혈뇨(血尿), 혈변, 자궁하혈, 외상출혈

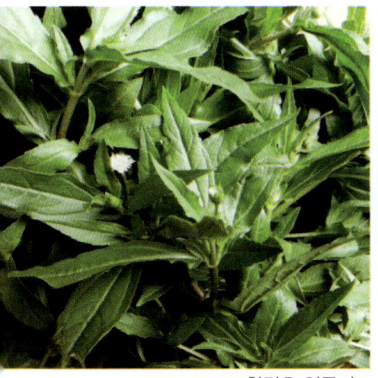
▲ 한련초 잎줄기

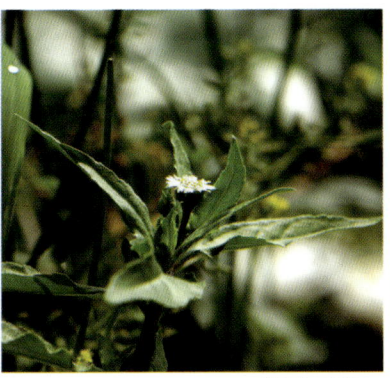
▲ 한련초 지상부

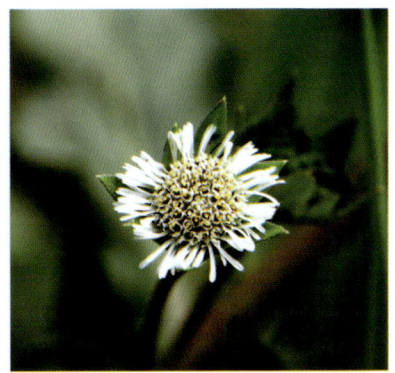
▲ 한련초 꽃

한련초는 탈모를 개선하고 머리카락을 검게 하는 효능이 있는 약초이다. 《동의보감》에 다음과 같은 기록이 있다. '수염과 머리카락을 자라게 하고 희어진 털을 검어지게 한다. 음력 6월에 채취하여 즙을 내서 생강즙, 꿀과 함께 넣고 달여 고약을 만들어 한 번에 한 숟가락씩 먹는다.' 한련초의 마디를 꺾었을 때 나오는 액체는 시간이 흐름에 따라 차츰 검게 바뀌는데, 예전에는 한련초의 검은색 즙을 이용하여 머리카락을 검게 염색하는 데 이용하였다.

한련초는 지혈작용이 있어서 토혈과 코피를 비롯하여 혈변, 혈뇨, 외상출혈 등에 사용한다. 또한 몸을 보(補)하는 효능이 있어 어지럼증, 이명, 요통, 관절염 등에도 효과가 있다. 생즙을 피부에 바르면 염증과 가려움증을 치료하는 효능도 있다.

동의보감 원문 해설

性平味甘酸無毒主血痢鍼灸瘡發洪血不可止者長鬚髮付一切瘡○處處有之即蓮子草也俗謂之旱蓮子三月八月採陰乾實若小蓮房摘其苗皆有汁出須臾而黑故多入烏鬚髮藥〈本草〉

성질은 평(平)하고 맛은 달며[甘] 시고[酸] 독이 없다. 혈리나 침자리나 뜸자리가 헌 것이 터져서 피가 계속 나오는 것을 낫게 한다. 수염과 머리털을 자라게 하고 모든 헌데에 붙인다. ○곳곳에 있는데 연자초(蓮子草)라고 하고 민간에서는 한련자(旱蓮子)라고 한다. 음력 3월, 8월에 뜯어 그늘에서 말린다. 열매는 작은 연밥과 같고 그 싹을 따면 모두가 진이 나오는데 잠깐 후에는 검어지기 때문에 흔히 수염과 머리털을 검게 하는 약을 넣는다.〈본초〉

한련초(가는잎한련초)의 기능성 및 효능에 관한 특허자료 2종 외

▶ **한련초 추출물을 주재로 한 발기촉진제 및 그의 제법 및 그의 강화식품**

본 발명은 한련초 추출물을 주재로 한 발기촉진제 및 그의 제법 및 그의 강화식품에 관한 것이다. 한련초 추출물을 주재로 하고 여기에 본 실험을 통해 발기촉진 활성이 입증된 누에 수번데기의 추출물, 홍삼, 복분자 추출물을 적당한 부형제에 첨가, 혼합하고, 여기에 강화제로서 알기닌, L-글루타민산, 토코페롤, 타우린을 적당량 첨가하여 기능성 발기촉진제(EAA)를 제조하였다.

- 공개번호 : 10-2006-0014686, 출원인 : 최진호

▶ **탈모 방지 및 발모 촉진용 조성물로 유용한 한련초 추출물**

본 발명은 한련초 추출물, 이의 분획물, 터트티에닐 유도체 또는 이의 약학적으로 허용 가능한 염을 포함하는 탈모 방지 또는 발모 촉진용 조성물에 관한 것이다. 보다 구체적으로, 상기 조성물은 TGF-β의 발현을 현저히 억제시킴으로써, 탈모 방지, 육모, 양모, 발모 촉진에 유용히 사용될 수 있으며, 탈모 방지용 용액, 크림, 로션, 샴푸, 스프레이, 겔 및 로션 등의 형태로 사용될 수 있다.

- 공개번호 : 10-2012-0052894, 출원인 : 한국생명공학연구원

【 혼동하기 쉬운 약초 비교 】

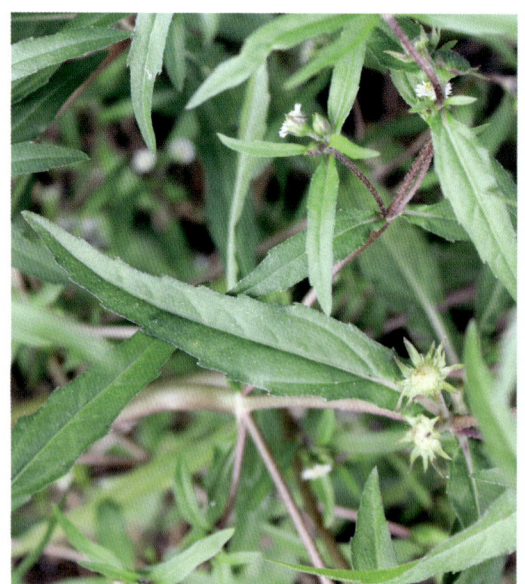

▲ 한련초 잎

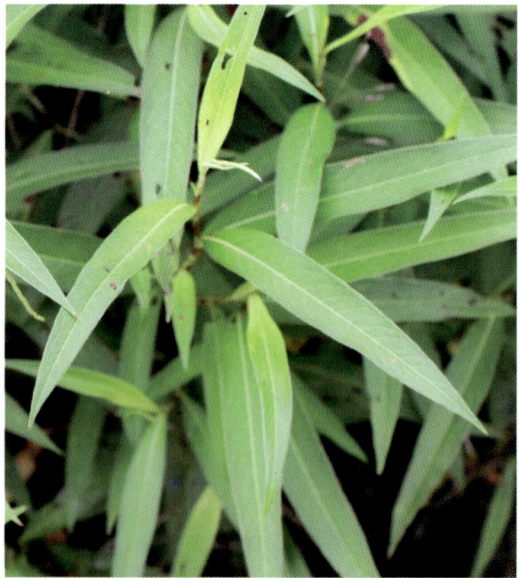

▲ 여뀌 잎

38 두드러기

두드러기는 피부나 점막에 있는 혈관의 투과성(물질분자의 통과나 침입을 허용하는 성질)이 증가되면서 피부가 붉거나 흰 색으로 부풀어 오르고 심한 가려움증이 동반되는 피부질환이다.

현대의학에서는 두드러기의 원인을 대부분 찾을 수 없고, 일부에서만 원인을 밝힐 수 있다고 한다. 원인을 확인할 수 있는 경우는 음식(초콜릿, 조개류, 돼지고기, 치즈 등), 물리적 자극(압박, 진동, 햇볕, 찬 온도, 찬 음식, 급격한 온도 변화, 운동, 국소적인 열 노출 등), 약제(아스피린, 비타민, 인슐린, 소염진통제, 마약성 진통제, 항생제 등), 식품 및 식품첨가제(이스트, 살리실산, 구연산 등), 감염, 임신 등이다.

한의학에서는 두드러기를 은진(癮疹)이라고 하였고, 은진은 대부분 비(脾)에 속한다고 하였다. 여기서 비는 음식을 소화시키는 위와 장에 해당한다. 결과적으

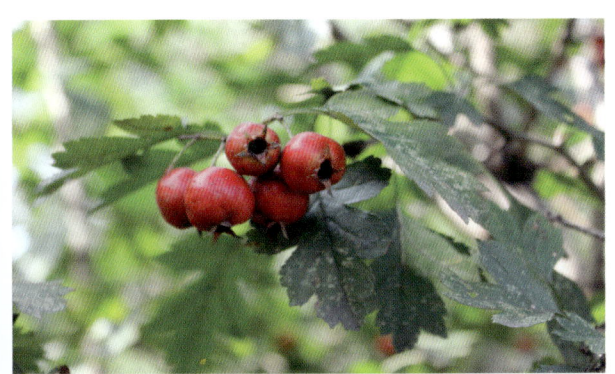

▲ 산사나무

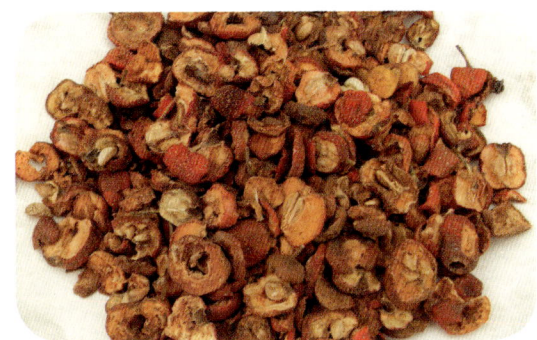

▲ 산사(약재)

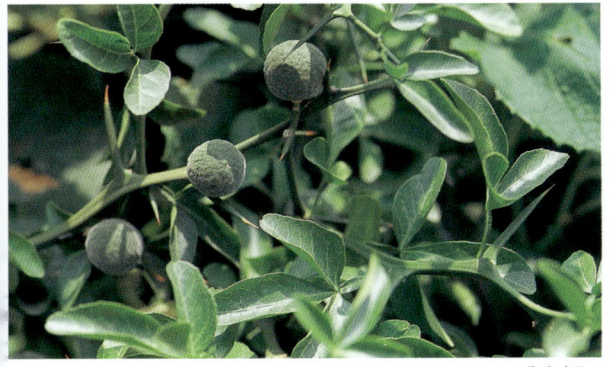

▲ 탱자나무

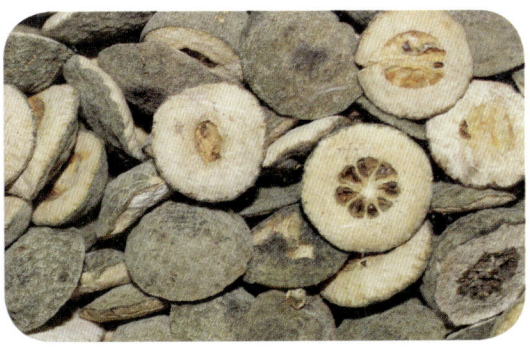

▲ 지실(약재)

로 한의학에서는 위와 장에 문제가 있을 때 두드러기가 생긴다고 본 것이다. 위와 장의 기능이 약하면 섭취한 음식을 제대로 소화시킬 수 없게 되어 부패할 수 있고 일부 독성물질은 몸으로 흡수되기도 한다. 이러한 현상은 소화하기 어려운 고기나 독성물질(식품첨가제, 약물 등)이 많은 음식을 먹었을 때 두드러진다. 따라서 두드러기를 치료하려면 약해진 위장을 치료하는 것이 우선되어야 한다.

　다음에 소개되는 한약처방은 독성물질에 의해 손상된 위장을 회복시키면서 두드러기 증상을 개선하는 데 도움을 준다. 이 처방으로 두드러기 증상이 완화되면 위장을 강화하는 한약처방을 활용하는 것이 좋다.

한약처방 | 산사 30g, 지실 15g, 형개 8g, 방풍 8g

　상기 용량은 1일분이다. 물 1,000cc를 붓고 중불로 2시간 정도 달여 물이 절반 정도 되게 한다. 그리고 이것을 3등분하여 아침, 점심, 저녁에 마시는데,

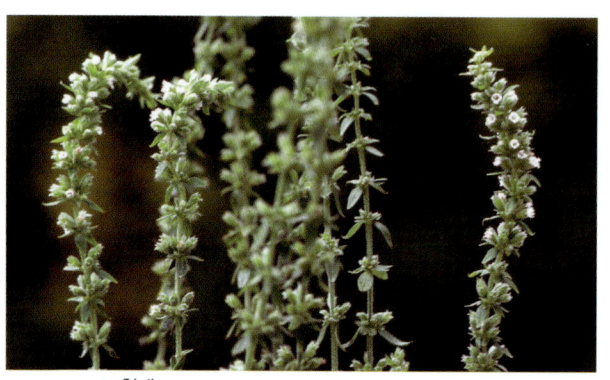
▲ 형개

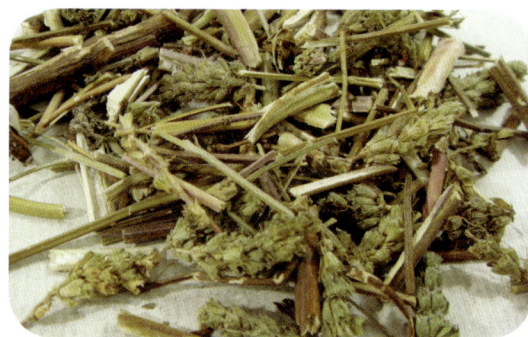
▲ 형개(약재)

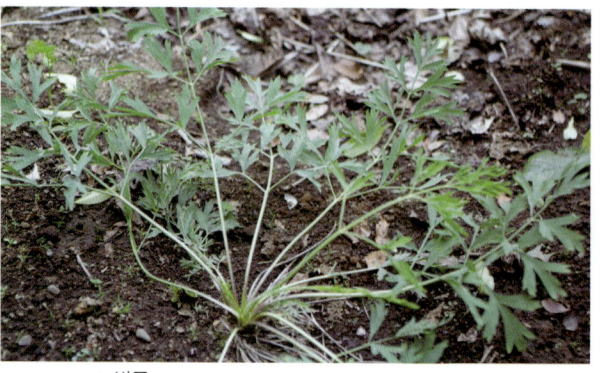
▲ 방풍

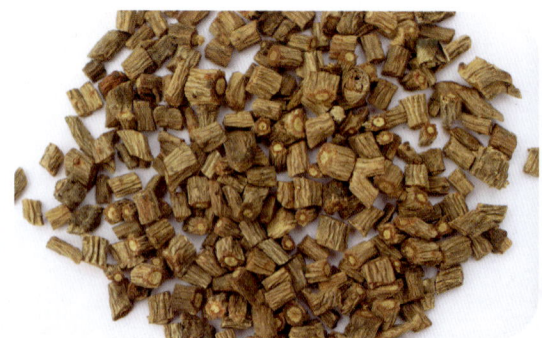
▲ 방풍(약재)

3~4시간 간격을 두고 마시는 것이 좋다. 10일분 또는 20일분씩 달여놓고 유리병에 담아 냉장고에 보관하였다가 마실 때마다 따뜻하게 데워서 복용하는 것도 좋다.

【참고사항】
① 발진(發疹)이 심하면 금은화, 연교를 더한다.
② 가려움증이 심하면 백선피를 더한다.
③ 복통, 메스꺼움, 구토가 있으면 반하, 생강을 더한다.

【주의사항】
① 두드러기가 있을 때는 소화에 부담이 되는 음식이나 육류를 자제하는 것이 좋다.
② 산사, 지실, 방풍을 먼저 달이고, 형개는 나중에 넣어서 30분 정도만 달인다.
③ 산사는 씨를 제거한 후 볶아서 사용한다. 볶으면 신맛이 줄어들어 속쓰림을 예방할 수 있다.
④ 대변이 묽거나 설사가 있을 때는 지실의 양을 반으로 줄인다.

산사(山楂)

산사(찔광이)는 장미과에 속하는 낙엽활엽교목인 산사나무의 성숙한 열매를 말하며, 맛은 시고 달며 성질은 약간 따뜻하다. 가을이 되어 열매가 완전히 성숙했을 때 채취하며, 채취한 산사를 얇게 잘라서 곧바로 햇볕에 말려서 사용한다.

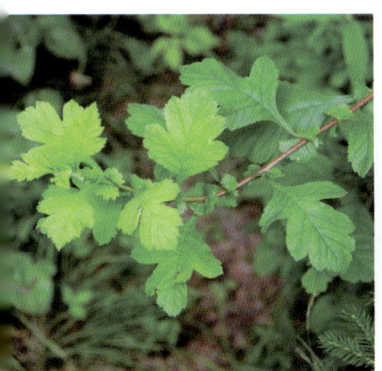
▲ 산사나무 잎

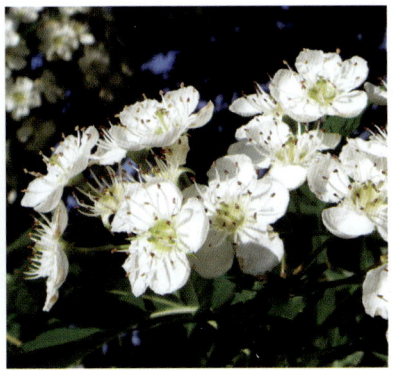
▲ 산사나무 꽃

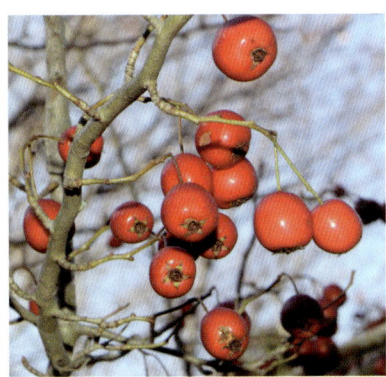
▲ 산사나무 열매

한국, 일본, 중국, 시베리아 등지에 분포하며, 우리나라는 경기도 북부와 경상북도, 제주도 등의 산지에서 자생한다.

주효능 | 소화불량, 급체, 유체(乳滯), 고지혈증, 고혈압, 생리불순, 두드러기

산사는 두드러기를 치료하는 효능이 있다. 위장에서 음식물의 소화가 잘 이루어지지 않고, 장점막에 상처가 있는 경우 독소(毒素)의 일부가 혈액으로 유입되어 두드러기를 일으킬 수 있다. 특히 과다한 육식 때문에 만들어진 독소가 혈액으로 유입되었을 때 두드러기가 나타나는데, 이때 산사를 복용하면 매우 효과적이다.

산사는 혈압을 내리고 콜레스테롤 수치를 낮추는 효능이 있다. 산사를 복용하면 혈관이 확장되고 혈액에 있는 지방이 분해되기 때문에 진하게 달여서 장기간 복용하면 좋은데, 그 효과가 비록 완만하지만 지속적이다. 따라서 동맥경화나 고지혈증으로 협심증이 있고 혈압이 높은 사람에게 장기간 복용할 것을 권한다. 참고로 기름진 음식을 많이 섭취하는 중국인은 산사를 꼬치처럼 구워서 먹는다.

동의보감 원문 해설

消食積化宿滯行結氣消積塊痰塊血塊健脾開膈療痢疾兼催瘡痛○一名棠毬子山中處處皆有之生靑熟紅其半熟而酸澁者入藥陳久者良水洗蒸軟去核晒乾用〈入門〉

식적(食積)을 삭이고 오랜 체기를 풀어주며 기가 몰린 것을 잘 돌아가게 하고 적괴(積塊), 담괴(痰塊), 혈괴(血塊)를 삭이고 비(脾)를 든든하게 하며 가슴을 시원하게 하고 이질을 치료하며 종창을 빨리 곪게 한다. ○일명 당구자(棠毬子)라고도 하며 산속 어느 곳에나 다 있다. 선 것은 푸르고 익으면 붉어진다. 절반쯤 익어서 시고 떫은 것[酸澁]을 약재로 쓴다. 오랫동안 묵은 것이 좋다. 물에 씻은 다음 잘 쪄서 씨를 버리고 햇볕에 말려 쓴다. 〈입문〉

지실(枳實)

지실은 탱자나무의 어린 과실이며, 맛은 쓰고 맵고 시며 성질은 약간 차다. 5~6월에 저절로 떨어지는 과실을 수집하여 가로로 쪼개서 햇볕이나 저온에서 건조하여 사용한다. 우리나라의 중남부 지방에서 재배된다.

주효능 | 소화불량, 복부팽만, 복통, 변비, 위하수, 자궁하수, 탈항(脫肛)

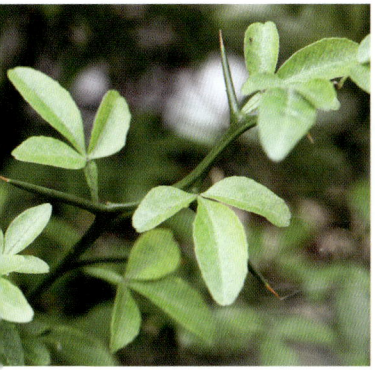
▲ 탱자나무 잎

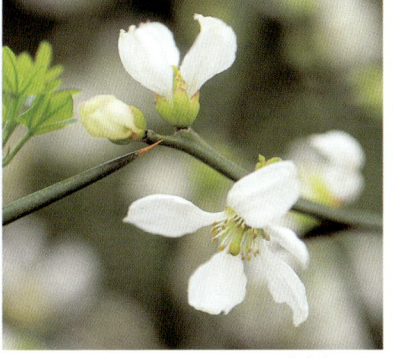
▲ 탱자나무 꽃

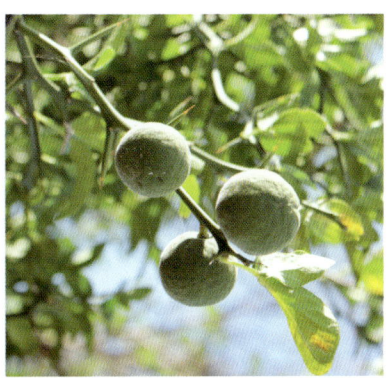
▲ 탱자나무 열매

지실은 소화시키는 힘이 아주 강한 약초이다. 지실은 크기에 비하여 무겁고 맛이 매우 쓰기 때문에 밑으로 내리는 힘이 강하다. 씀바귀나 고들빼기처럼 쓴맛이 있는 봄나물이 소화를 도와 춘곤증을 물리치는 것처럼 쓴맛은 소화를 촉진하는 효과가 있다. 지실은 쓴맛이 강하고 질량이 무겁기 때문에 그 작용이 더욱 강하다. 따라서 위장의 염증을 없애고 소화를 촉진하여 두드러기를 빠르게 치료한다.

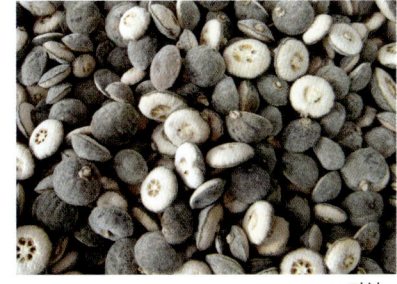
▲ 지실

지실은 위장의 운동을 활발하게 하는 효능이 있어 복통, 팽만감, 식욕부진 등에 사용한다. 단, 약효가 강하게 나타나므로 몸이 약한 사람은 신중하게 사용해야 한다.

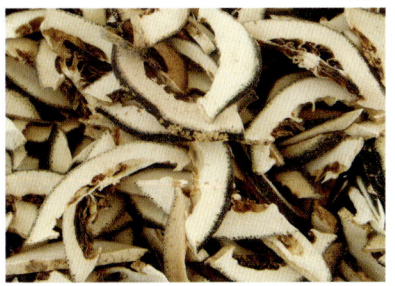
▲ 지각

지실은 어린 탱자이며 지각은 미성숙한 탱자이다. 지각의 효능은 지실의 효능과 비슷하지만 약성이 조금 약한 편이다. 지실은 막힌 곳을 강하게 뚫어주고 밀어내는 힘이 강한 반면, 지각은 위장의 운동을 활발하게 하여 복부팽만감과 통증을 멎게 한다. 지각 또한 두드러기를 치료하는 효능이 있다.

본초강목 해설

풍사(風邪)가 피부에 침범하여 콩알 같은 구진(丘疹)이 생기고 몹시 가려운 증상을 치료하며 한열(寒熱)의 사기(邪氣)가 뭉친 것을 제거하고 이질(痢疾)을 그치게 하며 살을 돋게 한다. 오장(五臟)의 기능을 원활하게 하고 기운을 북돋우며 몸을 가볍게 한다.〈본경(本經)〉

가슴과 옆구리의 담(痰)을 제거하고 정체된 수기(水氣)를 제거하며 뭉쳐진 것[결실(結實)]을 제거하고 배가 빵빵한 것을 없애고 명치 부위가 갑자기 결리고 기가 위로 치솟는 증상, 옆구리 통증을 치료하며 위기(胃氣)를 편안하게 하고 설사를 그치게 하며 눈을 밝게 한다.〈별록(別錄)〉

상한(傷寒)에 걸렸을 때 가슴에 사기가 몰려서 가슴이 아프고 답답한 증상을 치료하며 해수(咳嗽)와 상기(上氣) 증상을 치료하고 신(腎)이 한사(寒邪)를 받아서 발기불능이 되거나 사기가 울체된 증상에 지실(枳實)을 추가한다.〈견권(甄權)〉

음식을 소화시키고 어혈(瘀血)을 없애고 적취(積聚)를 제거하며 위중(胃中)에 습열(濕熱)이 쌓인 것을 제거한다.〈장원소(張元素)〉

형개(荊芥)

형개는 꿀풀과에 속하는 1년생 식물인 형개의 지상부위를 말하며, 맛은 맵고 성질은 따뜻하다. 여름과 가을에 꽃이 피고 이삭이 녹색일 때 베어 햇볕에 말려 사용한다. 생육기간이 길지 않아 우리나라 어디에서도 재배할 수 있지만, 햇볕이 잘 들고 통풍이 잘 되는 곳이 좋다.

주효능 | 감기, 두통, 어지러움, 두드러기, 습진, 각종 피부질환, 자궁출혈, 치질

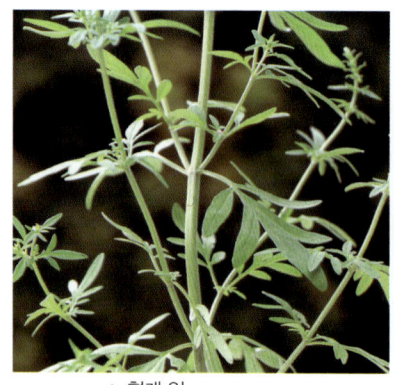
▲ 형개 잎

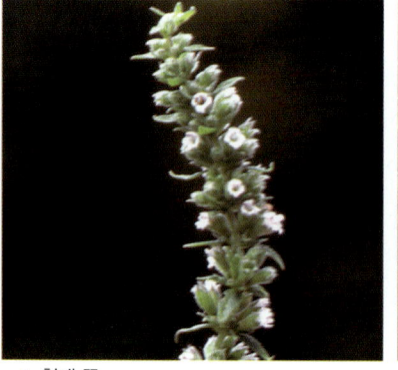
▲ 형개 꽃

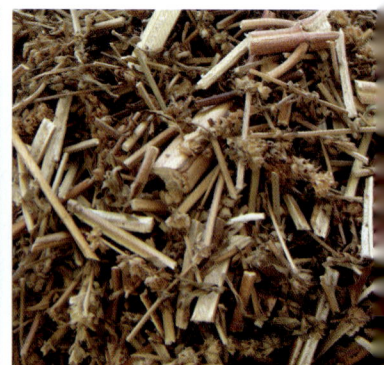
▲ 형개 줄기 건조

형개는 두드러기를 치료하는 효능이 좋은 약초이다. 단독으로 사용하더라도 효과가 있는데, 형개수(荊芥穗, 형개 이삭) 40g을 분말로 만들어 두드러기 부위에 뿌리고 열감이 느껴질 때까지 손바닥으로 문질러준다. 이것을 매일 여러 번 하면 효과를 볼 수 있다. 형개는 두드러기 외에도 각종 피부질환에 다양하게 활용되며, 방풍과 함께 사용하면 더욱 좋은 효과를 얻을 수 있다.

형개는 감기로 인한 발열이나 두통, 인후통 등에 사용하고, 몸이 뜨거운 사람의 열을 식혀주기 때문에 코피나 자궁출혈, 대변출혈, 소변출혈, 타박상 등에도 사용한다.

동의보감 원문 해설

性溫味辛苦無毒治惡風賊風遍身痲痺傷寒頭痛筋骨煩疼血勞風氣療瘰癧瘡瘍○生圃中初生香辛可啖作菜生熟食幷煎茶服能淸利頭目○取花實成穗者暴乾入藥〈本草〉○本名假蘇以氣味似紫蘇故也〈入門〉

성질이 따뜻하고[溫] 맛이 매우면서[辛] 쓰며[苦] 독이 없다. 악풍(惡風), 적풍(賊風), 온몸에 감각이 없는 것, 상한으로 머리가 아프고 힘줄과 뼈가 달면서 아픈 것과 혈로(血勞), 풍기(風氣)를 치료하며 나력(瘰癧)과 창양(瘡瘍)을 낫게 한다. ○밭에 심는다. 어릴 때는 향기롭고 맛이 맵기 때문에 채소로 먹을 수 있는데 생으로도 먹고 익혀서도 먹는다. 또한 달여 차를 만들어 먹으면 머리와 눈이 시원하다. ○꽃과 씨로 이삭을 이룬 것을 베서 햇볕에 말려 약으로 쓴다.〈본초〉 ○본래 이름은 가소(假蘇)라고 하는데 그것은 냄새와 맛이 차조기 비슷하기 때문이다.〈입문〉

형개의 기능성 및 효능에 관한 특허자료 2종 외

▶형개 추출물을 유효성분으로 함유하는 발육 성장 촉진용 또는 골다공증의 예방 및 치료용 약학 조성물

본 발명은 형개의 추출물을 유효성분으로 함유하는 발육 성장 촉진용 또는 골다공증의 예방 및 치료를 위한 조성물에 관한 것으로, 본 발명의 형개 추출물은 골세포의 분열능, 알칼리 포스파타아제(alkaline phosphatase) 활성, 콜라겐 합성 측정을 통해 골형성 증가 활성이 탁월함을 확인함으로써, 발육 성장 촉진용 또는 골다공증의 예방 및 치료용 약학조성물에 이용될 수 있다.

- 공개번호 : 10-2013-0058790, 출원인 : 주식회사 진생사이언스

▶ 형개 추출물을 유효성분으로 함유하는 염증성 질환의 예방 및 치료용 피부외용 조성물
형개 추출물은 염증 반응을 유도하는 리포폴리싸카라이드(LPS)를 처리한 후 면역 반응에 의한 인터루킨((interleukin)-1β, IL-1β, IL-6, IL-8), 종양괴사인자(tumor necrosis factor)-α, TNF-α), NO 저해활성 및 COX-2, iNOS의 생성을 탁월하게 억제하는 효과를 보여 염증성 질환의 치료 및 예방에 피부외용 약학조성물 또는 화장료 조성물로서 사용할 수 있다.

- 공개번호 : 10-2013-0062113, 출원인 : 재단법인 한국한방산업진흥원

방풍(防風)

방풍은 산형과에 속하는 다년생 식물인 방풍의 뿌리를 말하며, 맛은 맵고 달며 성질은 따뜻하다. 가을에 잎이 진 이후, 또는 봄에 꽃대가 나오지 않을 때 채취하여 잔뿌리와 불순물을 제거하고 말려서 사용한다. 우리나라 중부 이북의 건조한 산지에서 자라며 건조한 모래흙으로 된 풀밭에서 잘 자란다.

주효능 | 두통, 어지럼증, 중풍, 사지마비, 관절통, 근육경련, 오한(惡寒), 발열, 피부 가려움증, 파상풍

풍(風)을 막는다[防]는 의미가 이름에 담겨 있는데, 방풍의 효능을 척후병(斥候兵, 적의 형편이나 지형 따위를 정찰하고 탐색하는 임무를 맡은 병사)으로 비유한다. 이는 다른 약초와 함께 사용했을 때 가장 앞서서 말초의 혈액순환을 개선하여 다른 약초의 효능을 강화한다는 뜻이다. 이 처방에서는 형개의 효능을 강화하는 역할을 한다.

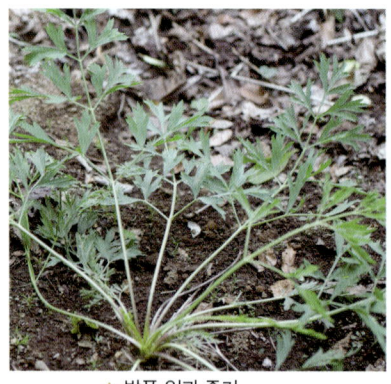
▲ 방풍 잎과 줄기

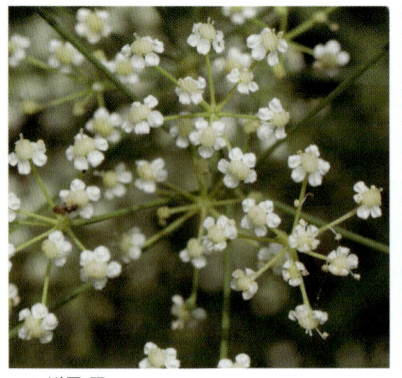
▲ 방풍 꽃

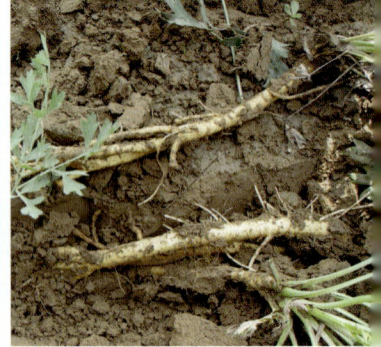
▲ 방풍 생뿌리

방풍은 말초의 혈액순환을 좋게 하기 때문에 여러 질환에 활용된다. 감기는 물론이고 각종 피부질환, 요통이나 관절염, 신경통, 저리는 증상, 안면마비 등 다양한 증상에 방풍을 사용한다.

【 방풍의 부위별 효능 】

◎ **방풍의 뿌리**
풍(風)으로 인한 두통, 오한, 발열, 전신통, 인후통 등에 효과가 있으며, 사지관절의 통증, 파상풍, 근육 경련, 중풍으로 인한 반신불수, 마비증상, 피부 가려움증 등에 쓴다.

◎ **방풍의 잎**
중풍과 열로 땀이 나는 데 쓴다.

◎ **방풍의 꽃**
명치 밑이 아프고 팔다리가 오그라들며, 경맥(經脈)이 허하여 몸이 여윈 데 쓴다.

◎ **방풍의 씨앗**
향기로워서 풍을 치료하는 데 더욱 좋으며 양념으로도 쓴다.

【 혼동하기 쉬운 약초 비교 】

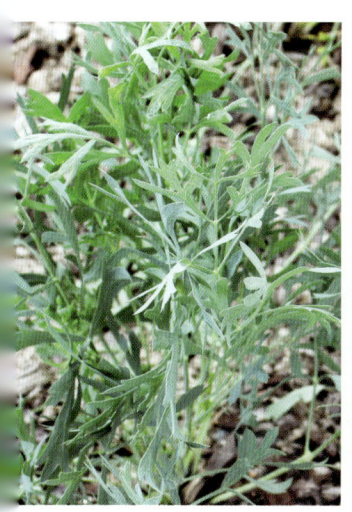
▲ 방풍 잎

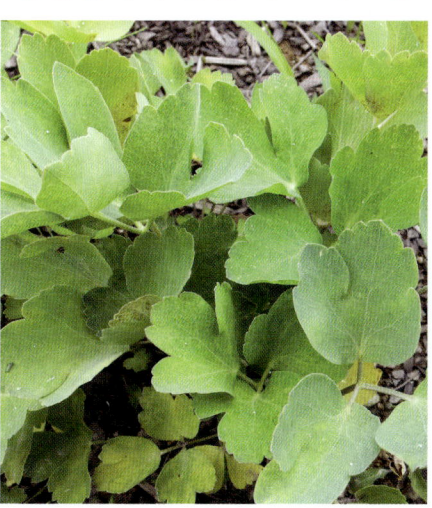
▲ 갯기름나물 잎

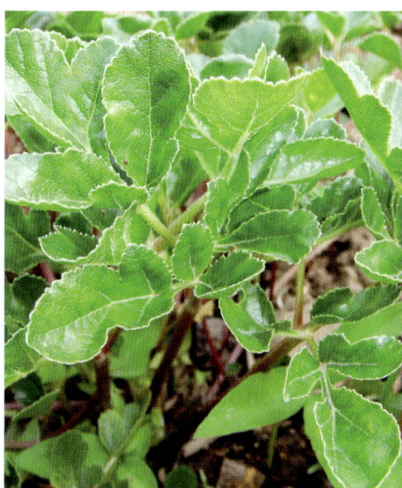
▲ 갯방풍 잎

39 피부건조증

　피부건조증은 피부의 수분이 10% 이하로 줄어들어 피부가 하얗게 일어나거나 울긋불긋해지면서 가려움증이 생기고, 심한 경우에는 갈라지는 피부 상태를 말한다. 주로 노인에게 많이 나타나는데, 팔 바깥쪽과 정강이에 많이 발생하고, 대체로 고온다습한 여름철에는 증세가 나아졌다가 저온건조한 겨울철에 다시 악화하는 경향이 있다. 피부건조증을 적절하게 치료하지 않으면 2차적으로 세균감염이 일어날 수 있어 주의해야 한다.

　피부건조증의 원인은 크게 외부적 요인과 내부적 요인으로 나눌 수 있다. 외부적 요인으로는 주로 자외선, 냉난방기 사용, 찬 기온, 건조한 기후, 바람 등과 같은 환경과 관련된 것이 많고, 내부적 요인으로는 아토피 피부염, 만성 습진, 피부노화, 갑상선 질병, 신장병, 종양 등이 있다. 환경적인 요인이 원인이라면

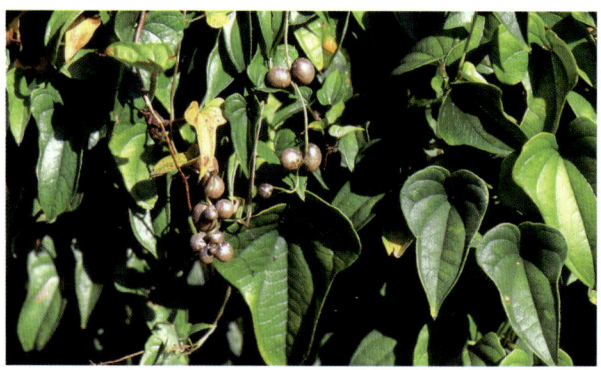
▲ 마

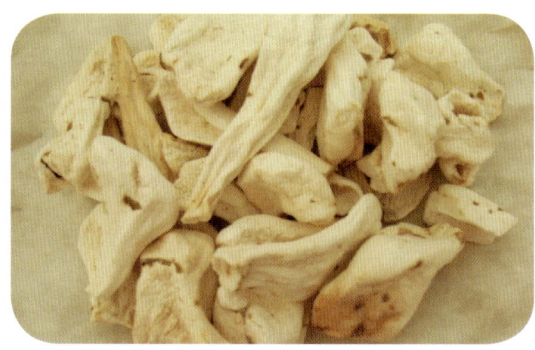
▲ 산약(약재)

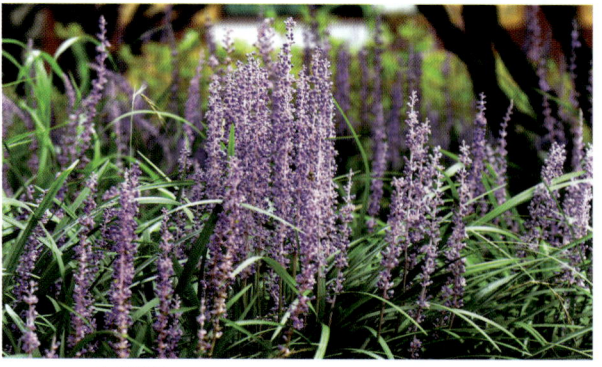
▲ 맥문동

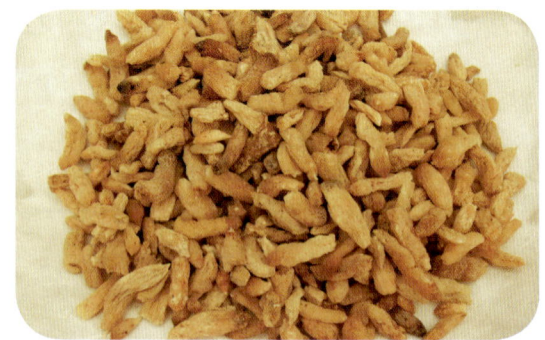
▲ 맥문동(약재)

반드시 개선해야 하며, 각종 질병이 원인이라면 해당 질병을 치료해야 한다. 하지만 특별한 질병이 없음에도 피부건조증이 나타나는 경우, 특히 나이가 들면서 심해지는 경우에는 부족해진 체액을 공급해주는 것이 중요하다.

다음에 소개되는 한약처방은 몸에 체액을 늘려 피부건조증을 개선하는 데 도움을 준다.

한약처방 | 산약 20g, 맥문동 12g, 천문동 10g, 당귀 10g

상기 용량은 1일분이다. 물 800cc를 붓고 중불로 2시간 정도 달여 물이 절반 정도 되게 한다. 그리고 이것을 3등분하여 아침, 점심, 저녁에 마시는데, 3~4시간 간격을 두고 마시는 것이 좋다. 10일분 또는 20일분씩 달여놓고 유리병에 담아 냉장고에 보관하였다가 마실 때마다 따뜻하게 데워서 복용하는 것도 좋다.

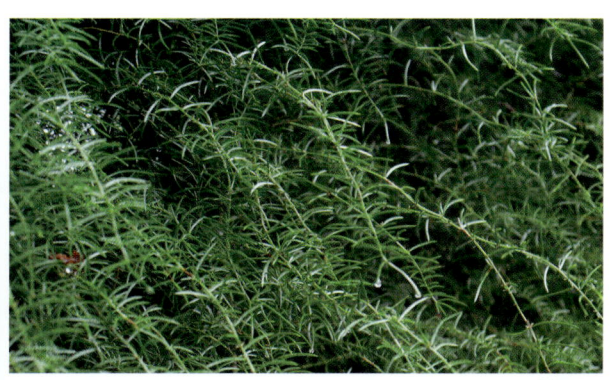
▲ 천문동

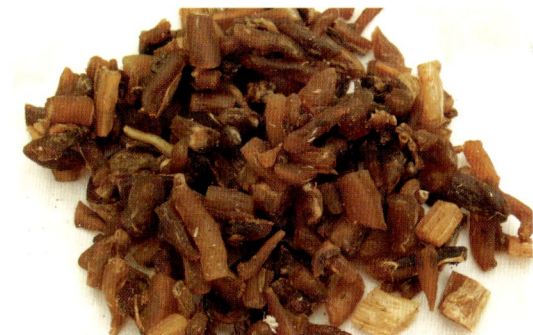
▲ 천문동(약재)

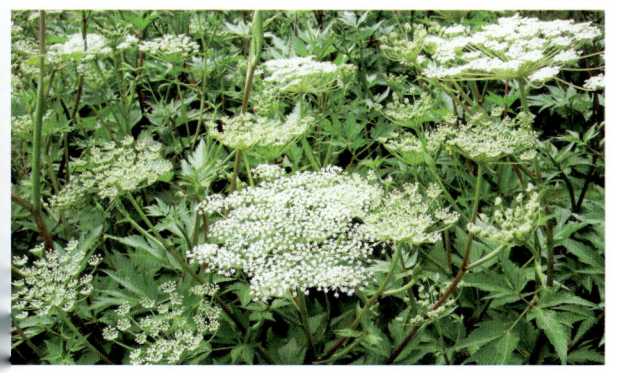
▲ 일당귀

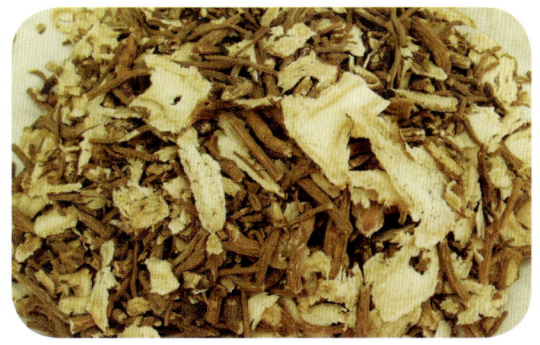
▲ 당귀(약재)

【참고사항】
① 몸이 찬 사람에게는 계피를 더한다.
② 위장이 약한 사람에게는 진피, 백출을 더한다.
③ 열이 많은 사람에게는 건지황을 더한다.
④ 얼굴 위주로 건조증이 있는 사람에게는 감국을 더한다.

【주의사항】
① 평소 대변이 묽거나 설사가 있는 사람은 맥문동, 천문동, 당귀의 양을 줄여서 복용해야 한다.
② 산약은 겉껍질을 벗기지 않은 것을 사용하는 것이 좋다. 또한 위장이 약하고 설사를 자주 하는 사람은 산약을 볶아서 사용한다.
③ 맥문동은 심(心)을 제거하고 사용해야 한다.

산약(山藥)

산약은 마과에 속하는 다년생 덩굴식물인 마, 참마의 뿌리이며, 맛은 달고 성질은 따뜻하지도 차갑지도 않다. 11~12월쯤에 잎이 마른 이후 채취하는 것이 좋으며, 뿌리를 캐서 머리 부분을 잘라내고 깨끗이 씻은 뒤 햇볕이나 불에 말려서 사용한다. 우리나라 전국 각지의 산기슭이나 숲에서 자생하며 약용 및 식용으로 재배한다.

주효능 | 위염, 장염, 설사, 기관지염, 만성 기침, 천식, 체력 저하, 피로감, 유정(遺精), 요실금, 대하증(帶下症)

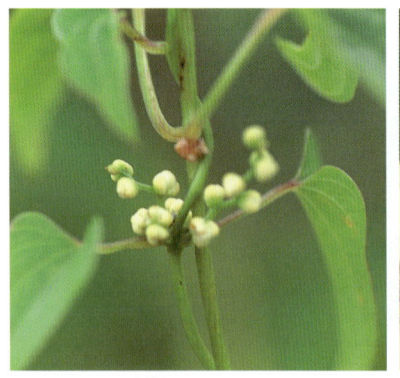
▲ 마 꽃

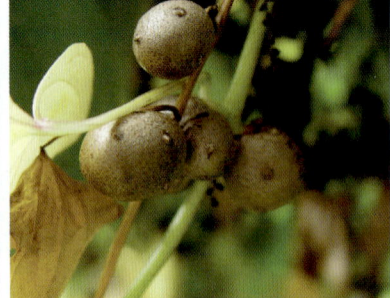
▲ 마 열매

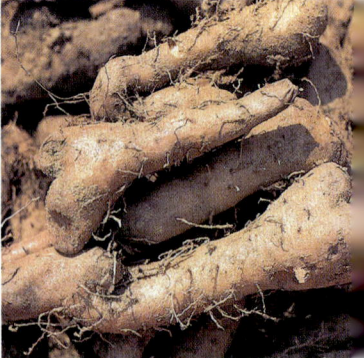
▲ 마 뿌리

단맛이 나는 약초는 대체로 몸에 영양분을 공급하는 효능이 있는데, 산약의 맛도 단맛이다. 특히 산약은 점액질이 매우 풍부한데, 실제로 상품(上品)의 산약을 씹어보면 점액질이 많아서 목으로 넘기기 힘들 정도이다. 산약의 점액질은 위와 장의 점막을 보호하고, 폐와 기관지를 부드럽게 하는 역할을 하며, 장기간 복용하면 체액을 보충하여 피부건조증을 개선하는 효과가 나타난다.

산약을 복용하면 기초체력이 강해져 운동능력이 향상되고 몸이 가벼워지는데, 세계적으로 유명한 단거리 육상선수 우사인 볼트도 산약을 먹는다고 한다. 실험에서도 산약은 운동능력을 향상시키는 것으로 밝혀졌다.

본초강목 해설

내상(內傷)으로 쇠약해진 것을 보충하고 한열(寒熱)의 사기(邪氣)를 물리치며 비위(脾胃)를 보충하여 기력을 좋게 하고 새살이 돋게 하며 성기능을 좋게 한다. 오랫동안 복용하면 눈과 귀가 밝아지고 몸이 가벼워지며 배가 고프지 않고 수명을 늘린다.〈본경(本經)〉

얼굴과 머리의 풍증(風症)을 없애고 머리가 어지럽고 눈앞이 캄캄한 증상을 치료하며 하기(下氣)시키는 작용이 있다. 요통을 치료하고 쇠약해서 신체가 수척해지는 것을 치료하며 오장(五臟)을 튼튼하게 하고 가슴이 답답하고 열이 나는 증상을 치료한다.〈별록(別錄)〉

과로로 인한 쇠약을 치료하며 한증(寒證)과 풍증(風證)을 제거하며 심신(心神)을 진정시키고 혼백(魂魄)을 안정시키며 심기(心氣)가 부족한 것을 보충하여 심(心)의 기능을 원활하게 할 뿐만 아니라 기억력을 좋게 한다.〈견권(甄權)〉

근육과 골격을 튼튼하게 하고 설사(泄瀉)와 건망증(健忘症)을 치료한다.〈지대명(池大明)〉

신기(腎氣)를 북돋우며 비위(脾胃)의 기능을 도와 설사와 이질(痢疾)을 그치게 하고 담음(痰飮)을 없애고 피부를 윤택하게 한다.〈이시진(李時珍)〉

생것을 찧어서 피부가 단단하게 부은 곳에 붙이면 부은 것이 사라진다.〈주진형(朱震亨)〉

맥문동(麥門冬)

맥문동은 백합과에 속하는 다년생 식물인 맥문동의 덩이뿌리를 말하며, 맛은 달면서 약간 쓰고 성질은 약간 차갑다. 4월에 뿌리가 비대해졌을 때 채취하여 잔뿌리를 제거하고 물에 담갔다가 건져내어 심을 뽑아내고 깨끗하게 씻어 햇볕에 말려 사용한다. 중부 이남의 산과 들에 그늘지고 습한 곳에서 자생하고 농가에서는 적당히 습기가 있는 자양토에서 재배한다.

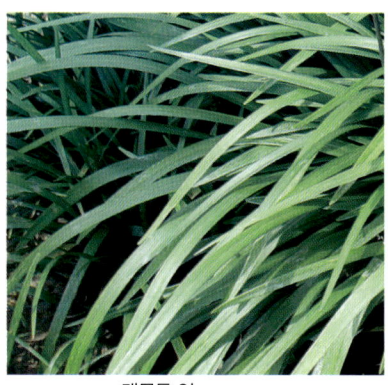
▲ 맥문동 잎

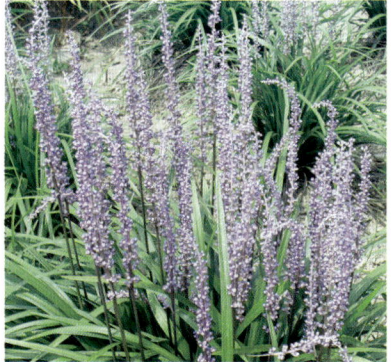
▲ 맥문동 꽃

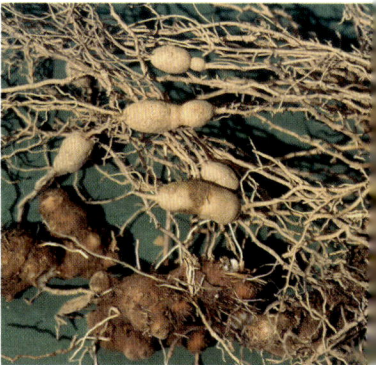
▲ 맥문동 덩이뿌리

주효능 | 마른기침, 당뇨병, 폐결핵, 신경쇠약

　맥문동은 몸에 체액이 부족해졌을 때 사용하는 약초이다. 가장 흔히 사용되는 경우는 폐와 기관지가 건조해져 마른기침이 계속될 때이다. 발열과 몸살, 인후염 같은 감기의 초기증상은 없어졌으나 마른기침이 오랫동안 낫지 않을 때는 반드시 맥문동을 사용해야 한다. 피부건조증에 맥문동을 사용하는 것도 체액을 공급하는 효능 때문이다.

　맥문동은 심약(心弱)한 사람의 마음을 안정시키고 기력을 보충하는 효능이 있고, 스트레스와 충격으로 인해 심열(心熱)이 생겼을 때 열을 제거하는 기능도 있다. 불에 달궈진 냄비에 물이 부족해지면 물을 보충하여 냄비를 식히는 것처럼 맥문동은 체액을 보충하여 스트레스로 인한 심열을 제거하고 마음을 안정시킨다.

동의보감 원문 해설

性微寒(一云平)味甘無毒主虛勞客熱口乾燥渴治肺痿吐膿療熱毒身黑目黃補心淸肺保神定脉氣○葉靑似莎草四季不凋根作連珠形似麥顆故名麥門冬二三月九十月採根陰乾以肥大者爲好用之湯潤抽去心不爾令人煩〈本草〉○入手太陰經行經酒浸〈入門〉○我國慶尙全羅忠淸道有之生肥土及海島中〈俗方〉

성질은 약간 차고[微寒](평(平)하다고도 한다) 맛이 달며[甘] 독이 없다. 허로에 열이 나고 입이 마르며 갈증이 나는 것과 폐위로 피고름을 뱉는 것, 열독으로 몸이 검고 눈이 누른 것을 치료하며 심을 보하고 폐를 시원하게 하며 정신을 진정시키고 맥기(脈氣)를 안정케 한다. ○ 잎은 푸르러 향부자와 비슷하며 사철 마르지 않고 뿌리는 구슬을 꿰놓은 것 같다. 그 모양이 보리알 같으므로 이름을 맥문동이라 한다. 음력 2월과 3월, 9월과 10월에 뿌리를 캐어 그늘에서 말린다. 살찌고 큰 것이 좋으며 쓸 때에는 끓는 물에 불려 심을 빼버린다. 그렇게 하지 않으면 답답증[煩]이 생긴다.〈본초〉 ○수태음경으로 들어가는데 경락으로 가게 하려면 술에 담갔다가 쓴다.〈입문〉 ○우리나라에는 경상도, 전라도, 충청도에서 난다. 비옥한 땅에서 나며 섬에도 난다.〈속방〉

맥문동꽃차

▶ 효능 · 효과

전초는 해열 및 폐결핵, 만성 기관지염, 만성 인후염 등에 효과가 있다.

▶ 꽃차 만드는 방법

① 봉오리에서 바로 핀 꽃을 선택한다.
② 그늘에서 일주일 정도 말린다.
③ 건조 후 밀폐용기에 보관한다.
④ 꽃줄기 2~3개를 찻잔에 넣고 끓는 물을 부어 1~2분간 우려 마신다.
⑤ 재탕하여 마신다.

맥문동의 기능성 및 효능에 관한 특허자료 2종 외

▶ 맥문동 종자 추출물을 포함하는 항비만 조성물

본 발명은 맥문동 종자 추출물을 포함하는 항비만 조성물에 관한 것으로, 더욱 상세하게는 맥문동 종자 추출물 및 이로부터 분리된 적색 색소가 알파-글루코시다아제, 알파-아밀라아제 및 리파아제의 효소 저해 활성을 나타냄을 확인한 것이다.

- 공개번호 : 10-2012-0037201, 출원인 : 강원대학교 산학협력단

▶ 맥문동 종자 추출물을 포함하는 미백용 화장료 조성물

본 발명은 맥문동 종자 추출물을 포함하는 미백용 화장료 조성물에 관한 것으로, 더욱 상세하게는 맥문동 종자 추출물 및 이로부터 분리된 색소가 항산화 활성 및 티로시나아제 저해 활성을 나타냄을 확인한 것이다.

- 공개번호 : 10-2012-0037202, 출원인 : 강원대학교 산학협력단

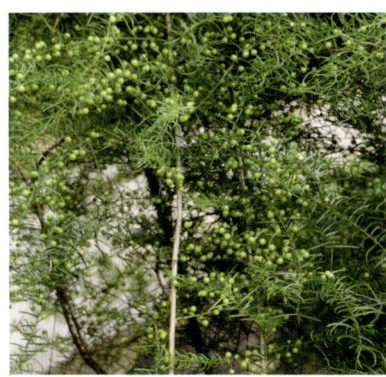
▲ 천문동 지상부

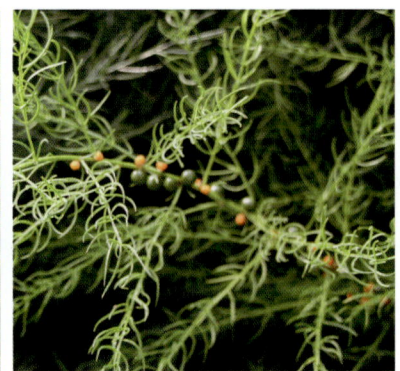
▲ 천문동 잎과 열매

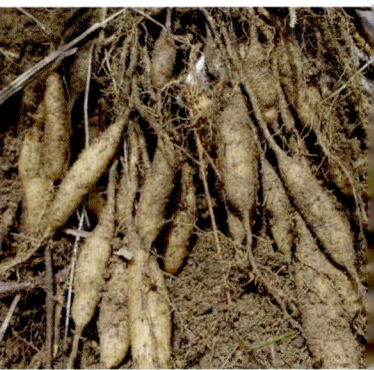
▲ 천문동 덩이뿌리

천문동(天門冬)

천문동은 백합과에 속하는 다년생 식물인 천문동의 덩이뿌리를 말하며, 맛은 달면서 쓰고 성질은 차갑다. 겨울에 캐는 것이 질이 좋으며, 캔 다음에 흙과 잔뿌리를 제거하고 쪄서 겉껍질을 벗기고 약한 불에 말려서 사용한다. 제주도와 전남 남부 해안 및 일부 섬, 전북, 경북, 경남 등지에 자생한다.

주효능 | 마른기침, 편도선염, 노인 변비, 산후 변비

천문동은 부족해진 체액을 공급하는 효능이 매우 좋다. 이는 맥문동의 효능과 흡사하여 천문동과 맥문동을 함께 사용하는 경우가 많다. 고서(古書)에 '오래 복용하면 얼굴색이 깨끗해지고 희어지며, 추위와 더위를 이겨내고 몸이 가벼워지며, 허기지지 않고 수명이 늘어나며, 아이를 많이 두게 한다.'는 말이 있는데, 체액을 보충하는 천문동의 효능이 그만큼 좋다는 뜻이다.

편도선염으로 목이 붓고 열이 나며 음식 삼키기가 어려울 때 천문동에 금은화, 도라지를 넣고 달여서 자주 마시면 효과가 좋다. 특히 소아 편도선염에 효과가 뛰어나다. 또한 성대를 많이 사용하는 교사, 목사들은 천문동을 대량으로 달여 놓고 차처럼 마시면 성대를 보호하는 데 도움이 된다.

동의보감 원문 해설

性寒味苦甘無毒治肺氣喘嗽消痰止吐血療肺痿通腎氣鎭心利小便冷而能補殺三虫悅顔色止消渴潤五藏○二月三月七月八月採根暴乾用時湯浸劈破去心以大根味甘者爲好〈本草〉○入手太陰足少陰經〈湯液〉○我國惟忠淸全羅慶尙道有之〈俗方〉

성질은 차며[寒] 맛이 쓰고[苦] 달며[甘] 독이 없다. 폐에 기가 차서 숨이 차하고 기침하는 것을 치료한다. 또는 담을 삭이고 피를 토하는 것을 멎게 하며 폐위를 낫게 한다. 뿐만 아니라 신기(腎氣)를 통하게 하고 마음을 진정시키며 오줌이 잘 나가게 한다. 성질이 차나 보하고 3충을 죽이며 얼굴빛을 좋게 하고 소갈증을 멎게 하며 오장을 눅여준다[潤]. ○음력 2월, 3월, 7월, 8월에 뿌리를 캐어 볕에 말린다. 쓸 때에 뜨거운 물에 담갔다가 쪼개어 심을 버린다. 뿌리가 크고 맛이 단것이 좋은 것이다.〈본초〉 ○천문동은 수태음경과 족소음경에 들어간다.〈탕액〉 ○우리나라에는 다만 충청도, 전라도, 경상도에서만 난다.〈속방〉

천문동의 기능성 및 효능에 관한 특허자료 2종 외

▶천문동 추출물 또는 이의 분획물을 유효성분으로 포함하는 간기능 보호제

본 발명은 천문동 껍질 추출물 또는 이의 분획물을 유효성분으로 포함하는 간기능 보호제에 관한 것으로, 구체적으로 사염화탄소에 의한 간손상 모델에서 지질과산화 생성 억제, SOD 활성 보호 효과, 혈청 AST 및 ALT 억제 효과를 나타내는 천문동 껍질 추출물 또는 이의 분획물을 유효성분으로 포함하는 간기능 보호제에 관한 것이다.

- 공개번호 : 10-2009-0126044, 출원인 : 한국한의학연구원

▶천문동 추출물을 유효성분으로 포함하는 발암 예방 및 치료용 항암 조성물

본 발명은 천문동 추출물을 유효성분으로 포함하는 발암 예방 및 치료용 항암 조성물에 관한 것으로, 구체적으로 물, 알코올 또는 이들의 혼합물로 추출된 천문동 추출물을 추가로 n-헥산, 메틸렌클로라이드, 에틸아세테이트, n-부탄올 및 물의 순으로 계통 분획하여 에틸아세테이트 또는 n-부탄올로 분획되는 에틸아세테이트 또는 n-부탄올 분획물을 유효성분으로 포함하고, 세포 괴사에 의해 암세포에 대해 세포 독성을 나타내는 예방 또는 치료용 약학적 조성물에 관한 것이다.

- 공개번호 : 10-2011-0057972, 출원인 : 한국한의학연구원

당귀(當歸)

당귀는 산형과에 속하는 다년생 식물인 참당귀, 일당귀의 뿌리를 말한다. 참당귀의 맛은 달고 매우며 성질은 따뜻하다. 반면 일당귀의 맛은 달고 성질은 따뜻하다. 늦가을 잎이 진 이후나 이른 봄 잎이 나오기 전에 채취하여 흙을 제거하고 바람이 통하는 그늘진 곳에서 말린다. 우리나라 산지의 계곡이나 습한 땅에서 자생하며 전국 고랭지에서 재배한다.

주효능 | 빈혈, 생리불순, 생리통, 손발 저림, 불임증, 타박상, 불면증, 건망증, 두통

당귀는 혈액을 만드는 효능이 뛰어난 약초이다. 혈기왕성한 젊은이는 혈색이 좋고 피부가 부드러운 반면, 나이가 들어 혈액이 부족해지면 혈색도 좋지 않고 피부도 거칠어진다. 따라서 피부건조증이 있을 때 당귀처럼 혈액을 보충해주는 약초를 사용하면 효과가 매우 좋다.

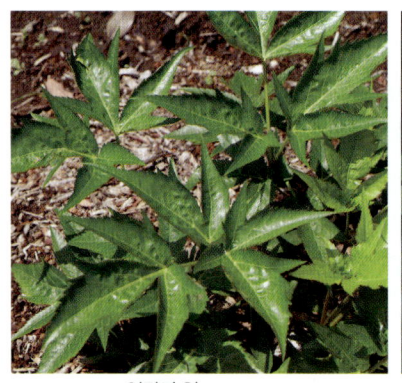
▲ 일당귀 잎

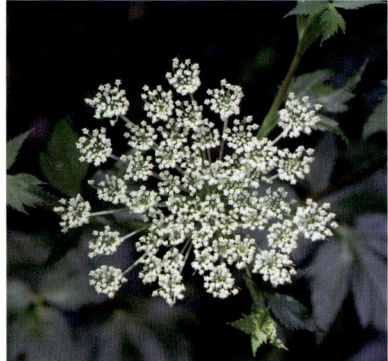
▲ 일당귀 꽃

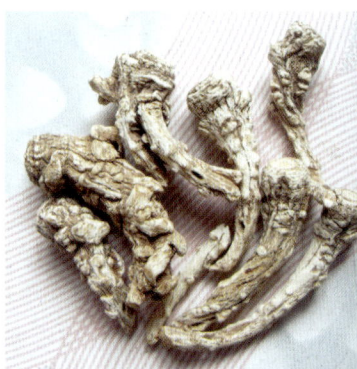
▲ 일당귀 뿌리 건조

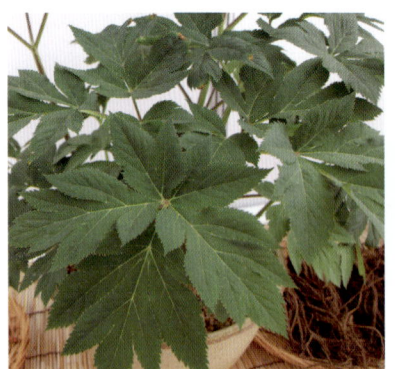
▲ 참당귀 잎

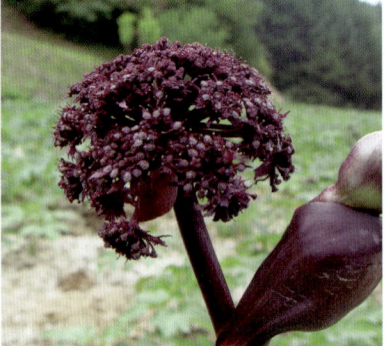
▲ 참당귀 꽃

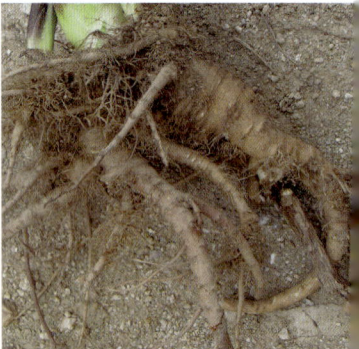
▲ 참당귀 생뿌리

당귀는 여성에게 필수적인 약초이다. 여성은 매달 월경(月經)을 하며 남성보다 예민하여 과로를 하지 않더라도, 그리고 생명을 위협할 만한 질병이 없더라도 혈액이 부족해질 수 있다. 따라서 보약이건 치료약이건 상관없이 여성의 약에는 반드시 당귀가 들어간다.

본초강목 해설

심한 기침으로 기(氣)가 위로 솟구치는 증상, 학질, 피부가 오싹오싹한 증상, 유산(流産), 모든 종기나 부스럼, 금창(金瘡) 등에 끓여서 즙을 마신다.〈본경(本經)〉

속을 따뜻하게 하고 통증을 멎게하며 어혈(瘀血)이 뭉친 것을 제거한다. 또한 풍사(風邪)가 침범하여 땀이 나지 않는 증상, 습사(濕邪)로 인하여 저린 증상, 독한 사기(邪氣)가 침범한 증상, 몸이 차고 허한 증상을 치료하며 오장(五臟)을 보(補)하고 살집을 좋게 한다.〈별록(別錄)〉

구토감 멎게 하고 피로로 인한 쇠약, 한열왕래(寒熱往來), 설사, 복통, 치통, 부인의 요통과 자궁출혈을 치료하며 모든 허약한 증상을 치료한다.〈견권(甄權)〉

모든 풍병(風病)과 혈병(血病)을 치료하고 모든 허약(虛弱)을 보충하며 어혈을 제거하고 새로운 혈(血)이 생성되게 하고 징가(癥瘕)와 장위(腸胃)가 차가운 것을 치료한다.〈지대명(池大明)〉

두통, 명치부 통증을 치료하고 장위(腸胃)와 근골(筋骨) 및 피부를 윤택하게 한다. 붕루(崩漏)를 치료할때 고름을 배출시키며 통증을 그치게 하고 혈을 조화롭게 하고 보충(補充)한다.〈이시진(李時珍)〉

다리를 못 쓰고 눕기를 좋아하는 증상을 치료하고 발바닥에 열이나고 아픈 증상을 치료한다. 충맥(衝脈)에 병이 들어 기가 상역(上逆)하고 배가 아픈 증상을 치료한다. 대맥(帶脈)이 병이 들어 복통이 있고 허리가 찬 물속에 있는 것처럼 시린 증상을 치료한다.〈왕호고(王好古)〉

【 혼동하기 쉬운 약초 비교 】

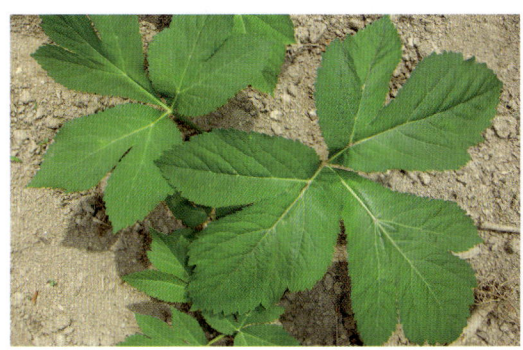

▲ 참당귀 잎

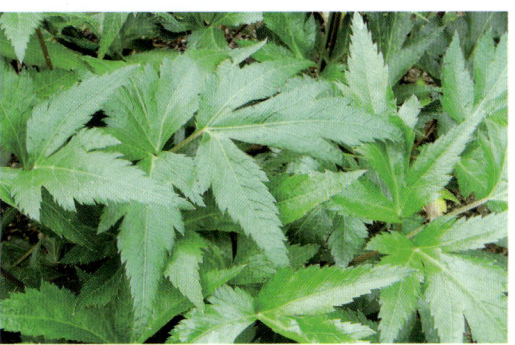

▲ 일당귀 잎

40 건선

　건선은 붉은 반점과 비늘처럼 일어나는 피부 각질을 동반한 발진이 주로 압력이나 마찰을 받는 부위, 즉 팔다리의 관절 부위, 엉덩이, 두피 등에 흔히 나타나는 질환이다. 손발톱 무좀과 유사한 변형이 손발톱에 나타나기도 하며 관절염이 발생하기도 한다. 수년간 큰 변화를 보이지 않을 수도 있지만 경우에 따라 감기를 앓고 나서 혹은 약을 잘못 복용한 후 전신적으로 작은 반점이 갑자기 번지는 경우도 있다. 따라서 건선 환자들은 평소 건강관리에 유의해야 하며 염증을 악화시킬 수 있는 음주를 삼가고 때를 미는 등 피부에 과도한 자극과 마찰을 주는 행위를 금해야 한다.

　건선의 원인은 아직도 확실히 알려지지 않고 있으나 피부에 있는 면역세포의 활동성이 증가되어 그 결과 분비된 면역물질이 피부의 각질세포를 자극하여 각

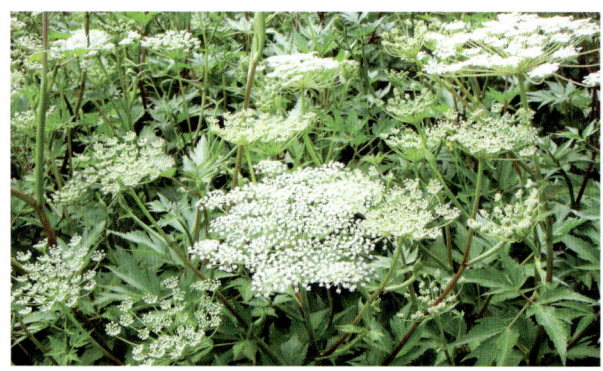
▲ 일당귀

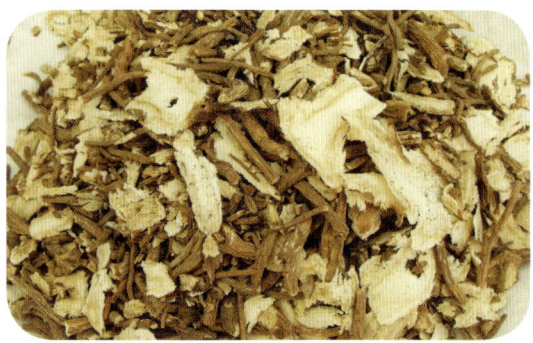
▲ 당귀(약재)

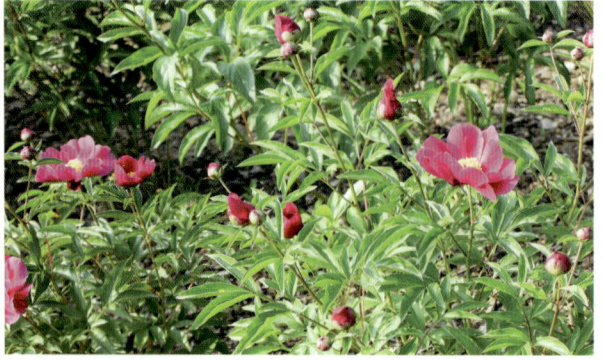
▲ 작약

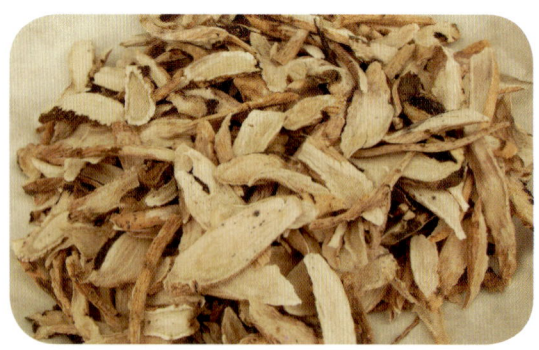
▲ 작약(약재)

질세포의 과다한 증식과 염증을 일으키는 것으로 밝혀지고 있다. 즉 면역과 관련된 질환이므로 잘못된 생활습관과 식습관을 개선하는 노력이 필요하다.

다음에 소개되는 한약처방을 장기간 활용하면 건선의 증상을 개선하는 데 도움이 된다.

한약처방 | 당귀 12g, 작약 16g, 황백 10g, 황련 8g

상기 용량은 1일분이다. 물 800cc를 붓고 중불로 2시간 정도 달여 물이 절반 정도 되게 한다. 그리고 이것을 3등분하여 아침, 점심, 저녁에 마시는데, 3~4시간 간격을 두고 마시는 것이 좋다. 10일분 또는 20일분씩 달여놓고 유리병에 담아 냉장고에 보관하였다가 마실 때마다 따뜻하게 데워서 복용하는 것도 좋다.

【참고사항】
① 염증이 심하면 금은화, 연교를 더한다.

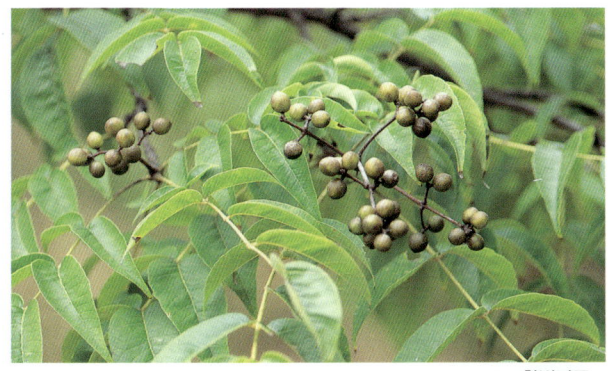
▲ 황벽나무

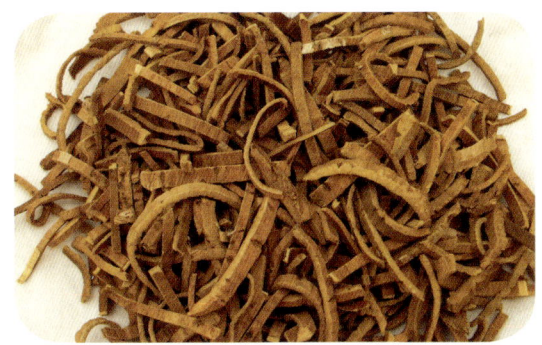
▲ 황백(약재)

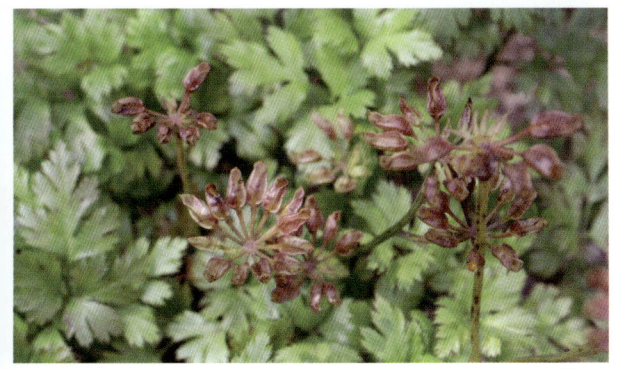
▲ 황련

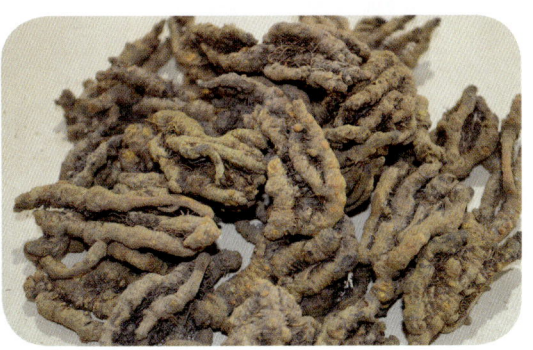
▲ 황련(약재)

② 가려움증이 심하면 백질려를 더한다.
③ 열이 많은 체질에는 생지황을 더한다.
④ 피부가 건조하고 땀이 잘 나지 않는 사람은 부평초를 더한다.

【주의사항】
① 건선은 면역계 질환이므로 면역반응을 일으키는 음식을 자제하는 것이 좋다.
② 황백과 황련의 맛이 매우 쓰기 때문에 쓴맛을 싫어하는 사람은 이 한약처방을 환으로 만들어 활용해야 한다.
③ 황백과 황련은 차가운 성질이 강하므로 설사를 하는 사람은 양을 줄여서 사용한다.
④ 작약은 겉껍질을 벗기지 않은 것을 사용해야 한다.

당귀(當歸)

당귀는 산형과에 속하는 다년생 식물인 참당귀, 일당귀의 뿌리를 말한다. 참당귀의 맛은 달고 매우며 성질은 따뜻하다. 반면 일당귀의 맛은 달고 성질은 따뜻하다. 늦가을 잎이 진 이후나 이른 봄 잎이 나오기 전에 채취하여 흙을 제거하고 바람이 통하는 그늘진 곳에서 말린다. 우리나라 산지의 계곡이나 습한 땅에서 자생하며 전국 고랭지에서 재배한다.

주효능 | 빈혈, 생리불순, 생리통, 손발 저림, 불임증, 타박상, 불면증, 건망증, 두통

당귀는 혈액을 만드는 효능이 뛰어난 약초이다. 따라서 혈액이 부족해서 생

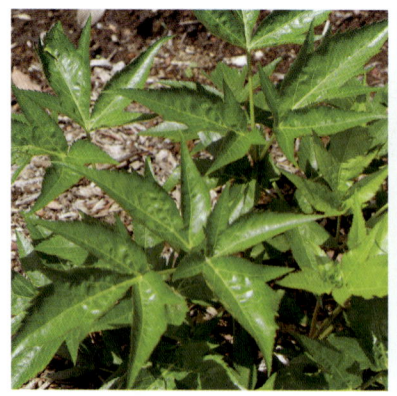
▲ 일당귀 잎

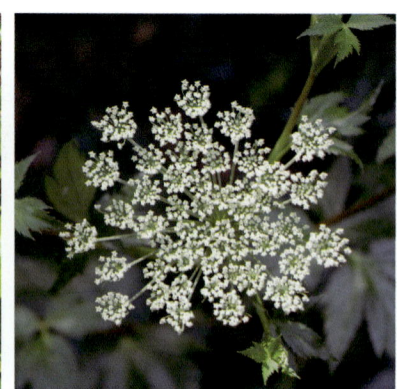
▲ 일당귀 꽃

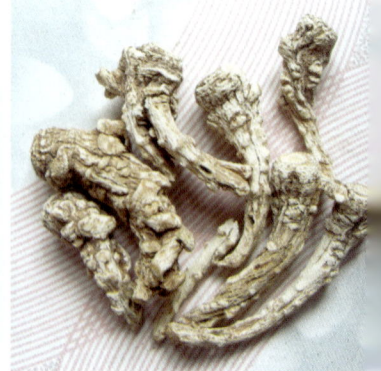
▲ 일당귀 뿌리 건조

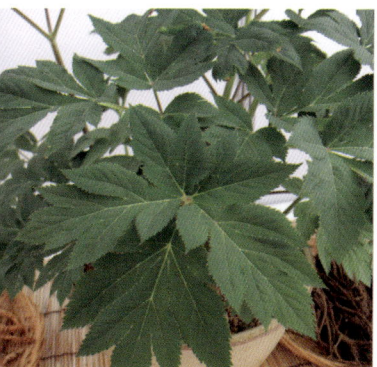
▲ 참당귀 잎

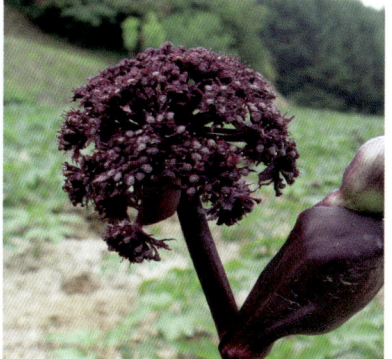
▲ 참당귀 꽃

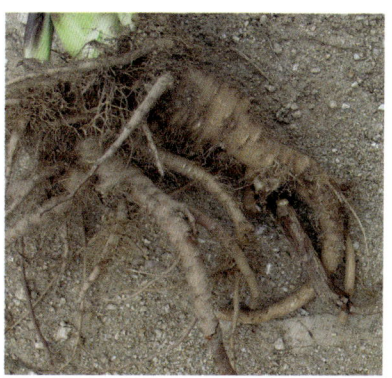
▲ 참당귀 생뿌리

긴 다양한 질병에 약방의 감초처럼 사용된다. 과로를 했거나 만성 질환을 앓으면 혈액이 부족해지기 때문에 안색이 창백해지고 피부가 거칠어지는 기본적인 증상 외에 어지럽거나 기력이 없고 쉽게 피로감을 느끼는 등 다양한 증상이 생

【산형과 식물의 약초】

125속 2,900종의 산형과 식물이 북반구의 온대에서 아열대에 걸쳐 분포하고, 한국에는 34속 85종이 있다. 초본식물이며 드물게 약간의 목질도 있다. 우산 모양의 꽃이 핀다고 하여 산형과라는 이름이 붙여졌으며 이러한 꽃모양을 산형화서(傘形花序)라고 한다. 약초로 활용되는 식물 중에는 산형과가 많다.

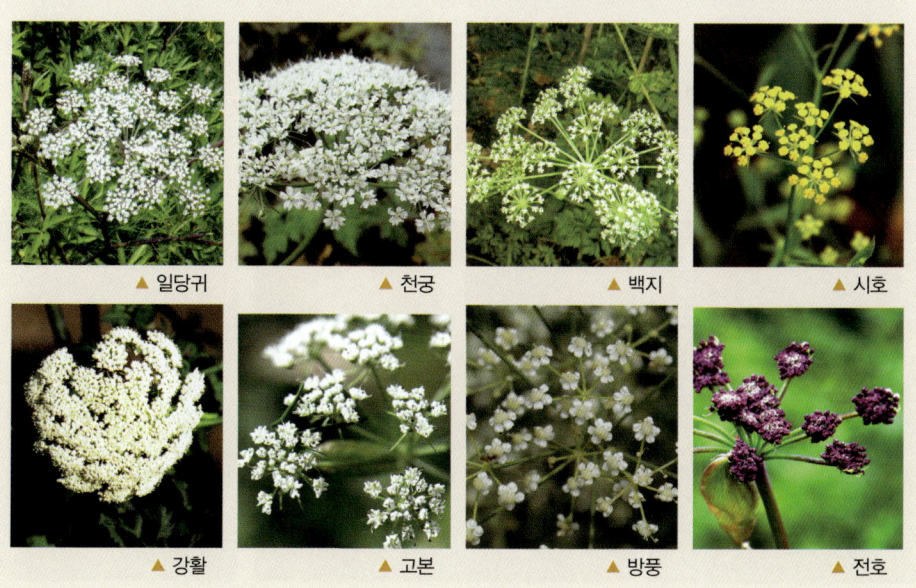

▲ 일당귀   ▲ 천궁   ▲ 백지   ▲ 시호
▲ 강활   ▲ 고본   ▲ 방풍   ▲ 전호

긴다. 즉 혈액이 부족해지면 면역력에 이상이 생긴다. 이때 당귀를 사용하면 부족해진 혈액이 보충되고 면역력이 좋아져서 건선을 치료하는 데 도움이 된다.

당귀는 여성에게 필수적인 약초이다. 여성은 매달 월경(月經)을 하며 남성보다 예민하여 과로를 하지 않더라도, 그리고 생명을 위협할 만한 질병이 없더라도 혈액이 부족해질 수 있다. 따라서 보약이건 치료약이건 상관없이 여성의 약에는 반드시 당귀가 들어간다.

작약(芍藥)

작약은 미나리아재비과에 속하는 다년생 식물인 작약의 뿌리를 말하며, 맛은 쓰면서 약간 시고 성질은 약간 차갑다. 9월 하순에서 10월 중순 사이에 채취하는 것이 좋으며 뿌리를 캐서 잔뿌리와 불순물을 제거하고 햇볕에 절반 정도 말린 후 단으로 묶어서 햇볕에 바짝 말린다. 우리나라가 원산지이고 전국의 산지에서 자라며 약용 및 관상용으로 재배한다.

주효능 | 복통, 근육통, 근육 경련, 식욕부진, 변비, 설사, 생리통, 생리불순

작약은 영양분의 공급이 부족하거나 과로, 질병으로 영양분의 소모가 증가하여 인체의 조직이 경직되고 근육에 경련이 일어날 때 주로 사용한다. 당귀와 함께 사용하면 혈액을 보충하는 효과가 더욱 강해져 면역력이 높아지고 건선을 치료하는 효과가 좋아진다.

작약은 동물실험에서 위장과 자궁 평활근의 수축력을 떨어뜨리고 비정상적인

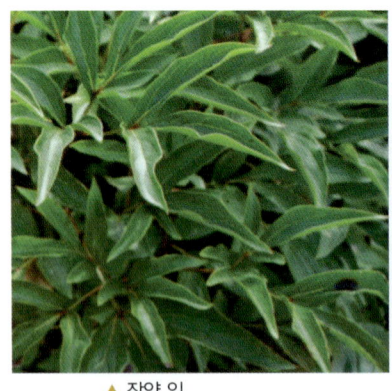
▲ 작약 잎

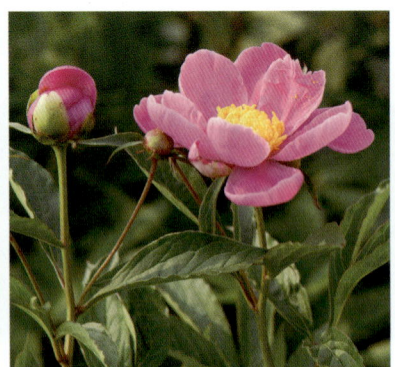
▲ 작약 꽃

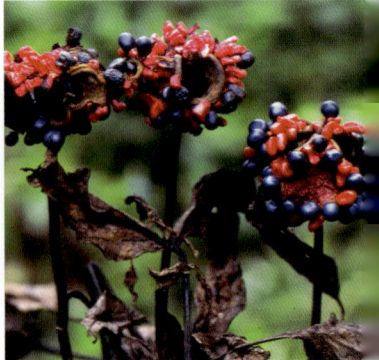
▲ 작약 열매

경련을 억제한다는 것이 밝혀졌다. 이는 작약이 근육의 수축력을 조절한다는 뜻이다. 예를 들어 평소에 운동을 하지 않던 사람이 갑자기 축구를 하면 종아리에 쥐가 나는데, 이것은 비복근(腹筋)에 경련이 일어난 것으로, 이때 작약을 사용하면 근육의 수축력이 조절되어 경련이 멎는다.

【모란과 작약의 구분】

모란은 다년생 식물로 나무이다. 반면 작약은 다년생 식물로 풀이고 땅위줄기는 겨울에 죽는다. 모란의 잎은 윤기가 없고, 작약의 잎은 약간 윤기가 있다. 모란의 줄기는 나무에서 나고, 작약의 줄기는 땅에서 바로 나온다. 모란은 5월에 꽃이 피고, 작약은 모란이 피고 3주 정도 늦게 핀다.

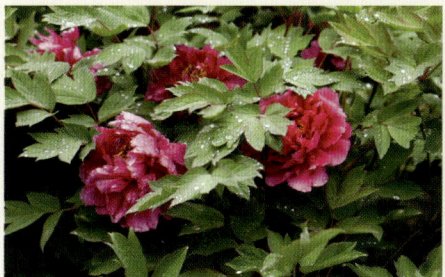
▲ 모란(미나리아재비과의 낙엽관목)

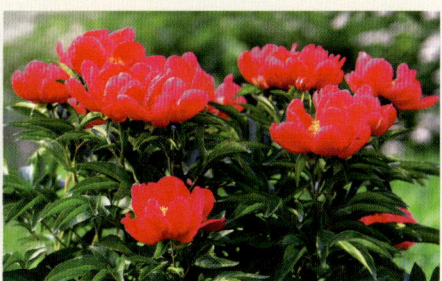
▲ 작약(미나리아재비과의 다년생 초본)

황백(黃蘗)

황백은 운향과에 속하는 낙엽교목인 황벽나무의 나무껍질을 말하며, 맛은 쓰고 성질은 차갑다. 3~6월에 채취하여 햇볕에 말려 사용하며 절단하기 전에는 연한 황색을 띠고 있으나 건조를 하면 노란빛이 진해진다. 우리나라 제주와 전남을 제외한 각지에서 자생한다.

주효능 | 설사, 황달, 대하증, 방광염, 요도염, 폐결핵, 유정(遺精), 생식기 가려움증, 피부염, 고혈압

쓴맛이 강한 황백은 염증을 억제하는 효능이 좋아서 건선을 치료하는 데 사용한다. 특히 몸이 약해져서 염증이 생긴 경우에 좋고 만성적인 염증을 치료하는 효과도 뛰어나다. 한방에서는 허화(虛火), 또는 허열(虛熱)을 치료하는 약초로 분류하는데, 허화와 허열은 몸이 약해졌을 때 생긴다. 건선 또한 몸이 약해진 상

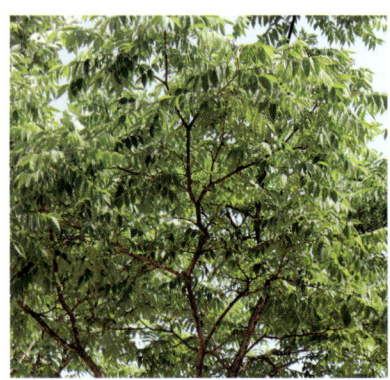
▲ 황벽나무 수형

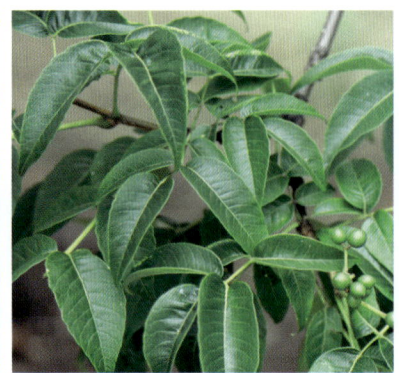
▲ 황벽나무 잎

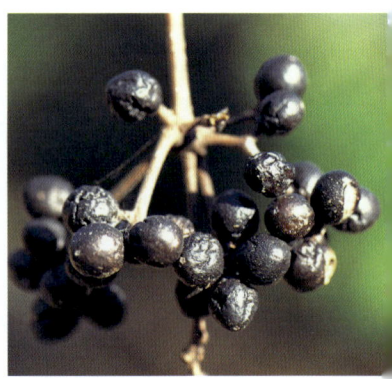
▲ 황벽나무 열매

태, 면역력이 떨어진 상태에서 생기기 때문에 황백은 건선에 적합한 약초이다.

황백은 눈이 충혈되었을 때, 여성의 질염, 남성의 서혜부 습진, 이질, 설사 등 염증성 질환에 다양하게 사용된다. 하지만 차가운 성질을 지니고 있기 때문에 오래 복용하는 것은 피해야 한다.

동의보감 원문 해설

性寒味苦無毒主五藏腸胃中結熱黃疸腸痔療泄痢女子漏下赤白陰蝕瘡殺疳虫疥癬治目熱赤痛口瘡除骨蒸勞熱○生山中處處有之五月六月採皮去皺 暴乾〈本草〉○俗名黃栢鮮黃色厚者佳足少陰手厥陰本經藥足太陽引經藥也又瀉膀胱火亦治龍火有瀉火補陰之功〈丹心〉○銅刀刮去皮蜜水浸半日取出灸乾用又云入下部鹽酒炒火盛者童便浸蒸〈入門〉○銅刀切片蜜炒酒炒人乳汁炒童便炒或生用大治陰虛〈回春〉

[根] 名檀桓主心腹百病久服輕身延年〈本草〉

성질은 차며[寒] 맛이 쓰고[苦] 독이 없다. 오장과 장위 속에 몰린 열과 황달, 장치(腸痔) 등을 주로 없앤다. 설사와 이질, 적백대하, 음식창을 낫게 하고 감충을 죽이며 옴과 버짐, 눈에 열이 있어 피지고 아픈 것, 입안이 헌 것 등을 낫게 하며 골증노열(骨蒸勞熱)을 없앤다. ○산의 곳곳에서 난다. 음력 5월과 6월에 껍질을 벗겨 겉껍질을 긁어 버리고 햇볕에 말린다. 〈본초〉 ○민간에서 황경피 나무껍질[黃栢]이라고 한다. 노란빛이 선명하고 껍질이 두터운 것이 좋다. 족소음과 수궐음의 본경약(本經藥)이며 족태양의 인경약(引經藥)이다. 또한 방광의 화를 사하고 신[龍]의 화도 사한다. 화를 사하고 음을 보하는 효능이 있다. 〈단심〉 ○구리칼로 겉껍질을 긁어 버리고 꿀물에 한나절 담갔다가 꺼낸 다음 구워 말려 쓴다. 또한 약 기운을 아래로 내려가게 하려면 소금을 푼 술에 축여 볶아서 쓰고 화가 성한 때에는 동변에 담갔다가 쪄서 쓴다.〈입문〉○구리칼로 썰어 꿀물, 술, 젖, 동변 등에 축여 볶아 쓰고 혹 생것으로도 쓴다. 음이 허한 것을 잘 낫게 한다.〈회춘〉

황벽근(黃蘗根, 황경피 나무뿌리) : 이름을 단환(檀桓)이라 한다. 명치 밑에 생긴 모든 병을 낫게 한다. 오래 먹으면 몸이 가벼워지고 오래 살 수 있게 한다.〈본초〉

황벽나무(황백피)의 기능성 및 효능에 관한 특허자료 2종 외

▶ **황백을 이용한 약물 중독 예방 및 치료를 위한 약제학적 조성물**

본 발명은 황백(黃柏, 황벽나무 줄기 속껍질)에서 추출한 물질로서, 중독성 약물의 반복 투여에 따라 증가되는 도파민의 작용을 억제시키는 물질을 유효성분으로 포함하는 황백을 이용한 약물 중독 예방 및 치료를 위한 약제학적 조성물을 제공한다.

- 공개번호 : 10-2004-0097425, 출원인 : 심인섭

▶ **항종양 활성, 간염 억제 활성 및 면역증강 활성을 갖는 황백 추출물**

본 발명은 황백으로부터 분리한 추출물에 관한 것으로, 황벽나무의 수피를 건조한 약재인 황백으로부터 분리된 본 발명의 황백 추출물은 항종양 활성, 간염 억제 활성 및 면역증강 활성을 가짐으로써 항종양제, 간 기능 관련 치료제 및 면역활성화제용 치료제로 유용하게 사용될 수 있다.

- 공개번호 : 10-2000-0061666, 출원인 : 김철호

황련(黃連)

황련은 미나리아재비과에 속하는 다년생 식물인 황련의 뿌리를 말하며, 맛은 쓰고 성질은 차갑다. 입동이 지난 이후 11월경에 채취한 후에 줄기와 잎, 잔뿌리를 제거하고 햇볕에 말리거나 불에 쬐어 말려서 사용한다. 원산지는 중국으로 산악지대 또는 습한 고랭지대의 수풀 밑에서 자라는데, 서북향의 그늘진 곳에서 잘 자란다.

주효능 | 결막염, 각막염, 장염, 위염, 구내염, 중이염, 피부염, 폐렴, 화상(火傷)

황련은 염증을 가라앉히는 효능이 뛰어난 약초이다. 그래서 안구충혈, 구내염, 각종 피부염, 중이염, 화상, 위염, 장염, 초기 폐렴 등 매우 다양한 질환에

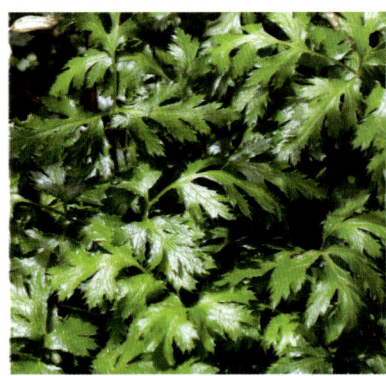
▲ 황련 잎

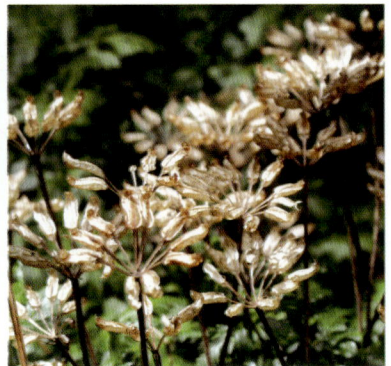
▲ 황련 결실

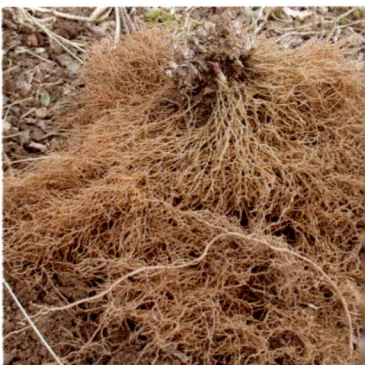
▲ 황련 뿌리

응용한다. 위생상태가 좋지 않았던 시절에는 이질(痢疾)을 치료하는 처방에 반드시 포함되었던 약초이다. 요즘에는 위염이나 각종 피부염에 다른 약초와 함께 사용하여 좋은 효과를 얻고 있다.

　황련은 결막염이나 각막염처럼 안구가 충혈되었을 때에도 사용한다. 안구에 직접 점안(點眼)하는 외용약으로 사용할 수 있고 달여서 내복해도 좋은데, 외용과 내복 모두 3일 이내에 효과를 나타내는 신묘한 약초이다.

【황련의 활용】

◎ 위산과다
　황련 가루 4g을 1일 2~3회 따뜻한 물로 공복에 복용한다.

◎ 신트림, 복부팽만, 구토 증상
　황련 180g, 오수유 30g을 고운 가루로 만든 다음 한 알에 0.3g 정도의 크기로 환을 만들어 밀폐용기에 넣고 냉장고에 보관해 두었다가 1일 1~3회, 1회 1.5~3g씩 따뜻한 물로 복용한다.

◎ 설사
　황련 4~8g에 500cc의 물을 붓고 반으로 줄 때까지 달여 1일 2회 나누어 마셔도 좋고, 혹은 황련 60g을 오수유와 함께 볶은 후 오수유를 제거하고 목향 15g을 넣어 가루로 만든 다음, 식초를 조금 넣고 개어 0.3g 크기의 환을 만들어 1회 30알씩 따뜻한 물과 함께 복용한다. 이를 '황련환'이라고 한다. 배가 아프면서 설사를 반복하고, 설사 후에도 뒤가 무지근한 것이 개운치 않아 자꾸만 화장실에 가고 싶을 때 먹으면 효과가 있다.

◎ 설사를 하거나 소변이 나오지 않을 때
　황련 3g, 감초 3g, 작약 15g에 500cc의 물을 붓고 반으로 줄 때까지 달여 하룻동안 따뜻하게 차처럼 마신다. 이 처방을 지속적으로 복용하면 소변을 원활하게 볼 수 있고 설사가 멎는다.

41 여드름

　여드름은 털을 만드는 모낭(毛囊)에 붙어 있는 피지선에 생기는 만성 염증성 질환이다. 피지선은 지질(脂質)을 만드는 역할을 하는데, 분비액을 피부에서 만들어낸다고 하여 '피지(皮脂)'라고 한다. 피지선은 손바닥과 발바닥을 제외한 몸 전체에 존재하는데 얼굴과 두피에 가장 많다.

　피지선에서 피지가 많이 형성되거나 모낭이 각질에 의해 막히면 피지가 모낭 속에 고여 딱딱해진다. 그리고 모낭 속에 살고 있는 균이 피지를 분해하여 염증 반응을 가속화시키는데, 이것이 여드름이다. 염증의 정도에 따라 붉은 발진이 돋아나는 여드름이 될 수도 있고, 곪는 형태의 여드름이 되기도 한다.

　사춘기에 여드름이 많이 생기는 이유는 남성호르몬에 의해 피지선의 활동이 왕성해지기 때문이다. 하지만 성인이 된 이후에도 여드름이 생기는 경우는 잘

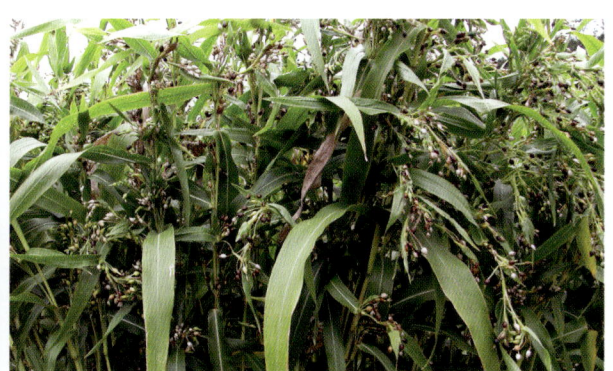
▲ 율무

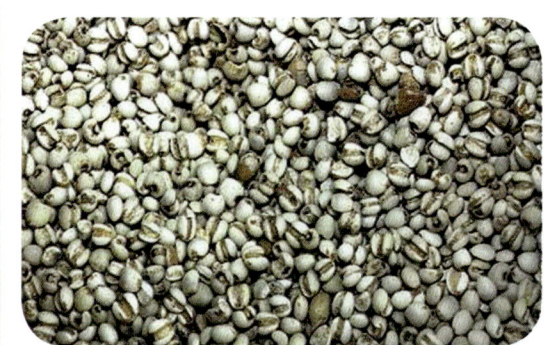
▲ 의이인(약재)

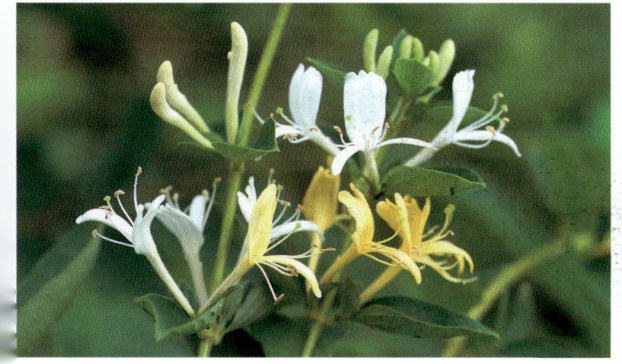
▲ 인동덩굴 꽃

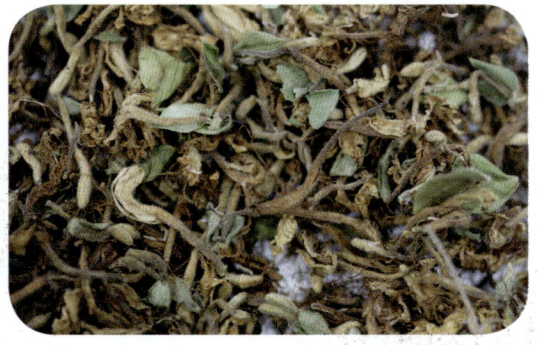
▲ 금은화(약재)

41. 여드름　443

못된 식생활이나 스트레스, 수면부족 등으로 인해 모낭이 쉽게 막히기 때문이다. 따라서 여드름을 치료하기 위해서는 잘못된 식생활을 개선하는 노력이 필요하다.

다음에 소개되는 한약처방은 여드름을 치료하는 데 도움을 준다. 특히 곪는 여드름을 치료하는 데 좋다.

한약처방 | 의이인 20g, 금은화 12g, 백지 10g, 황련 6g

상기 용량은 1일분이다. 물 1,000cc를 붓고 중불로 2시간 정도 달여 물이 절반 정도 되게 한다. 그리고 이것을 3등분하여 아침, 점심, 저녁에 마시는데, 3~4시간 간격을 두고 마시는 것이 좋다. 10일분 또는 20일분씩 달여놓고 유리병에 담아 냉장고에 보관하였다가 마실 때마다 따뜻하게 데워서 복용하는 것도 좋다.

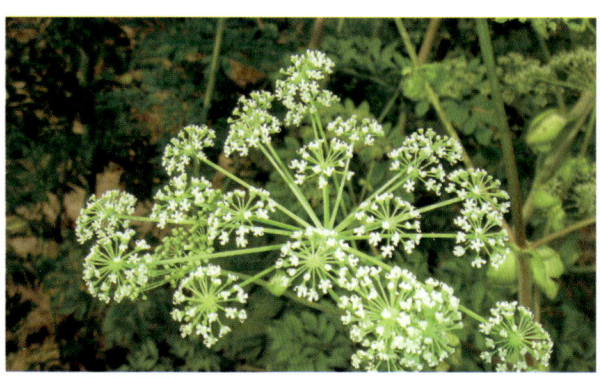
▲ 구릿대

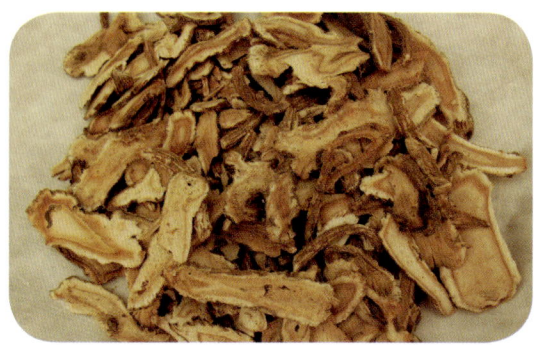
▲ 백지(약재)

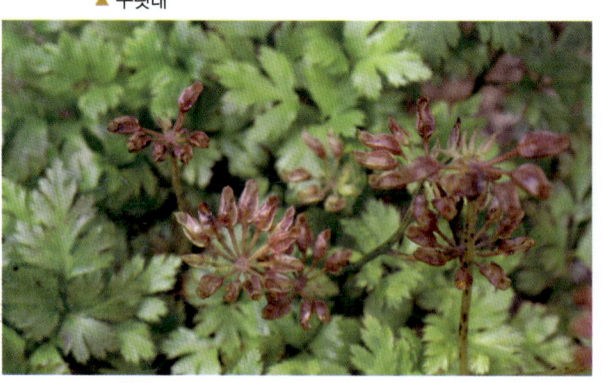
▲ 황련

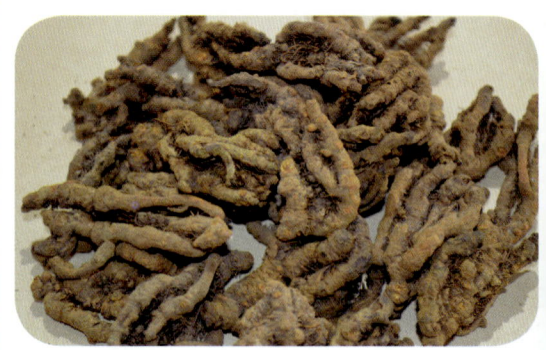
▲ 황련(약재)

【참고사항】
① 곪는 여드름이 있을 때는 길경을 더한다.
② 얼굴이 붉고 열감이 있으면 박하를 더한다.
③ 여드름이 뭉쳐서 잘 없어지지 않으면 포공영을 더한다.

【주의사항】
① 지방이 많은 음식과 스트레스는 여드름을 악화시킬 수 있기 때문에 피하는 것이 좋다.
② 여성의 경우 월경과 여드름의 상관성이 있으므로 생리불순이 있는 사람은 우선적으로 치료해야 한다.
③ 의이인, 백지, 황련을 먼저 달이고, 금은화는 나중에 넣어서 30분 정도만 달인다. 꽃을 오래 달이면 약효가 떨어지기 때문이다.
④ 의이인을 굵게 갈아서 사용하면 약효성분이 더 많이 용출된다.
⑤ 황련을 술에 담근 후에 볶아서 사용하면 효과가 더 좋다.

의이인(薏苡仁)

의이인은 벼과에 속하는 1년생 또는 다년생 식물인 율무의 성숙한 씨앗을 말하며, 맛은 달고 담백하며 성질은 약간 차갑다. 가을에 과실이 성숙하였을 때 채취하여 햇볕에 건조한 후 겉껍질과 속껍질을 제거하고 사용한다. 우리나라 각지에서 재배되고 있다.

주효능 | 위장무력증, 설사, 과민성 장염, 소변불리(小便不利), 부종, 저림, 마비증상, 피부염

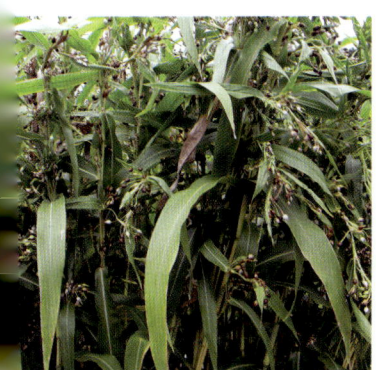
▲ 율무 지상부

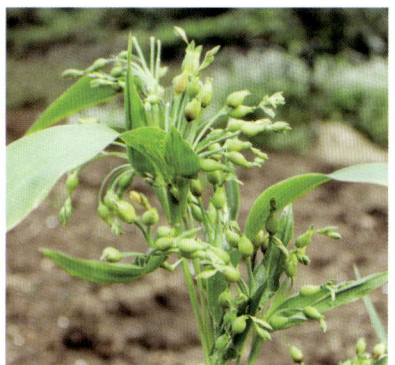
▲ 율무 열매

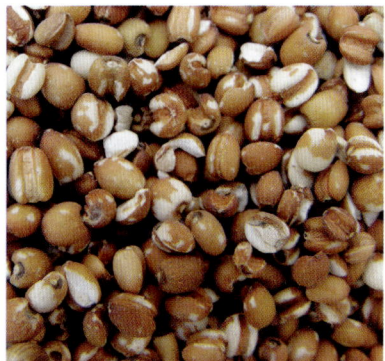
▲ 율무 씨앗(의이인)

의이인은 습담(濕痰)을 흡착시켜 소변으로 빼주는 효능이 있다. 몸에 과잉된 수분과 노폐물을 습담이라고 할 수 있는데, 습담이 많다는 것은 여드름의 원인 물질이 몸속에 많다는 뜻으로, 몸이 비대한 사람에게 많은 편이다. 따라서 의이인은 대체로 몸이 뚱뚱하고 물살이면서 지성피부를 지닌 사람에게 나타나는 여드름을 치료하는 데 적합하다. 또한 의이인은 농(膿)을 제거하는 효능이 있어서 좁쌀처럼 나오는 여드름이 아니라 곪는 여드름, 화농성 여드름에 보다 적합하다.

또한 의이인은 위장을 튼튼하게 하면서 설사를 멎게 하는 효능이 있다. 약초이자 곡식이므로 많이 사용해도 부작용이 없기 때문에 안심하고 사용해도 된다. 특히 몸이 비대하고 배를 만졌을 때 말랑말랑한 사람에게 대변이 묽거나 설사가 계속될 때 사용하면 좋다.

【의이인 이야기】

중국 동한시대 때 마원이라는 장수가 있었는데 큰 싸움에서 많은 공을 세워 광무제의 신임을 얻었다. 마원이 교지를 정벌하였을 때 비록 황폐한 지역이었지만 율무가 많이 자라고 있어 말라리아 등 풍토병에 좋은 약이라 하여 수레에 가득 실어 돌아왔다. 이것을 본 사람들이 율무를 진주와 서각(코뿔소의 뿔)으로 착각하여 소문이 일었으며 급기야 흠차대신이 광무제에게 상소를 올려 마원은 누명을 쓰게 되었다. 진주와 서각을 가지고 왔는데도 왕에게 보고하지 않았다는 것이었다. 광무제는 마원의 관직을 박탈했고 이에 마원의 부인은 아들과 심지어 조카들까지 새끼줄로 묶고 궁에 들어가 광무제에게 억울함을 호소하게 된다. 광무제가 진주와 서각을 보고하지 않은 죄라 말하니 부인은 그것이 의이인이라는 열매이며 알이 크고 흰색이어서 착각했을 것이라고 고하여 억울함을 풀게 된다. 지금도 억울하게 누명을 쓴 청백리와 같은 사람에게 '의이명주(薏苡明珠)'라는 표현을 쓰는 것은 이와 같은 고사에서 연유한 것이다.

금은화(金銀花)

금은화는 인동과에 속하는 다년생 식물인 인동덩굴의 꽃봉오리를 말하며, 맛은 달고 성질은 차갑다. 늦봄과 초여름에 꽃이 완전히 피기 전에 채취하는 것이 좋으며, 불순물을 제거하고 햇볕에 말린 후 사용한다. 함경도를 제외한 우리나라 각지에 분포하며 반그늘의 물 빠짐이 좋고 비옥한 토양에서 잘 자란다.

주효능 | 피부염, 종기, 편도선염, 인후염, 이하선염, 기관지염, 유행성 감기, 이질

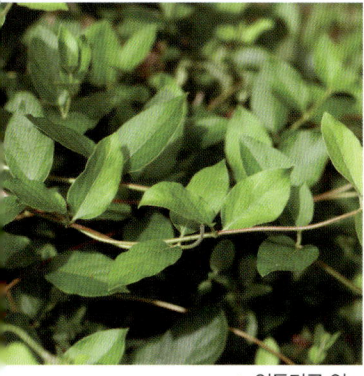
▲ 인동덩굴 잎

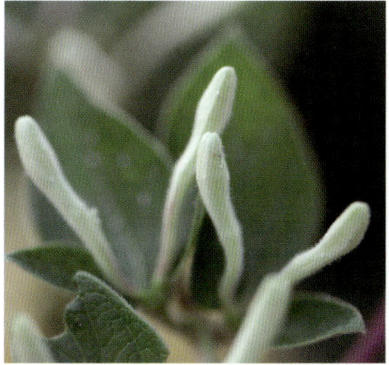
▲ 인동덩굴 꽃봉오리

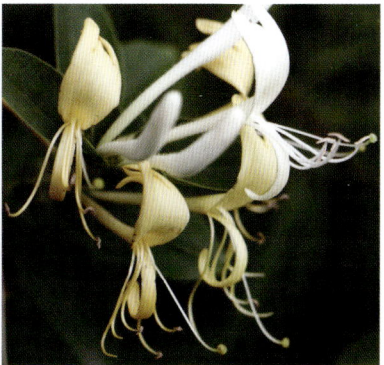
▲ 인동덩굴 꽃

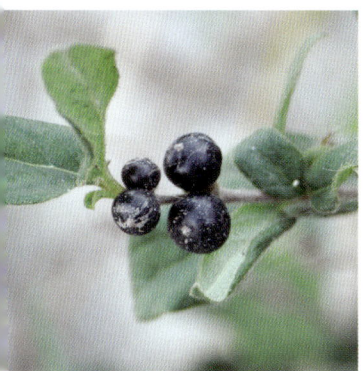
▲ 인동덩굴 열매

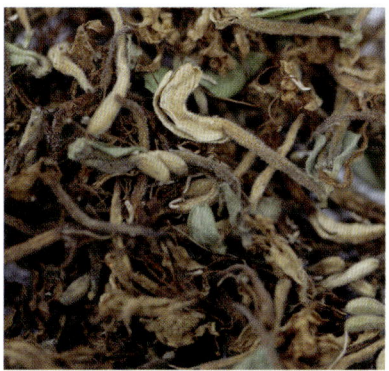
▲ 인동덩굴 꽃봉오리 건조

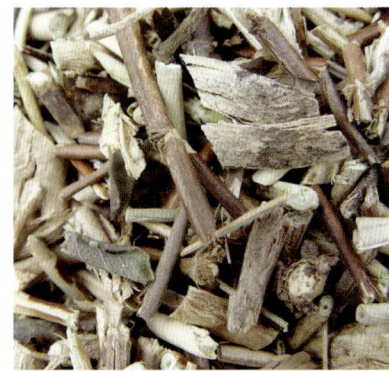
▲ 인동덩굴 잎줄기 건조

【인동덩굴의 부위별 효능】

◎ **인동덩굴의 줄기**
  인동등(忍冬藤)이라고 하며 가을에서 겨울 사이에 채취하여 햇볕에 말려서 쓴다. 열을 내려 독을 풀어준다. 온병(溫病)으로 열이 나며 염증이 있고 피가 섞인 변을 볼 때, 관절이 벌겋게 부으면서 저리고 아픈 것을 낫게 한다.

◎ **인동덩굴의 꽃**
  금은화(金銀花)라고 하며 초여름에 채취하여 햇볕에 말려서 쓴다. 열을 내리고 독을 풀어주는 작용이 있어 각종 염증에 사용하는데 피부염, 종기, 편도선염, 인후염, 이하선염, 기관지염, 이질 등에 활용한다.

◎ **인동덩굴의 열매**
  은화자(銀花子)라고 하며 가을에 채취하여 볶아서 쓴다. 붉은색을 띠는 설사에 사용하며 볶은 것 10g을 물 700㎖에 넣고 1회 달여서 마신다.

금은화는 한방의 항생제라는 별명을 지니고 있을 정도로 염증을 억제하는 효능이 매우 뛰어나다. 약리실험에서도 항균작용과 항바이러스작용이 입증되었다. 이러한 효능에 대하여 옛날 사람들은 다음과 같이 표현하였다. '옹저(癰疽)를 치료하는 데는 짝할 만한 것이 없다.' '종기를 치료하는 보배이다.' '아직 곪지 않은 것은 흩어지게 하고, 이미 곪은 것은 터지게 한다.'

금은화는 다양한 종류의 염증성 질환에 사용한다. 외상으로 상처가 곪았을 때에도 좋고, 종기가 생겨 없어지지 않을 때, 편도선염, 인후염, 이하선염, 기관지염 등이 있을 때도 사용한다. 또한 금은화는 감초처럼 보약에도 사용할 수 있고, 치료약에도 사용할 수 있다.

백지(白芷)

백지는 산형과에 속하는 2~3년생 식물인 구릿대의 뿌리를 말하며, 맛은 맵고 성질은 따뜻하다. 잎이 누렇게 되는 11월경이 채취의 적기이다. 캐낸 뿌리는 흙과 불순물을 제거하고 햇볕에 말려서 사용한다. 전국 각처의 산야에 자생하며 근래에 와서는 약용 및 식용으로 농가에서 재배하고 있다.

주효능 | 감기, 두통, 코막힘, 콧물, 비염, 기미, 주근깨, 안면 부종, 안면 시림, 자궁출혈, 대하증(帶下症), 생리불순

백지는 염증과 농을 제거하는 효능이 있다. 그래서 비염이 있거나 잇몸에 염증이 있을 때, 얼굴에 염증이 있을 때 효과적이며, 얼굴 이외의 부위에 종기나 상처가 있을 때도 달여서 복용하거나 분말로 만들어 환부(患部)에 바르면 좋다.

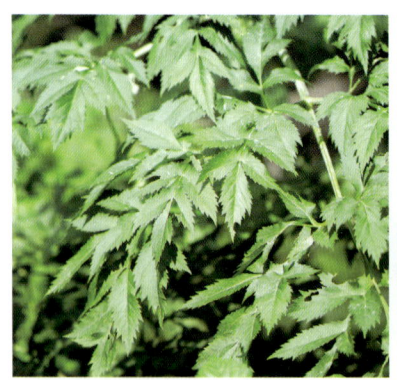
▲ 구릿대 잎

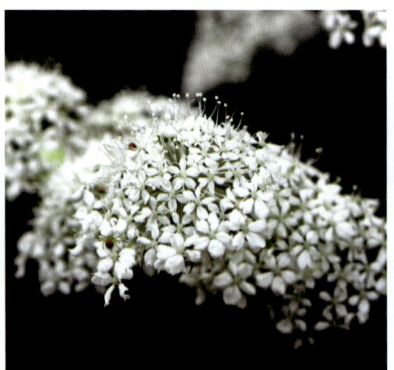
▲ 구릿대 꽃

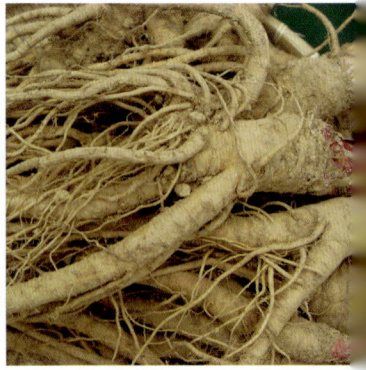
▲ 구릿대 뿌리(백지)

백지는 얼굴에 생기는 질환을 치료하는 효능이 좋다. 주로 감기로 인한 두통과 코막힘에 사용하는데, 치통과 피부의 염증을 가라앉히는 효능도 있고, 얼굴에 바르면 기미나 주근깨를 없애주고 상처를 빨리 아물게 한다.

【절세미인의 **아름다움**의 비결, **백지**】

'서시'라는 미녀가 있었다. 중국 춘추전국시대의 월나라 출신이다. 저라산 근처에서 나무꾼의 딸로 태어났는데, 절세미녀였기 때문에 그 지방의 여자들은 무엇이든지 서시가 하는 대로 따라서 흉내 냈다고 한다. 그렇게 흉내 내면 자기도 예뻐 보이리라 생각했던 것이다.

심지어는 서시가 병이 들어 얼굴을 찡그리자 그것도 예뻐 보인다고 너나할 것 없이 모두 따라하여 '방빈'이라는 말까지 생겼다고 한다. 여하간 월나라 충신 범려가 미인계로써 오나라 부차에게 서시를 헌상하여 호색가인 부차가 서시의 미색에 빠져 정치를 게으르게 함으로써 오나라를 멸망시키게 했다는 역사적 사실이 있을 정도로 아름다웠다고 하는 미인이 바로 서시이다.

그래서 '서시옥용산'이라는 처방이 있을 정도이다. 서시처럼 예뻐지고 옥같이 아름다운 얼굴을 가꿀 수 있다는 처방인데,《동의보감》에 기록되어 있다. 이 처방에 바로 백지가 들어 있다. 백지가 미용제 역할을 하기 때문이다. 백지를 녹두생즙에 하룻밤 담갔다가 말려 곱게 가루 내어 콜드크림에 개어 마사지하는 것만으로도 효과가 있다.

황련(黃連)

황련은 미나리아재비과에 속하는 다년생 식물인 황련의 뿌리를 말하며, 맛은 쓰고 성질은 차갑다. 입동이 지난 이후 11월경에 채취하여 줄기와 잎, 잔뿌리를 제거하고 햇볕에 말리거나 불에 쬐어 말려서 사용한다. 원산지는 중국으로 산악지대 또는 습한 고랭지대의 수풀 밑에서 자라는데 서북향의 그늘진 곳에서 잘 자란다.

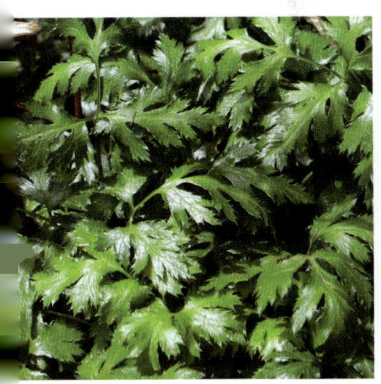
▲ 황련 잎

▲ 황련 결실

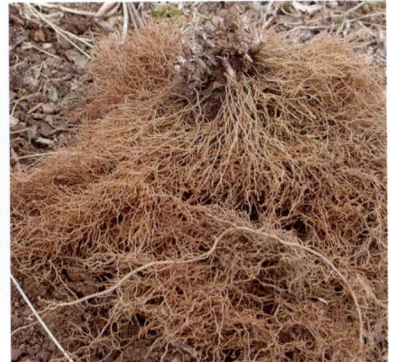
▲ 황련 뿌리

주효능 | 결막염, 각막염, 장염, 위염, 구내염, 중이염, 피부염, 폐렴, 화상(火傷)

황련은 염증을 가라앉히는 효능이 뛰어나서 각종 염증성 질환에 활용한다. 피부에 생긴 화농성 염증을 가라앉히고, 열을 내려 새로운 염증이 생기는 것을 막아준다. 최근에는 식물성 천연항생제로 각광을 받고 있는데, 항균 효과가 뛰어나서 여드름에 의한 2차 감염을 막는 효과도 있다.

황련은 맛이 매우 쓰고 성질이 차기 때문에 열이나 염증이 동반된 매우 다양한 질환에 활용된다. 위장의 염증으로 인한 소화불량이나 위염, 구토, 설사에 사용하며 열병(熱病)으로 인한 고열, 정신 혼미, 가슴 답답함, 불면증에도 사용한다.

본초강목 해설

열기(熱氣)를 치료하고 눈이 아픈 증상을 치료하며 눈꼬리 부분이 손상되어 눈물이 나오는 것을 치료한다. 또한 눈을 밝게 하는 효능이 있으며, 피 섞인 설사와 복통을 치료하고 여성들의 생식기 부위가 붓고 아픈 것을 치료한다. 오랫동안 복용하면 기억력이 좋아진다.〈본경(本經)〉
오장(五臟)의 냉열(冷熱)을 치료하고 오랜 설사와 피고름 섞인 변을 보는 것을 치료하며, 갈증을 멎게 하고 크게 놀란 것을 진정시키고 체내에 수분이 정체된 것을 제거하고 뼈를 이롭게 한다. 또한 위(胃)를 조절하고 장(腸)과 담(膽)을 도우며 구창(口瘡)을 치료한다.〈별록(別錄)〉

【 혼동하기 쉬운 약초 비교 】

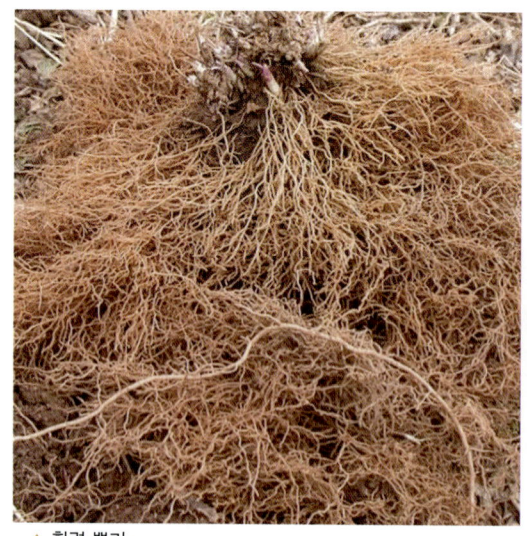
▲ 황련 뿌리

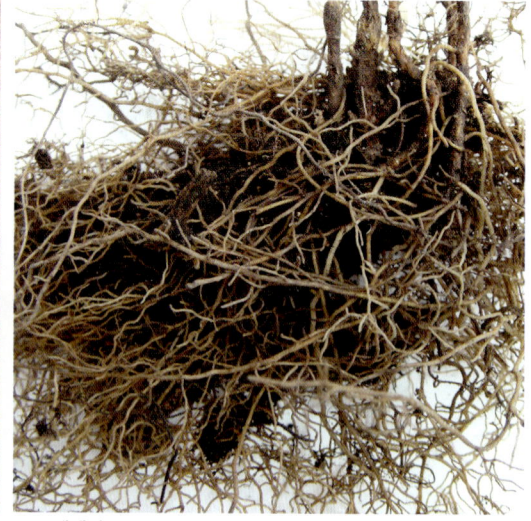
▲ 깽깽이풀 뿌리

42 식은땀

땀은 체열을 조절하는 인체의 냉각장치이다. 운동을 하거나 뜨거운 음식을 먹으면 몸에 열(熱)이 많아지고, 이때 열을 몸 밖으로 배출시키기 위해 땀이 난다. 따라서 질병이 없고 건강한 사람에게 나는 땀은 정상적인 것이다. 반면 식은땀은 몸이 약한 상태에서 나타나는 땀으로 냉한(冷汗)이라고도 하며, 떨리거나 한기(寒氣)를 수반하기 때문에 이러한 이름이 붙여졌다.

헌혈 등으로 혈액을 뽑았을 때에 갑자기 눈앞이 캄캄해지면서 식은땀이 나기도 하고, 대량출혈 등으로 인해 혈압이 떨어졌을 때에도 식은땀이 난다. 이는 부족해진 혈액 때문에 몸의 기능이 떨어지는 것을 막으려는 인체의 반응이다. 말하자면 정상상태로 회복시키려는 필사의 노력으로 형성된 열 때문에 땀이 나는 것으로 볼 수 있다.

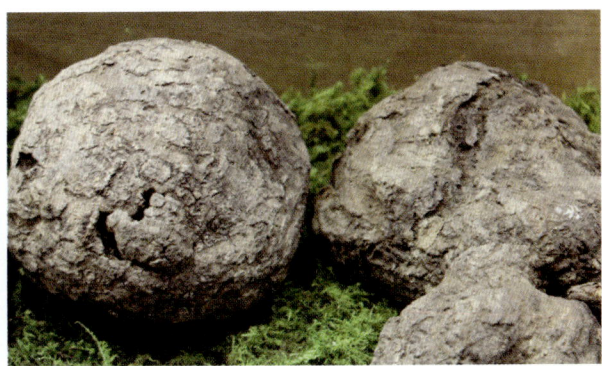
▲ 복령

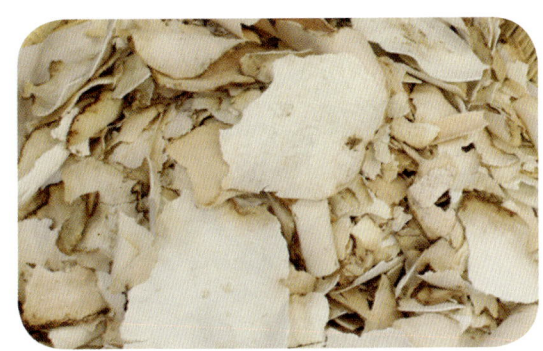
▲ 복령(약재)

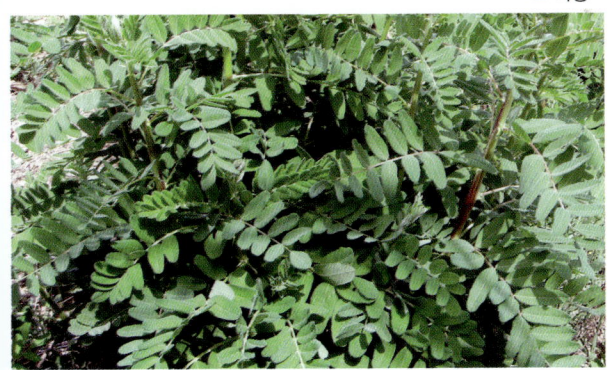
▲ 황기

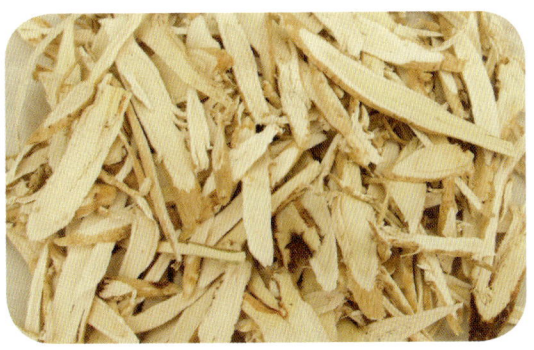
▲ 황기(약재)

흔히 볼 수 있는 식은땀은 관심이 있는 이성을 만났을 때, 당혹스러운 질문을 받았을 때, 대중 앞에서 말을 해야 할 때 나타나는데, 평소 심신(心身)이 약한 사람에게 흔하다. 헌혈이나 대량출혈처럼 급박한 상태는 아니지만 평소 심신이 약한 사람은 갑작스런 자극에 유연하게 대응하지 못하기 때문에 과민하게 반응을 하고, 그 과정에서 열이 형성되어 땀이 나는 것이다. 그런데 몸이 약한 상태이기 때문에 땀이 나는데도 피부가 차갑게 느껴지는 냉한이 나타난다.

따라서 식은땀을 치료하려면 심신을 안정시키고 체력을 보강해야 한다. 다음에 소개되는 한약처방은 식은땀을 치료하는 데 많은 도움이 된다.

한약처방 | 복령 10g, 황기 8g, 백출 20g, 방풍 8g

상기 용량은 1일분이다. 물 800cc를 붓고 중불로 2시간 정도 달여 물이 절반 정도 되게 한다. 그리고 이것을 3등분하여 아침, 점심, 저녁에 마시는데, 3~4시간 간격을 두고 마시는 것이 좋다. 10일분 또는 20일분씩 달여놓고 유리병에

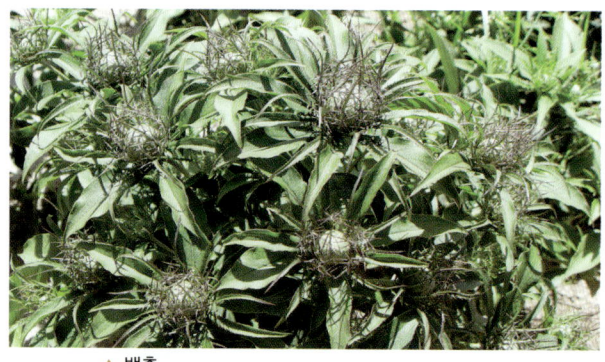
▲ 백출

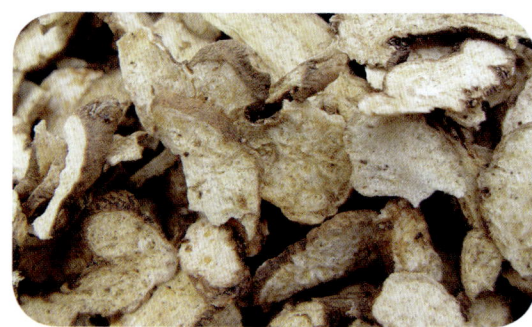
▲ 백출(약재)

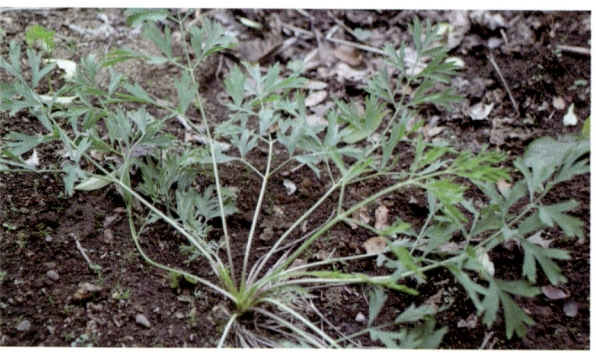
▲ 방풍

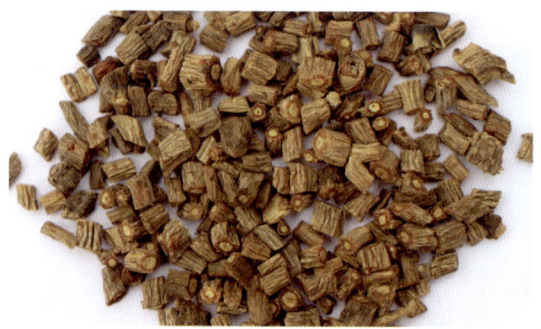
▲ 방풍(약재)

담아 냉장고에 보관하였다가 마실 때마다 따뜻하게 데워서 복용하는 것도 좋다.

【참고사항】
① 잠을 깊이 못 자는 사람에게는 용안육, 산조인을 더한다.
② 위장이 약하고 자주 피로감을 느끼면 인삼, 감초를 더한다.
③ 심약(心弱)한 사람은 원지, 석창포를 더한다.

【주의사항】
① 몸이 약한 사람은 증상이 호전된 후에도 한약처방을 일정기간 복용하는 것이 좋다.
② 식은땀은 열이 많은 사람이 흘리는 땀과는 다르므로 이 한약처방은 열성 체질인 사람에게는 맞지 않다.
③ 황기는 겉껍질을 벗기지 않은 것을 사용해야 하며, 3년 이상 자란 것을 사용해야 약효를 얻을 수 있다.
④ 위장이 약한 사람은 백출을 볶아서 사용하면 더 좋다.

복령(茯苓)

복령은 구멍장이버섯과에 속하는 진균인 복령의 균핵을 말하며 소나무 뿌리에 기생한다. 맛은 달고 담백하며 성질은 따뜻하지도 차갑지도 않다. 자연산 복령은 7월부터 다음 해 3월 사이에 소나무 숲에서 채취하고, 인공 재배한 것은 종균을 접종한 2년 후 7~8월 사이에 채취한다. 우리나라 각지에 분포하고 특히 강원도, 경기도, 경상북도 지방에서 많이 생산되는데 현재는 대부분 지방에서 대량으로 인공 재배되고 있다.

주효능 | 소변불통(小便不通), 부종, 설사, 신경쇠약, 건망증, 요도염, 방광염

복령은 수분대사를 원활하게 하고 몸에 정체된 수분을 배출시키는 효능이 있는 약초이다. 즉 몸에 있는 수분을 조절하여 과다하게 나는 땀을 막아주는데, 몸을 보(補)하고 신경을 안정시키는 효능이 있어 몸이 허약해진 상태에서 나는 식은땀을 멎게 하는 데 매우 좋다.

복령은 이뇨작용이 있어 몸이 붓거나 요도염, 방광염 등이 있을 때 사용하며

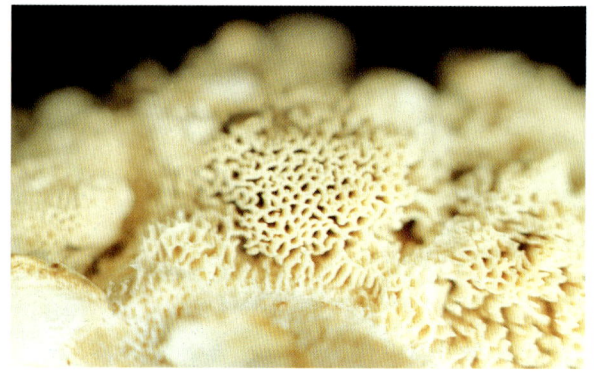
▲ 복령(자실체 형태)

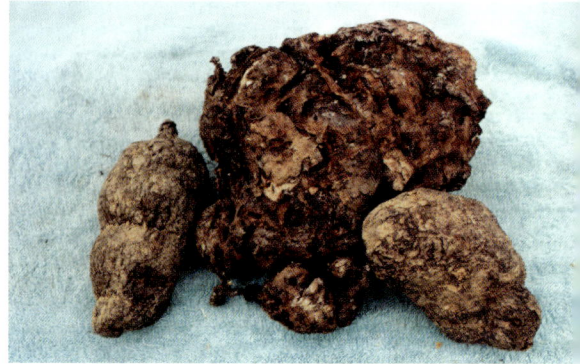
▲ 복령(수확)

다른 이뇨제와 달리 위장을 튼튼하게 하고 신경을 안정시키는 효능이 있어 몸이 약한 사람에게 좋다. 따라서 인삼이나 황기, 백출, 감초 등과 함께 보약으로 많이 사용된다.

본초강목 해설

가슴과 옆구리 부분으로 기가 역상하는 증상, 감정으로 인하여 가슴이 두근거리는 증상, 명치 부위에 기가 뭉쳐서 아픈 증상을 치료한다. 한열왕래(寒熱往來)와 마음이 번잡하고 답답한 증상 및 해수(咳嗽), 입이 타고 혀가 마르는 증상을 치료하고 소변을 시원하게 한다. 오랫동안 복용하면 혼(魂)이 편안해지고 신(神)이 안정되며 배가 고프지 않고 장수한다.〈본경(本經)〉
갈증(渴症)과 잠이 쏟아지는 증상을 치료한다. 배가 빵빵해지고 소변을 시원하게 보지 못하는 증상을 치료하고 흉격에 담(痰)과 수기(水氣)가 정체된 것을 없앤다. 수종(水腫)과 임증(淋症)을 치료하며 가슴과 육부(六腑)를 소통시키고 장(臟)의 기를 조절하고 腎(신)에 침범한 사기(邪氣)를 없애고 음기(陰氣)를 기르며 기력(氣力)을 북돋운다. 신을 보호하고 장을 지킨다.〈別錄(별록)〉
위(胃)를 도와 구역(嘔逆)을 그치게 하고 심신(心神)을 편안하게 하며 폐열(肺熱)로 진액이 고갈되어 피부가 거칠고 숨이 찬 증상과 담이 뭉친 증상을 치료한다. 복부가 빵빵하고 그득한 증상을 치료하며 소아의 경련발작을 치료하며 여성의 신열(身熱)을 동반한 임증(淋症)을 다스린다.〈견권(甄權)〉
과로로 인한 쇠약을 치료하고 심신을 돕고 건망증을 없앤다. 허리와 무릎을 따뜻하게 하고 임신상태를 안정시킨다.〈池大明(지대명)〉
갈증을 멎게 하고 소변을 시원하게 하며 습(濕)을 제거하고 비위(脾胃)를 조화롭게 하며 기운

을 북돋운다. 허리와 배꼽 주변의 혈(血)을 잘 돌게 한다.〈장원소(張元素)〉

수기를 몰아내고 비(脾)를 완만하게 조절하고 진액(津液)을 생성시키며 기의 흐름을 이끌어 화기(火氣)를 평정하고 설사(泄瀉)를 멎게 하며 허열(虛熱)을 없애고 땀구멍의 소통을 돕는다.〈이고(李杲)〉

방광(膀胱)의 수기를 배출시키고 비위를 돕고 신(腎)에 생긴 적취(積聚)를 제거한다.〈왕호고(王好古)〉

황기(黃芪)

황기는 콩과에 속하는 다년생 식물인 황기의 뿌리를 말하며, 맛은 달고 성질은 따뜻하다. 9~10월에 채취하여 흙과 잔뿌리, 머리를 제거하고 햇볕에 말려서 사용한다. 한국, 만주, 일본, 동부 시베리아 등에 분포하며, 우리나라 울릉도와 강원도에 자생하고 전국 각지에서 재배한다.

주효능 | 만성 피로, 체력 저하, 면역력 저하, 만성 염증, 구내염, 질염(膣炎), 부종(浮腫), 식은땀

황기는 땀을 멎게 하는 효능이 좋은 약초이다. 여름철 삼계탕에 황기를 넣는 것도 허약한 몸을 보(補)하면서 땀을 덜 흘리게 하는 효과를 얻기 위함이다. 특히 몸 전체적으로 땀이 많이 나는 경우, 조금만 움직여도 지나치게 땀이 나는 경우에 좋다. 그리고 황기는 마른 체격에 피부가 희고 얇은 사람에게 보다 적합하다.

황기는 상처가 잘 아물지 않거나 염증이 계속되는 경우에 자주 사용된다. 과

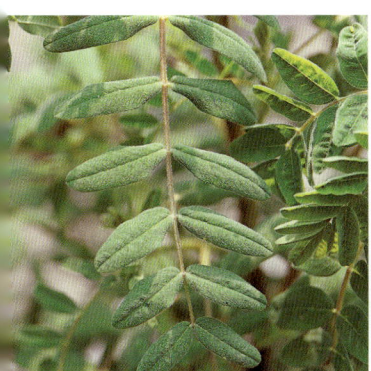
▲ 황기 잎

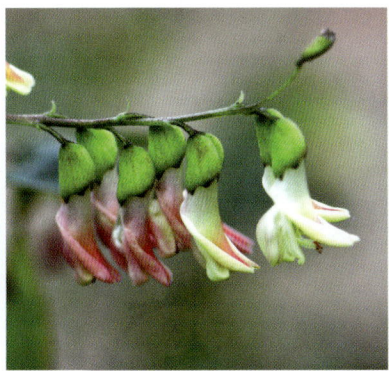
▲ 황기 꽃

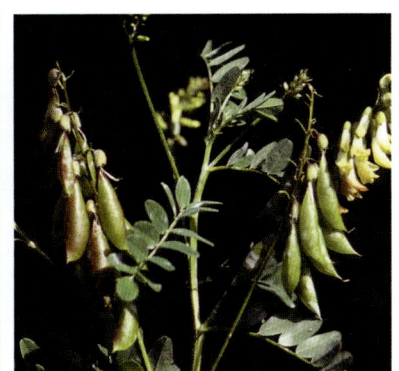
▲ 황기 열매

로와 스트레스 때문에 면역력이 떨어지면 구내염이나 질염이 쉽게 발생한다. 그리고 이러한 염증은 재발하는 경향이 있는데, 이럴 때 감초와 함께 달여서 복용하면 효과가 좋다. 응용한다면 수술을 한 이후에 수술 부위가 잘 아물지 않을 때 상처의 회복을 촉진하는 약으로 사용할 수 있다.

【황기와 땀】

황기는 땀을 멎게 하는 약초로 널리 알려져 있다. 그래서 땀 때문에 고생하는 사람들이 한약을 지으러 가면 으레 황기가 포함된 한약처방을 받게 된다. 하지만 열이 많은 사람, 특히 아이들이 땀을 많이 흘린다고 해서 황기를 사용하는 것은 옳지 않다. 땀이라는 것은 몸에 있는 열을 식히는 역할을 하기 때문에 평소 열이 많은 사람이거나 아이들의 땀은 열을 배출하는 방편인 셈이다. 그런데 황기는 열이 피부를 통해 빠져나가는 것을 막는 효능이 있기 때문에 이런 경우에는 적합하지 않고, 효과 또한 나타나지 않는다. 황기는 몸이 약한 사람에게 땀이 과도하게 나는 경우에 적합한 약초이다.

백출(白朮)

백출은 국화과에 속하는 다년생 식물인 삽주 또는 백출의 뿌리를 말하며, 맛은 달면서 쓰고 성질은 따뜻하다. 10~11월에 캐서 줄기와 잎, 흙을 제거하고 불에 말리거나 햇볕에 말린 다음 잔뿌리를 제거하고 사용한다. 삽주는 우리나라 각지의 산에서 널리 자라며, 백출은 중국에서 종자를 도입하여 우리나라에서 재배하고 있다.

주효능 | 식욕부진, 소화불량, 설사, 습관성 유산, 다한(多汗)

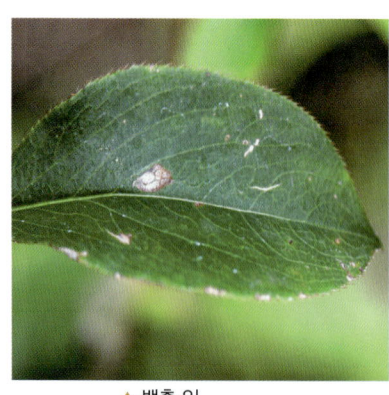
▲ 백출 잎

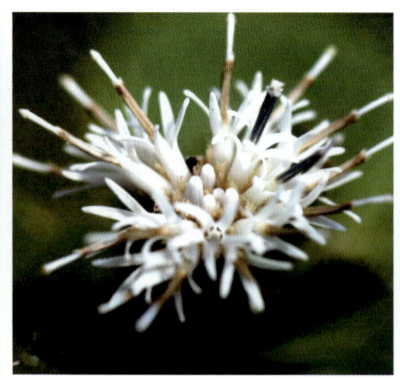
▲ 백출 꽃

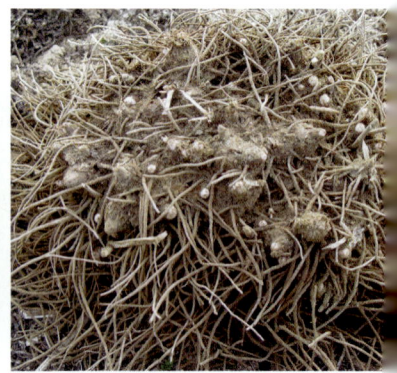
▲ 백출 말린 뿌리

백출은 지나치게 땀이 나는 것을 멎게 하는 효능이 있다. 《동의보감》에서도 '땀을 멎게 하는 효능이 극히 좋다'라고 하였는데, 모든 땀에 좋은 것은 아니며 몸이 허약한 사람에게 생기는 헛땀에 효과가 좋다. 즉, 조금만 움직여도 땀이 흐르는 경우, 땀이 나면 기분이 좋아지는 것이 아니라 기운이 없어지는 경우에 적합하다.

백출은 평소 소화력이 약한 사람에게 필요한 약초이다. 한의학에서는 소화력을 강화한다는 뜻으로 '건비(健脾)'라는 말을 쓰는데, 여기에 핵심이 되는 약초가 바로 백출이다. 따라서 태어날 때부터 소화력이 약한 아이, 질병을 앓고 난 이후 소화력이 떨어진 사람, 나이가 들면서 소화가 더디게 되는 노인 등 소화력이 약한 경우라면 누구에게나 사용할 수 있고 별다른 부작용도 없다.

방풍(防風)

방풍은 산형과에 속하는 다년생 식물인 방풍의 뿌리를 말하며, 맛은 맵고 달며 성질은 따뜻하다. 가을에 잎이 진 이후, 또는 봄에 꽃대가 나오지 않을 때 채취하여 잔뿌리와 불순물을 제거하고 말려서 사용한다. 우리나라 중부 이북의 건조한 산지에서 자라며 건조한 모래흙으로 된 풀밭에서 잘 자란다.

주효능 | 두통, 어지럼증, 중풍, 사지마비, 관절통, 근육 경련, 오한(惡寒), 발열, 피부 가려움증, 파상풍

풍(風)을 막는다[防]는 의미가 이름에 담겨 있는데, 방풍의 효능을 척후병(斥候兵, 적의 형편이나 지형 따위를 정찰하고 탐색하는 임무를 맡은 병사)으로 비유한다. 이는 다른 약

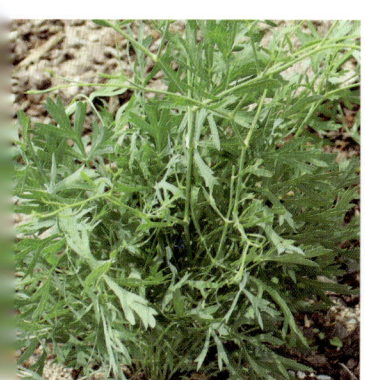
▲ 방풍 잎과 줄기

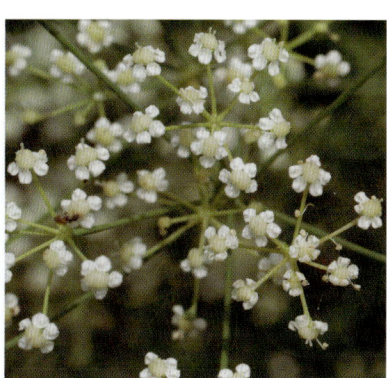
▲ 방풍 꽃

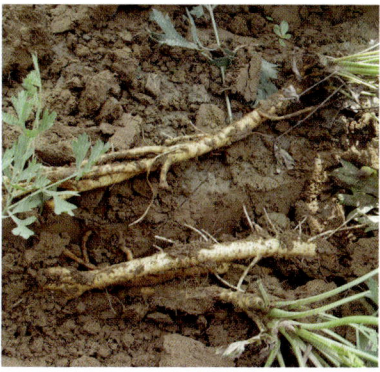
▲ 방풍 생뿌리

초와 함께 사용했을 때 가장 앞서서 말초의 혈액순환을 개선하여 다른 약초의 효능을 강화한다는 뜻이다. 이 처방에서는 황기와 백출의 효능을 강화하는 역할을 한다.

《동의보감》에서도 '방풍은 36가지의 풍증(風症)을 치료하며, 풍사(風邪)를 없애주는 성약(聖藥)이다.'라고 되어 있다. 여기서 풍증은 혈액순환이 원활하지 못한 증상이다. 따라서 감기는 물론이고 각종 피부질환, 요통이나 관절염, 신경통, 저리는 증상, 안면마비 등 다양한 증상에 방풍을 사용한다.

본초강목 해설

주치증으로는 대풍(大風), 머리가 어지럽고 아픈 것, 찬바람이 싫은 것, 풍사(風邪)로 인하여 눈이 잘 보이지 않는 것, 풍사가 온몸에 퍼진 것, 뼈마디가 아프고 저린 것, 가슴이 답답하고 번잡한 것이 있고 오래 복용하면 몸이 가벼워진다.〈본경(本經)〉

옆구리가 아프고 결리는 것, 머리와 얼굴에 풍사가 침입한 것, 사지에 경련이 일어나는 것, 금창상(金瘡傷)으로 경련이 발생하는 것을 치료한다.〈별록(別錄)〉

남성이 과로로 지친 것, 목적(目赤), 냉루(冷淚), 탄탄(癱瘓), 오로칠상(五勞七傷), 허약해서 식은 땀을 흘리는 것, 마음이 번잡하고 몸이 무거운 것을 치료하며 중기(中氣)를 돕고 신기(神氣)를 도우며 정신을 안정시키고 맥기(脈氣)를 고르게 하는 작용을 한다.〈지대명(池大明)〉

상초(上焦)의 풍사를 제거하고 폐실(肺實)을 치료하고 머리와 눈에 울체된 기운을 풀어주고 경락중(經絡中)에 응체된 것을 없애고 상부(上部)에 출혈증상(出血症狀)이 나타나는 것을 치료한다.〈장원소(張元素)〉

간기(肝氣)를 고르게 한다.〈王好古(왕호고)〉

꽃은 사지(四肢)가 당겨서 걷지 못하고 경맥(經脈)이 약해지고 뼈마디 사이가 아프고 심복통(心腹痛)이 있는 것을 치료한다.〈견권(甄權)〉

씨앗은 풍병(風病)을 치료하는 효능이 더욱 우수하며 잘 섞어서 먹는다.〈蘇恭(소공)〉

43 만성 피로

　만성 피로(疲勞)는 잠깐의 휴식으로 회복되는 일과성 피로와 달리, 휴식을 취해도 호전되지 않으면서 몸을 쇠약하게 만드는 피로이다. 의학적으로 만성 피로의 원인은 아직까지 확실하게 밝혀진 것이 없다. 하지만 원인이 없는 결과는 있을 수 없으며, 의학적으로 원인이 규명되지 않았을 뿐 원인이 없는 것은 아니다.

　피로는 '지치고[疲] 애쓰다[勞]'는 뜻이다. 일상생활에 필요한 에너지가 부족하고 음식을 소화하는 데 필요한 영양소가 부족한 경우, 또는 몸에 독소가 많아서 독소를 해독하는 데 에너지와 영양소가 과도하게 소모되는 경우에 몸은 '지치고 애쓰게' 된다. 더구나 몸에 질병이 있다면 이러한 피로는 더욱 심해진다.

　만성 피로를 치료하려면 관련된 질병을 먼저 치료해야 한다. 만약 특정 질병이 없다면 에너지와 영양소의 균형을 맞춰주는 생활습관이 필요하며, 독성물

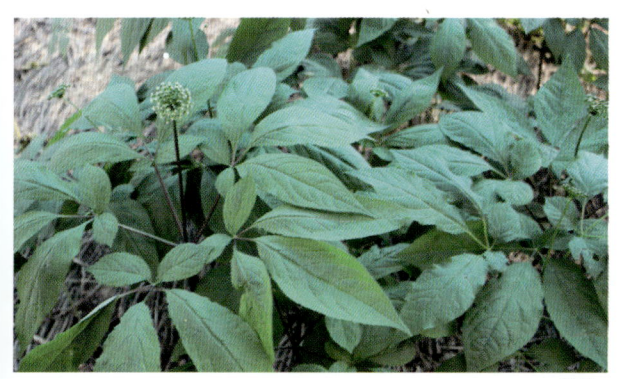

▲ 인삼

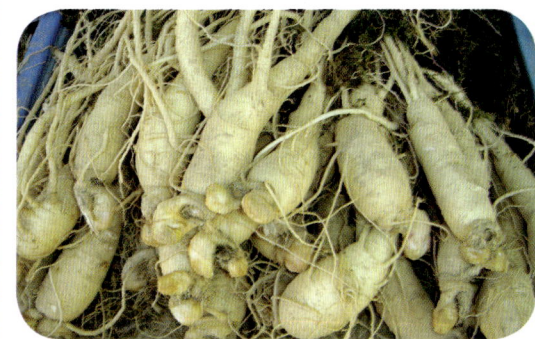

▲ 인삼(약재)

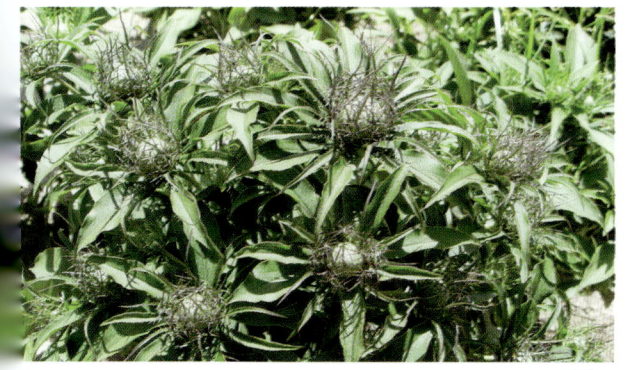

▲ 백출

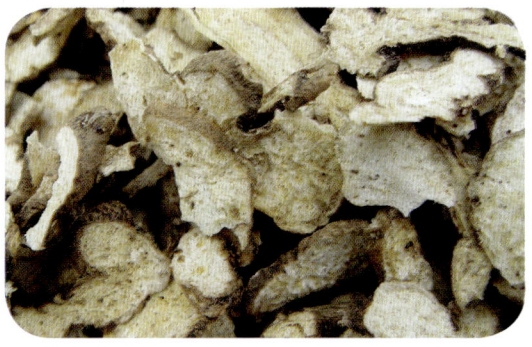

▲ 백출(약재)

질이 지속적으로 유입되는 현대인의 특성상 해독을 도와주는 식생활에도 신경을 써야 한다.

다음에 소개되는 한약처방은 인체의 기능을 강화하여 만성 피로를 개선하는 데 도움을 준다.

> **한약처방 | 인삼 8g, 백출 8g, 복령 8g, 감초 8g**

상기 용량은 1일분이다. 물 800cc를 붓고 중불로 2시간 정도 달여 물이 절반 정도 되게 한다. 그리고 이것을 3등분하여 아침, 점심, 저녁에 마시는데, 3~4시간 간격을 두고 마시는 것이 좋다. 10일분 또는 20일분씩 달여놓고 유리병에 담아 냉장고에 보관하였다가 마실 때마다 따뜻하게 데워서 복용하는 것도 좋다.

【참고사항】
① 몸이 냉하면 계피를 더한다.

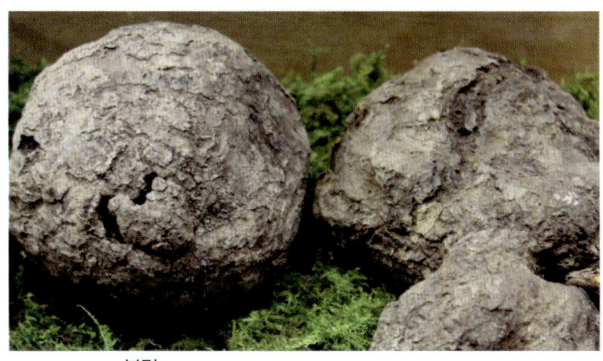
▲ 복령

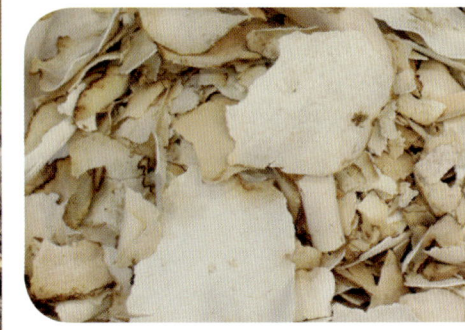
▲ 복령(약재)

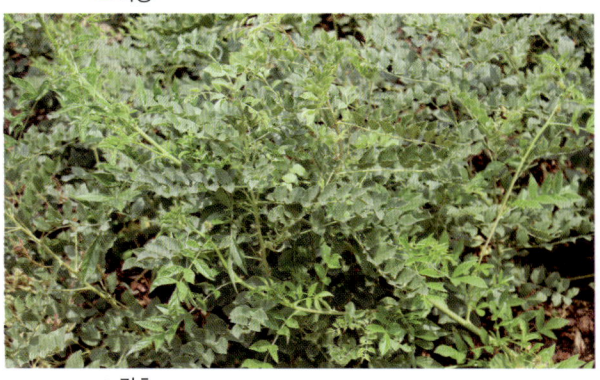
▲ 감초

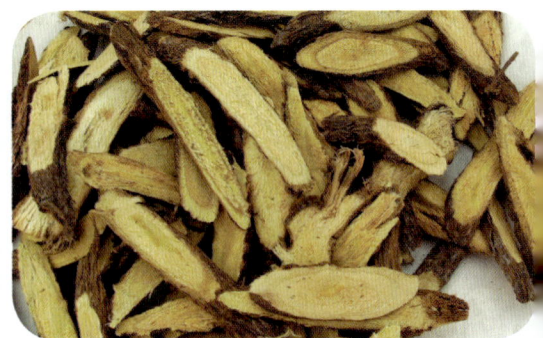
▲ 감초(약재)

② 기운이 없으면 인삼의 양을 늘리고 황기를 더한다.
③ 육체노동을 많이 하는 사람에게는 당귀, 백작약, 숙지황을 더한다.
④ 인삼이 잘 맞지 않거나 열이 많은 사람에게는 인삼 대신 구기자를 사용한다.
⑤ 스트레스가 심하면 향부자, 소엽을 더한다.
⑥ 불면증이 있으면 산조인을 더한다.

【주의사항】
① 몸이 약한 사람은 증상이 호전되더라도 한약처방을 꾸준히 복용하는 것이 좋다.
② 인삼은 겉껍질을 벗기지 않은 것을 사용해야 한다.
③ 몸이 건조한 사람이 복용하면 더욱 건조해질 수 있다. 이 경우 맥문동이나 산약을 함께 활용하면 좋다.
④ 변비가 있는 사람이 복용하면 변비가 더 심해질 수 있다.
⑤ 감초를 생으로 사용하면 염증치료에 좋고, 볶아서 사용하면 몸을 보(補)하는 효능이 좋아진다. 이 처방에서는 볶아서 사용한다.

인삼(人蔘)

인삼은 두릅나무과에 속하는 다년생 식물인 인삼의 뿌리를 말하며, 맛은 달면서 약간 쓰고 성질은 따뜻하다. 9월 말에 캐는 것이 가장 좋은데, 채취시기가 빠를수록 뿌리에 축적되는 영양분이 적기 때문에 무게도 덜 나가고 품질도 떨어진다. 원산지는 한국이며 전국 각지에서 약용식물로 재배한다. 야생종은 깊은 산

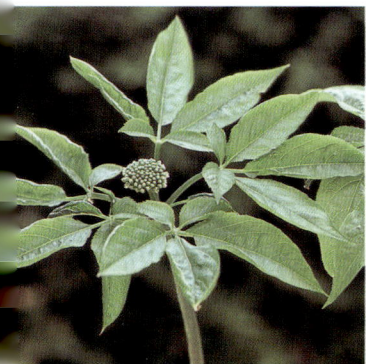
▲ 인삼 잎

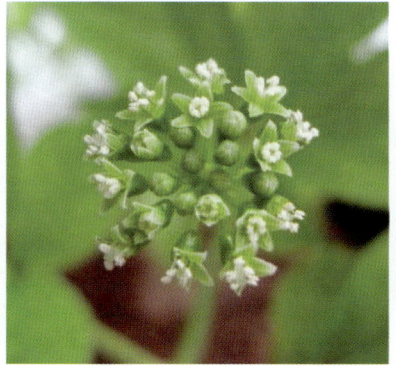
▲ 인삼 꽃

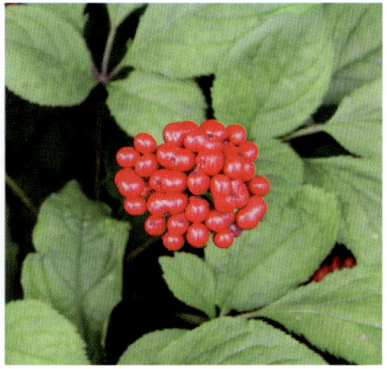
▲ 인삼 열매

속에서 자라며 흔히 산삼이라고 부른다.

주효능 | 만성 피로, 체력 저하, 면역력 저하, 식욕부진, 소화불량, 신경쇠약

인삼은 원기(元氣)를 보강하는 힘이 좋은 약초이다. 따라서 큰 질병 때문에 몸이 극도로 쇠약해진 경우, 수술 이후에 회복이 더디게 되는 경우, 노화로 인해 몸이 약해진 경우에 사용하면 좋은 효과를 얻는다. 증상으로는 기운이 없고 호흡이 얕으며, 목소리에 힘이 없어서 잘 들리지 않고, 조금만 움직여도 식은땀이 날 때 최고의 약이다.

인삼은 소화력이 약한 경우에도 사용한다. 원기가 부족해지면 소화기능이 저하되는 것은 당연지사이다. 그래서 만성 질환을 앓고 있거나 노쇠한 사람은 식욕부진, 소화불량, 사지권태, 체중감소 등의 증상이 나타난다. 이 경우 인삼은 원기를 보충하면서 약해진 위장을 튼튼하게 하는 역할을 한다.

백출(白朮)

백출은 국화과에 속하는 다년생 식물인 삽주 또는 백출의 뿌리를 말하며, 맛은 달면서 쓰고 성질은 따뜻하다. 10~11월에 캐서 줄기와 잎, 흙을 제거하고 불에 말리거나 햇볕에 말린 다음 잔뿌리를 제거하고 사용한다. 삽주는 우리나라 각지의 산에서 널리 자라며, 백출은 중국에서 종자를 도입하여 우리나라에서 재배하고 있다.

주효능 | 식욕부진, 소화불량, 설사, 습관성 유산, 다한(多汗)

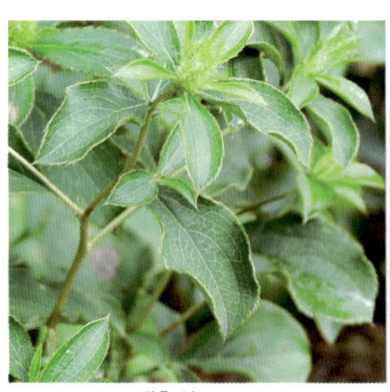
▲ 백출 잎

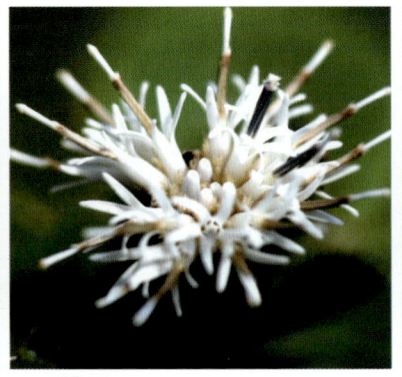
▲ 백출 꽃

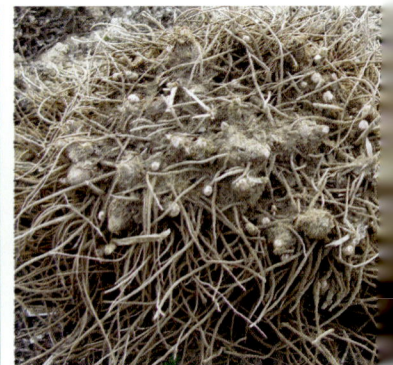
▲ 백출 말린 뿌리

백출은 평소 소화력이 약한 사람에게 필요한 약초이다. 한의학에서는 소화력을 강화한다는 뜻으로 '건비(健脾)'라는 말을 쓰는데, 여기에 핵심이 되는 약초가 바로 백출이다. 따라서 태어날 때부터 소화력이 약한 아이, 질병을 앓고 난 이후 소화력이 떨어진 사람, 나이가 들면서 소화가 더디게 되는 노인 등 소화력이 약한 경우라면 누구에게나 사용할 수 있고 별다른 부작용도 없다. 만성 피로를 호소하는 사람들은 대체로 위장기능이 약해져 있는데, 백출을 사용하면 소화력이 좋아지고 피로감을 해소하는 데 도움이 된다.

백출은 임신을 안정적으로 유지시키는 효능이 있다. 임신하여 양수(羊水)가 증가하면 결과적으로 몸에 습기가 많아지는데, 잉여수분을 배출하는 백출이 과잉된 습기를 제거하기 때문에 임신을 안정화시키는 것이다. 비유하자면 임신부라는 밭에 태아라는 씨앗이 싹을 틔워 자라려면 적당한 물이 필요한데, 물이 지나쳐 넘칠 때 백출이 물을 조절하여 싹이 잘 자라게 해주는 것이다.

복령(茯苓)

복령은 구멍장이버섯과에 속하는 진균인 복령의 균핵을 말하며 소나무 뿌리에 기생한다. 맛은 달고 담백하며 성질은 따뜻하지도 차갑지도 않다. 자연산 복령은 7월부터 다음 해 3월 사이에 소나무 숲에서 채취하고, 인공 재배한 것은 종균을 접종한 2년 후 7~8월 사이에 채취한다. 우리나라 각지에 분포하고 특히 강원도, 경기도, 경상북도 지방에서 많이 생산되는데 현재는 대부분 지방에서 대량으로 인공 재배되고 있다.

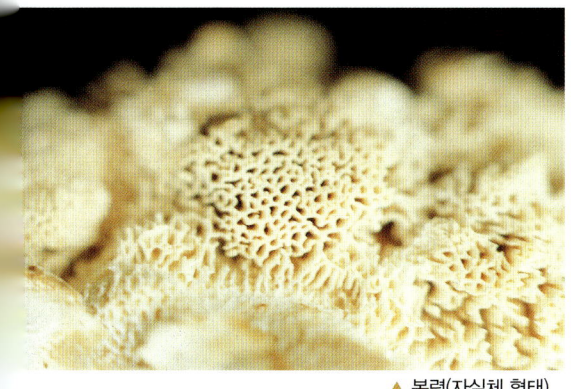

▲ 복령(자실체 형태)

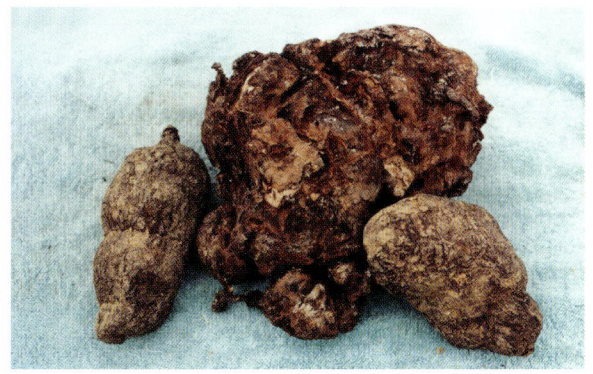

▲ 복령(수확)

주효능 | 소변불통(小便不通), 신경쇠약, 건망증, 요도염, 방광염

복령은 이뇨작용이 있어 몸이 붓거나 요도염, 방광염 등이 있을 때 사용하는데, 다른 이뇨제와 달리 위장을 튼튼하게 하고 신경을 안정시키는 효능이 있어 몸이 약한 사람에게 좋다. 따라서 인삼이나 황기, 백출, 감초 등과 함께 보약으로 많이 사용된다.

복령은 수분대사를 원활하게 하고 몸에 정체된 수분을 배출시키는 효능이 있다. 예를 들어 몸에 있는 수분을 조절하여 과다하게 나는 땀을 막아주는데, 몸을 보하고 신경을 안정시키는 효능이 있어 몸이 허약해진 상태에서 나는 식은땀을 멎게 하는 데 매우 좋다.

【경옥고】

경옥고(瓊玉膏)는 허준이 그의 평생 후원자인 유희춘에게 선물했던 약으로 유명하다. '경(瓊)'은 아름답다(붉다), '옥(玉)'은 구슬, '고(膏)'는 고은 액체를 뜻한다. 풀어보면 '붉은 구슬 같은 고약'이다. 말하자면 옥구슬처럼 소중한 생명의 물이라는 뜻으로 정성이 많이 들어가는 보약 중의 보약이다.

◎ **재료** : 생지황, 꿀, 인삼, 복령
◎ **효능·효과**
경옥고는 노화, 과로, 질병 등으로 면역력이 저하되고, 그 결과 만성 피로와 잦은 감기 등 허약증상이 있을 때 효과가 좋은 보약이다. 인삼은 부족해진 기력(氣力)을 더해주고 생지황과 꿀은 영양분을 보충하며, 복령은 신경을 안정시켜 전반적으로 몸을 건강하게 만들어준다. 비교적 중년 이상의 사람이 몸이 약해져서 각종 허약증상이 있을 때 적합하고, 항암치료나 큰 수술 때문에 급격하게 체력이 저하된 경우에도 효과가 매우 좋다. 학생이나 젊은이라도 면역력이 저하되어 만성 피로와 무기력증이 나타날 때 경옥고는 좋은 보약이 된다.

◎ **만드는 방법**
1. 먼저 생지황의 즙을 짜고 꿀을 끓여 분말한 인삼과 복령 가루를 골고루 섞어서 반죽을 한다.
2. 여기에 각자의 노하우에 따라 맥문동 등의 약물을 넣는다.
3. 적당한 크기의 항아리에 넣고 뽕나무 장작으로 5일 밤낮을 중탕하는데 물이 줄어들면 물을 보충해야 한다. 제때 물을 보충하기 위해 잠들지 않고 지켜봐야 하는 것이 가장 힘들다.

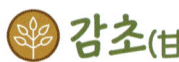

감초(甘草)

감초는 콩과의 다년생 식물인 감초의 뿌리를 말하며, 맛은 달고 성질은 따뜻하지도 차갑지도 않다. 보통 10~11월에 채취하며 뿌리를 캐서 줄기와 만나는 머리 부분과 잔뿌리를 제거하고 말려서 사용한다. 중국 동북부, 시베리아, 만

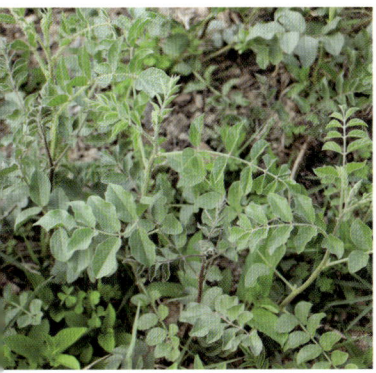
▲ 감초 지상부

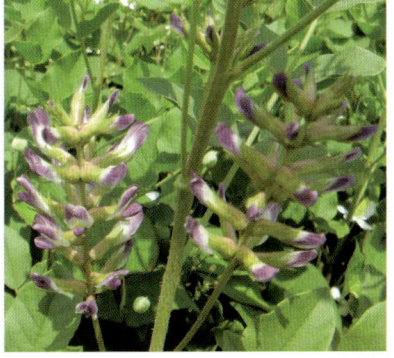
▲ 감초 꽃

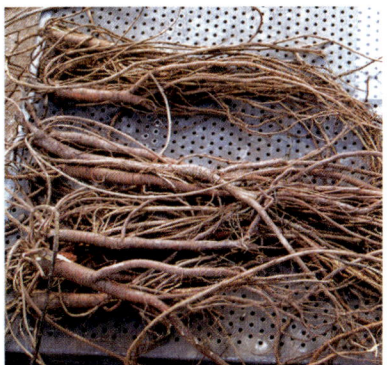
▲ 감초 뿌리

주, 몽골 등지에서 자생 또는 재배하며 한랭한 지역의 종자가 우량하다. 최근에는 우리나라에서도 재배면적이 확대되고 있다.

주효능 | 체력 저하, 중독(中毒), 경련성 복통, 근육 경련, 각종 염증

감초의 다른 이름은 국로(國老)이다. 국로란 국가의 원로, 즉 약초 중의 원로라는 뜻이다. 감초는 약해진 몸을 보하는 효능이 있다. 특히 위장이 약하여 소화력이 떨어진 경우, 심장이 약하여 맥이 약하게 뛰고 간혹 부정맥이 나타나는 경우에 좋다.

감초는 경련성 통증을 완화시킨다. 위경련이나 담낭염으로 통증이 심한 경우, 근육의 경련으로 쥐가 나고 통증이 심한 경우에 사용하며, 손발에 경련성 마비가 생겼을 때도 다량의 감초를 달여 먹으면 좋다.

【국로고(國老膏)】

◎ **재료** : 감초 1,200g
◎ **효능 및 처방** : 《동의보감》에는 종기(腫氣)에 사용하는 처방으로 설명되어 있다. 종기의 초기에 생기는 발적(發赤)부터 말기에 상처가 잘 아물지 않는 증상에 이르기까지 모두 사용하였다. 요즘에는 구내염이나 인후염, 손발에 쥐가 나는 증상에 사용한다.
◎ **효과** : 종기, 구내염, 설염(舌炎), 인후염, 손발에 쥐가 나는 증상
◎ **제조 및 복용법**
1. 감초 1,200g을 잘게 잘라서 물에 하룻밤 담갔다가 물이 감초에 스며들면 즙을 짜낸다.
2. 이것을 사기(또는 유리) 용기에 넣고 약불로 졸여서 고약(膏藥)을 만든다.
3. 이것은 6번 복용할 수 있는 양이다. 따뜻한 물이나 술에 타서 먹는다.

44 빈혈

　빈혈은 적혈구가 담당하는 산소 공급 기능에 장애가 생겨 조직과 세포에서 요구하는 만큼 산소를 공급해주지 못함으로써 저산소증을 초래하는 경우를 가리킨다. 한자로는 '貧血'이라 쓰니 피가 부족하다는 뜻이 되지만, 의학에서는 피 전체가 부족한 것이 아니라 피에 포함된 수많은 성분 중에서 적혈구(赤血球)가 부족한 경우, 또는 적혈구가 부족하지 않더라도 산소 공급 기능에 문제가 생긴 경우를 빈혈이라고 말한다.

　빈혈의 원인은 다양하다. 특별한 질병이 없다면 철분, 비타민, 엽산 같은 영양소의 부족이 빈혈을 초래하는 것으로 보는데, 사실 적혈구가 제 기능을 하려면 이러한 영양소만 필요한 것이 아니다. 세계적인 축구선수 한 사람만으로 경기를 이길 수 없는 것처럼 중요한 영양소를 보조하는 수많은 영양소의 균형이

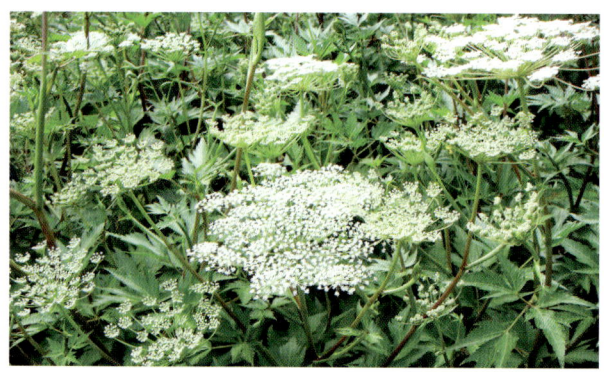
▲ 일당귀

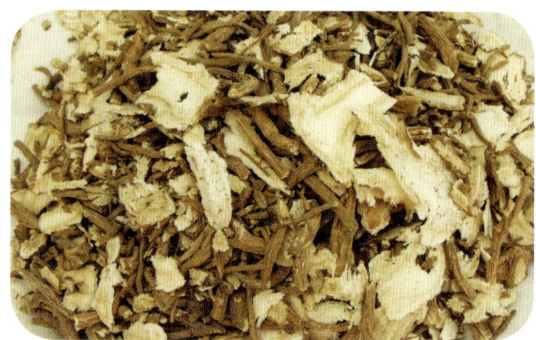
▲ 당귀(약재)

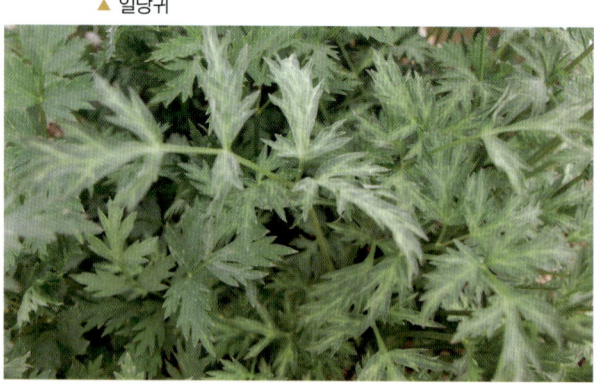
▲ 천궁

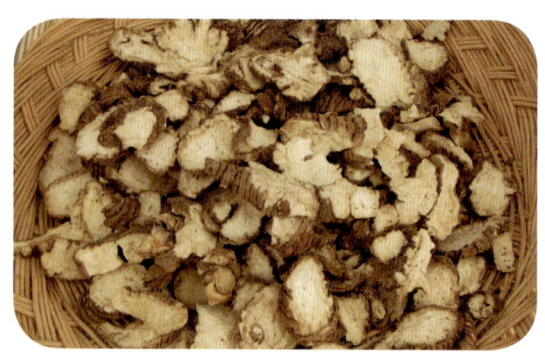
▲ 천궁(약재)

필요하다.

《동의보감》에서는 혈액이 수곡(水穀)에서 생긴다고 하였다. 이는 가공하지 않은 음식에 포함된 다양한 영양소가 혈액을 만든다는 뜻이다. 그리고 혈액을 손상시키는 원인으로 열(熱)과 칠정(七情, 스트레스)을 들고 있다. 육체적인 과로와 정신적인 분노 등으로 생긴 열과 각종 스트레스가 혈액을 손상시킨다는 뜻이다. 따라서 빈혈을 치료하려면 육체적, 정신적 안정이 필요하며, 가공하지 않은 음식으로 조리해야 한다.

다음에 소개되는 한약처방은 빈혈을 개선하는 데 많은 도움을 준다.

> **한약처방** | 당귀 8g, 천궁 8g, 숙지황 8g, 작약 8g

상기 용량은 1일분이다. 물 800cc를 붓고 중불로 2시간 정도 달여 물이 절반 정도 되게 한다. 그리고 이것을 3등분하여 아침, 점심, 저녁에 마시는데, 3~4시간 간격을 두고 마시는 것이 좋다. 10일분 또는 20일분씩 달여놓고 유리병에

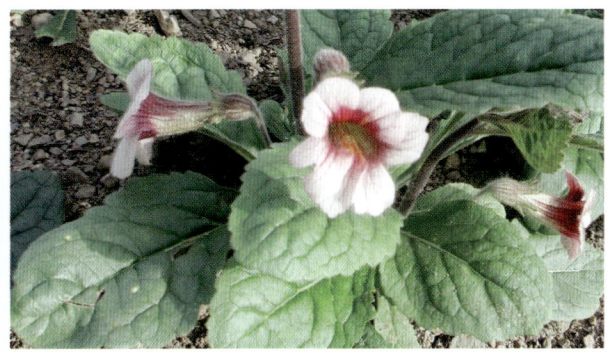
▲ 지황

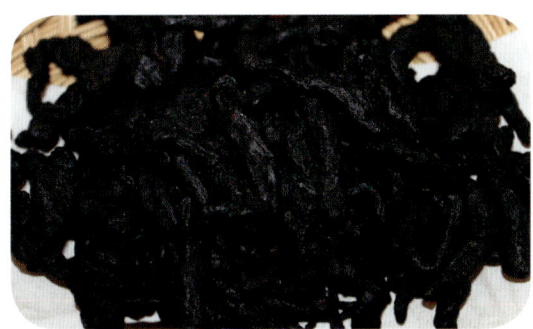
▲ 숙지황(약재)

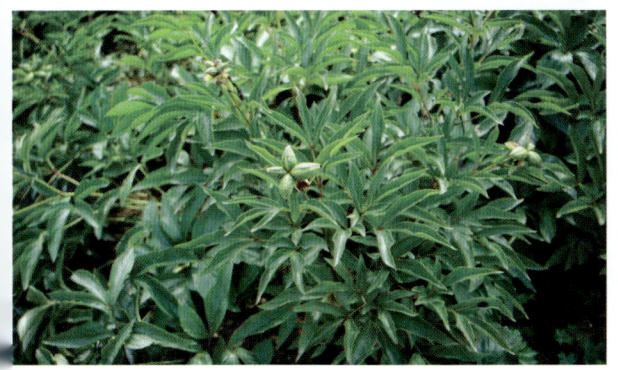
▲ 작약

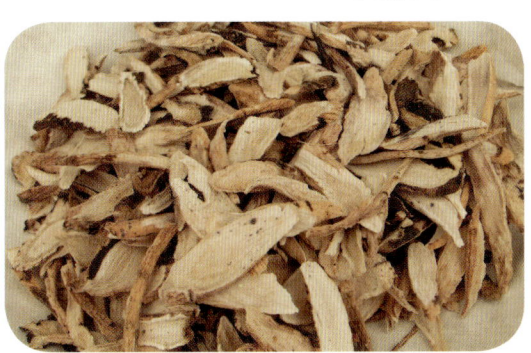
▲ 작약(약재)

담아 냉장고에 보관하였다가 마실 때마다 따뜻하게 데워서 복용하는 것도 좋다.

【참고사항】
① 소화력이 약하면 백출, 진피를 더한다.
② 기운이 없는 사람에게는 인삼, 황기를 더한다.
③ 몸이 찬 사람에게는 계피를 더한다.
④ 부종이 있는 사람에게는 복령을 더한다.

【주의사항】
① 빈혈을 완치하기 위해서는 한약처방을 최소 6개월 이상 복용해야 한다.
② 소화력이 약한 사람이 복용하면 대변이 묽어지고 설사가 생길 수 있다. 이 경우 공복에 복용하거나 양을 줄여서 복용해야 한다.
③ 작약은 겉껍질을 벗기지 않은 것을 사용해야 한다.
④ 천궁을 뜨거운 물에 넣고 끓여서 기름을 제거한 후에 사용해야 한다. 그렇지 않으면 두통이 생길 수 있다.

당귀(當歸)

당귀는 산형과에 속하는 다년생 식물인 참당귀, 일당귀의 뿌리를 말한다. 참당귀의 맛은 달고 매우며 성질은 따뜻하다. 반면 일당귀의 맛은 달고 성질은 따뜻하다. 늦가을 잎이 진 이후나 이른 봄 잎이 나오기 전에 채취하여 흙을 제거하고 바람이 통하는 그늘진 곳에서 말린다. 우리나라 산지의 계곡이나 습한 땅

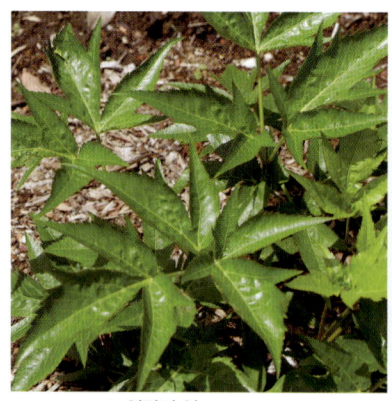
▲ 일당귀 잎

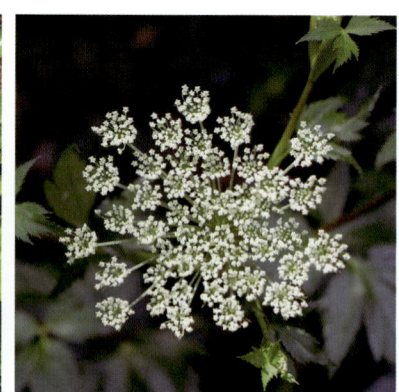
▲ 일당귀 꽃

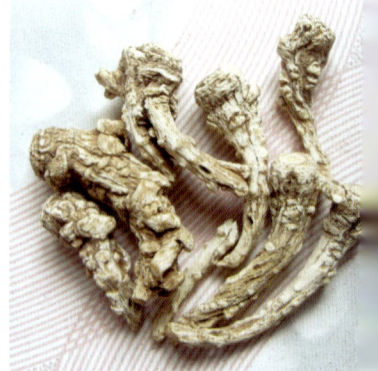
▲ 일당귀 뿌리 건조

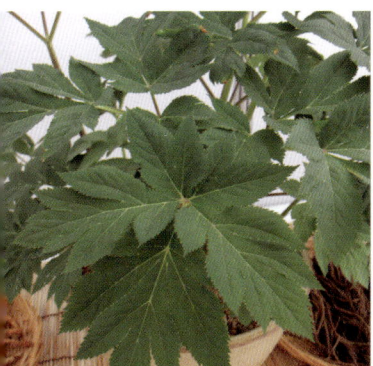
▲ 참당귀 잎

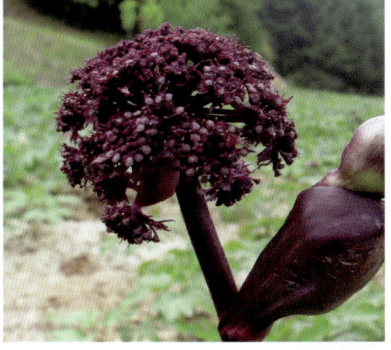
▲ 참당귀 꽃

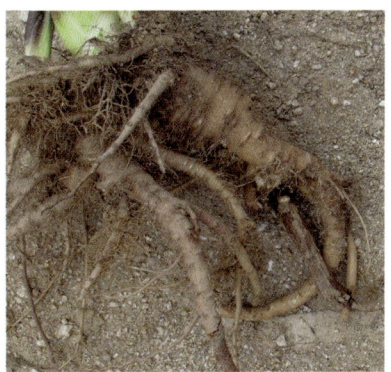
▲ 참당귀 생뿌리

에서 자생하며 전국 고랭지에서 재배한다.

주효능 | 빈혈, 생리불순, 생리통, 손발 저림, 불임증, 타박상, 불면증, 건망증, 두통

당귀는 혈액을 만드는 효능이 뛰어난 약초이다. 따라서 혈액이 부족해서 생긴 다양한 질병에 약방의 감초처럼 사용된다. 과로를 했거나 만성 질환을 앓으면 혈액이 부족해지기 때문에 안색이 창백해지고 피부가 거칠어지는 기본적인 증상 외에 어지럽거나 기력이 없고 쉽게 피로감을 느끼는 등 다양한 증상이 생긴다. 이때 당귀를 사용하면 부족해진 혈액이 보충되는 효과를 얻는다.

당귀는 여성에게 필수적인 약초이다. 여성은 매달 월경(月經)을 하며 남성보다 예민하여 과로를 하지 않더라도, 그리고 생명을 위협할 만한 질병이 없더라도 혈액이 부족해질 수 있다. 따라서 보약이건 치료약이건 상관없이 여성의 약에는 반드시 당귀가 들어간다.

【사물탕 약초의 상호보완적 기능】

당귀, 천궁, 숙지황, 작약으로 구성된 처방을 사물탕이라고 하는데, 약초마다 특색이 있고 상호보완적으로 작용하여 혈액과 관련된 질환을 치료하는 효능을 극대화한다.

- ◎ 당귀는 혈액을 만들고, 혈액순환을 촉진한다.
- ◎ 천궁은 혈액순환을 촉진하고 혈액의 흐름을 방해하는 어혈을 제거한다.
- ◎ 숙지황은 혈액을 만드는 데 필요한 영양물질을 공급한다.
- ◎ 작약은 근육과 혈관의 비정상적인 수축을 완화시켜 혈액이 원활하게 순환할 수 있게 한다.

천궁(川芎)

천궁은 산형과에 속하는 다년생 식물인 천궁의 뿌리를 말하며, 맛은 맵고 성질은 따뜻하다. 9~11월에 채취하여 줄기와 잎, 잔뿌리를 제거하고 깨끗이 씻은 후 물에 담가 불린 후 꺼내서 바람이 잘 통하는 곳에서 말려서 사용한다. 원산지는 중국으로 전국 각지에서 자생하거나 재배하지만 여름철 기온이 30도가 넘는 날이 1주일 이상 계속되면 성장을 멈추는 현상이 생기는 북방형 식물이므로 중부 이북 또는 섬 지방에서 재배하는 것이 유리하다.

주효능 | 두통, 생리통, 생리불순, 불임, 난산(難産), 손발 저림

천궁은 혈액순환을 촉진하는 효능이 좋은 약초이다. 따라서 혈액순환이 원활하게 되지 않아서 생기는 질병에 모두 사용할 수 있다. '불통즉통(不通則痛) 통즉불통(通則不痛)'이라는 말이 있다. 막히면 통증이 생기고, 막힌 것이 풀리면 통증이 사라진다는 뜻이다. 천궁은 혈액의 막힘을 뚫어주는 약초이다. 그래서 각종 통증을 효과적으로 치료한다.

천궁은 순조로운 출산을 위해 사용한다. 사극을 보면 임신 초기에 임신맥이 잡히지 않을 때 의원이 임신 여부를 알기 위해 천궁 20g가량을 달여 복용시키는 것을 볼 수 있다. 이때 복통이 생기면 임신을 한 것이고, 복통이 없으면 임신이 아니라고 말한다. 자궁을 수축시키는 천궁의 효능으로 임신 여부를 알아낸 것이다. 이처럼 천궁을 소량 사용하면 자궁근육의 정상적인 긴장을 유지시키는 반면, 천궁을 대량 사용하면 자궁근육을 강하게 수축시킨다.

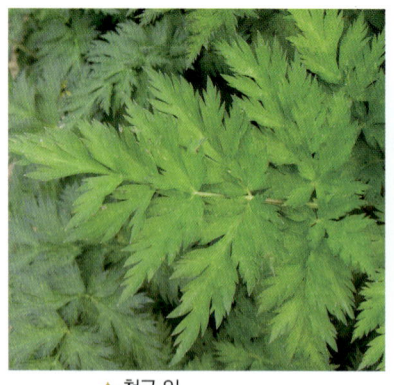
▲ 천궁 잎

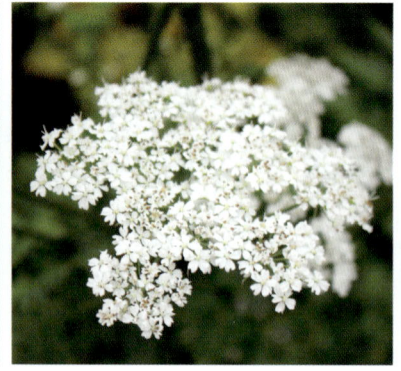
▲ 천궁 꽃

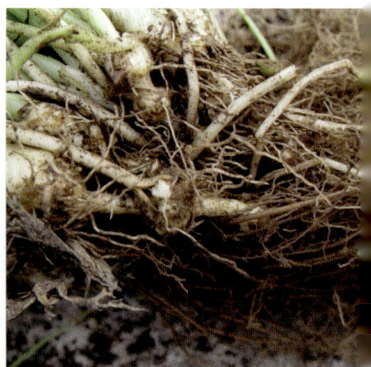
▲ 천궁 생뿌리

【뱀도 피하는 풀, 천궁】

뱀은 새삼이나 뚝갈나무, 사매의 열매를 좋아한다. 갈대꽃 향기를 좋아하며 병이 들면 소루쟁이에 몸을 감아 스스로를 치료한다. 그러나 봉선화를 무서워하기 때문에 예전에는 뱀이 집 안으로 들어오는 것을 막기 위해 울 밑에 봉선화를 심었다.
뱀이 무서워하는 것이 또 하나 있는데 바로 천궁이다. 뱀은 천궁의 냄새를 싫어한다 하여 '뱀이 피하는 풀'이라는 뜻으로 천궁을 '사피초'라고도 부른다. 그래서 예전부터 뱀을 쫓기 위해 장독대에 천궁을 심기도 했다. 또한 특유의 강한 향기 때문에 낚시꾼들은 천궁 가루를 깻묵에 섞어 미끼로 쓰는 경우가 많다. 향기 때문에 고기들이 입질을 잘 한다는 것이다.

숙지황(熟地黃)

숙지황은 현삼과에 속하는 다년생 식물인 지황을 쪄서 말린 것으로 맛은 달고 성질은 약간 따뜻하다. 10~11월에 채취한 지황을 생지황이라고 하며, 생지황을 말린 것을 건지황이라고 한다. 숙지황은 건지황을 찜통에 넣고 표면이 검게 되도록 찐 다음 햇볕에 거의 마르도록 말리고 다시 얇게 썰어 햇볕에 말리는 과정을 9번 반복하여 만든다. 지황의 원산지는 중국으로 우리나라와 일본 등지에 분포한다.

주효능 | 생리불순, 불임증, 만성 피로, 간기능 저하, 요통, 관절염, 정력 감퇴, 탈모

숙지황은 혈액을 만드는 데 필요한 원료를 제공하는 역할을 하는 약초이다. 그만큼 영양분이 풍부하다는 뜻이다. 숙지황을 먹어보면 젤리처럼 점도가 매우 높다는 것을 알 수 있는데, 점도가 높은 약초들은 대부분 영양분을 많이 함유하고

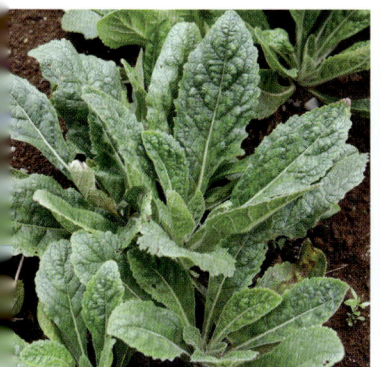
▲ 지황 잎

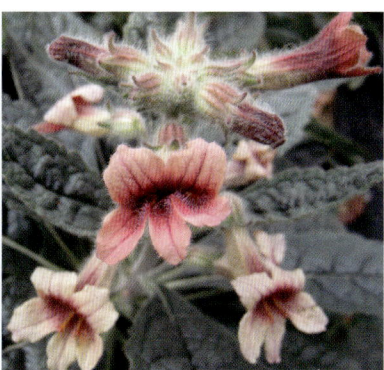
▲ 지황 꽃

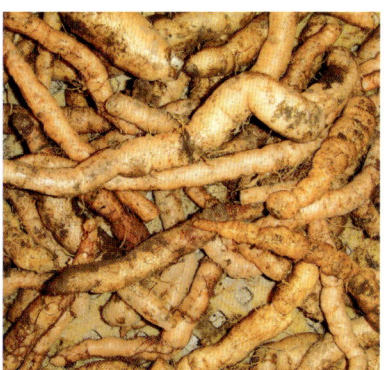
▲ 지황 생뿌리

있다. 숙지황은 여성에게 꼭 필요한 약초이다. 여성의 질병은 혈액 부족에 의한 것이 많고, 특히 생리불순, 생리통, 불임처럼 자궁과 연관된 질환은 혈액을 보충해주어야 치료되기 때문이다.

　숙지황은 소모성 질환을 치료하는 데 필요한 약초이다. 질병을 오래 앓다 보면 몸속에 영양소가 고갈되어 회복력이 떨어지기 때문에 숙지황처럼 영양분을 공급하는 약초를 사용해야 한다. 또한 특별한 질병이 없더라도 노화 때문에 면역력이 떨어진 경우에도 숙지황을 사용하면 좋다.

【지황단팥죽】

지황단팥죽은 예부터 보혈강장의 효과가 뛰어나고 부인과질환에 좋은 음식으로 충청남도 서천지역에서 많이 생산되는 숙지황을 이용하여 만든 음식이다.

◎ 주재료
　숙지황, 황기, 팥, 찹쌀가루
◎ 만드는 방법
　1. 팥은 깨끗이 씻어 7배의 물을 붓고 푹 삶아 으깬 후 체에 걸러 껍질을 버리고 팥물을 받아 놓는다.
　2. 황기에 물을 붓고 끓인다.
　3. 찹쌀가루를 익반죽하여 새알심을 만든다.
　4. 팥물에 황기 끓인 물을 붓고 끓이다가 새알심을 넣고 끓인다.
　5. 끓으면 설탕, 소금으로 간을 맞춘 다음 숙지황을 썰어서 넣고 그릇에 담아낸다.

작약(芍藥)

　작약은 미나리아재비과에 속하는 다년생 식물인 작약의 뿌리를 말하며, 맛은 쓰면서 약간 시고 성질은 약간 차갑다. 채취는 9월 하순에서 10월 중순 사이에 하는 것이 좋으며 뿌리를 캐서 잔뿌리와 불순물을 제거하고 햇볕에 절반 정도 말린 후 단으로 묶어서 햇볕에 바짝 말린다. 우리나라가 원산지이고 전국의 산지에서 자라며 약용 및 관상용으로 재배한다.

주효능 | 복통, 근육통, 근육 경련, 식욕부진, 변비, 설사, 생리통, 생리불순

　작약은 영양분의 공급이 부족하거나 과로, 질병으로 영양분의 소모가 증가하

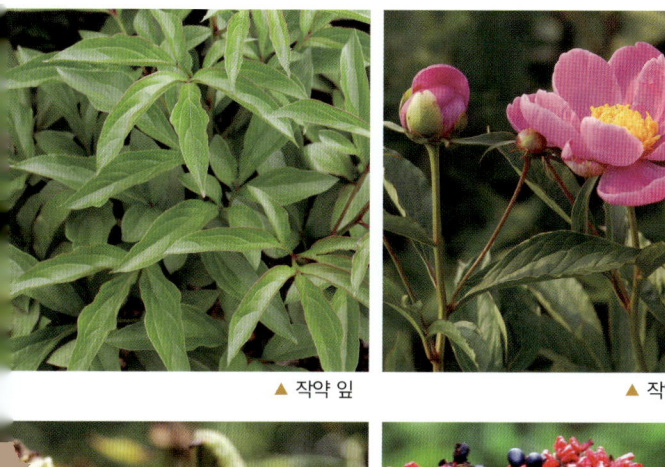
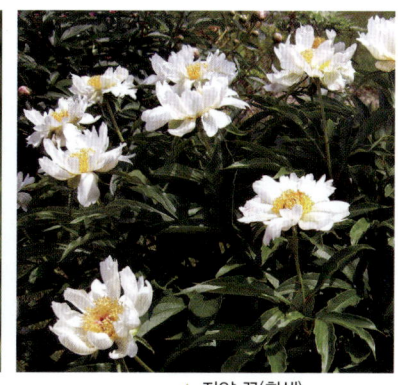

▲ 작약 잎   ▲ 작약 꽃(분홍)   ▲ 작약 꽃(흰색)

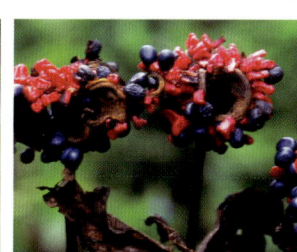
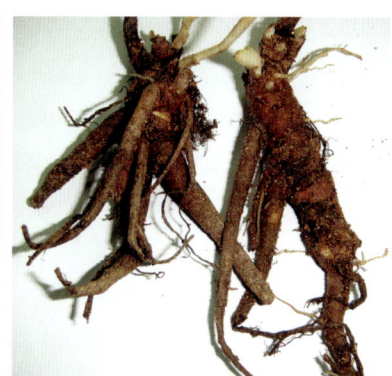

▲ 작약 열매(미성숙)   ▲ 작약 열매   ▲ 작약 뿌리

여 인체의 조직이 경직되고 근육에 경련이 일어날 때 주로 사용한다. 한국전쟁 이후 먹을 것이 부족했던 시절, 먹지 못하여 '뱃가죽이 등에 붙었다'는 표현처럼 복부의 근육은 물론 내부 장기의 평활근에도 영양분이 공급되지 못하여 비정상적인 근육의 수축이 일어나 복통이 생기는 경우가 많았다. 이때 작약이 복통을 치료하는 묘약(妙藥)이었다. 이처럼 작약은 경직된 조직을 이완시켜 혈액순환을 돕는 역할을 한다.

작약은 동물실험에서 위장과 자궁 평활근의 수축력을 떨어뜨리고 비정상적인 경련을 억제한다는 것이 밝혀졌다. 이는 작약이 근육의 수축력을 조절한다는 뜻이다. 예를 들어 평소에 운동을 하지 않던 사람이 갑자기 축구를 하면 종아리에 쥐가 나는데, 이것은 비복근(腹筋)에 경련이 일어난 것으로, 이때 작약을 사용하면 근육의 수축력이 조절되어 경련이 멎는다.

본초강목 해설

복통, 저린 증상, 적취를 치료하며 통증을 멎게 하고 소변을 시원하게 한다.〈본경(本經)〉

피를 잘 돌게 하고 복부근육을 이완시키고 어혈과 나쁜 피를 제거하고 부종을 없앤다. 방광과 소장 대장을 원활하게 하고 종기를 가라 앉히며 전염병에 의한 발열 증상을 치료하고 복통과 요통을 치료한다.〈별록(別錄)〉

오장육부의 기가 뭉쳐진 것을 치료하고 오장을 튼튼하게 하며 신기(腎氣)를 보충한다. 음(陰)이 부족하여 발생하는 미열을 치료하고 여성이 생리가 잘 나오지 않는 것을 치료하고 아울러 종기(腫氣)를 삭인다.〈견권(甄權)〉

각종 부인과 질환, 출산 전후 모든 질환을 치료하고 풍병(風病)을 치료하고 허약체질을 보완하고 기(氣)를 보충하고 가슴이 답답하고 미열이 있는 증상을 치료한다. 또한 놀라는 증상, 정신이상, 두통, 충혈된 눈, 설사, 치질, 혈변, 종기와 피부병을 치료한다.〈지대명(池大明)〉

간(肝)의 기능항진을 억제하고 비(脾)와 폐(肺)를 편안하게 하고 위기(胃氣)를 잘 수렴하여 설사를 멎게 하고 피부를 튼튼하게 하며 혈관을 조화롭게 하고 음기(陰氣)를 잘 수렴하고 기가 위로 치받는 것을 제거한다.〈장원소(張元素)〉

소화기능을 촉진시켜서 소화기능의 허약으로 인하여 속이 더부룩하고 명치 부위가 답답한 것을 치료한다. 또한 옆구리 아래가 아픈 것, 트림을 자주 하는 것, 폐가 좋지 않아 천식이 있는 것, 코피를 자주 흘리고 눈이 뻑뻑한 증상을 치료한다. 간혈(肝血)이 부족한 상태를 개선시키고 양유맥(陽維脈)이 병들어 몸에 열이 났다가 싸늘해지는 것이 반복되는 증상을 치료하고 대맥(帶脈)이 병들어 복통이 심하고 허리 부위가 싸늘한 증상을 치료한다.〈왕호고(王好古)〉

설사와 복통을 그치게 하고 배변 후 뒤가 묵직한 느낌을 치료한다.〈이시진(李時珍)〉

【 혼동하기 쉬운 약초 비교 】

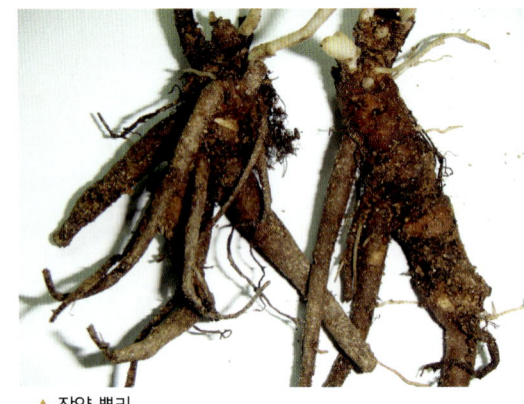

▲ 작약 뿌리

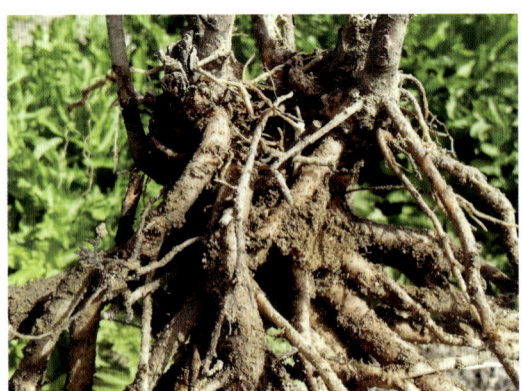

▲ 모란 뿌리

45 갱년기장애

여성이 나이가 들면 갱년기가 찾아온다. 이때 여러 이상 증상이 나타나는데, 이 증상을 통틀어 갱년기장애라고 한다. 의학적으로 갱년기장애는 노화 때문에 난소의 기능이 저하되어 여성호르몬의 분비가 줄어들고 몸속에 호르몬의 불균형이 일어나 생기게 된다고 말한다.

갱년기장애로 나타나는 증상은 몸 전체에 일어나는 전신증세와 신체 일부에 일어나는 국부증세로 나눌 수 있다. 전신증세는 혈액순환이 안 되고 안면홍조, 냉증, 흥분감, 심계항진, 부정맥, 부종 등이 있다. 요통, 관절통, 근육통 같은 운동장애가 올 수 있고 두통, 현기증, 불면증, 이명증 등이 발생하기도 한다. 이 밖에 우울증과 불안감, 기억력 감퇴가 있을 수도 있다. 국부증세로는 성기의 위축이 대표적이다. 대음순과 소음순은 안에 있던 지방이 사라지면서 모양이 변

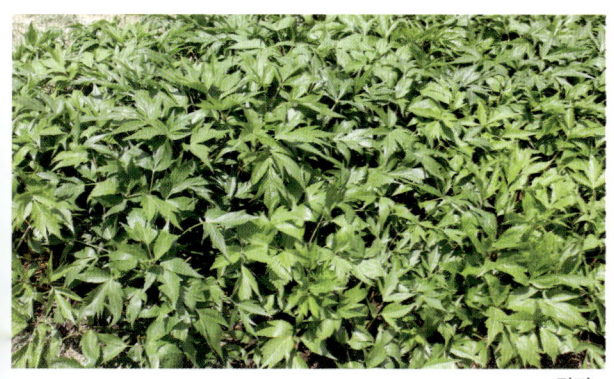
▲ 당귀

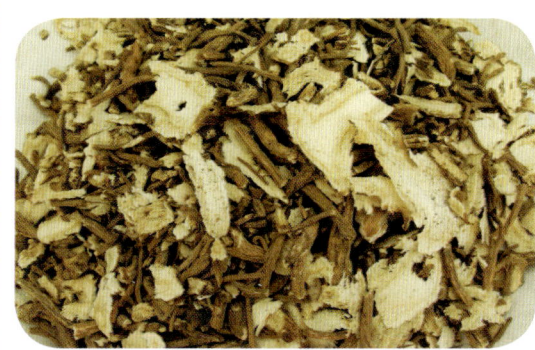
▲ 당귀(약재)

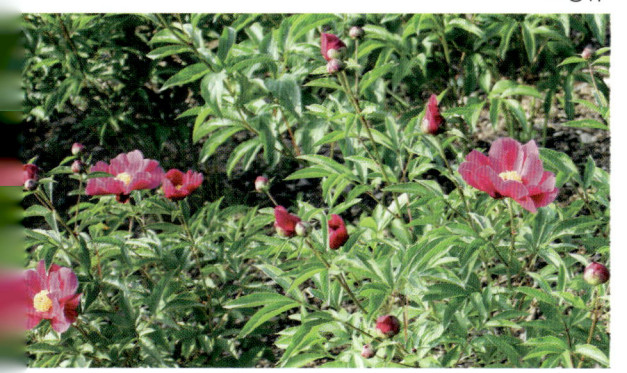
▲ 작약

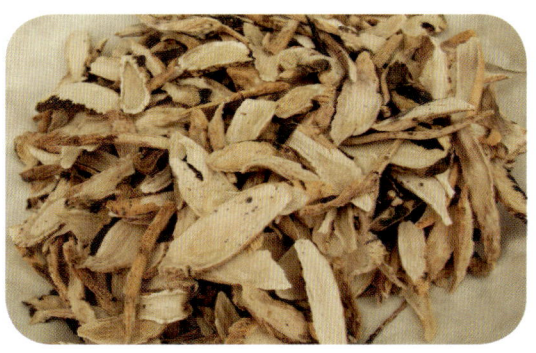
▲ 작약(약재)

하게 된다. 또 질벽(膣壁)이 평평해지고 질강(膣腔)이 좁아지는 등 변화가 생긴다.

갱년기(更年期)는 새로운[更] 시간[年]을 만나는[期] 것이다. 초등학교를 졸업한 뒤 중학교에 가면 낯설고 힘든 일도 있지만 곧 익숙해진다. 갱년기 또한 몸의 변화에 따른 불편한 증상이 나타나지만 몸은 곧 적응할 것이고, 긍정적인 마음으로 밝게 생활한다면 익숙해지는 데 필요한 시간은 단축된다.

다음에 소개되는 한약처방은 갱년기장애를 개선하는 데 많은 도움을 준다.

한약처방 | 당귀 8g, 작약 8g, 복령 8g, 시호 8g

상기 용량은 1일분이다. 물 800cc를 붓고 중불로 2시간 정도 달여 물이 절반 정도 되게 한다. 그리고 이것을 3등분하여 아침, 점심, 저녁에 마시는데, 3~4시간 간격을 두고 마시는 것이 좋다. 10일분 또는 20일분씩 달여놓고 유리병에 담아 냉장고에 보관하였다가 마실 때마다 따뜻하게 데워서 복용하는 것도 좋다.

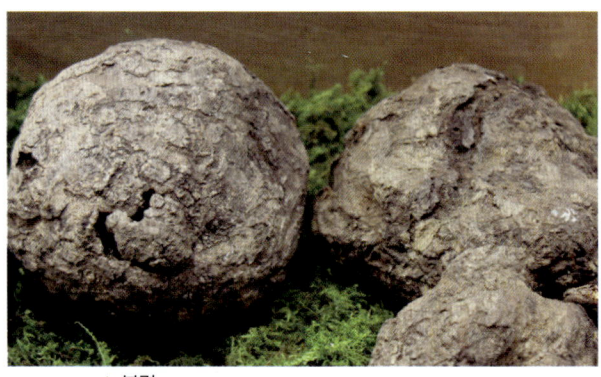

▲ 복령

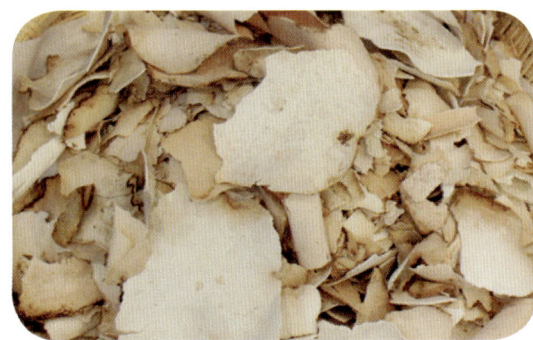

▲ 복령(약재)

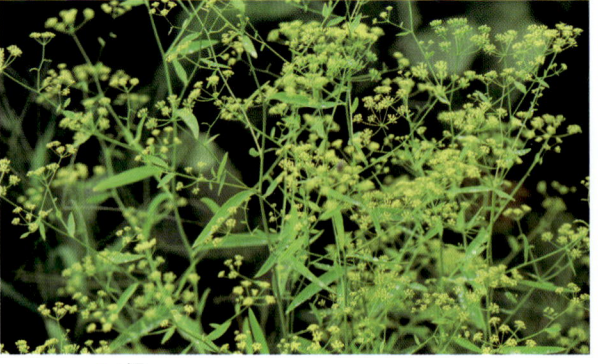

▲ 시호

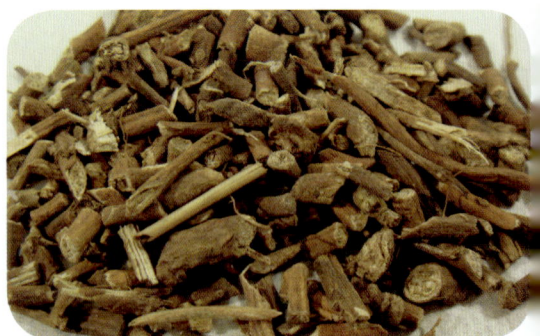

▲ 시호(약재)

【참고사항】
① 입이 마르고 갈증이 나면 맥문동을 더한다.
② 얼굴에 열감이 있으면 박하를 더한다.
③ 두통이 있으면 감국을 더한다.
④ 불면증에는 산조인을 더한다.

【주의사항】
① 갱년기장애의 치료기간이 길므로 한약처방을 3개월 정도 꾸준히 복용하는 것이 좋다.
② 작약은 겉껍질을 벗기지 않은 것을 사용해야 한다.
③ 시호를 술에 담근 후에 볶아서 사용하면 효과가 좋다.
④ 스트레스와 월경 이상으로 젊은 여성에게 갱년기와 비슷한 증상이 나타날 때 이 한약처방을 활용해도 된다.

당귀(當歸)

당귀는 산형과에 속하는 다년생 식물인 참당귀, 일당귀의 뿌리를 말한다. 참당귀의 맛은 달고 매우며 성질은 따뜻하다. 반면 일당귀의 맛은 달고 성질은 따뜻하다. 늦가을 잎이 진 이후나 이른 봄 잎이 나오기 전에 채취하여 흙을 제거하고 바람이 통하는 그늘진 곳에서 말린다. 우리나라 산지의 계곡이나 습한 땅에서 자생하며 전국 고랭지에서 재배한다.

주효능 | 빈혈, 생리불순, 생리통, 손발 저림, 불임증, 타박상, 불면증, 건망증, 두통

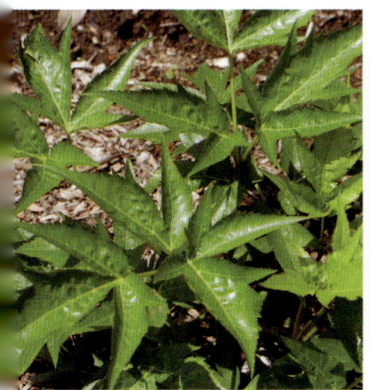
▲ 일당귀 잎

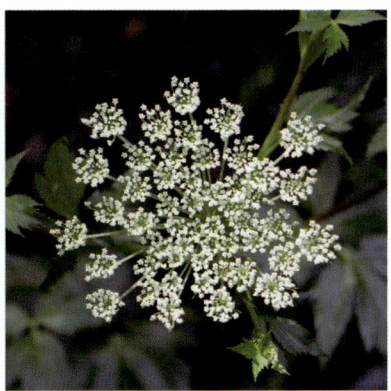
▲ 일당귀 꽃

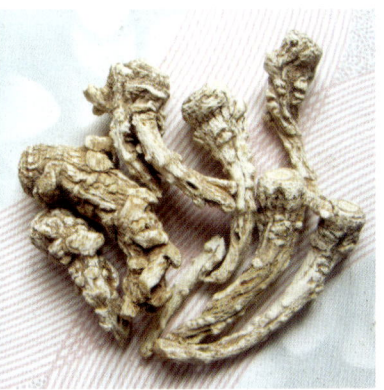
▲ 일당귀 뿌리 건조

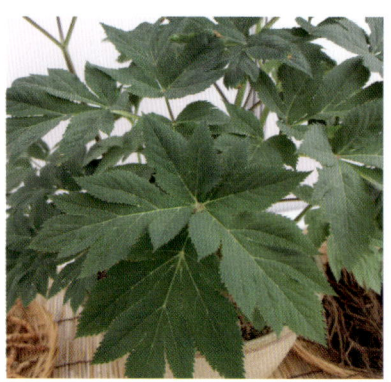
▲ 참당귀 잎

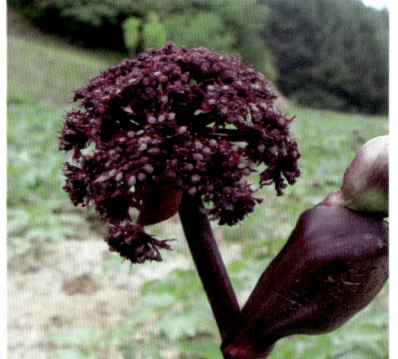
▲ 참당귀 꽃

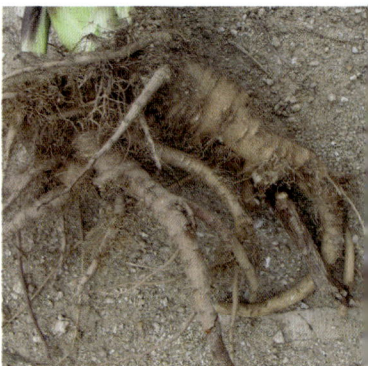
▲ 참당귀 생뿌리

　당귀는 혈액을 만드는 효능이 있고, 부족해진 혈액을 보충하여 정신을 안정시킨다. '혈자신기야[血者神氣也]'라는 말이 있다. 혈액이 충실해야 비로소 뇌(腦)의 정신활동이 정상적으로 이루어진다는 뜻이다. 이처럼 당귀는 갱년기를 겪는 여성에게 혈액을 보충하고 정신을 안정시키는 작용을 하여 불안증, 건망증, 불면증 등을 개선한다.

　당귀는 여성에게 필수적인 약초이다. 여성은 매달 월경(月經)을 하며 남성보다 예민하여 과로를 하지 않더라도, 그리고 생명을 위협할 만한 질병이 없더라도

【공진단(拱辰丹)】

일반인들에게 값비싼 보약으로 알려진 공진단은 방송에 소개되면서부터 더 많은 관심을 받게 되었다. 공진단은 녹용, 당귀, 산수유, 사향을 분말한 후 꿀과 함께 섞어 환을 만들어서 복용하게 된다. 포함된 약재를 보면 일반인에게 다소 생소한 사향을 제외하면 그리 특이한 것도 없어 보인다. 사실 공진단이 비싼 이유는 바로 사향 때문이다.

사향은 사향노루의 사향선[腺]을 건조시켜 얻는 분비물인데, 사향선은 사향노루 수컷의 배와 배꼽의 뒤쪽 피하에 있는 향낭(香囊) 속에 있으며 생식기에 딸려 있다. 사향은 옛날부터 생약으로서 강심, 흥분, 진경제(鎭痙劑)로, 또 기절하였을 때 정신이 들게 하는 약으로 사용하였다. 그러나 값이 비싸기 때문에 위조품이 많은데, 비슷한 향기를 내는 인조사향의 성분은 전혀 별개의 것이다.

공진단의 효능을 《동의보감》은 다음과 같이 기록한다. "체질이 선천적으로 허약하더라도 이 약을 복용하면 천원일기(天元一氣)를 굳혀서 수(水)를 오르게 하고 화(火)를 내리게 하므로 병이 생기지 않는다." 말하자면 선천적인 허약 때문에 질병이 생기는 사람에게 좋다는 표현이다. 예를 들면 조산아에게 좋은 약이라고 할 수 있는데, 이 약을 복용하면 몸의 기능이 향상되고 면역력이 강해진다. 물론 선천적인 허약이 없는 사람이 복용해도 무방하지만 열이 많은 사람은 주의해야 한다. 또한 증상에 따라 인삼과 숙지황을 넣어서 복용하면 좋고, 환으로 만들지 않고 달여서 복용해도 효과가 좋다.

혈액이 부족해질 수 있다. 따라서 보약이건 치료약이건 상관없이 여성의 약에는 반드시 당귀가 들어간다.

작약(芍藥)

작약은 미나리아재비과에 속하는 다년생 식물인 작약의 뿌리를 말하며, 맛은 쓰면서 약간 시고 성질은 약간 차갑다. 채취는 9월 하순에서 10월 중순 사이에 하는 것이 좋으며 뿌리를 캐서 잔뿌리와 불순물을 제거하고 햇볕에 절반 정도 말린 후 단으로 묶어서 햇볕에 바짝 말린다. 우리나라가 원산지이고 전국의 산지에서 자라며 약용 및 관상용으로 재배한다.

주효능 | 복통, 근육통, 근육 경련, 식욕부진, 변비, 설사, 생리통, 생리불순

작약에는 여러 종류의 당(糖), 점액질, 유기산과 미량의 미네랄이 함유되어 있어 갱년기에 부족해지기 쉬운 영양분을 공급한다. 또한 작약은 긴장된 조직을 이완시키고 혈액순환을 원활하게 하여 안면홍조, 냉증, 흥분감, 심계항진, 부정맥, 요통, 관절통, 근육통 등을 개선한다.

작약은 근육의 경련을 치료하는 효능이 있다. 동물실험에서 위장과 자궁 평활근의 수축력을 떨어뜨리고 비정상적인 경련을 억제하는 것이 밝혀졌다. 이는 작약이 근육의 수축력을 조절한다는 뜻이다. 예를 들어 평소에 운동을 하지 않던 사람이 갑자기 축구를 하면 종아리에 쥐가 나는데, 이것은 비복근(腓腹筋)에 경련이 일어난 것으로, 이때 작약을 사용하면 근육의 수축력이 조절되어 경련이 멎는다.

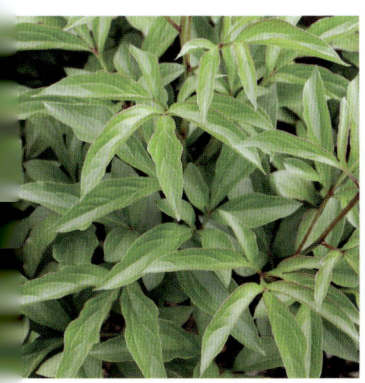
▲ 작약 잎

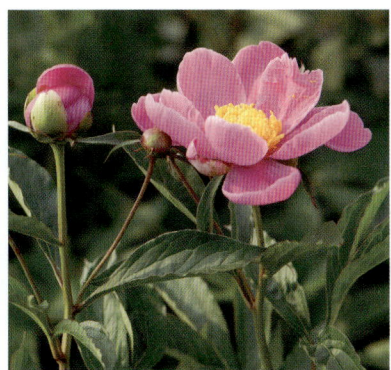
▲ 작약 꽃

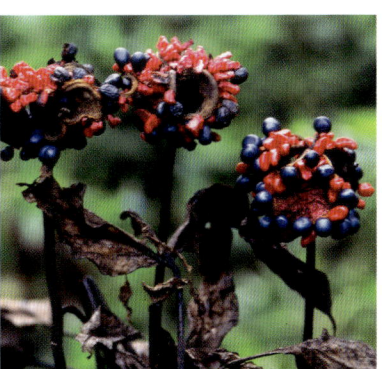
▲ 작약 열매

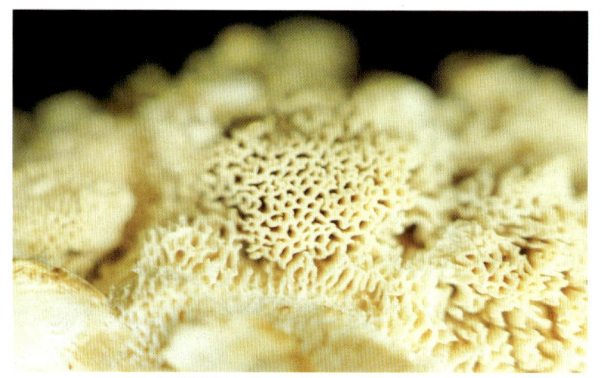
▲ 복령(자실체 형태)

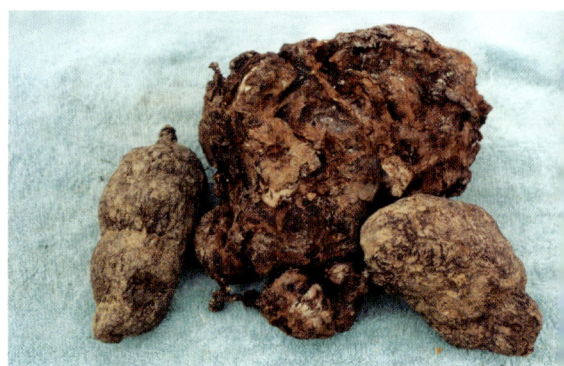
▲ 복령(수확)

복령(茯苓)

복령은 구멍장이버섯과에 속하는 진균인 복령의 균핵을 말하며 소나무 뿌리에 기생한다. 맛은 달고 담백하며 성질은 따뜻하지도 차갑지도 않다. 자연산 복령은 7월부터 다음 해 3월 사이에 소나무 숲에서 채취하고, 인공 재배한 것은 종균을 접종한 2년 후 7~8월 사이에 채취한다. 우리나라 각지에 분포하고 특히 강원도, 경기도, 경상북도 지방에서 많이 생산되는데 현재는 대부분 지방에서 대량으로 인공 재배되고 있다.

주효능 | 소변불통(小便不通), 부종, 설사, 신경쇠약, 건망증, 요도염, 방광염

복령은 정신을 안정시키고 자율신경 이상으로 인한 정신질환을 치료하는 효능이 있다. 정신력이 약해지고 신경이 불안정하여 가슴이 두근거리고 깜짝 놀라는 증상, 건망증, 불면증 등이 생겼을 때 복령을 사용하면 효과가 좋다. 갱년기에도 이와 같은 증상이 나타나기 때문에 복령을 적절하게 사용하면 좋은 효과를 얻을 수 있다.

복령은 이뇨작용이 있어 몸이 붓거나 요도염, 방광염 등이 있을 때 사용하는데, 다른 이뇨제와 달리 위장을 튼튼하게 하고 신경을 안정시키는 효능이 있어 몸이 약한 사람에게 좋다.

【복령과 잘 맞는 약초】

◎ **복령과 쑥** – 숨이 차는 증상 등에 쓴다.
◎ **복령과 백출** – 위장의 습기를 제거하여 소화불량을 치료한다.
◎ **복령과 향부자** – 스트레스로 식욕이 없을 때 효과가 있다.
◎ **복령과 저령** – 남성의 몽정이나 여성의 대하증에 좋다.
◎ **복령과 쥐눈이콩** – 눈이 밝아지고 정신이 총명해진다.
◎ **복령과 계지** – 면역기능이 강화되고, 항암 효과가 있다.
◎ **복령과 국화** – 노화를 늦추는 효과가 있다.
◎ **복령과 마** – 소변이 잦은 증상이나 요실금 증상에 좋다.
◎ **복령과 꿀** – 얼굴에 흑갈색 반점이 생기는 경우 효과가 있다.

시호(柴胡)

시호는 산형과에 속하는 다년생 식물인 묏미나리의 뿌리를 말하며, 맛은 쓰고 성질은 약간 차갑다. 10~11월에 채취하여 잔뿌리와 불순물을 제거하고 물기가 있을 때 절단하여 햇볕에 말려서 사용한다. 우리나라 각지의 산야에 자생하며 농가에서 약용으로 재배한다.

주효능 | 화병(火病), 갱년기장애, 만성 간염, 지방간, 소화불량, 근육통

시호는 여성의 갱년기에 얼굴로 열이 오르내리고 신경이 날카로워지는 증상을 개선하는 효능이 있다. 갱년기에 특정적으로 나타나는 안면홍조를 치료하기 위해 호르몬제를 복용하는 경우가 있는데, 이때 부작용이 나타날 수 있다. 이럴

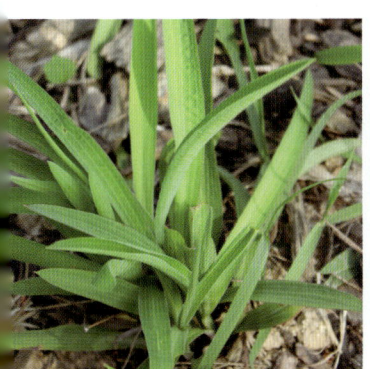
▲ 시호 잎

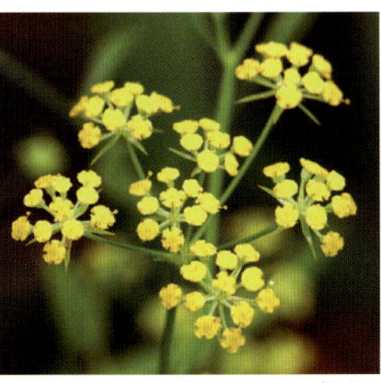
▲ 시호 꽃

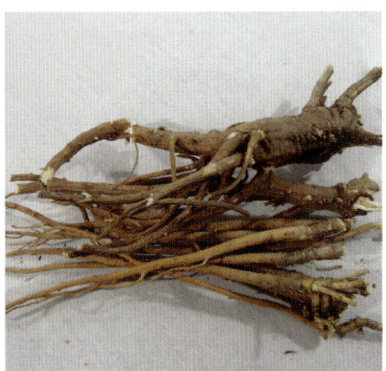
▲ 시호 말린 뿌리

때 시호를 사용하면 부작용 걱정 없이 안면홍조를 개선시킬 수 있다.

시호는 간기능을 개선하는 효능이 있어 만성 간염, 간수치 상승, 지방간 등에 효과적이며, 담즙 분비 촉진기능이 있어 소화불량에도 사용한다. 또한 시호는 열을 몸 밖으로 내보내면서 근육을 풀어주는 작용이 있어 근육 뭉침이나 근육통에 사용할 수 있는데, 뒷목이나 어깨에 증상이 나타나면 갈근과 함께 사용하고, 복부에 나타나면 작약과 함께 사용한다.

본초강목 해설

심복(心腹)과 장위(腸胃)중에 기(氣)가 울체된 것과 음식이 체한 것을 치료하며 한사(寒邪)와 열사(熱邪)를 제거하고 오래 묵은 것을 배출시키고 새로운 것이 생기게 하는 효과가 있으므로 오래 먹으면 몸이 가벼워지고 눈이 밝아지며 생기를 충만하게 한다.〈본경(本經)〉

상한(傷寒)으로 인하여 명치 부위가 번잡스럽고 열이 나는 것, 담열(痰熱)이 울체된 것, 흉부에 사기(邪氣)가 위로 치솟는 것, 오장(五臟) 사이에 사기가 머물러 있는 것, 대장(大腸)에 수분(水分)이 정체되어 수종이 생기는 것을 치료하며, 습사(濕邪)로 인하여 저리고 근육이 당기는 것에는 목욕요법을 쓸 수 있다.〈별록(別錄)〉

열사로 인하여 피로하고 뼈마디가 불편하고 아픈 것, 열기(熱氣)로 인하여 어깨와 등 부위가 아픈 것, 과로로 쇠약해지고 마른 것을 치료하며 하기(下氣)작용이 있고 음식물을 소화시키고 기혈(氣血)을 잘 돌게 한다. 또한 전염성 질환에 신체 내외의 열이 떨어지지 않을 때 시호(柴胡)만 끓여서 복용하면 좋다.〈견권(甄權)〉

과로로 인한 쇠약을 치료하고 마음이 번잡스러운 것을 치료하고, 잘 놀라는 것을 그치게 하고 기력(氣力)을 돕는다. 가래를 삭이고 기침을 멎게 한다. 심폐(心肺)를 윤택하게 하고 정수(精髓)를 증가시키며 건망증에 좋다.〈지대명(池大明)〉

쇠약한 질환을 치료하고 기육(肌肉)의 열을 제거하며, 아침저녁으로 발열이 나는 것을 치료하고 황달, 여성의 산전산후(産前産後) 발열, 명치 부위가 답답한 증상, 가슴 부위가 아픈 증상을 치료한다.〈장원소(張元素)〉

양기(陽氣)가 아래로 처진 것을 치료하고 간담삼초(肝膽三焦)와 포락(包絡)의 상화(相火)를 안정시키고 두통과 어지러움증, 눈앞이 캄캄하고 충혈되며 아픈 증상, 눈동자에 살이 돋아 시야를 가리는 증상, 귀가 울리고 잘 들리지 않는 증상, 학질, 적취(積聚), 부인의 자궁에 열사가 침범한 경우, 월경이상, 소아의 두진(痘疹) 이후의 잔열감과 영양장애를 치료한다.〈이시진(李時珍)〉

46 고혈압

 혈압(血壓)이란 혈액이 혈관 벽에 가하는 힘을 말한다. 혈압은 수축기 혈압(최고혈압)과 확장기 혈압(최저혈압)으로 나눈다. 수축기 혈압은 심장이 수축하면서 혈액을 내보낼 때 혈관에 가해지는 압력이고, 확장기 혈압은 심장이 확장(이완)하면서 혈액을 받아들일 때 혈관이 받는 압력이다. 고혈압은 수축기 혈압이 140mmHg 이상이거나 확장기 혈압이 90mmHg이상인 경우를 말한다.

 고혈압은 별다른 증상을 일으키지 않는다. 치료를 받지 않고 버티는 사람이 많은 이유도 당장 불편한 게 없기 때문인데, 문제는 고혈압이 또 다른 질환을 일으킬 뿐 아니라 조기사망률을 높인다는 것이다. 그래서 고혈압을 멀쩡하던 사람을 갑자기 죽이는 병이라는 뜻에서 '조용한 살인자'라고 부른다.

 고혈압은 원인 질환이 밝혀지는 경우도 있지만, 전체 고혈압 환자의 90% 이

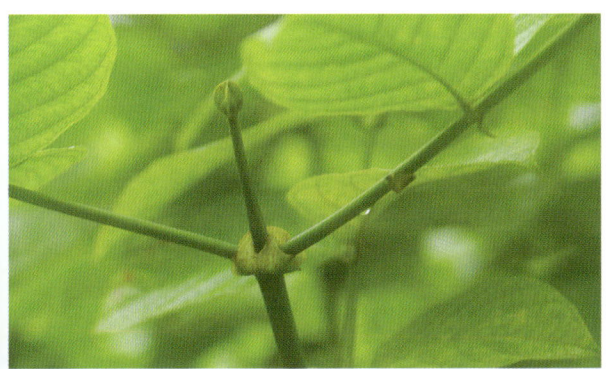

▲ 구등

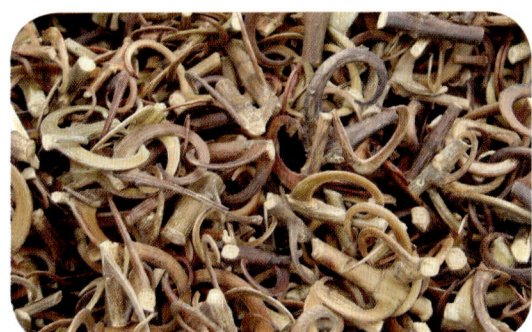

▲ 조구등(약재)

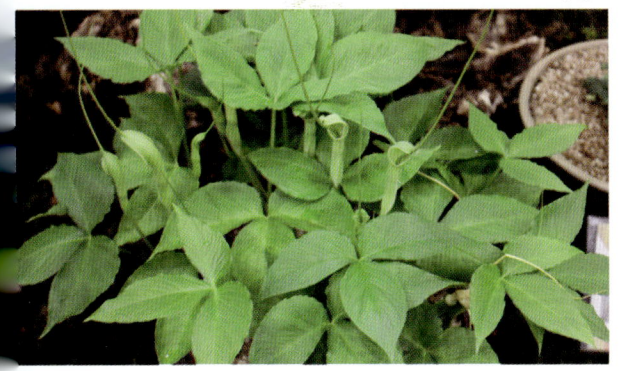

▲ 반하

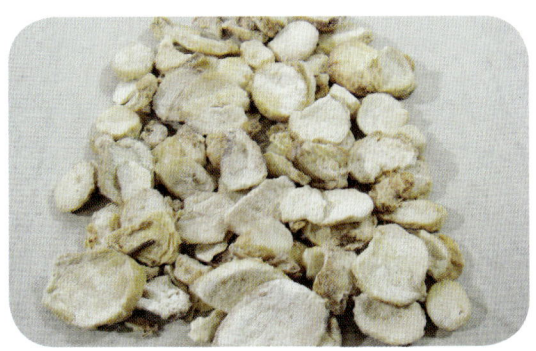

▲ 반하(약재)

상은 원인을 알 수 없다고 한다. 원인을 알 수 없기 때문에 혈압을 낮추는 약(일반적으로 알려진 혈압약)을 복용하게 된다. 이는 학교에서 범인을 잡을 수 없을 때 반 전체 학생에게 단체로 벌을 주는 것과 같다. 이렇게 하면 해결될 것 같아도 결국에는 부작용이 나타날 수밖에 없다.

혈압이 올라가는 것은 서구화된 식생활 때문에 혈관이 좁아졌거나, 각종 스트레스 때문에 몸에 열(熱)이 생겨 압력을 높이기 때문이다. 따라서 고혈압을 치료하려면 잘못된 식생활을 바로잡고, 마음을 안정시키는 생활을 해야 한다.

다음에 소개되는 한약처방은 고혈압을 치료하는 데 많은 도움을 준다.

한약처방 | 조구등 20g, 반하 8g, 향부자 8g, 곡기생 16g

상기 용량은 1일분이다. 물 1,000cc를 붓고 중불로 2시간 정도 달여 물이 절반 정도 되게 한다. 그리고 이것을 3등분하여 아침, 점심, 저녁에 마시는데, 3~4시간 간격을 두고 마시는 것이 좋다. 10일분 또는 20일분씩 달여놓고 유

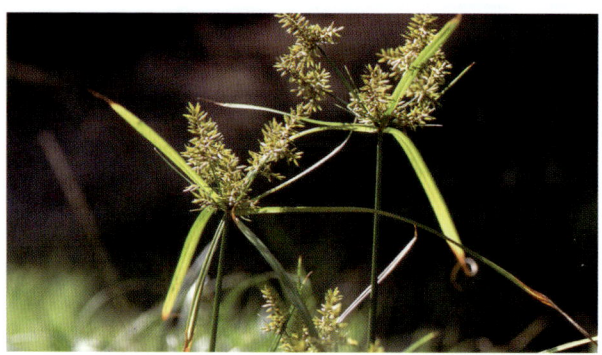
▲ 향부자

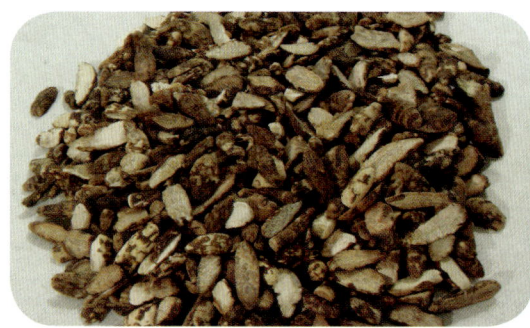
▲ 향부자(약재)

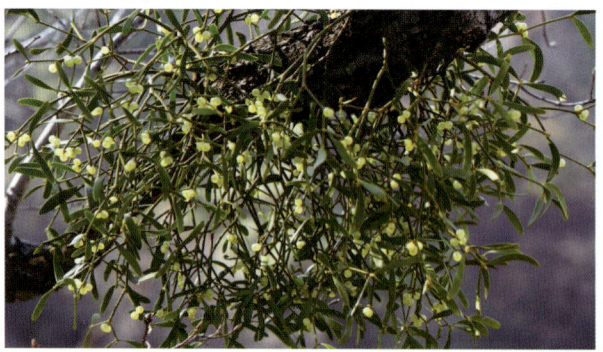
▲ 겨우살이

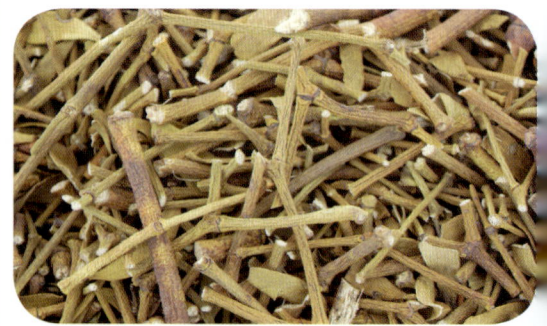
▲ 곡기생(약재)

리병에 담아 냉장고에 보관하였다가 마실 때마다 따뜻하게 데워서 복용하는 것도 좋다.

【참고사항】
① 고지혈증이 있으면 산사를 더한다.
② 두통과 어지럼증이 있으면 천마, 천궁을 더한다.
③ 동맥경화로 인한 고혈압에는 단삼을 더한다.

【주의사항】
① 고혈압은 만성 질환이므로 한약처방을 꾸준히 복용하고, 식습관 개선과 운동을 병행한다.
② 반하, 향부자, 곡기생을 먼저 달이고, 조구등은 나중에 넣어서 30분 정도만 달여야 한다. 조구등을 오래 달이면 약효가 떨어진다.
③ 반하는 독성이 있는 약초이므로 반드시 가공한 것을 사용해야 한다. 생강 달인 물에 반하와 백반을 넣고 함께 끓여 생강액이 반하에 스며들게 한 다음 꺼내어 햇볕에 말려 사용한다.
④ 곡기생을 술에 담근 후에 볶아서 사용하면 효과가 더 좋아진다.

조구등(釣鉤藤)

조구등은 꼭두서니과에 속하는 상록 목질등본인 구등의 갈고리가 달린 어린 가지를 말하며, 맛은 달고 성질은 약간 차갑다. 가을부터 다음에 봄까지 채취하며 그늘에 말려 사용한다. 조구등은 중국의 절강, 복건, 광동, 광서성 등지에 자생하는 식물이지만, 우리나라에서는 약재로 쓰기 위해 경북 영천 지방에서 많이 재배되는 편이다. 적당한 습도와 알맞게 차광된 따뜻한 곳에서 잘 자란다. 유기질을 많이 포함한 모래땅이나 자갈이 적당히 섞인 토양이 좋다.

주효능 | 간질, 소아 경기, 고혈압, 두통, 어지러움, 수족마비, 소아 파상풍

조구등은 혈압을 내리는 효능이 좋은 약초이다. 혈압이 높아서 어지럽고 머리가 터질 듯이 아픈 증상이 있을 때 사용하면 혈압을 서서히 내리고 얼굴이 붉고 가슴이 달아오르고 머리가 아픈 증상을 치료한다. 혈압을 낮추는 조구등의 효과

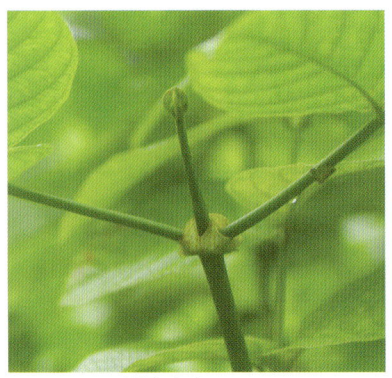
▲ 구등 가지

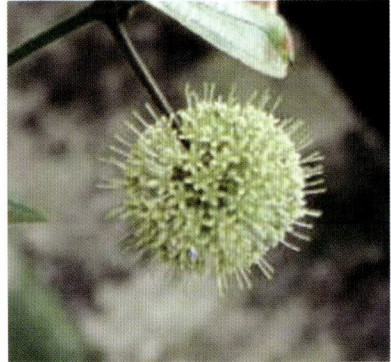
▲ 구등 꽃

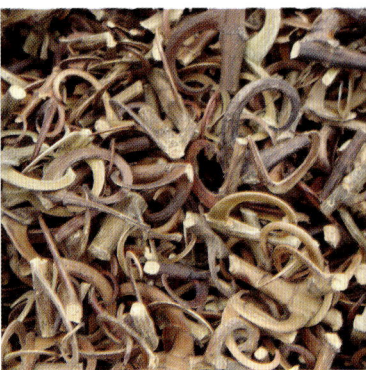
▲ 조구등(약재)

는 지속적이며 반복적으로 사용해도 부작용과 독성이 없다.

조구등은 부작용이 거의 없어 어린아이에게도 쓸 수 있다. 어린아이들의 경련과 고열로 인한 경기, 간질 증상, 가벼운 신경마비, 알러지 반응으로 호흡이 곤란한 경우, 소아 파상풍에도 사용한다.

동의보감 원문 해설

性寒(一云平)味苦(一云甘)無毒主小兒十二驚癎及客忤胎風專治驚熱○葉細莖長節間有刺若釣鉤者是也〈本草〉

성질은 차며[寒](평(平)하다고도 한다) 맛은 쓰고[苦](달다[甘]고도 한다) 독이 없다. 어린이의 12가지 경간과 객오와 태풍(胎風)을 낫게 하며 경열(驚熱)을 주로 치료한다. ○잎은 가늘고 줄기는 길며 마디 사이에 낚시 같은 가시가 있기 때문에 조구등(釣鉤藤)이라 한 것이다.〈본초〉

반하(半夏)

반하는 천남성과에 속하는 다년생 식물인 반하의 덩이줄기를 말하며, 맛은 맵고 성질은 따뜻하며 독성이 있다. 반하는 그 이름에서도 알 수 있듯이 여름이 절반가량 지났을 때인 7~8월에 채취하여 껍질을 벗기고 생강과 백반으로 법제한 후에 말려서 사용한다. 우리나라 전국 각지에 분포하고 밭 경작지 주변으로 습기가 있는 토양에서 잘 자란다.

주효능 | 구토, 위염, 소화불량, 두통, 어지럼증, 기침, 가래, 가슴 답답함

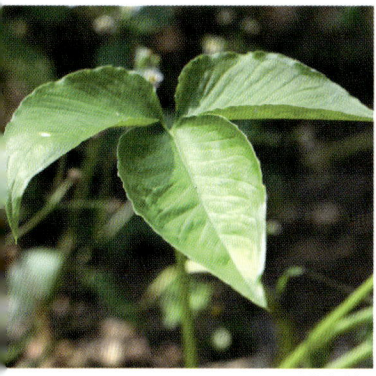
▲ 반하 잎

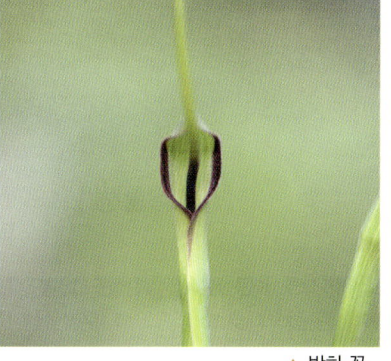
▲ 반하 꽃

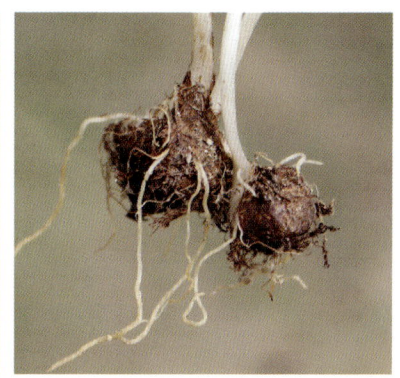
▲ 반하 뿌리

반하는 담(痰)을 제거하는 효능이 강한 약초이다. 담은 염증의 부산물, 또는 노폐물이라고 할 수 있는데, 담이 몸에 쌓이면 신진대사가 떨어지고 심장에 부담을 주어 혈압을 올릴 수 있다. 특히 담이 혈관에 영향을 주면 직접적으로 혈압을 높이는 원인으로 작용한다. 몸이 비대한 사람에게 담이 많기 때문에 반하는 뚱뚱한 사람의 고혈압에 보다 적합하다고 할 수 있다.

【반하와 천남성 비교】

반하와 천남성은 같은 천남성과 식물로 뿌리를 약으로 사용하는데, 전체적으로 천남성이 반하보다 크기 때문에 형태상으로 구별이 가능하다. 하지만 천남성 작은 것은 반하와 모양이 유사하기 때문에 특별한 주의가 필요한데, 천남성은 2~7cm의 지름과 1~3cm의 높이를 가지고 있는 반면 반하는 1~3cm, 0.5~1.5cm의 지름과 높이를 가진다.

색깔의 경우 반하는 흰색을 띠고 있고 가운데가 움푹 패여 있으며 천남성은 갈색을 띠고 역시 가운데가 패여 있어 색깔로서 감별이 가능하고, 천남성의 경우 작은 것은 혹과 같은 돌출부가 있어 반하와 차이가 있다. 반하와 천남성 모두 독성이 있으나 천남성은 그 독성이 강하기 때문에 비교 감별에 유의해야 한다.

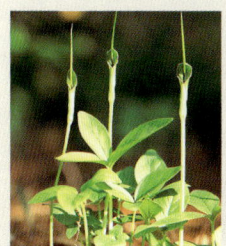
▲ 반하

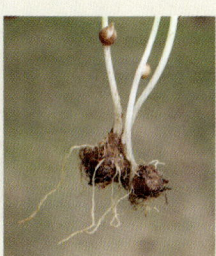
▲ 반하 뿌리

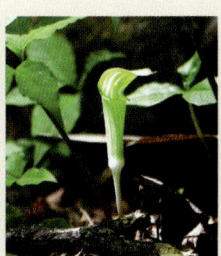
▲ 천남성

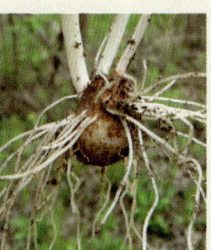
▲ 천남성 뿌리

반하는 위가 약하고 찬 사람에게 적합한 약초이다. 이러한 사람은 위장 운동이 떨어지기 때문에 위 내에 담이 적체되기 쉽고, 그 결과 위염이나 소화불량이 생긴다. 반하는 따뜻한 성질을 지니고 있어 위장의 운동을 활발하게 하므로 위염과 소화불량, 구토, 메스꺼움 등을 치료한다.

향부자(香附子)

향부자는 사초과에 속하는 다년생 식물인 향부자의 뿌리를 말하며, 맛은 쓰면서 약간 맵고 성질은 따뜻하지도 차갑지도 않다. 10~11월 사이에 채취하여 수염뿌리를 태워버리고 끓는 물에 살짝 삶거나 찐 후에 햇볕에 말려서 사용한다. 한국을 비롯한 전 세계의 열대와 아열대 지역에 분포하며, 바닷가 모래땅이나 논두렁, 길가 등 척박한 땅에서 잘 자란다.

주효능 | 화병(火病), 가슴 답답함, 두통, 생리통, 생리전 증후군, 기능성 불임, 자궁근종, 난소낭종, 갑상선 질환, 소화불량

향부자는 신경성 질환, 정신질환, 화병 등에 효과가 좋은 약초이다. 신경을 많이 쓰면 '기(氣)가 막힌다'고 표현하는데, 향부자는 막힌 기를 뚫어주는 효능이 좋다. 각종 신경성 질환에 빠지지 않는다. 고혈압에 향부자를 사용할 경우에도 신경성 고혈압에 적합하다.

향부자는 자궁과 연관된 경락의 흐름을 조절하는 효능이 있어 다양한 자궁질환에 사용되는데, 가벼운 생리통은 물론이고 생리불순, 생리전 증후군, 기능성 불임, 자궁근종, 난소낭종에 효능을 나타낸다. 뿐만 아니라 경락상 관련이 있는

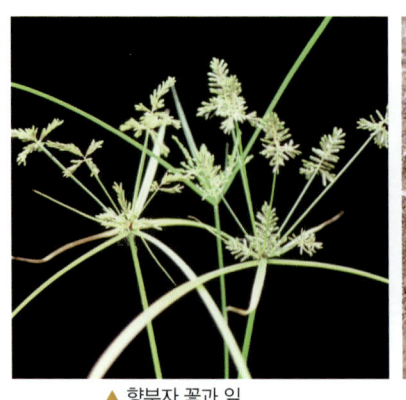
▲ 향부자 꽃과 잎

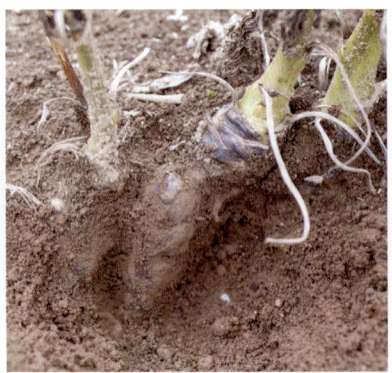
▲ 향부자 덩이뿌리

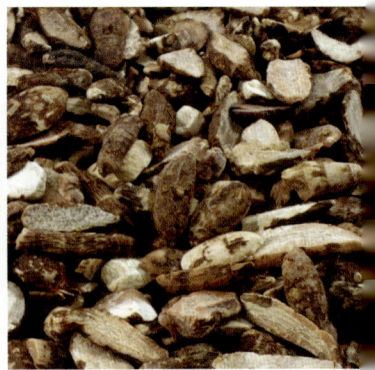
▲ 향부자 뿌리 절편

갑상선질환이나 유방질환에도 향부자를 사용한다.

본초강목 해설

가슴 속의 열을 제거하고 피모(皮毛)를 충만하게 하고 오랫동안 복용하면 몸에 좋고 기(氣)를 북돋고 수염과 눈썹이 자란다. 〈별록(別錄)〉

심(心)에 열(熱)이 침범한 것을 치료하고 방광과 옆구리 사이에 기가 울체된 것을 없애고 항상 정신이 몽롱하면서 즐겁지 않고 가슴이 두근거리는 것을 치료한다. 〈소송(蘇頌)〉

모든 기병(氣病)을 다스리고 극심한 구토와 설사 및 복통을 치료하며 신(腎)과 방광(膀胱)이 냉(冷)한 것을 치료한다. 〈이고(李杲)〉

전염성 질환을 일으키는 나쁜 기운을 없애고 삼초(三焦)를 순조롭게 하며 육울증(六鬱症), 식체(食滯), 배가 팽팽하게 붓는 증상, 각기병(脚氣病), 온 몸이 아픈 증상, 종기, 기타 부스럼, 토혈(吐血), 변혈(便血), 혈뇨(血尿), 여성의 붕루(崩漏)와 대하(帶下), 월경부조(月經不調), 출산 전후의 모든 질환을 치료한다. 〈이시진(李時珍)〉

곡기생(槲寄生)

　곡기생은 겨우살이과에 속하는 기생식물인 겨우살이의 가지와 잎을 말하며, 맛은 쓰고 성질은 따뜻하지도 차갑지도 않다. 겨울과 봄 사이에 채취하여 굵은 가지는 제거하고 그늘이나 햇볕에 말리거나 끓는 물에 담갔다가 햇볕에 말려서 사용한다. 우리나라 각지에 분포하며 참나무, 팽나무, 물오리나무, 밤나무, 자작나무에 주로 기생한다.

주효능 | 신경통, 관절통, 습관성 유산, 고혈압, 각종 암

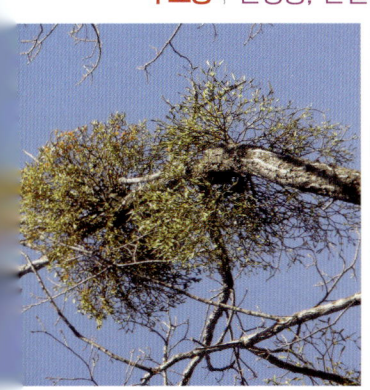
▲ 참나무에 기생하는 겨우살이

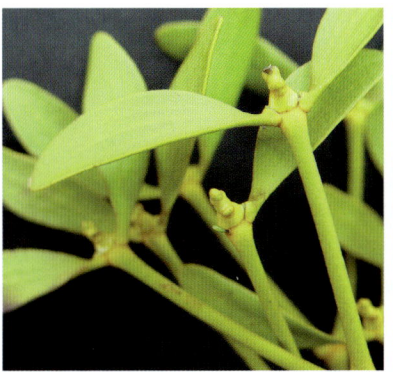
▲ 겨우살이 잎

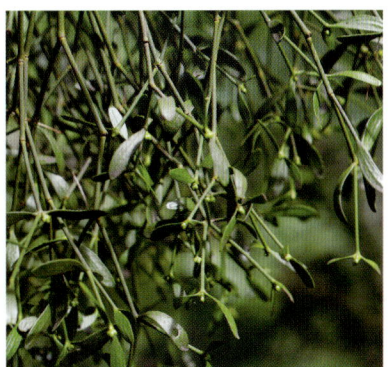
▲ 겨우살이 잎과 줄기

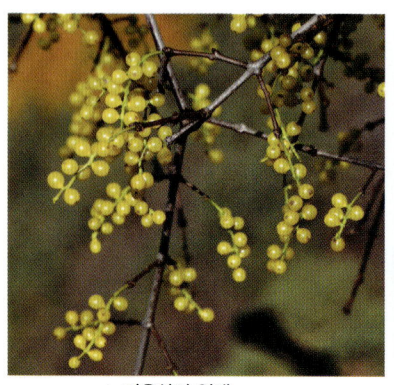
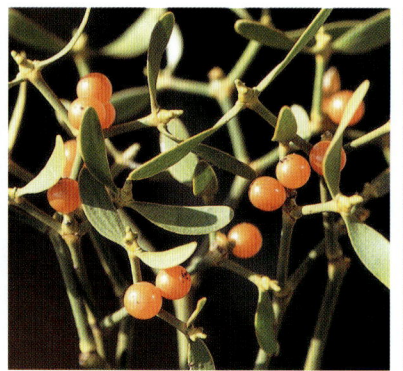
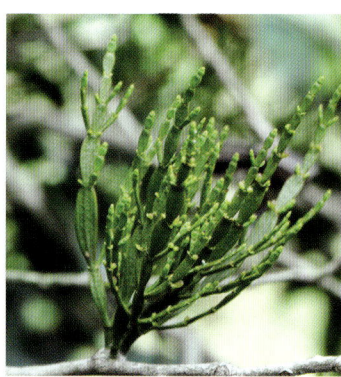

▲ 겨우살이 열매　　▲ 붉은겨우살이 열매　　▲ 동백나무겨우살이 열매

　　곡기생은 관상동맥을 확장시키고 콜레스테롤 수치를 낮추며, 혈액의 흐름을 원활하게 하여 혈압을 낮추는 작용을 한다. 혈압을 낮추는 작용은 완만하지만 그 효능이 안정적으로 지속되기 때문에 낮아진 혈압이 반복적으로 상승하지 않는다는 특징이 있다.

　　곡기생은 유산(流産)을 예방하는 효과가 있는데, 이는 근육을 강화하는 작용을 하기 때문이다. 근육이 약한 여성이 임신을 하면 골반저근(pelvic floor muscle)이 자궁을 강하게 지지하지 못하여 출혈과 통증이 동반된 유산 징후가 나타난다. 이 경우 근육을 강화하는 두충, 혈액순환을 돕는 당귀와 천궁을 더하여 사용하면 유산을 예방할 수 있다.

동의보감 원문 해설

性平味苦甘無毒助筋骨益血脉充肌膚長鬚眉主腰痛治癰腫及金瘡療女子懷胎漏血能令胎牢固除産後餘疾及崩漏○生老桑樹上葉似橘而厚軟莖似塊枝而肥脆三四月開花黃白色六七月結實黃色如小豆大他木上皆有寄生惟桑上者入藥三月三日採莖葉陰乾○此物極難得眞或云斷其莖而視之其色甚黃幷實中有汁稠粘者爲眞〈本草〉

　　성질이 평(平)하며 맛은 쓰고[苦] 달며[甘] 독이 없다. 힘줄, 뼈, 혈맥, 피부를 충실하게 하며 수염과 눈썹을 자라게 한다. 요통(腰痛), 옹종과 쇠붙이에 다친 것 등을 낫게 한다. 임신 중에 하혈하는 것을 멎게 하며 안태시키고 몸을 푼 뒤에 있는 병과 붕루를 낫게 한다. ○늙은 뽕나무 가지에서 자란다. 잎은 귤 잎 비슷하면서 두텁고 부드러우며 줄기는 홰나무 가지[槐枝] 같으면서 살찌고 연하다. 음력 3~4월에 누르고 흰 빛의 꽃이 피고 6~7월에 열매가 익는데 색이 누렇고 팥알만 하다. 다른 나무에서도 붙어 자라는데 뽕나무에서 자란 것만을 약에 쓴다. 음력 3월 초에 줄기와 잎을 따서 그늘에서 말린다. ○이것은 진짜를 얻기 어렵다. 그 줄기를 끊어볼 때 진한 노란색이고 열매 안의 즙이 끈적끈적한 것이 진짜라고 한다. 〈본초〉

겨우살이의 기능성 및 효능에 관한 특허자료 2종 외

▶ **항노화 활성을 갖는 겨우살이 추출물**

본 발명은 항노화 활성을 갖는 겨우살이 추출물에 관한 것으로, 본 발명에 따른 겨우살이 추출물 또는 이를 함유하는 기능성 식품 또는 약제학적 조성물은 생명을 연장시키는 효과가 있으며 전반적인 건강을 향상시키는 효과를 나타내는 바, 기능성 식품 또는 의약 분야에서 매우 유용한 발명이다.

- 공개번호 : 10-2010-0102471, 출원인 : (주)미슬바이오텍

▶ **항비만 활성 및 지방간 예방 활성을 갖는 겨우살이 추출물**

본 발명은 비만 억제 활성 및 지방간 예방 활성을 갖는 겨우살이 추출물에 관한 것으로, 본 발명 겨우살이 추출물 또는 이를 함유하는 기능성 식품 또는 약제학적 조성물은 항비만 활성을 증강시키고 지방간을 예방하는 효과가 있어 항비만 효과에 뛰어난 효과를 나타내는 바, 기능성 식품 또는 의약 분야에서 매우 유용한 발명이다.

- 공개번호 : 10-2011-0136539, 출원인 : (주)미슬바이오텍

【 혼동하기 쉬운 약초 비교 】

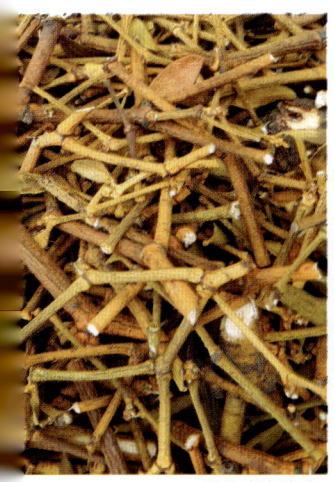
▲ 겨우살이 약재

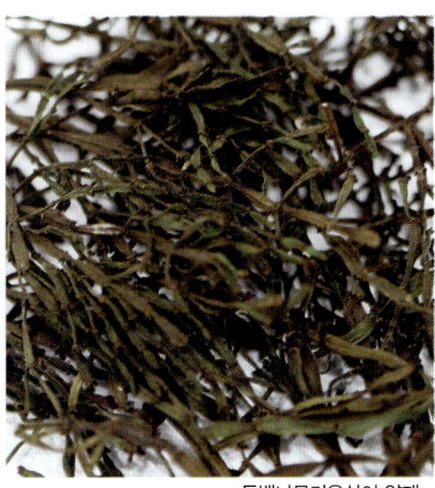
▲ 동백나무겨우살이 약재

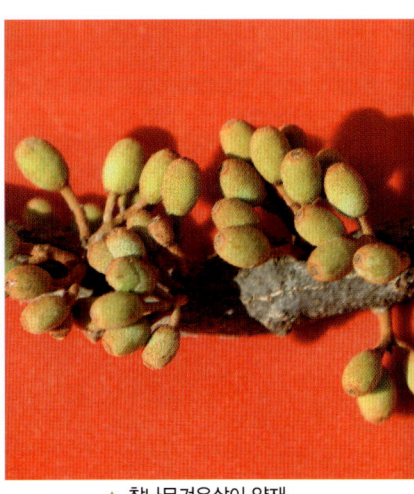
▲ 참나무겨우살이 약재

47 고지혈증

고지혈증은 필요 이상으로 많은 콜레스테롤이 혈액 내에 존재하면서 혈관 벽에 쌓여 염증을 일으키고 그 결과 심혈관계 질환을 일으키는 상태이다.

고지혈증이 생기는 이유를 흔히 먹는 음식물 때문이라고 생각하는 경우가 많다. 하지만 콜레스테롤은 80%가 체내에서 스스로 만들어지고 음식을 통해 섭취하는 것은 20%뿐이다. 음식물로 섭취하지 않아도 몸 안에서 콜레스테롤을 만들어내는 이유는 우리 몸에 꼭 필요한 물질이기 때문이다. 콜레스테롤은 세포막의 구성성분이고, 담즙을 만드는데 사용되며, 특정 호르몬과 뼈를 튼튼하게 하는 비타민 D를 만드는 재료이다.

고지혈증은 보통 뚱뚱한 사람에게 생기는 것으로 알려져 있지만 최근에는 마른 사람에게도 나타난다. 원인은 명확하지 않지만 최근 사회적인 문제가 되고

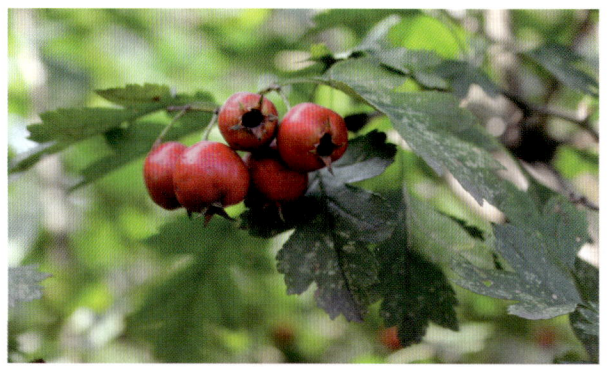
▲ 산사나무

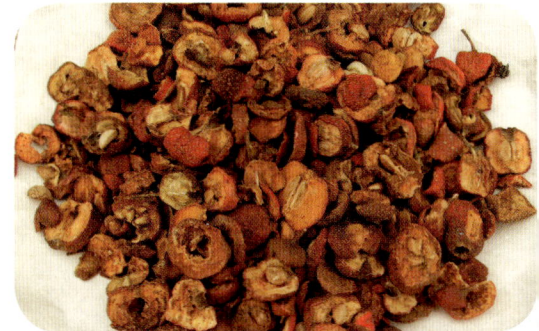
▲ 산사(약재)

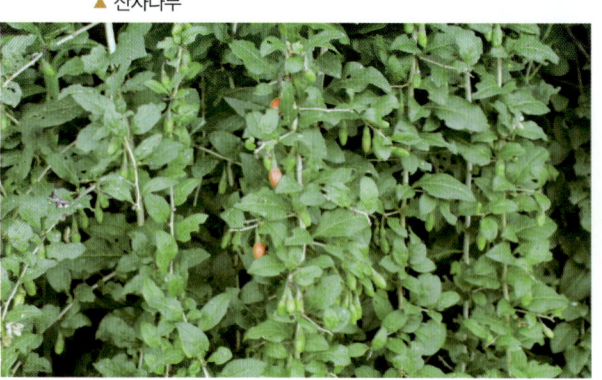
▲ 구기자나무

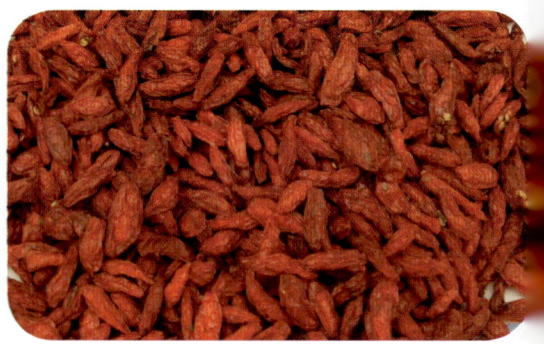
▲ 구기자(약재)

있는 환경호르몬의 영향이 있는 것으로 보인다. 환경호르몬은 지방에 녹는 성질이 있어 몸속으로 유입되는 양이 많으면 체지방이 증가할 뿐 아니라 혈액 속에 콜레스테롤이 증가하는 현상도 나타난다. 특히 간기능이 약해져 환경호르몬을 몸 밖으로 배출시키지 못하면 혈액 속에 콜레스테롤이 증가하여 고지혈증이 생길 수 있다.

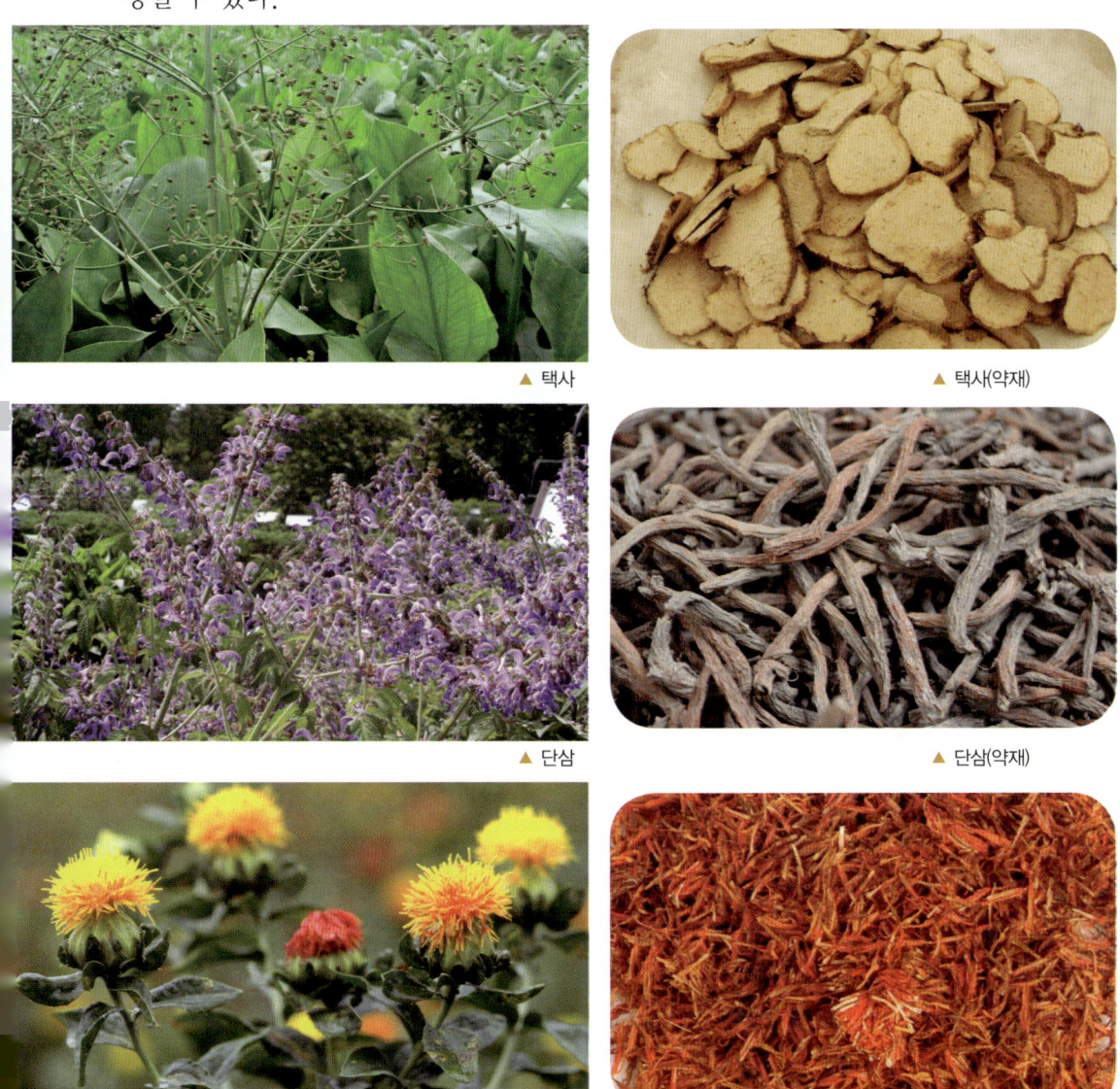

▲ 택사　　　　　　　　　　▲ 택사(약재)

▲ 단삼　　　　　　　　　　▲ 단삼(약재)

▲ 잇꽃　　　　　　　　　　▲ 홍화(약재)

다음에 소개되는 한약처방은 간기능을 향상시키고 지방을 분해하여 고지혈증을 치료하는 데 도움을 준다.

> **한약처방** | 산사 20g, 구기자 20g, 택사 10g, 단삼 10g, 홍화 4g

상기 용량은 1일분이다. 물 1,000cc를 붓고 중불로 2시간 정도 달여 물이 절반 정도 되게 한다. 그리고 이것을 3등분하여 아침, 점심, 저녁에 마시는데, 3~4시간 간격을 두고 마시는 것이 좋다. 10일분 또는 20일분씩 달여놓고 유리병에 담아 냉장고에 보관하였다가 마실 때마다 따뜻하게 데워서 복용하는 것도 좋다.

【참고사항】
① 고혈압이나 변비가 있으면 결명자를 더한다.
② 두통이 있으면 감국을 더한다.
③ 협심증이 있으면 천궁을 더한다.
④ 술을 자주 마시는 사람에게는 갈화를 더한다.

【주의사항】
① 고지혈증은 치료기간이 길므로 한약처방을 6개월 이상 복용하는 것이 바람직하다.
② 산사, 구기자, 택사, 단삼을 먼저 달이고, 나중에 홍화를 넣어서 30분 정도만 달인다. 꽃을 오래 달이면 약효가 떨어지기 때문이다.
③ 산사의 씨를 제거한 후 볶아서 사용한다. 볶으면 신맛이 줄어들어 속쓰림을 예방할 수 있다.
④ 단삼을 식초에 담근 후에 볶아서 사용하면 혈액순환의 효과가 더 좋아진다.

산사(山楂)

산사는 장미과에 속하는 낙엽활엽교목인 산사나무의 성숙한 열매를 말하며, 맛은 시고 달며 성질은 약간 따뜻하다. 가을이 되어 열매가 완전히 성숙했을 때 채취하며 채취한 산사를 얇게 잘라서 곧바로 햇볕에 말려서 사용한다. 한국, 일본, 중국, 시베리아 등지에 분포하며, 우리나라는 경기도 북부와 경상북도, 제

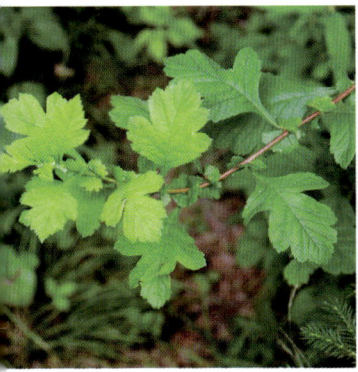 ▲ 산사나무 잎
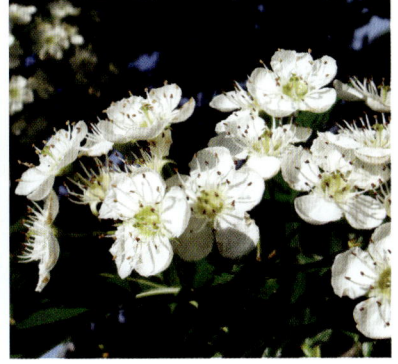 ▲ 산사나무 꽃
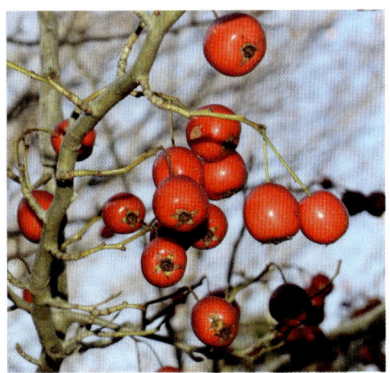 ▲ 산사나무 열매

주도 등의 산지에서 자생한다.

주효능 | 소화불량, 급체, 유체(乳滯), 고지혈증, 고혈압, 생리불순, 두드러기

산사는 지방을 분해하는 효능이 있어 육식을 한 이후에 생기는 소화불량에 주로 사용한다. 기름진 음식을 많이 먹는 중국인은 산사를 꼬치처럼 구워 먹는다.

산사에는 콜레스테롤 수치를 낮추는 약효가 있다는 것이 실험적으로 밝혀졌으며, 장기간 복용하면 동맥경화로 인한 심장병을 예방하고 혈압을 낮추는 효과가 나타난다.

수술을 했거나 중병을 앓은 후 영양이 결핍되고 소화력이 약해져 식욕이 없을 때 기력을 회복하기 위해 보약을 복용하는데, 하지만 흡수가 잘 되지 않을 수 있다. 이럴 때 보약에 산사를 넣어서 사용하면 효과가 좋다.

【산사 이야기】

어느 마을에 부부와 두 아들이 살고 있었다. 첫째 아들은 전처의 아들이어서 둘째 부인은 첫째 아들을 미워했다.

남편이 장사하러 떠나 있는 동안 계모는 첫째 아들에게 밭을 지키라고 했다. 첫째 아들은 비와 바람을 맞으며 매일 밭을 지켰다. 그런데 계모는 일부러 설익은 밥을 지어다 주었고, 위장이 약한 아들은 설익은 밥을 먹고 자주 배가 아팠다. 그럴 때마다 아들은 산에 올라가 산사나무 열매를 먹었는데, 그 뒤로 배가 덜 아프더니 살이 찌고 건강해졌다.

아들은 아버지가 돌아왔을 때 이 일을 이야기했고, 아버지는 산사로 환약(丸藥)을 만들어 위장병을 치료하는 약으로 팔았다고 한다.

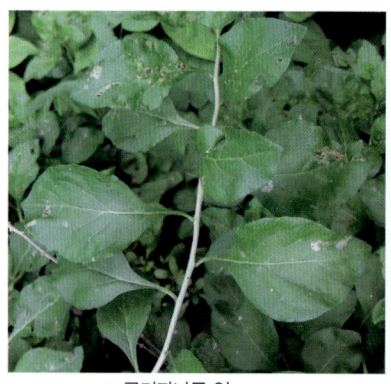
▲ 구기자나무 잎

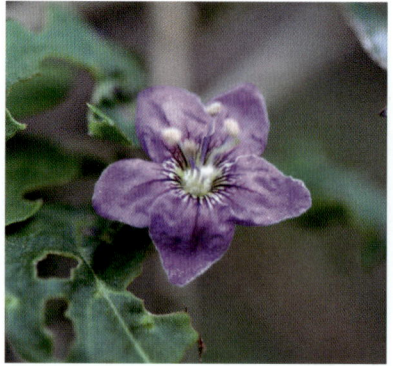
▲ 구기자나무 꽃

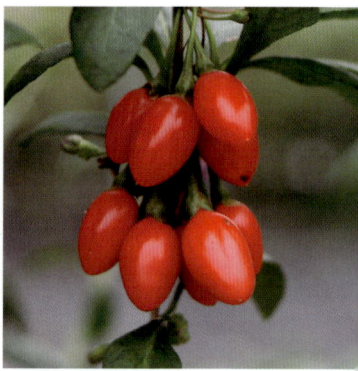
▲ 구기자나무 열매

구기자(枸杞子)

구기자는 가지과에 속하는 낙엽활엽관목인 구기자나무의 성숙한 과실을 말하며, 맛은 달고 성질은 따뜻하지도 차갑지도 않다. 9~10월에 붉게 익은 열매를 채취하여 열매꼭지를 제거하고 그늘진 곳에서 겉껍질에 주름이 지고 과육이 부드러워질 때까지 햇볕에 말려서 사용한다. 날씨가 흐리면 약한 불에 말려도 된다. 우리나라 전국의 산야에서 자라는데, 해발고도 700~1,000m의 부엽질이 많은 토양에서 잘 자란다. 전남 진도와 충남 청양에서 대단위로 재배하고 있다.

주효능 | 만성 피로, 안구충혈, 안구건조증, 노안(老眼), 요통, 갱년기 증상, 고지혈증

구기자는 딱딱해진 혈관을 부드럽게 하고 혈압을 낮추며 콜레스테롤 수치를 낮추는 효능이 있다. 따라서 동맥경화와 고지혈증 때문에 생기는 고혈압과 심장

【서태후가 즐겨 먹던 구기자】

청나라의 긴 왕조의 막을 내리는 악역으로 등장하는 인물 서태후, 그 시대 여성으로는 상상을 불허하는 175cm의 큰 키에 미모를 겸비하고 《오경》과 《이십사사》까지 통달한 것으로 전해진다. 친아들 동치황제를 보좌하여 수렴정치를 하면서 소위 '동치중흥'을 이루어냈던 그녀는 47년 동안 권좌를 사수했는데, 그녀의 사치향락과 식도락은 가히 전설적이었다.

그녀의 전용 부엌에는 수백 명의 요리사가 있어 하루 4끼를 준비하는데 100그릇 이상의 요리가 차려졌다고 한다. 그중에 구기자는 매일 준비해야만 할 정도로 필수적인 요리재료였다고 한다. 구기자를 일명 '서왕모의 지팡이'라고 하는데, 3마리의 청조가 물어다 주는 것만 먹고 살았다는 서왕모처럼, 서태후 역시 구기자가 몸에 좋은 것을 잘 알았던 모양이다.

질환 등에 사용하면 좋고, 중년 이후에 구기자를 하루 10g가량 꾸준히 복용하면 심혈관질환을 예방할 수 있다.

구기자는 다양한 허약질환에 두루 사용하며, 노화를 억제하는 효능이 있어 피부미용과 성기능 강화 목적으로 사용할 수 있는 훌륭한 약초이다.

또한 눈을 밝게 하는 효능이 있어 장기간 복용하면 시력 감퇴를 예방할 수 있고, 이미 시력이 나빠진 경우에도 구기자를 복용하면 눈이 밝아지는 것을 느낄 수 있다. 시력을 강화하는 여러 약초 중에서 구기자를 빼놓지 말아야 한다.

택사(澤瀉)

택사는 택사과에 속하는 다년생 식물인 질경이택사 또는 택사의 뿌리줄기를 말하며, 맛은 달고 약간 짜면서 담담하며 성질은 차갑다. 늦가을에 덩이줄기를 캐서 줄기와 잎, 잔뿌리를 제거하고 깨끗이 씻어서 약한 불로 말린 다음 다시 잔뿌리와 거친 껍질을 제거한 후 사용한다. 우리나라의 제주도와 중부, 북부 지역에 많이 자생하며, 볕이 잘 드는 습지에서 잘 자란다.

주효능 | 신장염, 방광염, 신장결석, 방광결석, 부종, 고지혈증

택사는 콜레스테롤과 중성지방을 낮추는 효능이 우수하여 고지혈증을 치료하며, 지방간을 예방하는 효과도 있다.

택사는 소변을 잘 나가게 하여 부종을 없애는 데 뛰어난 효과가 있다. 특히 신장과 방광의 염증을 없애는 데 효과적이다. 따라서 신장염으로 소변이 잘 나오

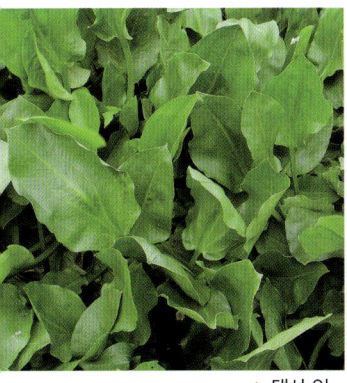
▲ 택사 잎

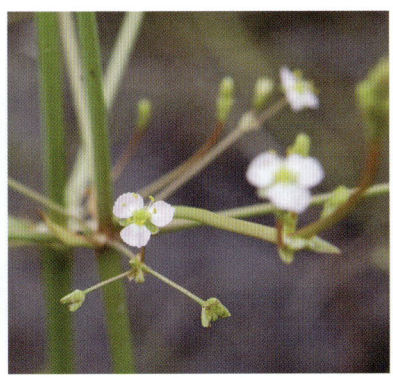
▲ 택사 꽃

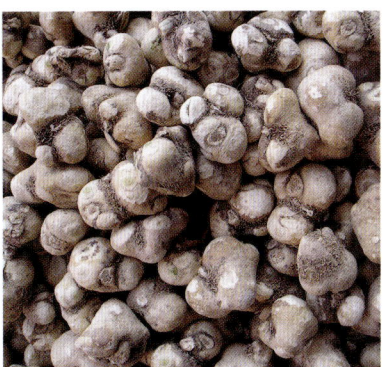
▲ 택사 덩이줄기

지 않고 몸이 부은 경우, 신장이나 방광의 결석으로 통증과 출혈이 있는 경우에 주로 사용한다.

몸이 약한 사람은 택사를 주의해서 사용해야 한다. 예로부터 성욕이 너무 강할 때 택사는 이상 항진된 성욕을 억제시키는 약초로 사용되었고, 택사를 너무 많이 먹으면 가뭄에 논바닥이 갈라지는 것처럼 몸에 허열(虛熱)이 생겨 눈이 나빠진다고 하였다. 따라서 몸이 약한 사람이 택사를 많이 복용하면 몸이 더 나빠질 수 있으니 주의해야 한다.

택사약차

▶ 효능·효과

소변이 잘 나오지 않을 때 효과, 항균작용, 혈당강하 효과, 임신 부종에 효과가 있다.

▶ 약차 만드는 방법

① 물 1L에 택사 50g을 넣고 센 불에서 30분 정도 끓인다.
② 중불에서 2시간 정도 더 끓인다.
③ 이때 약간의 우윳빛과 함께 기름기 같은 것이 뜨는 것을 볼 수 있다.
④ 약간의 쓴맛과 덤덤한 맛을 함께 내지만 뒷맛은 깔끔하다.
⑤ 기호에 따라 대추나 감초를 넣어 끓여 마시면 좋다.
⑥ 택사는 현재 《식품공전》에 수재되어 있지 않으므로 택사차를 판매하는 것은 곤란하다.

단삼(丹參)

단삼은 꿀풀과의 다년생 식물인 단삼의 뿌리를 말하며, 인삼의 형태를 닮고 뿌리가 붉기 때문에 '丹參' 또는 '赤參'이라고 한다. 맛은 쓰고 성질은 약간 차갑다. 봄과 가을에 채취하여 불순물을 제거하고 햇볕에 말려 사용한다. 중국이 원산지이고 중국 사천성에서 생산되는 단삼(일명 川丹參)이 가장 품질이 좋은 것으로 알려졌다. 우리나라 경상북도, 강원도에서 일부 재배하고 있다.

주효능 | 고지혈증, 동맥경화, 심근경색, 고혈압, 불면증, 정신 불안, 생리불순, 생리통, 자궁근종

단삼은 어혈(瘀血)을 제거하고 콜레스테롤을 감소시키는 효능이 있어 고지혈증과 동맥경화로 인한 심혈관질환, 뇌혈관질환에 사용한다.

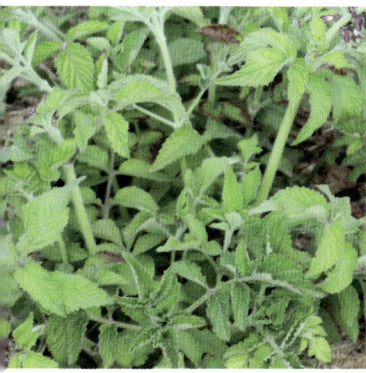 ▲ 단삼 잎
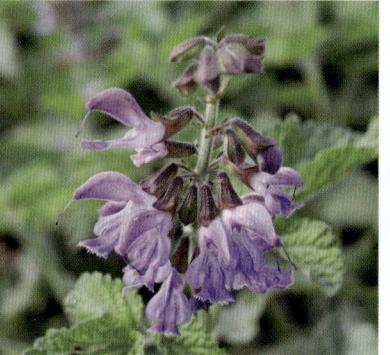 ▲ 단삼 꽃
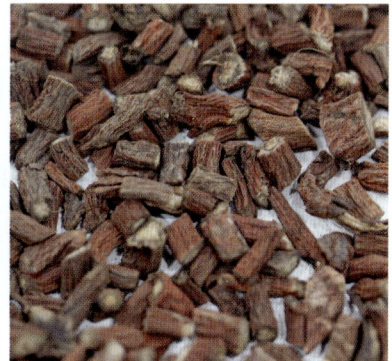 ▲ 단삼(약재)

　어혈이 생기기 쉬운 여성에게 주로 쓰이는데, 어혈로 인한 생리불순, 생리혈이 검붉고 덩어리가 나오는 증상, 출혈이 멎지 않을 때, 생리통이 지속될 때에도 단삼을 활용한다. 단삼은 장기간 복용해도 부작용이 생기지 않지만 어혈이 없는 사람에게는 적합한 약초가 아니므로 주의해야 한다.

동의보감 원문 해설

性微寒(一云平)味苦無毒治脚軟疼痺四肢不遂排膿止痛生肌長肉破宿血補新血安生胎落死胎調婦人經脉不勻止崩漏帶下○莖葉如薄荷而有毛三月開花紅紫色根赤大如指長尺餘一苗數根九十月採根暴乾〈本草〉○酒浸服可逐奔馬故又名奔馬草酒洗晒乾用〈入門〉

　성질은 약간 차고[微寒](평(平)하다고도 한다) 맛이 쓰며[苦] 독이 없다. 다리가 약하면서 저리고 아픈 것과 팔다리를 쓰지 못하는 것을 치료한다. 또는 고름을 빨아내고 아픈 것을 멈추며 살찌게 하고 오래된 어혈을 헤치며 새로운 피를 보하여주고 안태시키며 죽은 태아를 나오게 한다. 또 월경을 고르게 하고 붕루와 대하를 멎게 한다. ○줄기와 잎은 박하와 비슷하나 털이 있고 음력 3월에 자홍색의 꽃이 핀다. 뿌리는 붉은데 손가락만 하고 길이는 1자 남짓하다.〈본초〉 ○술에 담갔다가 먹으면 달리는 말을 따를 수 있게 되므로 또한 분마초(奔馬草)라고도 한다.〈본초〉 ○술로 씻어서 볕에 말려 쓴다.〈입문〉

단삼의 기능성 및 효능에 관한 특허자료

▶ 단삼 추출물을 포함하는 면역 증강 및 항바이러스 조성물

본 발명은 단삼 추출물을 포함하는 면역 증강 및 항바이러스용 조성물 및 단삼 추출물을 인간을 제외한 면역 증강이 필요한 동물에 투여하는 것을 포함하는 동물의 면역 증강 및 항바이러스 활성 증강 방법에 관한 것이다.

— 공개번호 : 10-2014-0037899, 출원인 : (주)비타바이오

홍화(紅花)

홍화는 국화과에 속하는 1년생 식물인 잇꽃의 꽃을 말하며, 맛은 맵고 성질은 따뜻하다. 7~8월에 꽃잎이 황색에서 홍색으로 변할 때 꽃을 따서 햇볕이나 그늘에 말려서 사용한다. 우리나라 각지에서 재배되고 있으며, 비옥한 토양에 낮에는 따뜻하고 밤에는 냉랭하며, 아침에는 안개가 끼어 적당한 습도가 있는 곳이 생육의 적지이다.

주효능 | 고지혈증, 동맥경화, 생리통, 생리불순, 자궁근종, 타박상

홍화는 어혈을 제거하고 말초혈관을 확장하여 혈액순환을 원활하게 하는 효능이 있어 응용범위가 넓은 약초이다.

어혈을 풀고 자궁수축을 강화시키며 생리불순, 생리통, 자궁내막염, 난관염, 자궁근종 등에 사용할 수 있다. 또한 어혈로 인한 심장질환, 뇌혈관질환에 활용하며 만성 염증에도 좋은 효과가 있다.

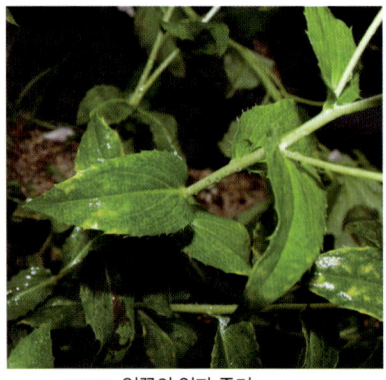

▲ 잇꽃의 잎과 줄기

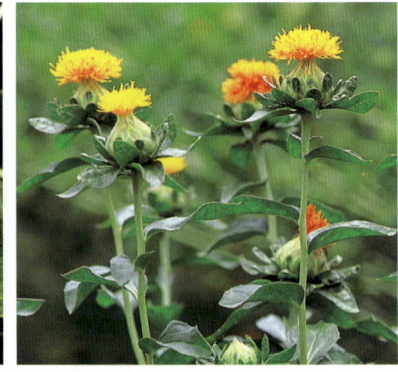

▲ 잇꽃의 꽃

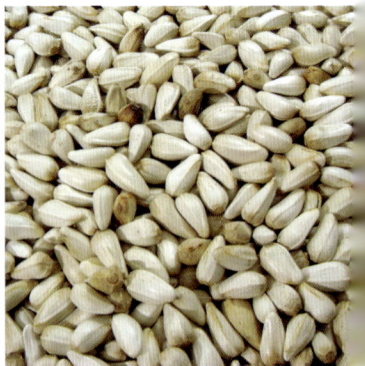

▲ 잇꽃 씨앗(홍화자)

잇꽃의 씨를 홍화자(홍남자, 紅藍子)라고 하는데, 맛은 약간 쓰다. 해독을 하는 효능이 있어 천연두와 홍역에 사용하며, 골밀도를 높이는 효능이 있어 엉성한 골세포를 채워 뼈를 단단하게 한다.

동의보감 원문 해설

性溫味辛無毒主産後血暈腹內惡血不盡絞痛胎死腹中○即今紅花也以染眞紅及作臙脂葉似藍故有藍名〈本草〉○紅花入藥只二分則入心養血多用則破血又云多用破血少用養血〈丹心〉[苗]搗付遊腫 [子]主天行瘡疹不快出

성질은 따뜻하고[溫] 맛은 매우며[辛] 독이 없다. 몸을 푼 뒤의 혈훈(血暈)과 뱃속에 궂은 피[惡血]가 다 나가지 못하여 쥐어뜯듯이 아픈 데와 태아가 뱃속에서 죽은 데 쓴다. ○즉 지금의 홍화(紅花)이다. 이것으로 진홍색으로 물들이며 연지를 만든다. 잎은 쪽과 비슷하기 때문에 쪽 '남(藍)'자를 붙인 것이다.〈본초〉○잇꽃을 약에 넣을 때에 0.8g이면 심(心)에 들어가서 양혈(養血)하고 많이 쓰면 피를 헤친다[破]. 또 많이 쓰면 피를 헤치고 적게 쓰면 보혈(補血)한다고 한다.〈단심〉

홍남묘(紅藍苗, 잇꽃 싹) : 짓찧어서 유종(遊腫)에 붙인다.

홍남자(紅藍子, 잇꽃 씨) : 마마와 홍역 때 구슬과 꽃이 시원히 돋지 않는 것을 나오게 한다.

홍화(잇꽃)의 기능성 및 효능에 관한 특허자료

▶홍화 분획물을 포함하는 피부 외용제 조성물

본 발명은 약학적, 화장학적으로 허용되는 담체에 홍화 분획물을 포함하는 피부 외용제에 관한 것이다. 상기 담체 100에 중량부로 홍화 분획물 0.1%~20% 중량부로 구성된다. 추가물로 유황, 알로에, 상백피, 홍경천, 황백, 백지, 백부자, 백선피, 명반, 송진, 진주분, 활석, 콜레스테롤, 장뇌, 석고, 붕사, 은으로 이루어진 군에서 선택한 일종 이상의 분획물이 추가될 수 있다. 본 발명의 홍화 분획물을 포함하는 피부 외용제에 의하면 피부 질환의 예방과 개선, 피부 미백, 소양증 개선, 주름 개선과 예방의 효과가 있다.

- 공개번호 : 10-2008-0101821, 출원인 : 김선일

48 이명

　이명이란 귀에서 들리는 소음에 대한 주관적 느낌을 말한다. 즉, 외부로부터의 청각적인 자극이 없는 상황에서 소리가 들린다고 느끼는 상태이다. 완전히 방음된 조용한 방에서는 모든 사람의 약 95%가 약간의 이명을 느끼지만 이는 병적인 이명으로 보기 어렵고, 자신을 괴롭히는 정도의 잡음이 느껴질 때 비로소 이명이라고 할 수 있다.

　이명은 무섭고 외로운 질병이다. 오직 자신한테만 기차 지나가는 소리, 금속 긁는 소리, 기계음 등이 들리기 때문이다. 이명 환자가 증상을 호소하면 겪어보지 못한 사람들은 꾀병으로 생각하는 경향이 크다. 이명의 원인은 명확하게 밝혀지지 않았지만 음주와 흡연, 스트레스, 그리고 급속한 체력 저하가 원인으로 지목되고 있다. 이와 같은 원인이 몸에 영향을 주면 말초혈관이 좁아지는데, 귓

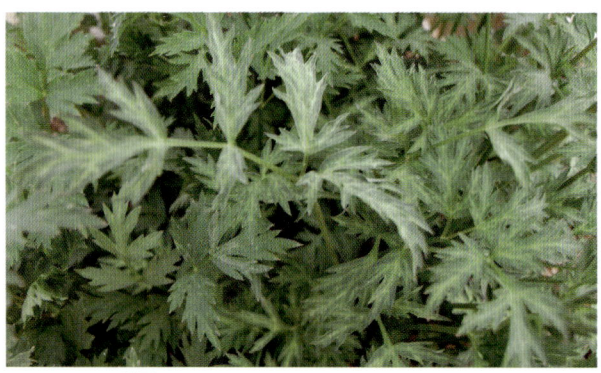

▲ 천궁

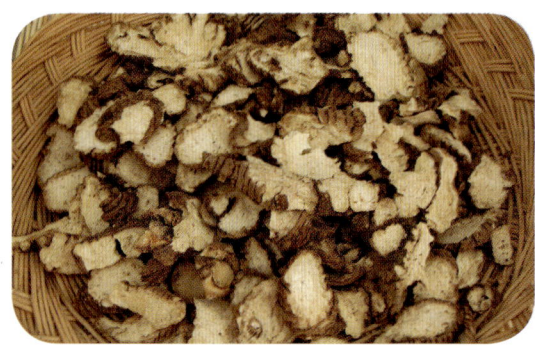

▲ 천궁(약재)

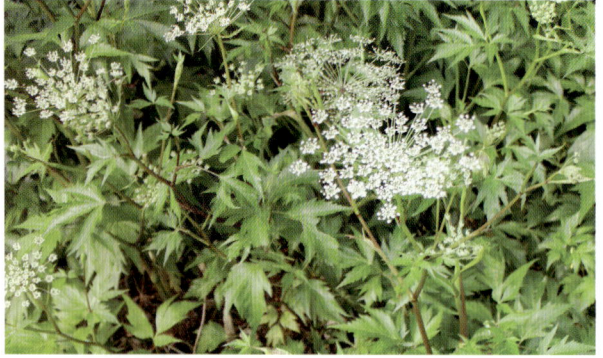

▲ 일당귀

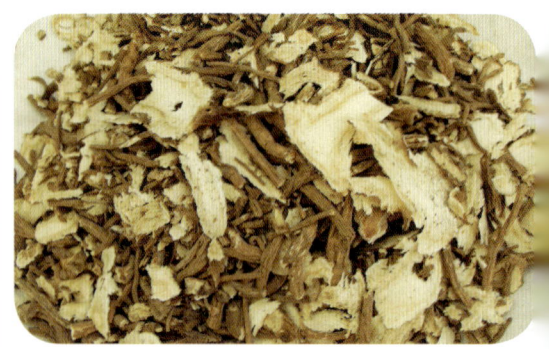

▲ 당귀(약재)

속에 있는 혈관은 머리카락처럼 아주 가는 혈관이라서 신체의 다른 혈관보다 막히기 쉽다. 귓속 혈관이 막히면 기능이 약해져 이명이 생길 수 있고 심해지면 난청(難聽)이 되기도 한다.

이명을 치료하기 위해서는 음주와 흡연을 삼가고 마음을 안정시켜야 하며, 적

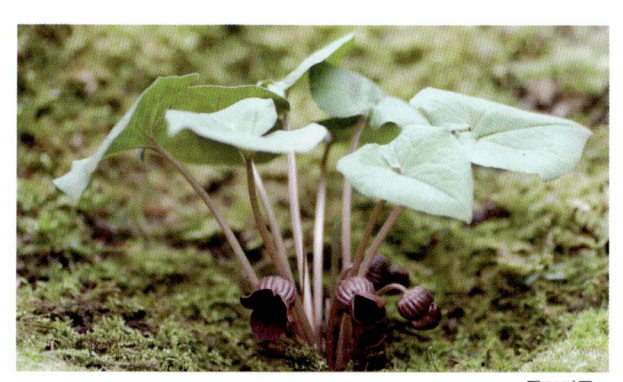
▲ 족도리풀

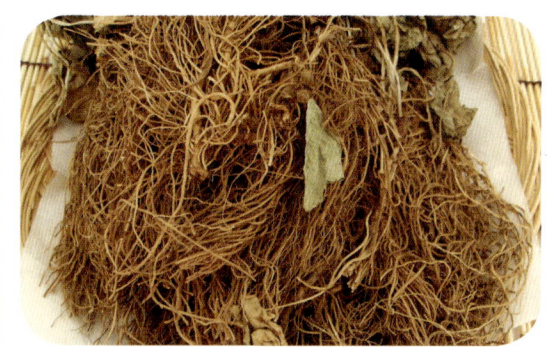
▲ 세신(약재)

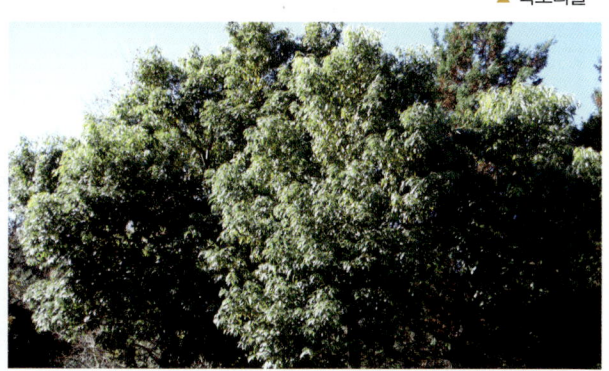
▲ 육계나무

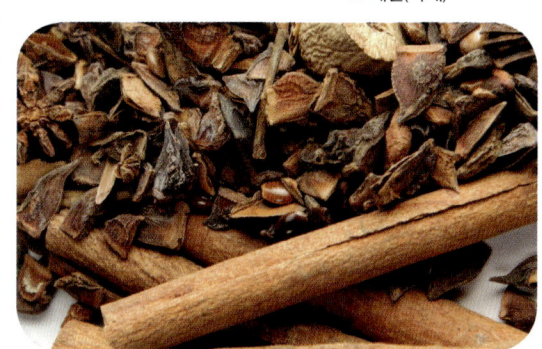
▲ 계피(약재)

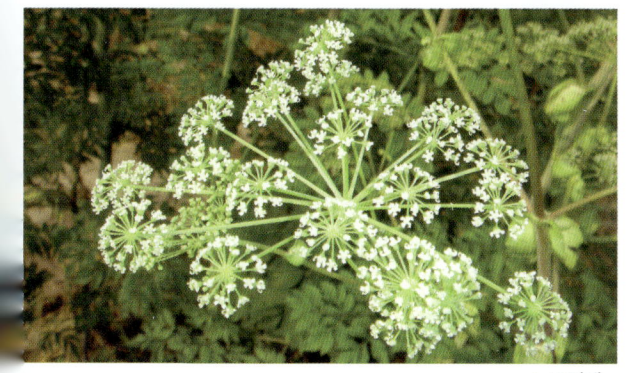
▲ 구릿대

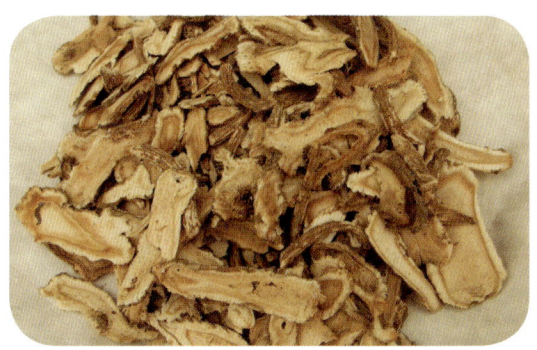
▲ 백지(약재)

절한 운동과 식이요법을 통해 약해진 체력을 보강해야 한다. 다음에 소개되는 한약처방은 귓속 혈관의 혈액순환을 촉진하여 이명을 치료하는 데 도움을 준다.

한약처방 | 천궁 8g, 당귀 8g, 세신 4g, 계피 4g, 백지 4g

상기 용량은 1일분이다. 물 800cc를 붓고 중불로 2시간 정도 달여 물이 절반 정도 되게 한다. 그리고 이것을 3등분하여 아침, 점심, 저녁에 마시는데, 3~4시간 간격을 두고 마시는 것이 좋다. 10일분 또는 20일분씩 달여놓고 유리병에 담아 냉장고에 보관하였다가 마실 때마다 따뜻하게 데워서 복용하는 것도 좋다.

【참고사항】
① 어지럼증이 있으면 형개, 방풍을 더한다.
② 피로감이 심하면 인삼, 황기를 더한다.
③ 스트레스가 심하면 향부자를 더한다.
④ 갱년기에 나타나는 이명에는 시호, 치자를 더한다.

【주의사항】
① 이명의 치료기간이 길므로 한약처방을 6개월 이상 복용하는 것이 바람직하다.
② 당귀를 술에 담근 후에 볶아서 사용하면 상부(上部)의 혈액순환을 촉진하여 이명을 치료하는 효과가 더 좋다.
③ 천궁을 뜨거운 물에 넣고 끓여서 기름을 제거한 후에 사용해야 한다. 그렇지 않으면 두통이 생길 수도 있다.
④ 세신은 맵고 약효가 강하기 때문에 몸이 약한 사람은 줄여서 사용한다.

천궁(川芎)

천궁은 산형과에 속하는 다년생 식물인 천궁의 뿌리를 말하며, 맛은 맵고 성질은 따뜻하다. 9~11월에 채취하여 줄기와 잎, 잔뿌리를 제거하고 깨끗이 씻어 물에 담가 불린 후 꺼내서 바람이 잘 통하는 곳에서 말려서 사용한다. 원산지는 중국으로, 전국 각지에서 자생하거나 재배하지만 여름철 기온이 30도가 넘는 날이 1주일 이상 계속되면 성장을 멈추는 현상이 생기는 북방형 식물이므로

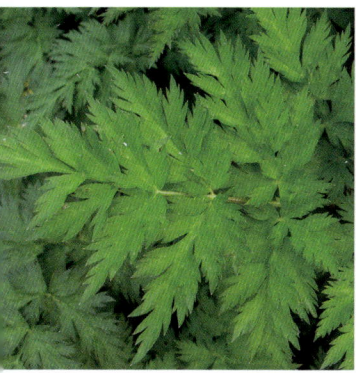 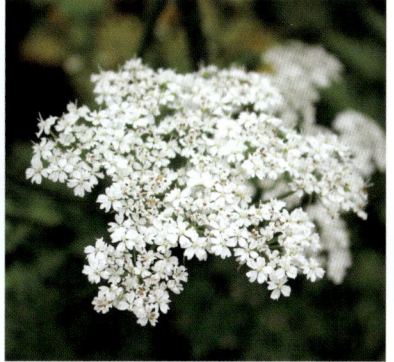 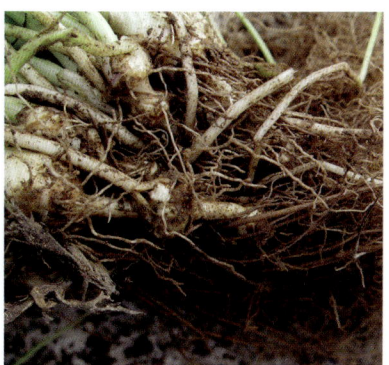

▲ 천궁 잎　　　　　　　▲ 천궁 꽃　　　　　　　▲ 천궁 생뿌리

중부 이남 또는 섬 지방에서 재배하는 것이 유리하다.

주효능 | 두통, 생리통, 생리불순, 불임, 난산(難産), 손발 저림

　천궁은 혈관을 확장시키고 혈류량을 증가시켜 혈액순환을 촉진한다. 또한 어혈(瘀血)을 제거하여 말초 혈액순환을 원활하게 한다. 천궁은 두통에 효과가 좋은 약초이며, 두면부(頭面部)의 혈액순환을 촉진하는 효능이 있어 이명에도 사용되는 약초이다.

　천궁은 자궁의 혈액순환을 원활하게 하는 효능이 있어 생리불순, 생리통에 사용되며, 산후 오로(惡露) 배출에 도움을 준다.

【두통의 종류에 따른 천궁과의 배합】

◎ **차가워서 생기는 두통**: 백지, 세신, 형개
◎ **열에 의해서 생기는 두통**: 석고, 국화, 박하
◎ **어지러운 두통**: 천마
◎ **담(痰)이 많아서 생기는 두통**: 반하, 진피
◎ **기운이 없어서 생기는 두통**: 황기, 인삼
◎ **혈액이 부족해서 생기는 두통**: 숙지황, 당귀, 작약

당귀(當歸)

　당귀는 산형과에 속하는 다년생 식물인 참당귀, 일당귀의 뿌리를 말한다. 참당귀의 맛은 달고 매우며 성질은 따뜻하다. 반면 일당귀의 맛은 달고 성질은 따

뜻하다. 늦가을 잎이 진 이후나 이른 봄 잎이 나오기 전에 채취하여 흙을 제거하고 바람이 통하는 그늘진 곳에서 말린다. 우리나라 산지의 계곡이나 습한 땅에서 자생하며 전국 고랭지에서 재배한다.

주효능 | 빈혈, 생리불순, 생리통, 손발 저림, 불임증, 타박상, 불면증, 건망증, 두통

당귀는 혈액의 생성을 촉진하는 효능이 아주 좋은 약초이다. 따라서 혈액이 부족해서 생기는 질병에 두루 사용된다. 이명은 말초의 혈액순환이 원활하지 않을 때 생기는 질병이며 나이 든 사람에게 흔히 나타나기 때문에 혈액을 보충하는 당귀가 이명 치료에 필수적이다.

당귀는 혈액을 보충하는 효능이 좋기 때문에 빈혈로 어지럽고 혈색이 좋지 않은 경우, 여성의 생리불순, 손발 저림, 피부건조증 등에 효과적이며, 장액(腸液) 부족으로 생기는 만성적인 변비에도 효과적이다.

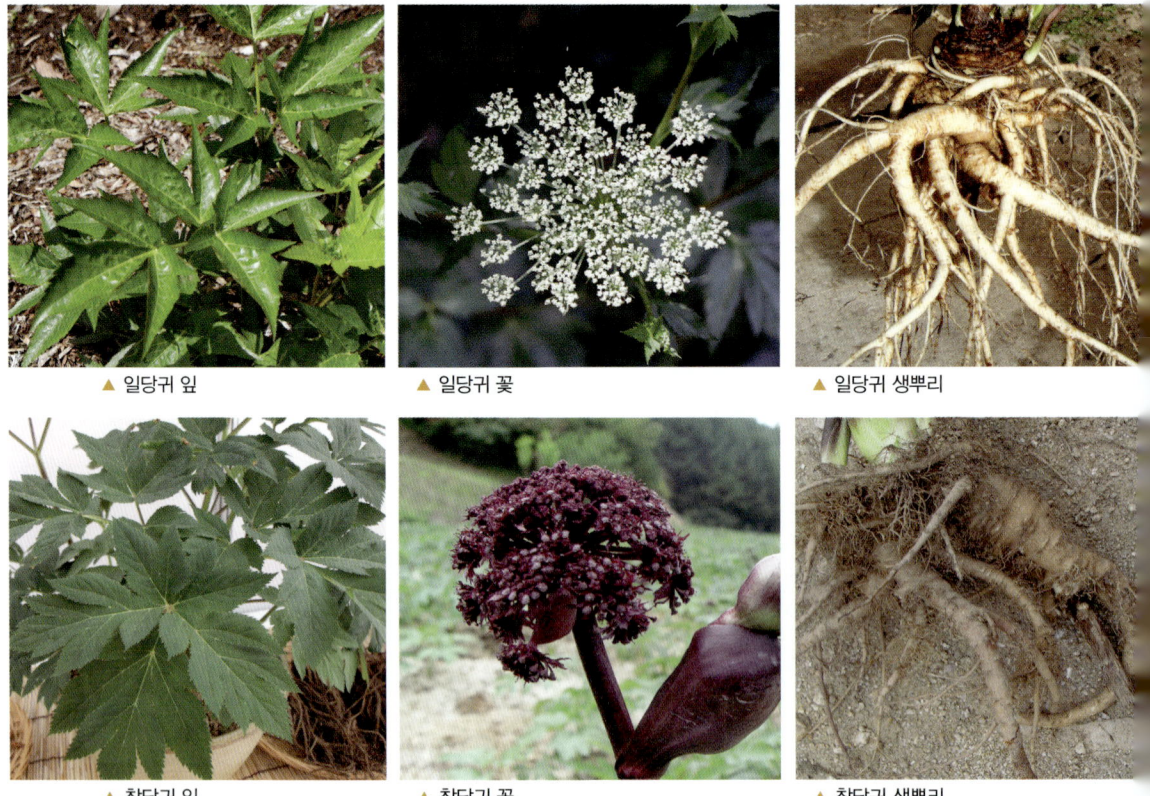

▲ 일당귀 잎   ▲ 일당귀 꽃   ▲ 일당귀 생뿌리

▲ 참당귀 잎   ▲ 참당귀 꽃   ▲ 참당귀 생뿌리

【당귀와 강활의 구별】

당귀와 강활은 구별하기가 쉽지 않아서 주의가 필요하다. 당귀, 강활 모두 산형과에 속하기 때문에 뿌리에서 차이점을 발견하기는 힘들며 당귀와 강활 모두 직각으로 절단하기 때문에 절단면의 무늬 역시 비슷하다. 그러나 당귀의 약성이 보음약(補陰藥)에 속하기 때문에 강활에 비해서 윤택하며 나이테와 같은 무늬가 선명하다. 그리고 향이 강하여 약재의 냄새를 맡아보면 당귀 고유의 향을 맡을 수 있다.

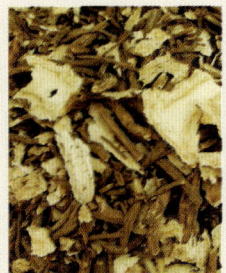 ▲ 당귀 뿌리 건조   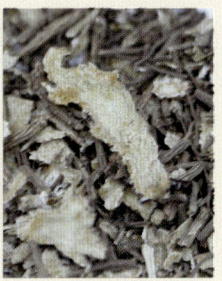 ▲ 강활 뿌리 건조

세신(細辛)

세신은 쥐방울덩굴과에 속하는 다년생 식물인 족도리풀의 뿌리를 말하며, 맛은 맵고 성질은 따뜻하다. 5~7월에 뿌리째 캐서 흙을 깨끗이 제거하고 그늘에서 말려서 사용한다. 햇볕에 말리거나 물에 씻으면 향기가 약해지고 뿌리가 검게 변하여 품질이 떨어진다. 전국 각지의 산지에서 자라며, 반그늘 또는 양지의 토양이 비옥한 곳에서 잘 자란다.

주효능 | 두통, 콧물, 코막힘, 치통, 3차신경통, 신경통, 근육통

세신은 매운 맛이 강해 먹어보면 아린 맛이 상당히 오래간다. 그만큼 약성이 강한 약초이다. 《동의보감》에는 세신의 효능을 다음과 같이 설명한다. '9규(九竅,

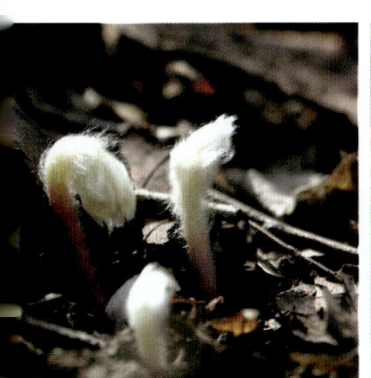 ▲ 족도리풀 새순   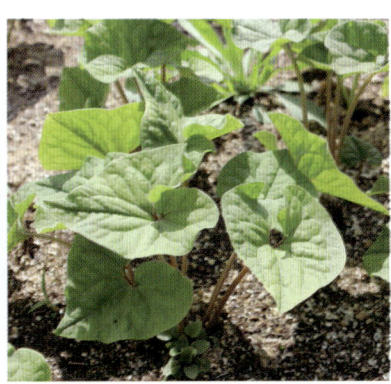 ▲ 족도리풀 지상부   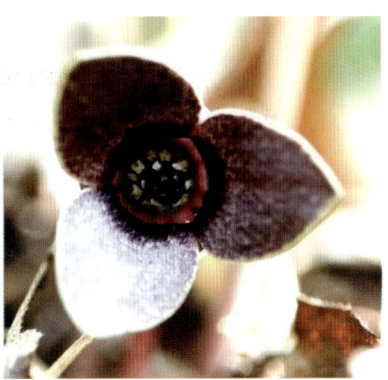 ▲ 족도리풀 꽃

눈, 코, 입, 귀, 요도, 항문의 9가지 구멍)를 잘 통하게 하며, 온 마디를 다 통하게 한다.' 세신이 이명에 효과적인 이유는 말초까지 뚫어주는 효능이 아주 좋기 때문이다.

세신은 성질이 따뜻하여 몸이 찬 사람의 증상에 사용한다. 몸이 냉한 상태에서 생기는 두통, 감기로 인한 두통과 몸살, 기침과 묽은 가래에 적합하고, 비염으로 인한 맑은 콧물과 코막힘이 있을 때 사용한다. 각종 신경통과 치통에도 좋다.

동의보감 원문 해설

性溫味大辛(一云苦辛)無毒主風習痺痛溫中下氣除喉痺齆鼻添膽氣去頭風明目治齒痛破痰出汗○生山野其根細而其味極辛故名之日細辛二月八月採根陰乾用之去頭節○單用末不可過半錢匕多卽氣悶塞不通者死雖死無傷〈本草〉○少陰經藥也治少陰頭痛如神獨活爲之使細辛香味俱細而緩故入手少陰治頭面風痛不可缺也〈湯液〉

성질은 따뜻하고[溫] 맛이 몹시 매우며[大辛] (쓰고[苦] 맵다[辛]고도 한다) 독이 없다. 풍습으로 저리고 아픈 데 쓰며 속을 따뜻하게 하고 기를 내린다. 후비(喉痺)와 코가 막힌 것[齆鼻]을 치료하며 담기를 세게[添] 한다. 두풍(頭風)을 없애고 눈을 밝게 하며 이가 아픈 것을 멎게 하고 담을 삭이며 땀이 나게 한다. ○산이나 들에서 자라는데 뿌리는 아주 가늘고 맛이 몹시 매우므로 이름을 세신이라고 한다. 음력 2월, 8월에 뿌리를 캐어 그늘에서 말린 다음 노두를 버리고 쓴다. ○단종[單]으로 가루 내어 쓰되 2g을 넘지 말아야 한다. 만일 이 약을 많이 쓰면 숨이 답답하고 막혀서 통하지 않게 되어 죽을 수 있다. 비록 죽기는 하나 아무런 상처도 없다. 〈본초〉 ○소음경 약이다. 소음두통에 잘 듣는데 따두릅을 사약[使]으로 하여 쓴다. 족도리풀은 향기나 맛이 다 약하면서 완만하므로 수소음경에 들어가며 두면풍(頭面風)으로 아픈 것을 치료하는 데 없어서는 안 될 약이다. 〈탕액〉

족도리풀의 기능성 및 효능에 관한 특허자료

▶ 족도리풀 추출물을 함유하는 구강청정제 및 그 제조방법

본 발명은 구강청정제 및 그 제조방법에 관한 것으로, 보다 상세하게는 족도리풀의 추출물(extract)을 함유시킴으로써 이 족도리풀 추출물의 광범위한 항균작용으로 잇몸질환, 충치, 구취 등의 원인균을 제거하고 프라그가 없어지도록 하여 각종 구강질환 및 잇몸질환을 치료 및 예방하는 효과가 있는 구강청정제 및 그 제조방법에 관한 것이다.

- 공개번호 : 10-2001-0007646, 출원인 : (주)바이오썸

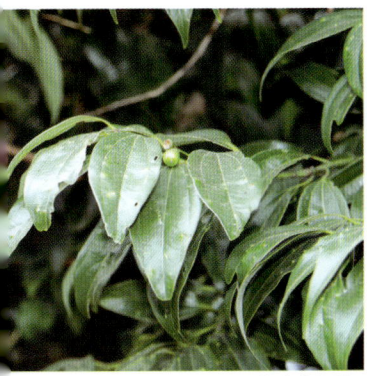
▲ 육계나무 잎

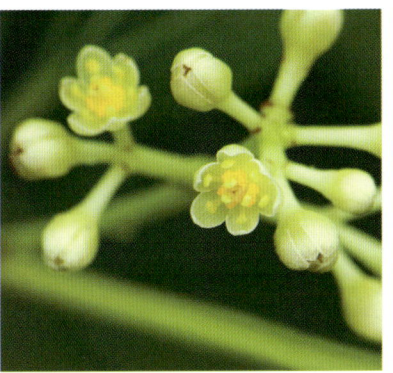
▲ 육계나무 꽃

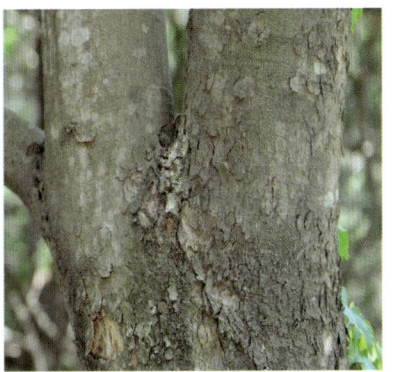
▲ 육계나무 수피

계피(桂皮)

계피는 녹나무과의 상록교목인 육계나무의 나무껍질을 말하며, 맛은 맵고 달며 성질은 따뜻하다. 8~10월 사이에 나무껍질을 벗기고 물로 깨끗이 씻은 후에 그늘진 곳에서 말린 다음 코르크층을 제거하고 사용한다. 원산지가 중국이며 베트남, 스리랑카, 인도 등에 분포하고 있으며 베트남 엔바이 지방의 것이 품질이 우수하다. 우리나라는 제주도에서 재배하고 있다.

주효능 | 복통, 설사, 식욕부진, 수족마비, 수족냉증, 요통, 관절통, 생리불순

계피는 몸을 따뜻하게 하고 신진대사를 향상시키는 작용을 하는데, 이러한 작용은 말초혈관을 확장하여 혈액순환을 촉진한다. 옛날 사람들도 '혈맥소통(血脈疏通) 백약선도(百藥宣導)'라고 하여 계피는 혈액을 소통시키고 모든 약을 이끄는 효능이 있다고 하였다. 계피가 이명에 사용되는 이유 또한 혈액순환을 촉진하는 효능이 좋기 때문이다.

계피는 몸이 냉(冷)한 사람에게 적합하다. 복부가 냉해서 생기는 복통, 식욕부진, 위경련, 구토, 설사 등에 쓰이며, 몸 전체가 냉한 사람의 요통, 생리통, 관절통, 근력 약화, 소변을 자주 보는 증상, 저혈압 등에도 활용된다.

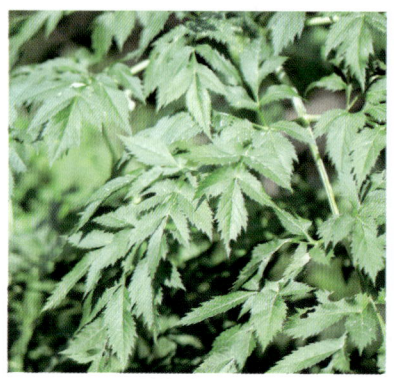
▲ 구릿대 잎

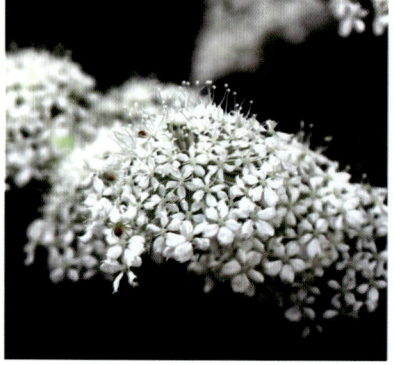
▲ 구릿대 꽃

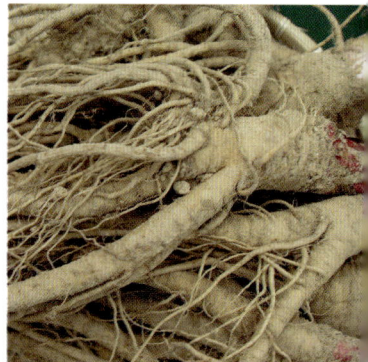
▲ 구릿대 뿌리(백지)

백지(白芷)

백지는 산형과에 속하는 2~3년생 식물인 구릿대의 뿌리를 말하며, 맛은 맵고 성질은 따뜻하다. 잎이 누렇게 되는 11월경이 채취의 적기이다. 캐낸 뿌리는 흙과 불순물을 제거하고 햇볕에 말려서 사용한다. 전국 각처의 산야에 자생하며 근래에 와서는 약용 및 식용으로 농가에서 재배하고 있다.

주효능 | 감기, 두통, 코막힘, 콧물, 비염, 기미, 주근깨, 안면 부종, 안면 시림, 자궁출혈, 대하증(帶下症), 생리불순

백지는 예로부터 얼굴에 생기는 다양한 질환에 활용되었다. 예를 들어 두통 중에서도 유독 이마가 아플 때 백지를 사용했고, 비염, 여드름, 기미, 주근깨 등에도 백지를 사용하였다. 이는 백지가 얼굴 부위에 생긴 염증을 제거하고 혈액순환을 돕는 효능이 있기 때문이다. 이명에 사용하는 이유도 마찬가지이다.

백지는 염증과 농(膿)을 제거하는 효능이 있다. 그래서 비염이 있거나 잇몸에 염증이 있을 때, 얼굴에 염증이 있을 때 효과적이며, 얼굴 이외의 부위에 종기나 상처가 있을 때도 달여서 복용하거나 분말로 만들어 환부(患部)에 바르면 좋다.

49 숙취(宿醉)

숙취는 술에 몹시 취한 뒤의 수면에서 깬 후에 특이한 불쾌감이나 두통, 또는 심신의 작업능력 감퇴 등이 오랜 시간 지속되는 것으로 말 그대로 '지속되는[宿] 취기[醉]'이다. 의학적으로 숙취의 원인은 분명하지 않으나 알콜을 대사하는 간의 기능 저하가 가장 큰 원인으로 생각된다.

간은 영양소의 대사와 각종 독성물질(알콜도 포함)을 해독하는 중요한 기능을 수행하는 장기이다. 알콜이나 독성물질을 해독하는 데에는 여러 가지 영양소가 필요하며, 술을 과도하게 마시거나 자주 마시면 이러한 영양소가 부족해져 이후에 계속 술을 마시면 알콜이 쉽게 대사되지 않아서 숙취가 생긴다. 물론 술을 자주 마시지 않더라도 평소 간기능이 약한 사람이라면 숙취가 나타날 수 있다.

꿀물이나 콩나물국은 간에서 알콜을 대사하는 데 필요한 영양소를 공급하기

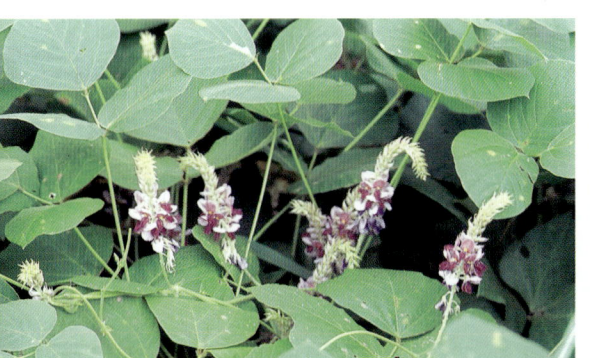
▲ 칡 꽃

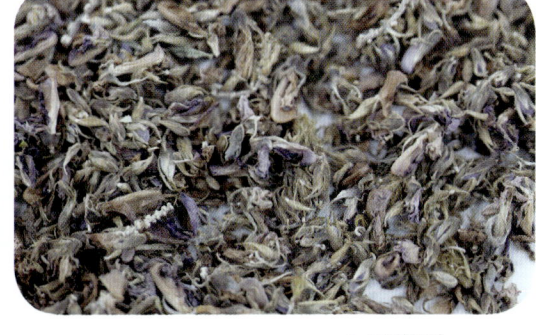
▲ 갈화(약재)

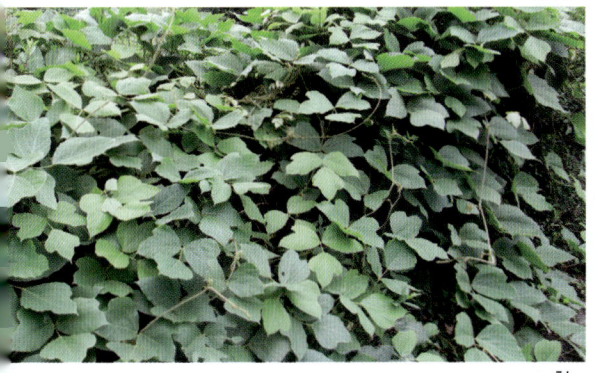
▲ 칡

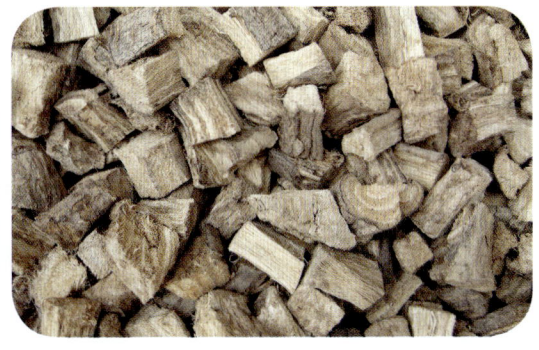
▲ 갈근(약재)

때문에 숙취해소에 도움이 된다. 이처럼 숙취를 없애려면 간기능을 개선하는 데에 초점을 두어야 한다. 다음에 소개되는 한약처방은 간기능을 개선하는 동시에 직접적으로 숙취를 해소하는 데 도움을 준다.

한약처방 | 갈화 30g, 갈근 30g, 구기자 30g, 진피 30g, 창출 30g

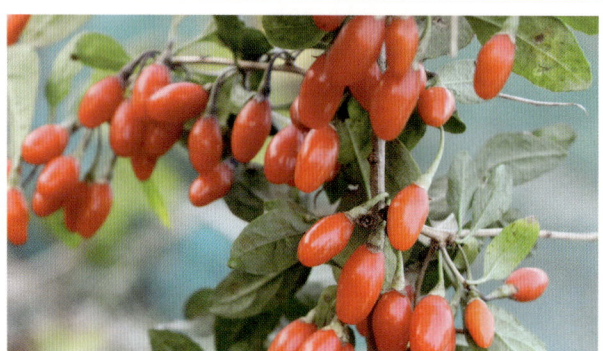
▲ 구기자나무

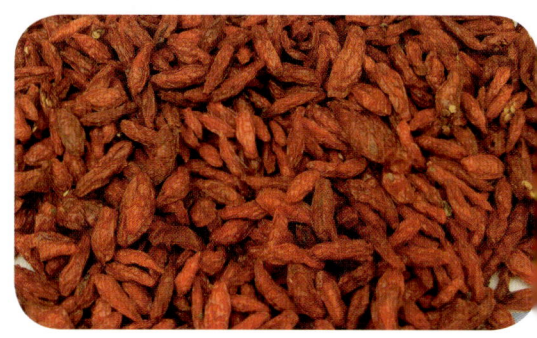
▲ 구기자(약재)

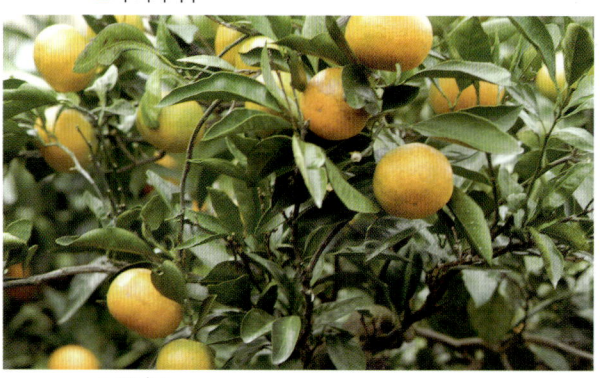
▲ 귤나무

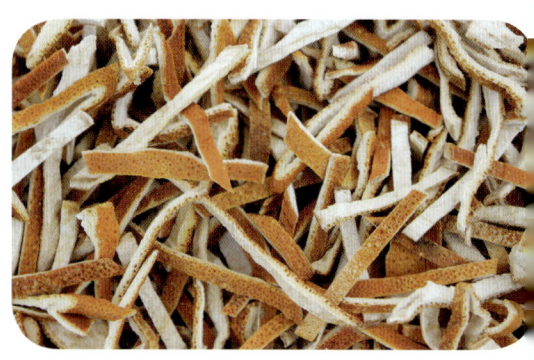
▲ 진피(약재)

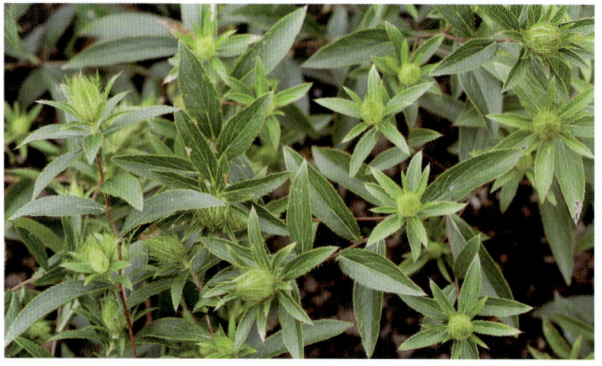
▲ 창출

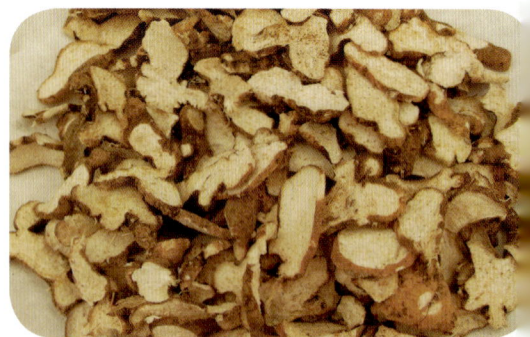
▲ 창출(약재)

위의 약초를 분말로 만들어 꿀로 반죽하여 4g 크기의 환을 만든다. 이것을 음주 전이나 후에 씹어서 먹으면 숙취해소에 도움이 된다.

【참고사항】
① 팥꽃을 넣으면 효과가 더욱 좋다.
② 알콜성 지방간이 있는 사람에게는 지구자를 더한다.
③ 위통이 있으면 황련을 더한다.
④ 복부팽만감이 있으면 후박을 더한다.
⑤ 구토나 헛구역이 있으면 생강을 더한다.
⑥ 설사를 하면 백출, 산약을 더한다.

【주의사항】
① 이 한약처방은 숙취뿐만 아니라 간을 보호하는 작용이 있으므로 음주 전에 복용해도 된다.
② 환으로 만드는 것이 여의치 않으면 달여서 복용해도 된다.
③ 갈화는 꽃이 활짝 피지 않은 꽃봉오리를 사용해야 효과가 좋다.

갈화(葛花)

갈화는 콩과의 다년생 덩굴식물인 칡의 꽃봉오리를 말하며, 맛은 달고 성질은 따뜻하지도 차갑지도 않다. 칡 꽃은 무더운 여름에 피는데, 꽃이 막 피기 시작할 때 꽃봉오리를 채취한다. 온대지방에서 주로 자라며 전국 100~1,200m 고지의 양지바르고 토질이 좋은 기슭이나 언덕에 주로 자생한다.

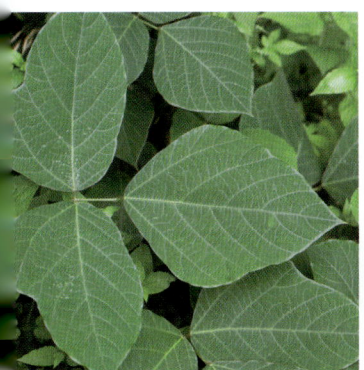
▲ 칡 잎

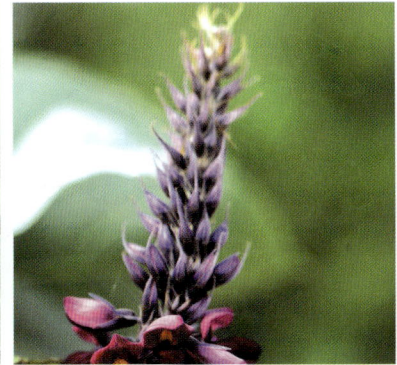
▲ 칡 꽃봉오리

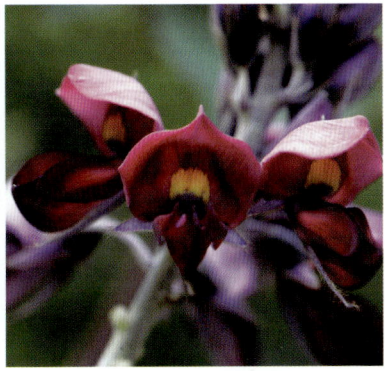
▲ 칡 꽃

주효능 | 과음으로 인한 두통, 발열, 가슴 답답함, 갈증, 식욕부진, 복부팽만, 구토

단맛을 지닌 갈화는 예로부터 술독을 푸는 목적으로 사용되었다. 술을 마신 다음날 꿀물을 마시면 숙취가 빠르게 해소되는 것처럼, 갈화는 간이 알콜을 대사하는 데 필요한 물질을 공급하여 숙취를 해소한다. 《동의보감》에 다음과 같은 기록이 있다. '칡 꽃과 팥 꽃(小豆花)을 같은 양으로 가루 내어 먹으면 술을 마셔도 취하는 줄 모른다.'

갈화는 간세포를 보호하는 기능이 있으며 음주과다로 인한 두통과 어지러움, 갈증, 구토, 복부팽만 등에 효과가 있다.

갈근(葛根)

갈근은 콩과에 속하는 다년생 덩굴식물인 칡의 뿌리를 말하며, 맛은 달고 매우며 성질은 약간 차갑다. 이른 봄이나 늦가을이 채취의 적기이며, 채취한 후 깨끗하게 씻어 겉껍질을 제거하고 얇게 썰어 햇볕에 말리거나 불에 쬐어 말린 후 사용한다. 온대지방에서 주로 자라며 전국 100~1,200m 고지의 양지바르고 토질이 좋은 기슭이나 언덕에 주로 자생한다.

주효능 | 몸살감기, 견비통, 목 디스크, 일자 목, 피부염, 주독(酒毒), 당뇨병, 설사

갈근 또한 숙취를 해소하는 효능이 좋다. 특히 진액(津液)의 생성을 촉진하여 음주로 인한 갈증을 해소하고, 음주 후에 생기는 설사에도 효과적이다.

갈근은 딱딱해진 근육을 풀어주는 작용이 매우 좋다. 특히 어깨와 뒷목이 뭉

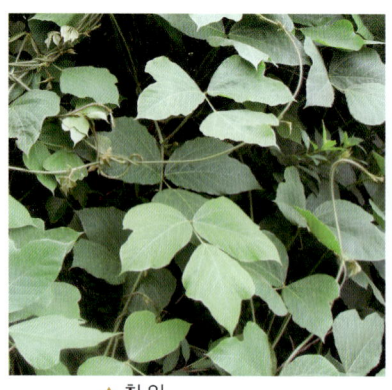
▲ 칡 잎

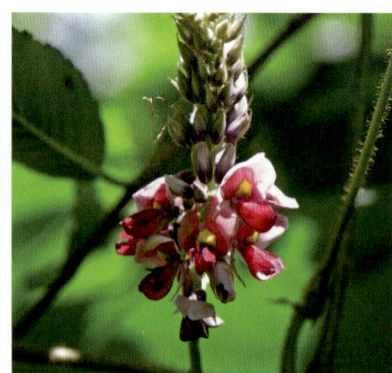
▲ 칡 꽃

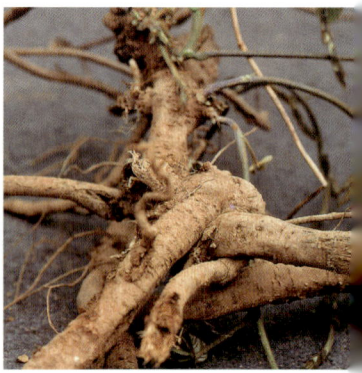
▲ 칡 뿌리(갈근)

치고 뻐근한 증상에 효과적이다. 교통사고 때문에 목이 뻐근할 때, 과로 때문에 목과 어깨가 굳었을 때 사용하면 좋다.

갈근은 해열작용이 있으므로 감기 초기에 열이 나고 몸살기가 있을 때 사용하면 좋다. 또한 피부의 발진을 치료하는 효과가 있어 아토피 등 각종 피부질환에도 사용한다.

본초강목 해설

갈증, 발열, 구토 및 저린 증상을 없애고 음기(陰氣)를 보충하고 해독(解毒)작용이 있다.〈본경(本經)〉
풍한(風寒)의 사기(邪氣)로 인한 두통(頭痛)을 치료하고, 땀구멍을 열어 땀을 낸다. 창칼에 다친 상처와 풍사(風邪)의 침범으로 옆구리가 아픈 것을 치료한다.〈별록(別錄)〉
전염성 질환으로 기침과 구역질을 하는 것을 치료하며 위(胃)를 소통시켜 소화를 돕고 술을 해독한다.〈견권(甄權)〉
가슴이 답답하고 발광하는 증상을 치료하며 피가 섞인 이질을 그치게 하고 소장(小腸)을 잘 통하게 하며 고름을 배출시키고 어혈을 제거한다. 뱀이나 벌레 및 독화살에 맞은 상처에 붙인다.〈지대명(池大明)〉
파두와 같은 약의 독성을 제거한다.〈서지재(徐之才)〉
생으로 복용하면 낙태시킨다. 쪄서 복용하면 술독을 풀고 단식을 해도 배가 고프지 않으며, 가루를 내어 사용하면 더욱 좋다.〈진장기(陳藏器)〉
가루를 내어 사용하면 갈증을 멎게 하고 대소변을 시원하게 하고 술독을 풀고 가슴이 답답하고 열이 나는 증상을 제거한다. 열성(熱性)을 가진 광물성 약재의 독을 풀고 소아(小兒)의 열로 인한 부스럼에 붙인다. 약재를 찧어서 즙을 마시면 소아가 열로 인하여 가슴이 답답한 증상을 치료된다.〈개보본초(開寶本草)〉
미친개에게 물린 상처에는 약재를 찧어서 즙을 마시거나 가루와 함께 붙인다.〈소공(蘇恭)〉
울화(鬱火)를 없앤다.〈이시진(李時珍)〉

구기자(枸杞子)

구기자는 가지과에 속하는 낙엽활엽관목인 구기자나무의 성숙한 과실을 말하며, 맛은 달고 성질은 따뜻하지도 차갑지도 않다. 9~10월에 붉게 익은 열매를 채취하여 열매꼭지를 제거하고 그늘진 곳에서 겉껍질에 주름이 지고 과육이 부드러워질 때까지 햇볕에 말려서 사용한다. 날씨가 흐리면 약한 불에 말려도 된

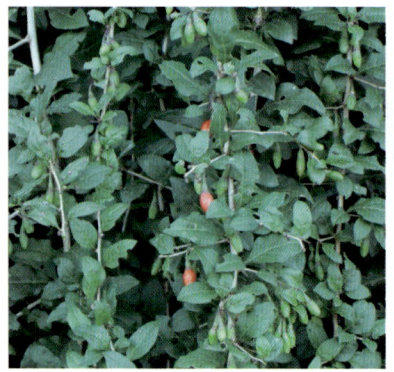
▲ 구기자나무 잎
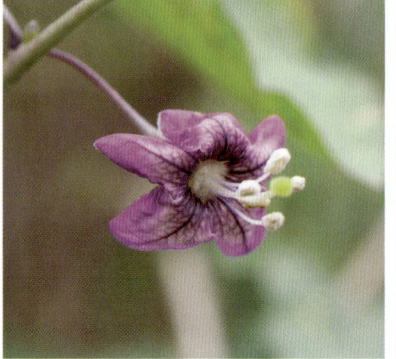
▲ 구기자나무 꽃
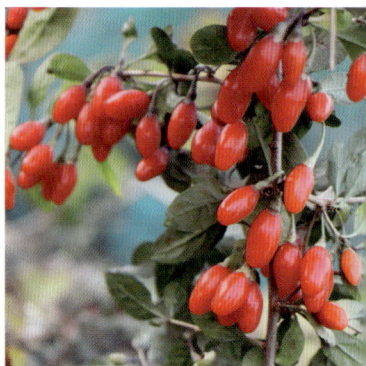
▲ 구기자나무 열매

다. 우리나라 전국의 산야에서 자라는데, 해발고도 700~1,000m의 부엽질이 많은 토양에서 잘 자란다. 전남 진도와 충남 청양에서 대단위로 재배하고 있다.

주효능 | 만성 피로, 안구충혈, 안구건조증, 노안(老眼), 요통, 갱년기 증상, 고지혈증

구기자는 과음으로 지친 간세포에 영양을 공급하여 간을 보호하고 숙취에서 빠르게 벗어나도록 도와주는 효능이 있다. 간이 좋지 않은 사람의 만성 피로증후군에도 자주 사용한다. 주로 마른 체격의 사람이 과로나 스트레스 때문에 간 기능이 나빠져서 피로감을 호소할 때 매우 적합하다.

구기자는 혈관을 부드럽게 해주고 혈압과 콜레스테롤 수치를 낮춘다. 따라서 동맥경화로 인해 혈압이 높고 콜레스테롤 수치가 높을 때, 기타 심장질환이 있을 때 사용하면 증상이 악화되는 것을 막을 수 있다.

구기자는 눈을 밝게 하는 효능이 있어 장기간 복용하면 시력 감퇴를 예방할 수 있고, 이미 시력이 나빠진 경우에도 구기자를 복용하면 눈이 밝아지는 것을 느낄 수 있다. 시력을 강화하는 여러 약초 중에서 구기자를 빼놓지 말아야 한다.

진피(陳皮)

진피는 운향과에 속하는 낙엽활엽소교목인 귤 또는 근속식물의 성숙한 열매의 껍질을 말하며, 맛은 맵고 쓰며 성질은 따뜻하다. 늦가을부터 겨울 사이에 채취하며 열매를 따서 과피(果皮)를 벗겨 그늘에 말리거나 햇볕에 말려서 사용한다. 한국, 일본, 인도, 북아메리카의 남쪽, 흑해 등지에 분포하며 우리나라는 제주

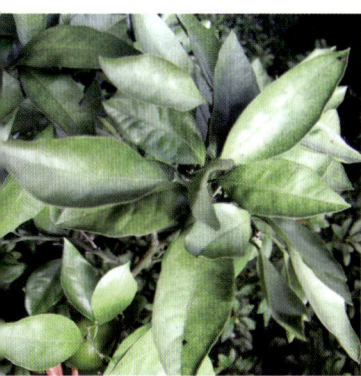 ▲ 귤나무 잎
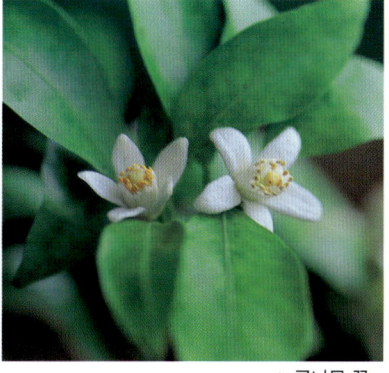 ▲ 귤나무 꽃
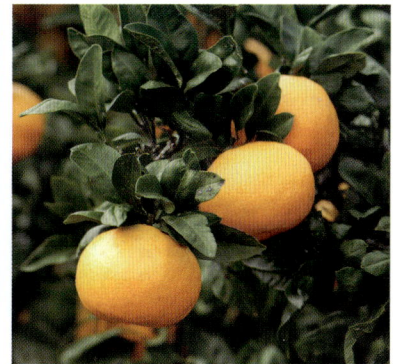 ▲ 귤나무 열매

도 및 남부지방에서 재배한다.

주효능 | 소화불량, 가래, 담 결림, 딸꾹질

진피는 과음 때문에 약해진 위장의 운동을 활발하게 하여 구토와 소화불량, 두통을 개선하는 효능이 있다.

진피는 담(痰)을 제거하는 효능이 있다. 담은 인체가 노폐물을 처리하는 과정에서 생성된 부산물인데, 기관지와 위장, 생식기, 근육 등에 축적되어 해당 부위의 기능을 떨어뜨린다. 예를 들어 기관지에 담이 형성되면 가래가 배출되고, 위장에 담이 생기면 메스꺼움이나 소화불량이 나타나며, 생식기에 담이 생기면 생리불순과 불임증이 발생한다. 근육에 담이 생기면 담 결림이 나타나는데, 이러한 증상에 모두 진피를 사용한다.

본초강목 해설

흉중의 열(熱)이 뭉친 것과 기(氣)가 역상하는 증상을 치료하며 수곡(水穀)의 소화를 순조롭게 한다. 오랫동안 복용하면 체취를 없애고 하기(下氣)시키며 정신을 맑게 한다.〈본경(本經)〉
하기시키는 작용이 있어서 구토(嘔吐)와 해수(咳嗽)를 그치게 한다. 기가 가슴부위로 치밀어 오르는 증상, 霍亂(곽란), 소화불량을 치료하고 방광에 열과 수기(水氣)가 정체된 증상, 오림(五淋)을 치료한다. 소변(小便)을 시원하게 하고 촌백충(寸白蟲)을 죽인다.〈별록(別錄)〉
담(痰)을 삭이고 해수(咳嗽)로 상기되는 증상을 치료하며 위(胃)의 기능을 돕고 이질을 치료하며 징가(癥瘕)와 적취(積聚)를 제거한다.〈견권(甄權)〉

구토, 딸꾹질, 속이 불편한 증상을 치료한다. 때때로 맑은 액체를 토하고 담으로 결리며 해수와 한열왕래(寒熱往來)가 동반되는 증상을 치료한다. 대장(大腸)이 막히는 증상과 여성의 유방에 멍울이 지고 아픈 증상을 치료한다. 음식에 넣으면 생선의 비린내와 독을 없앤다.
〈이시진(李時珍)〉

창출(蒼朮)

창출은 국화과에 속하는 다년생 식물인 모창출, 북창출의 뿌리를 말하며, 맛은 매우면서 쓰고 성질은 따뜻하다. 봄과 가을에 채취하며 가을에 채취하는 것이 더 좋다. 뿌리를 캐낸 다음 남은 줄기와 잔뿌리, 흙을 제거하고 햇볕에 말려 사용한다. 전국 각지의 산야에서 자생하는데 물 빠짐이 좋은 양지나 풀숲에서 잘 자란다.

주효능 | 관절통, 근육통, 급체(急滯), 소화불량

창출은 음주 때문에 위장에 수분이 정체되었을 때 수분을 배출시켜 복부팽만, 구토, 식욕부진, 설사 증상을 개선한다. 또한 몸에 있는 습기를 빼주기 때문에 음주 후에 몸이 찌뿌드드할 때 사용하면 좋다.

《동의보감》에 다음과 같은 구절이 있다. '창출을 오래 복용하면 수염이 검어지고 얼굴이 늙지 않고, 근골이 튼튼해지며, 귀와 눈이 밝아지고, 살과 피부가 윤택해진다.' 이 구절은 옛날 사람들의 의복과 가옥은 습기에 취약했기 때문에 습기를 제거하는 창출을 복용하면 몸의 기능이 향상된다는 뜻으로 해석할 수 있다.

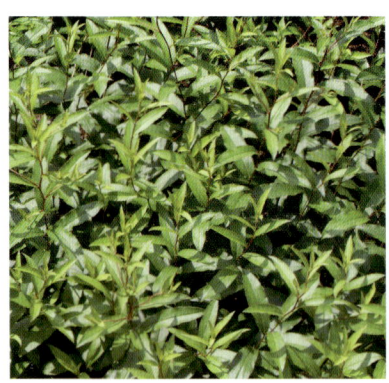
▲ 창출 잎

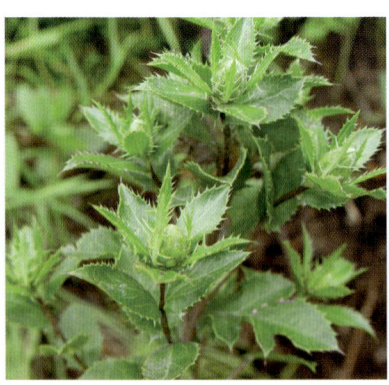
▲ 창출 꽃봉오리

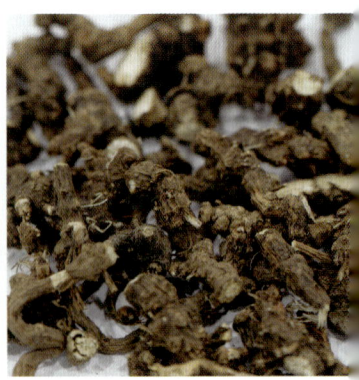
▲ 창출 뿌리 말린 것

50 구취(口臭)

구취는 입안의 박테리아가 단백질을 분해하면서 생기는 휘발성 황화합물로 인해 입에서 불쾌한 냄새가 나는 증상이다. 혀의 안쪽에 서식하는 많은 양의 박테리아가 입안에 남아 있는 음식물 찌꺼기, 죽은 세포, 콧물 등을 부패시키는 과정에서 썩은 달걀 냄새를 발생시키게 된다.

구취는 입안이 건조해졌을 때 생길 가능성이 높다. 공복에 침 분비량이 적을 때, 소모성 질병으로 입이 건조해졌을 때 구취가 쉽게 나타나며, 질병이 없더라도 업무가 많아서 열을 내어 일을 하다 보면 오후쯤 입안이 건조해져 구취가 심해질 수 있다. 이 경우 껌을 씹으면 침 분비량이 늘어나면서 구취가 줄어든다.

구취는 위장 기능이 약해졌을 때도 나타난다. 섭취한 음식물을 완전히 소화시키지 못하면 장에 서식하는 미생물이 음식물을 분해하면서 가스가 생성되고,

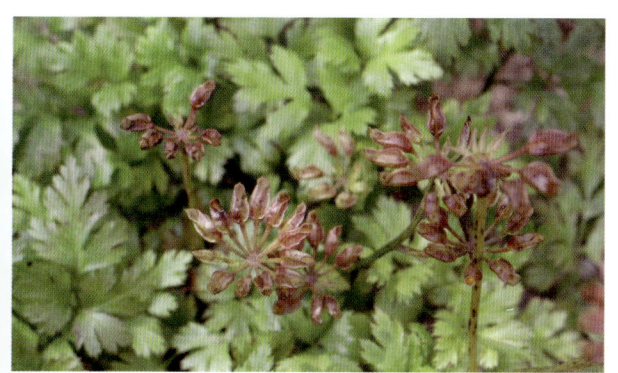

▲ 황련

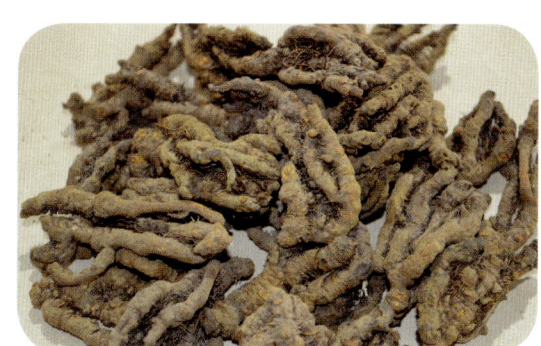

▲ 황련(약재)

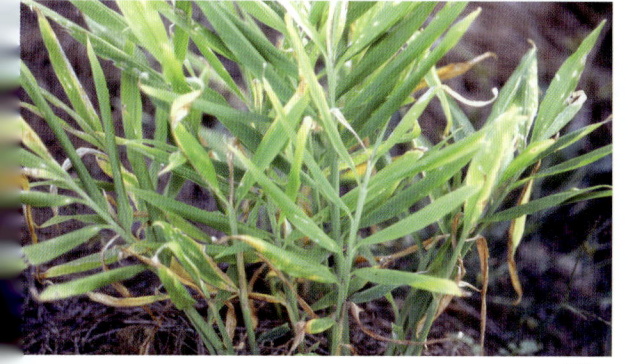

▲ 생강

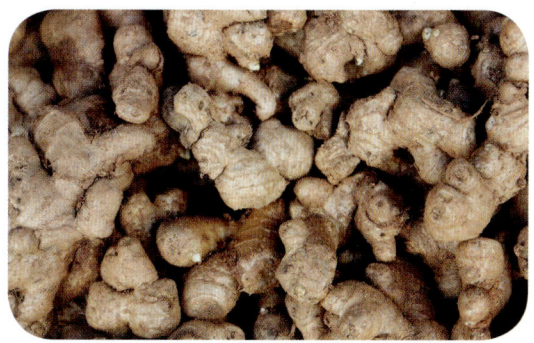

▲ 생강(약재)

일부는 혈액으로 흡수되어 호흡을 통해 배출되는데, 이 경우 심한 냄새가 날 수 있다. 술을 마신 다음날 알콜 대사물질이 호흡을 통해 술냄새로 표출되는 것과 유사한 현상이다.

다음에 소개되는 한약처방은 구취를 개선하는 데 많은 도움을 준다.

한약처방 | 황련 10g, 생강 6g, 청피 6g, 승마 6g

상기 용량은 1일분이다. 물 800cc를 붓고 중불로 2시간 정도 달여 물이 절반 정도 되게 한다. 그리고 이것을 3등분하여 아침, 점심, 저녁에 마시는데, 3~4시간 간격을 두고 마시는 것이 좋다. 10일분 또는 20일분씩 달여놓고 유리병에 담아 냉장고에 보관하였다가 마실 때마다 따뜻하게 데워서 복용하는 것도 좋다.

【참고사항】
① 복부팽만감이 있으면 창출, 후박을 더한다.

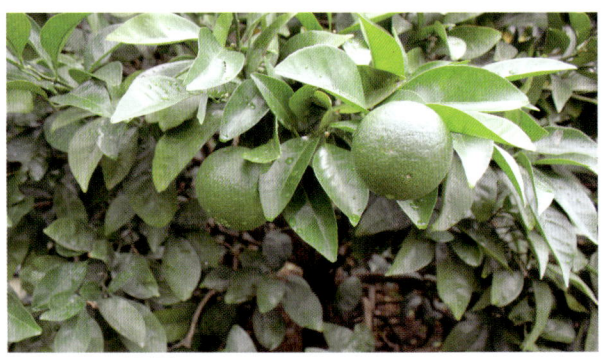
▲ 귤나무

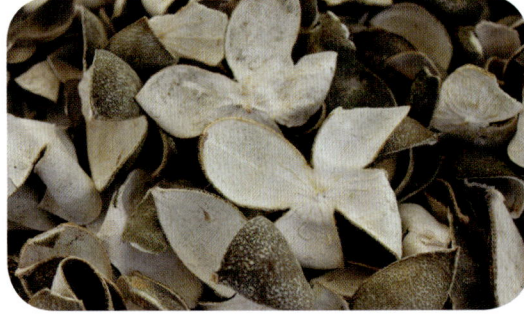
▲ 청피(약재)

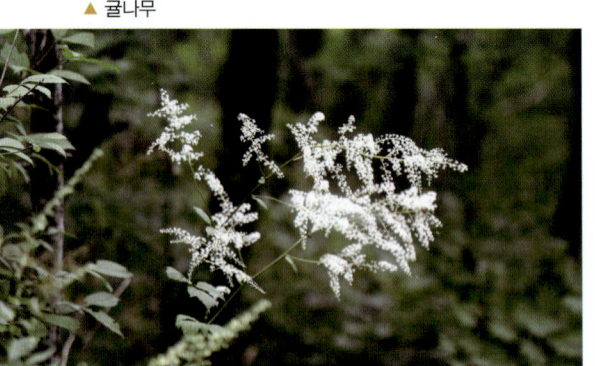
▲ 승마

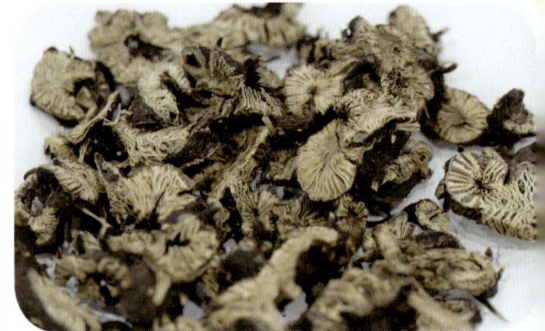
▲ 승마(약재)

② 입이 자주 마르고 갈증이 심하면 맥문동, 천문동을 더한다.
③ 구내염이 잦은 사람에게는 황기, 감초를 더한다.
④ 위염이 있는 사람에게는 반하를 더한다.

【주의사항】
① 구취의 원인이 될 수 있는 질환이 있다면 우선적으로 치료를 해야 한다.
② 황련의 성질이 차기 때문에 속이 차고 설사를 하는 사람은 복용에 주의한다.
③ 몸이 약하고 기운이 없는 사람은 청피 대신 진피를 사용하거나 양을 줄여서 사용한다.
④ 승마를 많이 사용하면 구토, 어지럼증, 복통이 생길 수 있으므로 주의해야 한다.

황련(黃連)

황련은 미나리아재비과에 속하는 다년생 식물인 황련의 뿌리를 말하며, 맛은 쓰고 성질은 차갑다. 입동이 지난 이후 11월경에 채취하여 줄기와 잎, 잔뿌리를 제거하고 햇볕에 말리거나 불에 쬐어 말려서 사용한다. 원산지는 중국으로 산악지대 또는 습한 고랭지대의 수풀 밑에서 자라는데 서북향의 그늘진 곳에서 잘 자란다.

주효능 | 결막염, 각막염, 장염, 위염, 구내염, 중이염, 피부염, 폐렴, 화상(火傷)

황련은 염증을 치료하는 효능이 매우 뛰어난 약초이다. 따라서 위염과 식도

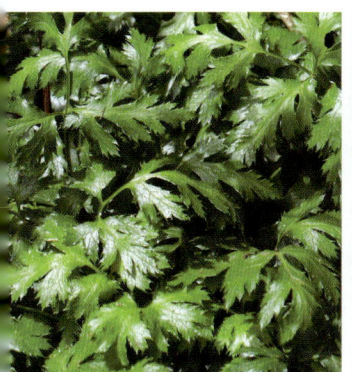
▲ 황련 잎

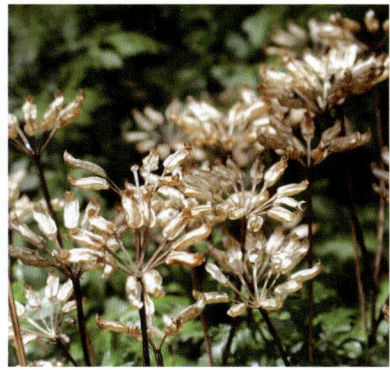
▲ 황련 결실

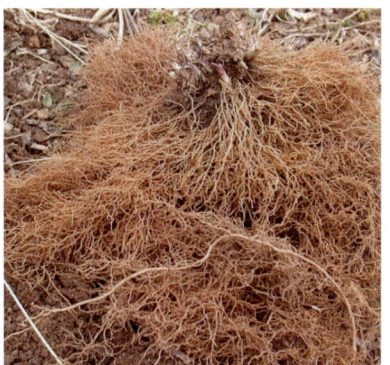
▲ 황련 뿌리

염에도 즉각적인 효과를 발휘하며, 염증 때문에 생기는 소화불량, 위통, 복부 팽만감, 구토, 설사 등 다양한 증상에 활용한다. 위장에 염증이 있을 때 소화불량이 생겨 구취의 원인이 될 수 있는데, 이럴 때 황련을 사용하면 효과적이다.

피부에 염증이 있을 때 황련 달인 물을 환부에 바르면 염증이 가라앉고 곪는 것을 예방할 수 있다. 이때에 황금과 함께 식초로 끓여 사용하면 소염 효과가 더욱 좋아진다. 예로부터 황련은 외용제로 널리 이용되었던 약초이다.

【황련해독탕(黃連解毒湯)】

◎ **재료** : 황련 5g, 황금 5g, 황백 5g, 치자 5g
◎ **효능 및 처방** : 열을 내리고 염증을 없애는 처방이다. 안구충혈을 비롯하여 위염, 장염, 피부염, 코피, 구내염 등 다양한 질환에 사용한다.
◎ **제조 및 복용법** : 상기 용량은 1첩에 해당하며 곱하기 20을 하면 1제가 된다. 1제는 하루 3번 복용하는 것을 기준으로 10일분에 해당한다. 따라서 황련 100g, 황금 100g, 황백 100g, 치자 100g에 물 4,500mL를 붓고 중불로 2~3시간 달여 물이 3,000mL 정도 되게 한다. 이것을 10일 동안 나눠서 마시는데, 1회에 100mL씩 하루에 3번 공복에 마신다. 유리병에 담아 냉장고에 보관했다가 데워서 마신다.
◎ **치료되는 질환** : 결막염, 안구충혈, 안구출혈, 습진, 아토피성 피부염, 위염, 장염, 설사, 치질로 인한 출혈, 구내염, 코피

생강(生薑)

생강은 생강과의 다년생 식물인 생강의 뿌리줄기를 말하며, 맛은 맵고 성질은 따뜻하다. 재배하는 생강은 보통 10월에 접어들면 잎이 노란색으로 변하는데 이때가 수확의 적기이다. 밭에서 캔 생강은 불순물을 제거하고 깨끗하게 씻어 보관하였다가 얇게 썰어 사용한다. 열대 아시아가 주산지이며, 우리나라에는 전북 완주와 충남 서산에서 많이 재배한다.

주효능 | 초기 감기, 구토, 소화불량, 식욕부진, 중독(中毒)

예로부터 생강은 '구가(嘔家)의 성약(聖藥)'이라고 하여 매우 귀한 약초 대접을 받았다. 구토 증상에는 반드시 생강이 들어가야 하는데, 생강의 주성분인 진저롤(Gingerol)이 위점막을 자극하여 소화액의 분비를 촉진하고 위산을 억제하여 구토를 멎게 하기 때문이다. 이처럼 전통적으로 구토를 억제하기 위해 생강을 사용

하였으나 소화를 촉진하는 효능이 있어 소화불량 때문에 구취가 심한 경우에도 생강은 효과를 발휘한다.

생강은 땀을 내게 하는 효능이 있어 감기에 걸렸을 때도 사용한다. 물론 발한력(發汗力)이 약하기 때문에 보조약으로 사용하지만, 감기 초기에는 생강과 소엽을 달여 차처럼 복용하는 것만으로도 땀을 내고 열을 내리는 효과를 얻을 수 있다. 또한 갑자기 날씨가 추워져 코가 막히고 기침이 나는 경우에 생강과 대파뿌리를 달여 복용해도 효과적이다.

동의보감 원문 해설

性微溫味辛無毒歸五藏去痰下氣止嘔吐除風寒濕氣療咳逆上氣喘嗽○性溫而皮寒須熱即去皮要冷即留皮〈本草〉○能制半夏南星厚朴之毒止嘔吐反胃之聖藥也〈湯液〉○古云不徹薑食言可常啖但勿過多爾夜間勿食又云八九月多食薑至春患眼損壽減筋力〈本草〉

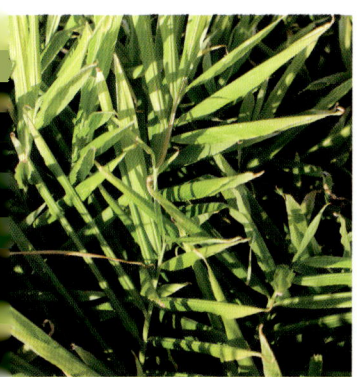
▲ 생강 잎

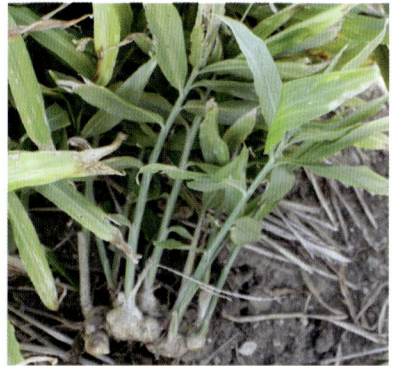
▲ 생강 전초

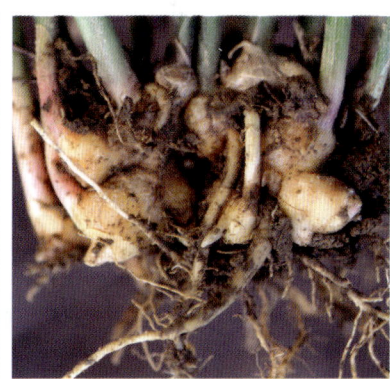
▲ 생강 뿌리(채취)

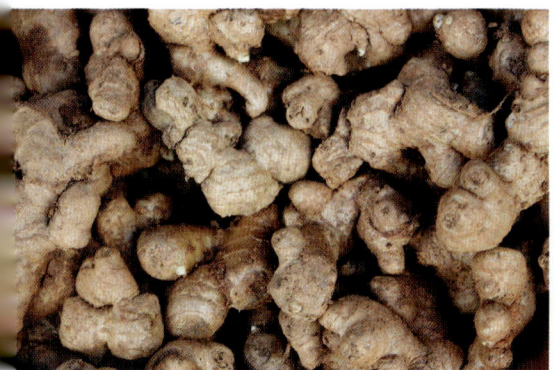
▲ 생강 뿌리

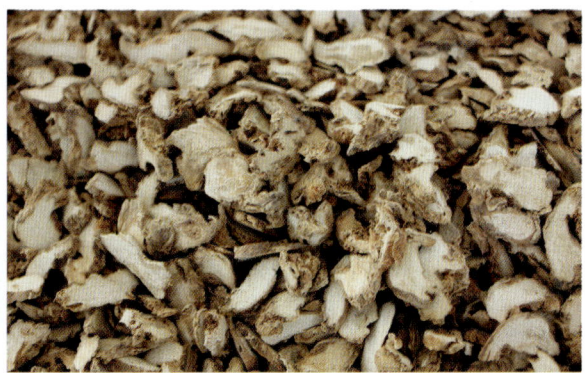
▲ 생강 뿌리 절편 건조(건강)

○我國惟全州多産焉〈俗方〉

성질이 약간 따뜻하고[微溫] 맛이 매우며[辛] 독이 없다. 오장으로 들어가고 담을 삭이며 기를 내리고 토하는 것을 멎게 한다. 또한 풍한사와 습기를 없애고 딸꾹질하며 기운이 치미는 것과 숨이 차고 기침하는 것을 치료한다. ○이 약의 성질은 따뜻하나[溫] 껍질의 성질은 차다[寒]. 그러므로 반드시 뜨겁게 하려면 껍질을 버려야 하고 차게 하려면 껍질째로 써야 한다. 〈본초〉 ○반하, 천남성, 후박의 독을 잘 없애고 토하는 것과 반위(反胃)를 멎게 하는 데 좋은 약이다. 〈탕액〉 ○옛날에 생강을 먹는 것을 그만두지 말라고 한 것은 늘 먹으라는 말이다. 그러나 많이 먹지 말아야 하며 밤에 먹어서는 안 된다. 또한 음력 8~9월에 생강을 많이 먹으면 봄에 가서 눈병이 생기고 오래 살지 못하게 되며 힘이 없어진다. 〈본초〉 ○우리나라 전주에서 많이 난다. 〈속방〉

청피(靑皮)

청피는 운향과에 속하는 상록소교목인 귤의 미성숙한 과실의 껍질을 말하며, 맛은 쓰고 매우며 성질은 약간 따뜻하다. 여름에 채취하여 햇볕에 말려서 사용한다. 우리나라의 제주도, 경남, 전남 해안지대에서 생산된다.

주효능 | 가슴과 옆구리의 통증, 위통, 위염, 식적(食積), 간염, 간경화, 가슴 멍울, 유방염, 유방암, 비장종대, 학질(瘧疾)

청피에 함유되어 있는 베타인(Betain) 성분은 소화액 분비를 촉진하는 효능이 있고, 세포질의 투과성을 조절하여 염증 증상을 개선한다. 따라서 각종 소화불

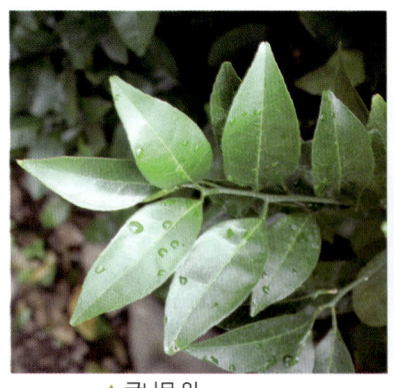
▲ 귤나무 잎

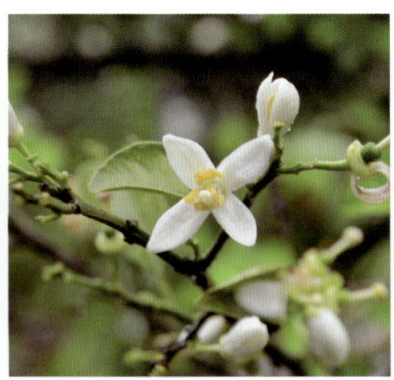
▲ 귤나무 꽃

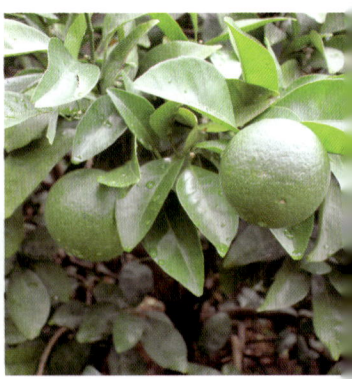
▲ 귤나무 열매(미성숙)

량 증상에 청피를 사용할 수 있으며 소화불량으로 인한 구취에도 효과가 있다.

청피는 스트레스로 인해 간의 기능이 떨어지고 기(氣)가 막혀 옆구리가 결리고 소화가 되지 않을 때 사용한다. 《동의보감》에서도 '청피는 간(肝)과 담(膽) 두 경락의 약으로서, 사람이 자주 화를 내다 옆구리에 울적(鬱積)이 생긴 데 쓰면 아주 좋다'는 말이 나온다.

승마(升麻)

승마는 미나리아재비과에 속하는 다년생 식물인 승마(삼엽승마)와 눈빛승마 및 황새승마의 뿌리줄기이다. 맛은 맵고 약간 달며 성질은 약간 차갑다. 가을에 채취하여 흙과 모래를 제거하고 햇볕에 건조한 후 잔뿌리를 제거하고 사용한다. 우리나라 각지의 깊은 산에 분포한다.

주효능 | 위하수, 자궁하수, 탈항(脫肛), 두통, 치통, 구내염, 인후 통증, 홍역, 피부염

승마는 뿌리지만 매우 가벼운 약초이다. 보통 무거운 약초의 약효는 몸속으로 작용하고 인체의 아래쪽으로 나타나는 반면, 가벼운 약초의 약효는 몸 밖으로 작용하고 인체의 위쪽으로 나타난다. 승마는 가볍기 때문에 그 효능이 몸 위쪽으로 향한다. 위쪽을 향한다는 것은 몸의 기능을 강화한다는 뜻인데, 이 처방에서는 약해진 위의 기능을 강화하는 역할을 한다.

승마는 열독(熱毒)을 다스리는 효능이 있어, 예전에는 홍역이나 천연두로 인한 발진을 치료하는 데 빠지지 않고 사용되었다. 요즘에도 열독으로 인한 피부질환에 응용되는 귀한 약초이다.

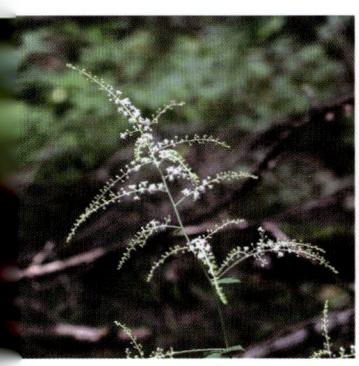
▲ 눈빛승마 꽃봉오리

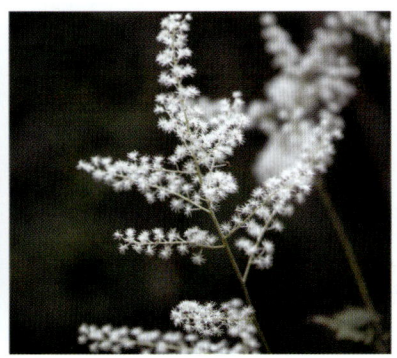
▲ 눈빛승마 꽃

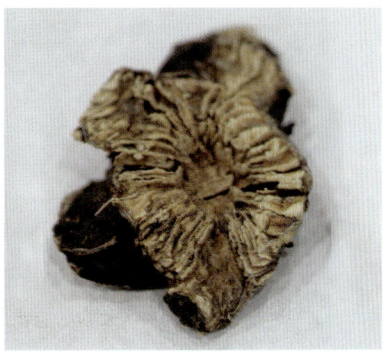
▲ 눈빛승마 뿌리 절편

본초강목 해설

모든 독을 해독하며, 오래된 물건에 깃든 귀신을 쫓아내고 독한 전염성 기운을 물리치고 저주로 인하여 구토를 일으키는 증상을 치료하고 독한 사기(邪氣)의 침범으로 인한 복통, 전염성 질환, 두통, 발열, 풍사(風邪)로 인한 부종(浮腫), 인후종통(咽喉腫痛), 구창(口瘡)을 치료한다. 오래 복용하면 요절하지 않고 몸이 가벼워지고 장수한다. 〈별록(別錄)〉

혼백(魂魄)을 편안하게 하여 귀신이 붙어 잘 우는 증상을 치료하고 외음부(外陰部)의 성병(性病) 및 전신으로 확산되는 피부종독(皮膚腫毒)을 치료한다. 〈지대명(池大明)〉

소아가 놀라서 발작을 일으키는 것, 열이 울체되어 소통되지 않는 것을 치료하고 옹종(癰腫)과 완두창(豌豆瘡)에 물에 끓여 솜에 적셔서 창상부위(瘡傷部位)를 닦아낸다. 〈견권(甄權)〉

양명두통(陽明頭痛)을 치료하고 비위(脾胃)를 보하고 피부의 풍사를 물리치고 기육(肌肉)에 울체된 풍열(風熱)을 제거하고 폐위(肺痿)와 기침가래에 피와 농(膿)이 섞인 것을 치료하고 발한(發汗)시킬 수 있다. 〈장원소(張元素)〉

어금니 부위가 썩어서 악취가 나는 것을 치료하고 태양경(太陽經)의 이상으로 발생한 코피를 치료하며 부스럼병의 성약(聖藥)이다. 〈왕호고(王好古)〉

반진(斑疹)을 제거하고 어혈(瘀血)을 없애고 양기(陽氣)가 아래로 가라앉아서 생기는 어지러움증을 치료하고 가슴과 옆구리가 허약해서 생기는 통증, 오랜 설사와 이질로 뒤가 무겁고 시원하지 않은 것, 대하(帶下), 비정기 자궁출혈, 소변에 피가 나오는 증상, 음위(陰痿), 발이 찬 증상을 치료한다. 〈이시진(李時珍)〉

【 혼동하기 쉬운 약초 비교 】

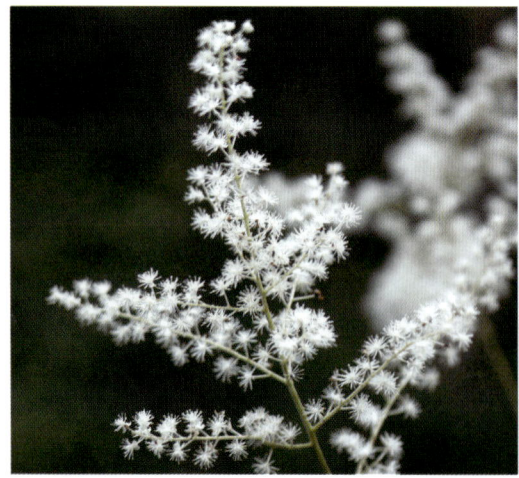

▲ 눈빛승마 꽃

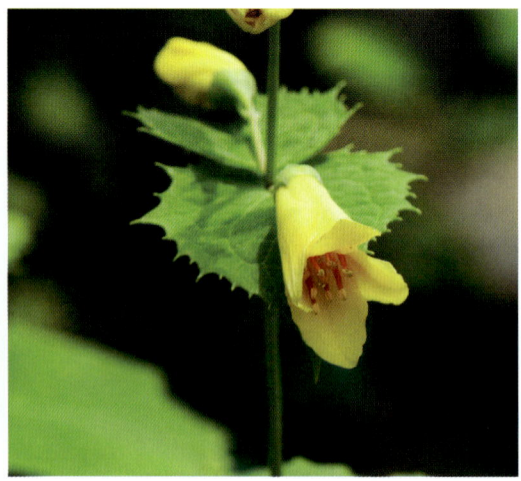

▲ 나도승마 꽃

【 혼동하기 쉬운 약초 비교 】

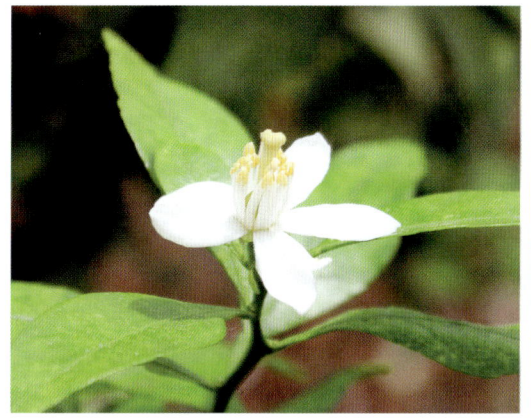
▲ 귤나무 꽃

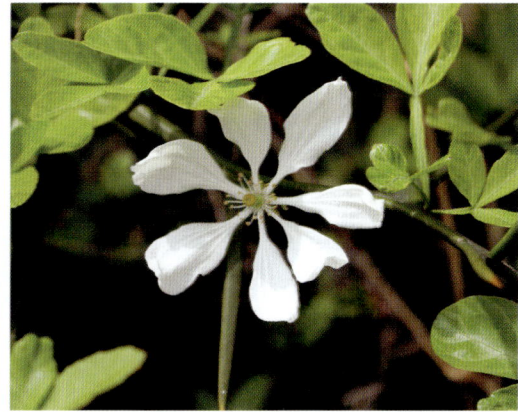
▲ 탱자나무 꽃

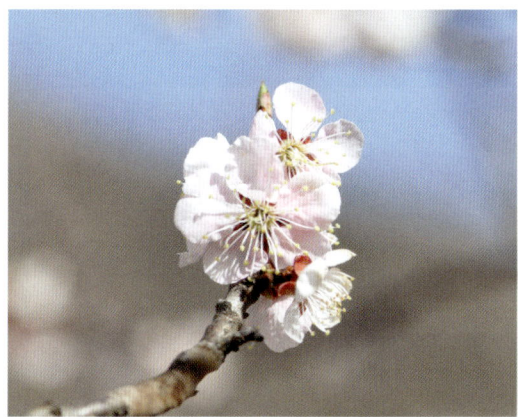
▲ 살구나무 꽃

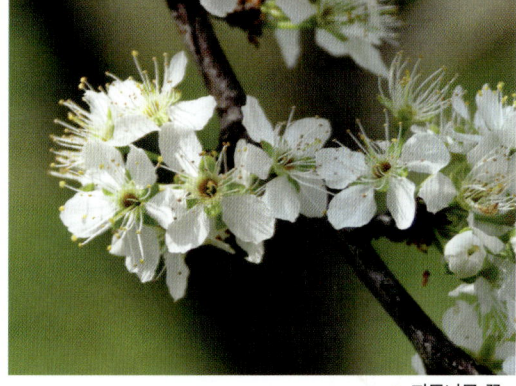
▲ 자두나무 꽃

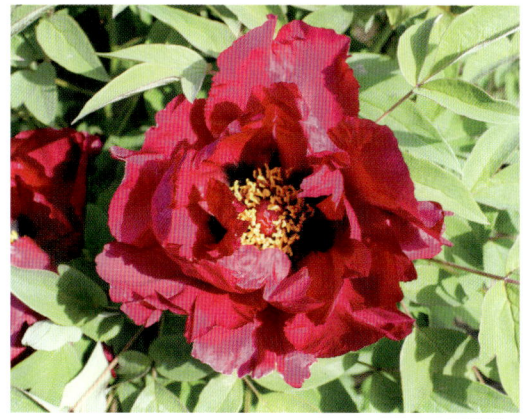
▲ 모란 꽃

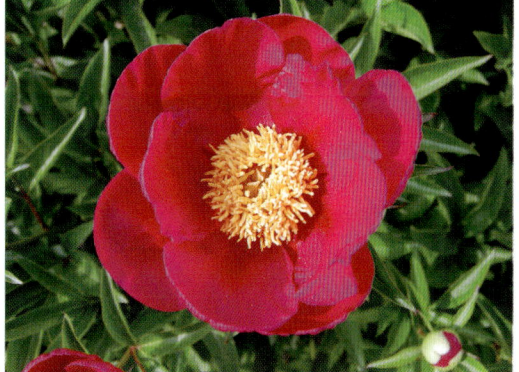
▲ 작약 꽃

■ 참고문헌

- 동의보감, 동의보감출판사, 2005년
- 본초사전, 법인문화사, 2013년
- 본초학, 영림사, 2000년
- 임상본초학강좌, 대성의학사, 2000년
- 중약대사전, 정담, 1997년
- 현대생약학, 학창사, 1998년